D1720329

Ultraschalldiagnostik
der hirnversorgenden Arterien

2. Auflage

Ultraschalldiagnostik der hirnversorgenden Arterien

Dopplersonographie der extra- und intrakraniellen Arterien, Duplexsonographie

Hans Joachim von Büdingen
Gerhard-Michael von Reutern

Geleitwort von Hans-Joachim Freund

2., überarbeitete und erweiterte Auflage

298 Abbildungen in 701 Einzeldarstellungen
26 Tabellen

1993
Georg Thieme Verlag Stuttgart · New York

Prof. Dr. med. Hans Joachim von Büdingen
Abteilung für Neurologie und klinische Neurophysiologie
des St.-Elisabethen-Krankenhauses,
Elisabethenstr. 15,
88191 Ravensburg

Prof. Dr. med. Gerhard-Michael von Reutern
Neurologische Klinik Bad Salzhausen,
Am Hasensprung 6,
63667 Nidda 11

Die Deutsche Bibliothek – CIP-Einheitsaufnahme

Reutern, Gerhard-Michael von:
Ultraschalldiagnostik der hirnversorgenden Arterien :
Dopplersonographie der extra- und intrakraniellen Arterien,
Duplex-Sonographie ; 26 Tabellen / Hans Joachim von Büdingen ;
Gerhard-Michael von Reutern. Geleitw. von Hans-Joachim
Freund. – 2., überarb. und erw. Aufl. – Stuttgart ; New York :
Thieme, 1993
NE: von Büdingen, Hans Joachim:

1. Auflage 1989
(erschienen unter dem Titel: Gerhard-Michael von Reutern,
Hans Joachim Büdingen: Ultraschalldiagnostik der hirnversorgenden Arterien)
1. italienische Auflage 1992

Wichtiger Hinweis:

Wie jede Wissenschaft ist die Medizin ständigen Entwick-
lungen unterworfen. Forschung und klinische Erfahrung
erweitern unsere Erkenntnisse, insbesondere was Behandlung und medikamentöse Therapie anbelangt. Soweit in diesem Werk eine Dosierung oder eine Applikation
erwähnt wird, darf der Leser zwar darauf vertrauen, daß
Autoren, Herausgeber und Verlag große Sorgfalt darauf
verwandt haben, daß diese Angabe dem Wissensstand
bei Fertigstellung des Werkes entspricht.

Für Angaben über Dosierungsanweisungen und Applika-
tionsformen kann vom Verlag jedoch keine Gewähr über-
nommen werden. Jeder Benutzer ist angehalten, durch
sorgfältige Prüfung der Beipackzettel der verwendeten
Präparate und gegebenenfalls nach Konsultation eines
Spezialisten festzustellen, ob die dort gegebene Empfehlung für Dosierungen oder die Beachtung von Kontraindi-
kationen gegenüber der Angabe in diesem Buch ab-
weicht. Eine solche Prüfung ist besonders wichtig bei selten verwendeten Präparaten oder solchen, die neu auf
den Markt gebracht worden sind. Jede Dosierung oder
Applikation erfolgt auf eigene Gefahr des Benutzers. Autoren und Verlag appellieren an jeden Benutzer, ihm etwa
auffallende Ungenauigkeiten dem Verlag mitzuteilen.

© 1989, 1993 Georg Thieme Verlag,
Rüdigerstraße 14, D-70469 Stuttgart
Printed in Germany
Satz: Druckhaus Götz GmbH, Ludwigsburg
Gesetzt auf CCS Textline (Linotronic 630)

Druck: Grammlich, Pliezhausen

ISBN 3-13-731402-X   1 2 3 4 5 6

Unseren Frauen Ursel und Majka
sowie unseren Kindern
Corinna, Hans-Christian, Amelie,
Anne-Marie, Thibaud, Boris und Marc gewidmet

Geleitwort zur 1. Auflage

Nachdem Güttner u. Mitarb. (1952) die Unbrauchbarkeit der in den Jahren 1942 bis 1949 von Dussik entwickelten Hyperphonographie, eines Ultraschall-Transmissionsverfahrens, nachgewiesen hatten und noch 1955 die amerikanische Atomenergie-Kommission die Anwendung des Ultraschall-Echoimpulsschallverfahrens als diagnostische Untersuchungsmethode am Schädel aus prinzipiellen Gründen als ungeeignet einstufte, sah die diagnostische Anwendung des Ultraschalls in der Medizin nicht rosig aus. Bereits 1954 hat der schwedische Neurochirurg Leksell dann das erste, von ihm konzipierte Ultraschallgerät zur Anwendung gebracht. Es handelte sich dabei um einen Echoenzephalographen, der bis zur Einführung der Computertomographie zur Diagnostik von intrakraniellen Mittellinienverschiebungen eingesetzt wurde. Wenig später wurden mit diesem Gerät Pulsationen der Mittellinienstrukturen, aber auch paramedianer intrakranieller Echoreflexionen registriert (Jeppson 1964, McKinney u. Mitarb. 1965). Mitte der sechziger Jahre wurden dann die ersten intrakraniellen Gefäßpulsationen identifiziert und registriert (Freund 1965, Freund u. Kapp 1966). Diese Befunde wurden allerdings von den meisten Untersuchern sehr reserviert aufgenommen, weil angenommen wurde, daß eine Registrierung der Arterienwandpulsationen durch den Schädel unmöglich sei, so daß es sich um mitgeteilte Druckpulse handle. Die von Dussik begründeten Transmissionsverfahren erfuhren später ebenfalls eine lebhafte Entwicklung.
Satomura u. Mitarb. (1956, 1957) hatten als erste nachgewiesen, daß die im Vergleich zur Ultraschallreflexion an den Gefäßwänden wesentlich schwächeren Dopplersignale, die durch die Blutströmung erzeugt werden, von oberflächennahen Gefäßen oder vom Herzen registrierbar sind. Die damit eingeleitete Entwicklung der Dopplersonographie führte dann zur ersten klinischen Anwendung, zur Messung der Strömungsgeschwindigkeit in peripheren und hirnversorgenden Arterien (Kaneko u. Mitarb. 1961) und wenig später auch der Strömungsrichtung in der Ophthalmikakollaterale am Augenrand (Kato u. Izumi 1966, McLeod 1967). In Europa entwickelte Pourcelot (1967, 1969) das erste Dopplergerät. Zusammen mit Planiol u. Mitarb. (1972) verwandte er dies zur Diagnostik von Karotisprozessen. Dieses Verfahren wurde in Holland von Mol (1971) und in der Schweiz von Müller (1971, 1972) aufgegriffen. In der Bundesrepublik Deutschland wurde diese Technik zur Untersuchung der hirnversorgenden Arterien zuerst von unserer Freiburger Gruppe 1972 zum Einsatz gebracht, nachdem mit dem von Pourcelot konzipierten Gerät der Fa. Delalande ein bidirektionales Meßgerät mit hinlänglicher Nullinienstabilität zur Verfügung stand. Nach jahrelangem Experimentieren und der Ableitung verschiedenster pathologischer Befunde wurden die ersten Ergebnisse schließlich 1976 publiziert (Büdingen u. Mitarb. 1976). Diesen Arbeiten kam die forschungsintensive Atmosphäre der Freiburger Klinik und die nachdrückliche Förderung dieser „Außenseitermethode" durch Richard Jung besonders zugute.

Angeregt durch die Arbeiten von Planiol und Pourcelot, haben dann ab 1975 Hans Joachim Büdingen und Gerhard-Michael von Reutern die direkte Beschallung der extrakraniellen Verlaufsabschnitte der großen hirnversorgenden Arterien am Hals in akribischer experimenteller Arbeit ausgearbeitet und damit die Grundlagen der derzeitigen diagnostischen Aussagefähigkeit der kontinuierlichen Dopplersonographie für den zerebrovaskulären Bereich geschaffen. Die ersten Ergebnisse wurden 1976 im gleichen Jahr wie die Jahre vorangegangenen Untersuchungen über die Ophthalmikakollaterale veröffentlicht (Büdingen u. Mitarb. 1976, von Reutern u. Mitarb. 1976). Auf der Grundlage dieser Arbeiten und der systematischen Untersuchung an größeren Patientenkollektiven in den nachfolgenden Jahren entstand der Vorgänger dieses Buches, die 1982 erschienene „Dopplersonographie der extrakraniellen Hirnarterien" (Büdingen, von Reutern, Freund 1982).

Das jetzige Buch ist keine verbesserte und ergänzte Neuauflage des vorangehenden. Wohl ist der Grundstock über die kontinuierliche Dopplersonographie wie im Rahmen einer Neuauflage überarbeitet worden und in diesem Buch integriert. Wesentliche Teile sind aber neu. Sie umfassen die weiterentwickelten Ultraschallverfahren, welche in den vergangenen Jahren auch in der Praxis Eingang fanden: B-Bild-Verfahren, Duplex-Scan, Spektrumanalyse, gepulste Dopplerverfahren und transkranielle Dopplersonographie. Die weiterentwickelten Verfahren werden hinsichtlich ihrer diagnostischen Relevanz und Validität am bewährten Standard der kontinuierlichen Dopplersonographie kritisch bewertet. Interessanterweise haben ja die neuen Techniken die diagnostischen Möglichkeiten für bestimmte Fragestellungen eindeutig verbessert, ohne dadurch die kontinuierliche Dopplersonographie zu verdrängen. Diese Verfahren stellen somit eine Ergänzung dar, nicht aber einen Ersatz. Die Entwicklung verläuft in den USA etwas anders, wo häufig sofort die Spezialverfahren eingesetzt werden.

Gerade die Breite des Spektrums der diagnostischen Möglichkeiten der verschiedenen Ultraschallverfahren einschließlich des wichtigen neuen Gebietes der transkraniellen Dopplersonographie setzt die Fähigkeiten des Untersuchers voraus, die Befunde auf der Grundlage der zerebralen Hämodynamik und eines gewissen technischen Verständnisses der Ultraschallmethodik zu interpretieren. Die Besprechung der anatomischen, physiologischen und technischen Zusammenhänge, die für die zere-

brovaskuläre Ultraschalldiagnostik so notwendig sind, ist deshalb nicht Ballast, sondern Voraussetzung für das Verständnis des Untersuchungsganges und der Bewertung der Befunde. Die klare und konzise Darstellung, im Verbund mit den ausgezeichneten Abbildungen, bietet auf relativ engem Raum ein Höchstmaß an Informationen.

Gerade beim Ultraschall hängt die Qualität der diagnostischen Aussagen in hohem Maße vom Ausbildungsstand des Untersuchers ab. Angesichts der Ausbreitung der Ultraschalldiagnostik in Klinik und Praxis leistet dieses Buch hierzu einen wichtigen Beitrag. Außerdem vermittelt es einen anderen Aspekt: den Spaß an der eigenen Aufklärung pathophysiologischer Zusammenhänge, die beste Voraussetzung für die Qualität der Untersuchung.

November 1988   Hans-Joachim Freund

Büdingen, H. J., G.-M. von Reutern, H.-J. Freund: Die Differenzierung der Halsgefäße mit der direktionellen Doppler-Sonographie. Arch. Psychiat. Nervenkr. 222 (1976) 177–190

Büdingen, H. J., M. Hennerici, K. Voigt, K. Kendel, H.-J. Freund: Die Diagnostik von Stenosen oder Verschlüssen der A. carotis interna mit der direktionellen Ultraschall-Doppler-Sonographie der A. supratrochlearis. Dtsch. med. Wschr. 101 (1976) 269–275

Büdingen, H. J., G.-M. von Reutern, H.-J. Freund: Dopplersonographie der extrakraniellen Hirnarterien. Grundlagen, Methodik, Fehlermöglichkeiten, Ergebnisse. Thieme, Stuttgart 1982

Dussik, K. Th.: Über die Möglichkeit, hochfrequente mechanische Schwingungen als diagnostisches Hilfsmittel zu verwerten. Z. ges. Neurol. Psychiat. 174 (1942) 153–168

Dussik, K. Th., F. Dussik, L. Wyt: Auf dem Wege der Hyperphonographie des Gehirns. Wien. med. Wschr. 97 (1947) 425–429

Dussik, K. Th.: Ultraschall-Diagnostik, insbesondere bei Gehirnerkrankungen, mittels Hyperphonographie. Z. phys. Ther. 1 (1948) 140–145

Dussik, K. Th.: Zum heutigen Stand der medizinischen Ultraschallforschung. Wien. klin. Wschr. 61 (1949) 1–8

Freund, H.-J.: Ultraschallregistrierung der Pulsation einzelner intrakranieller Arterien zur Diagnostik von Gefäßverschlüssen. Arch. Psychiat. Nervenkr. 207 (1965) 247–253

Freund, H.-J., H. Kapp: Eine Methode zur Registrierung arterieller Pulsationen mittels Ultraschall. Pflügers Arch. ges. Physiol. 291 (1966) 268–276

Güttner, W., G. Fiedler, J. Pätzold: Über Ultraschallabbildungen am menschlichen Schädel. Acustica 2 (1952) 148–156

Jeppsson, St.: Echoencephalography. V. A method for recording the intracranial pressure with the aid of the echoencephalographic technique. A preliminary report. Acta chir. scand. 128 (1964) 218–224

Kaneko, Z., H. Kotani, K. Komuta, S. Satomura: Studies on peripheral circulation by "ultrasonic blood-rheograph". Jap. Circulat. J. 25 (1961) 203–213

Kato, K., T. Izumi: A new method that can detect flow direction of ultrasonic Doppler flowmeter. Proceedings of the 10th Meeting of the Japanese Society of Ultrasonics in Medicine (October 1966), 78–79 (in Japanisch).

Leksell, L.: Kirurgisk behandling av skallskador. Vortrag auf dem Meeting of Svenska Läkarsällskapet, Stockholm, 7. Dezember 1954

Mc Kinney, W. M., W. S. Avant, F. L. Thurstone, Bette Pou: Intracranial pulsations as measured by ultrasound. Engin. Med. Biol. Proc. of the 18th Ann. Conf. 1965

McLeod, F. D.: A directional Doppler flowmeter. Med. biol. Engng. 1967, 213

Mol, J. M. F., L. Frederix, W. J. Rijcken: L'hématotachygraphie directionelle des artères carotides. Neurophysiol. clin. 1 (1971) 331–337

Müller, H. R.: Direktionelle Doppler-Sonographie der Arteria frontalis medialis. EEG/EMG 2 (1971) 24–32

Müller, H. R.: The diagnosis of internal carotid artery occlusion by directional Doppler sonography of the ophthalmic artery. Neurology (Minneap.) 22 (1972) 816–823

Planiol, Th., L. Pourcelot, J. M. Pottier, E. Degiovanni: Étude de la circulation carotidienne par les méthodes ultrasoniques et la thermographie. Rev. neurol. 128 (1972) 127–141

Pourcelot, L.: Étude et réalisation d'un débimètre sanguin à effet Doppler utilisable en télémesure. Thèse, Lyon 1967

Pourcelot, L.: Nouveau débimètre sanguin à effet Doppler. In: Böck, J., K. Ossoing: Ultrasonographia Medica, vol. I. Verlag der Wiener Medizinischen Akademie. Wien 1971 (pp. 125–130)

von Reutern, G.-M., H. J. Büdingen, M. Hennerici, H.-J. Freund: Diagnose und Differenzierung von Stenosen und Verschlüssen der A. carotis mit der Doppler-Sonographie. Arch. Psychiat. Nervenkr. 222 (1976) 191–207

von Reutern, G.-M., H. J. Büdingen, H.-J. Freund: Dopplersonographische Diagnostik von Stenosen und Verschlüssen der Vertebralarterien und des Subclavian-Steal-Syndroms. Arch. Psychiat. Nervenkr. 222 (1976) 209–222

Satomura, S., S. Matsubara, M. Yoshioka: A new method of mechanical vibration measurement and its application. Mem. Inst. Scient. Indust. Res. Osaka Univ. 13 (1956) 125–133

Samotura, S.: Ultrasonic Doppler method for the inspection of cardiac function. J. acoust. Soc. Amer. 29 (1957) 1181–1185

Vorwort zur 2. Auflage

„Die lohnendsten Forschungen sind diejenigen, welche, indem sie den Denker erfreu'n, zugleich der Menschheit nützen."

Christian Doppler (1803–1853)

Die atraumatischen Ultraschallmethoden zur Untersuchung der hirnversorgenden Arterien werden heute im Krankenhaus und in der Praxis weltweit eingesetzt. Sie dienen der akuten Diagnostik, zudem der Erkennung kurz- oder langfristiger Befundänderungen und sind in der Beobachtung dynamischer Vorgänge (z. B. einer Gefäßwandbewegung oder Strömung) anderen, vorwiegend abbildenden Untersuchungsverfahren überlegen. Vorteile und Einschränkungen dieser Ultraschallmethoden werden im vorliegenden Buch, welches überwiegend Ausdruck unserer persönlichen Erfahrung ist, eingehend dargestellt. Es ist als Lehrbuch gedacht und enthält viele praktische Hinweise, um dem Leser die Einarbeitung und Vertiefung zu erleichtern. Wir hoffen, daß ihm durch die Hinweise auf Fehlermöglichkeiten das von uns bezahlte „Lehrgeld" zumindest teilweise erspart bleibt.

Seit Erscheinen unserer ersten Monographie 1982 und der völligen Überarbeitung 1989 mit Einbeziehung der Frequenzspektrumanalyse, der Duplexsonographie und der transkraniellen Dopplersonographie wurden in unseren Labors nicht mehr die Doppleranalogpulskurven der hirnversorgenden Arterien dokumentiert, sondern Frequenzspektren. Dennoch haben wir uns aus didaktischen Gründen entschlossen, einen Teil der Kurvenbeispiele zur extrakraniellen Dopplersonographie, die noch mit dem Nulldurchgangszähler erstellt wurden (vor allem in Kap. 4 und 9), wegen ihrer Übersichtlichkeit beizubehalten. Zudem wird diese Dokumentation noch vielfach verwendet.

Ohne die Hilfe unserer Assistentinnen (vor allem Frau Eggenweber, Frau Klemm, Frau Trummer und Frau Worm), Kolleginnen und Kollegen im Labor und in der Klinik wäre dieses Buch nicht zustande gekommen. Ihnen danken wir, besonders Herrn Dr. Arnolds, Herrn Dr. Hetzel und Herrn Dr. Staudacher, die in lebhafter Auseinandersetzung mit uns einen großen Beitrag zum Gelingen dieses Buchs geleistet haben. Herzlich danken wir auch Herrn Ingenieur Kapp, der das Freiburger Ultraschallabor vom Beginn an technisch betreut hat und uns in seiner liebenswürdigen Art bei der Abfassung der physikalischen und technischen Grundlagen half. Herr Prof. Busse (Institut für Balneologie und Angewandte Physiologie, Freiburg) war so freundlich, das Kapitel über die Hämodynamik zu überprüfen, Herr Dipl.-Ing. Rodekuhr das Kapitel über die tech-

nischen Grundlagen der farbkodierten Duplexsonographie. Die angiographischen Kontrollen wurden durch das freundliche Entgegenkommen der Herren Prof. Schumacher (Neuroradiologie Freiburg), Prof. Voigt (jetzt Neuroradiologie Tübingen) sowie Prof. Bergleiter (Neuroradiologie Ravensburg) und Prof. Stoeter (jetzt Neuroradiologie Mainz) möglich, die Untersuchungen im Rahmen der herz- und gefäßchirurgischen Eingriffe durch die gute Zusammenarbeit mit der Abteilung für Herz- und Gefäßchirurgie des Zentrums für Chirurgie der Universität Freiburg (Prof. Schlosser), dem Rehabilitationszentrum für Herz-Kreislauf-Kranke Bad Krozingen (Prof. Birnbaum) und der Klinik für Gefäß- und Thoraxchirurgie des St.-Elisabethen-Krankenhauses Ravensburg (Prof. Grögler). Die ebenso kreative wie präzise Arbeit der Zeichner (Frau Zwickel-Noelle, Herr Bosch und Herr Schumacher) ist entscheidend für den didaktischen Wert des Buches. Frau Fuchshuber und Frau Leschinger sei herzlich gedankt für ihre unermüdliche Einsatzbereitschaft bei den vielfältigen Sekretariatsarbeiten. Frau Götz hatte den gesamten Text der 1. Auflage sorgfältig geschrieben und bei zahlreichen Korrekturen große Geduld bewiesen. Ihr gekonnter Umgang mit Textverarbeitungssystemen war eine große Hilfe.

Besonders bedanken wollen wir uns auch bei Herrn Dr. Günther Hauff und den Mitarbeitern des Georg Thieme Verlags, insbesondere Herrn Fleischmann, für das großzügige Entgegenkommen, die unkomplizierte Zusammenarbeit und die sorgfältige redaktionelle Arbeit.

Ravensburg und Bad Salzhausen, im Frühjahr 1993

Hans Joachim von Büdingen
Gerhard-Michael von Reutern

Einleitung

Anwendungsbereiche der verschiedenen Ultraschallmethoden

Beim diagnostischen Einsatz von Ultraschall besteht die Besonderheit, daß je nach Fragestellung und untersuchtem Gefäßabschnitt unterschiedliche Verfahren eingesetzt werden. Die *direktionelle Dopplersonographie* der extrakraniellen Hirnarterien und der Ophthalmikaäste ist die älteste Methode und gilt als *Standardverfahren.*

Die *Duplexsonographie* erweitert die allein auf Messung der Strömungsgeschwindigkeit beruhende Standarddiagnostik durch die Gefäßwandabbildung. Sie wird vorwiegend im extrakraniellen Bereich eingesetzt.

Das jüngste Verfahren ist die *direktionelle Dopplersonographie der intrakraniellen Hirnbasisarterien* *("transkranielle Dopplersonographie"),* deren Möglichkeiten und Grenzen jetzt über 10 Jahre nach Einführung beurteilt werden können.

Die farbkodierte Duplexsonographie ist eine methodische Verfeinerung und erlaubt erstmals auch die intrakranielle Anwendung der Duplexsonographie, ändert aber nichts an der unten besprochenen Hierarchie der Methoden.

Im Gegensatz zur angiographischen Untersuchung, die den gesamten Gefäßbaum der extra- und intrakraniellen Hirnarterien darstellen kann, ergeben sich für die Ultraschallmethoden noch „Grauzonen", die nicht oder nur mit speziellen Schallköpfen durch direkte Beschallung beurteilt werden können. Diese betreffen im wesentlichen aortennahe Abschnitte, den Verlauf der A. carotis interna durch die Schädelbasis und den mittleren Abschnitt der A. basilaris. Dünnkalibrige Arterien, wie z. B. die Aa. choroidea anterior und posterior, können nicht direkt untersucht oder nicht von benachbarten kaliberstarken Arterien differenziert werden. Die peripheren Stromgebiete der intrakraniellen Hirnarterien und die leptomeningealen Anastomosen sind der direkten Beurteilung ebenfalls nicht zugänglich. Dies ist schematisch in der folgenden Abbildung dargestellt.

Hierarchie der Methoden

Eine lückenlose Diagnostik mit *allen* genannten Ultraschallmethoden bei *jedem* Patienten ist wünschenswert, aber wegen begrenzter Zeit und Mittel

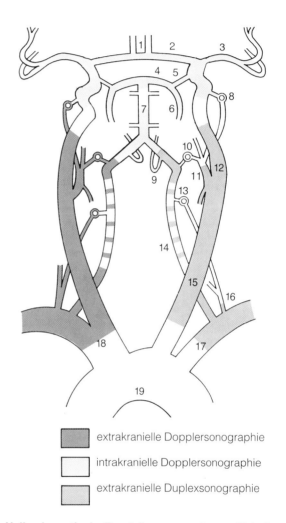

extrakranielle Dopplersonographie

intrakranielle Dopplersonographie

extrakranielle Duplexsonographie

Halbschematische Darstellung von extra- und intrakraniellen Hirnarterien mit Kollateralverbindungen. 1 = A. communicans anterior, 2 = Pars horizontalis der A. cerebri anterior (A_1-Segment), 3 = Hauptstamm der A. cerebri media (M_1-Segment), 4 = A. cerebri posterior (P_1-Segment), 5 = A. communicans posterior, 6 = A. cerebri posterior (P_2-Segment), 7 = A. basilaris, 8 = Ophthalmikakollaterale, 9 = A. cerebelli inferior posterior, 10 = Okzipitalis-Vertebralis-Anastomose, 11 = A. carotis externa, 12 = A. carotis interna, 13 = Anastomose zwischen Ästen des Truncus thyro- und costocervicalis und Muskelästen der A. vertebralis, 14 = A. vertebralis, 15 = A. carotis communis, 16 = Truncus costocervicalis, 17 = A. subclavia, 18 = Truncus brachiocephalicus, 19 = Aortenbogen

in der Regel nicht durchführbar. Bereits hieraus ergibt sich eine Hierarchie der Methoden. Die umfassendste und unter wirtschaftlichen Gesichtspunkten billigste Methode zur Erkennung der in Europa und Nordamerika sehr häufig extrakraniell lokalisierten arteriosklerotischen Läsionen ist die *direktionelle Dopplersonographie* der vier hirnversorgenden Arterien und ihrer Kollateralen. Mit ihr werden wahrscheinlich auch in Zukunft viele klinisch wichtige Fragen zu klären sein. Mit der *Duplexsonographie* wird vor allem das zervikale Karotissystem beurteilt, speziell die Karotisbifurkation. Die Untersuchung der Vertebralarterien ist, anatomisch bedingt, etwas schwieriger, die der dünnkalibrigen periorbitalen Kollateralen nicht praktikabel. Würde man die Diagnostik auf die technisch aufwendige Duplexsonographie beschränken, blieben daher wichtige hämodynamische Aspekte unberücksichtigt. Dies würde das diagnostische Gesichtsfeld einengen.

In fernöstlichen Ländern findet sich ein Großteil der Gefäßveränderungen intrakraniell. Für das neurochirurgische Fachgebiet sind ebenfalls die intrakraniellen Hirnarterien von besonderem Interesse. Dennoch kann sich auch bei diesen Fragestellungen die Diagnostik nicht auf die *„transkranielle Dopplersonographie"* beschränken, da ohne Kenntnis der Strömung in den vorgeschalteten, extrakraniellen Arterien gravierende Fehlinterpretationen vorkommen.

Somit ist das *Standardverfahren*, die direktionelle Dopplersonographie der extrakraniellen Hirnarterien, die Basis für die weitere Diagnostik. Wer sie beherrscht, wird keine Schwierigkeiten bei der Erarbeitung weiterführender Verfahren haben.

Ultraschalldiagnostik und Angiographie

Obwohl auch die Röntgenangiographie mit Unsicherheiten belastet ist, stellt sie weiterhin den Standard dar, an dem sich die Ultraschalldiagnostik überprüfen lassen muß. Allerdings erhöhen sich nach einer Vordiagnostik mit Ultraschall die Anforderungen an die Angiographie. Sie muß hochauflösend (intraarteriell) sein und spezielle, offengebliebene Fragen beantworten, was selektive Injektionen erfordert. Klinik und Ultraschallbefunde bestimmen das angiographische Vorgehen. Ein pathologischer oder zweifelhafter Ultraschallbefund hat aber nicht zwangsläufig eine angiographische Klärung zur Folge. Diese ist nur indiziert, wenn eine für den Patienten wichtige diagnostische Einordnung mit Ultraschall oder anderen Methoden nicht gelingt oder von dem Ergebnis der Angiographie eine therapeutische Konsequenz zu erwarten ist. Häufig ist beides nicht gegeben. Die Ultraschalldia-

gnostik ersetzt dann die Angiographie. Caplan u. Wolpert (690) haben kürzlich sehr treffend die Indikation zur Angiographie vor dem Hintergrund von Klinik, Computer- oder Kernspintomographie und Ultraschalldiagnostik dargestellt.

Rolle der Ultraschalldiagnostik im Diagnose- und Behandlungsplan

Die Behandlung der Hirngefäßerkrankungen ist weiterhin unbefriedigend und in ständiger Bewegung. Die langjährig geübte Praxis der Hämodilution wird in Frage gestellt. Vielversprechende Verfahren wie die extra-intrakranielle Bypass-Operation erwiesen sich bei der arteriosklerotischen Gefäßerkrankung als unwirksam; die Antikoagulanzienbehandlung des frischen Infarkts und die Operation frischer Karotisverschlüsse werden mit Skepsis betrachtet. Andererseits werden neue Behandlungsformen versucht, wie Gefäßdilatation, -embolisation oder Fibrinolyse. Vor diesem Hintergrund ist es nicht möglich, den Platz der Ultraschalldiagnostik in einem Diagnose-Therapie-Schema allgemeingültig zu präsentieren. Einzelne diagnostische Verfahren können an Gewicht gewinnen, wie z.B. die „transkranielle Dopplersonographie", wenn sich die Lysetherapie intrakranieller thrombotischer Verschlüsse bewährt, andere an Bedeutung verlieren, wie z.B. die Duplexsonographie, speziell die damit verbundene Schnittbilduntersuchung der Gefäßwände, wenn sich bei den laufenden Studien kein therapeutischer Vorteil für die Chirurgie mittelgradiger Stenosen ergäbe.

Im vorliegenden Buch wurde daher versucht, unabhängig von subjektiven oder vorläufigen, therapiebezogenen Gewichtungen die wesentlichen diagnostischen Möglichkeiten darzustellen. Der Wert der Ultraschalldiagnostik für die Differentialdiagnose wird nämlich unabhängig von Therapiekonzepten erhalten bleiben.

Die Ultraschalldiagnostik ist beeindruckend. Dies gilt besonders für die Dopplersignale bei einer hochgradigen Stenose oder die Abbildung einer ausgeprägten, unregelmäßigen Gefäßwandverdickung. Solche Befunde dürfen aber das therapeutische Handeln nicht überwertig beeinflussen.

Die Pathophysiologie der zerebralen Durchblutungsstörung ist so komplex, daß ein hämodynamischer oder lokaler, gefäßmorphologischer Befund für die therapeutische Entscheidung nicht allein ausschlaggebend sein kann. Mit zunehmender Zahl und Schwere nachgewiesener Gefäßobstruktionen eines Patienten nimmt zwar allgemein die Gefährdung zu, einen Herz- oder Hirninfarkt zu erleiden, aber darüber, wie ein einzelner, besonders ein hämodynamischer Befund mit der Insulthäufigkeit im zugehörigen Gefäßgebiet korreliert, ist wenig bekannt (Beispiele: Steal-Effekte, CO_2-Reaktivität).

Die Ultraschallbefunde sind also beim ärztlichen Handeln mit Vorsicht zu bewerten. Sie sind nur ein diagnostischer Baustein, allerdings ein unentbehrlicher, der auch bei wissenschaftlichen Untersuchungen in zunehmendem Maße zu berücksichtigen sein wird.

Zur Nomenklatur

Ein recht sorgloser Umgang mit der Nomenklatur der Ultraschallgefäßdiagnostik ist häufig anzutreffen. Begriffe wie „Flow", „Turbulenz" oder „weiche Plaque" sind durchaus geeignet, einem zunächst rein technischen Parameter eine unberechtigte klinische Bedeutung zu unterlegen. Es wurde daher von uns versucht, eine der Meßtechnik möglichst nahe und somit „neutrale" Nomenklatur (281) zu verwenden, z. B. „gestörte Strömung" oder „gestörtes Spektrum" anstatt „Turbulenz" oder bei bestimmten Meßergebnissen „Dopplerfrequenz" anstatt „Strömungsgeschwindigkeit". Hierdurch soll die Abhängigkeit der Meßergebnisse von vielen Variablen, besonders den technischen, bewußt bleiben. Weiterhin wurde darauf geachtet, daß die Begriffe nach Möglichkeit den international eingeführten englischen entsprechen.

Hinweise für die Benutzung dieses Buchs

Eine korrekte Befunderhebung erfordert gute Kenntnisse der anatomischen, hämodynamischen und technischen Grundlagen. Ein dreidimensionales Vorstellungsvermögen, Wissen um variante Gefäßverläufe und Kenntnisse der physikalischen und technischen Einflüsse auf das Untersuchungsergebnis sind nötig und machen gerade die Dopplersonographie zu einer schwierigen Methode. Wir haben deshalb versucht, das Verständnis der Ultraschallmethoden durch eine ausführliche Darstellung der Grundlagen zu erleichtern.

Dem *Anfänger* empfehlen wir, zunächst die anatomischen und hämodynamischen Kenntnisse aufzufrischen (Kap. 2, 3) und sich hierbei besonders das Schema der hirnversorgenden Arterien mit den Kollateralen einzuprägen. Danach wären die Kapitel technische Grundlagen der Dopplersonographie (Abschn. 1.1–1.3) und die Kapitel über die Untersuchungstechnik (Kap. 4, 7) zu lesen. Vor dem Studium der Ausführungen über pathologische Befunde (Kap. 9 ff) empfiehlt sich auch für den Untersucher, der nur mit der analogen Pulskurvenregistrierung arbeitet, die Passagen über Spektrumanalyse zu lesen (Abschn. 1.5, Kap. 5), da das Audiosignal des Lautsprechers immer ein Spektrum von Dopplerfrequenzen wiedergibt, das vom Gehör des Untersuchers analysiert wird.

Der bereits mit der Ultraschalldiagnostik Vertraute kann sich in die Abschnitte über Fehlermöglichkeiten, in spezielle Anwendungen und Kleingedrucktes vertiefen. Er kann sich auch kritisch mit den mitgeteilten Ergebnissen und vorgenommenen Wertungen auseinandersetzen.

Inhaltsverzeichnis

9.   Stenosen und Verschlüsse des extrakraniellen Karotissystems 180

1. Physikalische und technische Grundlagen

Bei der Komplexität und Bedeutung von Ultraschalluntersuchungen an extra- und intrakraniellen Hirnarterien ist es wichtig, die physikalischen und technischen Grundlagen zu verstehen. Diese Grundlagen sollen daher im folgenden besprochen werden. Ausführliche Darstellungen finden sich bei Atkinson u. Woodcock (8), Evans u. Mitarb. (31), Hill (47), Kremkau (58), Millner (66) und Wells (96).

1.1. Ultraschall

1.1.1. Definition und Anwendung

Ultraschall ist Schall (Ton, Klang, Geräusch oder Knall) im Frequenzbereich über 16 000 Hz (16 kHz), der für das menschliche Ohr nicht mehr wahrnehmbar ist. Mit Ultraschall können für diagnostische Zwecke 1. unter Benutzung des Dopplereffekts das Fließen von Blut hörbar gemacht und 2. Gewebe, Gefäße, innere Organe und ihre Bewegung bildhaft dargestellt werden. Der Untersucher kann somit visuelle oder akustische Informationen oder deren Kombination aus dem Körperinneren erhalten. In der medizinischen Diagnostik verwendete Ultraschallfrequenzen liegen zwischen 1 und 20 MHz.

1.1.2. Grundbegriffe

1.1.2.1. Schallausbreitung

Ursache eines jeden Schalls ist eine mechanische Schwingung (Longitudinalwelle) als eine sich fortpflanzende Variation von Quantitäten, den akustischen Variablen Druck, Dichte, Temperatur und Partikelbewegung. Schallwellen breiten sich in gasförmigen, flüssigen oder festen Medien aus. Sie transportieren *Energie,* nicht Masse.

Ultraschall hat Strahlencharakter und somit eine weitgehend parallelisierte Schallausbreitung im Gewebe. Die *Schallwelle* wird durch folgende Parameter charakterisiert (Abb. 1.**1**):

1. Die *Periode (T)* oder Schwingungsdauer ist die Zeit, die für eine volle Schwingung, also für einen vollen Hin- und Hergang des schwingenden Körpers, benötigt wird. Sie wird in Sekunden (s) oder Mikrosekunden (1 µs = 0,000001 s) gemessen.

2. Die *Wellenlänge* (λ) ist die räumliche Ausdehnung einer Periode bzw. die Distanz zweier benachbarter mit gleicher Phase schwingender Teilchen und wird in Metern (m) oder Millimetern (mm) angegeben. Die Wellenlänge ist proportional der Fortpflanzungsgeschwindigkeit, umgekehrt proportional der Frequenz (Abb. 1.**1**).

3. Als *Frequenz (f)* wird die Anzahl der Perioden pro Sekunde bezeichnet (Abb. 1.**1**). Ihre Maßeinheit ist das Hertz (Hz). Für höhere Frequenzen gibt es die Einheiten Kilohertz (kHz = 1000 Hz) und Megahertz (MHz = 1 000 000 Hz). Die Abhängigkeit der Periode und Wellenlänge von der Frequenz zeigt Tab. 1.**1**. Periode und Wellenlänge nehmen mit zunehmender Frequenz ab. Diese Parameter spielen eine wesentliche Rolle hinsichtlich der Bildauflösung und erreichbaren Untersuchungstiefe.

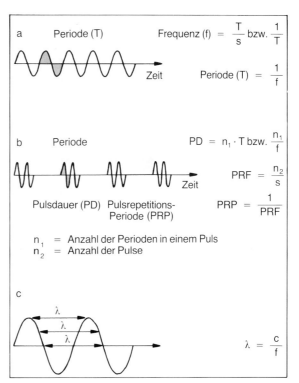

Abb. 1.**1** **Darstellung der Ultraschallparameter** Frequenz, Periode, Pulsdauer, Pulsrepetitionsperiode und Wellenlänge. **a** kontinuierliche, **b** gepulste Schallemission.

Tabelle 1.**1** Abhängigkeiten von Periode und Wellenlänge von der Frequenz

Frequenz (MHz)	Periode (µs)	Wellenlänge (mm)*
1	1,00	1,54
2	0,50	0,77
3	0,33	0,51
4	0,25	0,38
5	0,20	0,31
8	0,12	0,19
10	0,10	0,15

* Bei einer mittleren Fortpflanzungsgeschwindigkeit im Gewebe von 1540 m/s bzw. 1,54 mm/µs (Tab. 1.**2**).

Tabelle 1.**2** Abhängigkeit der Fortpflanzungsgeschwindigkeit vom Trägermedium

Medium	Fortpflanzungsgeschwindigkeit in m/s (mm/µs)
Luft	ca. 340 (0,34)
Wasser	ca. 1500 (1,50)
Eisen	ca. 5100 (5,10)
Gewebe (Mittelwert)	1540 (1,54)
Lunge	300–1200 (0,3–1,2)
Fett	1440 (1,44)
Hirn	1510 (1,51)
Leber und Niere	1560 (1,56)
Muskulatur	1570 (1,57)
Haut	3360 (3,36)
Knochen	4080 (4,08)

4. Die *Fortpflanzungsgeschwindigkeit (c)* des Schalls (Schallgeschwindigkeit) ist die Geschwindigkeit, mit der sich eine bestimmte akustische Variable ausbreitet. Sie ist abhängig vom Medium, nicht aber von der Frequenz und wird in m/s oder mm/µs gemessen. Bestimmende Faktoren sind die Dichte (Masse/Volumeneinheit) und Härte (Widerstand gegen Kompression) des Mediums. Die Fortpflanzungsgeschwindigkeit nimmt zu, wenn die Härte zunimmt oder die Dichte bei gleichbleibender Härte abnimmt. Sie ist gering in Gas, höher in Flüssigkeiten und am höchsten in soliden Körpern, wobei diese Reihenfolge durch die zunehmende Härte bestimmt wird. Tab. 1.**2** gibt die Fortpflanzungsgeschwindigkeiten in verschiedenen Medien wieder.

5. *Impedanz* bezeichnet in der Akustik den Widerstand bei der Schallausbreitung. Dies entspricht den Bezeichnungen bei elektrischen Vorgängen. Bei Gleichstrom spricht man von Widerstand, bei Wechselstrom von Impedanz oder komplexem Widerstand, bei dem eine Phasenabhängigkeit zwischen Strom und Spannung besteht. Phasenabhängigkeit besteht auch bei der wellenförmigen Schallausbreitung. Impedanz wird durch die Dichte und die Härte des Mediums bestimmt und nimmt zu, wenn die Dichte oder Härte zunimmt. Bei der Besprechung von Reflexionen spielt die Impedanz eine wichtige Rolle.

6. Im Ultraschallfeld führen Materieteilchen periodische Schwingungen um ihre Ruhelage durch (eine der akustischen Variablen). Die maximale Auslenkung aus der Ruhelage ist die *Amplitude*. Sie ist zusammen mit der Anzahl der bewegten Materieteilchen ein Parameter für die Stärke des Schalls, d. h. für die Energie. *Akustische Energie* (acoustic energy) ist die mechanische Energie (Fähigkeit, Arbeit auszuführen), welche bei der Wellenausbreitung transportiert wird. Die Einheit ist das Joule (J). *Akustische Leistung* (acoustic power) ist die pro Zeiteinheit transportierte akustische Energie. Sie wird in Watt (W) ausgedrückt ($W = J \times s^{-1}$). Die *Intensität* entspricht der akustischen Leistung, welche pro Flächeneinheit, die senkrecht zur Richtung der Wellenausbreitung steht, transportiert wird (Leistungsdichte, W/cm^2 oder mW/mm^2).

Die Ultraschallintensität ist proportional der Ultraschallamplitude im Quadrat. Dies ergibt sich in Analogie zum Ohm-Gesetz der Elektrizitätslehre

$$U = I \cdot R$$

U = Spannung (Volt)
I = Stromstärke (Ampere)
R = Widerstand (Ohm)

und der Leistungsformel

$$P = U \cdot I$$

P = Leistung (Watt)

Ersetzt man in (2) I durch $\frac{U}{R}$, ergibt sich

$$P = \frac{U^2}{R}$$

Diese Beziehung ist bei der Darstellung des Dopplerfrequenzspektrums als Frequenzdichtespektrum von Bedeutung (Abschn. 1.5.2, 5.1.2 und Abb. 5.**2**), wo die Häufigkeit der Frequenzen als Amplitude oder Leistung angegeben werden kann. Die Amplitude einer akustischen Variablen ist proportional der akustischen Energie und daher als Signal im Ultraschallmeßgerät proportional einer Spannung. Leistung kann bei diagnostischem Ultraschall strenggenommen nicht angegeben werden, da der akustische Widerstand (Ankoppelung, Gewebe) nicht bekannt ist.

Als akustische *Abschwächung* wird die Amplituden- und Intensitätsabnahme beim Durchtritt durch ein Medium bezeichnet. Sie ist bedingt durch *Absorption* (Umwandlung von Schall in Wärme), *Reflexion* und *Streuung*. Die Einheit der Abschwächung ist *Dezibel (dB)*. Die Einheit dB ist definiert als das 10fache des Logarithmus des Verhältnisses zweier Intensitäten (P):

$$dB = 10 \cdot \log \frac{P_1}{P_0}$$

Hierbei entspricht P_1 dem Effektivwert der beobachteten Intensität und P_0 dem Bezugswert. Der *Abschwächungskoeffizient* ist die Abschwächung pro Längeneinheit des Mediums, das durchschallt wird (dB/cm). Je länger also der Weg, desto größer die Abschwächung. Der Abschwächungskoeffizient nimmt mit zunehmender Schallfrequenz zu. Als einfache Näherung gilt, daß Gewebe im Mittel zu 1 dB Abschwächung/cm und MHz führt (eine Ausnahme bilden Knochen und Lungengewebe. Hier findet sich die höchste Abschwächung, die keine lineare Abhängigkeit von der Frequenz zeigt). Zur Berechnung der Abschwächung ist somit einfach die Frequenz mit der Strecke zu multiplizieren:

Abschwächung (dB) =
Frequenz (MHz) × Strecke (cm)

Tab. 1.**3** zeigt den Zusammenhang zwischen Frequenz, mittlerem Abschwächungskoeffizienten für Gewebe und Intensitätsreduktion in zwei Untersuchungstiefen (1 und 10 cm). Praktische Konsequenz der Abschwächung ist die Begrenzung der Tiefe, aus welcher Ultraschallreflexionen erhalten werden. Ein nützlicher Parameter zu ihrer Beschreibung ist die *Tiefe der halben Intensität* (D). Sie bezeichnet die Tiefe, in der die Amplitude um 3 dB reduziert wird. Sie nimmt mit zunehmender Frequenz ab. Für Weichteile gilt:

$$D = \frac{3}{f\,(MHz)}$$

Die Abschwächung muß vom Ultraschallgerät kompensiert werden, d. h., Signale aus tieferen Gewebeschichten müssen mehr verstärkt werden (Abschn. 6.3.2.2).

Tabelle 1.**3** Abhängigkeit der Ultraschallabschwächung von der Frequenz

Frequenz (MHz)	Mittlerer Abschwächungskoeffizient für Gewebe (dB/cm)	Intensitätsreduktion in 1 cm Weg (%)	Intensitätsreduktion in 10 cm Weg (%) (theoretisch)
1	1	21	90
2	2	37	99
3	3	50	99,09
5	5	68	99,999
7	7	80	99,99999
10	10	90	99,99999999

1.1.2.2. Schallreflexion und -streuung

Bisher wurde die Fortpflanzung (Ausbreitung) des Schalls in homogenen Medien betrachtet. Der Wert des Ultraschalls für bildgebende und akustische Verfahren beruht aber auf der *Reflexion* und *Streuung* an Gewebegrenzen und Streuung in heterogenen Geweben. Die Schallwelle kann senkrecht oder schräg auf eine Gewebegrenze treffen. Bei *senkrechtem Einfall* kann der Schall reflektiert und fortgepflanzt werden, wobei der Einfalls- dem Reflexionswinkel entspricht. Die reflektierte Intensität ist abhängig von der unterschiedlichen Impedanz der Gewebe. Bei großem Impedanzunterschied (z. B. zwischen Luft und Gewebe) erfolgt Totalreflexion. Deshalb muß bei Ankopplung eines Schallkopfes an die Haut ein Kontaktmedium (Gel oder Öl) verwendet werden, um Luftzwischenschichten zu verhindern und den Impedanzsprung zu verringern. Bei *schrägem Einfall* auf eine Grenze entspricht der Einfallswinkel dem Reflexionsbzw. Ausfallswinkel. Der Fortpflanzungswinkel ist aber größer als der Einfallswinkel, wenn die Fortpflanzungsgeschwindigkeit im zweiten Medium größer als im ersten ist und umgekehrt.

Reflexion kommt vermehrt zustande, wenn eine Grenzfläche vergleichsweise groß und glatt (wie z. B. die Gefäßinnenfläche), die Wellenlänge des Sendestrahls aber vergleichsweise klein ist.

Zu *Streuung* (scattering) kommt es besonders an kleinen rauhen Grenzflächen, in heterogenen Geweben und Suspensionen von Partikeln (z. B. Blut). Sie ist das wesentliche Element diagnostisch angewandten Ultraschalls bei der Gewebedarstellung. Nicht das Spiegelbild ist erwünscht, sondern ein möglichst differenziertes Streumuster (58). Die Intensität der Rückstreuung variiert mit der Frequenz des gesendeten Schalls und der Größe des „Zerstreuers". Die Rückstreuung nimmt mit zunehmender Schallfrequenz zu. Dadurch wird eine bessere Bildauflösung erreicht. Die Streuung ist weniger vom Einfallswinkel als den Charakteristika des „Zerstreuers" abhängig. Da der Schallstrahl oder -puls auf seinem Weg mehrere Zerstreuer trifft, werden mehrere Echos generiert, die sich dann gegenseitig verstärken (positive Interferenz) oder auslöschen (negative Interferenz). Daraus resultiert eine Abbildung, welche nicht direkt die „Zerstreuer", sondern deren Interferenzmuster repräsentiert (acoustic speckle) (Abb. 1.**2**, 1.**3**).

1.2. Ultraschallerzeugung und -aussendung

Ultraschallschwinger (-wandler, Transducer) konvertieren nach dem piezoelektrischen Prinzip elektrische Energie in Ultraschallenergie und umge-

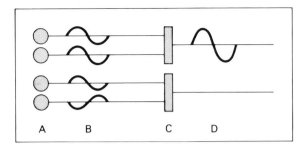

Abb. 1.2 Schema zur Erklärung der Entstehung eines Interferenzbilds. A = Reflektor oder Zerstreuer (target), B = zwei miteinander interferierende Wellenzüge (interfering echo wave trains), C = Ultraschallwandler (transducer), D = resultierendes Signal, oben Verstärkung, unten Aufhebung (cancellation).

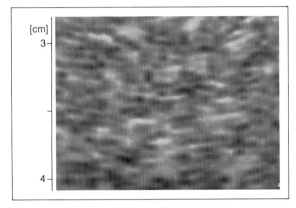

Abb. 1.3 Stark vergrößerter Ausschnitt eines B-Bilds mit Darstellung des Interferenzmusters (speckles). Kalibrierung in Zentimetern.

kehrt. Die piezoelektrischen Elemente haben Scheibenform (übliche Durchmesser von unter 1 mm bis 19 mm, Dicke 0,2–2 mm) oder sind rechteckig und werden als Transducerelemente bezeichnet. Sie befinden sich zusammen mit dämpfenden Materialien im Schallkopf.

Transducer mit kontinuierlicher Schallemission (Dauerschallbetrieb, continuous wave [CW]) werden kontinuierlich angeregt. Ihre Operationsfrequenz (Resonanzfrequenz) hängt hauptsächlich von der Dicke, aber auch der Beschaffenheit des Materials ab. Der Durchmesser des Kristalls ist überwiegend verantwortlich für die abgestrahlte Leistung. Da diese Transducer kontinuierlich aussenden und empfangen, benötigen sie getrennte Sende- und Empfangselemente. Kontinuierliche Emission wird bei der Dopplersonographie verwendet.

Transducer mit gepulster Schallemission benötigen für Sendung und Empfang nur ein Element, welches mit vergleichsweise großen zeitlichen Abständen angeregt wird und im Intervall (Ruhezeit) als Empfänger dient (Abb. 1. **4**). Für verschiedene Zwecke, wie Fokussierung des Schallstrahls oder Steigerung der Empfindlichkeit, können aber auch mehrere Elemente reihen-, ring- oder matrixförmig angeordnet werden.

Gepulste Emission wird bei der A-mode- und der B-mode-Sonographie (Schnittbilddarstellung) und bei der gepulsten Dopplersonographie verwendet. Die bei diesen Verfahren ausgesandten kurzen Folgen von Ultraschallwellen werden als *Pulse* bezeichnet.

Hier sei kurz auf den Sprachgebrauch in der Technik eingegangen, der zu Verwirrung Anlaß geben kann. Im Deutschen wird zwischen Impuls und Puls unterschieden (9, 69). *Impuls* bezeichnet eine vorübergehende, stoßartige Änderung der Spannung, des Stroms oder einer anderen Größe, die normalerweise im System konstant ist. Solche Impulse haben typischerweise Rechteckform. Sie kommen auch bei der Signalverarbeitung in Ultraschallgeräten vor (Abschn. 1.4, Abb. 1.**37**). Bei gepulstem Betrieb eines Ultraschallgeräts werden vom Transducer Schallwellenzüge oder -pakete periodisch in das Gewebe gesendet. Diese werden auch als Impulsschallpakete (66) oder Bursts bezeichnet.

Dem deutschen „Impuls" entspricht im Englischen der Begriff „pulse" (25). In der Radar- und in der Ultraschalltechnik (2) bezeichnet „pulse" aber auch ein ausgesandtes Wellenpaket (burst, pulse train). Im folgenden wird entsprechend diesem verbreiteten Sprachgebrauch das Wort *Puls* für die vom Transducer in das Gewebe gesendeten Wellenpakete (bursts) verwendet. Dies gilt auch für die zusammengesetzten Formen: Pulsrepetitionsfrequenz, Pulsdauer.

Die *Pulsrepetitionsfrequenz (PRF)* entspricht der Taktgeberfrequenz in Kilohertz. Die *Pulsrepetitionsperiode (PRP)* entspricht dem Kehrwert der PRF, also der Zeit, mit der zwei ausgesandte Pulse aufeinanderfolgen (Abb. 1.**1**).

Das *Taktverhältnis* ist das Verhältnis zwischen Pulsdauer und Ruhezeit.

Die *Pulsdauer (PD)* ist die Zeit, in der die Oszillatorfrequenz auf das Schwingerelement einwirkt und dadurch das auszusendende Wellenpaket generiert. Sie entspricht der Zahl der Perioden (n) der Anregungsfrequenz in einem Puls mal der Periode (T):

$$PD = n \cdot T$$

Wird T durch 1/f ersetzt, gilt

$$P_D = \frac{n}{f}$$

Die Pulsdauer nimmt also ab, wenn die Zahl der Perioden abnimmt oder die Frequenz zunimmt.

Die bei gepulstem Transducerbetrieb angegebene Sendefrequenz in MHz entspricht der Zentralfre-

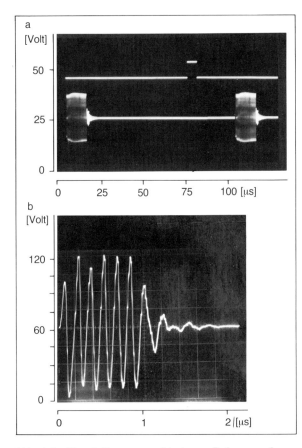

Abb. 1.4 Darstellung verschiedener Pulse zur Anregung eines Doppler- und eines B-Bild-Transducers.

a Dopplergerät, gepulste Schallaussendung, Sendefrequenz (f_0) = 2 MHz. In der oberen Spur ist die Position und Dauer des Empfangstors (7 µs entsprechend einer Länge des Meßvolumens von 10 mm) gekennzeichnet. Die untere Spur zeigt zwei Sendepulse (12 µs). Die Frequenz ist so hoch, daß die einzelnen Schwingungen bei der vorliegenden Dehnung der Zeitachse nicht mehr vom Speicheroszilloskop aufgelöst werden (Messung durchgeführt von Stenzer und Preissler, Fa. Sonotechnik, Landsham bei München).

b B-Bild-Gerät (Mark V, Fa. ATL, Bellevue, WA, USA, f_0 = 5 MHz). Durch die größere Dehnung der Zeitachse kommt nur ein Puls zur Darstellung. Die Pulsdauer (ca. 1 µs) ist wesentlich kürzer als bei dem Gerät in **a** (Messung durchgeführt von Huethe und Brenneisen, Elektron. Labor, Neurolog. Univ.-Klinik Freiburg).

Reduktion der Amplitude und damit auch der Effizienz und der Sensitivität des Systems ist ein unerwünschter Nebeneffekt der Dämpfung. Für die Laufzeitmessung (A-Bild, B-Bild) arbeiten Transducer mit gepulster Schallemission mit nur wenigen Perioden. Bei der gepulsten Dopplersonographie kann die Pulsdauer länger sein (Abb. 1.**4**), da mit ihr keine so gute Ortsauflösung angestrebt wird wie mit Laufzeitmeßgeräten. Die Verlängerung des Pulses hat den Vorteil, daß die Bandbreite des Pulses geringer wird (Tab. 5.**3**).

An der Frontseite des Transducerelements befindet sich eine Anpassungsschicht mit einer Impedanz, die zwischen der des Transducerelements und der des Gewebes liegt. Mit ihr wird die Reflexion an der Transduceroberfläche verringert. Die optimale Dicke dieser Schicht beträgt $^1\!/_4$ der Wellenlänge; häufig werden mehrere Schichten verwandt, entsprechend den unterschiedlichen Wellenlängen in einem Puls.

Der *Ultraschallstrahl*, generiert durch eine flache Transducerscheibe, entspricht einer Keule. Bei kontinuierlicher Schallemission wird die ganze Länge der Keule beschallt. Die Länge ist durch die Eindringtiefe bestimmt. Bei gepulster Schallemission wird die Keule in kleine Portionen zerlegt, die als Sendepuls (Pulspaket) bezeichnet werden. Die Dauer des Pulses ist bestimmend für die axiale Ausdehnung des *Sendepulses*. Der Durchmesser des Strahls oder Pulses wird durch den Durchmesser der Transducerscheibe bestimmt und variiert mit dem Abstand zum Transducer. Als *Nahzone* wird der Bereich zwischen Transducer und kleinstem Durchmesser bezeichnet, seine Länge als Nahzonenlänge beschrieben (NZL), die sich für Gewebe folgendermaßen berechnet:

$$\text{NZL (mm)} = \frac{(\text{Transducerdurchmesser})^2 \cdot f\,(\text{MHz})}{6}$$

Als *Fernzone* wird der Bereich distal der Nahzone bezeichnet. In der Nahzone konvergiert, in der Fernzone divergiert der Ultraschall (Abb. 1.**5**). Der Durchmesser des Schallstrahls ist demnach abhängig von 1. Transducerdurchmesser, 2. Abstand des Transducers vom Meßort und 3. Wellenlänge und somit Frequenz (Abb. 1.**1**). Eine Erhöhung der Frequenz oder Vergrößerung des Transducerdurchmessers verlängert demnach die Nahzone und kann den Durchmesser des Schallstrahls verkleinern. Dies ist wichtig für die Betrachtung der lateralen Auflösung. Eine Fokussierung des Schallstrahls kann durch eine nach außen konkave Transducerscheibe, eine Linse oder elektronisch bei Verwendung mehrerer Transducerelemente erreicht werden.

Beim Einsatz des gepulsten Ultraschalls spielt die *Auflösung* eine wesentliche Rolle (18).

quenz, um die herum weitere Frequenzen vorkommen, welche, wie die unterschiedlichen Amplituden innerhalb eines Pulses, durch das Ein- und Ausschwingen bedingt sind. Man spricht daher von der Bandbreite eines Sendepulses.

Das Dämpfungsmaterial (ein Gemisch aus Metallpuder und Kunststoff) ist hinter dem Transducerelement angeordnet und bewirkt eine Reduktion von Pulsdauer und räumlicher Ausdehnung des Pulses, damit aber auch eine bessere axiale Auflösung. Die

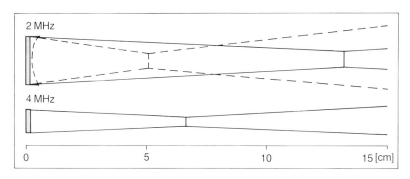

Abb. 1.5 Ultraschallstrahl eines 2-MHz- (oben) und eines 4-MHz-Transducers (unten), jeweils mit Darstellung der Nahzone (konvergierend) und Fernzone (divergierend). Bei dem 2-MHz-Transducer gestrichelt die Darstellung des Schallstrahls bei Fokussierung.

Der wichtigste Parameter für die Auflösung in Richtung des Schallstrahls *(axiale Auflösung)* ist die räumliche Länge des Pulses:

$$\text{axiale Auflösung (mm)} = \frac{\text{Pulslänge (mm)}}{2}$$

Für Gewebe gilt:

$$\text{axiale Auflösung (mm)} = \frac{0{,}77 \cdot \text{Zahl der Perioden in einem Puls}}{f \ (\text{MHz})}$$

Je kleiner die axiale Auflösung, desto detaillierter ist die Abbildung bzw. besser die Diskriminierung zweier Reflektoren. Um die axiale Auflösung zu verbessern, muß die Pulslänge reduziert werden, was durch bessere Dämpfung des Transducers oder Reduktion der Wellenlänge durch Erhöhung der Frequenz oder durch beides gelingt. Die axiale Auflösung wird also verbessert, wenn die Frequenz steigt; allerdings nimmt dann auch die Tiefe der halben Intensität ab. Eine bessere axiale Auflösung geht daher immer auf Kosten der Untersuchungstiefe.

Aus diesen Überlegungen ergibt sich der sinnvolle Frequenzbereich für die diagnostische Anwendung des Ultraschalls (1–20 MHz). Wenn die abzubildenden Strukturen in großer Tiefe liegen (z. B. in der Gynäkologie), wird der untere Frequenzbereich gewählt. Dagegen wird bei dopplersonographischer Untersuchung kleinster subkutaner Gefäße oder kleinster operativ freigelegter Gefäße eine Sendefrequenz von 20 MHz verwendet (24, 152, 554).

Die *laterale Auflösung* ist definiert durch den kleinsten Abstand, den zwei senkrecht zur Ausrichtung des Schallstrahls liegende Reflektoren haben können, um getrennt dargestellt zu werden. Die laterale Auflösung wird, wie bereits oben erwähnt, vom Durchmesser des Schallstrahls bestimmt. Es ist zu berücksichtigen, daß der Durchmesser des Schallstrahls mit zunehmender Distanz zum Transducer variiert (Abb. 1.**5**). Ist der laterale Abstand zweier Reflektoren kleiner als der Durchmesser des Schallstrahls, ist keine Trennung möglich. Es gibt drei Möglichkeiten, die laterale Auflösung zu verbessern: 1. Verkleinerung des Durchmessers des

Schallstrahls, was nur für die Nahzone günstig ist, aber nachteilig für die Fernzone, 2. Steigerung der Frequenz auf Kosten einer geringeren Eindringtiefe und 3. Fokussierung als beste Möglichkeit. Bei den in der Diagnostik verwendeten Ultraschalltransducern ist die axiale Auflösung besser als die laterale.

Bei der Dopplersonographie mit gepulstem Betrieb (Abschn. 1.4.2) wird im Intervall zwischen zwei Sendeimpulsen (bursts) empfangen. Die Empfangszeit wird durch eine Torschaltung festgelegt (Abb. 1.**4**). Die Lage des Tors bestimmt die Position des Meßorts entlang dem Schallstrahl (Laufzeit im Gewebe proportional zur Strecke); die Dauer der Öffnung des Tors bestimmt die axiale Auflösung. Laterale und axiale Auflösung beschreiben das sogenannte *Dopplermeßvolumen* (Signaleinzugsgebiet, sample volume) (Abb. 1.**22**).

1.3.   Ultraschallverfahren

Im vorangehenden Abschnitt wurden die physikalischen Parameter des Ultraschalls beschrieben, zudem seine Entstehung und Interaktion mit dem Gewebe. Im folgenden sind die Verfahren zu betrachten, nach welchen die Informationen aus dieser Interaktion bildhaft, akustisch oder als Kurvenausschrieb wiedergegeben werden.

Für die Bildgebung sind von Bedeutung: 1. die Richtung, aus der das Echo kommt, 2. die Distanz zum Reflektor oder „Zerstreuer", der das Echo verursacht. Diese Distanz wird nach der „Abstandsgleichung" (range equation) berechnet:

$$D = \frac{1}{2} \cdot c \cdot t$$

D = Distanz zum Reflektor (mm)
c = Fortpflanzungsgeschwindigkeit (mm/µs)
t = Pulslaufzeit (m/µs)

Die Distanz ist also proportional der halben *Laufzeit,* welche sich ja aus dem Hin- und Rückweg zusammensetzt. Da die Fortpflanzungsgeschwindigkeit im Gewebe ca. 1540 mm/µs beträgt, folgt: D = ca. 0,77 · t.

1.3.1. Puls-Echo-Verfahren (A-Bild, B-Bild)

Diese Methode benutzt die empfangenen Echos zur Analyse ihrer Intensität, Richtung und Reflexionszeit, die dann bildhaft umgesetzt werden. Ein bildgebendes Puls-Echo-System besteht aus folgenden Komponenten:

1. Der *Taktgeber* (Pulser) regt den Oszillator an und bestimmt die Pulsrepetitionsfrequenz.

2. Im *Empfänger* werden die eingehenden Signale verstärkt. Das Verhältnis von ausgesandter zu empfangener Energie wird als *Verstärkung (gain)* oder *Eingangsempfindlichkeit* bezeichnet. Es entspricht dem Quadrat des Spannungsverhältnisses über denselben Widerstand und wird in dB gemessen. Der *Tiefenausgleich* (time gain compensation, TGC) gleicht die tiefenbedingte Abnahme der empfangenen Reflexionsamplitude aus. Ohne diese Regelung würde das Ultraschallbild im Nahfeld zu starke Echos (zu hell), im Fernfeld zu schwache (zu dunkel) zeigen (Abschn. 6.3.2.2).
Das Verhältnis von größter zu kleinster Amplitude, welches das Gerät verarbeiten kann, wird als der dynamische Bereich bezeichnet und wiederum in dB ausgedrückt.

3. Der *Bildspeicher* (memory) eines B-Bild-Geräts (s. unten) arbeitet analog oder digital und wird als „scan converter" bezeichnet. Der Bildinhalt wird auf einer Matrix kleiner Quadrate gespeichert, und zwar als elektrische Ladung (analog) oder als Zahl (digital) entsprechend der Intensität der Ultraschallreflexion, welche einer Speicherposition entspricht (Abb. 1.**6 b**).

4. Die *bildhafte Darstellung* (display) wird auf verschiedene Weise erreicht. Das *A-Bild* (amplitude-mode) (Abb. 1.**6 a**) entsteht bei Verwendung eines kontinuierlich horizontal abgelenkten Kathodenstrahls (x-Achse). Wenn eine Reflexion vom Transducer empfangen wird, kommt es zu einer vertikalen Ablenkung dieses Strahls (y-Achse). Es entsteht eine „Zackenschrift". Die Position der vertikalen Ablenkung auf der x-Achse wird durch die Pulslaufzeit und somit durch die Distanz zum Reflektor bestimmt (Laufzeitmessung). Die Amplitude der vertikalen Deflexion wird durch die Amplitude des eingehenden Signals und die Funktion des Empfängers bestimmt.

Das *B-Bild (brightness-mode)* entsteht durch Helligkeitsmodulation eines Bildpunkts entsprechend der Signalintensität und Empfängerfunktion (Abb. 1.**6 a**). Die reflektierten Ultraschallamplituden werden in Grauabstufungen wiedergegeben, wobei höheramplitudige Reflexionen (z. B. Totalreflexionen an Kalk) als helle Bildpunkte dargestellt werden.

Verschiedene Verfahren der Abtastung (scanning) werden eingesetzt, um ein zweidimensionales Bild, d. h. ein Ultraschallschnittbild, zu erhalten. Es können mehrere Ultraschallstrahlen parallel (Parallelabtastung, linear array) ausgesandt werden (Abb. 1.**6**, 1.**7 d**). Eine weitere Möglichkeit besteht darin, einen einzigen Strahl in einer Schnittebene mechanisch auszulenken (mechanische Abtastung, Abb. 1.**7 a, b**) oder eine Wellenfront durch zeitversetzte Aussendung einer Reihe parallel angeordneter Transducer zu generieren und durch Variation der zeitlichen Ansteuerung die Richtung der Ausbreitung zu verändern (phased array) (Abb. 1.**7 c**). Entsprechend den eben genannten Arten der Aussendung entsteht entweder ein rechteckiges oder sektorförmiges Schnittbild (Tomogramm) des Gewebes auf dem Sichtgerät.

Abb. 1.**6 b** zeigt das vereinfachte Blockschaltbild für eine bildliche Darstellung am Beispiel eines Schallkopfes mit paralleler Abtastung. Ein solcher Schallkopf enthält z. B. 32 parallel angeordnete Elemente. Die von diesen Elementen empfangenen Echos werden nach erforderlicher Verstärkung einem Bildspeicher (scan converter) zugeleitet. Dieser besteht aus einer Matrix von Speicherelementen, in der ortsbezogen die Information aus den ankommenden Echos gespeichert werden kann. Die zuerst ankommenden Echos werden im oberen Anteil der Matrix gespeichert. Ultraschall-B-Bilder werden entsprechend einer Übereinkunft so dargestellt, daß dem Schallkopf nahe liegende Strukturen im Bildfenster oben erscheinen. Die Darstellung wandert mit tiefer liegenden Gewebeanteilen von oben nach unten, d. h., alle später eintreffenden Echos werden im unteren Teil der Matrix abgelegt.

Die einlaufenden Echos können entsprechend ihrer Intensität in der Matrix abgelagert werden, da diese eine Speichertiefe hat. Speichertiefe bedeutet, daß jede Speicherzelle mehrere Schichten aufweist (je Schicht wird 1 Bit Intensität abgelegt, die übliche Tiefe beträgt 4–8 Bit (8 Bit = 64 Graustufen).

Um ein dynamisches Bild zu erhalten, ist es notwendig, die Matrix fortlaufend ein- und wieder auszulesen. Das Auslesen wird allgemein als „refreshment" für den Bildschirm bezeichnet. Wird die Taste „freeze" betätigt, so wird keine neue Ultraschallinformation in den Bildspeicher eingeschrieben, sondern nur noch ausgelesen. Beim Auslesen muß der momentane Speicherzellinhalt nach temporärer Ablage in einem Zwischenspeicher wieder ersetzt werden. Dies ist notwendig, weil der Bildschirm nur extrem kurze Zeit wiedergeben kann, d. h., die Punkthelligkeit verblaßt sehr schnell.

Die meisten Ultraschallgeräte konvertieren die gespeicherte Bildinformation in eine fernsehgerechte Form. Dies hat den Vorteil, daß übliche, in der Fernsehtechnik verwendete Einrichtungen, wie Videorecorder, Hard-copy-Geräte und Fernsehgeräte, angeschlossen werden können. Dabei werden die den Ultraschallsignalen entsprechenden Speicherinhalte in ein BAS-Signal (Videosignal) übertragen. Das BAS-Signal setzt sich aus dem *Bild-, Austast-* und dem *Synchronsignal* zusammen. Soll *Farbe* übertragen werden, wird ein FBAS-Signal generiert. Der BAS-Generator synchronisiert also

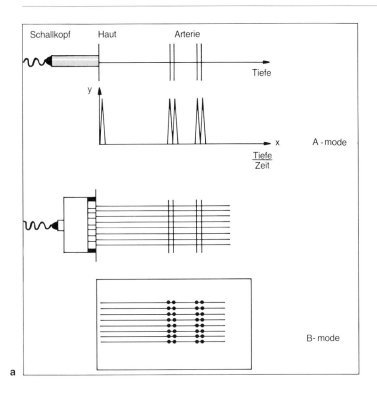

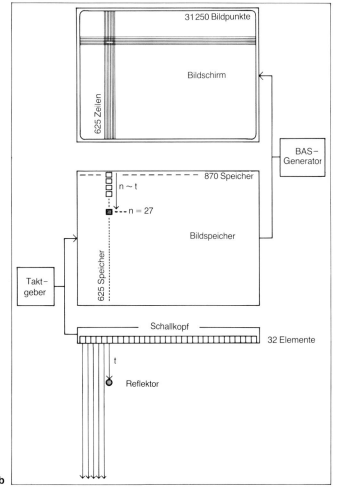

Abb. 1.6 Schematische Darstellung der Abbildung von Gefäßen mit Ultraschallverfahren.

a Gegenüberstellung von A-Bild (oben) und B-Bild (unten). Beim A-Bild werden auf dem Oszilloskop vertikale Auslenkungen (Reflexionspotentiale) generiert. Jede Arterienwand führt zu zwei Potentialmaxima (Reflexion an der Außen- und Innenbegrenzung, Abb. 1.**35**). Die Amplitude ist ein Maß für die reflektierte Ultraschallenergie, die Position auf der x-Achse entspricht der Laufzeit im Gewebe und damit der Tiefe. Beim B-Bild kommt es zur Darstellung eines Hellpunkts (Helligkeit entsprechend der Amplitude des A-Bilds). Durch mehrere parallele Schallstrahlen entsteht ein zweidimensionales Bild (Abb. 1.**7**).

b Blockschaltbild für die bildliche Darstellung des Ultraschall-B-Bilds auf dem Fernsehschirm mittels Bildspeicher. Weitere Erklärung s. Text.

Abb. 1.**7 Verschiedene Abtastverfahren zur Gewinnung eines Ultraschallschnittbilds.**

a Mechanischer rotierender Schallkopf mit drei Transducern.

b Mechanischer oszillierender
Schallkopf.

c Phased-array-System. Durch zeitversetzte Anregung einer Reihe
parallel angeordneter Transducer
wird eine Wellenfront generiert.
Durch Variation der zeitlichen Ansteuerung wird die Ausbreitungs-
richtung variiert.

d Parallelscan mit einer Reihe parallel angeordneter Transducer. In **a**
bis **c** entsteht ein sektorförmiges,
in **d** ein rechteckiges Schnittbild.

den Auslesevorgang am Bildspeicher und den Bildaufbau
des Fernsehbildschirms. Dies führt zur ortsbezogenen Darstellung der Ultraschallinformation als Hellpunkt (pixel) auf
dem Fernsehschirm.

Das *M-mode-Verfahren (motion-mode oder time-
motion-mode)* arbeitet ebenfalls mit Helligkeitsmodulation, wobei die Bewegung eines Bildpunkts dadurch dargestellt wird, daß ein Registrierstreifen
senkrecht zu einem helligkeitsmodulierten Licht-
strahl des Oszilloskops geführt wird. Diese Technik wird z. B. bei der Aufzeichnung von Klappenbe-
wegungen des Herzens verwendet.

Unter *C-mode* versteht man die flächenhafte Abtastung der Reflexionen in einer Ebene senkrecht zur
Schallausbreitung durch geeignete Transducerbe-
wegung. Im Rahmen dieses Buches spielt das
C-mode-Verfahren eine Rolle bei der Abbildung
des fließenden Bluts durch die Abtastung eines Gefäßes mit einem Dopplerschallstrahl. Der Transducer wird manuell in Zickzackbewegungen über
die Hautoberfläche geführt. Immer dann, wenn ein
Dopplersignal empfangen wird, leuchtet ein Bildpunkt an der der Transducerposition entsprechenden Stelle eines Bildschirms auf (Abschn. 1.4.3).

A-mode und M-mode sind eindimensional und zeit-
entsprechend (die Darstellung erfolgt in Echtzeit
bzw. „real time"). Ein Schnittbild kann durch langsame Bewegung eines Schallkopfes mit der Hand
entstehen (compound scan). Dieses Prinzip erlaubt
aber keine Darstellung rascher Bewegungen, wie

Pulsationen der Herz- und Gefäßwände. Solches
leisten Real-time-Geräte, welche durch rasche mechanische oder elektronische Abtastung viele
(10–60) Schnittbilder pro Sekunde liefern.

1.3.2. Dopplerverfahren

Mit dem oben besprochenen Puls-Echo-Verfahren
werden Echos von stationären Reflektoren oder
Streuern abgebildet. Die Dopplerfrequenzverschiebung der empfangenen Echos ist ein Effekt, der
eine weitere Möglichkeit bietet, Informationen aus
dem Körperinneren zu bekommen, und zwar ausschließlich von bewegten Strukturen. Diese Informationen können in hörbaren Schall oder wiederum bildhaft umgesetzt werden. Dopplergeräte arbeiten mit kontinuierlicher oder gepulster Schallemission in einem Intensitätsbereich von 0,2 bis
$400 \, \text{mW/cm}^2$ (zeitgemittelter Wert, gemessen am
Sendeelement).

Es gibt eine eingehende Diskussion über die Streu-
eigenschaften des Bluts (Übersicht bei Evans u.
Mitarb. [31]). Da die Blutteilchen in jedem Fall
viel kleiner sind als die Wellenlänge des gesendeten Ultraschalls, kommt es nicht zur Reflexion, sondern zur *Streuung* von Ultraschall. Die roten Blutkörperchen sind wegen ihrer großen Zahl bestimmend. Es spielt wahrscheinlich eine Rolle, ob sie in
Röllchenformation vorliegen oder – wie im Falle
größerer Scherkräfte – als Einzelstreuer.

1.3.2.1. Dopplereffekt und Beschallungswinkel

1842 hatte Doppler, Mathematiker in Prag, seine Beobachtungen zum „farbigen Licht der Sterne" mitgeteilt (28). Doppler nahm an, daß es durch die Relativbewegung zwischen einer Lichtquelle und einem Beobachter zu einer Änderung der Sendefrequenz bzw. Wellenlänge kommt, worauf unter anderem Verschiebungen im Spektrum des Sternlichts zurückzuführen seien. In der Akustik führt dieser Effekt zu der jedem aus der Alltagserfahrung bekannten Tonerhöhung bei Annäherung oder Tonerniedrigung bei Entfernung einer bewegten Schallquelle (Abb. 1.**8**), z. B. des Warnsignals eines vorbeifahrenden Krankenwagens.

Bei stabiler Position der Schallquelle entsteht ein Dopplereffekt, wenn sich ein Reflektor oder Zerstreuer auf die Schallquelle zu oder von ihr weg bewegt. Die fließenden Blutkörperchen wirken als Zerstreuer. Je größer die Fließgeschwindigkeit dieser Körperchen ist, um so größer ist die Differenz zwischen gesendeter und zurückgestreuter Frequenz. Die *Dopplerfrequenzverschiebung (Doppler frequency shift)* wird im folgenden verkürzt als „*Dopplerfrequenz*" bezeichnet.

Physikalisch läßt sich der Dopplereffekt folgendermaßen ableiten: Die Schallwellen verlassen die Schallquelle mit einem regelmäßigen Abstand t. Bewegt sich ein Schallreflektor mit einer Geschwindigkeit v von der Schallquelle weg, dann legt er in der Zeit zwischen zwei Wellenkämmen eine Strecke $v \cdot t$ zurück. Die Zeit, welche ein Wellenkamm benötigt, um von der Schallquelle zum reflektierenden Objekt zu gelangen, wächst damit um den Betrag $v \cdot t/c$, wobei c die Schallgeschwindigkeit ist. Die Zeit zwischen dem Eintreffen zweier aufeinanderfolgender Wellenkämme ist demnach

$$t' = t + \frac{v \cdot t}{c} \tag{1}$$

Die Wellenlänge des Schalls bei der Emission ist

$$\lambda = c \cdot t \tag{2}$$

und die Wellenlänge beim Eintreffen des Schalls

$$\lambda' = c \cdot t'$$

Das Verhältnis zwischen diesen Wellenlängen ist folglich

$$\frac{\lambda'}{\lambda} = \frac{t'}{t} = 1 + \frac{v}{c} \tag{3}$$

Für den Fall, daß sich die reflektierende Oberfläche auf den Beobachter zu bewegt, gilt das gleiche, nur wird v durch $-v$ ersetzt. Diese Beziehungen gelten für alle wellenförmigen Signale. Die Berechnung der Dopplerfrequenzen (f) erfolgt sowohl für die Verfahren mit kontinuierlicher als auch mit gepulster Schallaussendung durch die Gleichung

$$\Delta f = \frac{2 \cdot v \cdot f_0 \cdot \cos \alpha}{c} \tag{4}$$

v = Blutströmungsgeschwindigkeit (cm/s)
f_0 = Mittelwert der Sendefrequenz (Hz)
$\cos \alpha$ = Winkel zwischen Schallstrahl und Blutströmungsrichtung (Beschallungswinkel, Einstrahlwinkel, Einfallswinkel, angle of incidence)
c = Schallgeschwindigkeit im Gewebe (cm/s)
Δf = Frequenzverschiebung in Hz (Dopplerfrequenz)

Abb. 1.**9** zeigt das Prinzip der perkutanen Beschallung eines Blutkörperchens, dessen Strömungsgeschwindigkeit (vB) nach Gleichung 4 berechnet wird:

$$vB = \frac{\Delta f \cdot c}{2 \, f_0 \cdot \cos \alpha} \tag{5}$$

Der Einfluß des *Beschallungswinkels* auf das Meßergebnis ist, wie aus den Gleichungen 4 und 5 zu entnehmen, in einem bestimmten Bereich erheblich. Es wird nur die Relativbewegung eines Reflektors, bezogen auf die Beschallungsrichtung, gemes-

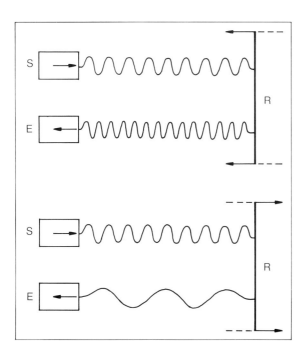

Abb. 1.**8 Dopplereffekt.** S = Sender, R = Reflektor, E = Empfänger. Bei Bewegung des Reflektors auf den Sender zu resultiert eine Zunahme, bei Bewegung vom Sender weg eine Abnahme der empfangenen Frequenz (nach White).

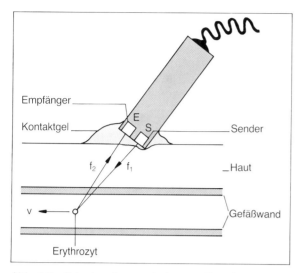

Abb. 1.9 Prinzip der perkutanen Dopplersonographie. Die Schallsonde sendet Ultraschallwellen mit einer Frequenz f_1 aus und nimmt sie, nach Rückstreuung von den mit der Geschwindigkeit v fließenden Blutkörperchen, mit der Frequenz f_2 wieder auf. Die Differenz zwischen den Frequenzen f_1 und f_2 wird als Dopplerfrequenz akustisch und optisch in Form von Strömungspulskurven wiedergegeben.

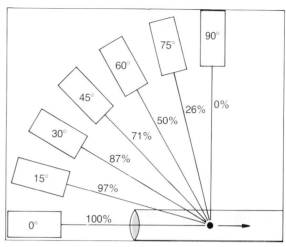

Abb. 1.10 Abhängigkeit der gemessenen Dopplerfrequenz vom Kosinus des Beschallungswinkels. Bei 0° entspricht die gemessene Dopplerfrequenz zu 100% der Strömungsgeschwindigkeit. Der Einfluß des Beschallungswinkels auf das Meßergebnis ist um so geringer, je kleiner der Beschallungswinkel ist. Von 0–30° vermindert sich die gemessene Dopplerfrequenz um 13%, von 30–60° um 37%.

sen, d.h., die Messung gibt die Strömungsgeschwindigkeit nur dann 100%ig wieder, wenn die Bewegung des Reflektors (Korpuskel) und die Schallausbreitung gleichgerichtet sind (Kosinus = 1). Dagegen kann keine Geschwindigkeitsmessung erfolgen, wenn sich die Reflektoren im rechten Winkel zur Schallausbreitung bewegen (orthogonale Beschallung, Kosinus = 0). Die Winkelabhängigkeit der Dopplerfrequenzverschiebung ist in Abb. 1.10 und in Tab. 1.4. für verschiedene Strömungsgeschwindigkeiten und Beschallungswinkel bei drei Sendefrequenzen (2, 4, 8 MHz) gegenübergestellt. Für die Praxis ergibt sich daraus, daß der Meßfehler um so geringer ist, je kleiner der Beschallungswinkel ist. Bei relativ großen Beschallungswinkeln führen dagegen schon kleine Winkeländerungen zu großen Änderungen des Meßergebnisses. Bei der Gefäßuntersuchung wird eine Übereinstimmung von Schallstrahl und Gefäßachse nur dann erreicht, wenn das Gefäß infolge Krümmung oder Schlingenbildung einen Verlauf in Richtung auf die Hautoberfläche oder von ihr weg nimmt. Ist der Verlauf des Gefäßes parallel zur Hautoberfläche, kann der Beschallungswinkel nicht beliebig klein gewählt werden, da dann die Länge der zu durchschallenden Gewebsstrecke, besonders bei tiefer Gefäßlage, erheblich zunimmt. Abb. 1.11 zeigt den Einfluß verschiedener Beschallungswinkel auf das Meßergebnis am Beispiel der Beschallung der A. carotis communis, die oben einen zur Hautoberfläche konkaven, unten einen konvexen

Verlauf nimmt. Bei der Dopplersonographie mit handgeführter Sonde ist der Beschallungswinkel zwar frei einstellbar, aber nicht bekannt. Wenn seitenvergleichend untersucht werden soll, ist es daher aufgrund der Kosinusfunktion vorteilhafter, durch geeignete Sondeneinstellung das jeweils höchste Meßergebnis zu erreichen, als auf einen gleichen Haut-Sonden-Winkel zu achten. Bei Ab-

Tabelle 1.4 Theoretische Beziehungen zwischen Strömungsgeschwindigkeit, Beschallungswinkel und Doppler-Frequenzverschiebung nach der Dopplerformel

Geschwindigkeit des Bluts (cm/s)	Beschallungswinkel (cos α)	Dopplerfrequenz (kHz) bei einer Sendefrequenz von		
		2	4	8 MHz
50	0 (1,0)	1,3	2,6	5,2
50	30 (0,87)	1,1	2,3	4,5
50	45 (0,71)	0,9	1,8	3,7
50	60 (0,50)	0,6	1,3	2,6
50	90 (0)	0	0	0
100	0 (1,0)	2,6	5,2	10,4
100	30 (0,87)	2,2	4,6	9,0
100	45 (0,71)	1,8	3,6	7,4
100	60 (0,50)	1,2	2,6	5,2
200	0 (1,0)	5,2	10,4	20,8
200	30 (0,87)	4,4	9,2	18,0
200	45 (0,71)	3,6	7,2	14,8
200	60 (0,50)	2,4	5,2	10,4

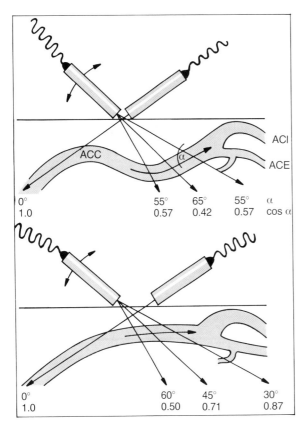

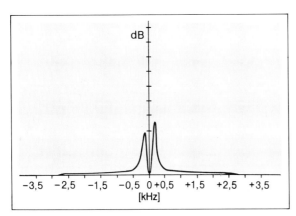

Abb. 1.11 Beschallungswinkel mit dazugehöriger Kosinusfunktion am Beispiel der transkutanen Beschallung der A. carotis communis mit gewundenem Verlauf (oben) und gestrecktem Verlauf (unten) (vgl. Abb. 1.**10**). Weitere Erklärung s. Text.

leitung der höchstmöglichen Frequenz ist der kleinstmögliche Winkel eingestellt. Dann führen Seitenunterschiede in der Winkeleinstellung zu einem relativ geringen Fehler. Das gleiche Prinzip gilt auch für Wiederholungsuntersuchungen, z. B. im Rahmen der Stenosediagnostik oder Untersuchungen durch verschiedene Untersucher. *Es wird versucht, die jeweils höchstmögliche Dopplerfrequenz abzuleiten.* Dies führt zu einer geringeren Variabilität bzw. größeren Reproduzierbarkeit der Messungen, unabhängig vom jeweiligen Gefäßverlauf.

Entgegen der Dopplergleichung werden bei *Beschallung eines Gefäßes mit dem Winkel von 90°* Dopplersignale registriert. Hierfür gibt es strömungsphysiologische und technische Gründe. Pulsatile Strömung in Arterien zeigt neben der Hauptströmungsrichtung auch Sekundärströmung, allein schon durch die Ausdehnung des Gefäßes in der Systole. Außerdem führen Krümmungen und Aufzweigungen zu stärkerer Verformung des Strömungsparabols, was wiederum Komponenten senkrecht zur Hauptströmungsrichtung erzeugt (Abb. 3.**2**). Aber auch im Strömungsmodell mit starren Röhren und laminarer Strömung wird bei senkrechter Beschallung ein symmetrisch um Null verteiltes Frequenzband registriert (Abb. 1.**12**) (56, 70). Dies ist wahrscheinlich überwiegend auf einen „transit-time-effect" zurückzuführen (Abschn. 5.3.2.1). Klünemann (56) fand im Modellversuch mit einer Strömungsgeschwindigkeit von 21 cm/s bei Benutzung eines ATL-Ultramark 8 Duplexscanners ($f_o = 5\,MHz$) bei senkrechter Beschallung eine Maximalfrequenz von 348 Hz, also einen auch für die Praxis erheblichen Wert. Für klinische Messungen muß daher von einem erheblichen Fehler bei der Beurteilung der Strömungsgeschwindigkeit mit Beschallungswinkeln von mehr als 60° ausgegangen werden.

1.3.2.2. Registrierung der Strömung

Die Registrierung der Dopplerfrequenzen ist der letzte Vorgang in der elektronischen Signalverarbeitung, der eingehender in Abschnitt 1.4 besprochen wird. Einige grundlegende Aspekte der Strömungspulskurvenregistrierungen sollen bereits hier besprochen werden, um das Verständnis der folgenden Abschnitte zu erleichtern.

Die pulsatile Änderung der Strömung über die Zeit wird durch die *Strömungspulskurve* wiedergegeben (Abschn. 3.5). Zunächst soll nur der mittlere Wert der gleichzeitig im Schallstrahl vorkommenden Dopplerfrequenzen (Strömungsgeschwindigkeiten) betrachtet werden. Der fortlaufende Ausschrieb dieser mittleren Dopplerfrequenz kann als Analogkurve die pulsatile Schwankung der Strömungsgeschwindigkeit darstellen (Analogpulskurve, Abschn. 1.5). Die Pulskurve zeigt neben der Änderung der Strömungsgeschwindigkeit die Strömungsrichtung in bezug auf die Schallsonde (Abb. 1.**13**). Die Strömungsrichtung wird durch den Kurvenverlauf oberhalb oder unterhalb der Nullinie wiedergegeben. Auf der Frequenzachse (Geschwindigkeitsachse) zeigen negative Werte einen Fluß

Abb. 1.12 Frequenzdichtespektrum (power spectrum) bei senkrechter Beschallung: In einem Strömungsmodell mit laminarer Strömung wurde das Frequenzdichtespektrum mit einem ATL-Ultramark 8 gemessen. Im Frequenzbereich von ± 350 Hz findet sich ein Signal, welches entsprechend der Dopplerformel nicht vorkommen dürfte. Die Ursachen hierfür werden im Text diskutiert (aus Klünemann, H. H.: Untersuchungen der Winkelabhängigkeit der Doppler-Frequenzverschiebung mittels Leistungs-Spektren. Diss., Freiburg 1992).

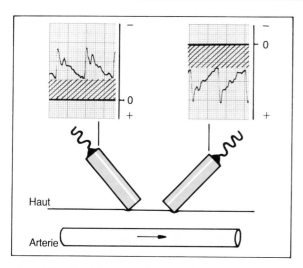

Abb. 1.13 Beziehung zwischen Sondenausrichtung und Pulskurvenausschlag. Bei Neigung des Schallkopfs gegen die Strömungsrichtung zeigt die Pulskurve einen umgekehrten Ausschlag als bei Neigung in Richtung der Strömung (entsprechend dem umgekehrten Vorzeichen der Dopplerfrequenzverschiebung). Die Grundlinie (Nullinie) entspricht der Strömungsgeschwindigkeit Null, der Abstand zwischen dieser und den Fußpunkten der Pulskurve (schraffierte Zone) der diastolischen Restströmung.

von der Sonde weg an, da in diesem Fall die Empfangsfrequenzen niedriger sind als die Sendefrequenz.

Die *Nullinie* ist eine wichtige Voraussetzung zur Beurteilung der Pulskurven und sollte auf jeder Registrierung eindeutig fortlaufend zu erkennen sein. Dabei kommt es vor allem auf die enddiastolische Strömung an, welche in Abb. 1.**13** durch den schraffierten Bereich markiert ist. Dieser gibt einen Hinweis auf den Strömungswiderstand im nachgeschalteten Gefäßabschnitt, welcher von diagnostischer Bedeutung ist.

Das *Strömungsprofil* (Geschwindigkeitsprofil) zeigt die Verteilung der Strömungsgeschwindigkeiten über dem Gefäßquerschnitt an einem bestimmten Zeitpunkt des Herzzyklus, also die räumliche Verteilung der Geschwindigkeiten. Diese Darstellungsart gibt nur dann einen Eindruck von den zeitlichen Änderungen der Geschwindigkeiten, wenn viele, zeitlich aufeinanderfolgende Profile hintereinander abgebildet werden. Ein Strömungsprofil kann durch Messung aufeinanderfolgender kleiner Abschnitte entlang dem Schallstrahl ermittelt werden (Abschn. 1.4.2.4).

1.4. Ultraschallgeräte

Dopplersonographische Geräte werden in zwei Gruppen eingeteilt: 1. kontinuierlich sendende

ohne Selektion eines Meßbereichs und 2. gepulst sendende mit einem entlang dem Schallstrahl variabel einstellbaren und in seiner Ausdehnung definierten Meßvolumen. Beide Dopplerverfahren lassen sich mit dem Schnittbildverfahren (B-Bild) zur Duplexsonographie kombinieren.

1.4.1. Kontinuierlich sendende Dopplergeräte

1.4.1.1. Hoch- und Niederfrequenzbereich

Abb. 1.**14** zeigt das Blockschaltbild eines Dopplergeräts mit kontinuierlicher Schallaussendung (continuous wave, CW) und Richtungsdiskrimination. Ein Hoch- und ein Niederfrequenzbereich sind zu unterscheiden.

Hochfrequenzbereich (MHz): Hier erfolgt Aussendung von Ultraschall und Empfang der durch den Dopplereffekt veränderten Signale. Dieser Bereich besteht zunächst aus einem Oszillator, dessen Frequenz durch die Eigenfrequenz des Quarzkristalls stabilisiert und definiert ist. Bei einem Gerät mit einer Sendefrequenz von wahlweise 4 und 8 MHz beträgt die Oszillatorfrequenz typischerweise 16 MHz. Die Sendefrequenzen werden durch Herunterteilen generiert. Nach dem Oszillator liegen die Signale noch in Form von Rechteckimpulsen (Abschn. 1.2) vor. Sie werden später zur Transduceranregung in Sinusform verwandelt. Je genauer Anregungsfrequenz und Eigenfrequenz des Transducers übereinstimmen, um so größer ist die abgestrahlte Leistung. Zur Durchdringung des Gewebes mit Ultraschall ist eine gewisse Leistung erforderlich. Um die Schwingung des Sendeelements im Schallkopf ausreichend anzuregen, muß ein Leistungsverstärker zwischengeschaltet werden.

Eine Sonde arbeitet z. B. mit 10 mW Sendeleistung. Die Amplitude des reflektierten Signals ist um den Faktor 10^{-5} kleiner als die des gesendeten. Zur weiteren Verarbeitung und vor dem Vergleich von Sende- und Empfangssignal ist daher ein Breitbandhochfrequenzverstärker zwischengeschaltet. Weiterhin wird ein Filter zur Elimination von störenden Radiofrequenzen und Rauschen benötigt. Hier werden Störungen in einem weiten Bereich um die Mittenfrequenz (Sendefrequenz) herum eliminiert. Die Information liegt in einem engen Bereich um die Mittenfrequenz, z. B. $4\,\text{MHz} \pm 20\,\text{kHz} = 3\,980\,000 - 4\,020\,000\,\text{Hz})$.

Niederfrequenzbereich (kHz, Differenz zwischen Sendefrequenz und [±] Empfangsfrequenzen): Zur Gewinnung der Dopplerfrequenz ist es notwendig, diese aus dem Hochfrequenzsignal zu extrahieren. Dies wird durch *Demodulation* erreicht, analog dem Verfahren beim Rundfunkempfang (Abb. 1.**16**). Hierzu wird in einem Mischer (mixer, multiplier) die Oszillatorfrequenz (A) mit der Empfangs-

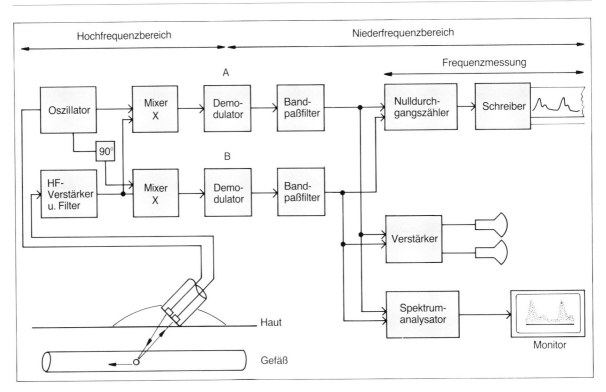

Abb. 1.14 Blockschaltbild eines kontinuierlich sendenden Dopplergeräts. Weitere Erklärung s. Text.

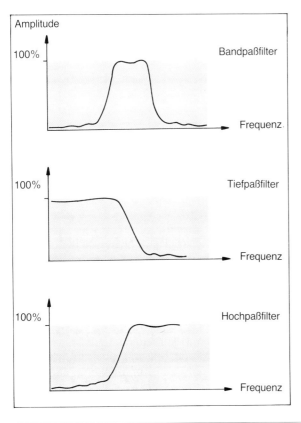

frequenz (B) multipliziert. Es entsteht eine neue Frequenz mit Modulation (C). In einem weiteren Schritt wird die Trägerfrequenz durch einen Tiefpaßfilter (Abb. 1.15) eliminiert, und es verbleibt die Differenzfrequenz (D), die der Dopplerfrequenz entspricht. Je näher zwei gemischte Frequenzen (Abb. 1.16 A, B) beieinanderliegen, um so niedriger ist die Differenzfrequenz. Durch weitere Befilterung werden noch Frequenzen außerhalb des diagnostischen Meßbereichs, welcher bei 4 MHz Sendefrequenz ± 20 KHz beträgt, und die Frequenzen von 0–70 Hz (langsame Gefäßwandbewegungen und Netzfrequenzen) eliminiert. Die verbleibenden Frequenzen bilden das *Audiosignal.* Die im folgenden besprochenen Funktionen Richtungsdiskrimination und Frequenzmessung sind ebenfalls dem Niederfrequenzbereich zuzuordnen und gleichermaßen Bestandteil kontinuierlich wie gepulst sendender Geräte.

Abb. 1.15 Schematische Darstellung des Übertragungsverhaltens verschiedener in der Ultraschalltechnik verwendeter Filter. Bei 100% Amplitude wird am Filtereingang die gleiche Spannung wie am Filterausgang gemessen. Je nach Position des Durchlaß- und Dämpfungsbereichs spricht man von Bandpaßfilter, Tiefpaßfilter (nur tiefe Frequenzen werden übertragen) oder Hochpaßfilter (nur hohe Frequenzen werden übertragen). Die Kennlinie im Übergangsbereich zwischen Durchlaß und Dämpfung weist je nach der Filtercharakteristik eine unterschiedliche Flankensteilheit auf.

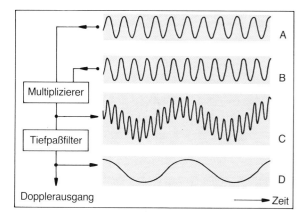

Abb. 1.16 Schematische Darstellung der Demodulation. Das Referenzsignal (A) entspricht der Sendefrequenz des Dopplergeräts (f_0). Dieses wird mit dem nach der Dopplerfrequenzverschiebung modifizierten Empfangssignal (B) multipliziert (gemischt), mit dem Ergebnis eines modulierten Trägersignals (C). Durch einen Tiefpaßfilter wird die dem Hochfrequenzträger aufmodulierte Information, nämlich die Dopplerfrequenz (D), gewonnen (aus Atkinson, P., J. P. Woodcock: Doppler Ultrasound and Its Use in Clinical Measurement. Academic Press, London 1982).

1.4.1.2. Richtungsdiskrimination

Sie wird durch folgende Schritte erreicht: Das Signal wird in zwei verschiedene Kanäle geführt (Abb. 1.14). In beiden Kanälen erfolgt dann eine Mischung dieses Signals mit der Oszillatorfrequenz. Im Kanal B ist die Oszillatorfrequenz jedoch im Gegensatz zum Kanal A um 90° phasenschoben (62) (Abb. 1.14, 1.17). Um die Dopplerfrequenzen aus den Hochfrequenzsignalen zu extrahieren, erfolgt als nächster Schritt die Demodulation (Abb. 1.16). Die sich ergebenden Dopplerfrequenzen liegen nun phasenverschoben in den beiden Kanälen vor. Die Kanaltrennung erfolgt durch den Vergleich der Phasenlage, wie in Abb. 1.17 gezeigt. In der Weiterführung des Signals wird ein Kanal bevorzugt. Die Kanaltrennung wird auch dadurch verbessert, daß gegengekoppelte Torschaltungen verwendet werden, d. h., der jeweils führende Kanal verschließt den anderen (80).

Eine weitere Verbesserung der Kanaltrennung wird durch die *Quadraturdemodulation* erreicht (8, 29). Hierbei wird das Signal in dem Kanal B um weitere 90° phasenverschoben. Wie Abb. 1.17 zeigt, entsteht dadurch der Effekt, daß die Frequenzen je nach Vorzeichen der empfangenen Frequenz in Phase D, K liegen oder nicht (I, L). Im letzteren Fall heben sie sich gegenseitig auf (out-phaser). Quadraturdemodulation erreicht eine Kanaltrennung mit ca. 40 dB Übersprechdämpfung.

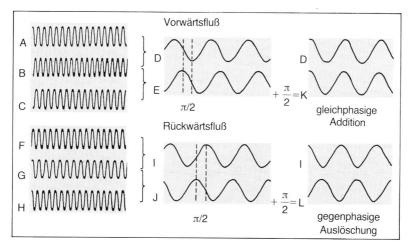

Abb. 1.17 Schematische Darstellung der Quadraturdemodulation. A–C zeigt die Situation bei einer positiven Dopplerfrequenzverschiebung (Fluß auf die Sonde zu), F–H die Situation bei einer negativen Dopplerfrequenzverschiebung.
A und F entsprechen der Sendefrequenz f_0, B und G der Empfangsfrequenz und C und H dem Quadratursignal (90° phasenverschoben gegenüber A bzw. F). Nach Demodulation unter Verwendung von A und B ergibt sich D, von B und C ergibt sich E. Man erkennt, daß D in der Phase voraneilt im Vergleich zu E, dagegen J in der Phase voraneilt im Vergleich zu I. Je nach Strömungsrichtung (positive oder negative Dopplerfrequenzverschiebung) erscheint also im zweiten Kanal (E, J) ein in der Phase verspätetes oder voraneilendes Signal. Bei der weiteren Signalverarbeitung kann das in der Phase voraneilende Signal erkannt und weitergeleitet werden, wodurch Richtungsdiskrimination möglich wird. Diese wird aber verbessert, wenn das Signal im zweiten Kanal um weitere 90° phasenverschoben wird ($+\pi/2$). Jetzt liegen die Signale entweder gleichphasig oder gegenphasig vor. In dem Kanal, in dem die Signale phasengleich sind, werden sie weitergeleitet (aus Atkinson, P., J. P. Woodcock: Doppler Ultrasound and Its Use in Clinical Measurement. Academic Press, London 1982).

Es gibt noch andere Verfahren der Richtungsdiskrimination (8). Sie haben geringere praktische Bedeutung, weswegen hier nur beispielhaft die Quadraturdemodulation beschrieben ist.

1.4.1.3. Frequenzmessung

Nach der bisher besprochenen Signalverarbeitung liegt noch ein Frequenzgemisch vor. Dieses wird über einen Audioverstärker einem Lautsprecher oder richtungsgetrennt Stereolautsprechern zugeführt. Das Audiodopplersignal wird dann vom Gehör des Untersuchers beurteilt. Für die Dokumentation ist es erforderlich, das Audiosignal entweder einem Spektrumanalysator (Abschn. 1.5) oder einem *Nulldurchgangszähler* zuzuführen. Mit einem Nulldurchgangszähler (zero crossing counter) wird eine mittlere Dopplerfrequenz bestimmt, die als Pulskurve von einem Schreiber aufgezeichnet werden kann. Diese Pulskurve wird auch *Analogpulskurve* genannt, da der Kurvenausschlag fortlaufend einen bestimmten Spannungswert anzeigt (eine digitale Anzeige ergibt dagegen nur eine endliche Zahl einzelner Werte). Das Audiosignal ist für die Diagnostik entscheidend. Spektrumanalyse und Analogpulskurve sind nur verschiedene Formen der Dokumentation, wobei die Dokumentation im Falle der Spektrumanalyse umfassender, quantitativ und leichter reproduzierbar ist. Die Frequenzmessung durch den Nulldurchgangszähler ist dagegen weniger aufwendig, billig, relativ einfach zu interpretieren, aber durch Artefakte leicht zu stören.

Um bei Aufzeichnungen einer mittels Nulldurchgangszähler erstellten Analogkurve einen Vergleich zwischen verschiedenen Untersuchungen durchführen zu können, ist ein Kalibriervorgang nötig. Dieser erfolgt am besten mit einer Frequenztreppe, z. B. 0,25‰ und 0,5‰ der Sendefrequenz in beide Richtungen.

Das Prinzip der *Nulldurchgangszählung* zeigt Abb. 1.**18**. Jeder Nulldurchgang löst einen normierten Impuls aus. Die Mittelung einer Serie von Impulsen gibt nach Passage eines mittelwertbildenden Integrators und eines Tiefpaßfilters (0 – 25 Hz) einen Spannungswert (Analogwert), der einem Anzeiger oder Schreiberausgang zugeführt werden kann. Man erkennt in Abb. 1.**18b**, daß nicht alle Frequenzanteile gleichermaßen erfaßt werden. Das größte Problem der Frequenzmessung mit dem Nulldurchgangszähler ist die Erfassung schwacher Dopplersignale bzw. die Messung bei einem geringen Signal-Rausch-Abstand (365). Die mittlere Dopplerfrequenz wird bei der herkömmlichen Nulldurchgangszählung nur dann richtig dargestellt, wenn das Dopplersignal eine ausreichende Amplitude hat bzw. das zu untersuchende Gefäß nicht zu dünn ist (zu wenig reflektierende Blutkörperchen) oder nicht zu tief liegt (zu viel Ultraschallabsorption).

Willemetz u. Mitarb. (99) haben eine verbesserte Berechnungsart der mittleren Frequenz beschrieben. Abb. 1.**19** zeigt die Gegenüberstellung einer Dopplerpulskurve bei schwachem Dopplersignal, einmal mit Nulldurchgangszähler herkömmlicher Art, zum anderen mit der verbesserten Bestimmung.

Mit den kontinuierlich aussendenden und empfangenden Dopplergeräten wird jede Reflektorbewegung im Schallstrahl gemessen. Dies ist einerseits vorteilhaft, weil Gefäße dadurch leichter aufzufinden sind. Weiter wird bei dieser Art der Messung das ganze Strömungsprofil berücksichtigt (Abb. 5.**7**), was die Reproduzierbarkeit der Messungen verbessert. Andererseits kann diese Untersuchungsart aber dann nachteilig sein, wenn es zu Überlagerungen mehrerer Gefäße in der Schallkeule kommt.

1.4.2. Gepulst sendende Dopplergeräte

Mit der gepulsten Dopplersonographie wird die überlagerungsfreie Messung in einem wählbaren Tiefenbereich ermöglicht. Ein besonderer Anwen-

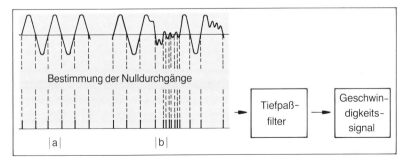

Abb. 1.18 Prinzip der Frequenzmessung mit dem Nulldurchgangszähler. Jeder Nulldurchgang löst einen normierten Impuls aus. Die Mittelung einer Serie von Impulsen ergibt einen Spannungswert, der einem Anzeigeinstrument oder Schreiber zur Darstellung des Geschwindigkeitssignals zugeführt werden kann. Bei einer regelmäßigen Schwingung (**a**) wird jeder Nulldurchgang erfaßt. In **b** wird gezeigt, daß bei Frequenzgemischen nicht alle Anteile gleichmäßig erfaßt werden. Weitere Erklärung s. Text (aus Peronneau, P. u. a.: INSERM 111 [1982] 81).

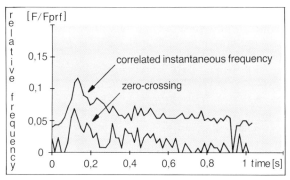

Abb. 1.**19 Problem der Frequenzmessung mit dem Nulldurchgangsverfahren bei abgeschwächtem Dopplersignal.**Gepulste Dopplersonographie, Messung in der Karotis. Das Nulldurchgangsverfahren ist nicht in der Lage, eine den Strömungsgeschwindigkeiten entsprechende Pulskurve zu schreiben, was besonders in der Diastole deutlich wird. Dies gelingt mit einem verbesserten Analyseverfahren (obere Kurve) (aus Willemetz, J.-Cl., J.-J. Meister, F. De Palma: Instantaneous Doppler Frequency Measurement and Implementation in a Multigate Flowmeter. Proceedings Euroson Helsinki 1987).

dungsbereich ist die Duplexsonographie (Abschn. 1.4.4). Dieser Informationsgewinn ist aber mit Nachteilen verbunden, wie der Begrenzung der maximal meßbaren Frequenz (Abschn. 1.4.2.3) und dem „transit time effect" (Abschn. 5.3.2.1). Die gepulste Dopplersonographie ist hinsichtlich Ultraschallaussendung und -empfang dem Puls-Echo-Verfahren ähnlich (Abschn. 1.3.1). Die Signalverarbeitung ab der Dopplerfrequenzmessung erfolgt weitgehend wie bei der Dopplersonographie mit kontinuierlicher Aussendung.

1.4.2.1. Gerätebeschreibung

Die gepulste Dopplersonographie erfordert nur ein Ultraschallelement, welches abwechselnd kurz Sendepulse (bursts) abgibt und in der Zeit zwischen den Sendepulsen als Empfänger wirkt. Es ist aber auch möglich, ein getrenntes Sende-und Empfangselement zu verwenden. Die Sendezeit (Pulsdauer, einige μs, t_1 in Abb. 1.**20**) ist im Vergleich zu der für den Empfang zur Verfügung stehenden Zeit (t_4-t_1 in Abb. 1.**20**) relativ kurz (Abb. 1.**4**). Die Laufzeit des Sendepulses zu einem bewegten Reflektor und zurück ist ein Maß für die Entfernung desselben von der Sonde. Wird die Empfangszeit durch eine Torschaltung auf eine bestimmte Zeit

Abb. 1.**20 Schematische Darstellung des Prinzips der gepulsten Dopplersonographie.** Es werden Pulse ausgesandt mit der Pulslänge t_1. Pulsrepetitionsperiode (PRP) = t_4. Zwischen den Sendepulsen werden Signale von den Gefäßwänden und aus dem Gefäßinneren empfangen. Mittels einer Torschaltung kann die Torweite (t_2) und die Latenz der Toröffnung zum Beginn des Sendepulses (t_3) so gewählt werden, daß nur Signale aus dem Inneren des Gefäßes berücksichtigt werden. Somit enthält das Signal in diesem Tor nur Informationen über die Strömungsgeschwindigkeiten (v) im ausgewählten Gefäß (aus Peronneau, P. A., F. Leger: Doppler ultrasonic pulsed blood flowmeter. Proc. 8th Int. Conf. on Med. and Biol. Eng., Chicago 1969).

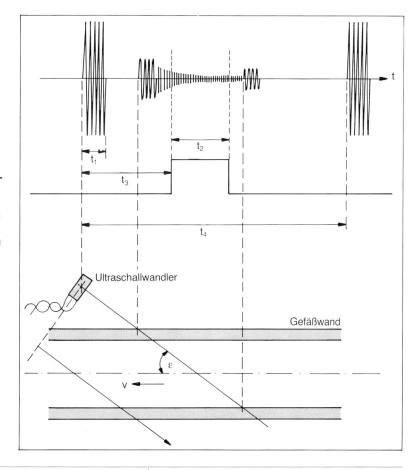

(t₂ in Abb. 1.20) beschränkt, ist damit einmal die räumliche Ausdehnung des Meßbereichs (Meßvolumen, Abschn. 1.4.2.2), andererseits aber auch die Position des Meßvolumens entlang dem Schallstrahl (Latenz der Toröffnung zur Aussendung des Pulses, t₃ in Abb. 1.20) bestimmt.

Abb. 1.21 zeigt das Blockschaltbild eines gepulst sendenden Dopplergeräts. Die kontinuierlichen Oszillatorschwingungen steuern nach der Passage eines Frequenzteilers und Triggergenerators sowie eines Zeitgebers ein Sendetor, welches die Oszillatorschwingungen in Pulse zerlegt (zur Definition eines Pulses s. Abschn. 1.2). Die Frequenz der Pulse wird Pulsrepetitionsfrequenz genannt. Diese „Anregungspulse" (Abb. 1.4) werden auf das Schwingerelement in der Sondenspitze geleitet, welches darauf eine Folge von Ultraschallwellen (Sendepuls, burst) aussendet. Die nach Reflexion empfangenen Signale werden von dem gleichen Element aufgenommen und über einen HF-Verstärker wie bei den kontinuierlich sendenden Geräten dem Mischer und Demodulator zugeführt. Das Empfangstor ist durch ein Verzögerungsglied mit dem Sendetor gekoppelt. Es kann vor oder nach dem Mischer und Demodulator angeordnet sein. In Abb. 1.20 bestimmt das Empfangstor die Zeit t₂, das Verzöge-

rungsglied die Zeit t₃. Demodulation, Richtungsdiskrimination und Frequenzmessung erfolgen wie bei kontinuierlich sendenden Geräten.

1.4.2.2. Meßvolumen

Das Meßvolumen (Signaleinzugsvolumen, sample volume) ist eine Größe, die von sende- und empfangsseitigen Faktoren bestimmt wird (6, 50). Das Meßvolumen bestimmt die axiale und laterale Auflösung der gepulsten Dopplersonographie.

Axiale Auflösung: Aus Abb. 1.20 geht hervor, daß die Länge des Meßvolumens und damit die räumliche Auflösung in Richtung des Schallstrahls durch die Dauer der Öffnung des Empfangstors bestimmt wird. Wenn die räumliche Auflösung, d. h. das Meßvolumen, klein sein soll, spielt auch die Pulsdauer eine Rolle. Je kürzer die Pulsdauer, um so genauer ist nämlich die Laufzeit eines Echos meßbar.

Laterale Auflösung: Die laterale Ausdehnung des Meßvolumens ist durch den Durchmesser des Schallstrahls bestimmt. Die laterale Auflösung ist daher am besten im Fokusbereich (Abb. 1.5).

Stark schematisiert hat das Meßvolumen Zylinderform. Das Meßvolumen ist aber kein scharf abge-

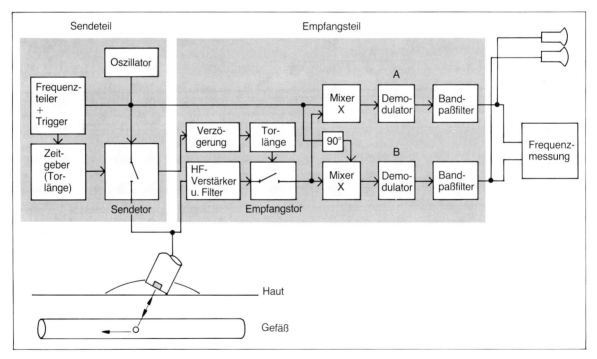

Abb. 1.21 Blockschaltbild eines gepulst sendenden Dopplergeräts. Im Unterschied zu dem Gerät mit kontinuierlicher Schallemission (Abb. 1.14) beinhaltet der Sendeteil ein Sendetor, welches die Pulsdauer festlegt, und der Empfangsteil ein Empfangstor, welches die Dauer der Empfangszeit (Länge des Meßvolumens) und die Latenz der Toröffnung zur Aussendung des Sendepulses (Tiefenposition des Meßvolumens) bestimmt (t₂ und t₃ in Abb. 1.20). Im weiteren erfolgt die Signalverarbeitung im Empfangsteil mit Richtungsdiskrimination und Frequenzmessung entsprechend den Geräten mit kontinuierlicher Schallaussendung. Weitere Einzelheiten s. Text.

grenzter Raum mit gleichförmigen Eigenschaften, sondern ein Raum unterschiedlicher Empfindlichkeit für den Empfang von Dopplersignalen (7).

Im Zentrum ist die Empfindlichkeit am größten und nimmt nach lateral infolge der Inhomogenität des Schallstrahls ab, dessen Energie ebenfalls nach lateral hin abnimmt. Die Front, besonders aber der „Schwanz" des Meßvolumens sind ebenfalls durch einen unterschiedlich starken Empfindlichkeitsabfall gekennzeichnet. Hierzu tragen z. B. nach Mehrfachreflexion verspätet eintreffende Echos bei (Abschn. 6.3.2.1).

Das Meßvolumen kann zweidimensional als Scheibe (Längsschnitt durch den Schallstrahl) und die Bereiche unterschiedlicher Empfindlichkeit können als Höhenlinien dargestellt werden (Abb. 1.22 a) (6, 7). Die unterschiedlichen Empfindlichkeiten dieser Schnittebene lassen sich auch dreidimensional abbilden (Abb. 1.22 b). Es handelt sich dabei aber immer noch um die Betrachtung der Verteilung in *einer* Ebene. Eine dreidimensionale Vorstellung vom Meßvolumen entsteht, wenn man es sich in Form einer unterschied-lich dichten Wolke mit unscharfen Außengrenzen vorstellt (Abb. 1.22 c) oder wenn man die Darstellung in Abb. 1.22 a um die Längsachse rotiert. Die Empfindlichkeitseinstellung (Verstärkung) des Geräts hat einen erheblichen Einfluß auf das effektive Meßvolumen, d. h. auf das Volumen, aus dem Dopplersignale zur Darstellung kommen. In die Empfindlichkeitseinstellung der Geräte gehen u. a. ein: Sendeleistung, Verstärkung und Schwellenwert des Frequenzanalysators. Wenn die Empfindlichkeit groß ist, d. h., wenn auch schwache, nur gering vom Rauschen abgehobene Signale berücksichtigt werden, dann ist das effektive Meßvolumen größer (Abb. 1.22 d–g). Ist die Empfindlichkeit dagegen gering, dann werden nur die Signale mit der größten Intensität (innere Höhenlinien in Abb. 1.22 a, Gipfel in 1.22 b) berücksichtigt, und das Meßvolumen ist kleiner (s. auch Abschn. 9.2.4.2). Durch Erhöhung der Empfindlichkeit der Geräte kann sich die Größe des Meßvolumens vervielfachen (Abb. 1.22 d–g).

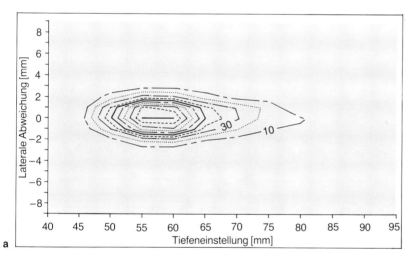

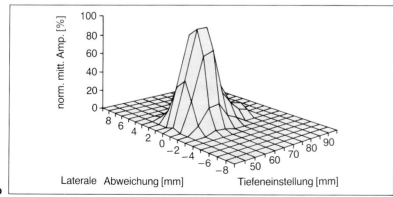

Abb. 1.22 Darstellung des Meßvolumens bei gepulster Dopplersonographie.

a Zweidimensionale Darstellung der Empfindlichkeitsverteilung im Meßvolumen (Schnittebene durch das Zentrum des Meßvolumens). Meßergebnisse mittels eines Strömungsmodells. Gepulstes Dopplergerät mit f_0 = 2 MHz (TCD 64, EME Überlingen). Zur Ausmessung des Meßvolumens wurde als Zielobjekt die Strömung in einer dünnen Metallnadel gewählt. Metallnadel und Dopplersonde waren in einem Wasserbad aufgehängt. Die Dopplersonde konnte in lateraler und axialer Richtung verschoben werden. Die Empfindlichkeitsverteilung im Meßvolumen wurde in diesem Fall durch laterale Verschiebung der Sonde und elektronische Tiefenverstellung des Meßvolumens bei fixem Sonden-Nadel-Abstand ermittelt. Dies bedeutet, daß der sondenferne „Kopf" des Meßvolumens bei geringerer Tiefeneinstellung, der „Schwanz" des Meßvolumens dagegen bei größerer Tiefeneinstellung zur Darstellung kam. Die maximale Empfindlichkeit wurde mit 100% bezeichnet. Die Höhenlinien zeigen den Empfindlichkeitsabfall in 10%-Schritten. Man erkennt die deutliche Abhängigkeit der Größe des Meßvolumens von der Empfindlichkeitseinstellung des Geräts.

b Gleiche Messung wie in **a**. Es handelt sich ebenfalls um einen Schnitt durch das Meßvolumen. Die unterschiedliche Empfindlichkeit ist jedoch dreidimensional aufgetragen. Aufsicht auf den „Kopf" des Meßvolumens (nach Arnolds u. Mitarb.).

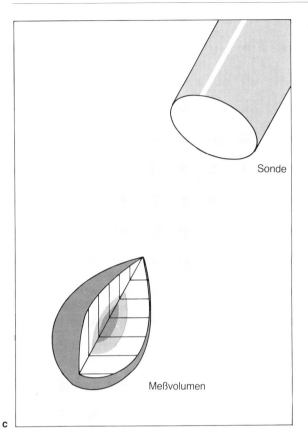

Sonde

Meßvolumen

c

c Schematische Darstellung des Meßvolumens als tropfenförmiger Raum im Schallstrahl. Die innere Schichtung soll die unterschiedlichen Empfindlichkeitsbereiche darstellen. Die Empfindlichkeit im Meßvolumen fällt vom Zentrum nach lateral und in axialer Richtung kontinuierlich ab.
d–g Vergrößerung des Meßvolumens in axialer Richtung bei größerer Empfindlichkeitseinstellung des Geräts. In **d** ist das Meßvolumen im Zentrum der A. carotis communis plaziert. Die axiale Ausdehnung des Meßvolumens des Geräts wurde mit 1,5 mm angegeben (ATL Ultramark 8, $f_0 = 5$ MHz). Kräftiges Signal und geringe Empfindlichkeitseinstellung. Das schmale Spektrum zeigt an, daß nur im Zentrum des Gefäßes gemessen wurde. In **f** wurde das Meßvolumen ca. 5 mm außerhalb der A. carotis communis in einen tiefer gelegenen gefäßfreien Raum verlagert. Bei der gleichen Empfindlichkeitseinstellung wie in **e** wurde kein Dopplersignal registriert. Bei maximaler Empfindlichkeitseinstellung kam es jedoch zur Darstellung des Strömungssignals der A. carotis communis aus dem „Schwanz" des Meßvolumens zusammen mit Rauschanteilen, eine erhebliche Vergrößerung des Signaleinzugsbereichs (Meßvolumen) anzeigend.

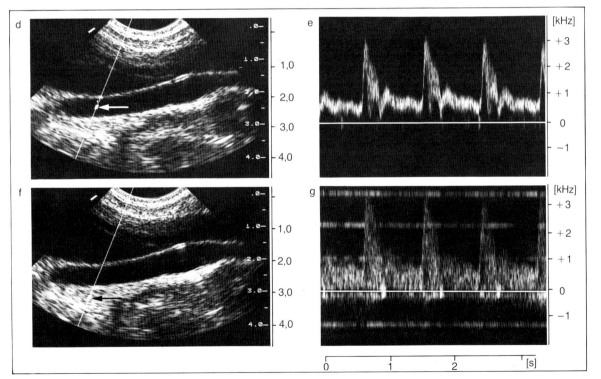

1.4.2.3. Meßprobleme bei gepulster Dopplersonographie

Die Pulsrepetitionsfrequenz (PRF) ist der Entfernung des Reflektors (Zerstreuers) vom Sendeelement anzupassen. Bei größerer Entfernung ist die Laufzeit des Echos groß. Das Meßintervall zwischen den Sendepulsen muß dann ausreichend lang sein, um die zurückkehrenden Echos noch berücksichtigen zu können. Dies bedeutet, daß die PRF um so kleiner sein muß, je tiefer ein Gefäß unter der Hautoberfläche liegt. Dopplersignale aus größerer Tiefe können sonst infolge erheblich größerer Laufzeit im darauffolgenden Meßintervall empfangen und so falsch lokalisiert werden (range ambiguity, Abb. 1.**23**). Die zunehmende Absorption der Ultraschallenergie bei längerer Passage durch das Gewebe und das relativ kleine Meßvolumen verhindern in der Regel, daß solche fehllokalisierten Dopplerinformationen vorkommen. Grolimund u. Mitarb. (560) diskutierten diese Fehlermöglichkeit bei der gepulsten intrakraniellen Dopplersonographie.

Ein entsprechender, in der Praxis aber bedeutungsvollerer Meßfehler tritt bei der Frequenzmessung mit gepulster Dopplersonographie auf (frequency ambiguity). Die Abtastrate (PRF) bestimmt die höchste meßbare Dopplerfrequenz. Diese entspricht der halben PRF und wird *Nyquist-Frequenz* genannt. Liegt die zu messende Dopplerfrequenz deutlich über der PRF, wird eine zu geringe Frequenz gemessen (*Aliasing*, Abb. 1.**24**, 1.**25**). Mit neueren Verfahren kann der Meßbereich bis zur Höhe der PRF erweitert werden (48). Bei langen Laufzeiten der Echos kann es also schwierig sein, mit gepulster Dopplersonographie hohe Dopplerfrequenzen, wie sie bei Stenosen vorkommen, zu messen. Lange Laufzeiten kommen bei der Dopplersonographie des Herzens, der Abdominalgefäße und der intrakraniellen Gefäße vor.

1.4.2.4. Mehrtorig gepulste Dopplersonographie

Durch Aneinanderreihung mehrerer Torschaltungen und anschließende separate Signalverarbeitung kann ein mehrtoriges gepulstes System (multigate) entstehen. Mit ihm ist es möglich, die Strömungsgeschwindigkeit in aufeinanderfolgenden Meßvolumina simultan zu bestimmen und dadurch Strömungsprofile in Echtzeit zu erstellen (48, 49, 63, 76). Werden Profile in diskreten Zeitintervallen dokumentiert, ergibt sich eine Darstellung wie in Abb. 1.**26** (188, 203, 353, 369, 423). Veränderungen solcher Profile kommen z. B. bei Aortenklappeninsuffizienz und Stenosen vor (353, 423), physiologische Asymmetrien dagegen bei Gefäßkrümmung (77) und durch Ablösungszonen in Gefäßaufweitungen wie dem Bulbus der A. carotis interna (203, 369).

Auch mit eintorig gepulsten Dopplergeräten kann man einen Eindruck vom Strömungsprofil bekommen, wenn das Tor sukzessive über den Gefäßquerschnitt verschoben wird. Ein Beispiel mit Ableitung an charakteristischen Punkten zeigt Abb. 5.**11**.

Mehrkanalig gepulste Dopplergeräte können auch zur Flußabbildung (flow imaging, Abschn. 1.4.3) oder zur Flußvolumenmessung (Abschn. 1.4.5) eingesetzt werden.

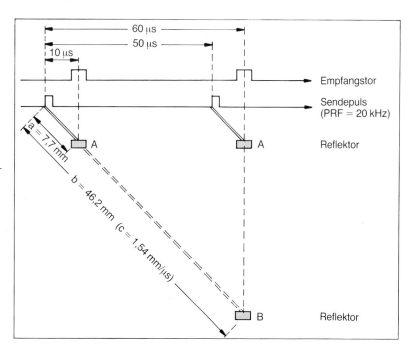

Abb. 1.**23** **Schematische Darstellung der Möglichkeit einer falschen Tiefenlokalisation.** Die Strecken a und b entsprechen jeweils dem einfachen Weg zwischen Sonde und reflektierendem Objekt (A, B). Es wird der Fall konstruiert, daß das von B reflektierte und zurückkehrende Signal zum gleichen Zeitpunkt eintrifft wie das Signal, welches nach Reflexion von A, jedoch nach Aussendung des nächsten Sendepulses eintrifft. Die Torschaltung kann nicht unterscheiden, ob das Signal von A oder B stammt (range ambiguity).

1.4.2.4. Mehrtorig gepulste Dopplersonographie

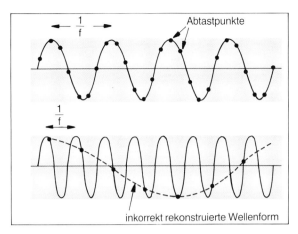

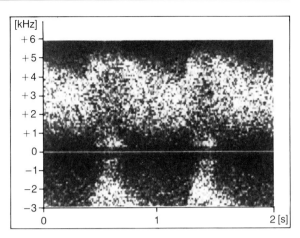

Abb. 1.24 Begrenzung der höchsten meßbaren Dopplerfrequenz bei gepulster Schallaussendung. Durch die Abtastrate (Häufigkeit der Abtastpunkte), welche der Pulsrepetitionsfrequenz bei gepulster Dopplersonographie entspricht, ist die höchste meßbare Frequenz festgelegt. Im oberen Kurvenbeispiel reicht die Zahl der Abtastpunkte zur Bestimmung der Wellenform bzw. Frequenz. Im unteren Kurvenbeispiel kommt es durch die zu geringe Anzahl der Abtastpunkte zu einer falsch rekonstruierten Welle. Die gemessene Frequenz liegt deutlich unter der tatsächlichen (aliasing) (aus Atkinson, P., J. P. Woodcock: Doppler Ultrasound and Its Use in Clinical Measurement. Academic Press, London 1982).

Abb. 1.25 Spektrum mit Aliasing. Transtemporale Ableitung eines Stenosesignals, hohe Dopplerfrequenzen enthaltend. Prototyp eines gepulsten Geräts zur intrakraniellen Dopplersonographie (Fa. EME, Überlingen), $f_0 = 2\,MHz$, Pulsrepetionsfrequenz 10 kHz. Es kommen nur Frequenzen bis zu $^1/_2$ PRF (5 kHz) zur Darstellung. Die darüberliegenden Frequenzen des systolischen Gipfels werden gefaltet, inkorrekt unterhalb der Nullinie abgebildet.

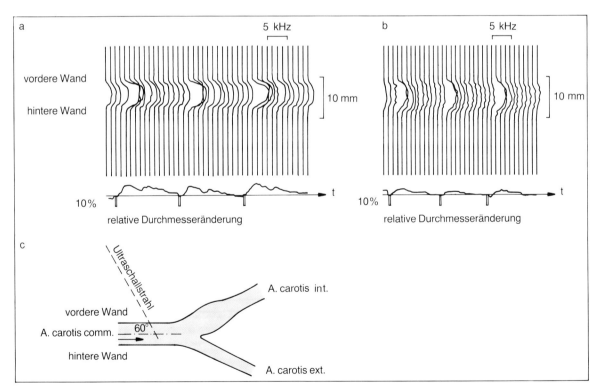

Abb. 1.26 Darstellung der Geschwindigkeitsverteilung über den Gefäßquerschnitt (Strömungsprofil) durch mehrtorig gepulste Dopplersonographie. Der zeitliche Ablauf des Strömungsverhaltens wird durch Aneinanderreihung vieler kurz nacheinander ermittelter Strömungsprofile dargestellt. Zudem zeigen die Strömungsprofile auch die Durchmesseränderung an, die bei einer jungen Versuchsperson deutlicher ist (**a**) als bei einer älteren (**b**) (aus Reneman, R., u. a.: Circulation 71 [1985] 500).

1.4.3. Dopplerangiographie (flow imaging)

1.4.3.1. Dopplerangiographie mit CW-Dopplersonographie (kontinuierliche Schallemission)

Das strömende Blut kann mit dem Dopplerverfahren abgebildet werden (flow imaging). Es handelt sich um ein C-mode-Verfahren (Abschn. 1.3.1), also eine zweidimensionale Projektion der Position von Dopplersignalen. Um ein solches Bild zu erhalten, wird die Sonde in einer Halterung befestigt, die die räumlichen Koordinaten (x, y) der Sondenposition mit Potentiometern mißt und auf einen Monitor überträgt (Abb. 1.**27**) (230, 237, 262, 264, 349). Die Sonde wird mit regelmäßigen, eng ausgeführten Suchbewegungen über das Gefäß, z. B. von kaudal nach kranial, geführt. Immer wenn Dopplerfrequenzen oberhalb einer festgelegten Schwelle (threshold) empfangen werden, zeichnet sich die Scanlinie auf dem Speicherskop hell, wodurch sich zuletzt ein Abbild des Blutstroms ergibt. Der Applikationswinkel der Sonde wird während des ganzen Untersuchungsgangs nicht verändert. Die Abbildungsgenauigkeit ist durch den Durchmesser der Schallkeule am Ort der Dopplermessung, die Arterienwandpulsation und durch Bewegungsartefakte begrenzt, so daß keine morphologischen Details wie Wandunregelmäßigkeiten dargestellt und Stenosegrade nicht genau bestimmt werden können. Das Bild dient vielmehr dazu, Dopplersignale zu lokalisieren. Im allgemeinen wird erst das Arterienbild erstellt, dann werden einzelne Abschnitte noch einmal aufgesucht, um das Audiospektrum auf Tonband oder, vollständiger, Ton und Spektrumpulskurven der Dopplersignale auf Videoband zu registrieren. Bei der zuletzt genannten Dokumentation kann das Dopplerangiogramm in einem Monitorfenster dargestellt und der Ableiteort durch einen Cursor markiert werden (Abb. 1.**28**). Diese weitgehende Dokumentation wird vor allem eingesetzt, um eine Arbeitsteilung zwischen Untersucher und Auswerter zu ermöglichen. Ergebnisse bei Verwendung dieses Verfahrens für die Untersuchung der Karotiden werden im Abschn. 9.3.5 besprochen.

1.4.3.2. Dopplerangiographie mit gepulster Dopplersonographie

Die Dopplerangiographie mit CW-Technik ergibt eine zweidimensionale Projektion. Eine dreidimensional-räumliche Dokumentation erfordert auch die Lokalisation der Dopplersignale in Richtung des Schallstrahls. Dies wird mit gepulster Dopplersonographie erreicht, welche erstmals von Hokanson u. Mitarb. (130, 172, 173, 205, 206) bei der Dopplerangiographie eingesetzt wurde. Mit dieser Technik können Quer- und Längsschnitte des bewegten Gefäßinhalts untersucht werden. Fish entwickelte ein hochauflösendes 30kanaliges gepulstes Dopplersystem (multigate, Abschn. 4.1.2.4) mit verbesserter räumlicher Auflösung sowie der Möglichkeit, Flußprofile darzustellen und Flußvolumenmessungen durchzuführen (158, 159). Dieses System wurde auch eingesetzt, um die Vertebralarterien darzustellen (284). Es handelt sich um eine relativ aufwendige Technik, deren räumliche Auflösung nicht an die der B-Bild-Technik heranreicht und zudem nicht die Arterienwand darstellen kann. Deswegen konnte sie sich wohl nicht gegen die Duplexsonographie durchsetzen.

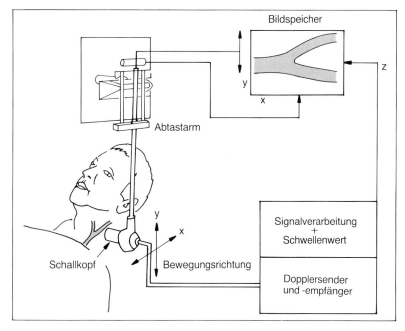

Abb. 1.**27** **Prinzip der Dopplerangiographie.** Der Schallkopf wird in einem die Bewegung aufnehmenden Abtastarm fixiert. Jedesmal, wenn eine Dopplerfrequenz oberhalb eines Schwellenwerts registriert wird, kommt es auf dem Bildspeicher zur Markierung eines Hell- oder Farbpunkts. Durch kontinuierliches Abtasten der Arterie kann ihr Verlauf rekonstruiert werden. Gleichzeitig oder bei nochmaliger Messung im Bereich der vom Arterienbild vorgegebenen Schallkopfpositionen können die Dopplersignale akustisch oder mittels Spektrumanalyse beurteilt werden (aus Spencer, M. P.: Ultrasonic Diagnosis of Cerebrovascular Disease. Nijhoff, Den Haag 1989).

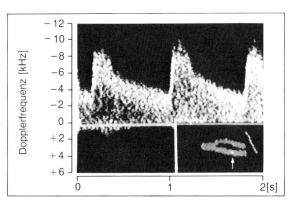

Abb. 1.**28** **Dopplerangiographie und Spektrumanaly-se auf dem gleichen Monitor.** Im oberen Anteil ist die Spektrumpulskurve dargestellt, welche in der vom Dopp-lerangiogramm gezeigten Schallkopfposition abgeleitet wurde. Das Dopplerangiogramm kann entweder in Form einer Schwarzweißdarstellung lediglich die Position der Dopplersignale anzeigen oder bei anderen Geräten die je-weils höchsten vorherrschenden Frequenzen zusätzlich durch einen Farbkode anzeigen (Abbildung freundlicher-weise zur Verfügung gestellt von M. P. Spencer).

1.4.3.3. Dopplerangiographie mit Farbkodierung

Die Dopplerangiographie, wie sie in Abschn. 1.4.3.1 besprochen wurde, reduziert die Informa-tion im Frequenzbereich auf die Frage, ob Dopp-lerfrequenzen (Fluß) nachweisbar sind oder nicht. Die Information im Frequenzbereich kann dem Dopplerangiogramm (x-y-Achse) durch Farbkodie-rung (z-Achse) hinzugefügt werden (237, 262). Hohe Dopplerfrequenzen (Geschwindigkeiten) werden in einer Farbskala (z. B. Rottöne) hell, niedri-ge dunkel dargestellt. Das von Curry u. White ent-wickelte und erprobte Gerät „Echoflow" (154, 278, 279) verwendet eine Kodierung, die je nach systoli-scher Maximalfrequenz eine rote, gelbe oder blaue Anzeige ergibt (normal, mäßiggradige und hoch-gradige Stenose). Es ist auch möglich, die Strö-mungsrichtung farbkodiert zu definieren (z. B. Rot-töne = Fluß von der Sonde weg, in der Regel Arte-rien entsprechend; Blautöne = Fluß auf die Sonde zu, in der Regel Venen entsprechend).

Das erste farbkodierte Dopplerangiographiegerät für die Untersuchung der intrakraniellen Arterien entwickelte Aaslid (506, 509). Da die Ausrichtung des Ultraschallmeßvolumens bei der „transkraniel-len Dopplersonographie" (514) auf bestimmte Arte-riensegmente der basalen Hirnarterien bei Führung der Schallsonde mit der Hand mit Unsicherheiten belastet ist (Abschn. 8.2), kann versucht werden, durch ein Multiprojektionsdiagramm der Position des Meßvolumens den Untersuchungsort innerhalb des Schädels besser zu definieren. Abb. 1.**29** zeigt das Prinzip der Untersuchung intrakranieller Arte-rien mit diesem Multiprojektionssystem, welches auch als „three-dimensional transcranial Doppler blood flow mapping" bezeichnet wird (614). Vortei-le sind die erhöhte Präzision der Zuordnung intra-kranieller Dopplersignale zu bestimmten Arterien-abschnitten, die Reproduzierbarkeit und die mehr-dimensionale Darstellung (Abb. 8.**47**).

Man könnte die bisher besprochene Farbkodierung als statisch bezeichnen, im Gegensatz zu einer dy-namischen, bei der die Farbe sich in Echtzeit, also entsprechend den im Herzzyklus unterschiedlichen Strömungsgeschwindigkeiten, verändert. Eine dy-namische richtungssensitive Dopplerangiographie wurde unseres Wissens erstmals von Pourcelot be-schrieben (232), allerdings noch nicht mit Farbko-dierung, sondern mit einer Darstellung der Ge-schwindigkeiten in Graustufen. Dieses System war schon im Hinblick auf eine Kombination mit dem B-Bild entwickelt worden. Duplex-Systeme mit in Echtzeit farbkodiertem Dopplerteil wurden zuerst für die Echokardiographie entwickelt (68, 450).

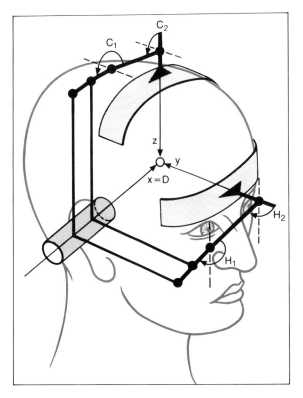

Abb. 1.**29** **Dreidimensionale Dokumentation der Posi-tion des Meßvolumens.** Die Koordinaten x, y und z kön-nen nach den Winkeln C_1, C_2, H_1, H_2 und der Tiefe D be-rechnet werden (aus Aaslid, R.: Transcranial Doppler exa-mination techniques. In Auslid, R.: Transcranial Doppler Sonography. Springer, Wien 1986).

1.4.4. Duplexgeräte

1.4.4.1. Duplexgeräte mit einem Dopplerschallstrahl

Duplexgeräte (-scanner) stellen die Kombination eines Puls-Echo-Teils (B-mode) mit einem Dopplerteil in einer Geräte-Schallkopf-Einheit dar. Dadurch kann mit ihnen in einem Untersuchungsgang die Gefäßwand und die Blutströmung untersucht werden. Es ist prinzipiell möglich, alle bekannten Schallkopftypen (Abb. 1.**7**) einzusetzen, d. h. mechanische, elektronische Phased-array- und Linearschallköpfe. Es werden nur Echtzeit-(Realtime-)Geräte verwendet. Das erste beschriebene Duplexgerät (11, 387, 453) war die Kombination eines mechanischen Sektorschallkopfs mit 4 rotierenden Transducern und einem gepulsten Dopplerteil mit separatem, extern angebrachtem Dopplertransducer. Das vereinfachte Blockdiagramm eines neueren, ähnlich aufgebauten Geräts zeigt Abb. 1.**30**. Bei diesem Gerät kann ein Transducer wahlweise für die B-Bild-Darstellung oder als Dopplertransducer arbeiten. Im Dopplerbetrieb wird der Rotor angehalten. Der Dopplerschallstrahl und das Dopplermeßvolumen können durch eine Potentiometerschraube am Schallkopf eingestellt werden (x/y). Der Monitor zeigt das Schnittbild der Arterie und den Dopplerschallstrahl mit Position des Meßvolumens. Beim Dopplerbetrieb erscheint auf dem B-Bild-Monitor das eingefrorene Bild. Eine quasi simultane Darstellung von B-Bild und Dopplerspektrum gelingt, wenn die Dopplersonographie

etwa einmal pro Herzzyklus oder häufiger für kurze Zeit unterbrochen wird, um das B-Bild zu erneuern. Dies genügt, um die Position des Meßvolumens zu kontrollieren (Abschn. 6.4).

In der Regel ist der Dopplerschallstrahl in der Schnittebene des B-Bilds verstellbar, so daß an jeder Stelle des Schnittbilds eine dopplersonographische Messung erfolgen kann. Diese Anordnung ist besonders für Längsschnittuntersuchungen der Arterien geeignet. Die Dopplersonographie kann auch durch einen separaten Transducer mit Ausrichtung in einer Ebene senkrecht zur B-Bild-Ebene erfolgen, wenn sie bei Querschnittuntersuchungen vorgesehen ist. Nur so kann dann ein Dopplerbeschallungswinkel von 90° (Kosinus = 0) vermieden werden (416, 417, 423). Alle Dopplerverfahren können in der Duplexsonographie eingesetzt werden: CW-Dopplersonographie (487) und mehrkanalig gepulste Dopplersonographie mit der Möglichkeit, Strömungsprofile darzustellen (Abschn. 1.4.2.4) und das Flußvolumen zu bestimmen (416, 417, 422). Bei der Untersuchung der hirnversorgenden Arterien sind aber bis auf die Flußvolumenmessung alle wesentlichen Informationen auch mit einem hochauflösenden einkanalig gepulsten Dopplersystem und Spektrumanalyse zu erhalten. Das Meßvolumen kann sukzessive über den Querschnitt verschoben (Profil) oder an den Ort mit zu erwartender Störung der Strömung (Ablösezonen, poststenotische Verwirbelung) verlagert werden.

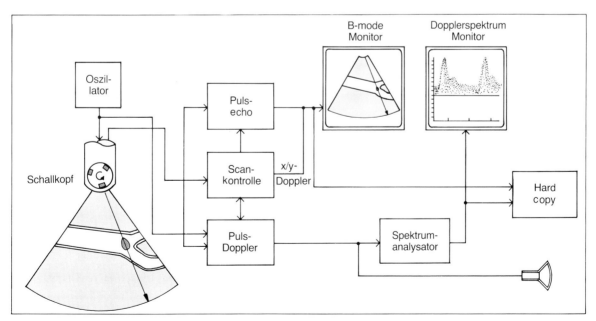

Abb. 1.**30 Blockschaltbild eines Duplexgeräts.** Das Beispiel zeigt einen Schallkopf mit drei rotierenden Transducern, die ein sektorförmiges B-Bild erzeugen. Die Dopplersonographie wird mit feststehendem Transducer und eingefrorenem B-Bild durchgeführt. Beispiele anderer Schallköpfe s. Abb. 1.**7**.

1.4.4.2. Duplexgeräte mit in Echtzeit farbkodierter Dopplerangiographie (real time color flow imaging)

Abgekürzt wird diese Weiterentwicklung als „farbkodierte Duplexsonographie" (Color flow imaging) bezeichnet. Mit „Triplex" ist gemeint, daß farbkodierte Dopplerangiographie, B-mode und Dopplersonographie mit dem Frequenzzeitspektrum gleichzeitig dargestellt werden. Der Begriff Angiodynographie wurde ebenfalls verwendet, ist aber gleichlautend mit einem Gerätenamen und daher nicht allgemein akzeptabel. Bei diesem Verfahren wird eine zweidimensionale farbkodierte Darstellung der Strömung in Echtzeit dem B-Bild überlagert. Dadurch kann Strömung in einer größeren Schnittfläche synchron dargestellt werden. Abbildungsbeispiele finden sich in Abschn. 6.5. Die Information über die Strömungsverteilung muß nicht durch sukzessives Verschieben eines Meßvolumens über den interessierenden Bereich zusammengefügt werden, sondern ist in Echtzeit verfügbar. Dieses Verfahren ist für die Echokardiographie von besonderer Bedeutung (68, 450), bei der die rasche Orientierung auf einer großen Schnittfläche mit komplexen Strömungsmustern nötig ist. Dem Anwender genügt zunächst die Annahme, das Strömungsbild entstehe durch die Aneinanderreihung mehrerer paralleler Dopplerschallstrahlen, entlang derer mit Mehrtortechnik (Abschn. 1.4.2.4) die Dopplerfrequenzverschiebung gemessen und farbkodiert abgebildet wird.

Nach der ersten zweidimensionalen Echtzeitdarstellung der Strömung in Schwarzweiß durch Pourcelot (232) erreichten Eyers u. Mitarb. (32) erstmals eine dem B-Bild überlagerte farbkodierte Dopplerangiographie mit mehrtoriger Dopplertechnik, allerdings nur mit einer Bildfrequenz (frame rate) von 4/s und somit noch nicht vollständig in Echtzeit. Japanische Autoren konnten erstmals mit Hilfe einer *Autokorrelationstechnik* eine wesentlich geringere Analysezeit und damit ein „real time blood flow imaging" erreichen (68, 54). Für eine Farbscanline wird eine *Serie von Pulsen* (pulse packet) ausgesandt, und zwar mindestens 3, in der Regel 5–17 (55) (zur Definition des Ultraschallpulses s. Abschn. 1.2). Hierin unterscheidet sich das Verfahren einerseits von der gepulsten Dopplersonographie mit der Eintortechnik als auch von der B-Bildtechnik. Nach Reflexion im Gewebe gelangen die Pulse zum Empfänger zurück. Die Pulsrepetitionsfrequenz der Pulsserie richtet sich auch bei diesem Verfahren nach der Laufzeit im Gewebe und der maximalen Eindringtiefe (Abb. 1.**31 a, b**).

Die Signalverarbeitung beinhaltet:

1. *Quadraturdemodulation* (Abb. 1.**14**, 1.**17**).
2. *Bewegungsdetektoren,* auch Moving target indicator oder Clutter cancelor genannt: Es geht hierbei um die Elimination der Signale stationärer Echos. Dazu wird eine Echofolge zwischengespeichert bzw. um eine Pulsperiode verzögert und zeitgerecht von der folgenden zweiten Echofolge subtrahiert.
Gleichen sich die Echos, liegen sie in Phase und werden durch Subtraktion eliminiert. Das Signal wird also von

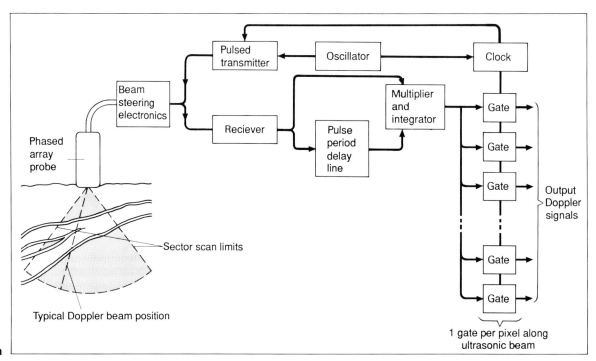

Abb. 1.31 Technische Grundlagen der farbkodierten Dopplerangiographie.
a Blockschaltbild eines farbkodierten Duplexgeräts. Jede Dopplerlinie wird aufeinanderfolgend verarbeitet. Für jede Position des Dopplerschallstrahls wird eine Serie von Pulsen multipliziert und integriert. Die Dopplersignale am Ausgang werden entsprechend ihrer Tiefenzuordnung in aufeinanderfolgende Tore segmentiert.

stationären Echos bereinigt. Die zweite Echofolge wird dann in gleicher Weise mit der dritten Echofolge verrechnet, so daß am Schluß aus drei Echofolgen (Pulsen) zwei von stationären Anteilen bereinigte Signale entstehen, die dem Autokorrelationsverfahren zugeführt werden können. Diese Bewegungsdetektoren wirken also wie ein Hochpaßfilter. In Abhängigkeit von der Stärke der Signale und der Filtercharakteristik kann die Elimination der Echos von stationären oder sehr langsam bewegten Zielen mehr oder weniger vollständig sein.

3. *Autokorrelation:* Hiermit wird der Pulspaarvergleich nach Passage der Bewegungsdetektoren bezeichnet. Wiederum wird einmal eine Verzögerung um die Pulsrepetitionsperiode vorgenommen (Abb. 1.**31 b**). Je größer die Phasenverschiebung zwischen den verglichenen bzw. korrespondierenden Pulsen ist, um so größer ist die Dopplerfrequenzverschiebung. Bei der Autokorrelation wird aus der Serie der Pulse die mittlere Frequenz, die Signalstärke (Intensität, power) und die Varianz mathematisch bzw. durch Mikroprozessoren bestimmt.

4. *Torschaltung:* Wie bei der gepulsten Dopplersonographie werden die gemessenen Frequenzen einer bestimm-

ten Tiefe bzw. einem Ort auf der Scanlinie durch eine Torschaltung zugeordnet.

Die hier beschriebene farbkodierte Dopplersonographie unterliegt *technisch bedingten Einschränkungen* durch die Abschwächung des Ultraschalls bei der Gewebspassage und durch Interferenzbildung (speckle) (Abschn. 1.1.2.2).

Die Berechnung der Dopplerfrequenz bezieht sich auf eine einzige Sendefrequenz, die Mittelfrequenz des ausgesandten Pulses. Dieser Puls enthält allerdings eine mehr oder weniger große Bandbreite von Frequenzen (z. B. 4–6 MHz). Bei der Gewebspassage werden höhere Frequenzen mehr abgeschwächt als niedrigere. Es kommt also zu einer tiefenabhängigen Frequenzverschiebung und somit fehlerhaften Dopplerfrequenzmessungen. Interferenz (speckle) führt zu einer Fluktuation der von Blutzellen reflektierten Frequenzen. Wegen dieser Schwankungen müssen bei der farbkodierten Dopplersonographie mehrere Pulse pro Farbscanlinie ausgesandt werden, um einen stabilen Mittelwert zu erhalten.

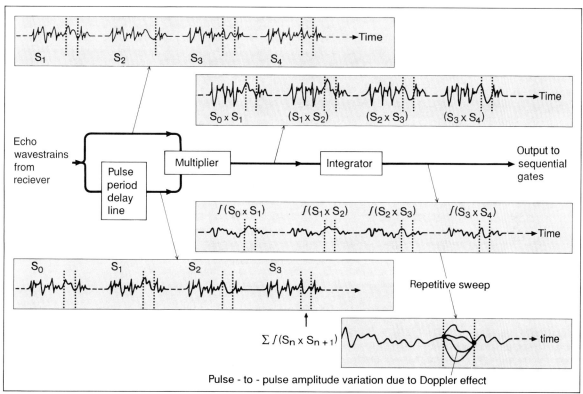

Pulse - to - pulse amplitude variation due to Doppler effect

b

b Autokorrelationsverfahren zur Bestimmung der Dopplerfrequenzen. Die Wellenzüge der einzelnen Pulse kommen aufeinanderfolgend (S_0, S_1, S_2, ...) vom Empfänger. Der Multiplikator übernimmt Wellenzüge direkt und nach einer Verzögerung, welche exakt dem Intervall zwischen zwei aufeinanderfolgenden Pulsen entspricht, so daß am Ausgang des Multiplikators folgende Produkte vorliegen: $S_0 \times S_1$, $S_1 \times S_2$, ... Wenn keine Bewegungen der Reflektoren entlang des Ultraschallstrahls stattfinden, sind alle entstehenden Wellenzüge identisch. Wenn aber irgendwo entlang dem Schallstrahl eine Bewegung stattfindet (in diesem Diagramm findet sich Bewegung in dem Ab-

schnitt, welcher durch die senkrechten gepunkteten Linien angezeigt ist), dann verursachen die entsprechenden Phasenverschiebungen Veränderungen in der Amplitude der multiplizierten Wellenzüge ($S_0 \times S_1$, $S_1 \times S_2$, ...). Kurzzeitige Änderungen dieser (multiplizierten) Wellenzüge werden durch einen Integrator geglättet ($\int(S_0 \times S_1)$, $\int(S_1 \times S_2)$...). In der Folge ist am Ausgang zu den aufeinanderfolgenden Toren, wenn auf einem Oszilloskop dargestellt, ein konstanter Wert abzulesen, außer wenn Dopplerfrequenzen auftreten (**a, b** aus Wells, P. N. T.: Brit. J. Radiol. 62 [1989] 399–420).

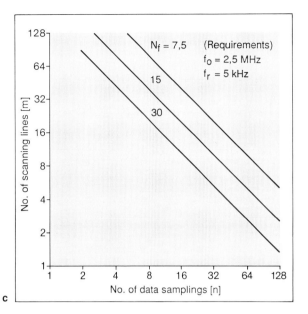

c

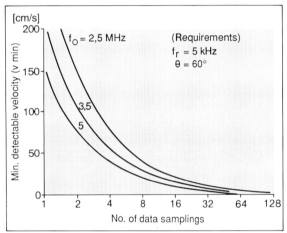

d

c Zahl der Scanlinien als Funktion der Zahl der Meßvolumina bei verschiedenen Bildraten (7,5 – 15 – 30 Bilder/s). f_r = Pulsrepetitionsfrequenz, n_f = Bildrate.

d Minimale nachweisbare Geschwindigkeit als Funktion der Zahl der Messungen bei verschiedenen Sendefrequenzen (f_0 2,5 – 3,5 – 5 MHz). Pulsrepetitionsfrequenz 5 kHz, angenommener Beschallungswinkel θ 60°. Weitere Erklärungen s. Text

(**c, d** aus Kawasaki: Application Software Operation Manual for Ultrasonic-type Tomographic Apparatus for Blood Flow Imaging. Toshiba 1986).

Mit einem neuen Verfahren *(time domain processing),* das wir noch nicht selbst erprobt haben, sollen die eben genannten Schwierigkeiten überwunden werden. Hier wird der Geschwindigkeitsvektor der Blutteilchen nicht mit der Frequenzverschiebung gemessen, sondern es werden individuelle Bildpunkte des Puls-Echo-Verfahrens, welche durch Rückstreuung von Zellgruppierungen entstehen, über eine kurze Strecke verfolgt und die dafür benötigte Zeit gemessen (16, 55). Mit diesem Verfahren wird eine höhere Bildrate und eine bessere Definition der Strömungslinien und des Strömungsprofils erreicht.

Die technischen Einzelheiten farbkodierter Duplexgeräte, welche für die Bildqualität wichtig erscheinen, sind insgesamt so komplex und auch in so rascher Entwicklung begriffen, daß es selbst Bioingenieuren schwerfällt, einen Überblick zu behalten. Diese Entwicklung ist nicht unproblematisch, da ein genaues Verständnis des Meßvorgangs Voraussetzung einer zuverlässigen Diagnostik ist.

Mit Farbe können Dopplerfrequenzen und deren Vorzeichen (Richtung), die Varianz der Frequenzen oder deren Intensität abgebildet werden.

Die **Frequenzkodierung** hat die größte praktische Bedeutung. Verschiedene Farbskalen sind möglich. Man kann negative Dopplerfrequenzen (Strömung von der Sonde weg) in Rottönen, die entgegengesetzte Richtung in Blautönen darstellen. Einige Untersucher belassen diese Richtungskodierung unabhängig vom Applikationsort; andere versuchen, die physiologische arterielle Strömungsrichtung rot zu färben, wobei sich dann im Regelfall die venöse Strömung blau darstellt. Bei Gefäßkrümmung oder einer Schlinge gelingt aber eine durchgehend gleiche Färbung des Gefäßes nicht. Die Höhe der Frequenzen wird durch Farbtönung von Dunkel nach Hell oder Übergang zu einer weiteren Farbe (z. B. bei hohen Frequenzen von Rot nach Gelb) abgebildet. Aliasing führt zum Farbumschlag (Abschn. 6.5, Abb. 6.**21**) und ist daran leicht zu erkennen.

Die Nullinie der Farbskala kann verschoben werden, um den Darstellungsbereich für *eine* Strömungsrichtung zu erweitern (expanded scale).

Bei der simultanen Darstellung von B-Bild und farbkodierter Dopplerangiographie muß das Gerät für jeden Bildpunkt unterscheiden, ob Farbe (d. h. Strömung) oder Grauwerte (d. h. stationäre Echos vom Gewebe) dargestellt werden. Dies geschieht durch den Vergleich der jeweiligen Signalintensitäten. Entscheidend ist eine ausreichende Intensität bzw. Verstärkung der Dopplersignale. Echos, welche von den Gefäßwänden stammen, sind viel stärker als die von den Blutkörperchen. Durch die Wahl des Schwellenwerts für die B-Bild- und Farbdarstellung kann beeinflußt werden, wie vollständig die Farbsättigung ausfällt. Die Intensitäten können vom Untersucher durch separate Einstellung der Sendeleistung bzw. Verstärkung im Pulsecho- und Dopplerbetrieb beeinflußt werden. Das Dopplerangiogramm wird um so vollständiger und die Farbdarstellung um so geschlossener, je schwächer (dunkler) das B-Bild ausfällt und umgekehrt. Bei einigen Geräten kann auch ohne Veränderung der Verstärkung dem B-Bild oder der Dopplerangiographie durch Veränderung des Schwellenwerts eine Priorität gegeben werden.

Die **Varianz** der Dopplerfrequenzen in einem Meßvolumen und einer Pulsserie kann bestimmt und mit einer Zusatzfarbe (z. B. Grün) kodiert werden (Definition bei Tamura u. Mitarb. [93]). Varianz ist das Quadrat der Standardabweichung einer Gauß-Normalverteilung. Eine hohe Varianz zeigt große Unterschiede der in einem Pulspaket vorkommenden Phasenverschiebungen an und ist daher mit der Verbreiterung des Spektrums bei der FFT-Spektrumanalyse vergleichbar. Sie kann also ein Hinweis auf eine gestörte Strömung sein (Abschn. 5.1.2). Wie bei der FFT-Spektrumanalyse spielen nicht nur hämodynamische, sondern auch technische Faktoren eine Rolle, hier z. B. die Länge des Pulspakets.

Die **Intensität** der Dopplersignale kann ebenfalls mit Farbe kodiert werden. Eine hohe Intensität entspricht der Rückstreuung von vielen Blutkörperchen; unterschiedliche Intensitäten sind aber auch in Abhängigkeit von der Abschwächung des Schalls im Gewebe zu erwarten. Die Intensitätsdarstellung ist weniger winkelabhängig und geeignet, die Strömung oberhalb einer Schwelle (cut-off frequency) darzustellen. Vorteile dieser Darstellung werden daher für die Abbildung besonders langsamer Strömung erwartet. Dadurch und durch die geringere Winkelabhängigkeit wäre eine bessere Auffüllung des Gefäßes mit Farbe möglich. Systematische klinische Erfahrungen mit dieser Darstellungsart sind für den Bereich der Hirngefäße noch nicht bekannt.

Technisch bedingte Einschränkungen der farbkodierten Dopplerangiographie: Bei diesem Verfahren muß eine große Datenmenge in kürzester Zeit verarbeitet werden, um eine Darstellung in Echtzeit zu ermöglichen. Daraus ergeben sich eine Reihe von Problemen.

Im Gegensatz zur Spektrumanalyse von Dopplersignalen wird pro Meßvolumen nur eine mittlere Frequenz bestimmt und nicht ein Spektrum von Frequenzen. Schon hieraus ergibt sich, daß mit der zweidimensionalen farbkodierten Dopplerangiographie zwar die Verteilung der Strömung über den Gefäßquerschnitt als zusätzliche Information dargestellt wird, dies aber auf der anderen Seite mit einem Informationsverlust erkauft wird.

Die zeitliche Auflösung wird durch die *Bildrate* (frame rate) bestimmt. Diese ist niedriger als beim B-Bild, schon deswegen, weil Schallaussendung und Empfang für den Doppler- und B-Bild-Betrieb zeitlich aufgetrennt werden müssen. Die Farbdarstellung für sich ist wiederum durch die inverse Beziehung zwischen Bildrate und Anzahl der Meßvolumina pro Schallstrahl (räumliche Auflösung oder Tiefe des farbkodierten Felds) bzw. der Zahl der möglichen parallelen Schallstrahlen (Breite des farbkodierten Ausschnitts) gekennzeichnet (Abb. 1.**31 c**). Die zeitliche Auflösung kann auch durch

Farbsummation *(color persistence)* beeinträchtigt werden. Eine erhöhte „color persistence" führt zu einer längeren Darstellung einer Farbe, also bei der Betrachtung des Echtzeitbilds zu einer Glättung (smoothing). Die Geräte erlauben die Einstellung unterschiedlicher Persistence- oder Smoothinggrade. Der Vorteil einer erhöhten „persistence" liegt in der vollständigen Farbgebung in einem Gefäß, z. B. bei langsamen Strömungen oder schwierigen Beschallungsbedingungen im Bereich einer Stenose. Wie schon bei der gepulsten Dopplersonographie besprochen (s. Abschn. 1.4.2.3), bestimmt die Untersuchungstiefe die notwendige oder mögliche *Pulsrepetitionsfrequenz (PRF)*.

Diese muß um so niedriger sein, je größer die Untersuchungstiefe ist. Je niedriger die PRF, um so niedriger ist die *oberste mit Farbkodierung darstellbare Dopplerfrequenz* (Nyquist-Frequenz). Frequenzen über die Nyquist-Frequenz hinaus stellen sich mit Farbumschlag dar (z. B. von Rot nach Blau). Dies entspricht der Faltung des Spektrums in Abb. 1.**25** (Abschn. 6.5).

In der Praxis ist die *unterste darstellbare Frequenz* (lowest detectable frequency) von mindestens ebenso großer Bedeutung. Soll die Frequenz erniedrigt werden, muß auch die Bildrate und die Pulsrepetitionsfrequenz erniedrigt werden, denn die Zeit, welche für eine Frequenzmessung mindestens zur Verfügung stehen muß (minimum sampling time), die Periode T, wirkt limitierend. T = 1/f (Abb. 1.**1**). Je niedriger also die zu messende Frequenz f, um so größer wird die Periode T oder, anders ausgedrückt, die notwendige Meßzeit.

Die notwendige Zeit für die Analyse wird zusätzlich durch die besondere Art des Verfahrens gesteigert. Wie oben dargelegt, wird für jede Farbscanlinie eine Pulsserie ausgesandt. Eine Erhöhung der Anzahl der Pulse in der Serie erhöht die Meßgenauigkeit, vermindert aber die Bildrate oder erhöht die unterste meßbare Frequenz durch die Verlängerung der Verarbeitungszeit (Abb. 1.**31 d**).

Um eine höhere Bildrate zu erhalten, können ein oder mehrere Kompromisse eingegangen werden (97): Verkleinerung des farbkodierten Bildausschnittes, Erhöhung der untersten darstellbaren Dopplerfrequenz, Vergrößerung der Pixels bzw. der Meßvolumina, Verringerung der Dopplerschallstrahlen mit Auffüllung der fehlenden Pixels durch Interpolation (Tab. 6.**2** in Abschn. 6.5.1).

Durch die eben beschriebenen technischen Voraussetzungen entsteht bei laminarer Strömung in einem bestimmten Zeitabschnitt eine relativ homogene Färbung eines Gefäßquerschnitts. Jeder Bildpunkt (Pixel) kann in diesem Zeitabschnitt nur eine Farbe zeigen. Über den Querschnitt variiert die Farbe allenfalls entsprechend dem Strömungsprofil (Abb. 1. **26**, 3.**2**). Die *zeitliche Auflösung* der Farbdarstellung ist durch die Bildfrequenz bestimmt (bei 20 Bildern/s = 50 ms). Vergleicht man hiermit die zeitliche Auflösung der Spektrumanalyse (Frequenzzeitspektrum) von etwa 10 ms, erkennt man, daß mit ihr eine deutlich bessere Darstellung der zeitlichen Veränderung der Strömung möglich ist.

Die Begrenzung der untersten und obersten darstellbaren Dopplerfrequenz und die Tatsache, daß pro Meßvolumen nur die mittlere Frequenz dargestellt wird, führen dazu, daß das Farbbild einem Fenster gleichzusetzen ist. Es erlaubt, nur einen Ausschnitt aus dem im Herzzyklus vorkommenden Spektrum der Frequenzen (Geschwindigkeiten) zu sehen. Der dargestellte Ausschnitt ist zudem je nach Geräteeinstellung in seiner Breite (Dynamik) und Position (Darstellung höherer oder niedriger Frequenzen) variabel. Die Farbdarstellung kann also nur als eine Ergänzung zur Spektrumanalyse an ausgewählten Punkten angesehen werden bzw. kann helfen, den geeigneten Ort für die Spektrumanalyse zu wählen. Auf die Fehlermöglichkeiten bei der Untersuchung und Artefakte wird in Kap. 6 eingegangen.

1.4.5. Flußvolumenmessung

Das Flußvolumen (Strömungsvolumen) ergibt sich aus der Multiplikation von Strömungsgeschwindigkeit des Bluts und Querschnittsfläche des Gefäßes (s. Abschn. 3.2, Gleichung 5). Da nicht in allen Teilen des Blutstroms die gleiche Strömungsgeschwindigkeit vorherrscht, ist der Mittelwert der Strömungsgeschwindigkeiten entscheidend. Bei der Messung des Flußvolumens mit Ultraschall sind folgende Punkte zu berücksichtigen:

1. Die mittlere Dopplerfrequenz entspricht nicht der *mittleren Strömungsgeschwindigkeit,* wenn der Schallstrahl im Vergleich zum Gefäßdurchmesser schmal ist (Abb. 5.**6**). Dies würde bei Durchschallung der Gefäßmitte zu einer Überbewertung zentraler schneller Strömungsgeschwindigkeiten führen (Abschn. 5.3.2.1). Im Falle eines schmalen Schallstrahls müssen Meßwerte entlang dem Gefäßdurchmesser durch ein mehrtoriges gepulstes Dopplersystem (Abschn. 1.4.2.4) lokalisiert werden und entsprechend der Fläche des zum jeweiligen Meßvolumen gehörigen Halbkreissegments gewichtet werden (Abb. 1.**32**) (52, 158, 159, 188, 197, 198, 416, 417). Ein kreisrunder Gefäßquerschnitt wird vorausgesetzt. Eine Alternative zur Flußvolumenmessung mit Hilfe des Strömungsprofils ist die Beschallung des ganzen Gefäßquerschnitts mit einem entsprechend breiten Schallstrahl.

Die Mittelung der Dopplerfrequenzen ergibt einen dem Flußvolumen proportionalen Wert, wenn von allen Blutpartikeln uniform reflektiert und empfangen wird. Dies setzt eine gleichförmige Empfindlichkeit im Meßbereich voraus (uniform insonation) (39, 309, 310). Dopplersonographie mit kontinuierlicher Schallaussendung kann ebenso eingesetzt werden wie gepulste Dopplersonographie. Bei letzterer muß die axiale Ausdehnung des Meßvolumens (Abschn. 1.4.2.2) so groß gewählt werden, daß sie den ganzen Gefäßquerschnitt überlappt.

2. Der *Beschallungswinkel* muß bei der Berechnung der Strömungsgeschwindigkeit berücksichtigt werden (Abschn. 1.3.2.1, Abb. 1.**10**). Er beträgt 60°, wenn in einem Schallkopf zwei Transducer im Winkel von 120° zueinander angeordnet werden (Abb. 1.**33**) und dieser so eingestellt wird, daß von beiden Transducern die gleiche Dopplerfrequenz gemessen wird (257). Mit Duplexgeräten kann der Dopplerbeschallungswinkel durch fixe Ausrichtung eines Dopplertransducers und Einstellung der Gefäßachse parallel zur Schallkopffront festgelegt sein (409) oder, wie in letzter Zeit üblich, am Bildschirm gemessen werden. Eine weitere Möglichkeit besteht darin, einen Schallkopf mit einem Puls-Echo-Transducer (A-mode, Abschn. 1.3.1) und Dopplertransducer zu verwenden. Beide senden in einer Ebene und sind in einem bestimmten Winkel zueinander angeordnet. Bei dieser Technik wird

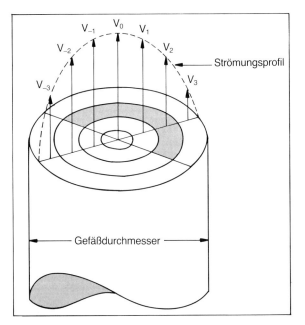

Abb. 1.**32 Schematische Darstellung der Flußvolumenmessung mit einem mehrkanalig gepulsten Dopplergerät.** Das Flußvolumen ergibt sich aus dem Produkt von Strömungsgeschwindigkeit und Querschnittsfläche. Um eine Überbewertung der im Zentrum gemessenen Strömungsgeschwindigkeiten zu vermeiden, muß jeder Meßwert mit der Fläche des ihm zugehörigen Halbkreisausschnitts multipliziert werden (aus Marquis, C., u. a.: Vasc. Surg. 17 [1983] 95).

der Effekt ausgenutzt, daß die Gefäßwandechos im A-Bild nur dann gut darstellbar sind, wenn der Schallstrahl im rechten Winkel auf das Gefäß trifft. Der Dopplerbeschallungswinkel ist dann 90° minus dem Winkel zwischen Doppler- und Puls-Echo-Sendestrahl (37, 101). Die Strömungsgeschwindigkeit kann auch bei einem dem Untersucher unbekannten Beschallungswinkel mit dem von Furuhata u. Mitarb. beschriebenen Schallkopf (Abb. 1.**34**) aufgrund geometrischer Gesetzmäßigkeiten gemessen werden (QFM-System [36, 100], mathematische Ableitung bei Uematsu [94]).

3. *Der Gefäßquerschnitt* wird in der Regel nach Messung des Durchmessers berechnet, wobei ein kreisrunder Querschnitt angenommen wird. Eine hohe Meßgenauigkeit ist erforderlich, da ein Fehler das Ergebnis stark beeinflußt (Kreisfläche = $\pi \cdot r^2$). Der Durchmesser kann mit mehrtorig gepulster Dopplersonographie bestimmt werden, wenn die einzelnen Tore klein genug sind (33, 132, 158, 159), oder genauer mit der A-Bild-Technik (36, 94, 100, 164, 198). Wenn Ultraschall im rechten Winkel auf Gefäßwände trifft, stellen sich die Vorder- und Rückwand jeweils durch zwei Reflexionen im A-Bild dar. Die pulsatile Durchmesseränderung wird durch eine „tracking gait technique" fortlaufend registriert (100, 51) (Abb. 1.**35**).

Das QFM-(Quantitative-flow-measurement-)System von Furuhata u. Mitarb. (CW-Dopplersonographie) (36, 100) wurde unseres Wissens bisher am häufigsten experimentell und klinisch eingesetzt. Müller u. Mitarb. (213, 215) verglichen die Ergebnisse des QFM-Systems mit dem von Fish entwickelten MAVIS-Scan (mehrtorig gepulst) (158, 159) in vitro und in vivo und fanden mit dem MAVIS-Scan, besonders in vivo, deutlich geringere Flußvolumina. Die Autoren nahmen an, daß die Ergebnisse mit dem QFM-System besser den bekannten Werten der Hirndurchblutung entsprechen. Das Flußvolumen der A. carotis communis einer Seite wird mit 6–11 ml/s angegeben. Normalwerte für Flußvolumen, Gefäßdurchmesser und mittlere systolische Geschwindigkeit gibt Tab. 1.**5** nach Altersgruppen getrennt wieder (215).

Die klinische Bedeutung der Flußvolumenmessung an den hirnversorgenden Arterien ist aus mehreren Gründen eingeschränkt. Untersuchungen des Flußvolumens wurden fast ausschließlich an der A. carotis communis durchgeführt, da der unregelmäßige Verlauf und die Lage der A. carotis interna und der A. vertebralis untersuchungstechnische Schwierigkeiten bereiten. Somit wird nicht nur der Blutfluß zum Gehirn, sondern auch der variable Flußanteil zum Externastromgebiet gemessen. Sei-

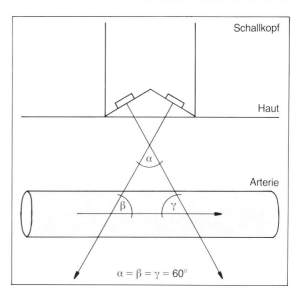

Abb. 1.33 Schallkopf zur dopplersonographischen Untersuchung mit definiertem Beschallungswinkel. Bei Anordnung zweier Transducer im Winkel von 120° zueinander beträgt der Beschallungswinkel 60°, wenn von beiden Transducern eine gleich hohe Dopplerfrequenz registriert wird.

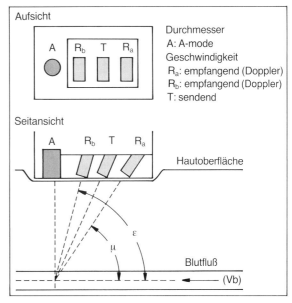

Abb. 1.34 Schallkopf nach Furuhata zur Messung des Flußvolumens (QFM-System). Mit dem A-mode-Verfahren wird der Gefäßdurchmesser gemessen (Abb. 1.**35**). Da das A-mode-Verfahren nur bei einem Einfallswinkel von nahe 90° auf die Arterienwand eine kräftige Reflexion ergibt, kann der Beschallungswinkel bei einem definierten Winkel zwischen den Schallstrahlen des Sendeelements von A und T (Dopplersendeelement) geschätzt werden. Die Dopplerfrequenzmessung mit zwei zusätzlichen Transducern (R$_a$, R$_b$) erlaubt nach trigonometrischen Gesetzmäßigkeiten eine Geschwindigkeitsmessung (v$_b$) unabhängig vom Winkel zwischen Gefäß und Schallstrahl (aus Uematsu, S.: J. clin. Ultrasound 9 [1981] 209).

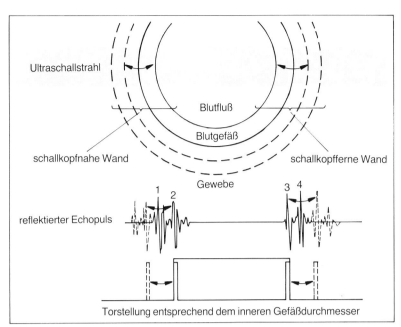

Ultraschallstrahl

Blutfluß

Blutgefäß

schallkopfnahe Wand

schallkopfferne Wand

Gewebe

reflektierter Echopuls

Torstellung entsprechend dem inneren Gefäßdurchmesser

Abb. 1.35 Schema eines Echonachlaufsystems (echo tracking) zur fortlaufenden Registrierung der pulsatilen Änderung des Gefäßdurchmessers. Der Ultraschallstrahl trifft im rechten Winkel auf das Gefäß und wird jeweils an der Außen- (1, 4) und Innenbegrenzung (2, 3) reflektiert. Die Gefäßwand stellt sich also als Doppelreflexion dar. In der Systole (gestrichelt) verschieben sich die Wandreflexionen entsprechend der Gefäßdurchmesseränderung. Das auf die inneren Reflexionen (2, 3) eingestellte Tor wird mitgeführt (aus Yoshimura, S., u. a.: Jikeikai med. J. 28 [1989] 241).

Alter	Männlich, Fluß (ml/s)		Weiblich, Fluß (ml/s)	
	R	L	R	L
11–20	8,7±1,0	9,6±1,3	7,9±1,4	7,9±1,4
21–30	7,6±1,4	7,9±0,9	7,5±1,1	7,2±1,0
31–40	7,6±1,1	7,8±1,4	7,6±0,8	7,5±1,0
41–50	7,6±1,3	7,5±1,0	7,8±1,5	7,5±1,2
51–60	8,5±1,4	7,8±0,9	7,6±0,7	7,5±1,1
61–70	8,2±1,6	7,7±1,5	7,1±1,5	7,2±1,2
71–80	7,4±1,3	7,7±1,1	7,1±1,6	6,2±1,0
	Männlich, ∅ mm		**Weiblich, ∅ mm**	
	R	L	R	L
11–20	6,5±0,5	6,6±0,3	6,1±1,1	6,2±0,4
21–30	6,5±0,6	6,4±0,3	6,2±0,4	6,3±0,5
31–40	7,1±0,5	7,0±0,5	6,5±0,5	6,4±0,6
41–50	7,2±0,6	7,2±0,9	6,4±0,5	6,4±0,6
51–60	7,3±0,5	6,9±0,6	6,6±0,7	6,7±0,6
61–70	8,4±1,2	8,6±1,3	7,1±0,7	7,1±0,8
71–80	8,8±1,4	8,3±1,4	7,9±0,8	7,7±0,8
	Männlich, v_{max} (cm/s)		**Weiblich, v_{max} (cm/s)**	
	R	L	R	L
11–20	63,3±10,1	66,5± 8,5	61,5± 9,2	64,1± 8,9
21–30	67,0±10,9	68,8±10,0	60,7±10,1	58,1±13,6
31–40	50,7± 8,4	52,7±12,0	51,3± 7,5	50,9±11,1
41–50	46,1± 6,2	44,1± 8,7	47,7±10,8	45,0±13,6
51–60	43,1± 6,7	43,6± 9,5	44,1±10,4	40,5±10,0
61–70	33,8±10,4	28,9± 8,2	35,9± 8,9	34,3± 7,7
71–80	28,3±12,0	32,6±12,0	33,0± 9,7	29,2± 6,3

Tabelle 1.5 Strömungsvolumen, Durchmesser und mittlere Strömungsgeschwindigkeit im systolischen Gipfel der A. carotis communis bei 280 Arterien von 140 gesunden Versuchspersonen im Alter von 11–80 Jahren (fünf männliche und fünf weibliche Personen in jeder Altersgruppe) (aus Müller, H. R., E. W. Radue, M. Buser: Cranial blood flow measurement by means of Doppler ultrasound. In Spencer, U. P.: Ultrasonic Diagnosis of Cerebrovascular Disease. Nijhoff, Dordrecht 1987)

tendifferenzen des Flußvolumens bei Verschlußprozessen sind nicht nur vom Grad der Strömungsbehinderung (Stenosegrad, Verschluß), sondern auch von der Art der Kollateralisation abhängig (215). Die Ergebnisse der Flußvolumenmessung mit Ultraschall können als Ergänzung zu den übrigen diagnostischen Ultraschalldopplerverfahren besonders bei folgenden Bedingungen angesehen werden: Verlaufsuntersuchungen bei Gefäßoperationen, Subarachnoidalblutungen mit Gefäßspasmen, neuroradiologischer Therapie mit Ballonkatheter oder Embolisation, Nachweis der globalen Hirndurchblutungsverbesserung durch Shuntanlage bei „normal pressure hydrocephalus" und Nachweis erhöhter Flußvolumina bei arteriovenösen Mißbildungen (215, 274).

Die Kenntnis von Flußvolumen, Blutdruck (als Annäherung des Perfusionsdrucks) und pulsatiler Gefäßdurchmesseränderung ermöglicht die Berechnung der Volumenelastizität und des zerebralen Gefäßwiderstands (35, 287). In einer Studie von Wada (275) korreliert das pathologisch-anatomisch ermittelte Ausmaß der zerebralen Arteriosklerose mit dem gemessenen Flußvolumen der A. carotis communis und etwas schwächer mit dem berechneten zerebralen Gefäßwiderstand. Eine Streuung der Ergebnisse bei der Messung des Gefäßwiderstands ist z. T. durch die zerebrale Autoregulation bedingt, d. h., das Flußvolumen wird durch Anpassung des Widerstands an den Systemblutdruck konstant gehalten.

Müller u. Mitarb. (216, 399, 446) berichteten über die technisch schwierige Flußvolumenmessung der V. jugularis. Die Summe des Jugularisflusses beider Seiten entspricht der globalen Hirndurchblutung, welche zusammen mit dem Blutdruck ebenfalls auf den zerebralen Gefäßwiderstand schließen läßt.

1.5. Spektrumanalyse von Dopplersignalen

Die Strömungsgeschwindigkeit der Blutpartikel ist nicht homogen. Am Gefäßrand fließt das Blut langsamer als im Zentralstrom. Das Dopplersignal enthält daher ein Spektrum von Dopplerfrequenzen, das allen gleichzeitig im beschallten Gefäßabschnitt vorhandenen Strömungsgeschwindigkeiten entspricht. Früheste Mitteilungen über die dopplersonographische Messung von Blutströmung (180, 181, 333–336) zeigten schon das Spektrum der Dopplersignale. In der klinischen Praxis verbreitete sich aber zuerst ein einfacheres Verfahren. Es erstellt mittels eines Nulldurchgangszählers (Abb. 1.**18**) aus dem Frequenzspektrum eine Analogpulskurve (Abschn. 1.4.1.3, Frequenzmessung), die etwa die mittlere Frequenz wiedergibt. Diese Signalanalyse bzw. Dokumentation ist z. B. dann unbefriedigend, wenn das gesuchte Dopplersignal relativ schwach ist (Abb. 1.**19**), von anderen Dopplersignalen überlagert oder die Strömung durch Gefäßwandveränderungen gestört wird. Unter diesen Umständen kann durch nachträgliche Betrachtung

einer Analogpulskurve meist nicht entschieden werden, welche der möglichen Ursachen zugrunde liegt. Abb. 1.**36 a** zeigt die *Analogpulskurve* zusammen mit den gleichzeitig abgeleiteten *Spektren* einer A. carotis interna. Die Hüllkurve des Spektrums (zeitlicher Ablauf der Maximalfrequenzen) gleicht in der Form der mit dem Nulldurchgangszähler erstellten Analogpulskurve. Die pulsatile Veränderung der Strömungsgeschwindigkeit wird von beiden Methoden gut wiedergegeben. Eine Abschwächung des Dopplersignals durch eine ungünstige Sondenposition (Abb. 1.**36 b**) oder die Überlagerung mit einem Störsignal (Abb. 1.**36 c**) verändert die Analogpulskurve; die Spektren bleiben dagegen trotz der Störeinflüsse in ihrer Form erkennbar. Die Möglichkeiten der Dokumentation mit einer Analogkurve sind also eingeschränkt. Dies gilt auch für die analoge Wiedergabe der aus dem Spektrum abgeleiteten mittleren Frequenzen. Dennoch kann auch ohne Spektrumanalyse gearbeitet werden, weil das Spektrum der Dopplersignale über einen Lautsprecher vom Gehör des Untersuchers beurteilt werden kann.

Spektrumanalyse bedeutet Sichtbarmachung oder zahlenmäßige Erfassung der im Audiosignal enthaltenen Frequenzverteilung, daher auch die Bezeichnung Audiospektrum.

Die Spektrumanalyse sollte daher in Zukunft die Analogpulskurvenerstellung mit dem Nulldurchgangszähler ablösen, denn sie erweitert die dopplersonographischen Möglichkeiten. Allerdings erfordert die Vermehrung der Parameter eine kritische Anwendung, die nur in Kenntnis der genauen Ableitebedingungen möglich ist. Im folgenden sollen daher technische Grundlagen besprochen werden. Die allgemeine Besprechung der diagnostischen Parameter der Spektrumanalyse erfolgt erst in Kap. 5, da für die Interpretation der Dopplerspektren die Kenntnis der hämodynamischen Grundlagen (Kap. 3) Voraussetzung ist.

1.5.1. Technisches Prinzip

Spektrumanalysatoren arbeiten nach verschiedenen Prinzipien: Intervallhistogramm, Filterbankverfahren, Time compression analysis und Fourier-Transformation, wobei letzteres das heute gebräuchlichste Prinzip ist.

1. *Intervallhistogramm* mit Nulldurchgangszähler: Eine Frequenz kann als Umkehrwert des Intervalls zwischen zwei Nulldurchgängen definiert werden (Abb. 1. **37**). Dieser Wert, elektronisch mit einem Schmitt-Trigger gemessen wird fortlaufend (in Echtzeit) bestimmt. Bei Darstellung im Zeitablauf ergibt sich eine Punktwolke (Intervallhistogramm) in Pulskurvenform. Auf diese

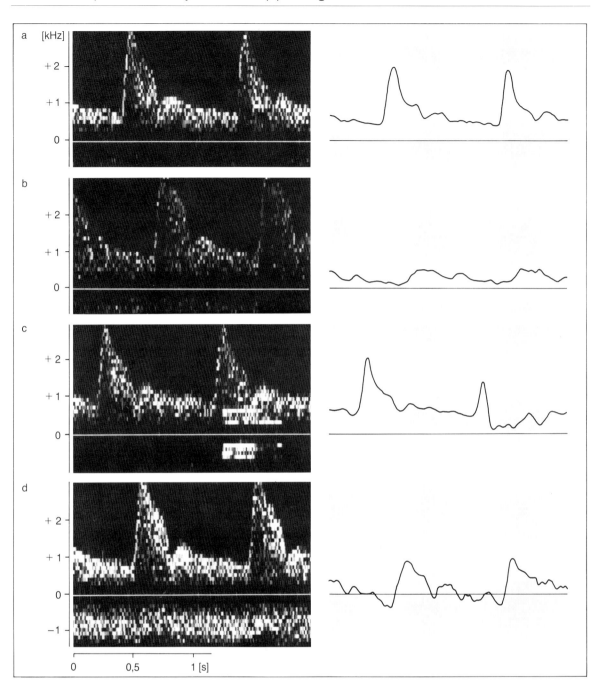

Abb. 1.36 Gegenüberstellung von Spektrum (Frequenzzeitspektrum) und Analogpulskurve der A. carotis interna eines Gesunden.

a Ungestörte Registrierung.

b Untersuchung derselben Arterie wie in **a**, aber mit schwächerem Dopplersignal wegen schlechter Ankopplung. Die Analogpulskurve gab in diesem Fall den pulsatilen Verlauf nicht mehr richtig wieder (Abb. 1.**19**).

c Überlagerung durch ein Störsignal (der Untersuchte sprach). Die Spektrumanalyse zeigte sowohl das Störsignal als auch das hiervon nicht veränderte Strömungssignal. Bei der analogen Registrierung führte das Störsignal durch Summation mit dem Strömungssignal zu einer kurzen Senke der Pulskurve.

d Gleichzeitige Registrierung von arterieller und venöser Strömung. Die Überlagerung führte zu einer die arterielle Strömung nicht korrekt wiedergebenden analogen Registrierung. Besonders auffällig war der Verlauf der Pulskurve in der Diastole um und unter der Nullinie.

Simultane Auswertung derselben Dopplersignale (kontinuierliche Schallemission $f_0 = 4$ MHz) mit Nulldurchgangszähler und Spektrumanalyse. Gleiche Kalibrierung der Frequenzachsen mittels Frequenztreppe. Da es sich bei der Analogregistrierung um eine Mittelwertbildung handelt, liegt der Kurvenverlauf unterhalb der umhüllenden (Maximal-)Werte des Spektrums. Negative Werte der Dopplerfrequenzverschiebung (kHz) zeigen Strömung von der Sonde weg an, positive Werte Strömung auf die Sonde zu (Abb. 1.**8**).

Weise wird eine quasi instante Darstellung der Frequenzverteilung erreicht. Für diese Art der Spektrumanalyse gilt die grundsätzliche Einschränkung der Analyse durch einen Nulldurchgangszähler. Dieser ergibt keine lineare Gewichtung aller Spektrumanteile, sondern führt zu einer Übergewichtung niederfrequenter hochamplitudiger Anteile (Abb. 1.**18**).

2. *Filterbankverfahren:* Das Dopplersignal wird simultan vor einer Reihe parallel liegender Filter präsentiert. Jeder Filter spricht nur auf ein definiertes schmales Frequenzband an. Das Spektrum ergibt sich aus der Leistung am Ausgang der einzelnen Filter (Abb. 1.**38**). Die Anzahl der Filter bestimmt die Bandbreite des Analysators (327, 350, 365).

3. *Time compression analysis* (301–303): Statt einer Filterbank tastet ein Filter mit bestimmter Bandbreite das ganze Spektrum ab („swept filter"). Da dies für eine Echtzeitanalyse zu zeitaufwendig wäre, wird diesem Filter ein Speicher vorgeschaltet, aus dem das Signal mit einer höheren Rate herausgelesen wird, als ursprünglich eingegeben (das Signal wird „beschleunigt", „time compression"). Jetzt kann ein Filter mit größerer Bandbreite verwendet werden, der schneller abtastet.

4. *Schnelle Fourier-Transformation (FFT):* Nach der Theorie von Fourier ist jedes komplexe periodische Signal in elementare Sinusgrundschwingungen aufzulösen. Das komplexe Dopplersignal wird zuerst in kurze Zeitabschnitte zerlegt, dann zur Erstellung eines Spektrums mit Dichteverteilung mathematisch bearbeitet, was mittels elektronischer Prozessoren geschieht.

Bei der Erstellung eines Frequenzspektrums muß berücksichtigt werden, daß hierfür eine Zeit notwendig ist, die mindestens der doppelten Periodendauer der niedrigsten Frequenz entspricht, welche gemessen werden soll. Wird aber eine Aussage über die Amplitude (Häufigkeit, Dichte) der Frequenzen gewünscht, muß ein längerer Zeitabschnitt mit mehreren Perioden untersucht werden oder eine Aufsummierung mehrerer kurzer Zeitabschnitte erfolgen. Es handelt sich also immer nur um eine quasi instante Häufigkeitsverteilung (365). Es bestehen feste Beziehungen zwischen Dauer des analysierten Zeitabschnitts, Frequenz der Meßvorgänge und meßbarer Maximalfrequenz sowie spektraler Auflösung.

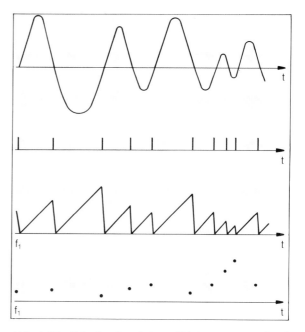

Abb. 1.**37** **Prinzip des Intervallhistogramms mit einem Nulldurchgangszähler.** Weitere Erklärung s. Text.

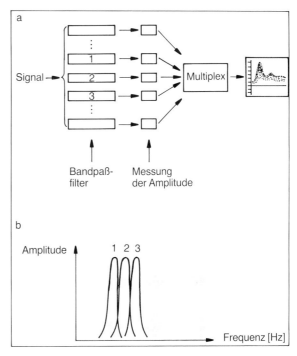

Abb. 1.**38** **Schematische Darstellung des Filterbankverfahrens.**
a Eine Reihe parallel angeordneter Bandpaßfilter analysieren das Dopplerspektrum (aus Peronneau, P., u. a.: INSERM 111 [1982] 81).
b Jedes Bandpaßfilter überträgt nur in einem schmalen Frequenzband (Abb. 1.**12**).

1.5.2. Darstellungsarten des Spektrums

Das Dopplerspektrum kann entweder als Frequenz-dichtespektrum oder als Frequenzzeitspektrum dargestellt werden.

Frequenzdichtespektrum: Eine Frequenz entspricht der Korpuskelgeschwindigkeit, die Amplitude der Häufigkeit, mit der *diese* Frequenz gemessen wird, bzw. der Zahl der Korpuskeln, welche mit dieser Geschwindigkeit fließen. Die Korrelation von Frequenz und Amplitude wird Frequenz-dichtespektrum genannt (Synonyma sind: amplitude spectrum, amplitude versus frequency display, power spectrum, Frequenzhistogramm, Darstellung im Frequenzbereich) (Abb. 1.**39**). Im Frequenzdichtespektrum ist keine Information über den Zeitablauf enthalten, denn die Analyse berücksichtigt alle Frequenzen, welche in einem mehr oder weniger großen Abschnitt im Herzzyklus vorkommen (Abb. 1.**39**, t'). Zur Festlegung des Intervallbeginns wird ein Triggersignal, z. B. das EKG, benötigt. Diese Darstellungsart führt zu einem unvollständigen Bild von den Strömungsverhältnissen, da die pulsatilen Veränderungen nicht oder allenfalls durch Aneinanderreihung zahlreicher aufeinanderfolgender Frequenzdichtespektren (335) beurteilbar sind.

Frequenzzeitspektrum (Synonyma: time varying spectrum, spectral wave form): Dies ist die gängigste Darstellung, auf welche auch in diesem Buch Bezug genommen wird, wenn die verkürzte Bezeichnung *„Spektrum"* verwendet wird. Sie zeigt den zeitlichen Ablauf der Frequenzen bzw. Strömungsgeschwindigkeiten (Pulskurve). Es handelt sich also um eine Analyse im Zeitbereich. Die Information über die Amplitude (Häufigkeit, Dichte) erfolgt qualitativ in Form der Punktdichte, der Helligkeit oder mittels eines Farbkodes. Diese Darstellung in Echtzeit ist in der klinischen Routine unentbehrlich, denn sie erlaubt eine fortlaufende visuelle Kontrolle des akustischen Signals während der Untersuchung und eine im Vergleich zur Analogpulskurve erheblich verbesserte Dokumentation (Abb. 1.**36**). Das Frequenzdichtespektrum dagegen erlaubt keine fortlaufende Aufzeichnung, aber eine quantitative Analyse der spektralen Verteilung unter Berücksichtigung der Frequenzamplituden.

Eine vereinfachte Form der Dokumentation des Spektrums gelingt, wenn aus dem Spektrum errechnete maximale und gewichtete mittlere Frequenzen fortlaufend und simultan als Pulskurve ausgeschrieben werden (Abb. 1.**40**). Der Abstand der Kurven ist dann ein Maß für die Bandbreite des jeweiligen Spektrums (310, 337, 352, 371).

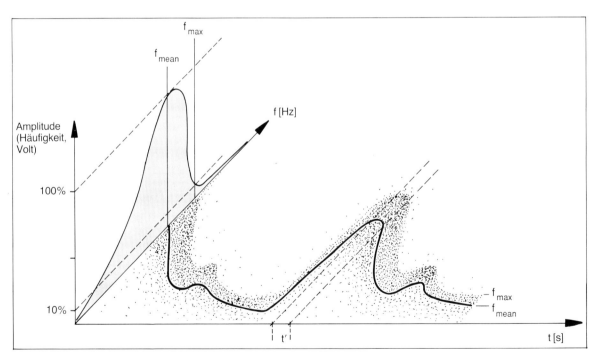

Abb. 1.39 Beziehung zwischen Frequenzdichtespektrum und Frequenzzeitspektrum. Frequenzzeitspektrum: Darstellung der Zeit auf der x-Achse und der Frequenz auf der y-Achse. Die Amplitude, welche der Häufigkeit der Reflexionen entspricht, wird auf der z-Achse dargestellt (Punktdichte).

Frequenzdichtespektrum: Wiedergabe der Frequenzverteilung in einem definierten Zeitabschnitt (t'). f_{max} = Maximalfrequenz bzw. Umhüllende der Spektrumpulskurve, f_{mean} = gemittelte Frequenz. Zur Definition der Begriffe s. auch Abb. 5.**2**.

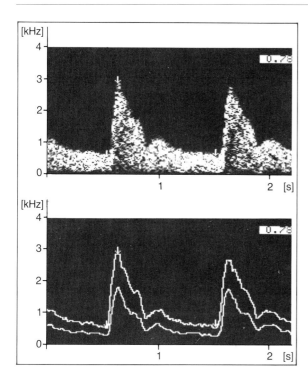

Abb. 1.**40 Frequenzzeitspektrum (oben) und Aufzeichnung der aus dem Spektrum fortlaufend errechneten Maximal- und gemittelten Frequenzen.** Der Abstand zwischen den beiden Kurven ist ein Maß für die Bandbreite des Spektrums. Im Normalfall zeigt das Spektrum eine geringe Bandbreite, und die Kurven liegen nahe beieinander (Gerät: Vasoflow, Fa. Sonicaid).

Der Vorteil dieser Dokumentation liegt vor allem in der einfachen visuellen Erfassung des Ergebnisses und der relativ billigen fortlaufenden Registrierung.

1.6. Bioeffekte und Sicherheit der diagnostischen Ultraschallanwendung

Die Einflüsse des Ultraschalls auf lebendes Gewebe (Bioeffekte) sind bisher nicht in allen Einzelheiten bekannt. Um so wichtiger erscheint es, zu fragen, welche Arten der Schädigung diagnostisch angewandter Ultraschall bewirken kann und unter welchen Bedingungen (3, 23, 30).

Die quasioptischen Eigenschaften der Ultraschallwellen erlauben die Abbildung von Gewebestrukturen. In Flüssigkeiten und Festkörpern können Ultraschallwellen zu hohen Energieflußdichten (Intensitäten) führen, die sich für therapeutische Zwecke (z. B. Nierensteinzertrümmerung) eignen.

Die Hauptmechanismen ihrer biologischen Einwirkungen sind

1. *Erwärmung* (Temperaturerhöhung),
2. *Kavitation.*

Die Wärmeentwicklung entsteht durch Absorption von Schallenergie im durchschallten Medium. Die Folgen sind reaktive Hyperämie (therapeutisch nutzbar!), bei stärkerer Erwärmung aber Entzündung und Nekrose. Unter Kavitation wird das Zerreißen des Mediums in der Unterdruckphase der Schallwelle bei großen Energieflußdichten verstanden (23). Es können Hohlräume (gas- oder dampfgefüllte Bläschen) auftreten, die entweder über längere Zeit im Schallfeld oszillieren (stabile Kavitation) oder kurz nach der Entstehung kollabieren (transiente Kavitation) mit hohen Temperaturen, Temperatur- und Druckgradienten.

Das Ausmaß der *Gewebeerwärmung* steigt an mit

1. der Intensität des eingestrahlten Ultraschallsignals,
2. der Dauer der Ultraschallanwendung,
3. der Ultraschallfrequenz,
4. der Breite des Ultraschallstrahls.

Der Gefahr einer Überwärmung des Gewebes wirken die Fokussierung des Schallstrahls, die Wärmeleitfähigkeit des Gewebes und die Wärmekonvektion durch den Blutstrom entgegen. Temperaturerhöhungen bis zu 1 °C werden als unschädlich angesehen.

Das Bioeffects Committee des American Institute of Ultrasound in Medicine (AIUM) faßt die Ergebnisse der bisher vorliegenden Literatur zur Sicherheit der diagnostischen Anwendung von Ultraschall in folgender Stellungnahme zusammen (3):

„Im niederen Megahertzfrequenzbereich sind in vivo keine signifikanten Bioeffekte auf Säugetiergewebe nachweisbar, wenn unfokussierter Ultraschall mit Intensitäten unter $100\,mW/cm^2$ oder fokussierter Ultraschall mit Intensitäten unter $1\,W/cm^2$ angewandt wird. Dies gilt auch hinsichtlich einer Beschallungsdauer von mehr als 1 und weniger als 500 s für unfokussierten Ultraschall oder 50 s für fokussierten Ultraschall auch bei höheren Intensitäten, wenn das Produkt von Intensität und Expositionszeit geringer als $50\,J/cm^2$ ist."

Empfehlungen zur Sicherheit der diagnostischen Ultraschallanwendung wurden von der Föderation der Europäischen Gesellschaften für Ultraschall in der Medizin und Biologie (EFSUMB) gegeben (30), deren konkrete Ratschläge wörtlich zitiert werden sollen:

1. Stellen Sie die Leistung Ihres Geräts niedrig und die Empfangsverstärkung hoch ein.
2. Halten Sie die Zeit des Hautkontakts und die Zeit, die der Wandler abstrahlt, möglichst kurz.
3. Halten Sie die Leistung so niedrig, wie es mit einer guten klinischen Befunderhebung noch vereinbar ist.

4. Stellen Sie die höchste Temperatur fest, die an der aktiven Oberfläche des Wandlers auftreten kann. Einige Wandler können zu heiß werden, insbesondere bei Betrieb in Luft.
5. Reduzieren Sie bei der Anwendung von Pulsdopplersonographie die Exposition von Knochenoberflächen soweit wie möglich. Temperaturerhöhungen können an derartigen Grenzflächen verstärkt auftreten.

Eine Erhöhung des potentiellen Risikos ist vor allem bei gepulsten Dopplergeräten und farbkodierten Duplexscannern zu erwarten. Einerseits sind wegen der geringen Intensitäten der vom Blut zurückgestreuten Ultraschallsignale hohe Ausgangsleistungen nötig; andererseits wird durch die Bündelung des Ultraschalls die Energie auf ein kleines Volumen konzentriert. Hinzu kommen hohe Pulsrepetitionsfrequenzen, um Aliasing zu vermeiden oder zu reduzieren. Daher muß speziell bei Duplex-

untersuchungen der Schwangeren eine Nutzen-Risiko-Abwägung erfolgen. Bei den zerebrovaskulären Anwendungen sind weniger die Untersuchung der Halsgefäße als die transtemporalen Untersuchungen der Hirnbasisarterien auf ihre mögliche Schädlichkeit hin zu prüfen. Hierbei muß je nach Absorptionsverhalten des Schädelknochens gepulster Ultraschall mit unterschiedlicher, z. T. hoher Sendeleistung verwendet werden. Dabei ist mit thermischen Effekten am Knochen zu rechnen. Natürlich können auch geringe Gewebeschäden des Gehirns zu Beschwerden des Patienten führen. Bei der Untersuchung mit handgehaltener Sonde sind Schäden wegen der häufigen Positionsänderungen nicht zu erwarten. Ungeklärt ist die Frage, welche Untersuchungszeiten beim sogenannten Monitoring mit fixierter Sonde als unbedenklich angesehen werden können. Hierzu müssen noch Versuchsserien mit histologischen Kontrollen erfolgen.

2. Anatomische Grundlagen

Seitdem auch die intrakraniellen Hirnarterien dopplersonographisch untersucht werden können, sind neben den extrakraniellen Arterien der Verlauf der Hirnbasisarterien sowie deren Länge, Weite und Anlagevariationen (117) von besonderem Interesse. Hervorzuheben ist der basale Gefäßkranz (Circulus arteriosus cerebri), da er als „Verteilersystem" die wichtigsten kollateralen Verbindungen zwischen beiden Karotissystemen und dem vertebrobasilären System herstellt. Die folgenden Beschreibungen und Abbildungen sollen die räumliche Vorstellung vom Verlauf der Arterien erleichtern.

2.1. Extrakranielle Hirnarterien

Nach Dorndorf u. Gänshirt (695) ist es aus praktischen Gründen sinnvoll, extra- und intrakranielle Hirnarterien zu unterscheiden. Als extrakranielle Hirnarterien werden alle Arterienabschnitte bezeichnet, in denen zwischen Herz und Schädelbasis Blut hirnwärts fließt. Unter pathologischen Bedingungen können primär nicht hirnversorgende Arterien zur zerebralen Durchblutung (z.B. Äste der A. carotis externa) oder umgekehrt primär hirnversorgende Arterien zur Kollateralversorgung der oberen Extremitäten beitragen (z.B. A. vertebralis). Zu den extrakraniellen Hirnarterien (Abb. 2.1) gehören der Aortenbogen bis zum Abgang der linken A. subclavia, der Truncus brachiocephalicus, die proximalen Aa. subclaviae bis zum Abgang der Vertebralarterien und die Aa. carotides communes, internae und Aa. vertebrales bis zum Eintritt in die Schädelbasis.

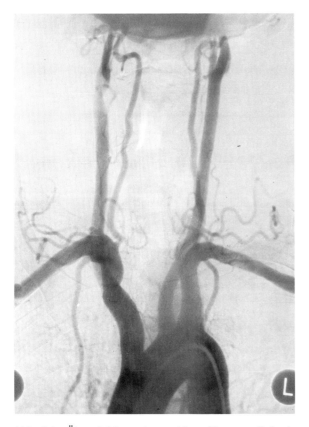
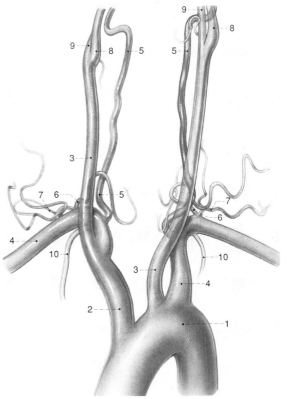

Abb. 2.**1 Übersichtsangiographie (Neuroradiologie Ravensburg) und Schemazeichnung des Aortenbogens und der aus ihm entspringenden hirnversorgenden Arterien.** 1 = Aortenbogen, 2 = Truncus brachioce- phalicus, 3 = A. carotis communis, 4 = A. subclavia, 5 = A. vertebralis, 6 = Truncus thyrocervicalis, 7 = Truncus costo- cervicalis, 8 = A. carotis interna, 9 = A. carotis externa, 10 = A. thoracica interna.

2.1.1. Karotiden

Die *A. carotis communis* entspringt rechts etwa in Höhe des Sternoklavikulargelenkes aus dem Truncus brachiocephalicus, links aus der höchsten Stelle des Arcus aortae, dicht neben dem Abgang des Truncus brachiocephalicus. Selten ist ein Truncus bicaroticus ausgebildet mit gemeinsamem Abgang aus dem Aortenbogen. Die A. carotis communis verläuft lateral von Luftröhre und Kehlkopf, mediodorsal der Jugularvenen kranialwärts und teilt sich etwa in Höhe des Schildknorpels in ihre beiden Hauptäste, die Aa. carotides interna und externa. Die Höhe der Teilungsstelle ist sehr variabel (1% HWK 2, 16% HWK 3, 66% HWK 4, 16% HWK 5 und 1% HWK 6 [118]). Im Bereich der Teilungsstelle findet sich meist eine leichte Erweiterung (Sinus [Bulbus] caroticus), die in den Abgang der A. carotis interna hineinreicht. Oft ist der Bulbus auch vorwiegend im Anfangsabschnitt der A. carotis interna ausgebildet (Abb. 2.**2**).

Die *A. carotis interna* verläuft im Anfangsabschnitt meist lateral oder laterodorsal der A. carotis externa (Abb. 2.**3**) (108, 113). Die Karotisbifurkation ist, abhängig von Alter und Elongation der Gefäße, mehr oder weniger gespreizt, manchmal kandelaberartig. Bei schlanken Patienten und deutlicher Spreizung der Gabel kommt das ventrolateral gelegene Gefäß dicht unter die Hautoberfläche zu liegen, so daß bei der Palpation der Eindruck eines Aneurysmas entstehen kann. Nach dem Anfangsabschnitt nähert sich die A. carotis interna wieder der A. carotis externa und zieht zur Schädelbasis, wobei sie kurz vor Eintritt in den Canalis caroticus häufig eine nach medial konvexe Krümmung aufweist. Bei der mediodorsalen Abgangsvariante unterkreuzt die A. carotis interna die A. carotis externa meist, um submandibulär wieder lateral der Externaäste zu verlaufen. Extrakraniell gibt die A. carotis interna keine Äste ab. Der intrakranielle Verlauf wird in Abschn. 2.2 beschrieben.

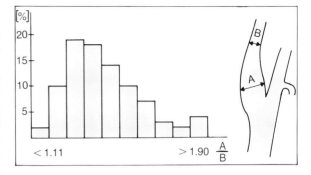

Abb. 2.**2** **Weite des Bulbus der A. carotis interna.** Quotient aus maximaler Weite des Bulbus (A) und der distalen A. carotis interna (B). Histogramm der Meßergebnisse der B-Bild-Sonographie bei 150 Probanden ohne Gefäßprozeß (nach Widder u. Mitarb.).

Die *A. carotis externa* und ihre Äste werden im Zusammenhang mit der dopplersonographischen Differenzierung der Halsarterien besprochen (Abschn. 4.2.3).

2.1.2. Subklavia-Vertebralis-System

Die *A. vertebralis* ist der erste Ast der A. subclavia, wenn sie nicht direkt aus dem Aortenbogen entspringt, was links in ca. 4% der Fall ist, rechts nur sehr selten. Sie entspringt dem mediodorsalen Anteil oder dem höchsten Punkt des Subklaviabogens. Dann zieht sie vor dem M. scalenus in einem leichten Bogen oder in einem S-förmigen Verlauf nach kranial (Pars praevertebralis, V_1) und tritt in das Foramen costotransversarium des 6. Halswirbels (90%), seltener des 5. Halswirbels (5%) ein (118) und verläuft dann fast senkrecht nach kranial (Pars transversaria, V_2). Dies ist in Abb. 2.**1**, 2.**4**, 2.**5** und 4.**14** dargestellt. Nach dem Foramen des 2. Halswirbels (Axis) biegt die A. vertebralis nach lateral ab und verläuft zwischen Axis und Atlas wieder fast senkrecht nach oben oder nach außen kon-

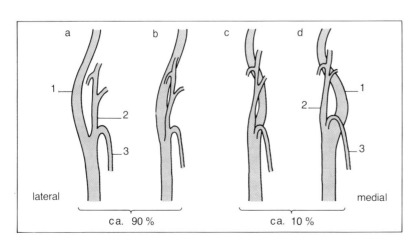

Abb. 2.**3** **Lagevariation der A. carotis interna an der extrakraniellen Karotisbifurkation.** 1 = A. carotis interna, 2 = A. carotis externa, 3 = A. thyroidea superior (erster Ast der A. carotis externa). Bei etwa 90% der Fälle (**a**, **b**) verläuft die A. carotis interna lateral oder laterodorsal der A. carotis externa.

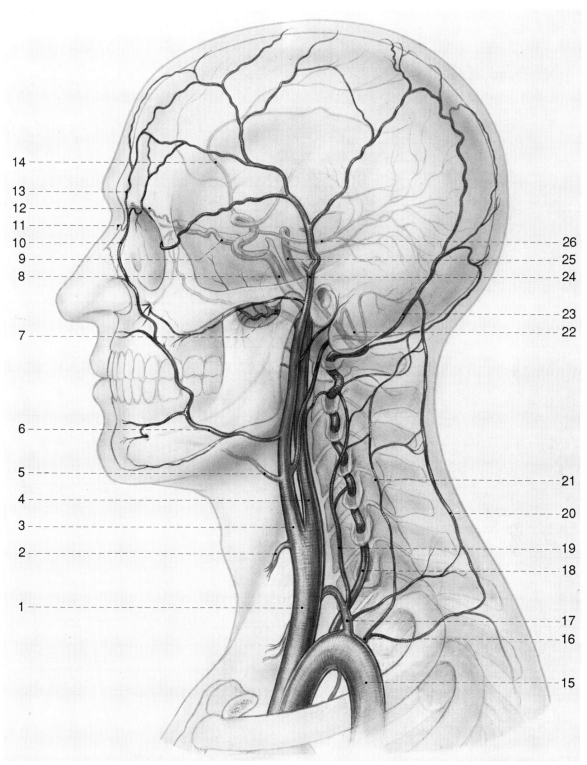

Abb. 2.**4 Übersicht der extra- und intrakraniellen Arterien mit Anastomosen** (Externa-Ophthalmika-Anastomose; Okzipitalis-Vertebralis-Anastomose; Anastomosen zwischen Zervikalarterien und A. vertebralis; Circulus arteriosus cerebri). 1 = A. carotis communis, 2 = A. thyroidea superior, 3 = A. carotis externa, 4 = A. carotis interna, 5 = A. lingualis, 6 = A. facialis, 7 = A. maxillaris, 8 = A. carotis interna, 9 = A. ophthalmica, 10 = Endast der A. facialis, 11 = A. dorsalis nasi, 12 = A. supraorbitalis, 13 = supratrochlearis, 14 = A. cerebri anterior, 15 = A. subclavia, 16 = Truncus costocervicalis, 17 = Truncus thyrocervicalis, 18 = A. vertebralis, 19 = A. cervicalis ascendens, 20 = R. superficialis der A. cervicalis profunda, 21 = A. cervicalis profunda, 22 = A. cerebelli inferior posterior (PICA), 23 = A. occipitalis, 24 = A. temporalis superficialis, 25 = A. basilaris, 26 = A. cerebri posterior.

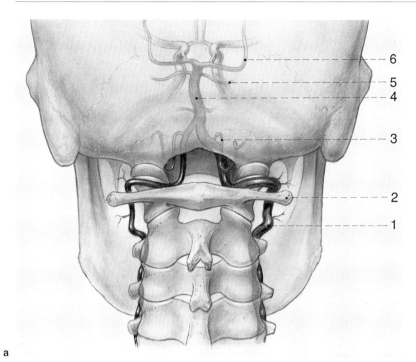

a

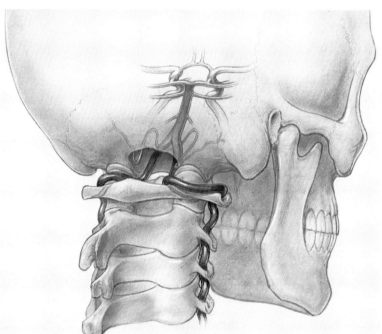

b

Abb. 2.**5** **Atlasabschnitt (V₃) und intrakranieller Abschnitt (V₄) der Aa. vertebrales.**
1 = A. vertebralis,
2 = Querfortsatz des Atlas,
3 = A. cerebelli inferior posterior (PICA),
4 = A. basilaris,
5 = A. cerebelli superior,
6 = A. cerebri posterior.
a Ansicht von dorsal.
b Schrägansicht von dorsolateral.

vexbogig zum Querfortsatz des Atlas (Seitabbiegung etwa 45°). Nach dem Austritt aus dem Foramen des Processus transversus atlantis biegt sie annähernd rechtwinklig nach dorsal um und zieht etwa 1 cm über die Massa lateralis des Atlas in sagittaler Richtung nach dorsal, dann nach medial im Sulcus arteriae vertebralis des Atlas (Pars atlantica, Atlasschlinge, V₃). Hier gehen die Rr. musculares ab, die mit Ästen der A. occipitalis (Ast der A. carotis externa) Anastomosen bilden (Okzipitalis-Verte-

bralis-Anastomose). Dorsomedial des Atlantookzipitalgelenks zieht die A. vertebralis in sagittaler Richtung durch die Membrana atlantooccipitalis posterior, die Dura mater und die Arachnoidea und geht in ihren subarachnoidalen Verlauf (V₄) über (Abschn. 2.2).

Neben der Okzipitalis-Vertebralis-Anastomose bildet die A. vertebralis Anastomosen mit Ästen der Trunci thyro-und costocervicalis (Abb. 2.**1**, 12.**2**).

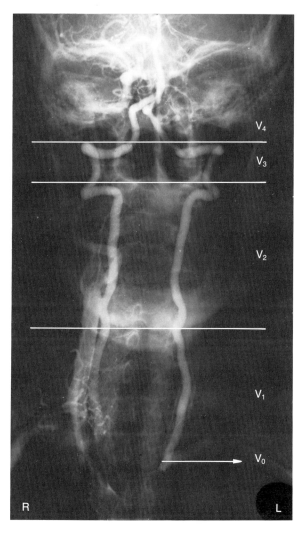

nal (Canalis caroticus) des Felsenbeins nach medial und ventral, also entsprechend der Ausrichtung des Felsenbeins (petröser Abschnitt), an dessen Spitze sie den Kanal verläßt (Foramen lacerum). Über dem Foramen lacerum verläuft sie kurz fast vertikal in einer Rinne an der Seitenfläche des Keilbeinkörpers (C_5-Abschnitt) und wendet sich dann, immer noch dem Keilbein anliegend, nach ventral leicht ansteigend (Sinus-cavernosus-Abschnitt, C_4), um unter dem medialen vorderen Klinoidfortsatz sich wieder nach dorsal zu wenden (C_3-Abschnitt). Hier verläßt sie den Sinus cavernosus und liegt unter dem N. opticus im Subarachnoidalraum (Zisternenabschnitt, C_2), um mit dorsolateraler Verlaufsrichtung in ihren Endabschnitt (C_1-Abschnitt) vor der Verzweigung in die Aa. cerebri media und anterior überzugehen. Im Abschnitt C_2–C_3 geht die A. ophthalmica ab, in den Abschnitt C_1 mündet die A. communicans posterior ein bzw. entspringt die A. cerebri posterior in etwa 10% direkt aus der A. carotis interna. Die Weite der A. carotis interna beträgt am fixierten Präparat 2,8–3,3 mm (Grenzwerte: 1,6 bis 3,8 mm). Der kürzeste Abstand zwischen beiden Aa. carotides internae an der Schädelbasis beträgt 4–18 mm, im Mittel 12 mm. Innerhalb des Canalis caroticus entspringen die Aa. caroticotympanici, im Sinus cavernosus die Aa. meningohypophyseae, sinus cavernosi inferiores und capsulares. Die ersten Äste der A. carotis interna entspringen also erst in ihrem Verlauf innerhalb der Schädelbasis. Daher erstrecken sich Totalverschlüsse der A. carotis interna, welche von der Karotisbifurkation ausgehen, immer bis mindestens zur Schädelbasis, und bei Füllung des Karotissiphons

Abb. 2.**5c** Bezeichnung der verschiedenen Abschnitte der A. vertebralis im Angiogramm. V_0 = Abgang, V_1 = Pars praevertebralis, V_2 = Pars transversaria, V_3 = Atlasabschnitt, V_4 = intrakranieller Abschnitt. Brachialisangiographie rechts (Neuroradiologie Ravensburg) bei Verschluß der A. subclavia links und vertebrovertebralem Überlauf.

Der häufigste innere Durchmesser beträgt 3,5 mm (Grenzwerte 1,5 bis 5 mm). In etwa 25% sind die linke und die rechte A. vertebralis gleich stark. In der Regel ist die linke weitlumiger. Eine außerordentliche Englumigkeit (Hypoplasie) findet sich in weniger als 10%.

2.2. Intrakranielle Hirnarterien

2.2.1. Vordere Hirnarterien (Karotissystem)

Die *A. carotis interna* (Abb. 2.**6**, 2.**7**) tritt an der Schädelbasis in das Foramen caroticum ein, welches unmittelbar ventromedial des Foramen jugulare liegt. Danach verläuft sie durch den Knochenka-

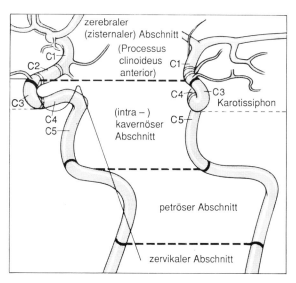

Abb. 2.**6** **Abschnitte der A. carotis interna** in der Ansicht von lateral (links) und ventral (rechts) (aus Huber, P., H. Krayenbühl, M. G. Yasargil: Zerebrale Angiographie für Klinik und Praxis. Thieme, Stuttgart 1979).

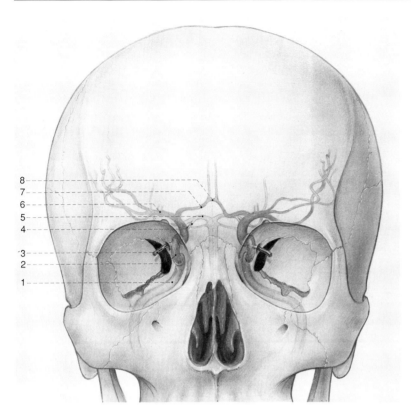

8
7
6
5
4
3
2
1

Abb. 2.**7** **Intrakranielle Karotisab-
schnitte von ventral.** Aus dieser
Sicht projiziert sich das Karotissystem auf die A. basilaris und ihre
Äste.
1 = A. carotis interna,
2 = Karotissiphon,
3 = A. ophthalmica,
4 = A. communicans posterior,
5 = A. cerebri posterior (P_1),
6 = A. cerebri media (M_1),
7 = A. cerebri anterior,
    Pars horizontalis (A_1),
8 = A. communicans anterior.

über die A. ophthalmica (Abb. 7.**1**) oder die A. communicans posterior (Abb. 13.**4**) läßt sich dieser ein kurzes Stück bis zum Abgang der Aa. caroticotympanici retrograd darstellen.

Die *A. ophthalmica* ist hier zu besprechen, obwohl sie nur phylogenetisch zu den Hirnarterien zählt. Sie entspringt meist dem rostromedialen Umfang des nach vorn konvexbogigen Karotissiphons (C_3, C_2), verläuft wenige Millimeter medial der A. carotis interna, im seitlichen Angiogramm von ihr verdeckt, und tritt meist am medialen, unteren Umfang des N. opticus in den Canalis opticus ein. Sie ist meist etwas über 1 mm weit. Über ihre Endäste (Aa. supratrochlearis und -orbitalis) ist die A. ophthalmica mit Endästen der A. carotis externa verbunden. Weitere Einzelheiten sind in Abb. 2.**8** dargestellt. Zusätzlich zu erwähnen ist noch eine Anastomose zwischen der A. meningea media und dem Orbitakreislauf. Die A. meningea media, ein Ast der A. maxillaris, tritt durch das Foramen spinosum in die mittlere Schädelgrube. Ein frontaler Ast zieht an deren Boden in Richtung Keilbeinflügel und anastomosiert (R. orbitalis) über die Fissura orbitalis superior mit der A. lacrimalis, welche wiederum ein Ast der A. ophthalmica ist (Abb. 2.**8**). In seltenen Fällen ist die A. ophthalmica nicht angelegt, und die Orbitaversorgung erfolgt vorwiegend über diese Anastomose (Abb. 2.**9**), d. h., die A. ophthalmica entspringt dann der A. meningea me

dia (109, 110, 125). Die Orbitaarterien anastomosieren auch über die Fissura orbitalis inferior direkt mit Ästen der A. maxillaris (Abb. 2.**4**). Somit ist die Orbita ein ausgezeichnet kollateralversorgtes Gebiet (117).

Die *A. cerebri media* (Abb. 2.**7**, 8.**2**) entspringt nach lateral aus dem Endabschnitt der A. carotis interna (C_1-Abschnitt). Ihr Hauptstamm ist im Mittel 16,2 mm (5–24 mm) lang und 2,7 mm (1,5–3,5 mm) weit. In 8% beträgt die Länge unter 10 mm, in 34% 11–15 mm, in 42% 16–20 mm, in 16% über 20 mm. Signifikante Seitenunterschiede wurden nicht gefunden. Der Hauptstamm (M_1-Abschnitt) teilt sich in seine Äste (M_2-Abschnitt) in Form von Bi- bis Pentafurkationen. Die Äste ziehen zunächst etwa in dieselbe Richtung wie der Mediahauptstamm (besonders wenn dieser kurz ist), bis sie in die Inselregion rechtwinklig nach oben, zum Teil sogar wieder leicht nach medial umbiegen. Die Umbiegungsstelle ist im Mittel 30 mm von der inneren temporalen Kalottenfläche entfernt. Auf Verlaufs- und Teilungsvariationen ist ausdrücklich hinzuweisen (Abb. 2.**10**).

Die *A. cerebri anterior* (Abb. 2.**7**) entspringt aus der A. carotis interna nach medial und verläuft dann gestreckt oder geschlängelt nach medial vorn (Pars horizontalis oder praecommunicalis, A_1-Segment). In der Altersklasse der 50- bis 70jährigen ist

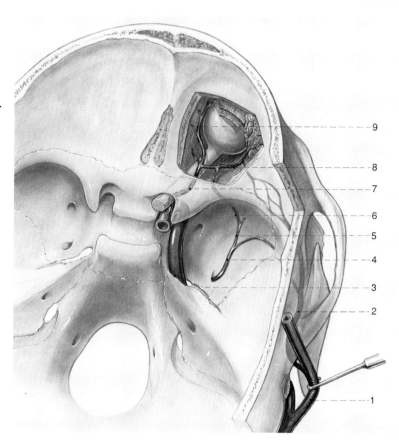

Abb. 2.**8** **Schrägansicht der Schädelbasis (vordere und mittlere Schädelgrube) mit Darstellung des Verlaufs der A. ophthalmica sowie der Anastomose zur A. meningea media.** Das Orbitadach ist gefenstert. Die Verbindungen zwischen A. ophthalmica, A. lacrimalis und A. meningea media sind sehr variabel. Im Extremfall kann die A. ophthalmica aus der A. meningea media entspringen (Abb. 2.**9**).
1 = A. carotis externa,
2 = A. maxillaris,
3 = A. carotis interna,
4 = A. meningea media,
5 = R. frontalis der A. meningea media,
6 = R. orbitalis,
7 = A. ophthalmica,
8 = A. lacrimalis,
9 = A. supratrochlearis
(aus Lang, J., u. a.: Kopf, Teil B. In von Lanz, T., W. Wachsmuth: Praktische Anatomie. Springer, Berlin 1979).

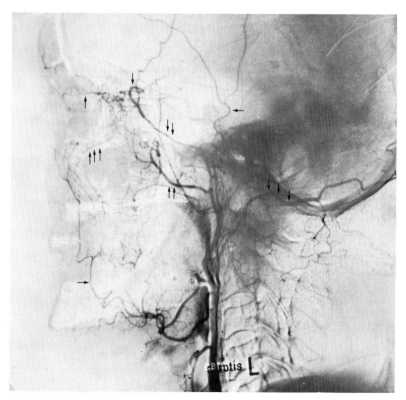

Abb. 2.**9** **Angiographische Darstellung einer Anastomose zwischen A. meningea media und A. ophthalmica.** Verschluß der A. carotis interna links. Die Äste der A. ophthalmica sind über die Anastomose zur A. meningea media orthograd durchströmt. ↑ = Ast der A. ophthalmica, z. B. A. supratrochlearis.
↓ = R. orbitalis des frontalen Asts der A. meningea media. ↓↓ = frontaler Ast der A. meningea media.
↑↑ = A. maxillaris. ← = A. temporalis superficialis. → = A. facialis.
↑↑↑ = A. infraorbitalis. ↓↓↓ = A. occipitalis (Neuroradiologie Freiburg).

sie häufig konvexbogig nach unten gekrümmt (Abb. 2.**11**). Sie ist selten einseitig hypoplastisch (4%) oder aplastisch (um 1%); geringere Seitenunterschiede der Kaliber sind aber häufig. Die Pars praecommunicalis ist im Mittel 13,5 mm (8–18,5 mm) lang und 2,1 mm weit.

Über dem Chiasma opticum sind die beiden Aa. cerebri anteriores in der Regel durch eine kurze *A. communicans anterior* (Abb. 2.**7**, 2.**12**, 2.**17**) ver-

bunden. Sie ist im Mittel 2,6 mm lang (0,3–7,0 mm) und in 74% als einzelne Verbindungsarterie, in 10% gedoppelt, seltener V- bzw. Y- oder netzförmig ausgebildet. Ihre sehr variable Weite beträgt im Mittel 2–2,5 mm, sehr selten fehlt sie (0,3%), und in etwa 9% ist sie hypoplastisch. Nach der A. communicans anterior verläuft die A. cerebri anterior nach vorn aufwärts (Pars postcommunicalis, A_2-Abschnitt).

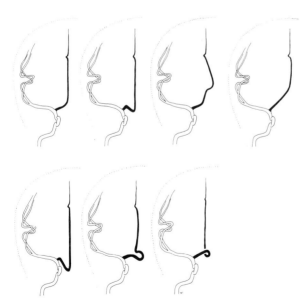

Abb. 2.**10**   **A. cerebri media**
a Schema der Variationen im sphenoidalen Abschnitt.
b Aufteilungsvariationen (aus Huber, P., H. Krayenbühl, M. G. Yasargil: Zerebrale Angiographie für Klinik und Praxis. Thieme, Stuttgart 1979).

Abb. 2.**11**   **Verlaufsvariationen der A. cerebri anterior** (präkommunikaler Abschnitt) (aus Huber, P., H. Krayenbühl, M. G. Yasargil: Zerebrale Angiographie für Klinik und Praxis. Thieme, Stuttgart 1979).

2.2.2.   Hintere Hirnarterien (vertebrobasiläres System)

Die *A. vertebralis* (Abb. 2.**5**) zieht nach ihrem Eintritt in den Subarachnoidalraum gerade oder geschlängelt, nicht selten in einem leicht dorsalkonvexen Bogen zwischen Hirnstamm und Klivus zur Zone der Vereinigung mit der kontralateralen A. vertebralis, die meist am kaudalen Brückenrand gelegen ist. Die linke A. vertebralis ist im Durchschnitt 2,2–2,3 mm (1,5–3,6 mm) weit, die rechte 2,1 mm (1,8–3,3 mm). Erster kaliberkräftiger Ast der A. vertebralis ist die *A. cerebelli inferior posterior* (PICA), eine sehr variabel ausgebildete und verlaufende Arterie, die in etwa 10% aus der A. basilaris entspringt und ebenfalls in etwa 10% einseitig fehlt. Meist entspringt sie etwa 13–16 mm proximal vom Ursprung der A. basilaris, nach angiographischen Untersuchungen in 18% unterhalb, in 4% in Höhe und in 57% oberhalb des Foramen magnum und gibt Äste zum Hirnstamm und Kleinhirn ab. Sie bildet häufig eine „kaudale Schleife" (Abb. 2.**4**, 2.**5**), die bis zum Atlasbogen reichen kann. Die A. cerebelli inferior posterior ist in der Regel 1,2 mm (0,25–1,9 mm) weit.

Die *A. spinalis anterior* zieht als dünner Ast der A. vertebralis im Mittel 5,8 mm vor der Vereinigungszone an der Ventralseite des Hirnstamms nach kaudal und hat einen Durchmesser von 0,4–0,75 mm.

Die *A. basilaris* (Abb. 2.**4**, 2.**5**) ist vom Zusammenfluß der Vertebralarterien bis zur Aufzweigung in die Aa. cerebri posteriores in der Regel etwas über 30 mm (24–41 mm) lang und 3,0 mm (2,5–3,5 mm) weit. Sie verläuft gerade, nicht selten (10–20%) bogenförmig nach rechts oder links, seltener in S-Form zwischen Klivus und Hirnstamm.

Die *A. cerebelli inferior anterior* (AICA) entspringt in etwa jeweils der Hälfte dem unteren und mittleren Drittel der A. basilaris. Sie ist meist wesentlich dünner als die A. cerebelli inferior posterior.

Die *A. cerebelli superior* (Abb. 2.**5**) ist regelmäßig angelegt und entspringt nahe dem Basilarisende. Sie verläuft über die ersten Zentimeter fast parallel zur A. cerebri posterior nach lateral und oben. Sie ist im Mittel 1,9 mm (0,8–2,8 mm) weit.

Die *A. cerebri posterior* (Abb. 2.**4**, 2.**17**) ist „anatomisch und funktionell eine Grenzarterie zwischen dem Karotis- und Vertebralissystem" (112). Phylo- und ontogenetisch entspringt sie der A. carotis interna. Die Verbindung zur A. basilaris wird erst später angelegt. Beim Erwachsenen findet sich noch in etwa 10% ein direkter Abgang der A. cerebri posterior aus der A. carotis interna. Die A. cerebri posterior geht also in der Regel von der A. basilaris ab, verläuft in ihrem proximalen (präkommunikalen) Abschnitt (P$_1$-Abschnitt) nach ventrolateral über 5–10 mm bis zur A. communicans posterior, dann konvexbogig um den Hirnschenkel herum nach lateral und hinten (P$_2$-Abschnitt). Der P$_1$-Abschnitt

ist im Mittel 2,1 mm (0,7 –3,0 mm), der P$_2$-Abschnitt 2,3 mm (1,3 bis 3,0 mm) weit.

Die *A. communicans posterior* (Abb. 2.**12**, 2.**17**) ist sehr variabel angelegt, in 22% hypoplastisch, und ihre Weite verhält sich umgekehrt proportional der Weite des P$_1$-Abschnitts der A. cerebri posterior. Ihre Länge beträgt im Mittel 14 mm (8–18 mm), ihre Weite 1,2 mm (0,5–3,25 mm); sie ist in etwa 1% uni- oder bilateral aplastisch. Ihr Verlauf von der A. cerebri posterior zur A. carotis interna ist nach vorn und leicht nach lateral gerichtet.

In Abb. 2.**12** sind die mittleren Weiten und Längen der Teilstrecken des Circulus arteriosus cerebri zusammengefaßt. Abb. 2.**13** zeigt Asymmetrien des Circulus arteriosus, wie sie nicht selten anzutreffen sind.

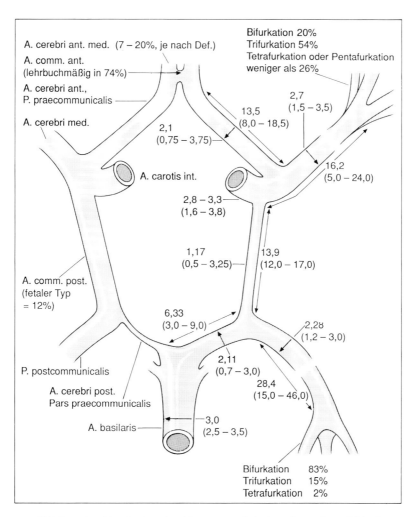

Abb. 2.12 Längen und Weiten der Abschnitte des Circulus arteriosus cerebri. Dieser ist in ca. 96% geschlossen. Besonders dünne oder mehrfach ausgebildete Teilstrecken finden sich je nach Definition in 46–79%. Mittlere Weiten und Längen der Teilstrecken (Grenzwerte in Klammern) sind an der rechten Bildseite angegeben. Links Bezeichnung der Einzelstrecken und fetaler Typ der A. cerebri posterior (aus Lang, J., u. a.: Kopf, Teil B. In von Lanz, T., W. Wachsmuth: Praktische Anatomie. Springer, Berlin 1979).

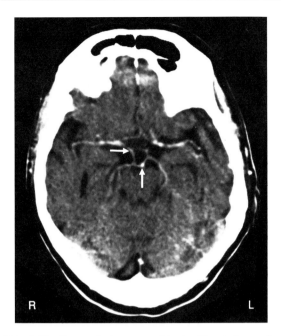

Abb. 2.**13** **Computertomographische Darstellung des Circulus arteriosus cerebri** (Neuroradiologie Freiburg). Zu beachten ist die deutlich asymmetrische Ausprägung. A. communicans posterior rechts (→), links nicht sicher dargestellt, Basilariknopf (↑), weit nach vorne ausladende A. cerebri posterior links.

2.3. Kollateralsysteme

Bei hochgradiger Stenose oder Verschluß an den extra- oder intrakraniellen Hirnarterien stehen Umgehungskreisläufe zur Kompensation der Strömungsbehinderung durch kollaterale Blutversorgung zur Verfügung (127). Wie oben bereits erwähnt, können primär nicht hirnversorgende Arterien zur Hirndurchblutung beitragen; seltener kann dem Hirnkreislauf Blut entzogen werden („Anzapfung" der Aa. vertebralis, basilaris oder carotis interna bei hochgradiger Obstruktion der proximalen A. subclavia oder des Truncus brachiocephalicus). Die Benutzung und Durchströmungsrichtung eines Kollateralkreislaufs ist allein vom veränderten Druckgradienten und Strömungswiderstand, den das Kollateralsystem selbst darstellt, abhängig. Für die dopplersonographische Untersuchung der extra- und intrakraniellen Hirnarterien sind folgende Kollateralkreisläufe von besonderer Bedeutung.

2.3.1. Ophthalmikakollaterale

Wie in Abb. 2.**4** und 2.**8** dargestellt, wird die A. ophthalmica normalerweise über die A. carotis interna versorgt, und ihre Endäste anastomosieren mit Ästen der gleich- und gegenseitigen A. carotis externa. Im frontoorbitalen Anastomosenbereich besteht eine Wasserscheide. Bei hochgradiger Obstruktion der A. carotis interna vor Abgang der A. ophthalmica verschiebt sich die Wasserscheide von extra- nach intraorbital bzw. existiert nicht mehr, wenn es zu einer eindeutig retrograden, hirnwärts gerichteten Durchströmung der Augenarterie kommt. Bei hochgradiger Lumeneinengung der

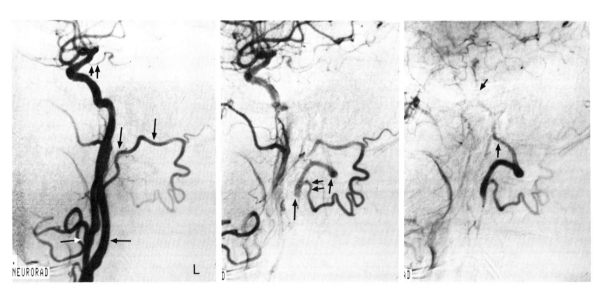

Abb. 2.**14** **Angiographische Darstellung einer Okzipitalis-Vertebralis-Anastomose** (Neuroradiologie Freiburg). 59jähriger Patient mit Verschluß der linken A. vertebralis am Abgang. Karotisangiographie links, A. carotis interna (←), A. carotis externa (→), A. occipitalis (↓), A. vertebralis (↑), Anastomose (⇐), A. basilaris (↙), A. communicans posterior (↑↑).

Aa. carotides interna *und* externa einer Seite ist die retrograde Durchströmung der entsprechenden Orbitaarterien über die Äste der gegenseitigen A. carotis externa möglich (z. B. R. communicans der Aa. dorsales nasi oder distale Anastomosen im Versorgungsgebiet der Aa. supratrochleares). An den frontoorbitalen Endästen der A. ophthalmica (Aa. supratrochlearis und -orbitalis) erfolgt die indirekte dopplersonographische Beurteilung des Karotissystems (Kap. 7).

2.3.2. Okzipitalis-Vertebralis-Anastomose

Anastomosen zwischen den Rr. descendentes der A. occipitalis und den Muskelästen der A. vertebralis aus ihrer Atlasschlinge sind die wichtigsten extrakraniellen Verbindungen zwischen dem System der Karotiden und dem vertebrobasilären System (Abb. 2.**14**). Abb. 2.**15** zeigt schematisch auch die intrakraniellen Verbindungen. Die Okzipitalis-Vertebralis-Anastomose wird bei proximaler Obstruktion der A. vertebralis zur Durchströmung ihres distalen Abschnitts benutzt, ebenso bei Verschluß der A. carotis communis und der proximalen A. carotis externa, dann jedoch mit umgekehrter Strömungsrichtung. Weitere Hinweise auf die Bedeutung dieser Anastomose finden sich in Abschn. 12.2.

2.3.3. A. vertebralis als Kollaterale

Bei einseitigem Vertebralisverschluß wird der Ausfall durch entsprechende Zunahme der Strömung in der gegenseitigen A. vertebralis ausgeglichen. In umgekehrter Strömungsrichtung dient die A. vertebralis als Kollaterale bei Verschluß der A. subclavia vor Abgang der A. vertebralis und Verschluß des Truncus brachiocephalicus.

Dann kann dem Hirnkreislauf Blut zugunsten des betroffenen Arms entzogen werden. Dies wird als „Subclavian-steal-Effekt" bezeichnet. In Abb. 2.**16** sind die möglichen Kollateralen am Beispiel eines Verschlusses der linken A. subclavia halbschematisch wiedergegeben.

2.3.4. Circulus arteriosus cerebri (Willisi)

Der an der Hirnbasis gelegene Gefäßring (Abb. 2.**17**) verbindet über die A. communicans anterior und die Aa. communicantes posteriores die Karotiskreisläufe beider Seiten und das System der Karotiden mit dem vertebrobasilären System.

Der Circulus arteriosus cerebri ist als wichtigstes „Druckausgleichs- bzw. Verteilersystem" für die hirnversorgenden Arterien äußerst variant angelegt

und in 3–4% nicht geschlossen. Lehrbuchmäßige Anlage findet sich nur in einem Viertel der Fälle; bei den anderen sind ein oder mehrere Teilstrecken hypoplastisch. Hypoplasie oder Aplasie kann die kollaterale Durchströmung einer mangelperfundierten Strombahn reduzieren oder verhindern. Bei gut ausgeprägten Kollateralwegen über den basalen Gefäßkranz ist es dagegen möglich, daß allein von *einer* hirnversorgenden Arterie die gesamte Hirnperfusion garantiert wird.

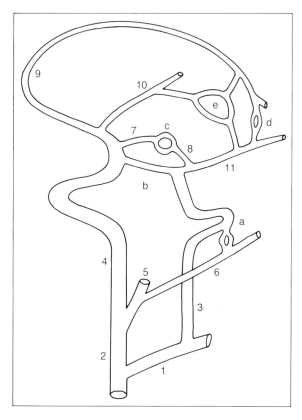

Abb. 2.**15** **Die wichtigsten kollateralen Verbindungen zwischen Karotis- und Vertebralissystem.** 1 = A. subclavia, 2 = A. carotis communis, 3 = A. vertebralis, 4 = A. carotis interna, 5 = A. carotis externa, 6 = A. occipitalis, 7 = A. choroidea anterior, 8 = A. choroidea posterior, 9 = A. cerebri anterior, 10 = A. cerebri media, 11 = A. cerebri posterior.
a = Okzipitalis-Vertebralis-Anastomose: Muskeläste aus der A. vertebralis und dem R. descendens der A. occipitalis, b = A. communicans posterior, c = Choroideaanastomose, d = Balkenanastomose: A. corporis callosi dorsalis aus A. cerebri posterior und A. pericallosa, e = leptomeningeale Anastomosen: Anterior-Posterior-Anastomose (A. frontalis posterior aus A. pericallosa und Rr. parietooccipitales der A. cerebri posterior), Media-Posterior-Anastomose (Aa. gyri angularis et temporalis posterior aus der A. cerebri media und Rr. parietooccipitales der A. cerebri posterior) (aus Gänshirt, H.: Der Hirnkreislauf. Thieme, Stuttgart 1972).

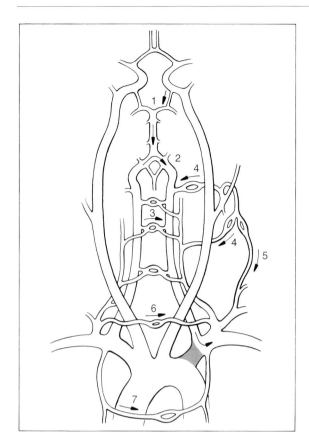

Abb. 2.16 Kollaterale Versorgungsmöglichkeiten der linken A. subclavia bei proximalem Verschluß.
1 = Anzapfung des Circulus arteriosus cerebri (Willisi) mit retrograder Durchströmung der A. basilaris und der linken A. vertebralis (sehr selten), 2 = retrograde Durchströmung der linken A. vertebralis über die rechte A. vertebralis (häufig), 3 = retrograde Durchströmung der A. vertebralis oder des Truncus thyrocervicalis über segmentale, radikuläre Arterien, 4 = retrograde Durchströmung der A. vertebralis über Anastomosen mit der A. occipitalis (Ast der A. carotis externa) oder 5 = dem Truncus thyrocervicalis, 6 = retrograde Durchströmung der linken A. thyroidea inferior über Anastomosen mit der rechten Schilddrüsenarterie, 7 = retrograde Durchströmung der linken A. thoracica interna über Anastomosen von rechts (aus Gänshirt, H.: Der Hirnkreislauf. Thieme, Stuttgart 1972).

2.3.5. Gesamtschau der Kollateralversorgung

Bei Gefäßverschlüssen wird die Hirndurchblutung durch Anastomosen und Kollateralen (Umgehungswege) aufrechterhalten (127). Diese „Sicherheitseinrichtungen" liegen in vier Ebenen übereinander, einer extrakraniellen und drei intrakraniellen (basal, perizerebral und intrazerebral).

Für die dopplersonographische Beurteilung sind nur die extrakraniellen und basalen intrakraniellen Umgehungswege zugänglich. Die wichtigsten Anastomosen wurden bereits in Abschn. 2.3.1 bis 2.3.4 beschrieben. Die vier großen hirnversorgenden Arterien können demnach ipsi- und kontralateral umgangen werden. Die Anastomosenbereiche stellen Wasserscheiden dar, die, abhängig vom Druckge-

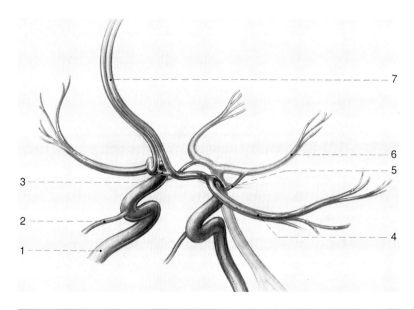

Abb. 2.17 Dreidimensionale Darstellung des Circulus arteriosus cerebri. Aufsicht von ventrolateral (Abb. 2.7).
1 = A. carotis interna,
2 = A. ophthalmica,
3 = A. communicans anterior,
4 = A. cerebri media (M_1),
5 = A. communicans posterior,
6 = A. cerebri posterior (P_2),
7 = A. cerebri anterior (A_2).

fälle, in beiden Richtungen verschoben werden können. Bestes Beispiel hierfür ist die Ophthalmikakollaterale, deren Wasserscheide bei proximalem Verschluß der ipsilateralen A. carotis interna von extra- nach intrakraniell verschoben wird.

Anatomisch und funktionell sind die meisten Abschnitte der vier großen hirnversorgenden Arterien und die des Circulus arteriosus cerebri als *Verbindungsarterien* zu betrachten, in denen die Strömungsrichtung nicht festgelegt ist. Dies soll Abb. 2.**18 a** verdeutlichen. In den markierten Abschnitten des Karotis- und vertebrobasilären Systems, wie auch in den extrakraniellen Anastomosen, kann Strömung in beiden Richtungen erfolgen. So kann z. B. bei Verschluß der rechten proximalen A. subclavia und der linken distalen A. vertebralis die Versorgung des rechten Arms über die linke A. carotis interna über folgende retrograd durchströmte Arterien erfolgen: A. communicans posterior links, P_1-Abschnitt der A. cerebri posterior links, A. basilaris und A. vertebralis rechts (Abb. 2.**18 b**). Über die genannten Arterien ist also das linke Karotissystem mit der rechten A. subclavia verbunden. Dies kann auch umgekehrt gelten, z. B. bei Verschluß der linken A. carotis interna, wobei dann die genannten Arterien orthograd durchströmt werden und die Verbindung zwischen rechter A. subclavia und linker A. cerebri media herstellen. In *Endarterien* (z. B. A. cerebri media oder P_2-Abschnitt der A. cerebri posterior), die in einem kapillären Bett enden, ist die Strömungsrichtung festgelegt, da am kapillären Ende kein Druck aufgebaut werden kann, der zu einer Umkehrung der Strömungsrichtung führt.

Besonders bei komplexen Verschlußprozessen an den extra- und intrakraniellen Hirnarterien wird es wichtig, die mögliche Kollateralversorgung aus der anatomischen Gesamtschau zu betrachten. Dies mag Abb. 2.**18 c** veranschaulichen, wobei hier zusätzlich zu beachten ist, daß einzelne Abschnitte *einer* Arterie mit entgegengesetzter Strömungsrichtung durchströmt werden können. So kann bei proximalem Verschluß der linken A. subclavia, distalem Verschluß der rechten A. vertebralis und Verschluß der rechten A. carotis interna die linke A. vertebralis kaudal der extrakraniellen Anastomosen retrograd und kranial der Anastomosen orthograd zur Versorgung der kontralateralen A. cerebelli inferior posterior, der A. basilaris und auch der A. cerebri media rechts über den R. communicans posterior dienen. Weitere Beispiele werden zusammen mit den dopplersonographischen Befunden in Abschn. 8.4 und Kap. 13 gegeben.

2.4. Wandaufbau der extra- und intrakraniellen Hirnarterien

Die Arterienwand ist aus drei Schichten aufgebaut (Abb. 6.**3**): Die *Tunica intima* besteht aus dem Endothel und elastischen und kollagenen Fasern. Sie ist im Normfall die dünnste Wandschicht. Die Dicke nimmt im Alter zu, übersteigt in der Regel jedoch nicht $100 \, \mu m$ (111). Die Tunica intima ist durch eine elastische Membran von der *Tunica media* getrennt, die als dickste Schicht überwiegend glatte Muskelfasern, kollagene und elastische Fasern enthält. So beträgt z. B. der Muskelanteil in der Wand der A. basilaris 85% neben 12,5% kollagenen und 2,5% elastischen Fasern. Die äußere Schicht, die *Tunica adventitia,* besteht vorwiegend aus kollagenen Fasern. Sie sind, wie die elastischen Faserelemente bei den Hirnarterien, nicht in Längs-, sondern in Querrichtung angeordnet, da sie keiner Längsbeanspruchung unterworfen sind, sondern dem von innen wirkenden Blutdruck widerstehen müssen. Diese Schicht ist nach außen vom umgebenden Bindegewebe nicht scharf abgegrenzt.

Die *Arteriosklerose* kann folgende Veränderungen hervorrufen:

1. „*Fettstreifen*", die häufig schon beim jungen Menschen gefunden werden. Sie sind das Resultat einer abnormen Infiltration von Lipiden in die Zellen der Intima. Durch sie entsteht keine wesentliche Wandverdickung. Im Ultraschallschnittbild sind diese Veränderungen nicht zu sehen.

2. *Fibröse Plaques* entstehen durch Proliferation der glatten lipidbeladenen Muskulatur. Im Extrazellulärraum finden sich vermehrt Lipide, Kollagen und elastische Fasern sowie Glykoproteine. Fibröse Plaques verursachen flache Erhebungen und können zu einer progredienten Obstruktion des Arterienvolumens führen.

3. *Komplizierte Plaques* sind fibröse Plaques, welche durch Blutung, Verkalkung, Aufbruch der Endotheloberfläche oder ein Hämatom verändert sind. Inwieweit diese arteriosklerotischen Veränderungen den Aspekt der Ultraschallschnittbilder von Arterien verändern, wird in Abschn. 6.1 und 9.1.6.4 besprochen.

2.5. Lokalisation arteriosklerotischer Gefäßveränderungen

Die Häufigkeit und die Lokalisation arteriosklerotischer Veränderungen an den extrakraniellen Hirnarterien bei Patienten mit zerebrovaskulär gedeuteten Symptomen, die wegen einer möglichen Karotisoperation angiographiert wurden, zeigt Abb.

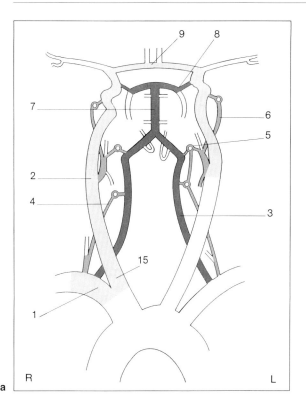

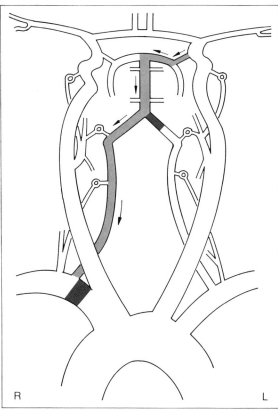

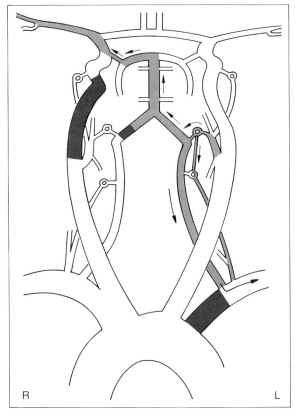

Abb. 2.**18 Abschnitte der hirnversorgenden Arterien, in denen unter pathologischen Bedingungen eine Strömungsumkehr vorkommen kann.** Die Strömungsrichtung ist in diesen Arterien (Verbindungsarterien) nicht festgelegt.

a Darstellung dieser Arterien im schematischen Übersichtsbild. 1 = proximale A. subclavia rechts, 2 = A. carotis, 3 = A. vertebralis, 4 = Anastomosen zwischen Zervikalarterien und A. vertebralis, 5 = Anastomosen zwischen A. occipitalis, Zervikalarterien und A. vertebralis, 6 = Anastomosen zwischen Ästen der A. carotis externa und der A. ophthalmica, 7 = A. basilaris, 8 = A. cerebri posterior und A. communicans posterior, 9 = A. cerebri anterior und A. communicans anterior.

b Retrograde Durchströmung der A. basilaris und der A. vertebralis rechts bei proximalem Verschluß der A. subclavia rechts und distalem Verschluß der A. vertebralis links.

c Retrograde Durchströmung der linken A. vertebralis proximal und orthograde Durchströmung der linken A. vertebralis distal sowie der A. basilaris bei proximalem Verschluß der A. subclavia links, distalem Verschluß der A. vertebralis rechts und Verschluß der A. carotis interna rechts. Die Strömung in der distalen und proximalen A. vertebralis links wird über die Anastomose mit der A. occipitalis unterhalten.

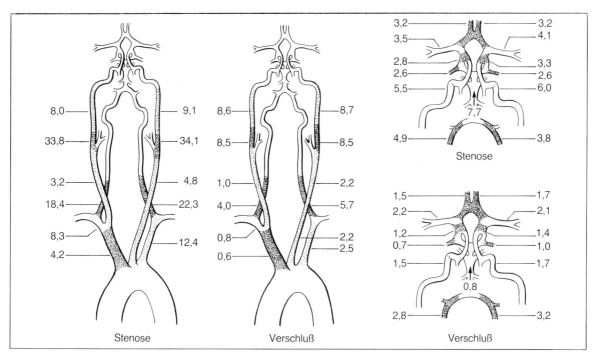

Abb. 2.**19** **Prozentuale Häufigkeit arteriosklerotischer Obstruktionen an den extrakraniellen Hirnarterien und dem Circulus arteriosus cerebri** (aus Hass, W. K., u. a.: J. Amer. med. Ass. 203 [1968] 961).

2.**19** (710). Die Angaben zum Verhältnis von extra- und intrakranieller Lokalisation obstruierender Gefäßveränderungen bei zerebralen Durchblutungsstörungen zeigen in verschiedenen Studien starke Abweichungen, bedingt durch die uneinheitliche Zusammensetzung des Patientenguts sowie die unterschiedliche Indikationsstellung und Beurteilung angiographischer Untersuchungen. Nach der Joint-Study (710) von Kliniken mit der Möglichkeit einer operativen Therapie wurden in 41,2% isolierte extrakranielle, in 33,3% extra- und intrakranielle und nur in 6,1% isolierte intrakranielle Stenosen und Verschlüsse gefunden. In 19,4% wurde ein „normaler" angiographischer Befund erhoben. Dorndorf u. Gänshirt (695) geben das Verhältnis von Verschlußprozessen der A. carotis interna, der A. cerebri media und der A. vertebralis gerundet mit 5 : 2 : 1 an, wobei hier ausschließlich Patienten mit angiographisch nachgewiesenen Veränderungen aufgeschlüsselt wurden. Unbestritten hoch ist der Anteil von stenosierenden und/oder ulzerierenden Gefäßveränderungen an der extrakraniellen Karotis bei Patienten mit transienten ischämischen Attacken (TIA) oder Amaurosis fugax. Toole u. Mitarb. (732) fanden bei 71% ihrer Patienten mit TIA Veränderungen an den extrakraniellen Karotisbifurkationen, Eisenberg u. Mitarb. (698) in 88% (81% Stenose oder Verschluß, 7% Ulzeration ohne Stenose). Allgemein kann festgestellt werden, daß der Anteil der extrakraniellen Gefäßveränderungen um so mehr überwiegt, je höhergradig die Veränderungen sind, welche für die Beurteilung berücksichtigt werden. Lemak u. Fields (720) nehmen an, daß bei etwa 90% der Patienten mit TIA pathologische Gefäßwandveränderungen an den extra- und intrakraniellen Hirnarterien nachweisbar sind. Bei derartigen statistischen Angaben ist zu berücksichtigen, daß die Ergebnisse von einigen Faktoren abhängig sind, wie z. B. der Überweisungspraxis, den Indikationsstellungen der behandelnden Kliniken entsprechend den diagnostischen und therapeutischen Möglichkeiten und schließlich den angiographischen Darstellungs- und Auswertemethoden.

An der extrakraniellen Karotisbifurkation ist die Wand der A. carotis interna gegenüber dem Flußteiler, d. h. bei lateralem Abgang die laterale Wand, bevorzugter Sitz arteriosklerotischer Plaques (Abb. 2.**20 a**) (116). Ein weiterer Schwerpunkt liegt etwa 2 cm nach dem Abgang der A. carotis interna, wo sie in der Regel einen leichten Bogen beschreibt (Abb. 2.**20 b**). Der weiter distal gelegene Abschnitt bis zur Schädelbasis zeigt fast nie umschriebene arteriosklerotische Veränderungen. Hier sind allerdings fibromuskuläre Dysplasien und traumatische oder spontane Dissektionen zu finden, die wiederum den Bereich der Karotisbifurkation aussparen (Abschn. 9.6).

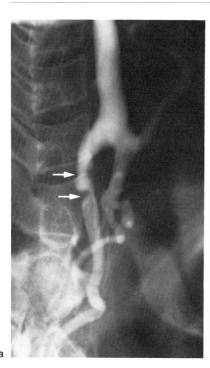
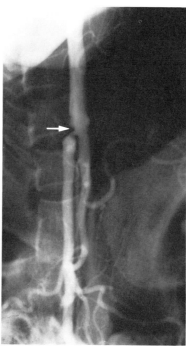

a   b

Abb. 2.**20**   **Typische Lokalisatio-
nen arteriosklerotischer Veränderungen der proximalen A. carotis
interna.**
a Dorsolaterale Wand im Übergangsbereich von der A. carotis
communis zur A. carotis interna.
b Wenige cm nach Abgang der A.
carotis interna. Die Plaques zeigten jeweils eine Nischenbildung.
Darstellung in beiden Fällen im
seitlichen Strahlengang (Neuroradiologie Ravensburg).

3. Hämodynamische Grundlagen

Die Dopplersonographie ist ein Verfahren zur Messung der Strömungsgeschwindigkeit, welche aber selbst von geringerem klinischem Interesse ist. Mit dem Parameter Strömungsgeschwindigkeit soll vielmehr eine Aussage über die Gefäßmorphologie, aber auch über Stromstärke und Strömungswiderstand gemacht werden. Im folgenden werden die Beziehungen dieser Größen zueinander besprochen. Kenntnisse der Hämodynamik erleichtern die Interpretation dopplersonographischer Befunde. Ausführliche Darstellungen der kreislaufphysiologischen Grundlagen finden sich bei Busse (21), Guyton (40), Lübbers (61) und Siesjö (86).

3.1. Beziehungen zwischen Stromstärke, Druck und Strömungswiderstand

Die Strömung durch ein Blutgefäß wird durch zwei Faktoren bestimmt:

1. *die Druckdifferenz* zwischen beiden Enden, d. h. die Kraft, die das Blut durch das Gefäß schiebt, und
2. die Behinderung der Strömung, den *Strömungswiderstand* (Gefäßwiderstand).

Als Stromstärke *i* (flow rate) wird das pro Zeiteinheit durch einen Gefäßquerschnitt fließende Blutvolumen bezeichnet; Maßeinheiten sind ml/s, ml/min und l/min. Die Stromstärke ist direkt proportional der Druckdifferenz ($P_1 - P_2$ bzw. ΔP) zwischen dem Druck am Anfang (P_1) und Ende (P_2) des durchströmten Gefäßes und umgekehrt proportional dem Strömungswiderstand (R). Dies wird durch ein dem Ohm-Gesetz der Elektrizitätslehre analoges Gesetz ausgedrückt:

$$i = \frac{\Delta P}{R} \qquad (1)$$

Gleichung 1 berücksichtigt nicht pulsatile Änderungen der Größen i, P und R; sie gilt daher für den Blutkreislauf nur im zeitlichen Mittel. R wird vorwiegend durch den Widerstand der peripheren Gefäße bestimmt und kann als *peripherer Strömungswiderstand* (R_{per}) bezeichnet werden. Wird für P_1 der mittlere arterielle Druck (P_{ma}) und für P_2 der mittlere venöse Druck (P_{mv}) eines Gefäßgebiets eingesetzt, läßt sich R_{per} nach Gleichung 1 wie folgt berechnen:

$$R_{per} = \frac{P_{ma} - P_{mv}}{i} \qquad (2)$$

Der Druck im Kreislauf setzt sich aus drei Komponenten zusammen:

1. dem hydrostatischen Anteil, bedingt durch die Schwerkraft,
2. dem dynamischen Anteil, bestimmt durch das Herzminutenvolumen und den peripheren Strömungswiderstand, und
3. dem statischen Anteil (mittlerer Füllungsdruck) als Funktion des Füllungsvolumens und der Volumenkapazität des Systems.

Im arteriellen System ist der Druck hauptsächlich durch 2 und 3 bestimmt.

Nach dem Gesetz von *Hagen-Poiseuille,* das streng nur unter den Voraussetzungen eines starren zylindrischen Rohrs und einer Flüssigkeit mit konstanter Viskosität und stationärer laminarer Strömung gilt, wird die Stromstärke i (Flußvolumen) neben der Druckdifferenz von der Viskosität η des strömenden Mediums und den Abmessungen der Röhre (Länge l und Radius r) bestimmt:

$$i = \frac{\Delta P r^4 \pi}{8 \eta l} \qquad (3)$$

Der Strömungswiderstand ist danach

$$R = \frac{8 \eta l}{r^4 \pi} \qquad (4)$$

Nach Gleichung 4 ist der Strömungswiderstand direkt proportional der Viskosität und der Gefäßlänge und umgekehrt proportional der 4. Potenz des Gefäßradius. Kleine Radiusänderungen haben demnach große Widerstandsänderungen zur Folge und bei konstanter Druckdifferenz große Änderungen der Stromstärke. Werden z. B. unter den Voraussetzungen laminarer Durchströmung und konstanter Druckdifferenz drei verschiedene Gefäße mit dem relativen Durchmesser 1, 2 und 4 hinsichtlich ihrer Durchströmung verglichen, bedingt die Zunahme des Durchmessers um den Faktor 4 eine Zunahme der Stromstärke um den Faktor 256.

3.2. Strömungsgeschwindigkeit

Die mittlere Strömungsgeschwindigkeit entspricht bei laminarer Strömung dem Mittelwert aus allen Geschwindigkeiten des parabelförmigen Geschwindigkeitsprofils (Abschn. 3.3). Sie ist proportional der Stromstärke i und umgekehrt proportional dem Gefäßquerschnitt Q:

$$v = \frac{i}{Q} \tag{5}$$

Entsprechend den Gleichungen (5) und (3) ergibt sich

$$v = \frac{\Delta P r^2}{8 \eta l} \tag{6}$$

Wesentliche Faktoren, welche die Blutströmungsgeschwindigkeit beeinflussen, sind demnach die Druckdifferenz und der Gefäßradius. Bei konstanter Stromstärke führt z. B. die Halbierung des Gefäßradius zu einer Vervierfachung der Strömungsgeschwindigkeit. Eine Reduktion der Viskosität bzw. des Hämatokrits führt ebenfalls zu einem Anstieg der Strömungsgeschwindigkeit (Gleichung 6).

Bei konstanter Stromstärke ist die Strömungsgeschwindigkeit an Orten mit größerem Gefäßquerschnitt (z. B. Sinus caroticus) kleiner, an Orten mit kleinerem Querschnitt (z. B. Stenose) größer (Kontinuitätsprinzip)

$$i = Q_1 \cdot v_1 = Q_2 \cdot v_2 \tag{7}$$

Darüber hinaus besteht nach dem Gesetz von Bernoulli bei der Durchströmung eines Gefäßes Konstanz der Energie in verschiedenen Segmenten. Die Beschleunigung der Strömung an einer engen Stelle führt daher zu einem Druckabfall; es wird Druck als potentielle Energieform in kinetische Energie umgewandelt. Das Umgekehrte geschieht beim Übergang vom stenosierten zum poststenotischen, normal weiten Gefäß. Falls keine Energieverluste durch Turbulenz im poststenotischen Abschnitt entstehen, sind Druck und Strömungsgeschwindigkeit im prä- und poststenotischen Abschnitt gleich (21). Wegen der bestehenden Beziehungen zwischen Druck und Strömungsgeschwindigkeit kann versucht werden, über die Strömungsgeschwindigkeit in einer Stenose den poststenotischen Druckabfall zu bestimmen (82, 90).

3.3. Laminare und turbulente Strömung

Wenn Blut mit konstanter Stromstärke durch ein langes, glattes Gefäß fließt, fließt es in Stromlinien, d. h. zylindrischen Schichten, deren Abstand zur Gefäßwand konstant bleibt. Diese Strömungsform wird als *laminare Strömung* bezeichnet.

Trägt man bei laminarer Strömung die Strömungsgeschwindigkeit in Abhängigkeit vom Rohrradius auf, dann ergibt sich ein parabelförmiges *Geschwindigkeitsprofil* (Strömungsprofil), wenn die Strömung im Gefäßlängsschnitt betrachtet wird. Ursache dieses Profils ist die starke Haftung des Bluts an der Gefäßwand. Die im Zentrum fließenden Schichten können über die gefäßwandnahen Schichten gleiten.

Bei starker Zunahme der Strömungsgeschwindigkeit oder hinter einer hochgradigen Stenose, d. h. unmittelbar nach einem plötzlichen Kalibersprung, kann *turbulente Strömung* auftreten. Turbulenz bedeutet, daß das Blut unregelmäßig in axialer und lateraler Richtung fließt, wodurch Wirbel entstehen, die einen wesentlich höheren Strömungswiderstand bedingen als laminare Strömung. Es kommt zur Zerreißung der Gleitschichten und Vermischung ihrer Elemente über den *ganzen* Gefäßquerschnitt.

Die Tendenz zu turbulenter Strömung steigt direkt proportional zu Strömungsgeschwindigkeit (v), Gefäßdurchmesser (2r) und Dichte des Bluts ρ und verhält sich umgekehrt proportional zur Viskosität η des Bluts. Diese Größen sind in einem dimensionslosen Parameter, der Reynolds-Zahl (Re), zusammengefaßt:

$$Re = 2\,rv\,\frac{\rho}{\eta} \tag{8}$$

Als *kritischer Wert* wird die Reynolds-Zahl bezeichnet, bei der laminare in turbulente Strömung übergeht. Dieser Wert liegt in einem Gefäß mit glatter Wand bei 2000–2200.

Das Geschwindigkeitsprofil bei turbulenter Strömung ist abgeflacht. Je höher die Reynolds-Zahl ist, desto flacher ist das Profil.

Die im Hagen-Poiseuille-Gesetz (Gleichung 3) für laminare Strömung formulierte Proportionalität zwischen Druckdifferenz und Stromstärke gilt nicht für turbulente Strömung. Hier ist die Druckdifferenz etwa dem Quadrat der Stromstärke proportional.

Turbulenz, entsprechend der hier verwendeten Definition, kommt physiologisch im Körper nur in einigen großen Gefäßen vor, z. B. in der Pars ascendens aortae nach der Aortenklappe (83). Sie kann auch nach hochgradigen kurzstreckigen Karotisstenosen auftreten. In den intrakraniellen Arterien ist wegen des geringen Gefäßkalibers und den niedrigen Strömungsgeschwindigkeiten nicht mit Turbulenz zu rechnen. Partiell – nicht über den ganzen Querschnitt – regellos verwirbelte Strömung, wie sie physiologischerweise an Gefäßkrümmungen,

Gefäßgabelungen oder Gefäßaufweitungen, aber auch distal von arteriosklerotischen Plaques auftritt, soll hier nicht als turbulente, sondern als gestörte Strömung bezeichnet werden. Die Bezeichnung „*gestörte Strömung*" ist ein übergeordneter Begriff, der im Rahmen der Dopplersonographie den Begriff Turbulenz ersetzen soll, da mit dopplersonographischen Kriterien nicht genau bestimmt werden kann, welcher Grad der Störung einer Turbulenz entspricht.

Das Geschwindigkeitsprofil bzw. die laminare, gestörte oder turbulente Strömung hat Einfluß auf das Dopplerfrequenzspektrum, worauf in Kap. 5 näher eingegangen wird.

3.4. Einfluß der Gefäßgeometrie auf die Strömung

Bei kurzstreckiger Veränderung des Röhrenquerschnitts, im Kreislauf an Verzweigungen, Aneurysmen, arteriosklerotischen Plaques und Stenosen können Strömungsablösungen bzw. *Ablösungszonen* auftreten. Sie werden als begünstigende Faktoren bei der Entstehung der Arteriosklerose angesehen.

Abb. 3.**1** zeigt am Beispiel einer stationären laminaren Strömung durch ein Rohr mit Einengung derartige Ablösungszonen. Bei konstanter Stromstärke kommt es durch Veränderungen des hydrostatischen Drucks und der Strömungsgeschwindigkeit zu Schubspannungen, die in den wandnahen Schichten eine Strömungsverlangsamung, z. T. eine Umkehrung der Strömungsrichtung bewirken. Im Bereich der Ablösungszone kann die Strömung stagnieren (Totwasserzone) und Wirbel bilden.

In Abb. 3.**2** sind Veränderungen der Geschwindigkeitsprofile bei stationärer laminarer Strömung in einem gekrümmten Rohr dargestellt. Die an der Außenseite strömenden Flüssigkeitsschichten werden abgebremst, die an der Innenseite strömenden beschleunigt. Im weiteren Verlauf (Abb. 3.**2 b**) werden die langsameren Schichten nach innen abgedrängt, was eine die Hauptströmung überlagernde und senkrecht zu ihr gerichtete Sekundärströmung ergibt (Abb. 3.**2 c**). Ursache hierfür ist die Zentrifugalkraft. Es ergeben sich Unterschiede je nach Gefäßweite (parabelförmiges oder stempelförmiges Profil des Einstroms) und im Vergleich von stationärer und pulsatiler Strömung.

Es ist also festzuhalten, daß das Auftreten von Veränderungen des Geschwindigkeitsprofils nicht

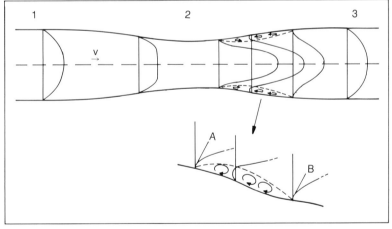

Abb. 3.**1 Poststenotische Ablösungszonen.** Die Ablösungszone ist vom übrigen Strom durch eine gestrichelte Linie abgegrenzt. A = Ablösungspunkt, B = Wiederanlegungspunkt. Das Strömungsprofil zeigt größere Strömungsgeschwindigkeiten (v) im Abschnitt der Stenose (2) (aus Busse, R.: Kreislaufphysiologie. Thieme, Stuttgart 1982).

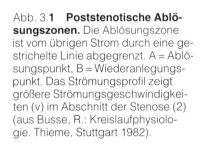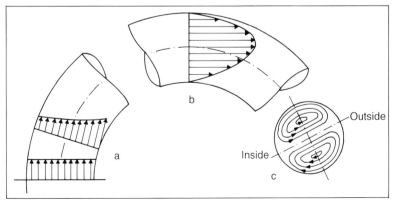

Abb. 3.**2 Geschwindigkeitsprofile bei stationärer laminarer Strömung in einem gekrümmten Rohr. a** Am Anfang der Anlaufstrecke, **b** stabiles Profil am Ende der Anlaufstrecke, **c** Sekundärströmung. Weitere Erklärung s. Text (aus Busse, R.: Kreislaufphysiologie. Thieme, Stuttgart 1982).

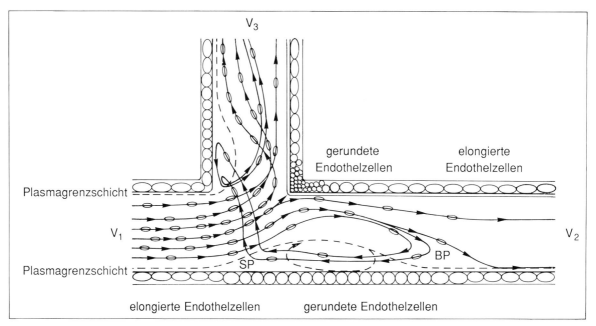

Abb. 3.3 Strömungsverhalten an einer 90°-Gefäßaufzweigung. Schematische Darstellung der Strömungsfäden mit Blutzellen, zellfreier Plasmaschicht und strömungsabhängigen Veränderungen der Endothelzellen. Im geraden Einstromteil sind die Zellen im Zentrum konzentriert, und die Plasmagrenzschicht enthält fast keine Zellen. Die Endothelzellen sind in Strömungsrichtung angeordnet. In der Ablösungszone ist die Plasmagrenzschicht zerstört, und die Endothelzellen sind gerundet sowie vergrößert. Bemerkenswert ist die Ablösungszone in beiden Ästen. Strömungsvolumen $V_3/V_1 = 0,3$, ReynoldsZahl = 250, RP = Wiederanlegungspunkt, SP = Ablösungspunkt, STP = Stagnationspunkt (aus Liepsch, D. W.: Effect of blood flow parameters on flow patterns at arterial bifurcations. Studies in models. In Liepsch, D. W.: Proceedings of the International Symposium on Biofluid Mechanics 1988).

gleichbedeutend mit pathologischer Strömung ist, sondern unter physiologischen Bedingungen an Gefäßerweiterungen oder -einengungen und Gefäßverzweigungen (Abb. 3.3) auftreten kann (s. auch Abb. 5.9).

3.5. Strömungspulskurve

3.5.1. Physikalische Grundlagen

Die zeitliche Abhängigkeit der Blutströmung bzw. -strömungsgeschwindigkeit von der Herzaktion wird durch die Strömungspulskurve beschrieben, deren Formelemente weitgehend denen der Druckpulskurve entsprechen. In Abb. 3.4 sind Dopplerströmungspulskurven (**a**) und Druckpulskurven (**b**) der A. carotis communis in zeitlicher Korrelation zum EKG gegenübergestellt. Das Ende der systolischen Welle (1–4) ist durch die Klappenschlußinzisur (4) gekennzeichnet. Frühdiastolisch findet sich eine positive Nachschwankung (5). Der Abstand des Fußpunkts der systolischen Schwankung (1) von der Grundlinie zeigt die Größe der enddiastolischen Strömungsgeschwindigkeit an.

Im Gegensatz zur Druckpulskurve kann die Strömungspulskurve negative Werte annehmen (Rück-

flußphasen), da die sich überlagernden recht- und rückläufigen Strömungspulswellen umgekehrte Vorzeichen besitzen. Beim Druckpuls kommt es dagegen zur Summation recht- und rückläufiger Wellendrücke (22). Dies ist in Abb. 3.5 durch den Vergleich der Druckpuls- und der Dopplerstrompulskurve der A. tibialis posterior dargestellt. Im unbeeinflußten Zustand (**a**) findet sich in der Strömungspulskurve eine frühdiastolische Rückstromphase; bei reaktiver Hyperämie (**b**) kommt es während der ganzen Diastole zu Vorwärtsströmung mit relativ hoher Strömungsgeschwindigkeit. Zur Erklärung der Entstehungsbedingungen arterieller Druck- und Strömungspulsform wird das Arteriensystem als hydrodynamische Wellenleitung beschrieben, deren Segmente durch die Größe des Wellenwiderstandes (Z) charakterisiert sind. Z ist für Wellen aller Laufrichtungen definiert als das Verhältnis von Wellendruck (P) zur Wellenstromstärke (i):

$$Z = \frac{P}{i} \tag{9}$$

Das Arteriensystem ist eine inhomogene Wellenleitung. An Gefäßabzweigungen und im Bereich von

Kaliberveränderungen kommt es zu Wellenreflexionen, da sich der Wellenwiderstand ändert (98). Das Verhältnis von reflektierter zu ankommender Welle wird als Reflexionsfaktor K definiert und für einen Ort mit lokaler Änderung des Wellenwiderstands folgendermaßen berechnet:

$$K = \frac{Z_2 - Z_1}{Z_2 + Z_1} \qquad (10)$$

Z_1 bzw. Z_2 ist der Wellenwiderstand der Arterie proximal bzw. distal der Reflexionsstelle. Ist K größer als 0, erfolgt positive Reflexion, ist K kleiner als 0, negative Reflexion. Die reflektierte Welle besitzt die Wellenstromstärke:

$$i_2 = i_1 K \qquad (11)$$

Dabei ist i_1 die Wellenstromstärke der ankommenden Welle. Der reflektierte Strompuls (i_2) ist bei positiver Reflexion negativ, da als positive Stromstärke die Stromstärke in peripherer Richtung definiert ist. Wird auch die Reflexion an proximalen Arteriensegmenten (z. B. Abgang der untersuchten Arterie) berücksichtigt, gibt es eine Vielzahl vor- und rückläufiger Wellen von unterschiedlicher Wellenstromstärke. Busse u. Mitarb. (22) konnten für einfache inhomogene Schlauchmodelle Modellstrompulse berechnen, die den natürlichen Strompulskurven sehr genau entsprechen. Das Modell eignet sich auch für die Erklärung von Pulskurven unter physiologischen und pathologischen Bedingungen.

Eine vereinfachte Deutung der Form arterieller Strompulskurven ergibt sich, wenn diese als Summe von Widerstandsfluß (resistance flow) und Elastizitätsfluß (compliance flow) gesehen wird (Abb. 3.**6**) (88). Ersterer entsteht durch Druckdifferenz und Strömungswiderstand (Gleichung 1), letzterer durch die in der Arterienwand bei jeder Systole gespeicherte Energie (C). Der Extremfall eines reinen „compliance flow" findet sich in Arterienstümpfen oder in den hirnversorgenden Gefäßen bei zerebralem Kreislaufstillstand.

3.5.2. Dopplerströmungspulskurven

Die mit der Dopplersonographie ableitbaren Pulskurven der extremitäten- und hirnversorgenden Arterien zeigen charakteristische Unterschiede im Verhältnis der systolischen zur enddiastolischen Strömungsgeschwindigkeit *(Pulsatilität)*, die durch die unterschiedlichen peripheren Strömungswiderstände zu erklären sind.

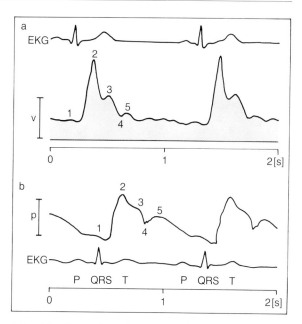

Abb. 3.**4** **Gegenüberstellung von Dopplerströmungspulskurven (a) und Druckpulskurven (b) der A. carotis communis.** 1 = Beginn der systolischen Welle, 2 = systolischer Gipfel, 3 = katakrote Schulter, 4 = Klappenschlußinzisur, 5 = frühdiastolischer Buckel (**b** aus Gadermann, E., H. Jungmann: Klinische Arterienpulsschreibung. Barth, München 1964).

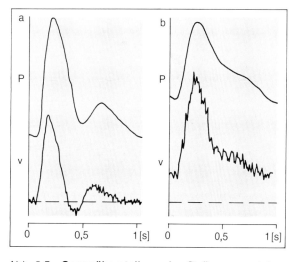

Abb. 3.**5** **Gegenüberstellung der Strömungspulskurve (v) und der Druckpulskurve (P) der A. tibialis posterior** in Ruhe (**a**) und nach Ischämie mit reaktiver Hyperämie (**b**) (aus Busse, R., E. Wetterer, R. D. Bauer, Th. Pasch, Y. Summa: The genesis of the pulse contours of the distal leg arteries in man. Pflügers Arch. 360 [1975] 63).

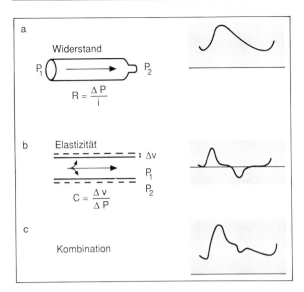

Abb. 3.6 Widerstandsfluß (resistance flow) (a) und Elastizitätsfluß (compliance flow) (b) sowie Strömungspulskurve bei Kombination von Widerstands- und Elastizitätsfluß (c). Weitere Erklärung s. Text.

3.5.2.1. Einfluß von Strömungswiderstand und Gefäßradius

Die Entstehung von Formveränderungen der Strömungspulskurven bei allgemeiner Gefäßsklerose, umschriebener Stenose oder Verschluß einer Arterie ist weitgehend unbekannt. Allerdings kann sich die Dopplergefäßdiagnostik inzwischen auf empirisch ermittelte Kriterien stützen und die Gültigkeit der hämodynamischen Gesetze modellhaft überprüfen, um sie dann diagnostisch zu verwerten. Dies wird am Beispiel der A. radialis dargestellt, wobei zunächst überprüft werden soll,

1. welchen Einfluß eine Erhöhung des peripheren Strömungswiderstands auf die Blutströmungsgeschwindigkeit hat,
2. welche Änderung der Blutströmungsgeschwindigkeit im Bereich einer Lumeneinengung der Arterie (Stenose) auftritt.

Nach den oben beschriebenen hämodynamischen Gesetzen ist eine Änderung der Strömungsgeschwindigkeit zu erwarten, wenn der periphere Strömungswiderstand in Abhängigkeit vom Gefäßradius verändert wird. Nach Gleichung 6 ist die mittlere Strömungsgeschwindigkeit proportional dem Druckgefälle und dem Quadrat des Gefäßradius. Hieraus ist abzuleiten, daß eine Zu- oder Abnahme des Gefäßradius zu einer Zu- oder Abnahme der Strömungsgeschwindigkeit führt, wenn sie im Gefäßabschnitt vor der Änderung des Gefäßradius gemessen wird. Dies ist in Abb. 3.7 am Beispiel der A. radialis dargestellt. In Abb. 3.7a sind normale Dopplerpulskurven wiedergegeben. Die Richtungs-

anzeige war so gewählt, daß die Blutströmung von der Schallsonde weg einen Ausschlag nach oben in bezug auf die Nullinie ergab. Der Abstand des Fußpunkts der Pulskurven von der Nullinie zeigt die enddiastolische Strömungsgeschwindigkeit an. In Abb. 3.7b ist der Einfluß einer *Änderung des Gefäßradius distal der Ableitestelle* dargestellt. Zunehmende Lumeneinengung der A. radialis 4 cm distal der Ableitestelle, erzeugt durch zunehmenden und senkrecht zur Gefäßachse wirkenden Druck mit einem bleistiftförmigen Stempel, führt zu einer Abnahme erst der diastolischen, dann auch der systolischen Strömungsgeschwindigkeit. Ein entsprechender Effekt ist bei Erhöhung des peripheren Strömungswiderstands durch Muskelkontraktion (rascher Faustschluß, **c**) zu erreichen. Hierdurch kommt es zunächst zu einer kurz dauernden Rückströmung in der A. radialis (Ausschlag nach unten); danach ist eine deutliche Abnahme der diastolischen Strömungsgeschwindigkeit und eine frühdiastolische Rückstromphase zu registrieren. Nach Wiedereröffnen der Strombahn (Faust auf) kommt es zu einem Anstieg vorwiegend der diastolischen Strömungsgeschwindigkeit, bedingt durch die Minderung des peripheren Strömungswiderstands bei reaktiver Hyperämie. Es ist demnach für den pathologischen Fall einer höhergradigen Gefäßstenose zu erwarten, daß die Strömungsgeschwindigkeit im Abschnitt vor der Strömungsbehinderung vermindert ist. Abb. 3.7d zeigt den Einfluß der *Änderung des Gefäßradius im Ableitebereich*. Zunehmende Kompression hat anfänglich eine Zunahme der Strömungsgeschwindigkeit zur Folge, dann eine Abnahme, bis es schließlich zum Sistieren der Strömung bei völligem Gefäßverschluß kommt.

Daß unter dieser Bedingung nach Öffnen der Strombahn keine erhöhte diastolische Strömungsgeschwindigkeit nachweisbar ist, spricht für die volle Kompensation der Handdurchblutung über die A. ulnaris, während es bei Faustschluß zu einer Erhöhung des peripheren Strömungswiderstands im Stromgebiet beider handversorgenden Arterien kommt. Nur unter dieser Bedingung ist eine reaktive Hyperämie mit erhöhter diastolischer Strömungsgeschwindigkeit zu erwarten. Die für die A. radialis dargestellten Möglichkeiten der Beeinflussung der Strömungsgeschwindigkeit lassen sich auch an einem venösen Gefäß nachweisen (V. mediana cubiti, Abb. 3.7). Faustschluß hat hier allerdings initial eine Zunahme der Strömungsgeschwindigkeit, später eine Abnahme zur Folge, und die Zunahme der Strömungsgeschwindigkeit bei Kompression der Vene durch die Schallsonde ist geringer ausgeprägt. Deutlicher ist dagegen die atemabhängige Änderung der Strömungsgeschwindigkeit (Zunahme während der Inspiration, Abnahme während der Exspiration).

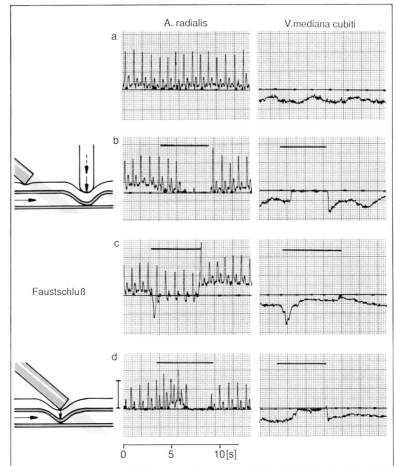

Abb. 3.7 Ableitung vor (b, c) und im Bereich eines Strömungshindernisses (d). Dopplerpulskurven der A. radialis und der V. mediana cubiti.

a Fortlaufende Registrierung der normalen Strompulskurven.

b Abnahme der Strömungsgeschwindigkeit und Sistieren der Strömung bei zunehmender distaler Kompression des Gefäßes.

c Änderung der Strömungsgeschwindigkeit und -richtung beim Schließen und Öffnen der Faust.

d Unmittelbar poststenotische Registrierung einer Zu- und Abnahme der Strömungsgeschwindigkeit bei zunehmender Kompression des Gefäßes mit der Schallsonde. Dauer der Gefäßkompression und des Faustschlusses durch Balken über den Pulskurven markiert. Registriergeschwindigkeit 5 mm/s. CW-Dopplersonographie.

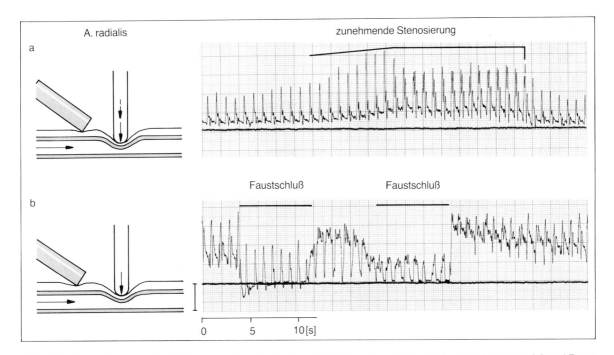

Abb. 3.**8 Beeinflussung der Strömungssignale der A. radialis** durch zunehmende Lumeneinengung (**a**) und Faustschluß bei subtotaler Lumeneinengung (**b**).

Bei zunehmender Strömungsgeschwindigkeit erhöht sich die Wahrscheinlichkeit, daß die parallelen Stromfäden zerreißen und gestörte Strömungsformen zu beobachten sind. In Abb. 3.**7** werden die Veränderungen der Dopplerpulskurven von der A. radialis bei Beschallung des prä- und poststenotischen Abschnitts gezeigt.

Abb. 3.**8** gibt die Veränderung bei Beschallung der zunehmend stenosierten A. radialis wieder. Die zunehmende Lumeneinengung führt auch hier zu einem Anstieg der Strömungsgeschwindigkeit, bei erheblicher Stenosierung auch zu ausgeprägten Unregelmäßigkeiten der Pulskurven, bedingt durch die gestörte Strömung (**a**). Wird bei hochgradiger Einengung die Strömungsgeschwindigkeit durch reaktive Hyperämie nach Faustschluß erhöht (**b**), treten neben einer Gleichstromkomponente mit hohem Pulskurvenausschlag (akustisch hochfrequentes Zischen) gegen Null gerichtete Auslenkungen der Pulskurve auf. Diese Pulskurvenform entspricht der, welche auch bei hochgradigen Stenosen der A. carotis interna abgeleitet werden kann. Die in hirnversorgenden Gefäßen höhere diastolische Strömungsgeschwindigkeit ist durch den geringen peripheren Strömungswiderstand bedingt, und die bei Stenosen auftretenden Strömungssignale können am Modell der A. radialis nur unter der Bedingung der reaktiven Hyperämie bei ischämisch bedingter Minderung des peripheren Strömungswiderstandes simuliert werden.

Das Geschwindigkeitsprofil im Bereich vor und nach einer Stenose, gemessen mit dem gepulsten Dopplerverfahren, zeigt Abb. 3.**9**. Unmittelbar poststenotisch entsteht zentral eine „Jet-Strömung", wandnah eine Ablösungszone mit rückläufiger Strömungsrichtung, im weiteren poststenotischen Abschnitt erhöhte, dann verminderte Strömungsgeschwindigkeit.

Der *Gesamtströmungswiderstand des Gehirns* bzw. der periphere Strömungswiderstand für die vorwiegend hirnversorgende A. carotis interna ist mit 1,5–2 mm Hg (0,2–0,3 kPa)/ml/100 g/min (706) und einer Perfusion von 50–55 ml/100 g/min um ein Vielfaches geringer als für die Haut- und Muskelversorgung der A. carotis externa mit etwa 30 mm Hg (4 kPa)/ml/100 g/min und einer Perfusion von 2,5–3 ml/100 g/min. Die Strömungspulskurve der A. carotis interna ist demnach, wie auch die der A. vertebralis, durch eine hohe Gleichstromkomponente während der Diastole charakterisiert (Abb. 3.**10 a**), die der A. carotis externa zeigt dagegen einen relativ niedrigen diastolischen Strömungsanteil (Abb. 3.**10 b**). Der periphere Strömungswiderstand bestimmt somit vorwiegend das Verhältnis von systolischer zu enddiastolischer Strömungsgeschwindigkeit. Die Pulskurve der A. carotis communis (Abb. 3.**10 c**) nimmt eine Zwischenstellung ein, da sie von den peripheren Widerständen in den Strömungsgebieten der Aa. carotides interna und externa geprägt ist. Bei proximalem Verschluß der A. carotis interna ist eine Abnahme der diastolischen Strömungsgeschwindigkeit in der A. carotis communis zu erwarten, bei Verschluß der A. carotis externa eine relative Zunahme. Bei dieser Vorstellung ist allerdings nicht berücksichtigt, daß bei hochgradiger Stenose oder Verschluß der Interna Äste der Externa zu hirnversorgenden Arterien werden können (Ophthalmikakollaterale!), mit entsprechender Änderung ihrer Strömungspulskurven, die wiederum die der Kommunis beeinflussen.

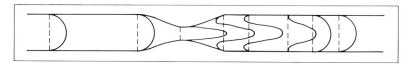

Abb. 3.9 **Profile der Strömungsgeschwindigkeit** vor, im Bereich und nach einer Lumeneinengung (aus Hinglais, J.: INSERM 34 [1974] 241).

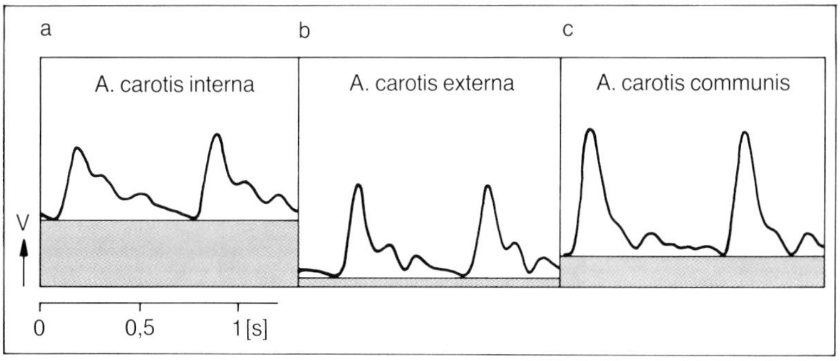

a   b   c
A. carotis interna | A. carotis externa | A. carotis communis

V

0   0,5   1 [s]

Abb. 3.10 **Dopplerströmungspulskurven der Aa. carotides interna (a), externa (b) und communis (c).** Die Unterschiede in der enddiastolischen Strömungsgeschwindigkeit sind durch den Raster hervorgehoben. v = registrierte Dopplerfrequenz (Strömungsgeschwindigkeit).

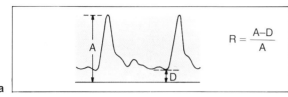

$$R = \frac{A-D}{A}$$

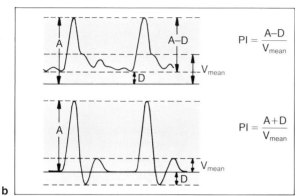

$$PI = \frac{A-D}{V_{mean}}$$

$$PI = \frac{A+D}{V_{mean}}$$

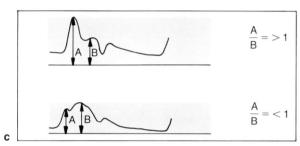

$$\frac{A}{B} = > 1$$

$$\frac{A}{B} = < 1$$

Abb. 3.**11 Gebräuchliche Indizes zur Pulskurvencharakterisierung.**
a Widerstandsindex (R) nach Pourcelot.
b Pulsatilitätsindex (PI) nach Gosling, Bestimmung bei einer A. carotis communis (oben) und einer A. subclavia (unten).
c A/B-Ratio nach Gosling. A = erster systolischer Gipfel, B = zweiter systolischer Gipfel. A/B 3 < 1 soll für eine Gefäßerkrankung sprechen.

3.5.2.2. Indizes zur Strömungspulskurven- Charakterisierung

Zur Veranschaulichung des peripheren Widerstands im Hirnkreislauf wurde von Pourcelot (229, 231) der sogenannte „index de resistance" (R) in die dopplersonographische Diagnostik eingeführt (Abb. 3.**11 a**). Er beschreibt das Verhältnis von maximaler systolischer zu enddiastolischer Strömungsgeschwindigkeit. Für die A. carotis communis des Gesunden liegt R zwischen 0,55 und 0,75. Haut- und muskelversorgende Arterien mit großem peripherem Strömungswiderstand haben ein R > 0,75. Bei hirnversorgenden Arterien oder solchen, die parenchymatöse Organe versorgen (z. B. A. thyroidea), ist R < 0,75. R wird auch kleiner im poststenotischen Gefäß, wenn der Strömungswiderstand durch reaktive Vasodilatation abnimmt.

Weitere gebräuchliche Indizes zur Pulskurvencharakterisierung sind der Pulsatilitätsindex PI (319, 320) (Abb. 3.**11 b**) und die A/B-Ratio (224, 319, 346) (Abb. 3.**11 c**). Alle Indizes sind nicht nur eine Funktion des Strömungswiderstands, sondern werden auch von der Gefäßelastizität beeinflußt und sind daher altersabhängig.

3.5.2.3. Einfluß des vegetativen Nervensystems und der Körperposition

Wie in Abb. 3.**12 a** wiedergegeben, zeigen die Pulskurven bei fortlaufender Registrierung mehr oder weniger deutliche wellenförmige Schwankungen der Strömungsgeschwindigkeit. Diese Schwankungen entstehen durch die vasomotorische Innervation über das vegetative Nervensystem. Das Ge-

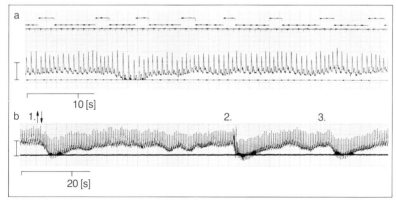

Abb. 3.**12 Respiratorische Schwankungen der Pulskurve der A. radialis.** 32jährige gesunde Versuchsperson.
a Ableitung der unbeeinflußten A. radialis über 70 s bei fixierter Sondenposition. Neben den respiratorischen Schwankungen (Dauer der Inspiration durch Rechteckpuls über den Kurven markiert) fielen sehr unterschiedliche, insbesondere diastolische Werte auf.

b Darstellung des Einflusses einer seufzerartigen Ein- und Ausatmung (1), eines Hustenstoßes (2) und kräftigen Gähnens (3). Der deutliche Abfall der diastolischen Strömungsgeschwindigkeit trat nach kurzer Latenz auf, danach erfolgte eine langsame Zunahme (aus von Reutern, G.-M.: Pathologische Strompulsformen hirnversorgender Arterien. Habil.-Schrift, Freiburg 1977).

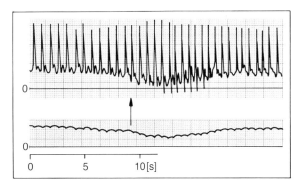

Abb. 3.13 Veränderungen der Pulskurven der A. carotis communis bei abruptem Aufrichten (Pfeil) aus dem Liegen. Untere Kurve: Zeitgemittelte Registrierung (aus Pourcelot, L.: INSERM 34 [1974] 213).

schehen kann moduliert werden durch Reize wie Atmung, Schreck, aber auch einmalige forcierte In- und Exspiration (Seufzer). Letzteres führt nach wenigen Herzschlägen zu einer deutlichen Reduktion der systolischen und diastolischen Strömungsgeschwindigkeit mit langsamer Rückführung zum Ausgangswert (Abb. 3.**12 b**) (239). Diese Veränderungen der Strömungsgeschwindigkeiten sind besonders bei vegetativ labilen Patienten zu berücksichtigen, wenn ein Seitenvergleich der Pulskurven durchgeführt wird.

Eindrucksvoll ist auch der Einfluß von Änderungen der Körperposition. Abruptes Aufrichten aus liegender Position hat vorübergehend eine Zunahme der Pulsatilität der Strömung in der A. carotis communis zur Folge (Abb. 3.**13**). Nach Aufrichten nimmt die systolische Strömungsgeschwindigkeit zu, die diastolische Strömungsgeschwindigkeit ab, und es kommt vorübergehend zu einer frühdiastolischen Rückflußphase, wie sie unter normalen Bedingungen nur in Extremitätenarterien gefunden wird. Auch bei belastungsinduzierter Tachykardie kann eine frühdiastolische Rückflußphase in der A. carotis communis beobachtet werden (239).

3.5.2.4. Einfluß von Herzrhythmusstörungen

Erhebliche Veränderungen der Pulskurven finden sich bei Herzrhythmusstörungen, wie Abb. 3.**14** am Beispiel einer absoluten Tachyarrhythmie zeigt. Charakteristisch sind wechselnde Pulskurvenausschläge, und auch hier kann in Phasen deutlich erhöhter Herzfrequenz eine diastolische Rückstromphase registriert werden. Veränderungen der Pulskurven finden sich auch bei Herzklappenerkrankungen (176). So kann bei einer Aortenklappeninsuffizienz die enddiastolische Strömungsgeschwindigkeit in den Aa. carotides communis und interna deutlich reduziert sein.

3.5.2.5. Einfluß der Gefäßelastizität

In Abb. 3.**15** sind typische Pulskurven der Karotiden von 3 Patienten unterschiedlichen Alters gegenübergestellt. Bei keinem fand sich angiographisch eine umschriebene extra- oder intrakranielle Gefäßstörung. Bei dem 73jährigen lagen allerdings Hinweise für einen „zerebralen Gefäßprozeß" mit Rarefizierung und vermehrter Schlängelung der intrakraniellen Arterien vor. Auffällig ist auch das „Verschleifen" der Formelemente der Pulskurven im Alter und eine reduzierte Strömungsgeschwindigkeit in der A. carotis communis. Die allgemeinen Pulskurvenveränderungen im Alter sind auf eine Erhöhung des Strömungswiderstands bei zerebraler Arteriosklerose, Abnahme der Gefäßelastizität und arteriosklerotische Erweiterung der hirnversorgenden Arterien zurückzuführen. Die hohe systolische Spitze, die deutliche Schulter und die Inzisur der Pulskurven Jugendlicher ist durch das elastische Verhalten ihrer Arterien bedingt (Abb. 3.**6**).

3.6. Hämodynamische Relevanz einer Stenose

Von Flanigan u. Mitarb. (34) wurde tierexperimentell nachgewiesen, daß erst ab einer Reduktion des Gefäßquerschnitts um etwa 80% („kritischer Bereich") eine poststenotische Flußminderung oder

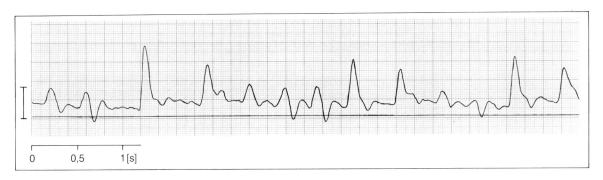

Abb. 3.14 Strömungspulskurven der A. carotis communis bei absoluter Tachyarrhythmie.

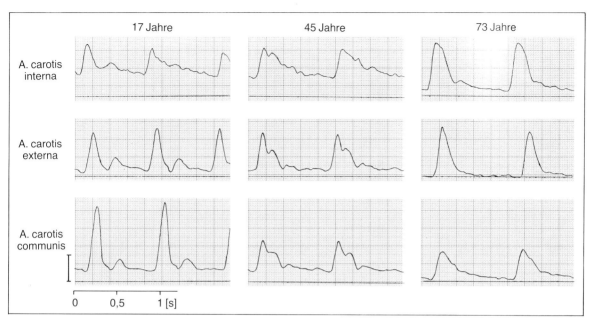

17 Jahre 45 Jahre 73 Jahre

A. carotis interna

A. carotis externa

A. carotis communis

0   0,5   1 [s]

Abb. 3.**15   Altersvergleich der Pulskurven der Aa. carotis communis, externa und interna** eines 17-, 45- und 73jährigen Patienten.

ein deutlicher Abfall des poststenotischen Drucks meßbar wird (Abb. 3.**16**). Bei Erhöhung der Stromstärke wird der kritische Bereich nach links in Richtung geringerer Lumenreduktion verschoben (12, 102).

Eine kritische Stenose führt wegen der verminderten Stromstärke auch zu einer langsameren Strömungsgeschwindigkeit im prä- und poststenotischen Abschnitt (Gleichung 5), falls der Gefäßdurchmesser nicht sekundär verändert ist. Diese langsamere Strömungsgeschwindigkeit kann dopplersonographisch im Seitenvergleich erkannt werden. Ein postobstruktiver Druckabfall führt zur Verschiebung eines Wasserscheidengleichgewichts (z. B. im Bereich der Ophthalmikakollateralen) und kann anhand verminderter Strömungsgeschwindigkeit oder veränderter Strömungsrichtung erkannt werden. Dies ist bei retrograder Durchströmung der A. supratrochlearis infolge proximaler Obstruktion der A. carotis interna oder beim Subclavian-steal-Effekt mit retrograder Durchströmung der A. vertebralis der Fall.

Die dopplersonographische Diagnostik ergibt direkte und indirekte Hinweise auf eine Obstruktion. Direkte Hinweise ergeben sich durch die Untersuchung der Obstruktion selbst, indirekte durch Untersuchung der ihr vor- und nachgeschalteten Gefäßabschnitte.

Um die hämodynamischen Effekte am Ort einer Arterienobstruktion und in vor- bzw. nachgeschalte-

ten Arterienabschnitten und Kollateralen verstehen und aus didaktischen Gründen schematisieren zu können, hat sich die Klassifizierung von Spencer (89) in *primäre, sekundäre* und *tertiäre* Effekte als sehr hilfreich erwiesen. Diese Effekte können dopplersonographisch durch Veränderungen der Dopp-

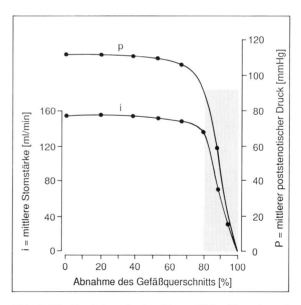

Abb. 3.**16   Poststenotische Stromstärke (i) und poststenotischer Druck (P),** dargestellt in Abhängigkeit von der Abnahme des Gefäßquerschnitts. Kritischer Bereich gerastert (aus Flanigan, P. D., u. a.: Ann. Surg. 156 [1977] 663).

Tabelle 3.**1** Mit der Dopplersonographie feststellbare primäre, sekundäre und tertiäre hämodynamische Effekte (nach Spencer)

I. Primär: in der Stenose
Erhöhte Strömungsgeschwindigkeit
II. Sekundär: unmittelbar prä- und poststenotisch
A. Poststenotische Effekte
1. Gestörte Strömung unmittelbar nach der Stenose
2. Verminderte Geschwindigkeit, langsamere systolische Beschleunigung, verminderte Pulsatilität
B. Prästenotische Effekte
1. Verminderte Geschwindigkeit
2. Erhöhte Pulsatilität
III. Tertiär: Kollateralgefäße
A. Erhöhte Geschwindigkeit und verminderte Pulsatilität, gestörte Strömung an Aufzweigungspunkten
B. Systolische Entschleunigung, Pendelströmung oder Strömungsumkehr

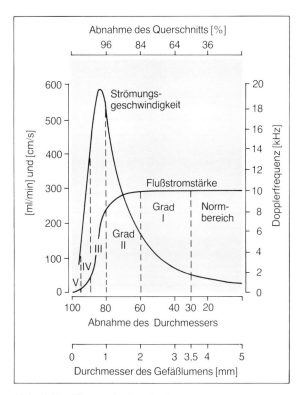

Abb. 3.**17 Theoretische Beziehung zwischen Strömungsgeschwindigkeit und Stromstärke bei verschiedenen Stenosegraden** (aus Spencer, M. P., J. M. Reid: Stroke 10 [1979] 326).

ler-Strömungspulskurve erfaßt werden und sind in Tab. 3.**1** zusammengestellt. Folgende Gesetzmäßigkeiten können angeführt werden:

1. Im stenosierten Segment kommt es in Abhängigkeit vom Stenosegrad zu einem Anstieg der Strömungsgeschwindigkeit (Abb. 3.**17**).

2. Stromabwärts der Stenose findet sich, in Abhängigkeit vom Schweregrad der Obstruktion, eine gestörte Strömung, in größerer Distanz zur Stenose eine reduzierte Strömungsgeschwindigkeit mit verminderter Pulsatilität und verzögertem systolischem Anstieg der Strömungsgeschwindigkeit. Letzteres wird verursacht durch den poststenotischen Druckabfall, der bei einer Reduktion des Gefäßquerschnitts von mehr als 75% (Abb. 3.**16**) entsteht.

3. Im vorgeschalteten Gefäßabschnitt (stromaufwärts) findet sich reduzierte Strömungsgeschwindigkeit mit erhöhter Pulsatilität der Dopplerströmungspulskurve, wenn die Stenose einen erhöhten peripheren Strömungswiderstand bedingt.

4. In Kollateralen kann erhöhte Strömungsgeschwindigkeit mit reduzierter Pulsatilität und eventuell gestörten Strömungsanteilen gefunden

werden, oder, da sie als Verbindungsarterien mit beidseits offenem Ende zu betrachten sind, eine systolische Entschleunigung der Strömungsgeschwindigkeit, eine herzphasenabhängige Änderung der Strömungsrichtung oder eine retrograde Strömung. Die Pulsatilität der Dopplerströmungspulskurve bei retrograder Durchströmung ist vom Strömungswiderstand im versorgten Territorium abhängig. So ist z. B. die Pulsatilität der Strömungspulskurve einer retrograd durchströmten Vertebralarterie hoch (Abb. 10.**2**, 11.**3**), da der Versorgungsbereich (obere Extremität) einen hohen Strömungswiderstand besitzt. Im Gegensatz hierzu ist die Pulsatilität einer retrograd durchströmten A. supratrochlearis oder ophthalmica gering, da der Versorgungsbereich (Gehirn) einen geringen Strömungswiderstand besitzt.

Da diese primären, sekundären und tertiären hämodynamischen Effekte von großer Bedeutung für die richtige Interpretation dopplersonographischer Befunde sind, sollen sie in Abb. 3.**18** am Beispiel einer hochgradigen Stenose der Aa. carotis interna (**a**) und subclavia (**b**) dargestellt werden.

Nach den Ergebnissen der Abb. 3.**16** wird es verständlich, daß indirekte Hinweise nur bei hochgradiger Lumeneinengung zu erhalten sind. Direkte Hinweise finden sich schon bei geringerer Lumenreduktion. Die Beziehung zwischen Strömungsgeschwindigkeit und Stromstärke bei verschiedenen Stenosegraden zeigt Abb. 3.**17**. Im Stenosebereich steigt die Strömungsgeschwindigkeit bei mittleren Stenosegraden an und liegt deutlich oberhalb der proximal und distal der Stenose gemessenen Strömungsgeschwindigkeit. Bei höchstgradiger Stenose kommt es wieder zu einer Abnahme der Strömungsgeschwindigkeit, wenn nämlich die Stromstärke deutlich reduziert wird. Zusätzlich wird die mittlere Strömungsgeschwindigkeit bei Messung im unmittelbar poststenotischen Gefäßabschnitt durch das Auftreten von Verwirbelung, d. h. sowohl Anteilen des Flusses von der Sonde weg als auch auf die Sonde zu, beeinflußt. Die Registrierung kann dann einen geringeren maximalen Pulskurvenausschlag ergeben als bei laminarem Fluß.

Bei Patienten mit Stenosen der A. carotis interna besteht eine gute Korrelation zwischen theoretisch ermittelter und dopplersonographisch durch Spektrumanalyse gemessener maximaler Strömungsgeschwindigkeit (375) (s. hierzu auch Abschn. 9.1.4, 9.3.4). Der Absolutwert der maximalen Dopplerfrequenzen, aber auch das Verhältnis der maximalen Dopplerfrequenzen zwischen stenosiertem und weiter distal gelegenem Abschnitt der A. carotis interna können demnach als Parameter zur Bestimmung des Stenosegrads herangezogen werden.

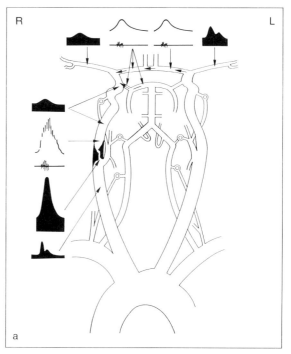

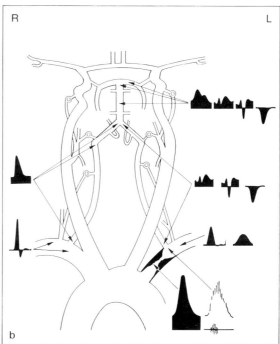

Abb. 3.**18 Primäre, sekundäre und tertiäre hämodynamische Effekte,** dargestellt am Beispiel einer hochgradigen Stenose der rechten A. carotis interna (**a**) und der linken A. subclavia (**b**). Weitere Erklärungen s. Tab. 3.**1** und Text (aus von Büdingen, H. J., T. Staudacher: Evaluation of vertebrobasilar disease. In Newell, D. W., R. Aaslid: Transcranial Doppler. Raven, New York 1992).

Die *Beurteilung der hämodynamischen Relevanz einer Stenose* hat demnach die Parameter Druck, Stromstärke und Strömungsgeschwindigkeit zu berücksichtigen. Bei der engen Beziehung einerseits zwischen Strömungsgeschwindigkeit und Stromstärke und andererseits der Pulsatilität der Strömungssignale und dem Strömungswiderstand können mit der Dopplersonographie die wesentlichen Parameter einer lokal oder global gestörten Blutströmung erfaßt werden.

3.7. Hämodynamik der Kollateralsysteme

In Abschn. 2.3.5 wurde bereits ausgeführt, daß in extra- und intrakraniellen Kollateralen prinzipiell Strömung in beiden Richtungen möglich ist. Die Richtung, orthograd oder retrograd, wird durch das Druckgefälle am Anfang und Ende des betrachteten Arteriensegments bestimmt. Erwähnt wurde auch, daß einzelne Abschnitte *einer* Arterie in verschiedener Richtung durchströmt werden können (Abb. 2.**18 c**, 3.**21**).

Das Druckgefälle kann sich akut oder protrahiert verändern, akut z. B. bei embolischem Verschluß einer Arterie oder manueller Kompression (Abschn. 8.2.4, 8.4), protrahiert bei zunehmender Stenosierung. Im letzteren Fall ist davon auszugehen, daß Übergangsformen von orthograder zu retrograder Durchströmung vorkommen, welche sich am besten am Beispiel des Subclavian-steal-Effekts (Abschn. 10.3) beschreiben lassen. Diese durch von Reutern u. Pourcelot (245) sowie Marcadé (194) beschriebenen Veränderungen der Dopplerströmungspulskurven der Vertebralarterie bei zunehmender Stenosierung der ipsilateralen A. subclavia finden sich auch in anderen Verbindungsarterien (Abb. 2.**18**), wenn eine entsprechende Verschlußkonstellation vorliegt.

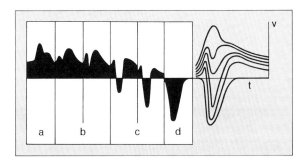

Abb. 3.19 Halbschematische Darstellung der Strömungspulskurve der Vertebralarterie bei zunehmender Stenosierung der ipsilateralen A. subclavia. Übergang von der normalen Kurvenform (**a**) zur systolischen Entschleunigung (**b**), herzphasenabhängigen Änderung der Strömungsrichtung (**c**) und retrograden Strömung (**d**). v = Geschwindigkeit, t = Zeit (nach Widder).

Als erstes Zeichen eines veränderten Druckgefälles ist eine Entschleunigung der Strömungsgeschwindigkeit in der Systole festzustellen (Abb. 3.**19**). Bei dieser *systolischen Entschleunigung*, welche unterschiedlich ausgeprägt sein kann, ist die Strömungsrichtung während des ganzen Herzzyklus orthograd. Als nächste Form ist dann eine herzphasenabhängige Änderung der Strömungsrichtung, d. h. *Pendelströmung,* zu finden. Hier kommt es in der Systole zu retrograder Durchströmung, in der Diastole wieder zu orthograder Strömungsrichtung. Diese Strömungsformen werden als *inkomplette Steal-Effekte* bei Stenosen und Verschlüssen der proximalen A. subclavia (Kap. 10) oder des Truncus brachiocephalicus (Kap. 11) bezeichnet, finden sich aber auch unter physiologischen Bedingungen in der A. communicans posterior (Abschn. 8.3.4, 8.4) oder können durch Kompression extrakranieller Hirnarterien (Aa. carotis communis oder vertebralis, s. Abschn. 8.4) provoziert werden.

Die *retrograde Durchströmung* während des ganzen Herzzyklus wird dann als *kompletter Steal-Effekt* bezeichnet.

Die Nomenklatur dieser Steal-Effekte ist sehr inhomogen. Die Einteilung in „inkomplett – komplett" (245) entspricht den späteren Einteilungen in „transient – permanent" (580) bzw. „latent – manifest" (256) oder „intermittierend" und „partiell".

Abb. 3.**20** zeigt die typische Pendelströmung der A. vertebralis beim Subclavian-steal-Effekt. In anderen Verbindungsarterien und Kollateralen kann die Strömungspulskurve beim inkompletten Steal-Effekt anders aussehen. Die besondere Form der Pendelströmung in der A. vertebralis ist dadurch bedingt, daß über diese Arterie zwei Gefäßgebiete mit unterschiedlichem peripherem Strömungswiderstand verbunden sind (Abb. 3.**20 a**). Während der Diastole kommt es hier zu einer kontinuierlichen Strömung, bedingt durch den vergleichsweise niedrigeren zerebralen Strömungswiderstand. Eine andere Strömungsform ist zu erwarten, wenn zwei Gefäßgebiete mit gleichem peripherem Widerstand verbunden sind, wie z. B. im Normalfall das Strömungsgebiet der A. carotis interna und das der A. cerebri posterior über die A. communicans posterior. In dieser Situation ist eine pendelförmige Strömung nur zu Beginn der Systole zu erwarten, nicht dagegen in der Diastole (3.**20 b**). Die Tatsache, daß es hier überhaupt zu einer pendelförmigen Strömung kommt, erklärt sich wahrscheinlich durch anatomische Unterschiede der miteinander verbundenen Systeme (Länge, Weite, Wellenlaufzeit und Druckabfall), die sich in der Systole auswirken können (Abb. 8.**22**, 8.**37**).

Einzelne Segmente *einer* Arterie, die durch Zu- oder Abflüsse voneinander getrennt werden, können unterschiedliche Veränderungen der Dopplerströmungspulskurve und unterschiedliche Strömungsrichtung aufweisen. Dies gilt auch für hintereinandergeschaltete Abschnitte eines Arteriensystems. Beispiele hierfür sind die distale A. carotis

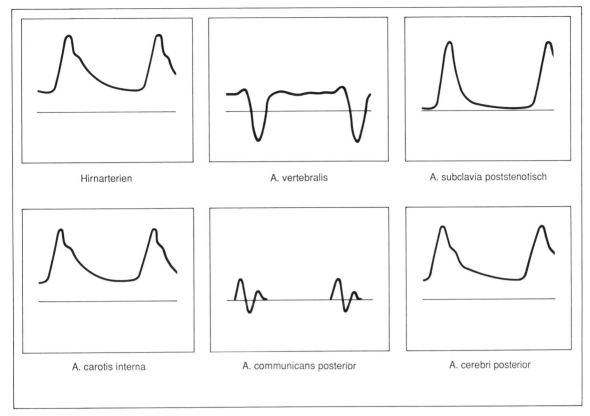

Hirnarterien	A. vertebralis	A. subclavia poststenotisch
A. carotis interna	A. communicans posterior	A. cerebri posterior

Abb. 3.20 Verschiedene Formen der Pendelströmung in Wasserscheiden. In **a** ist die Situation für einen Subclavian-steal-Effekt dargestellt, in **b** die Strömung in der A. communicans posterior. Entscheidend für die Strömungsform ist der Vergleich der verschiedenen peripheren Strömungswiderstände. ACA = A. cerebri anterior, ACM = A. cerebri media, AB = A. basilaris, AV = A. vertebralis, AS = A. subclavia, AcomP = A. communicans posterior.

interna bei proximalem Verschluß (Abb. 3.**21 a**) und das vertebrobasiläre System bei proximalem Subklaviaverschluß. Im ersteren Fall kann ein kurzer Internaabschnitt proximal des Abgangs der A. ophthalmica retrograd durchströmt sein (Versorgung von kleinen Ästen im Kavernosusabschnitt), der Abschnitt zwischen dem Abgang der A. ophthalmica und der A. communicans posterior eine systolische Entschleunigung oder Pendelströmung aufweisen und der Abschnitt zwischen dem Abgang der A. communicans posterior und der Aufzweigung in die Aa. cerebri media und anterior orthograd durchströmt sein. Hier ist wiederum zu bedenken, daß das Druckgefälle am Anfang und Ende dieser sehr kurzen Arteriensegmente für die Form der Strömungspulskurve und die Strömungsrichtung ausschlaggebend ist. Bei proximalem Subklaviaverschluß (Abb. 3.**21 b**) kann es zu retrograder Durchströmung in der ipsilateralen A. vertebralis, Pendelströmung in der A. basilaris, im P_1-Abschnitt der A. cerebri posterior und der A. communicans posterior kommen, wenn der Druck im Karotissystem systolisch den in den genannten Arterien des vertebrobasilären Systems übersteigt und die A. communicans posterior offen ist.

Der Extremfall einer Stase der Strömung ist nicht zu erwarten, da spontane und herzphasenabhängige Schwankungen des Druckgefälles eine ständige Bewegung des Blutstroms in Form der Pendelströmung, meist auch ein Überwiegen der körper- oder hirnwärtsgerichteten Strömungskomponente bedingen. Daher kommt es in Anastomosen und Kollateralen nicht zum Strömungsstopp mit Thrombose. Dies haben jahrelange Verlaufsuntersuchungen an Arterien, die eine Pendelströmung aufwiesen, gezeigt.

Eine geringe Entschleunigung der Strömungsgeschwindigkeit im Bereich des systolischen Gipfels findet sich in unterschiedlicher Ausprägung gelegentlich in allen hirnversorgenden Arterien (Abb. 3.22). Dies entspricht den von Gosling (319, 320) mit A- und B-Peak bezeichneten zwei Maxima in der Systole (Abb. 3.**11 c**), wobei der A-Peak gelegentlich gleich oder kleiner als der B-Peak sein kann. Diese Formen sind nicht auf ein pathologisch verändertes Druckgefälle in einer Verbindungsarterie bei Stenose oder Verschluß zurückzuführen, sondern Ausdruck der durch Wellenleitung und Reflexion bedingten Pulskurvenmodulation (Abschn. 3.5). Sie können besonders bei Vertebralarterien auffallen, wobei möglicherweise Kaliberdifferenzen eine Rolle spielen.

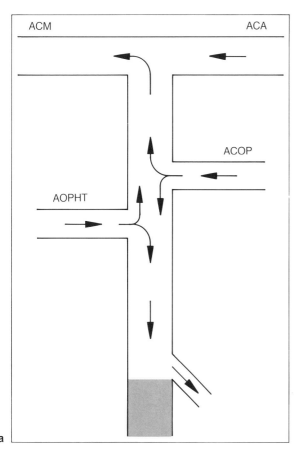

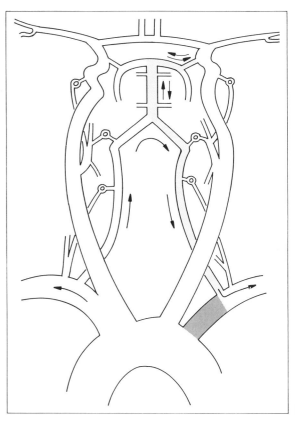

Abb. 3.**21**

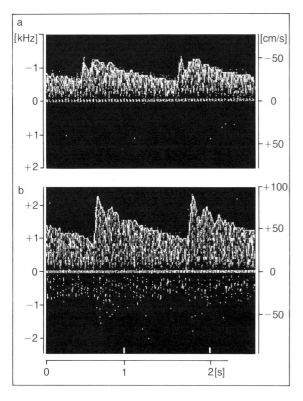

Abb. 3.**21 In verschiedenen Segmenten einer Arterie (a) und verschiedenen Abschnitten eines Systems (b) können unterschiedliche Veränderungen der Dopplerströmungspulskurve und unterschiedliche Strömungsrichtungen vorkommen.**

a Distale A. carotis interna bei proximalem Verschluß. Im Kavernosusabschnitt kann retrograde Strömung gefunden werden, im Abschnitt zwischen A. ophthalmica (AOPHT) und A. communicans posterior (ACOP) Pendelströmung, im Abschnitt zwischen A. communicans posterior und intrakranieller Karotisbifurkation orthograde Strömung. ACM = A. cerebri media, ACA = A. cerebri anterior.

b Proximaler Verschluß der A. subclavia links. In der A. vertebralis links findet sich retrograde Strömung, in der A. basilaris, dem P_1-Abschnitt der A. cerebri posterior und der A. communicans posterior kann sich eine systolische Entschleunigung oder eine Pendelströmung finden.

Abb. 3.**22 Pulskurvenmodulation in der Systole.**

a Spektren der A. vertebralis im intrakraniellen Abschnitt (subokzipitale Beschallung, 85 mm Untersuchungstiefe) eines 45jährigen Probanden ohne Hinweis auf Herz- oder Gefäßerkrankung.

b A. cerebri media, transtemporale Beschallung, gleicher Proband wie in **a**.

3.8. Zerebrale Hämodynamik

Für die Hirndurchblutung gelten die in den vorangehenden Abschnitten besprochenen allgemeinen Grundsätze. Darüber hinaus bestehen Besonderheiten, auf die hier eingegangen werden soll (Übersichten s. Heistad u. Kontos [45] und Lübbers [61]).

3.8.1. Autoregulation

Die Hirndurchblutung wird vom *Perfusionsdruck* und vom Strömungswiderstand bestimmt. Für den Perfusionsdruck ist nicht nur die arteriovenöse Druckdifferenz entscheidend, sondern auch der *intrakranielle Druck*. Übersteigt dieser den venösen Druck, wird er bestimmend für die arteriovenöse Druckdifferenz, übersteigt er den arteriellen Druck in der Systole, kommt es zum zerebralen Kreislaufstillstand. Bei steigendem intrakraniellen Druck und erhaltener Hirnfunktion erfolgt eine Gegenregulation durch Erhöhung des arteriellen Systemdrucks (Cushing-Reflex).

Die Hirndurchblutung ist relativ konstant. Dies wird durch die *Autoregulation* erreicht, d. h. die Anpassung des zerebralen Strömungswiderstands an den Systemdruck (Abb. 3.**23** (61, 91, 512). Bei funktionierender Autoregulation ist die Hirndurchblutung daher weitgehend unabhängig von der Herzleistung. Bei Gesunden ist die Autoregulation im Bereich von ca. 50–150 mm Hg mittlerem arteriellen Druck effektiv; außerhalb dieses Bereichs verhält sich die Durchblutung druckpassiv.

Für die Autoregulation dürften zwei grundsätzliche Mechanismen verantwortlich sein. Die Dehnung der glatten Muskelzellen in den Arteriolen durch den intravasalen Druck stellt einen wesentlichen Stimulus dar (myogener Mechanismus). Veränderungen der Durchblutung führen zur Veränderung des Stoffwechsels und des pH-Werts (86). Bei verminderter Durchblutung kommt es zur Ansammlung vasodilatatorisch wirkender saurer Metaboliten, vor allem Adenosin (metabolischer Mechanismus).

3.8.2. Einflüsse auf die Hirndurchblutung

Den deutlichsten Einfluß auf die Hirndurchblutung hat der CO_2-Partialdruck (P_{CO_2}) im Blut. Dieser Effekt wird wahrscheinlich durch eine Erhöhung des Liquor-pH vermittelt (45). Erhöhung des CO_2-Gehalts führt zur Vasodilatation. Einatmen eines 5%igen CO_2-Gemisches führt beim Gesunden zu einer Erhöhung der Hirndurchblutung um etwa 50%. Die Veränderung der Hirndurchblutung und damit auch der Strömungsgeschwindigkeit in den hirnversorgenden Arterien kann in der CO_2-Antwortkurve beschrieben werden (Abb. 3.**24 a**). Die größte CO_2-Antwort findet sich um den Normbe-

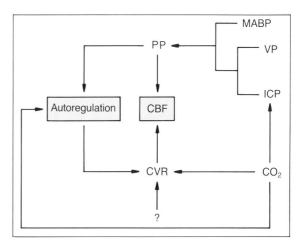

Abb. 3.**23 Schema der Autoregulation des zerebralen Blutflusses (CBF).** MABP = mittlerer arterieller Blutdruck, VP = venöser Druck, ICP = intrakranieller Druck, PP = Perfusionsdruck, CO_2 = arterieller P_{CO_2}, CVR = peripherer Gefäßwiderstand (aus Jonkman, E. J., P. C. M. Mosmans: Basic anatomy, physiology and pathology of human cerebral circulation. In Reneman, R. S., A.-P. G. Hoeks: Doppler Ultrasound in the Diagnosis of Cerebrovascular Disease. J. Wiley, New York 1982).

reich des P_{CO_2} von 40 mm Hg (30–60 mm Hg). Der mittlere Blutdruck hat einen Einfluß auf die CO_2-Antwortkurve (Abb. 3.**24 b**) (41). Ist er niedrig, wurde die Möglichkeit der Vasodilatation schon von der Blutdruckautoregulation mehr oder weniger genutzt, so daß die CO_2-Reaktivität geringer ausfällt oder – anders ausgedrückt – daß die CO_2-Antwortkurve nach links verschoben wird. Wie sich der Blutdruck auf die Gestalt der CO_2-Antwortkurve beim Menschen auswirkt, ist nicht genau untersucht.

Diagnostisch wesentlich ist die Tatsache, daß die CO_2-Reaktivität vermindert ist, wenn Verschlüsse der hirnversorgenden Arterien schon kompensatorisch zu einer weitgehenden peripheren Gefäßdilatation geführt haben. Die Testung der CO_2-Antwort zeigt dann eine verminderte Reserve an (Abschn. 8.7).

Die CO_2-Antwort kann aber auch im Bereich eines Hirninfarkts oder -ödems gestört sein. Die Blutdruckautoregulation kann in ischämischen Hirnarealen gestört sein, bei erhaltener CO_2-Reaktivität (72). Es handelt sich also um zwei verschiedene Mechanismen. Bei länger bestehender Verschiebung des P_{CO_2}, wie z. B. bei pulmonalen Erkrankungen, kommt es zu einer Adaptation der Regulation, d. h., trotz hohem P_{CO_2} und Azidose ist die Hirndurchblutung normal (45).

Eine Verminderung des *Sauerstoffpartialdrucks (PO_2)* führt zu einer Zunahme der Hirndurchblutung. Dies wird aber erst deutlich ab einem P_{O_2} von

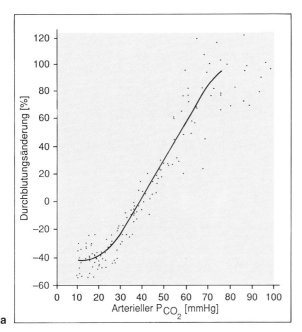

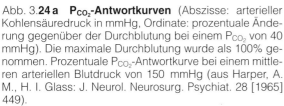

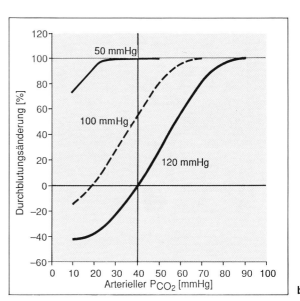

Abb. 3.24 a P$_{CO_2}$-Antwortkurven (Abszisse: arterieller Kohlensäuredruck in mmHg, Ordinate: prozentuale Änderung gegenüber der Durchblutung bei einem P$_{CO_2}$ von 40 mmHg). Die maximale Durchblutung wurde als 100% genommen. Prozentuale P$_{CO_2}$-Antwortkurve bei einem mittleren arteriellen Blutdruck von 150 mmHg (aus Harper, A. M., H. I. Glass: J. Neurol. Neurosurg. Psychiat. 28 [1965] 449).

b Abhängigkeit der P$_{CO_2}$-Antwortkurve vom mittleren arteriellen Blutdruck. 100% entspricht wie in **a** der maximalen Durchblutung (maximal dilatierte Arteriolen), bei einem Blutdruck von 50 mmHg und einem P$_{CO_2}$ von 40 mmHg ist die Autoregulation erschöpft (mit freundlicher Genehmigung von B. Widder, Neurologische Klinik der Universität Ulm).

60 mmHg. Reine Sauerstoffbeatmung führt zu einer Abnahme der Durchblutung. Im Normbereich des P$_{O_2}$ um 80 mmHg ist der Einfluß von Schwankungen des Sauerstoffgehalts auf die Hirndurchblutung relativ gering.

Zerebrale Aktivierung verändert die lokale Hirndurchblutung deutlich in Abhängigkeit vom Substratverbrauch der aktivierten Nervenzellen (71, 73, 508, 546, 550, 572). Die globale Hirndurchblu-

tung und damit auch die Durchblutung der Halsarterien ist aber weniger von der Aktivierung abhängig, da die Effekte in den verschiedenen Hirnarealen sich sogar gegenseitig aufheben.

Zuletzt sei noch die *nervöse Steuerung* der Hirndurchblutung erwähnt. Es ist sowohl eine sympathische als auch eine parasympathische Innervation nachgewiesen (61), die aber nur eine untergeordnete Rolle bei der Durchblutungsregulation spielen.

4. Dopplersonographie der Halsgefäße. Untersuchungstechnik und Differenzierung

Die dopplersonographische Untersuchung gilt als schwierig. Das Umsetzen einer akustischen Information in eine bestimmte Handbewegung, um z. B. die Sondenposition zu optimieren, ist ungewohnt. Die Untersuchungstechnik ist aber bei geeigneter Anleitung gut erlernbar (218). Die Beschreibung kann eine persönliche Anleitung nicht ersetzen, aber auf wichtige Punkte hinweisen. Nebensächlich wirkende Details, wie die Position des Untersuchers gegenüber dem Patienten, sind entscheidend für die Durchführbarkeit einiger Hilfsmanöver und sollen daher einleitend besprochen werden.

4.1. Allgemeines zur Untersuchungstechnik

4.1.1. Untersucherposition

Häufig wird die Dopplersonographie von einem Untersucher durchgeführt, der neben dem liegenden Patienten steht oder sitzt. Diese Position erschwert die Untersuchung, vor allem die im folgenden beschriebenen Kompressionstests. Dagegen hat sich bei uns die Position des Untersuchers hinter dem Kopf des Patienten bewährt. Der Patient liegt am besten auf einem Stuhl mit verstellbarer Fußstütze und kippbarer Rückenlehne, wobei der Kopf in einer speziellen Halterung ruht („Zahnarzt-

stuhl"). Dadurch können beide Hände symmetrisch eingesetzt werden, und die Halsregion wird auch ohne Drehung des Kopfes von dorsolateral erreicht. Der Hals des Patienten sollte sich etwa in Nabelhöhe des Untersuchers befinden, dessen Arme dann eine entspannte Position einnehmen (Abb. 4.1). Die Sonde wird in der Regel für die rechte Seite mit der rechten Hand, für die linke Seite mit der linken geführt. Die gegenseitige Hand bzw. der Arm wird für Kompressionstests und Stabilisierung des Kopfs eingesetzt. Die Schallsonde wird in ihrer ganzen Länge zwischen Daumen und den übrigen Fingerspitzen in leicht supinierter Handstellung gehalten. Die Spitze des Kleinfingers überragt die Sondenspitze etwas (Abb. 4.2) und wird dazu

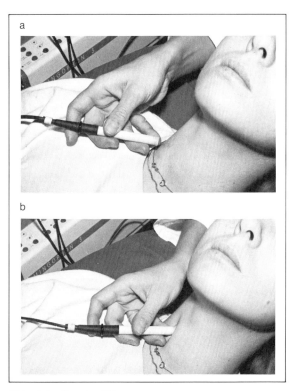

Abb. 4.2 **Sondenführung.**
a Die Sonde wird in ihrer ganzen Länge zwischen Daumen und Endgliedern der übrigen Finger gehalten. Die Kleinfingerkuppe kann die Sondenspitze etwas überragen.
b Untersuchung der A. carotis communis. Die Sonde wird mit mäßigem Druck in die Nähe der Arterie geführt. Die Kleinfingerkuppe in der Nähe der Sondenspitze verbreitert die Auflagefläche, so daß die Sondenkante weniger unangenehm empfunden wird.

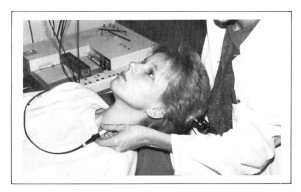

Abb. 4.1 **Untersuchungsposition.** Der Arm des hinter dem Kopf sitzenden Untersuchers soll sich in einer entspannten Mittelstellung befinden. Der Kopf ruht auf einer Kopfstütze ähnlich einem Zahnarztstuhl. Dadurch ist die Halspartie auch von dorsolateral untersuchbar (Abb. 4.1 und 4.2 aus von Reutern, G.-M.: Free hand Doppler techniques for examination of the extracranial arteries with continuous wave Doppler. In Spencer, M. P.: Ultrasonic Diagnosis of Cerebrovascular Disease. Nijhoff, Den Haag 1987).

benutzt, die Arterie zu tasten und, falls mobil, zu fixieren. Hierdurch wird auch der Druck des oft scharfkantigen Sondenrands etwas geschwächt. Zusätzlich werden störende Dopplersignale aus oberflächlich gelegenen Venen unterdrückt.

4.1.2.   Kompressionsmanöver

Kompressionsmanöver zur Identifizierung extrakranieller Arterien werden immer distal vom beschallten Arteriensegment durchgeführt. Ein deutlicher Effekt der Kompression auf das abgeleitete Signal beweist, um welche Arterie es sich handelt. Drei Arten der Kompression werden verwandt (Abb. 4.**3**):

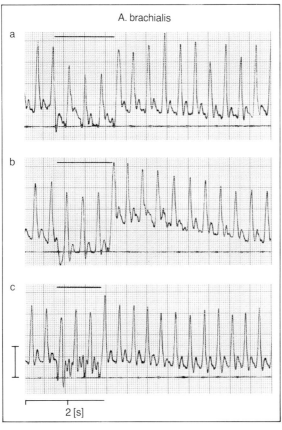

Abb. 4.**3 Drei verschiedene Formen der diagnostischen Arterienkompression.** Untersuchung der A. brachialis in der Ellenbeuge.
a Kontinuierliche Kompression distal der Ableitestelle (Balken über der Pulskurve).
b Faustschluß. Die postischämische Hyperämie fällt deutlicher aus.
c Repetitiv oszillierende Kompression distal der Ableitestelle. Der Fluß wird durch diese Kompression quantitativ am wenigsten beeinflußt.
Dopplersonographie mit kontinuierlicher Schallemission, $f_0 = 4\,MHz$, Nulldurchgangszähler und Analogpulskurvenschreibung. An der untersten Kurve links Standardkalibriersignal für den Schreiber, etwa 1,2 kHz entsprechend.

1. Eine kurze, die Arterie für zwei oder drei Herzzyklen *verschließende Kompression* (**a**). Die Höhe der Restströmung ist durch den Abfluß durch parallele Äste bedingt. Nach Wiedereröffnung der Strombahn ist die ursprüngliche Strömungsgeschwindigkeit wiederhergestellt. Extrakranielle Arterien, welche oft in dieser Weise für diagnostische Zwecke komprimiert werden, sind Äste der A. carotis externa.

2. Eine ausgeprägtere Reaktion als bei passivem Verschluß einer Arterie wird durch *isometrische Muskelkontraktion* erreicht (**b**). Die Zunahme der Strömungsgeschwindigkeit in der postischämischen Hyperämie ist dann oft wesentlich deutlicher als die Reduktion der Strömung während der Muskelkontraktion. Diese Kompression eignet sich besonders zum Nachweis der Armversorgung durch die A. vertebralis (Subclaviansteal-Effekt, Abschn. 10.3.1.).

3. Inkomplette, rasch *repetitive Kompressionen (Oszillationen)* mit dem palpierenden Finger (**c**). Repetitiver Fingerdruck auf eine Arterie führt zu einer Modulation der Pulskurve, welche sowohl nach distal als auch nach proximal, also zum Ort der dopplersonographischen Untersuchung, fortgeleitet wird. Die Frequenz der Repetitionen liegt bei 3–5 Hz. Diese Kompression kann häufig auch dann einen deutlichen Effekt auf die abgeleiteten Strömungspulskurven zeigen, wenn die Kompression nach 1 keine verwertbaren Veränderungen ergibt.

Artefakte können bei der repetitiven Kompression durch Hautverschiebung, Kopfbewegung oder Kompressionen benachbarter Venen entstehen. *Sie können verhindert werden, wenn der Finger nicht auf die Haut hämmert, sondern zunächst mit kontinuierlichem Druck in die Nähe der Arterie geführt wird* (Abb. 4.**4**). Der Druck ist abhängig von der Lage des Gefäßes. Er ist z. B. sehr gering bei Kompression der A. temporalis superficialis, stärker bei Kompression der A. vertebralis. *Dieser Druck wird dann oszillierend verstärkt.* Mit dieser Technik werden nicht nur Artefakte vermieden, sondern auch ausgeprägte Pulskurvenveränderungen erreicht.

Fehlinterpretationen können dadurch entstehen, daß zwei Gefäße gleichzeitig beschallt werden und der Kompressionseffekt an einem der beiden Gefäße dem anderen zugeordnet wird. Dies zeigen Abb. 4.**5** und 4.**6**. Die Spektrumanalyse (Abschn. 1.5) demonstriert, welche der beiden Strömungssignale durch Kompression beeinflußt wurde. Der Erfahrene erkennt solche Mischsignale aber auch mit dem Gehör.

Die oszillierende Kompression sehr kräftig durchströmter Äste der A. carotis externa kann über die Karotisbifurkation auch zu geringen Effekten am

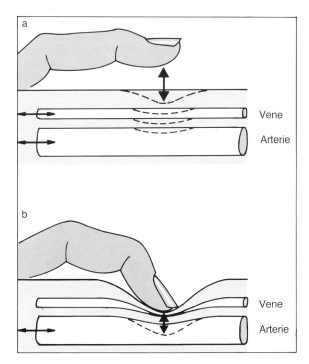

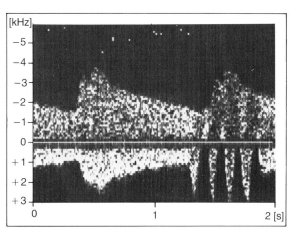

Abb. 4.**5** **Beschallung zweier Arterien.** Vom Schallstrahl wird die A. carotis interna und die A. occipitalis erfaßt. Letztere war wegen eines proximalen Verschlusses der A. carotis externa retrograd durchströmt (Fluß auf die Sonde zu [positive Dopplerfrequenzverschiebung], geringe Pulskurvenmodulation). Oszillierende Kompression der A. occipitalis führte nur in dieser Arterie zu einem Kompressionseffekt.

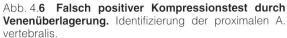

Abb. 4.**4** **Korrekte Kompressionstechnik.**

a Falsch: Beklopfen der Hautoberfläche führt zu mechanischen Artefakten. Außerdem wird nicht nur in den Arterien, sondern auch in den benachbarten Venen ein Kompressionseffekt ausgelöst, der sich einem Arteriensignal überlagern kann (Abb. 4.**6 a**).

b Richtig: Die Fingerkuppe wird zunächst mit stetigem Druck gegen die Arterie geführt. Dabei können benachbarte Venen für die Dauer der gesamten Kompression verschlossen werden. Dann wird der Druck oszillierend verstärkt, was nur in der Arterie zum gewünschten Kompressionseffekt führt (aus von Reutern, G.-M.: Free hand Doppler techniques for examination of the extracranial arteries with continuous wave Doppler. In Spencer, M. P.: Ultrasonic Diagnosis of Cerebrovascular Disease. Nijhoff, Den Haag 1987).

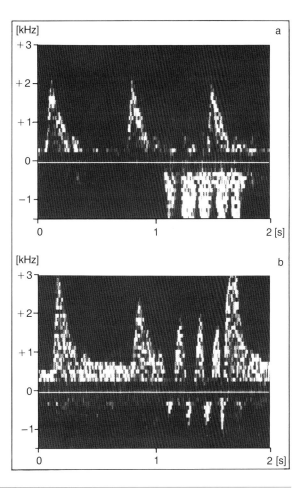

Abb. 4.**6** **Falsch positiver Kompressionstest durch Venenüberlagerung.** Identifizierung der proximalen A. vertebralis.

a Untersuchung der A. carotis communis mit Sondenausrichtung nach proximal. Überprüfung durch Kompression im Mastoidbereich (Abb. 4.**13**), ob es sich um die A. carotis communis oder die A. vertebralis handelt. Es ergab sich eine durch venöse Strömung bedingte Modulation des Signals, welche zur fälschlichen Annahme Anlaß geben konnte, die A. vertebralis sei untersucht worden. Das arterielle Signal ist jedoch durch die Kompression nicht verändert worden.

b Untersuchung der proximalen A. vertebralis. Der gleiche Kompressionstest wie in **a** führte zu einer um Null oszillierenden Pulskurvenform. Dieser Effekt bewies die Beschallung der A. vertebralis.

Signal der A. carotis interna führen (Abb. 4.**7**), die täuschen können. Entscheidend ist dann der Vergleich der Effekte an den Aa. carotides interna und externa (bezüglich geringer, nicht verwertbarer Effekte vgl. auch A. carotis communis in Abb. 4.**13**).

Bei Kompressionen ist darauf zu achten, daß Erschütterungen und *Bewegungsartefakte* soweit als möglich vermieden werden. Deswegen ist jeweils gerade nur der Druck auf die Arterie auszuüben, der nötig ist, um sie temporär zu verschließen bzw. die erforderlichen Wandbewegungen auszulösen. Bewegungsartefakte werden weiterhin dadurch vermieden, daß der Kopf zusätzlich fixiert wird. Dies gelingt bei Kompression der Externaäste in folgender Weise: Wenn z. B. die linke Hand die Sonde auf die linke Halsseite aufsetzt, wird der rechte Unterarm auf die Stirn des Patienten gelegt. Die Finger der rechten Hand können dann die Aa. temporalis superficialis, facialis oder occipitalis komprimieren. Der Druck des Unterarms wirkt als Widerlager zur Kompression mit den Fingern (Abb. 4.**12 c**, 4.**13**). Wird dagegen die Sonde im medialen Winkel des linken Auges aufgesetzt (Abb. 7.**4**), führt man sie mit der rechten Hand, wobei der rechte Unterarm der rechten Stirn-Schläfen-Seite aufliegt, um bei Kompression der linken Aa. temporalis superficialis und/oder facialis durch die linke Hand als Widerlager zu wirken. Weitere Einzelheiten finden sich bei der Besprechung der jeweiligen Arterie.

4.2. Differenzierung der einzelnen Halsgefäße

Die Geräuschcharakteristika, z. B. der Aa. carotides interna und externa an der extrakraniellen Karotisbifurkation, sind derart unterschiedlich (335, 336), daß dem Routinierten meist der akustische Eindruck ausreicht, um diese Gefäße voneinander abzugrenzen.

Unsicherheiten der Untersuchung der Halsarterien ergeben sich durch ihre Vielzahl und variable Lage. Daher wurde die diagnostische Relevanz der Beschallung einzelner Halsarterien zu Beginn der Verbreitung der Dopplersonographie im deutschsprachigen Raum zurückhaltend beurteilt. Die Diagnostik von Obstruktionen der A. carotis interna beschränk-

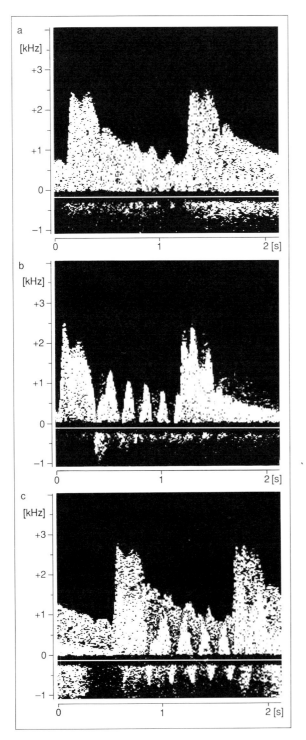

Abb. 4.7 Geringer Effekt der Externakompression auf die A. carotis interna.

a Untersuchung der A. carotis interna etwa 2 cm nach dem Abgang. Bei der Externaastkompression kommt es zu einer Modulation der Hüllkurve des Spektrums in der Diastole. In dieser Deutlichkeit ist der Effekt allerdings selten zu beobachten.

b Untersuchung der A. carotis externa während des gleichen Kompressionsmanövers. Sehr kräftige kompressionsbedingte Oszillationen.

c Bei dieser Ableitung erfaßt die Schallkeule sowohl die A. carotis interna als auch die A. carotis externa. Das Spektrum der A. carotis externa stellt sich innerhalb des Spektrums der A. carotis interna dar. Man erkennt, daß die kompressionsbedingten Oszillationen an beiden Arterien auftreten, in der A. carotis interna mit einer geringen Verzögerung. Es handelt sich in **b** also nicht um einen einfachen Überlagerungseffekt. Die Unterscheidung zwischen A. carotis interna und externa bleibt anhand des unterschiedlichen Ausmaßes des Kompressionseffekts möglich.

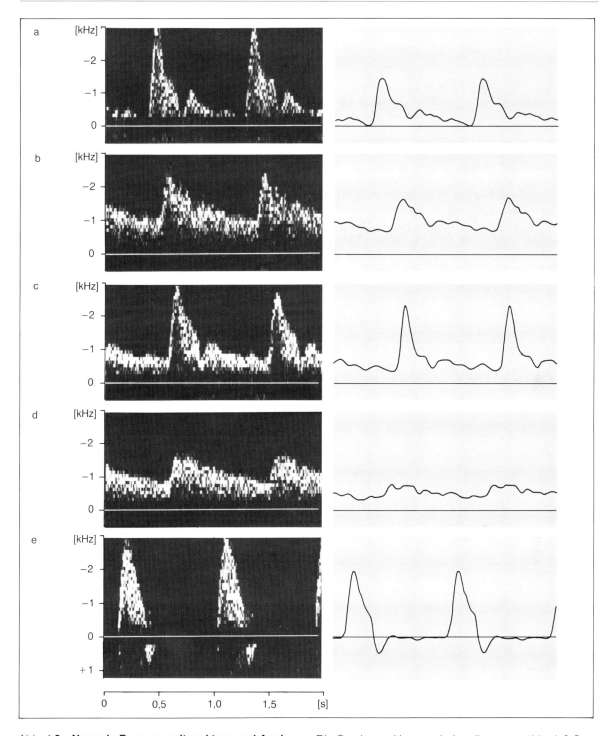

Abb. 4.**8** **Normale Frequenzzeitspektren und Analog-**
pulskurven der hirnversorgenden Arterien und der A.
carotis externa.
a A. carotis externa
b A. carotis interna
c A. carotis communis
d A. vertebralis im Atlasabschnitt
e A. subclavia

Die Sondenposition wurde jeweils so gewählt, daß Strömung von der Sonde weg zu registrieren war. Weitere Erklärung s. Text und Abb. 1.**36**.

te sich zunächst auf die Untersuchung der frontoorbitalen Endäste der A. ophthalmica (Aa. supratrochlearis und supraorbitalis). Planiol und Mitarb. (226, 227) und Pourcelot (230, 233) sowie Kaneko (333, 336) konnten aber zeigen, daß eine Differenzierung der Aa. carotides communis, interna und externa bei direkter Beschallung auf der Grundlage ihrer verschiedenen Strömungspulskurven möglich ist. Von diesen Autoren wurde auch die Untersuchung der A. vertebralis im Bereich der Atlasschlinge angegeben; später wurden Methoden zur transoralen Untersuchung der A. vertebralis (189) und Untersuchung ihres Abgangs aus der A. subclavia mitgeteilt (137, 178, 194, 244).

Folgende Kriterien ermöglichen die Identifizierung einer Arterie: 1. die Position der Sonde, 2. die Form der Pulskurve, 3. die Strömungsrichtung und 4. die Antwort auf geeignete Kompressionstests (148).

4.2.1. A. carotis communis

Die Untersuchung der Kommunis macht wegen ihrer definierten Lage keine Schwierigkeiten. Abb. 4.**8 c** zeigt die typischen Pulskurven. Die Schallkopfposition wird in Abb. 4.**1** und 4.**2** gezeigt. Normalerweise liegen die Fußpunkte der Pulskurven deutlich über der Nullinie, die der Strömungsgeschwindigkeit Null entspricht. Auch am Ende der Diastole findet sich eine hirnwärts gerichtete Strömung („Gleichstromkomponente"). Diese nimmt mit zunehmendem Alter ab (Abb. 3.**15**), was von Mol u. Mitarb. (204) und Colon u. Mitarb. (153) quantitativ erfaßt wurde. Das Strömungssignal der A. carotis communis ist durch ein rauhes Geräusch charakterisiert. Eine Verwechslung mit der A. thyroidea superior (Ast der A. carotis externa) oder Ästen des Truncus thyrocervicalis oder der A. vertebralis vor Eintritt in die Querfortsätze der Halswirbel kann durch kontinuierliche Untersuchung bei Kranialverschiebung der Schallsonde von supraklavikulär bis zur extrakraniellen Karotisbifurkation vermieden werden. Bei der Untersuchung der A. carotis communis kann leichter bis mäßiger Sondendruck angewandt werden. Dies führt bei der sehr kräftigen Arterie nicht zu einer Einengung, sondern lediglich zu einer leichten Verlagerung. Gleichzeitig wird eine Verwechslung mit zervikalen Kollateralen (Abschn. 9.5.2, und 12.2) vermieden, da sich diese durch Sondendruck leicht völlig okkludieren lassen.

4.2.2. A. carotis interna

Im Normalfall wird sie anhand ihrer unverwechselbaren Geräusch- und Pulskurvencharakteristika identifiziert. Typische Dopplerpulskurven der A. carotis interna zeigt Abb. 4.**8 b**. Auch am Ende der Diastole findet sich eine hohe Strömungsgeschwindigkeit, und die systolische Welle fällt relativ klein aus. Dies wird durch den geringen intrakraniellen Strömungswiderstand erklärt. Akustisch imponiert das Strömungssignal der Interna als wenig pulsatiles höherfrequentes Zischen; das Geräusch ist deutlich weicher als das der A. carotis communis oder externa. In Abb. 4.**9** unten ist die Änderung der Pulskurven bei kontinuierlicher Verschiebung der Schallsonde von der A. carotis communis auf die A. carotis interna dargestellt. Im Bereich des Sinus caroticus wird eine Abnahme der Dopplerfrequenzen registriert, welche einerseits durch die Gefäßerweiterung (verlangsamte Strömungsgeschwindigkeit), andererseits aber durch einen ungünstigeren Beschallungswinkel bedingt sein kann (Abb. 4.**10** u. 5.**11**). Bezüglich der komplexen Strömungsverhältnisse am Abgang der A. carotis interna wird auf Abschn. 5.3.2.2. verwiesen.

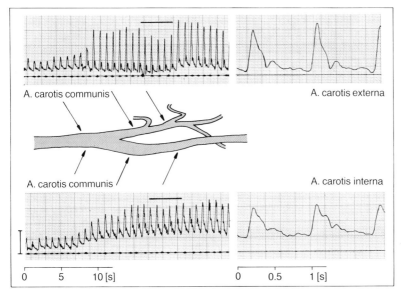

A. carotis communis

A. carotis communis

A. carotis externa

A. carotis interna

0   5   10 [s]

0   0.5   1 [s]

Abb. 4.9 Dopplersonographische Untersuchung der extrakraniellen Karotisbifurkation. Kontinuierliche Verschiebung der Schallsonde von der A. carotis communis auf die A. carotis externa (oben) und die A. carotis interna (unten). Die Pfeile zeigen den ungefähren Ableitort des Pulskurvenabschnitts. Kompression der Externaäste führt nur bei Untersuchung der A. carotis externa zu einer Reduktion der Strömungsgeschwindigkeit (Balken über der Pulskurve). Registriergeschwindigkeit: 5 mm/s (links), 50 mm/s (rechts). Weitere Erklärungen zur Registrierung s. Abb. 4.**3**.

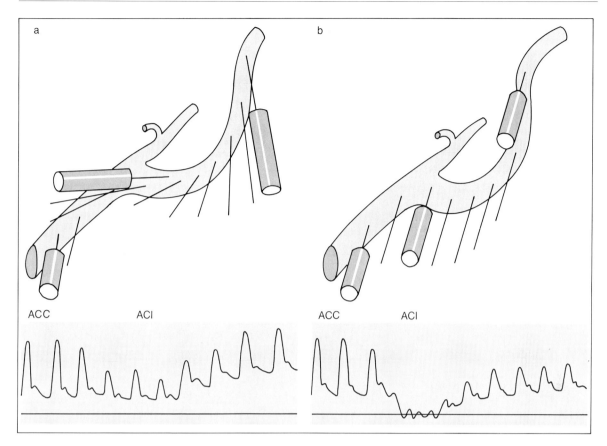

Abb. 4.10 Bewegliche und starre Sondenführung von der A. carotis communis (ACC) zur A. carotis interna (ACI).
a Die Sondenführung wird dem Gefäßverlauf angepaßt, so daß die Unterschiede in der registrierten Dopplerfrequenz relativ gering sind.
b Bei starrer Sondenausrichtung kann das Gefäß ebensogut verfolgt werden, es kann jedoch, wie in diesem Beispiel, vor allem im Abgangsbereich der A. carotis interna zu einer wesentlich deutlicheren Reduktion der Dopplerfrequenz als in **a** kommen, da das Gefäß hier teilweise im rechten Winkel beschallt wird (aus von Reutern, G.-M.: Free hand Doppler techniques for examination of the extracranial arteries with continuous wave Doppler. In Spencer, M. P.: Ultrasonic Diagnosis of Cerebrovascular Disease. Nijhoff, Den Haag 1987).

Das Strömungssignal der A. carotis interna läßt sich durch Kompression von Ästen der A. carotis externa (Balken über den Pulskurven in Abb. 4.9 unten) in der Regel nicht beeinflussen (Fehlermöglichkeiten sind in Abb. 4.4–4.6 dargestellt). Durch Kompressionstests ist vor allem in pathologischen Fällen eine Möglichkeit der Abgrenzung gegenüber der A. carotis externa gegeben. Die Interna wird meist lateral der Externa gefunden, und fast immer gelingt es, sie kontinuierlich bis in ihren submandibulären Abschnitt zu verfolgen. Hier ist allerdings eine Verwechslung mit der A. vertebralis nicht ausgeschlossen, weshalb die kontinuierliche Untersuchung durch Kranialverschiebung der Schallsonde besonders wichtig ist.

Bei etwa 90% der untersuchten Normalpersonen ist die selektive Beschallung der A. carotis interna an der Karotisbifurkation von ventrolateral möglich. In den übrigen Fällen besteht eine Überlagerung mit dem Strömungssignal der A. carotis externa (dorsomediale Lagevariante), wobei dann durch Beschallung von ventral, seltener von lateral eine ausreichende Beurteilung möglich wird.

Die gepulste Dopplersonographie, z. B. mit einem 2-MHz-Gerät, wie es für die transtemporale Beschallung verwendet wird (Kap. 8), erlaubt es, die Interna bis zur Schädelbasis zu verfolgen. Man reduziert hierfür die Sendeleistung wie für die transorbitale Beschallung und setzt die Sonde in Höhe des Kieferwinkels an. In 3 cm Tiefe wird die Interna aufgesucht und dann unter Korrektur des Beschallungswinkels bis in die Tiefe von ca. 4–6 cm verfolgt. Der Eintritt in die Schädelbasis ist daran zu erkennen, daß die Signalstärke bei weiterer Verschiebung des Meßvolumens in die Tiefe plötzlich deutlich abnimmt. Diese erweiterte Untersuchung der A. carotis interna erfolgt zum Nachweis von Dissektionen und Stenosen bei fibromuskulärer

Dysplasie, bietet aber auch Vorteile bei der Beurteilung eventueller Seitenunterschiede der Dopplersignale. Für den Bereich des Eintritts der Interna in die Schädelbasis ist nämlich von einem relativ kleinen und seitengleichen Beschallungswinkel auszugehen. Dies kann bei Lageanomalien und Untersuchungsproblemen im Bifurkationsbereich hilfreich sein.

4.2.3. A. carotis externa

Abb. 4.**11** zeigt halbschematisch den Verlauf der Externaäste. Dargestellt sind auch die Anastomosen der Aa. facialis und temporalis superficialis mit den frontoorbitalen Endästen der A. ophthalmica (Aa. supratrochlearis und supraorbitalis). Die A. temporalis superficialis läßt sich am Ansatz der oberen Ohrmuschel über dem Jochbein und die A. facialis über der Mandibula vor dem Kieferwinkel manuell leicht komprimieren. Die Dopplerpulskurven der A. carotis externa und ihrer Äste sind durch eine relativ hohe systolische und geringe diastolische Strömungsgeschwindigkeit charakterisiert

(Abb. 4.**8 a**), was durch den hohen Strömungswiderstand dieser haut- und muskelversorgenden Arterien bedingt ist. Das Strömungssignal der Externa ist durch ein peitschendes Geräusch zu erkennen, das bei Kranialverschiebung der Sonde von der A. carotis communis über die Bifurkation in der Regel relativ plötzlich auftritt und diese kenntlich macht (Abb. 4.**9** oben). Seltener ist der Abgang der Externa deutlich weiter als der distalere Abschnitt. Dann nimmt die Höhe des Pulskurvenausschlags bei weiterer Kranialverfolgung des Gefäßes ebenso wie bei der Interna zu. Am Abgang sind beide Arterien dennoch an ihren unterschiedlichen Pulskurven zu erkennen, so daß die Karotisbifurkation bei sorgfältiger Untersuchung zu lokalisieren ist. Bei Beschallung der A. carotis externa sind Effekte durch periphere Kompression leicht zugänglicher Äste regelmäßig zu erreichen (148, 230) und, wie in Abb. 4.**9** und 4.**12** dargestellt, zu registrieren. Wird der Stamm der A. carotis externa knapp kranial der Karotisbifurkation beschallt, führt gleichzeitige Kompression der Aa. temporalis superficialis und facialis immer zu einer auch aku-

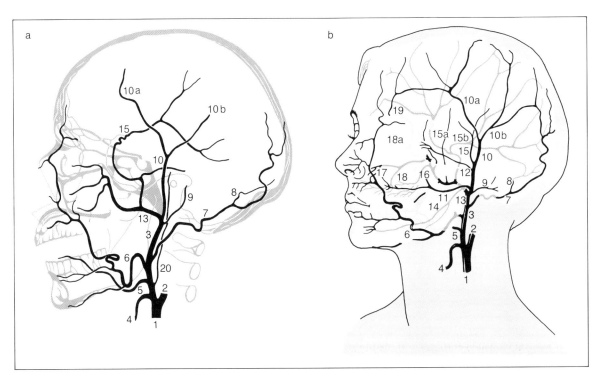

Abb. 4.**11** **Äste der A. carotis externa.**
a Profilansicht, schematisch.
b Halbprofil.
1 = A. carotis communis, 2 = A. carotis interna, 3 = A. carotis externa, 4 = A. thyroidea superior, 5 = A. lingualis, 6 = A. facialis, 7 = A. occipitalis, 8 = meningealer Ast der A. occipitalis, 9 = A. auricularis posterior, 10 = A. temporalis superficialis, 10a = frontaler Ast, 10b = parietaler Ast, 11 = A. transversa faciei, 12 = A. zygomaticoorbitalis, 13 = A. maxillaris, 14 = A. alveolaris inferior, 15 = A. meningea media, 15a = vorderer Ast, 15b = hinterer Ast, 16 = A. alveolaris superior posterior, 17 = A. infraorbitalis, 18 = A. sphenopalatina, 18a = ethmoidale Äste der A. sphenopalatina, 19 = A. supraorbitalis aus A. ophthalmica, 20 = A. pharyngea ascendens (aus Huber, P., H. Krayenbühl, M. Yasargil: Zerebrale Angiographie für Klinik und Praxis. Thieme, Stuttgart 1979).

a

b

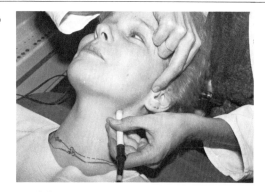

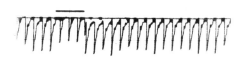

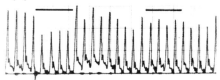

c

d

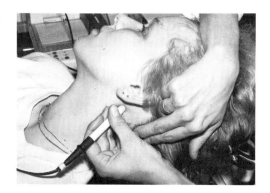

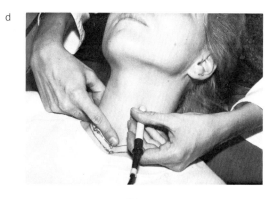

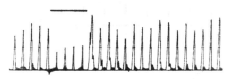

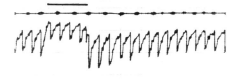

```
0          5          10 [s]
```

Abb. 4.12   Identifizierung der Externaäste durch Kompressionstests.

a A. facialis.

b Gemeinsamer Stamm der Aa. maxillaris und temporalis superficialis. Nur die Kompression der A. temporalis hat einen Effekt (erster Balken über der Pulskurve). Kompression der Aa. facialis und occipitalis (zweiter Balken) führt zu keiner Änderung der Pulskurve.

c A. occipitalis.

d A. thyroidea superior. Der rechte Zeigefinger des Untersuchers komprimiert die Schilddrüse.

e

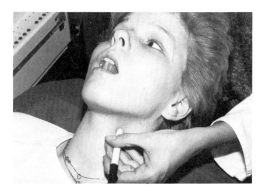

e A. lingualis. Die Zunge wird an den harten Gaumen gepreßt.

Bei der A. facialis und der A. thyroidea superior wird verlaufsbedingt Strömung auf die Sonde zu registriert (Pulskurvenausschlag nach unten). Weitere Erklärungen zur Registrierung s. Abb. 4.3 (aus von Reutern, G.-M.: Free hand Doppler techniques for examination of the extracranial arteries with continuous wave Doppler. In Spencer, M. P.: Ultrasonic Diagnosis of Cerebrovascular Disease. Nijhoff, Den Haag 1987).

stisch wahrnehmbaren Abnahme der systolischen und diastolischen Strömungsgeschwindigkeit, wobei letztere nach Ende der Kompression deutlicher zunimmt (Hyperämieeffekt). Bei weiterer Kranialverschiebung der Schallsonde können, wie in Abb. 4.**12** gezeigt, einzelne Äste der A. carotis externa selektiv beschallt werden.

Im Normalfall ist es nicht nötig, alle Externaäste selektiv zu beschallen. Wichtig ist die eindeutige Identifizierung der A. carotis externa an der Karotisbifurkation und ihre Abgrenzung gegenüber der A. carotis interna. Dies gelingt meist durch gleichzeitige Kompression der Aa. temporalis superficialis und facialis, was zu einer Abnahme der Strömungsgeschwindigkeit führt. Hierzu ist keine Hilfestellung nötig. Der Untersucher kann die Kompression selbst durchführen.

Die Identifizierung einzelner Externaäste ist im pathologischen Fall wertvoll, da sich bei Verschlüssen der Karotiden und Vertebralarterien über die Aa. facialis, temporalis superficialis, maxillaris und occipitalis kollaterale Kreisläufe zur Hirnversorgung ausbilden können. Diese Arterien zeigen dann Pulskurvenveränderungen entsprechend dem geringeren Strömungswiderstand.

Im pathologischen Fall sind Kompressionstests zur sicheren Abgrenzung von den Aa. carotis interna und externa immer nötig.

4.2.3.1. A. thyroidea superior

Als erster Ast der A. carotis externa verläuft sie entweder eine kurze Strecke nach kranial oder direkt nach kaudal und kann medial des Abgangs der Aa. carotides externa und communis beschallt werden. Manchmal entspringt diese Arterie auch dem Kommunisendabschnitt. Bei der in Abb. 4.**12 d** angegebenen Sondenposition findet sich meist eine gegen die Schallsonde gerichtete Strömung (Ausschlag der Pulskurve nach unten) mit relativ hoher diastolischer Strömungsgeschwindigkeit. Der kurze, nach kranial verlaufende Abschnitt kann in einigen Fällen auch untersucht werden und zur Verwechslung mit einer medial der A. carotis externa abgehenden A. carotis interna Anlaß geben, da sich die Pulskurvencharakteristika der A. carotis interna und der A. thyroidea superior ähneln. Die A. thyroidea superior versorgt ein parenchymatöses Organ mit geringem Strömungswiderstand. Bei hoher Strömung in der A. thyroidea superior kann es an der Umschlagstelle nach kaudal zu Beschleunigung und Strömungsinhomogenitäten kommen, so daß eine Verwechslung mit einer Stenose der A. carotis interna in Frage kommt. Die Identifizierung der Schilddrüsenarterie erfolgt, wie Abb. 4.**12 d** zeigt, durch manuelle Kompression der Schilddrüse, wobei es zu

einer deutlichen Abnahme der Strömungsgeschwindigkeit kommt. Hierdurch kann eine Verwechslung mit der A. carotis interna sicher vermieden werden.

4.2.3.2. A. lingualis

Die Zungenarterie kann medial des Abgangs der A. carotis externa selektiv beschallt und dopplersonographisch durch Anpressen der Zungenspitze an den harten Gaumen bei entspannter Kaumuskulatur erkannt werden (Abb. 4.**12 e**). Wesentliches Merkmal ist die deutliche Zunahme der diastolischen Strömungsgeschwindigkeit nach der Zungenkontraktion, bedingt durch reaktive Hyperämie.

4.2.3.3. A. facialis

Sie wird durch Kompression ihres Verlaufsabschnitts über dem Unterkiefer identifiziert, was zu einer deutlichen Abnahme der Strömungsgeschwindigkeit führt (Abb. 4.**12 a**). Der Ausschlag der Pulskurven nach unten erklärt sich aus der Position der Schallsonde. Die A. facialis wurde hier submandibulär in ihrem Verlauf gegen den Unterkiefer beschallt (Strömung gegen die Schallsonde).

4.2.3.4. A. pharyngea ascendens

Sie versorgt die obere Schlundmuskulatur. Schlucken führt zu einem deutlichen Anstieg der diastolischen Strömungsgeschwindigkeit. Da Schluckbewegungen meist zu einer erheblichen Dislokation der Gefäße und damit der Beschallungssituation führen, ist dieser Effekt hier nicht gezeigt. In diesem Fall ist die akustische Information verläßlicher als die Pulskurvenschreibung. Diese Arterie wird in der Regel, wie auch die A. lingualis, keinen Anlaß zur Verwechslung mit der A. carotis interna geben.

4.2.3.5. A. occipitalis

Ihre Identifizierung ist besonders wichtig, da sie im Bereich des Mastoids in unmittelbarer Nähe der Atlasschlinge der A. vertebralis verläuft (Abb. 2.**4**) und mit ihr durch funktionell bedeutsame Anastomosen verbunden ist. Breite manuelle Kompression des Versorgungsbereichs der A. occipitalis über der Hinterhauptsschuppe führt auch hier zu einer deutlichen Abnahme der Strömungsgeschwindigkeit (Abb. 4.**12 c**). Ein anderes Unterscheidungskriterium zur Abgrenzung gegenüber den A. vertebralis ist die fehlende oder gering ausgeprägte diastolische Strömungsgeschwindigkeit in der A. occipitalis. Wird bei der routinemäßigen Kompression der Aa. temporalis superficialis und facialis zur Identifikation der Externa kein sicherer Effekt erreicht, ist zu prüfen, ob ein solcher durch Kompression der A. occipitalis erreicht wird, da letztere häufig auch schon ventral des M. sternocleidomastoideus aufgefunden werden kann. Der Abgang der A. occipitalis ist sehr variabel, zum Teil kurz nach der Karotisbifurkation, zum Teil erst wesentlich weiter kranial. Danach verläuft sie nach dorsal unter dem M. sternocleidomastoideus und zieht etwas kranialer als die Atlasschlinge unter dem Mastoidfortsatz nach dorsal. Hier wird sie am leichtesten aufgefunden. Die Sonde sollte nicht mit Druck aufgesetzt werden.

4.2.3.6. A. temporalis superficialis und A. maxillaris

Im submandibulären Bereich, etwa in Höhe des Kieferwinkels, kann der gemeinsame Stamm dieser beiden Arterien selektiv beschallt werden. Die Identifizierung erfolgt durch Kontraktion der Massetermuskulatur (Zusammenbeißen der Zähne) oder Kompression der A. temporalis superficialis in ihrem Verlauf über das Jochbein vor dem Ohransatz (Abb. 4.**12 b**).

Die A. temporalis superficialis kann auch in ihrem peripheren Verlauf selektiv beschallt werden, was zum Beispiel vor Temporalisbiopsien von Bedeutung sein kann.

4.2.4. A. vertebralis

Die Strömungspulskurve der A. vertebralis zeigt, ähnlich wie die der A. carotis interna, eine geringe Pulsatilität (Abb. 4.**8 d,** 4.**13**). Akustisch ist das Strömungssignal durch ein wenig frequenzmoduliertes weiches Zischen charakterisiert, wodurch

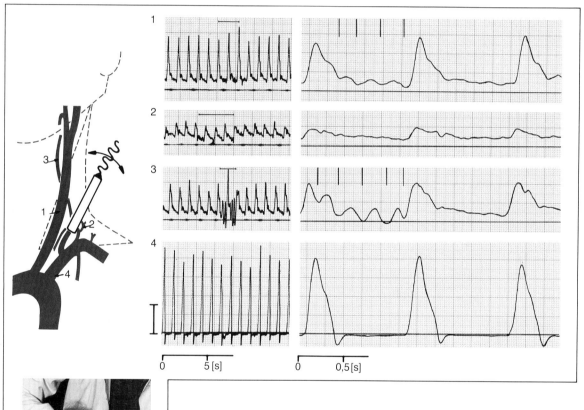

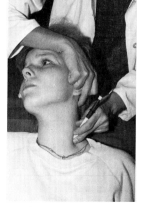

Abb. 4.**13 Identifizierung der proximalen A. vertebralis.** Untersuchung in der Supraklavikulargrube mit Sondenausrichtung nach kaudal. 1 = A. carotis communis, 2 = Truncus thyrocervicalis mit abgehender A. thyroidea inferior, 3 = A. vertebralis, 4 = A. subclavia. Ein Balken über der Pulskurve markiert bei der A. thyroidea inferior die Kompression der Schilddrüse, bei der A. vertebralis die Atlasschlingenkompression. Beachte die deutliche Modulation des Strömungssignals der A. vertebralis. Die gleiche Kompression führte in der A. carotis communis zu einer wesentlich geringeren Beeinflussung der Pulskurve. Weitere Erklärung zur Registrierung s. Abb. 4.**3**.

sich diese Arterie im Normfall eindeutig von der A. occipitalis oder der A. subclavia unterscheidet. Schwieriger ist die Erkennung dieser Arterie allein anhand der Pulskurvencharakteristika bei ausgeprägter Hypoplasie oder distaler Strömungsbehinderung. Hier müssen die Kriterien Sondenposition, Verlaufs- und Strömungsrichtung (Atlasschlingenbereich) und Kompressionstest (Abgangsbereich) herangezogen werden.

Die Untersuchung der A. vertebralis ist nur dann aussagekräftig wenn sie sowohl im Abgangsbereich als auch im Atlasschlingenbereich durchgeführt wird. Ein Nachweis in der Pars transversaria (V_2) ist nicht mit gleicher Regelmäßigkeit möglich. Für diesen Bereich ist es charakteristisch, daß das Signal nicht kontinuierlich nach kranial oder kaudal verfolgt werden kann, da einzelne Abschnitte durch die Querfortsätze verdeckt werden.

4.2.4.1. Abgangsbereich der A. vertebralis (V_0, V_1)

Die Beschallung erfolgt in der Fossa supraclavicularis mit Sondenausrichtung nach kaudal. Abhängig von der Beschallungsrichtung können dabei A. carotis communis, A. thyroidea inferior, A. vertebralis oder der proximale Anteil der A. subclavia beschallt werden (Abb. 4.**13**). Es ist hilfreich, zunächst die am weitesten medial gelegene und konstant auffindbare A. carotis communis zu suchen. Dabei ist die Sonde nach ventromedial und kaudal gerichtet. Dann kann bei unveränderter Kontaktstelle auf der Haut die A. vertebralis durch leichtes „Aufrichten" der Sonde aufgefunden werden. Die Sonde weist jetzt etwas mehr in kaudodorsale Richtung. In der Regel muß ein deutlicher Sondendruck eingesetzt werden, um in die Nähe der Arterie zu gelangen. Je älter die Patienten sind, um so weiter lateral der Karotis muß die A. vertebralis in der Regel gesucht werden.

Die Identifikation der A. vertebralis erfolgt durch *repetitive Kompression der Atlasschlinge*. Die korrekte Durchführung dieser Kompression und die Beachtung der Fehlermöglichkeiten (Abschn. 4.1.2) sind diagnostisch entscheidend. Sie sind am besten durch praktische Anleitung vermittelbar, welche durch die folgende Beschreibung nicht ersetzt werden kann. Die Kuppe des Zeige- oder Mittelfingers wird zwischen Mastoidspitze und Atlasquerfortsatz bzw. leicht dorsal davon, wo bei schlanken Personen eine Grube zu tasten ist, mit starkem Druck aufgesetzt. Das Fingerendglied des komprimierenden Fingers muß angewinkelt werden, um den Druck auf eine möglichst kleine Fläche einwirken zu lassen. Dieser Druck wird dann oszillierend verstärkt. In der Regel führt erst diese oszillierende Verstärkung zu einem deutlichen Ef-

fekt auf die Strömung in der proximalen A. vertebralis. Der zuvor ausgeübte kontinuierliche Druck dient dazu, den Finger in die Nähe der Arterie zu bringen. Er führt nur bei schlanken Patienten mit ausladender Atlasschlinge zu einer die Strömung reduzierenden Kompression der Vertebralarterie. Bewegungsartefakte werden einmal dadurch vermieden, daß mit Vordruck gearbeitet wird und der Finger nicht hämmert, zum anderen dadurch, daß der zum komprimierenden Finger gehörige Unterarm auf der Stirn des Untersuchten ruht und dadurch den Kopf fixiert (Abb. 4.**4**, 4.**13**).

Der Effekt dieser Kompression ist eine eindeutige Pulskurvenmodulation der A. vertebralis. Bei einem diagnostisch sicheren Effekt kommt es in der Diastole zu Schwingungen, die die Nullinie überschreiten (Abb. 4.**6**). Bei sehr muskelkräftigen Patienten und tiefliegenden Arterien kann der Effekt geringer ausfallen. Wichtig ist, daß durch Kompression der A. occipitalis ein geringer Effekt auf die Pulskurve der A. carotis communis festzustellen ist, der jedoch immer viel schwächer ausfällt als bei der A. vertebralis. Daher sollte der Kompressionstest der Atlasschlinge sowohl bei der A. carotis communis als auch bei der A. vertebralis vergleichend durchgeführt werden.

Ist die A. vertebralis aufgefunden, sollte sie nach kaudal verfolgt werden. Man führt die Sonde so lange nach kaudal, bis nur noch Signale der A. carotis communis und der A. subclavia aufzufinden sind. Dies ist nötig, weil die A. vertebralis häufig nicht aus dem Gipfelpunkt des Subklaviabogens abgeht, sondern weiter proximal und dann noch eine Strecke parallel zur A. subclavia nach kranial zieht (Abb. 12.**6**). Im Abgangsbereich ergeben sich regelmäßig Mischsignale von A. vertebralis und A. subclavia. Bestehen Unsicherheiten über die Zuordnung einzelner Anteile des Strömungssignals (Spektrum), was besonders in der Systole der Fall sein kann, wird durch sukzessive Kompression der A. vertebralis im Bereich der Atlasschlinge und der A. brachialis am Oberarm unterschieden, von welcher Arterie die gefundenen Signalanteile stammen. Die A. vertebralis kann auch mit Sondenausrichtung nach kranial in ihrem Verlauf kurz vor der Pars transversaria (V_2) abgeleitet werden, jedoch nur über eine kurze Strecke. Allerdings findet sich in diesem Bereich in der Regel keine Stenosierung, so daß die Untersuchung mit Sondenausrichtung nach kaudal in der Routine ausreicht.

Die *A. thyroidea inferior* wird bei etwa der gleichen Sondenausrichtung wie für die Untersuchung der A. vertebralis aufgefunden. Sie entspringt dem Truncus thyrocervicalis (lateral der A. vertebralis) und wendet sich dann in der Regel in einer Kurve nach kaudal, um hier medial der A. vertebralis zu verlaufen. Dementsprechend können Strömungssignale auf die Sonde zu und von der Sonde weg registriert werden. Die Pulskurve gleicht der der A. vertebralis; häufig ist sie jedoch noch geringer pulsatil. Bei Strumapatienten können so viele Äste der A. thyroidea inferior mit so hoher Strömungsgeschwindigkeit nachgewiesen werden, daß die Signale der A. vertebralis „verdeckt" werden. Eine Differenzierung zwischen A. vertebralis und A. thyroidea inferior ist leicht durch Kompression der Schilddrüse möglich (Abb. 4.**12 d**).

Im einzelnen nicht weiter differenzierbare zervikale Äste der Trunci thyrocervicalis und costocervicalis können bei weiter lateraler Sondenausrichtung inkonstant nachgewiesen werden. Diese Möglichkeit spielt vor allem bei Verschlüssen der A. vertebralis eine Rolle (Abschn. 12.3).

Die A. subclavia ist durch die typische Pulskurve mit frühdiastolischer Flußumkehr leicht von den übrigen Arterien dieser Region zu unterscheiden. Je nach Sondenausrichtung wird der proximale und distale Anteil des Subklaviabogens beschallt.

4.2.4.2. A. vertebralis im Atlasabschnitt (V₃)

Hierzu wird die Sonde in Höhe der Spitze des Processus mastoideus aufgesetzt und gering nach vorn und oben ausgerichtet, etwa in Richtung zwischen das kontralaterale Ohr und Auge. Bei dieser Beschallungsrichtung wird Strömung von der Sonde weg registriert. Wegen der geringen Ausrichtung nach ventral ist eine Verwechslung mit einer stark nach dorsal verlaufenden A. carotis interna möglich. Daher ist die Registrierung der A. vertebralis an gleicher Stelle mit Fluß auf die Sonde zu eine zusätzliche Absicherung. Hierzu wird die Sonde in die Horizontalebene gekippt. Sie muß jetzt auch nicht mehr nach ventral ausgerichtet werden, sondern kann eine Mittelstellung einnehmen oder, wenn die Sonde leicht ventral des Mastoidfortsatzes aufgesetzt wird, sogar etwas nach dorsal weisen. Abb. 4.**14** zeigt, daß entgegen früherer Annahme (247) dabei nicht der Abschnitt nach Austritt aus dem Foramen transversarium des Atlasquerfortsatzes beschallt wird, sondern das nach lateral konvexbogige Segment in Höhe des 2. Halswirbelkörpers. Auf die Unterscheidung zwischen A. vertebralis und A. occipitalis wurde schon im Abschnitt 4.2.3.5 eingegangen.

4.2.5. A. subclavia

Abb. 4.**15** zeigt die Sondenposition zur Untersuchung der distalen A. subclavia in der Fossa supraclavicularis. Die Sonde wird nach laterokaudal gerichtet, abgeleitet werden die Strömungspulskurven nach Abgang der A. vertebralis und der Trunci

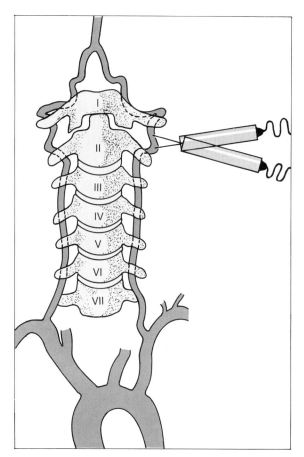

Abb. 4.**14 Sondenposition bei Ableitung im Atlasschlingenbereich (V₃).** Schematische Darstellung des Verlaufs der A. vertebralis durch die Foramina costotransversaria. Fluß auf die Sonde zu wird in der Regel von dem Abschnitt registriert, welcher in Höhe des zweiten HWK nach lateral verläuft (Abb. 2.**5**).

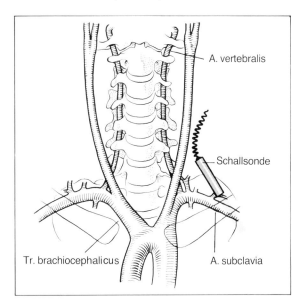

Abb. 4.**15 Plazierung der Schallsonde in der Fossa supraclavicularis** zur Untersuchung der A. subclavia nach Abgang der A. vertebralis.

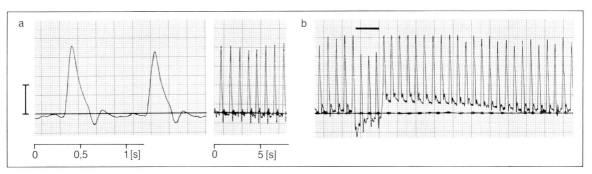

Abb. 4.**16 Dopplerströmungspulskurven der A. sub-clavia** bei Plazierung der Schallsonde in der Fossa supra-clavicularis (Abb. 4.**15**). Kompression des homolateralen Oberarms (Balken in **b**) führte zur Abnahme der armwärts gerichteten Strömung und Zunahme der frühdiastolisch herzwärts gerichteten Strömung. Hierdurch war die eindeutige Identifizierung der A. subclavia möglich. Weitere Erklärungen zur Registrierung s. Abb. 4.**3**.

costo- und thyrocervicalis. Die Strömungspulskurve der A. subclavia (Abb. 4.**16 a**) ist durch eine hohe systolische Strömungsgeschwindigkeit und eine kurzdauernde Rückstromphase während der frühen Diastole charakterisiert, bedingt durch den Schluß der Aortenklappe. Das akustische Signal ist, ähnlich dem der A. carotis externa, peitschend.

Eine Verwechslung mit anderen Arterien ist im Normalfall nicht möglich. Die sichere Identifizierung gelingt durch Erhöhung des peripheren Strömungswiderstands (Kompression des ipsilateralen Oberarms oder Faustschluß) mit einer deutlichen Abnahme der systolischen Strömungsgeschwindigkeit, ausgeprägter diastolischer Rückströmung und während der postischämischen Hyperämie auch während der Diastole armwärts gerichteter Strömung (Abb. 4.**16 b**).

Mit nach mediokaudal gerichteter Schallsonde wird der proximale Abschnitt der A. subclavia bzw. auf der rechten Seite auch der Truncus brachiocephalicus untersucht. Jenseits der Fossa supraclavicularis, in ihrem distalen Verlauf, wird die A. subclavia auch im Trigonum deltoideopectorale (Fossa infraclavicularis) aufgefunden.

4.2.6. Identifizierung venöser Halsgefäße

Bei der Beschallung venöser Gefäße finden sich, entsprechend der kontinuierlicheren venösen Strömung, im allgemeinen geringere Schwankungen der Strömungssignale. Relativ hohe, atemabhängig modulierte Strömungsgeschwindigkeiten zeigt die proximale V. jugularis interna. Prinzipiell ergeben sich keine Schwierigkeiten bei der Unterscheidung von Arterien. Abb. 4.**17** zeigt die Dopplerbefunde bei Lateralverschiebung der Schallsonde von der proximalen A. carotis communis auf die V. jugularis interna. Der Valsalva-Versuch führt zu einem weitgehenden Sistieren der venösen Strömung, was im Zweifelsfall als Kriterium zur Abgrenzung gegenüber einer arteriellen Strömung verwertet werden kann. Das Ultraschallschnittbild zeigt während dieses Versuchs eine deutliche Erweiterung der Jugularvene. Nicht selten werden die Strömungssignale der Halsarterien durch oberflächlich gelegene Venen überlagert. Meist gelingt es aber, durch leichte und breite Kompression der proximalen Halsregion mit dem Zeigefinger oder vermehrten Druck mit der Schallsonde (direkte Venenkompression) die venöse Überlagerung zu beseitigen.

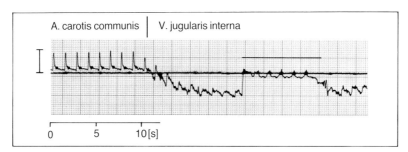

Abb. 4.**17 Lateralverschiebung der Schallsonde von der A. carotis communis auf die V. jugularis interna.** Bei Übergang von der Arterie auf die Vene war ein Wechsel der Strömungsrichtung und die Änderung von pulsatiler (arterieller) zu kontinuierlicher (venöser) Strömung zu registrieren. Durch den Valsalva-Preßversuch kam es zu einem abrupten Sistieren der venösen Strömung als sicherem Differenzierungskriterium gegenüber einer arteriellen Strömung.

5. Diagnostische Parameter der Spektrumanalyse

Spektrumanalyse im angewandten Sinn bedeutet eine für diagnostische Zwecke möglichst vollständige Darstellung der Dopplerfrequenzen im empfangenen Signal. Ihr Wert wird besonders bei der Untersuchung stenosierter Arterien mit pathologischer Veränderung der Dopplersignale deutlich, wo sie durch die verbesserte Dokumentation auch Vergleichs- und Wiederholungsuntersuchungen ermöglicht. Die Spektrumanalyse ist in Deutschland noch nicht allgemein akzeptierter Standard, und die Auswertung wird noch sehr unterschiedlich gehandhabt. Die folgende Besprechung der Kriterien und Probleme der Interpretation soll eine Diskussionsgrundlage liefern. Technische Voraussetzungen wurden in Abschn. 1.5 angesprochen. Weitere Ausführungen finden sich in Abschn. 9.1.4 (Dokumentation von Stenosesignalen) und 9.3.1 (Ergeb-

nisse der Dopplersonographie mit Spektrumanalyse).

Das Spektrum der Dopplerfrequenzen entspricht dem Spektrum aller im untersuchten Gefäßabschnitt gleichzeitig vorhandenen Strömungsgeschwindigkeiten. Es besteht also eine Beziehung zwischen Dopplerspektrum und Strömungsprofil (367). Dies zeigt Abb. 5.1 exemplarisch am Beispiel einer normalen (**a**) und einer stenosierten Arterie (**b**). Das Schema gibt die Frequenzdichtespektren eines systolischen Zeitabschnitts wieder (Abschn. 1.5.2), welche die quantitativen Aspekte am besten beschreiben. Diese sind den Frequenzzeitspektren gegenübergestellt, welche die Verteilung während eines ganzen Herzzyklus wiedergeben. Zunächst soll auf die quantifizierbaren Parameter eingegangen werden.

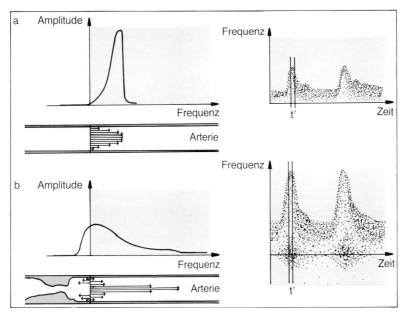

Abb. 5.1 Beziehung zwischen Strömungsprofil und Frequenzspektrum der Dopplersignale.
a Normal durchströmte Arterie.
b Poststenotische Strömung.
Gegenüberstellung der Frequenzdichtespektren (links) und der Frequenzzeitspektren (rechts). Das Frequenzdichtespektrum stellt die Korrelation von Frequenz und Amplitude (Häufigkeit einer Frequenz bzw. einer Geschwindigkeit) dar, das Frequenzzeitspektrum zeigt die Veränderung des Spektrums über die Zeit. Messung des Frequenzdichtespektrums im systolischen Zeitabschnitt t'. Relativ flaches Strömungsprofil in der nicht stenosierten Arterie. Daher finden sich die meisten Frequenzen

(Strömungsgeschwindigkeiten) nahe den Maximalfrequenzen, die Verteilung im Frequenzdichtespektrum ist rechtsschräg. Im Abschnitt kurz nach einer Stenose ist die Strömung zentral beschleunigt und randständig verwirbelt. Daher finden sich im Frequenzdichtespektrum relativ wenige hohe und viele niedrige Frequenzen, eine linksschräge Verteilung. Das Frequenzdichtespektrum wird niedriger und breiter. Wegen Strömungskomponenten in Gegenstromrichtung finden sich Frequenzen unterhalb der Nullinie. (Kontinuierliche Schallaussendung. Weitere Erklärungen zur Form des Frequenzdichtespektrums in Abschn. 5.1.2 und 5.3.2.)

	Maximalfrequenzen (Hüllkurve)	Bandbreite des Spektrums
Definition	entsprechen den im Herzzyklus jeweils schnellsten Strömungsgeschwindigkeiten	entspricht der Dispersion der Strömungsgeschwindigkeiten im untersuchten Gefäßsegment in definierten Zeitabschnitten
Anwendung	leicht reproduzierbar, fortlaufend, direkt vom Bildschirm als Pulskurve der maximalen Dopplerfrequenzen ablesbar	Ergebnis stark vom Analyseverfahren abhängig. Qualitative Beurteilung nicht schwierig, aber quantitative Auswertung problematisch
Aussage	Quantifizierung von Seitendifferenzen, Beurteilung von Stenosegraden	Verbreiterung durch Ablösungszonen, schraubenförmigen Fluß oder Wirbel infolge normaler oder poststenotischer Gefäßaufweitung, Gefäßkrümmung oder -gabelung

Tabelle 5.**1**   Charakterisierung der beiden wichtigsten quantifizierbaren Parameter der Dopplersonographie: Maximalfrequenzen und Bandbreite des Spektrums

5.1.   Quantitative Analyse der Dopplerspektren

Die beiden wichtigsten quantifizierbaren Parameter der Dopplerspektren sind (Tab. 5.**1**):

1. Maximalfrequenz (Hüllkurve),
2. Bandbreite des Spektrums.

Die Definition dieser Parameter ist schematisch in Abb. 5.**2** wiedergegeben (s. a. Abb. 1.**39**, 1.**40**).

5.1.1.   Maximalfrequenz

Sie soll Auskunft über Änderungen des Gefäßlumens geben. Es besteht eine reziproke Beziehung zwischen Querschnittsfläche und mittlerer Strömungsgeschwindigkeit (Abschn. 3.1). Anstatt der mittleren intensitätsgewichteten Frequenz wird die

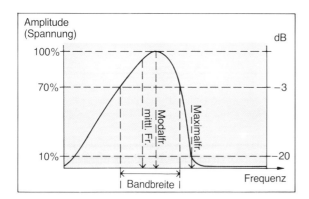

Abb. 5.**2 Definition der Begriffe Maximalfrequenz, mittlere Frequenz, Modalfrequenz und Bandbreite des Spektrums anhand des Frequenzdichtespektrums.** Die Amplitude entspricht der Häufigkeit einer Frequenz. Die Modalfrequenz ist die Frequenz mit der größten Amplitude (100%). Die Bandbreite wird bei –3 dB, die Maximalfrequenz wird bei –20 dB bestimmt (aus Arbeitskreis Gefäßdiagnostik der DEGUM: Ultraschall 8 [1987] 117).

Maximalfrequenz als Maß für eine Änderung des Gefäßlumens gewählt (375, 552), da

1. die mittlere Frequenz (Strömungsgeschwindigkeit) nur schwer genau zu berechnen ist und alle in den folgenden Abschnitten diskutierten, für die Bandbreite des Spektrums relevanten Faktoren auch die mittlere Frequenz beeinflussen,
2. der Schallstrahl häufig neben dem interessierenden Gefäßabschnitt (z. B. Stenose) auch angrenzende Gefäßanteile mit sehr unterschiedlichen Strömungsgeschwindigkeiten erfaßt.

Man kann davon ausgehen, daß im Stenoseabschnitt die Maximalfrequenz der mittleren Frequenz proportional ist, da das Strömungsprofil hier noch nicht, wie im anschließenden poststenotischen Abschnitt, gestört ist. Die Maximalfrequenz ist also ein Maß für die maximale Strömungsgeschwindigkeit in einer Stenose, und zwar unabhängig davon, wie weit der prä- und poststenotische Abschnitt ist, der vom Schallstrahl miterfaßt wird. Die Maximalfrequenz wird als gut reproduzierbarer Wert auch verwendet, um Änderungen des Strömungsvolumens zu beurteilen oder einen Seitenvergleich durchzuführen.

Bei laminarer Strömung ist die Maximalfrequenz sowohl durch das Frequenzdichte- als auch durch das Frequenzzeitspektrum einfach zu bestimmen, da der Abfall der Amplitude im Bereich der hohen Frequenzen des Spektrums steil ist (Abb. 5.**1a**, 5.**2**). Im Falle einer hochgradigen Stenose (Abb. 5.**1b**, 5.**3**) ist die Bestimmung schwieriger, da die Amplituden hier mit zunehmender Frequenz langsam abnehmen und in Rauschen übergehen.

Das Frequenzzeitspektrum erleichtert die Bestimmung der systolischen Maximalfrequenz bei Stenosen und geringem Signal-Rauschen-Abstand durch die Gestalterkennung der typischen Hüllkurve in

Form einer Strömungspulskurve (Abb. 5. **1 b**). Andererseits ist diese Darstellung abhängig vom Frequenzgang der verwendeten Filter, der Verstärkung und dem Schwellenwert der Amplitude, von der an eine Frequenz zur Darstellung kommt. Wird dies nicht durch eine geeignete Geräteeinstellung berücksichtigt, können bei hochgradigen Stenosen hochfrequente systolische Anteile des Spektrums nicht dargestellt bzw. von hochamplitudigen niederfrequenten Anteilen „verdeckt" werden (Abb. 5.**3**). Das Signal wird dann fälschlicherweise als „nicht mehr pulsatil" beschrieben (Abschn. 5.3.1).

5.1.2. Bandbreite des Spektrums

Diese ist ein Maß für die Dispersion der Geschwindigkeiten im untersuchten Gefäßabschnitt. Sie soll im pathologischen Fall eine gestörte oder inhomogene Strömung anzeigen. Die Bandbreite wird am besten durch das Frequenzdichtespektrum gemessen. Eine qualitative Beurteilung ist jedoch auch mit dem Frequenzzeitspektrum möglich. Die beiden Frequenzdichtespektren in Abb. 5.**1** zeigen, daß die Verteilung im Normalfall nicht symmetrisch, sondern rechts-schräg, dagegen das Spektrum einer höhergradigen Stenose infolge des hochamplitudigen niederfrequenten Anteils linksschräg ist (356). (Ursachen für die rechts-schräge Verteilung des normalen Spektrums werden im Abschn. 5.3 diskutiert.) Das arithmetische Mittel der vorkommenden Frequenzen ist also wenig aussagekräftig. Berechnungen der Bandbreite des Spektrums benutzen daher entweder eine gewichtete mittlere Frequenz (mean frequency) oder die Frequenz mit der größten Amplitude (Modalfrequenz, mode-frequency) (Abb. 5.**2**). Für den Interessierten sind in Tab. 5.**2** verschiedene Vorschläge aufgelistet, nach denen die Bandbreite des Spektrums berechnet werden kann. Keine der aufgeführten Berechnungsarten hat sich bislang allgemein durchsetzen können.

Im folgenden werden noch einige spezielle Punkte besprochen, die zu berücksichtigen sind.

Vor Berechnung der Bandbreite ist zunächst eine Normierung durchzuführen, denn die Gesamtenergie eines Dopplersignals variiert stark, ohne daß dies diagnostisch verwertbar ist. Sie ist von den Beschallungsbedingungen, wie z. B. der Tiefe der Gefäßlage oder Ankopplung der Sonde, abhängig. Korrekt, aber aufwendiger ist eine *Flächennormierung* (4, 332). Bei normalen Strömungsverhältnissen werden Frequenzdichtespektren durch Flächennormierung hoch und schlank; bei Stenosen werden sie infolge der größeren Dispersion der Geschwindigkeiten bzw. Frequenzen breit und flach. Mehrere Arbeitsgruppen schlagen vor, die *Modalfrequenz* (Frequenz mit der höchsten Amplitude) auf 100% zu normieren, was ohne Rechenaufwand möglich ist (Tab. 5.**2**). Sie messen die Bandbreite des Spektrums auf einem Spannungsniveau, ausgedrückt in Prozent oder dB-Abschwächung, bezogen auf den 100-%-Wert der Modalfrequenz.

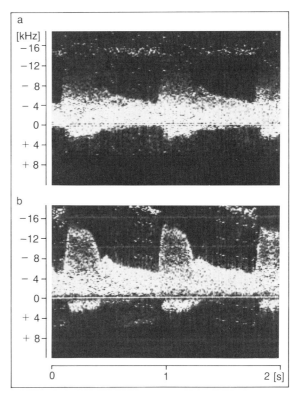

Abb. 5.**3 Verbesserte Darstellung der Maximalfrequenzen durch Verwendung eines Hochpaßfilters (b)** (Abb. 1.**15**). Signal abgeleitet von einer Stenose der A. carotis interna. In **a** war nur scheinbar eine geringere Pulsatilität vorhanden (Spektrumanalysator Sonacolor CD, Carolina Medical Electronics).

Wird die Bandbreite in gleicher Weise jedoch anhand eines flächennormierten Spektrums ermittelt, ergeben sich kleinere Werte. Die Werte sind auch unterschiedlich, je nachdem ob die Häufigkeit der Frequenzen in Amplitude (Spannung) oder Leistung (proportional der Amplitude im Quadrat) angegeben wird (Abschn. 1.1) (356). Weiter ist zu bedenken, daß das Frequenzdichtespektrum bei Stenosen neben einem schmalen hohen Peak um die Modalfrequenz ein breites Band niederamplitudiger hoher Frequenzen zeigen kann. Letztere werden aber bei der Messung der Bandbreite auf einem 70-%- oder 50-%-Niveau nicht berücksichtigt. Ein einzelner Meßwert kann also eine unregelmäßige Verteilung im Frequenzdichtespektrum nur sehr unvollständig wiedergeben.

Die Bandbreite des Spektrums ist weiter abhängig von der Länge des *Meßintervalls* und der Lage im Herzzyklus. Die Bandbreite ist um so größer, je länger das Intervall ist, insbesondere, wenn sich dieses im abfallenden Teil der systolischen Welle befindet (38).

Die Bandbreite wird entweder direkt in Hertz angegeben, oder es wird ein Index gebildet (Tab. 5.**2**). Peronneau u. Mitarb. verwenden einen Perturbationsindex (365, 372–374) (Tab. 5.**2**). Mit steigender mittlerer Strömungsgeschwindigkeit steigt auch im nichtstenosierten Gefäß die Standardabweichung der Strömungsgeschwindigkeiten (Frequenzen). Da beim Perturbationsindex die mittlere Frequenz im Nenner steht, ist dieser Index unabhängig von der vorherrschen-

5.1.2. Bandbreite des Spektrums

Tabelle 5.2 Verschiedene Vorschläge zur quantitativen Strömungsbeurteilung im Bereich von Karotisstenosen, die vorwiegend die Bandbreite des Spektrums der Dopplersignale berücksichtigen. A = Amplitude, P = Leistung (power), f = Frequenz, SD_f = Standardabweichung von f, f_{mean} = mittlere gewichtete Frequenz, f_{max} = Maximalfrequenz, f_M = Modalfrequenz, UBW = obere Bandbreite (upper band width), LBW = untere Bandbreite (lower band width), f_{UBW} = oberste Frequenz der Bandbreite, f_{LBW} = unterste Frequenz der Bandbreite, Peak = systolischer Gipfel

Autoren	Sende-art	Meßintervall Lage	Meßintervall Dauer	Meß-parameter	Formel	Schema
Peronneau u. Mitarb. (365)	P	Peak	20 ms	SD_f, f_{mean}	Perturbationsindex (PI) $$PI = \frac{SD_f}{f_{mean}} \cdot 100$$	
Arnolds (4)	CW	Peak	40 ms	SD_f, f_{mean} f_{max}	Stenoseindex (SI) $$SI = SD_f \cdot f_{max}$$	
Brown u. Mitarb. (229), Kassam u. Mitarb. (338)	CW	Peak	50 ms	f_{mean} f_{max}	spectrum broadening index (SBI) $$SBI = \frac{(f_{mean}-f_{max})}{f_{max}} \cdot 100$$	
Langlois u. Mitarb. (345), Knox u. Mitarb. (341)	P	Peak oder 100 ms nach Peak	2,5 ms	f_M UBW LBW bei −3 dB −9 dB	spectral width upper (3 dB) band width lower (9 dB) band width	100% −3 dB 71% −9 dB 40%
Rittgers u. Mitarb. (370)	CW	Peak	100 ms	f_M f_{UBW} f_{LBW} bei −12 dB	systolic window (SW) $$SW = \frac{f_{LBW}}{f_{UBW}}$$	100% −12 dB 25%
Krause u. Mitarb. (343)	CW	Peak	?	f_M f_{UBW} f_{LBW} bei −3 dB	frequency band width $$f_{UBW}-f_{LBW}$$	100% −3 dB 50%
Arbeille u. Mitarb. (288, 290, 385)	CW	Peak	−	f_{mean} f_{max}	Stenosisindex (STI) $$STI = 0,9 \cdot (1 - \frac{f_{mean}}{f_{max}})$$	

den Strömungsgeschwindigkeit. Er eignet sich dazu, poststenotische Strömungsinhomogenitäten zu erfassen. Je nach Gestalt und Schweregrad der Stenose ist das Maximum der Perturbation in einem unterschiedlichen Abstand von der Stenose zu finden. Daraus wird deutlich, daß es schwierig sein kann, bei transkutaner Untersuchung reproduzierbare Ergebnisse des Perturbationsindex zu erhalten. Zudem können sich konzentrische glatte Stenosen vorwiegend durch eine Beschleunigung und weniger durch poststenotische Strömungsinhomogenitäten äußern. Andererseits werden bei kurzstreckigen Stenosen in der Regel der Stenoseabschnitt und der unmittelbar poststenotische Abschnitt, in dem dann die größten Strömungsinhomogenitäten zu finden sind, zusammen beschallt. Daher wurde von der Freiburger Arbeitsgruppe ein Stenoseindex vorgeschlagen (4), bei dem die Standardabweichung der Frequenzen mit der systolischen Maximalfrequenz multipliziert wird. Auf diese Weise sollen Stenosen unabhängig davon erfaßt werden, ob sie sich am Meßort vorwiegend durch Beschleunigung oder durch Strömungsperturbation äußern. Auch bei dem von Arbeille u. Mitarb. (288, 289, 385) vorgeschlagenen Stenoseindex wird davon ausgegangen, daß im unmittelbar poststenotischen Abschnitt Beschleunigung und Strömungsstörung gleichzeitig gemessen werden können.

5.2. Qualitative Beschreibung des Frequenzzeitspektrums

In der klinischen Praxis ist es üblich, neben der Bestimmung der Maximalfrequenzen das Frequenzzeitspektrum (Abschn. 1.5.2) qualitativ zu beschreiben. In Abb. 4.**8** werden normale Spektren verschiedener Halsarterien gezeigt. Die einzelnen Arterien unterscheiden sich unter anderem dadurch, wie stark die Frequenzen unterhalb der Maximalfrequenz konzentriert sind (Abschnitt 5.3.2). Unter dem systolischen Gipfel finden sich im niederfrequenten Bereich relativ wenig Frequenzanteile. Dies wird als *„systolisches Fenster"* bezeichnet (window sign). Es entsteht durch eine Abflachung des Strömungsprofils, hervorgerufen durch die Beschleunigung des Blutflusses. In der Diastole ist die Verteilung breiter, da das normale Profil zu einer parabolischen Form tendiert. Bei gestörter Strömung lassen sich verschiedene Veränderungen der Frequenzzeitspektren abgrenzen (Abb. 5.**4**):

1. *Ausfüllung des systolischen Fensters* durch das Auftreten zusätzlicher niederfrequenter Anteile: Bei leichter Störung sind die Frequenzen noch relativ homogen von der Nullinie bis zur Maximalfrequenz verteilt; bei schwerer Störung erfolgt eine deutliche Verlagerung des Amplitudenmaximums (der Häufigkeit) zum niederfrequenten Bereich hin.
2. *Inverse Signalanteile:* Es treten, bezogen auf die Hauptströmungsrichtung, inverse Signalanteile auf, welche in der Regel Wirbelbildung anzeigen. Bei leichter Störung ist dies auf die Systole beschränkt; die inversen Signalanteile sind relativ niederfrequent. Bei schwerer Störung finden sich inverse Signalanteile auch in der Diastole, und die Frequenzen sind deutlich höher, wobei annähernd symmetrische Verteilungen um die Nullinie vorkommen.
3. *Konturoszillationen* finden sich vorwiegend im Bereich des systolischen Gipfels in Form aufgesetzter Spitzen (Abb. 5.**5 a**). Sie entsprechen Wirbeln, die den Meßbereich (sample volume) durchlaufen (93).
4. *Intensitätsreiche,* in der Systole spindelförmig um die Nullinie angeordnete Frequenzen („systolische Spindeln") (Abb. 5.**5 b**) sind wahrscheinlich durch Wandschwingungen bedingt.
5. *Musikalische Geräusche* („musical murmurs"): Es handelt sich um spiegelbildlich angeordnete Bänder im mittel- und niederfrequenten Bereich (Abb. 5.**5c**). Sie werden häufig bei der Untersuchung intrakranieller Hirnarterienspasmen beobachtet und werden durch oszillierende Strukturen (326) bzw. periodische Wirbelbildungen und Druckschwankungen (513) erklärt.

Zur Vereinfachung der Bewertung in der klinischen Praxis wurde vorgeschlagen, neben dem Normalbefund, welcher einer laminaren Strömung entspricht, *drei Schweregrade gestörter Strömung* bzw. gestörter Spektren abzugrenzen (291) (Abb. 5.**4**). Das Phänomen der Konturoszillationen kommt nicht nur bei schwerer Strömungsperturbation vor und ist daher nicht essentieller Bestandteil einer Stenosegradeinteilung. Das Phänomen der „systolischen Spindeln" findet sich dagegen nur bei hochgradigen Stenosen (Abb. 5.**5 c**).

Die qualitative Beschreibung gestörter Frequenzzeitspektren wurde von Arbeille u. Mitarb. (288, 289, 385) zur Stenosegraduierung benutzt. Dabei richtete sich die Graduierung nach der Stelle mit der ausgeprägtesten Störung, da im poststenotischen Abschnitt mit zunehmender Distanz von der Stenose eine Rückentwicklung zur normalen Strömung erfolgt.

Die genannten Veränderungen sind nicht nur vom Stenosegrad abhängig, sondern auch von der Konfiguration der Stenose. Daher ist nur eine grobe Stenosegraduierung durch die qualitative Beschreibung gestörter Strömung möglich. Zusätzliche Kriterien werden benötigt (Abschn. 9.1.3).

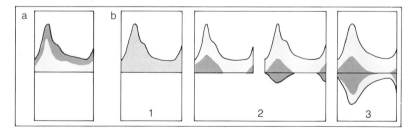

Abb. 5.4 Schematische Darstellung von Frequenzspektren, welche verschiedene Schweregrade gestörter Strömung wiedergeben.
a Normalbefund.
b Gering- (1), mittel- (2) und hochgradige (3) Störung. In 1 findet sich eine homogene Verteilung der Strömungsgeschwindigkeiten, in 2 eine deutliche Verschiebung des Amplitudenmaximums zu den niedrigen Frequenzen, und in 3 finden sich in Systole und Diastole inverse Strömungsanteile (aus Arbeitskreis Gefäßdiagnostik der DEGUM: Ultraschall 8 [1987] 117).

5.3. Technische und strömungsphysiologische Einflüsse auf das Spektrum

Schon aus der vorangegangenen Besprechung der Parameter muß geschlossen werden, daß Befunde der Spektrumanalyse nicht einfach in gefäßmorphologische Befunde umgesetzt werden können. Bei der klinischen Auswertung sind meß- und apparatetechnische sowie strömungsphysiologische Einflüsse auf das Spektrum zu berücksichtigen.

5.3.1. Einflüsse auf die Maximalfrequenz

Die Bestimmung der Maximalfrequenz ist der reproduzierbarste Parameter der Spektrumanalyse. Wichtigste Variable ist der Beschallungswinkel (Abb. 1.**10,** und Tab. 1.**4**). Dieser ist bei handgeführter Sonde untersucherspezifisch (347), so daß jedes Labor, strenggenommen jeder Untersucher seine eigene Korrelation erstellen muß, wenn die Maximalfrequenz zur Stenosequantifizierung herangezogen werden soll. Auf die Problematik der Bestimmung der Maximalfrequenz bei niederamplitudigen hohen Frequenzen wurde schon hingewiesen (Abschn. 5.1.1, Abb. 5.**3**, 8.**42**). Ferner sind die Maximalfrequenzen vom Flußvolumen im Verhältnis zum Gefäßquerschnitt abhängig. Daher werden die

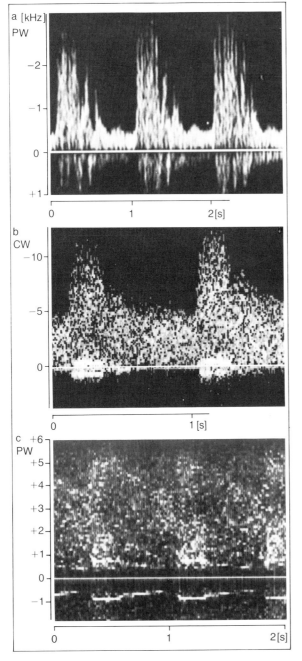

a [kHz]
PW

b CW

c +6 PW

Tabelle 5.**3** Einflüsse auf die Bandbreite des Spektrums eines Dopplersignals

Meßtechnik	Anatomie und Strömungsphysiologie
gepulste oder kontinuierliche Schallaussendung	Gefäßkaliber
Verstärkung (bei Darstellung in Form des Frequenzzeitspektrums)	Variationen des Gefäßkalibers, Aufweitungen, Stenosen
Zeitauflösung (Länge der Analyseintervalle)	Gefäßverlauf, Krümmung, Schlinge usw.
Frequenzgänge von Hoch- und Tiefpaßfiltern	Stromvolumen, beeinflußt z. B. durch Strömungswiderstand oder Hämatokrit
Lagebeziehungen zwischen Schallstrahl und Gefäß	
Größe und Lage des Meßvolumens (gepulste Dopplersonographie)	
„transit time effekt" (Verweilzeiteffekt)	
Bandbreite des Sendeimpulses (gepulste Dopplersonographie)	

Abb. 5.5 Verschiedene Sonderformen gestörter Spektren.

a Konturoszillationen. Ableitung des Signals einer A. carotis interna ca. 2 cm distal einer hochgradigen Stenose.
Gepulste (PW = pulsed wave) Dopplersonographie ($f_0 = 5$ MHz).

b Spindelförmig um die Nullinie angeordnete intensitätsreiche Frequenzen. Ableitung von einer hochgradigen Stenose der A. carotis interna (CW-Dopplersonographie, $f_0 = 4$ MHz).

c „Musical murmurs". A. cerebri media mit Spasmus nach Subarachnoidalblutung. Transtemporale Beschallung, gepulste Dopplersonographie, $f_0 = 2$ MHz. Es finden sich bei 500–800 Hz spiegelbildlich um die Nullinie angeordnete Frequenzbänder. Die Maximalfrequenzen in der Systole liegen über 5 kHz und kommen daher nicht korrekt zur Darstellung (geringes Aliasing, Abb. 1.**24**, 1.**25**).

Maximalfrequenzen in Stenosen nicht nur vom Stenosegrad bestimmt. Bei gering- und mittelgradigen Stenosen sind Flußvolumen und damit Maximalfrequenzen vom Perfusionsdruck und peripheren Strömungswiderstand im Versorgungsgebiet abhängig. Bei hochgradigen Stenosen ist die Kollateralversorgung des zur Stenose gehörigen Gefäßgebiets von zusätzlicher Bedeutung. Fehlende Kollateralversorgung bedingt ein hohes Druckgefälle an der Stenose. Dies führt zu hohen Strömungsgeschwindigkeiten in der Stenose. Bei guter Kollateralversorgung und daher geringerem Druckgefälle sind die Strömungsgeschwindigkeiten in der Stenose geringer (12, 89).

5.3.2. Einflüsse auf die Bandbreite

Der Parameter Bandbreite des Spektrums bereitet größere Schwierigkeiten in der Bewertung. Alle Faktoren der Tab. 5.**3** haben Einfluß auf das Ergebnis.

5.3.2.1. Meßtechnische Einflüsse

Abb. 5.**6** zeigt die Beziehungen von Schallstrahl bzw. Meßvolumen, untersuchtem Gefäßquerschnitt und Frequenzdichtespektrum (288, 309, 311, 365). Die Bandbreite des Spektrums wird geringer, wenn der Schallstrahl mitten durch das Ge-

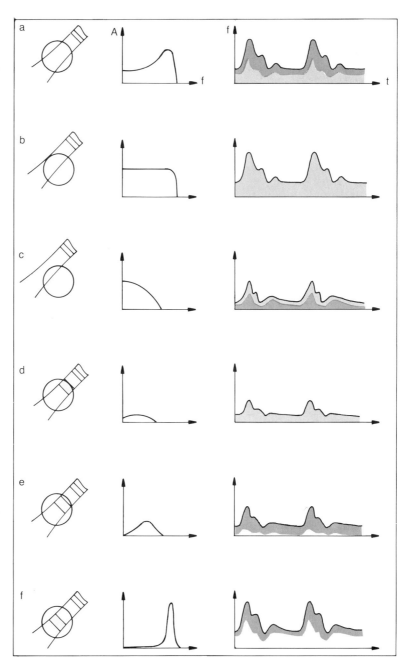

Abb. 5.**6** **Beziehungen zwischen Schallstrahl bzw. Lage des Meßvolumens, Gefäßquerschnitt und Dopplerspektrum.**
a–c CW-Dopplersonographie. Je weiter randständig das Gefäß vom Schallstrahl erfaßt wird, um so mehr verschiebt sich die Frequenzverteilung in Richtung auf die niedrigen Frequenzen (randständig langsamere Strömung als im Zentralstrom).
d–f Gepulste Dopplersonographie. Im Zentralstrom werden höhere Frequenzen als am Gefäßrand gemessen. Dieser Effekt wird durch die im Vergleich zum CW-Verfahren größere Ortsauflösung und damit geringere Bandbreite der Signale besonders deutlich (Abb. 5.**7a**). Weitere Erklärung s. Abb. 5.**1** (nach Peronneau u. Mitarb.).

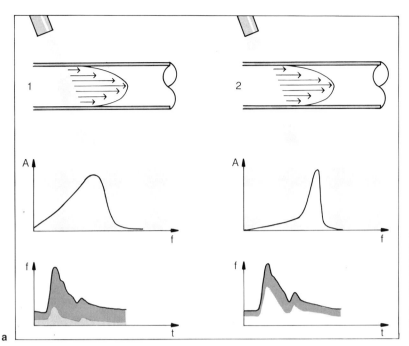

Abb. 5.7 Technische Einflüsse auf die Bandbreite des Spektrums.
a Kontinuierliche Schallemission (1) führt zur Erfassung aller Strömungsgeschwindigkeiten. Beim gepulsten Verfahren (2) berücksichtigt ein kleines Meßvolumen nur einen Ausschnitt aus dem Strömungsprofil. Dadurch ist die Bandbreite geringer.

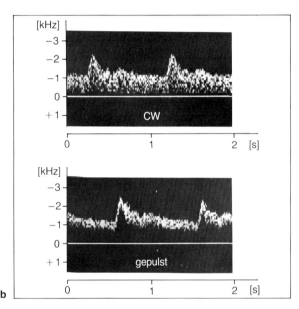

Abb. 5.**7b** Originalregistrierung von der A. carotis interna eines gesunden Probanden mit CW-Dopplersonographie (oben) und gepulstem Verfahren (unten) (vgl. schematische Darstellung in **a**).

Bei Untersuchung von Gefäßen mittlerer Weite und Verwendung handelsüblicher Geräte wird eine homogene Beschallung nicht erreicht, da der Schallstrahl schmaler ist als das Gefäßlumen (Abb. 5.**6a**). Zudem penetriert der Schall die Arterien besser zentral als in Randbereichen, wo durch seitliches Auftreffen auf die Gefäßwand, d. h. winkelbedingt, mehr reflektiert wird, was ebenfalls zu einer Unterrepräsentation langsamerer Strömungsgeschwindigkeiten (Frequenzen) führt (Abschn. 1.4.5). Dies sind Gründe, warum selbst bei CW-Dopplersonographie und parabolischem Strömungsprofil die Verteilung im Frequenzdichtespektrum meist rechtsschräg ist (Abschn. 5.1.2) und nicht rechteckig (Abb. 5.**6b**), wie theoretisch zu erwarten wäre.

Die Bandbreite des Spektrums ist bei gepulster Dopplersonographie und kleinem Meßvolumen geringer als bei dem Verfahren mit kontinuierlicher Sendung (Abb. 5.7). Es werden weniger Strömungsfäden erfaßt, und das Meßvolumen kann in die Gefäßmitte gelegt werden, wo das Strömungsprofil am flachsten ist (342).

Die Beurteilung der Bandbreite des Spektrums bei Betrachtung eines Frequenzspektrums ist nur eingeschränkt möglich. Die Frequenzdichte (Amplitude) wird hier in Graustufen oder mit einem Farbkode grob wiedergegeben. Der Arbeitsbereich dieses Kodes kann nicht alle vorkommenden Dichtewerte zur Darstellung bringen; vielmehr muß die Verstärkung (Eingangsempfindlichkeit) ständig angepaßt werden. Bei zu geringer Verstärkung kommen intensitätsschwache Frequenzen nicht zur Dar-

fäß geht, größer, wenn Randbereiche des Gefäßes zusätzlich erfaßt werden, da dann langsamere Geschwindigkeiten häufiger repräsentiert sind (356). Aus dem gleichen Grund ist die mittlere Frequenz nur dann ein Maß für die tatsächliche mittlere Strömungsgeschwindigkeit im Gefäß, wenn der Ultraschallstrahl das ganze Gefäßlumen homogen erfaßt und aus ihm homogen reflektiert wird (309, 310).

stellung. Wird die Verstärkung deutlich angehoben, sind unterschiedliche Amplituden im Frequenzspektrum nicht mehr zu erkennen (Abb. 5.**8**).

Spektrumanalysatoren arbeiten mit Hoch- und Tiefpaßfiltern (Abb. 1.**15**). Im diagnostisch wichtigsten mittleren Frequenzbereich kann man von einer linearen Kennlinie dieser Filter ausgehen. Im Grenzbereich nach unten und oben (z. B. unter 500 Hz und über 8 kHz [4 MHz Sendefrequenz]) kann von einer solchen Linearität nicht sicher ausgegangen werden. Die Möglichkeit dieser Filter, hohe oder tiefe Frequenzen hervorzuheben oder abzusenken, kann diagnostisch hilfreich sein (Abb. 5.**3**). Ohne Kenntnis der Filterkennlinien ist die exakte Beurteilung der Bandbreite aber nicht möglich.

Eine wichtige, die Bandbreite der Signale beeinflussende Größe ist die *intrinsische Spektralverbreiterung,* meist als *„transit time effect"* oder Verweilzeiteffekt bezeichnet (321). Ein Erythrozyt (Streuer) durchläuft ein Meßvolumen nur für eine begrenzte Zeit, die um so kürzer ist, je kleiner das Meßvolumen ist (Dauer des Sendepulses, Breite des Schallstrahls). Diese begrenzte Verweilzeit führt zusammen mit Inhomogenitäten des Schallfelds zu einer Amplitudenmodulation des Signals (31). Die intrinsische Spektralverbreiterung wird auch geometrisch erklärt. Jeder Erythrozyt,

der einen Ultraschallstrahl passiert, verändert dabei kontinuierlich den Winkel mit dem Zentrum des Transducers. Beide Erklärungsmodelle führen zu einer Spektrumverbreiterung vergleichbaren Ausmaßes (70). Die intrinsische Spektralverbreiterung ist um so größer, je kürzer die Sendeimpulse sind, je schneller die Strömungsgeschwindigkeit und je fokussierter der Schallstrahl ist. Man kann auch umgekehrt formulieren: Je länger ein sich bewegendes Objekt untersucht werden kann, desto präziser kann seine Geschwindigkeit bestimmt werden (8). Als Beispiel sei eine Sendefrequenz von 5 MHz, eine Pulslänge von 1 µs und eine Länge des Meßvolumens von 1,5 mm gegeben. Bei dieser Konstellation ist damit zu rechnen, daß ca. 20% der Bandbreite des Spektrums auf dem „transit time effect" beruhen (56).

5.3.2.2. Strömungsphysiologische Einflüsse

Das Strömungsprofil wird durch hämorrheologische und gefäßmorphologische Faktoren beeinflußt. Die Dispersion der Geschwindigkeit wird um so größer, je schneller der Blutfluß bzw. je größer das Strömungsvolumen ist. Da ein niedriger Hämatokrit bzw. eine verminderte Viskosität zu ei-

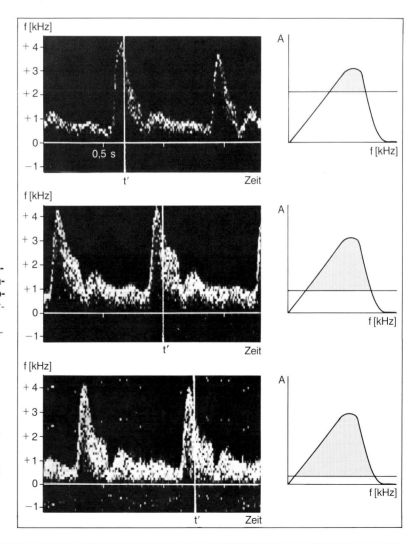

Abb. 5.**8** **Einfluß der Empfindlichkeitseinstellung des Spektrumanalysators auf die Bandbreite des abgebildeten Spektrums.** Gegenüberstellung der Frequenzzeitspektren (links, Originalregistrierungen, A. carotis communis eines Gesunden) und schematische Darstellung des Frequenzdichtespektrums (rechts). Bei einem hohen Schwellenwert (threshold), d. h. Einstellung einer geringen Empfindlichkeit, kommen nur die Frequenzen mit der höchsten Amplitude (Häufigkeit) zur Darstellung. Die Bandbreite ist klein. Senkung des Schwellenwerts führt zu Vergrößerung der Bandbreite. Im untersten Beispiel ist die Empfindlichkeitseinstellung so hoch, daß auch Rauschanteile zur Darstellung kommen.

nem erhöhten Strömungsvolumen führt, bedingen sie auch eine erhöhte mittlere Strömungsgeschwindigkeit und ein breiteres Spektrum (Voraussetzungen sind erhaltene Autoregulation des Hirnkreislaufs und unveränderter Gefäßquerschnitt im Meßbereich).

Die Einflüsse der Gefäßmorphologie sind in der Praxis wahrscheinlich noch wichtiger. Das Spektrum der großen Arterien ist schmaler und ist zusammen mit den schon diskutierten Einflüssen durch das Verhältnis von Schallstrahl zu Gefäßweite zu sehen. Weiterhin bestehen Unterschiede zwischen Systole und Diastole. Das Flußprofil ist in der frühen Systole flach und wird in der Diastole eher parabolisch. Die Bandbreite des Spektrums ändert sich daher im Verlauf des Herzzyklus.

Das Strömungsprofil wird auch durch Kalibervariationen, Bifurkationen und Krümmungen beeinflußt. Exemplarisch seien hier die Verhältnisse an einer Gefäßkrümmung und am Abgang der A. carotis interna besprochen.

Bei einer *Gefäßkrümmung* kommt es in der Innenkurve zu einer Ablösungszone mit Strömungsverlangsamung, zum Teil Stillstand oder Rückfluß infolge Wirbelbildung (21). Die Zentrifugalkräfte bedingen zusätzlich Sekundärströmung (Strömungskomponenten, die nicht der Hauptstromrichtung entsprechen) (Abb. 3.**2 c**). Im Spektrum treten niederfrequente inverse Signalanteile auf, welche durch Anteile der Strömung auf die Sonde zu bedingt sind (Abb. 5.**9 a**). Es handelt sich hier nicht um Turbulenz, sondern um eine veränderte Strömungsordnung. Sekundärströmung kann durch Beschallung des Gefäßes im rechten Winkel quantifiziert werden, was zur Beurteilung gestörter Strömung vorgeschlagen wurde (300, 306). Vergleichbare Strömungsveränderungen treten auch an arteriosklerotischen Gefäßwandveränderungen (Plaques) auf (Abb. 5.**9 b**).

Im Bereich der *Karotisbifurkation* treffen häufig Gefäßkrümmung und Aufweitung zusammen. Der Bulbus der A. carotis interna führt daher zu einem sehr komplexen Strömungsmuster, wie am Modell gezeigt werden konnte (13, 14, 26, 59, 60, 67).

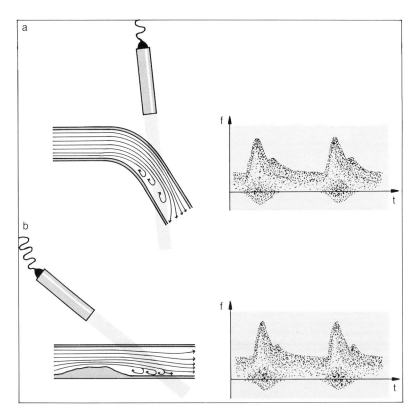

Abb. 5.9 Halbschematische Darstellung eines Einflusses einer Gefäßkrümmung (a) und einer Plaque (b) auf das Spektrum der Dopplerfrequenzen. Stromabwärts der Krümmung bzw. der Plaque findet sich eine Ablösungszone mit Sekundärströmung. Im Spektrum führt dies zu Frequenzen unterhalb der Nullinie (Strömungskomponenten in Richtung auf die Sonde). An der Außenkurve des Gefäßes bzw. an der der Plaque gegenüberliegenden Seite ist die Strömung ungestört. Daher ist die Frequenzverteilung des Dopplersignals auch, abgesehen von den zusätzlichen niederfrequenten Komponenten, regelrecht.

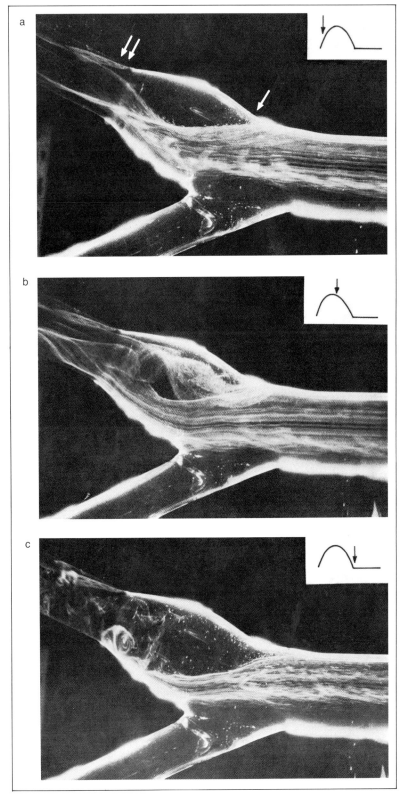

Abb. 5.10 Darstellung der Strömung in einem Glasmodell der Karotisbifurkation mittels Wasserstoffbläschen.
a Frühe Systole
b Kurz nach dem systolischen Gipfel
c Beginn der Diastole

Man erkennt in **a** den Ablösungspunkt (↙) und den Wiederanlagepunkt der Ablösungszone (↙↙) und in **b** die schraubenförmige Organisation des Flusses im Bulbus (aus Ku, D. M., D. P. Giddens: Arteriosclerosis 3 [1983] 31–39).

Während die Strömung an der Innenkurve nahe dem Flußteiler gleichförmig ist, kommt es an der lateralen Wand in der frühen Systole zu einer Ablösungszone und in der späteren Systole zu einer schraubenförmigen Strömungsorganisation (Helixfluß, Abb. 5.**10**). Die dopplersonographischen Befunde in vivo (344, 366, 368) stimmen mit diesen Modellversuchen überein (Abb. 5.**11**, 6.**22**).

Die Dopplersignale des Bulbus der A. carotis interna zeigen in der Systole häufig inverse Signalanteile, d.h. Anteile der Strömung auf die Sonde zu (Abb. 5.**11**). Bezogen auf die Gefäßachse, muß dies aber nicht rückwärtsgerichteter Strömung entsprechen. Vielmehr führt die Schraubenbewegung je nach Phase zu einer Bewegung auf die Sonde zu oder von der Sonde weg. Von der Weite des Bulbus und dem Winkel, den der Abgang der A. carotis interna mit der A. carotis communis bildet, hängt die Ausprägung dieser physiologischen Strömungsperturbation ab. Geringe Inhomogenitäten des Spektrums finden sich zum Teil noch 2 cm nach dem Abgang der A. carotis interna, obgleich das Gefäßkaliber hier bereits wieder dem des weiteren Verlaufs entspricht. Die irreguläre Strömung am Abgang der A. carotis interna ist also ein Normalbefund und darf nicht als Hinweis auf eine Plaque oder eine ulzerierte Wandveränderung fehlgedeutet werden (203, 348, 436, 459). Umgekehrt ist der Übergang von A. carotis communis zu A. carotis interna ohne die beschriebenen Veränderungen, also eine „ungestörte Strömung", ein erster, wenn auch nicht sehr zuverlässiger Hinweis auf eine den Bulbus ausfüllende Plaque (Abschn. 9.1.3).

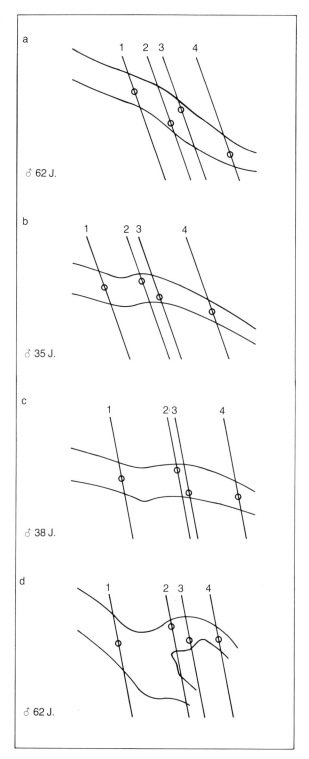

Abb. 5.**11 Physiologische Strömungsformen im Bulbus der A. carotis interna.**
Registrierungen im Endabschnitt der A. carotis communis (1), dem Bulbus der A. carotis interna (2, 3) und der distalen A. carotis interna (4) bei verschiedenen Probanden mit unterschiedlich konfigurierten Karotisbifurkationen.
a 62jähriger Patient mit gestrecktem Gefäßverlauf. Die A. carotis interna verlief leicht gekrümmt in die Tiefe. Eine Ablösungszone mit deutlichen Strömungskomponenten auf die Sonde zu fand sich in 2.
b 35jähriger Patient mit konvexem Gefäßverlauf in bezug auf die Schallrichtung, wie er meist angetroffen wird. Ablösungszone in 2.
c Ähnliche Verhältnisse wie in **b**, jedoch mit etwas größerem Gefäßkaliber.
d 62jähriger Patient mit gespreizter Karotisgabel. Sowohl in 2 als auch in 3 fand sich Strömung auf die Sonde zu.
(Duplexsonographie: Ultramark 8, ATL, f_0 5 MHz.)

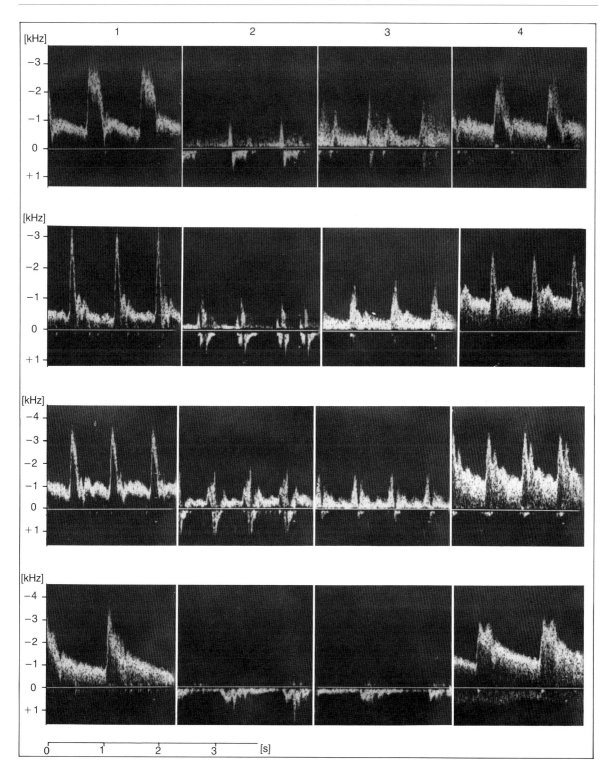

6. Duplexsonographie der Halsgefäße

Als Duplexsonographie wird die kombinierte Untersuchung mit der Dopplersonographie und der Ultraschall-Schnittbilddarstellung (B-Bild) durch eine Geräteeinheit bezeichnet. Die alleinige Dopplersonographie beantwortet viele klinisch relevante Fragen, da mit ihr insbesondere mittel- bis hochgradige Stenosen und Verschlüsse der extrakraniellen Hirnarterien nachgewiesen werden. Das alleinige B-Bild ist bei ausgeprägten Gefäßveränderungen eine Nachweismethode mit erheblichen Fehlermöglichkeiten. Geringgradige Veränderungen können dagegen gut dargestellt, die Gefäße aber nur unsicher identifiziert werden. Daher ist der Kombination von Dopplersonographie und Schnittbilduntersuchung der Vorzug zu geben. Beide Methoden ergänzen sich in mehrfacher Weise (Tab. 6.**1**). Das technische Prinzip der Geräte (Duplexscanner) wurde in Abschn. 1.4.4 beschrieben.

Der besondere Vorteil der Duplexsonographie liegt in der Möglichkeit der simultanen Beurteilung von Gefäßmorphologie und Strömung.

Im folgenden sollen die Untersuchungstechnik und die Normalbefunde besprochen werden. Pathologische Befunde werden im jeweiligen Abschnitt der Kap. 9–12 dargestellt.

6.1. Darstellung der Gefäßwand und Beschreibung der Reflexionseigenschaften

Ultraschall wird an Grenzflächen reflektiert. Die Reflexion ist um so stärker, je größer der Impedanzunterschied der aneinandergrenzenden Medien ist (Abschn. 1.1). Das fließende Blut reflektiert wenig, wie schon die ersten Versuche der Gefäßabbildung ergaben (449, 466). Ein großer Impedanzunterschied besteht aber zwischen Flüssigkeit und Gewebe. Es ist also zu erwarten, daß sich die Gefäßwand durch eine Reflexion an der Außen- und Innenfläche darstellt, wie 1966 von Freund u. Kapp (163, 164) mit dem A-Bild nachgewiesen wurde.

Später zeigte Terwey (475–480) mit dem B-Bild, daß bei Beschallung einer Arterienwand ebenso eine Doppelreflexion entsteht wie bei Untersuchung einer gekochten Makkaroni (475, 476, 480) (Abb. 6.**1**).

Ob sich zwei Grenzflächen darstellen lassen, hängt von der Gefäßwanddicke, dem Auflösungsvermögen des Geräts, dem Beschallungswinkel und den Durchschallungseigenschaften des davorliegenden Gewebes ab. Bei früheren Untersuchungen mit schlecht auflösender B-Bild-Technik (383, 393, 449, 451, 463) zeigten sich keine Doppelreflexionen. Aber auch bei hochauflösenden Geräten ist eine Trennung der Grenzflächen von Wänden der Halsvenen oder der distalen A. carotis interna in der Regel nicht möglich. Die Wand der A. carotis communis ist dagegen dicker und ergibt zwei Reflexionen. Die *innere Reflexion* ist schmal und entspricht der Grenzfläche zwischen Endothel und Blut. Die *äußere Reflexion* ist breiter, echogener und entspricht wahrscheinlich überwiegend der Adventitia und perivaskulären Grenzschichten (407, 430, 454, 464, 476, 478, 479, 495). Der Raum zwischen den beiden Reflexionen stellt die eigentliche Gefäßwand dar („intimal plus medial thickness" [454]); er mißt bei der A. carotis communis im Normalfall 0,5–1,0 mm (478).

Im Längsschnitt und Querschnitt lassen sich verschiedene Wandreflexionen nur dann voneinander

Frage- stellung	Doppler- sonographie	B-Bild
Gefäßidentifi- zierung	Pulskurvenform, Kompressionstests	Darstellung von Gefäßweite, -verlauf und -gabelung
Stenosie- rungsgrad	erhöhte Dopplerfrequenz (Strömungsbeschleunigung), verändertes Dopplerspektrum (gestörte Strömung)	direkte Darstellung der Wanddicke, Kontrolle des dopplersonographischen Beschallungswinkels
Differenzie- rung, Ste- nose, Ver- schluß	Strömungsnachweis trotz vermehrt echogener Darstellung des Lumens im B-Bild oder fehlender Strömungsnachweis trotz echoarmen Lumens	fehlende Querschnittspulsation bei Verschluß, Darstellung einer fraglich verschlossenen Arterie und geeignete Plazierung des Dopplermeßvolumens

Abb. 6.**1** **Darstellung arterienähnlicher Gebilde mit dem Ultraschallschnittbild.**
a Siliconschlauch.
b Eine in 10 Minuten weichgekochte Makkaroni. Die Wände zeigen jeweils eine begrenzende echoreiche Linie und eine relativ homogene echoarme Zwischenzone (aus Terwey, B.: Untersuchung der extrakraniellen A. carotis mit der hochauflösenden B-Bild-Sonographie. In Frommhold, W., P. Gerhardt: Klinisch-radiologisches Seminar: Degenerative arterielle Gefäßerkrankungen. Thieme, Stuttgart 1984).

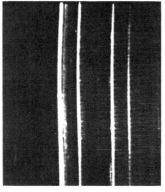

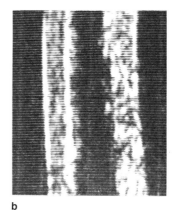

a   b

abgrenzen, wenn die Arterienwand vom Schallstrahl im rechten Winkel getroffen wird (Abb. 6.**2**). Der Einfallswinkel an der Arterienwand ist kleiner als 90°, wenn ein Längsschnitt seitlich der Gefäßmitte gelegt wird. Damit sind die Reflexionsbedingungen schlechter, was die Darstellung beeinträchtigt. Eine Beschallung im rechten Winkel kommt auch bei Schnitt durch die Gefäßmitte dann zum Teil nicht zustande, wenn das Gefäß gekrümmt verläuft (Abb. 6.**2b**) oder durch Schallkopfkippung im Bildausschnitt schräg verlaufend dargestellt wird (Abb. 6.**6d**). Die im Vergleich zur axialen schlechtere laterale Auflösung führt zur Abbildung einzelner Bildpunkte in Form kleiner Striche. Bei Beschallung einer Grenzfläche im rechten Winkel verschmelzen diese zu einer Linie (Abb. 6.**2c, d**), nicht jedoch bei Schräganschnitt (Abb. 6.**6d**), was die Trennung von Wandreflexionen verschlechtert.

Die Reflexion von der Innenbegrenzung des Gefäßes wird gelegentlich mißverständlich als Intima bezeichnet (421, 442, 443, 483), obgleich diese im B-Bild nicht von der Media abgegrenzt werden kann (Abb. 6.**3**). Die Intima enthält normalerweise nur wenige Zellschichten, und ihre Dicke beträgt im natürlichen, gedehnten Zustand unter 100 µm (111). Dies liegt unterhalb des Auflösungsvermögens der Ultraschallgeräte (477, 494). Korrekter als die Bezeichnung „Intima" oder „Intimaschicht" ist daher der Begriff „innere Grenzfläche" oder „innere Reflexion". Arteriosklerotische Wandverdikkungen vergrößern den Abstand zwischen innerer und „äußerer Reflexion", und der Zwischenraum wird echogener (Abb. 6.**2e**, 9.**20**, 9.**23**). In diesem Fall ist es wiederum nicht richtig, von „Intimaverdickung" zu sprechen, obgleich das Bild dies suggeriert, sondern die allgemeinere Bezeichnung Wandverdickung ist korrekt. Bei deutlicher Längspulsation des Gefäßes und verdickter Wand ist eine Verschiebung der Wandreflexion gegen die äußere echogene Grenzreflexion zu beobachten. Dies spricht dafür, daß ein erheblicher Anteil der äuße

ren Reflexion durch die perivaskuläre adventitielle Verschiebeschicht bedingt wird. Das im Gefäß schnell fließende Blut reflektiert Ultraschall nur schwach; das Gefäßlumen erscheint daher leer, schwarz. Die Reflexionseigenschaften des Blutes hängen von dem Ausmaß der Aggregation der roten Blutkörperchen ab (434, 468). Daher führt sehr langsame Strömung z. B. in der V. jugularis beim Valsalva-Manöver oder langsame arterielle Strömung vor einem distalen Verschluß der A. carotis communis zu vermehrten Reflexionen bzw. einem „wolkigen Bild". Noch mehr reflektiert stehendes oder frisch geronnenes Blut.

Die Beurteilung der Gefäßwand erfordert eine geeignete Geräteeinstellung. Die Verstärkung wird so gewählt, daß sich im Gefäßlumen erste Reflexionen abzuzeichnen beginnen. Das so dargestellte Gefäßlumen bzw. ein Bezirk mit gleicher Echogenität wird als vermindert echogen (schwach reflektierend) bezeichnet. Die normale Gefäßwand stellt sich bei dieser Geräteeinstellung mit mittlerer Echogenität dar. Auf der anderen Seite können pathologische Strukturen, z. B. Kalk, vermehrt echogen (kräftig reflektierend) wirken. In der Literatur werden zahlreiche Synonyma zur Beschreibung der Reflexionseigenschaften gebraucht (281, 452): echoarm, echoreich, sonolucent, sonodense, hyper-hypoechoic, hyper-hyporeflective.

Die Reflexionseigenschaften einer kleinen Struktur können mit den genannten Begriffen zusammenfassend beschrieben werden. Bei Strukturen mit größerer Schnittfläche sind zusätzlich zu berücksichtigen: 1. die Größe (Textur), 2. die Häufigkeit (Dichte) und 3. die Verteilung der Echos. Folgende Begriffspaare werden verwandt (66, 395): 1. grob-fein, 2. dicht-vereinzelt, 3. gleichmäßig-ungleichmäßig (komplex).

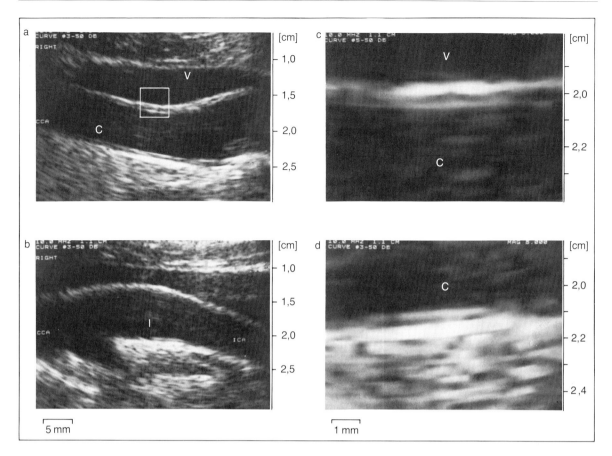

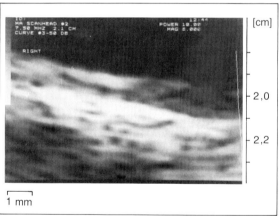

Abb. 6.2   Wanddarstellung der A. carotis. Normalbefund (a–d) und arteriosklerotische Wandverdickung (e).

a Schnittführung durch die A. carotis communis (C) und den Abgang der A. carotis interna. Wo der Schallstrahl die Arterienwand senkrecht traf, fand sich eine Dopplerreflexion. V = V. jugularis.

b Darstellung der proximalen A. carotis interna (I). Nur an einer Stelle der schallkopffernen Wand kam es zu einer Doppelreflexion.

c, d Starke Vergrößerung der Reflexionen von der schallkopfnahen (**c**) und schallkopffernen (**d**) Wand der A. carotis communis. Ausschnitt von **c** ist in **a** eingezeichnet. Man erkennt die kräftigere äußere und die schwächere innere Reflexion der Gefäßwand.

e Arteriosklerotische Wandverdickung. Gleiche Vergrößerung wie bei **c** und **d**. Der Abstand zwischen der inneren und dem Beginn der äußeren Reflexion war etwa doppelt so groß wie in **c** und **d** (Duplexgerät: Ultramark 8, ATL, Sendefrequenz = 7,5 MHz).

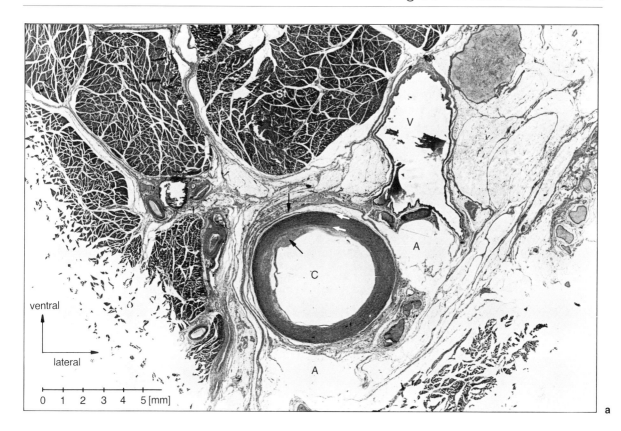

Abb. 6.**3 Gegenüberstellung eines histologischen Schnitts und eines Ultraschallschnittbilds der A. carotis communis mit angrenzenden Strukturen.** Jeweils Querschnittsdarstellung. Übersichtsabbildung in **a** und **b**. Ausschnittsvergrößerung des Ultraschallschnittbilds (**c**) des Bereichs, in dem die A. carotis communis (C) und die V. jugularis (V) aneinandergrenzen.

a Histologisches Präparat der Sektion eines 55jährigen Patienten mit beginnender Arteriosklerose. Azanfärbung. Die etwas heller gezeichnete Tunica intima ist ventromedial deutlich verdickt (↖). Auf die kräftig gefärbte Tunica media (⇐) folgt die lockerere Tunica externa (↓). Der M. sternocleidomastoideus (St) liegt ventral. Die V. jugularis (V) ist nicht vollständig entfaltet. Zerreißungsartefakte der Muskulatur medial sowie im lockeren Bindegewebe unterhalb der A. carotis communis und der V. jugularis (A) (Präparation durch Frau Dr. H. Arnold-Schmiebusch, Anatomisches Institut der Universität Freiburg).

b Ultraschallschnittbild eines 28jährigen Patienten, etwa der Region in **a** entsprechend. Durch Sondendruck waren die ventral gelegenen Strukturen mit Muskulatur (St) etwas komprimiert. Die V. jugularis (V) war besser entfaltet als in **a**. Das perivaskuläre Bindegewebe der Gefäßscheide stellte sich vermehrt echogen dar. Die Wand der A. carotis communis führte zu Schallschatten (→). Ventromedial der Karotis kleinere Gefäße wie im histologischen Präparat.

c Ausschnittsvergrößerung von **b**. Sie demonstriert, daß es mit der verwendeten Ultraschalltechnik nicht möglich ist, Arterienwandschichten zu differenzieren bzw. die Arterienwand von der Venenwand zu trennen (vgl. auch Längsschnittdarstellung in Abb. 6.**2c, d**).

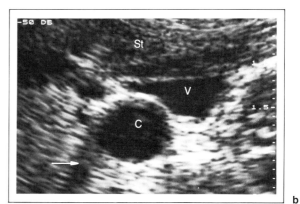

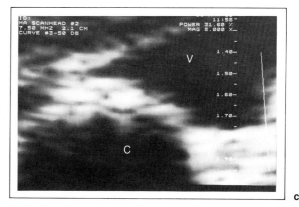

6.2. Beurteilung von Verlauf und Morphologie der Gefäße im B-Bild

Von besonderer Bedeutung ist die Darstellung des *Gefäßverlaufs*. Die Arterien verlaufen gekrümmt oder geschlängelt im dreidimensionalen Raum. Die Ultraschall-Schnittbilddarstellung ist dagegen zweidimensional. Dies bedingt Schwierigkeiten in der Beurteilung des Gefäßverlaufs. In Bereichen, wo das Gefäß aus der Schnittebene herauszieht, ist mit Darstellungsartefakten zu rechnen (Abb. 6.4, Abschn. 6.3.1). Der Verlauf kann am genauesten anhand zahlreicher Gefäßquerschnitte beurteilt werden, wenn der Schallkopf parallel zur Körperachse von kaudal nach kranial bewegt wird. Dies ist jedoch relativ umständlich und schwierig zu dokumentieren. Daher ist eine Orientierung in der Regel schneller durch einen Längsschnitt zu erreichen.

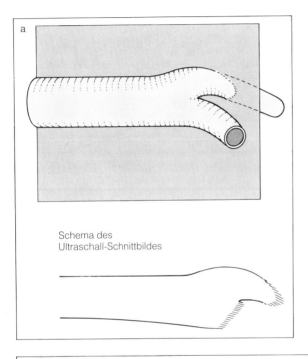

Schema des
Ultraschall-Schnittbildes

Abb. 6.4 Schnittebenenführung bei Untersuchung der Karotisbifurkation.

a Schnittebene (oben) und Schema des resultierenden Ultraschallschnittbilds (unten) bei Schnittebenenführung durch die A. carotis communis und den Abgang der A. carotis interna. Die A. carotis externa liegt vor der Schnittebene; der weitere Verlauf der A. carotis interna liegt hinter der Schnittebene.

b Unterschiedliche Schnittebenenführung zur Darstellung von A. carotis interna (**c**) und A. carotis externa (**d**).

c Schnittbild des Übergangs von der A. carotis communis zur A. carotis interna (I). Die A. carotis externa kam nicht zur Darstellung (**a**). Die V. jugularis diente als Schallfenster.

d Schnittbild des Übergangs von der A. carotis communis zur A. carotis externa (E). Am Abgang der A. carotis externa dient die A. carotis interna (I) als Schallfenster. Der weitere Verlauf der A. carotis externa (↑↑↑) war weniger deutlich abzugrenzen, bedingt durch die davorliegenden echoreicheren Strukturen.

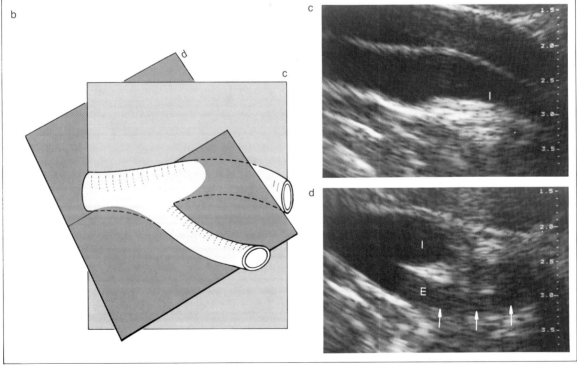

Der erfahrene Untersucher kann ein Gefäß durch allmähliche Sondenverschiebung nach kranial unter alleiniger Bildschirmkontrolle verfolgen und aus der Schallkopfführung den Gefäßverlauf einschätzen. Mehrere Schnittbilder können nachträglich zu einem Längsschnitt zusammengefügt werden. Dies ist für die Dokumentation ausreichend, vermittelt aber die Illusion, das Gefäß verlaufe in einer Schnittebene. Außerdem bietet sich die Längsschnittuntersuchung deswegen zur ersten Orientierung an, weil die meisten Geräte die dopplersonographische Untersuchung in dieser Schnittebene vorgesehen haben. Eine vollständige Beurteilung des Gefäßes erfordert jedoch die Darstellung in beiden Ebenen. Bei der alleinigen Untersuchung im Längsschnitt können lateral der Schnittebene liegende Wandveränderungen übersehen werden (Abb. 6.**11**, 6.**12**). Die Schnittebenen werden nach der Beschallungsrichtung bezeichnet: anterior (frontal), lateral, posterior (dorsal) (281).

6.2.1. Darstellung der Karotiden

Die *A. carotis communis* verläuft gerade oder nur leicht geschwungen, weswegen sie im Längsschnitt über mehrere Zentimeter dargestellt werden kann. Schwieriger ist die Abbildung der *Karotisbifurkation* und der Karotisäste im Längsschnitt.

Um die *Karotisgabel* mit der A. carotis interna *und* externa darzustellen, muß der Schallkopf im Normfall an der Lateralseite des Halses und hier mehr oder weniger ventral oder dorsal plaziert werden (Abb. 6.**5c**), da die A. carotis interna im Anfangsabschnitt in 70% lateral bis dorsal im Verhältnis zur A. carotis externa verläuft (108, 113, 447, 455). Im Schnittbild stellt sich die A. carotis interna dann schallkopfnah, die A. carotis externa schallkopffern dar (Abb. 6.**5a**). Bei medialer und dorsomedialer Lagevariation der A. carotis interna stellt sie sich schallkopffern dar (Abb. 6.**5b**). Nicht selten liegen die beiden Karotisäste so, daß sie nicht von einer Schnittebene erfaßt werden können. Dann ist die Erfassung der Höhe der Karotisbifurkation mittels sukzessiver Darstellung der A. carotis interna und externa durch dorsale oder ventrale Verschiebung, Schallkopfdrehung oder sogar Kippung notwendig (Abb. 6.**4**). Dabei darf der Schallkopf nicht in kranialer oder kaudaler Richtung verschoben werden.

In der klinischen Praxis reicht die Beschallung des Anfangsabschnitts der *A. carotis externa* aus. In der Regel hat dieser ein geringeres Kaliber als der Bulbus der A. carotis interna. Eine zusätzliche Orientierungshilfe bei der Differenzierung kann der Abgang der A. thyroidea sein (480).

Die *A. carotis interna* wird möglichst weit nach kranial verfolgt, da pathologische Prozesse gelegentlich auch mehrere Zentimeter nach dem Abgang zu finden sind. Nur selten gelingt es, die A. carotis interna in ihrem gesamten beschallbaren Halsabschnitt in einer Ebene darzustellen. Für den Abgangsbereich muß die Schnittebene oft etwas zur

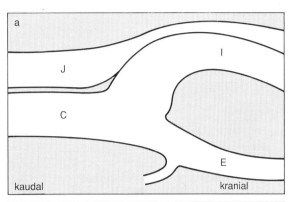

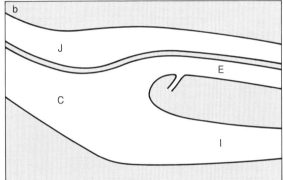

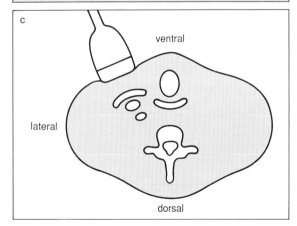

Abb. 6.5 Längs- und Querschnittuntersuchung der Karotisbifurkation.

a Typische Lage der Karotisäste mit A. carotis interna (I) schallkopfnah (oben) und A. carotis externa (E) schallkopffern, kenntlich am Abgang der A. thyroidea superior. C = A. carotis communis.
b Dorsomediale Lagevariation der A. carotis interna. In **a** und **b** liegt die V. jugularis (J) ventrolateral der Karotis.
c Schema eines Querschnitts durch den Hals mit Schallkopfposition für einen Längsschnitt wie in **a** bzw. **b**.

Körperachse gekippt werden. Wenn z. B. der Schallkopf an der lateralen Halsseite angesetzt wird und die Schnittebene dem Verlauf der A. carotis communis bzw. der Körperachse entspricht, wird diese zur Darstellung des Internaabgangs so gekippt, daß sie von kaudal-ventral nach kranialdorsal verläuft. Weiter ist es oft erforderlich, die Darstellung durch Drehung der Schnittebene um die Achse des abgebildeten Internaabschnitts zu verbessern.

Normwerte für die Gefäßdurchmesser der Aa. carotides communis, interna und externa teilten Marosi u. Ehringer (442) und Terwey (476) mit.

Die Karotisabbildung wird verbessert, wenn die *V. jugularis als „Schallfenster"* benutzt wird (Abb. 6.**6**). Die Vene liegt ventrolateral bis dorsolateral der Karotis. Sie ist komprimierbar und oft schlitzartig kollabiert (Abb. 6.**12d**) und kann mit dem Valsalva-Preßmanöver aufgedehnt werden (469). Liegt die so erweiterte Vene im Strahlengang vor der Karotis, verbessert sich besonders die Abbildung der lateralen, schallkopfnahen Wand dieser Arterie (Abb. 6.**6b, d**, 9.**40c, d**). Eine verbesserte

Darstellung wird auch für die Untersuchung im Querschnitt erreicht (Abb. 6.**17**). Kompression der V. jugularis durch Druck mit dem Schallkopf verschlechtert die Abbildungsqualität. Die aneinanderliegenden Venenwände bilden zusammen mit der schallkopfnahen Karotiswand einen relativ starken Reflektor, was u. a. zu Mehrfachechos führt (Abb. 6.**6a, c**). Daher ist bei der Duplexsonographie der Schallkopf mit geringem Druck aufzusetzen. Bei der alleinigen Dopplersonographie dagegen ist leichter Druck oft vorteilhaft, da die Sonde hierdurch näher an das Gefäß gebracht wird und störende Venengeräusche unterdrückt werden können.

Die Schnittbilduntersuchung der V. jugularis im unteren Halsdrittel zeigt manchmal die Venenklappe (Abb. 6. **7**). Die Nützlichkeit einer solchen Untersuchung diskutierten Dressler u. McKinney (106).

Bei der Befundung empfiehlt sich eine formale, standardisierte Beurteilung der *Bildqualität* (281, 493):

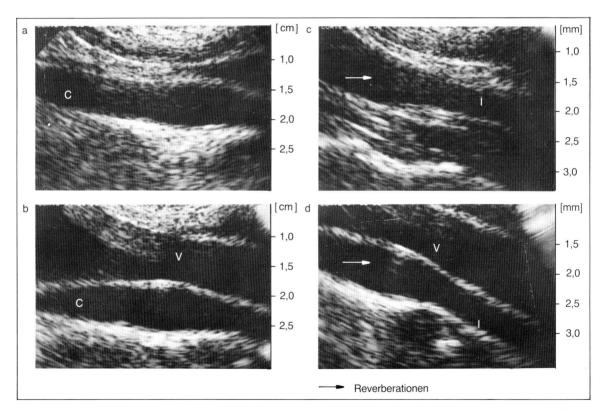

Abb. 6.6 Verbesserung der Karotisdarstellung durch Benutzung der V. jugularis (V) als Schallfenster.
a, b Endabschnitt der A. carotis communis (C).
c, d Abgang der A. carotis interna (I). Besonders die schallkopfnahe Wand (oben) war nicht ausreichend beurteilbar, wenn die davorliegenden Gewebeschichten durch den Auflagedruck der Sonde zusammengedrängt wurden (**a, c**). Reverberationen (→) Abb. 6.**13** und 6.**14**. Venenerweiterung durch Valsalva-Manöver (**b, d**).

1. Gut: Gefäßlumen ohne störende Artefakte von umliegenden Gewebsstrukturen abgrenzbar, A. carotis interna auf mehr als 2 cm Länge verfolgbar, im pathologischen Fall Gefäß proximal und distal einer Stenose auf 0,5 – 1 cm Länge eindeutig abgrenzbar.

2. Mäßig: Gefäßlumen hinreichend abgrenzbar, A. carotis interna auf 2 cm in der Länge verfolgbar. Im pathologischen Falle Gefäß proximal und distal einer Stenose gerade noch erkennbar.

3. Schlecht: Gefäßlumen schlecht abgrenzbar oder A. carotis interna nicht über 2 cm verfolgbar oder Gefäß, insbesondere distal einer Stenose, nicht abgrenzbar.

6.2.2. Darstellung der Vertebralarterien

Die *A. vertebralis* liegt dorsolateral der A. carotis communis. Um sie kurz vor Eintritt in das Foramen intervertebrale und im Wirbelsäulenverlauf darzustellen, verschiebt man den Schallkopf aus einer Position zur Längsschnittdarstellung der A. carotis communis geringfügig nach lateral bzw. dorsal (388). Der Abgang der A. vertebralis (Abb. 6.**8**) ist schwieriger auffindbar. Dies gelingt nach Ackerstaff u. Mitarb. (382, 427) in 28% nicht, wobei die Darstellung links infolge proximaler Lage schwieriger ist als rechts. Bartels (388) konnte den Abgang rechts in 19%, links in 35% nicht darstellen. Man kann dies entweder durch Verfolgen der A. vertebralis nach kaudal erreichen oder von einer Darstellung des Subklaviabogens im Längsschnitt ausgehen. Entspringt die A. vertebralis der medialen Seite des Subklaviabogens oder aus deren Scheitelpunkt, stellt sich der Abgang der A. vertebralis in dieser Schnittebene dar. Liegt der Abgang dorsal, muß die Schnittebene mehr ventrodorsal ausgerichtet werden. Liegt er relativ weit kaudal, ist er meist nicht mit ausreichender Abbildungsqualität darzustellen, sondern wird durch den Schallschatten der Wand der A. subclavia verdeckt. Bei Elongation mit Schlinge oder bei Hypoplasie der Vertebralarterie nehmen die Schwierigkeiten zu (380, 481, 482). Die sichere Differenzierung der Vertebralarterien von anderen Subklaviaästen erfordert den Atlasschlingenkompressionstest (Abschn. 4.2.4.1).

6.3. Darstellungsprobleme und Artefakte im B-Bild

Eine schlechte Übereinstimmung von Ultraschallbild und Anatomie kann durch Schnittebenenartefakte und physikalisch-apparative Faktoren bedingt sein.

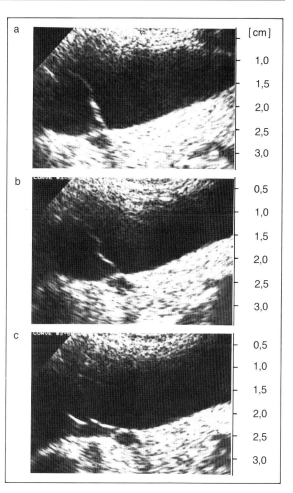

Abb. 6.**7** **Klappe der V. jugularis interna etwas oberhalb der Klavikula** in drei verschiedenen Stellungen.

6.3.1. Schnittebenenartefakte

Schnittebenenartefakte entstehen nur bei Längsschnittdarstellung. Ein Gefäß verläuft in der Regel nicht nur in der einen Ebene, die vom Ultraschallstrahl bestrichen wird, sondern in allen drei Dimensionen gekrümmt. Dadurch tritt es aus der Schnittebene heraus (Abb. 6.**4**). Erfolgt dieses Heraustreten nicht vollständig, kann der Eindruck einer Verengung entstehen, da das Gefäß jetzt exzentrisch, d. h. nicht mehr in seinem größten Durchmesser, geschnitten wird (Abb. 6.**9**). Der größte Durchmesser muß dann an der scheinbar verengten Stelle mit verschiedenen Sondenpositionen gesucht werden. Längsschnitte sind nur dann repräsentativ, wenn der Querschnitt kreisrund ist. Exzentrische oder gar irreguläre Einengungen verursachen Abbildungsprobleme im Längsschnitt, die zur Unter- oder Überschätzung des Stenosegrades führen (Abb. 6.**10**). In Abb. 6.**11** zeigt nur die Schnittebene A die Wandveränderung.

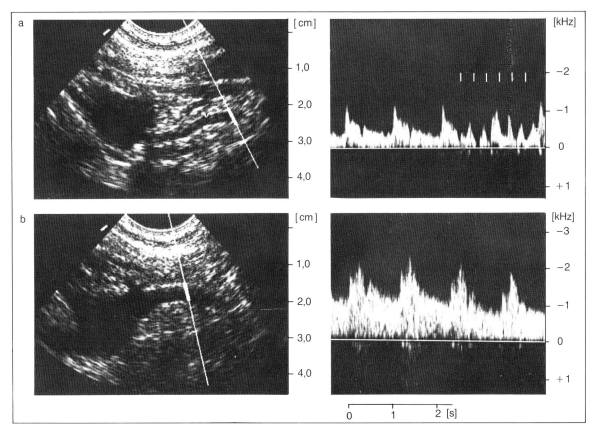

Abb. 6.8 Duplexuntersuchung der A. vertebralis.
a Relativ kleinkalibrige A. vertebralis mit Darstellung des Abgangs aus der A. subclavia. Der Dopplerschallstrahl ist so positioniert, daß Strömung von der Sonde weg registriert wird. Nachweis der A. vertebralis durch die Atlasschlingenkompression (III).

b Das Meßvolumen wurde im Truncus thyrocervicalis positioniert (388). Relativ hohe systolische und diastolische Strömungsgeschwindigkeiten, bedingt durch die Strömung in der A. thyroidea inferior, ähnlich der in einer hirnversorgenden Arterie (Abb. 4.**12**). Typisch waren der konkave Verlauf des Vertebralisabgangsabschnitts und der konvexe Verlauf des Truncus thyrocervicalis.

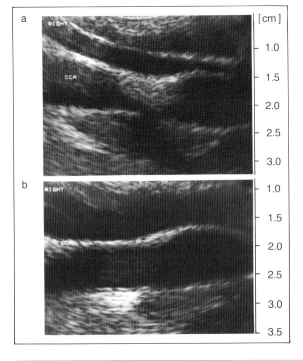

Abb. 6.9 Schnittebenenartefakt. Oben wurde die Schnittebene so durchgeführt, daß die Karotis nicht mehr im größten Durchmesser geschnitten wurde. Das resultierende Bild könnte als Stenose fehlgedeutet werden. Eine geringfügig geänderte Sondenposition zeigte, daß keine Kalibersprünge nachzuweisen sind. CCA = A. carotis communis.

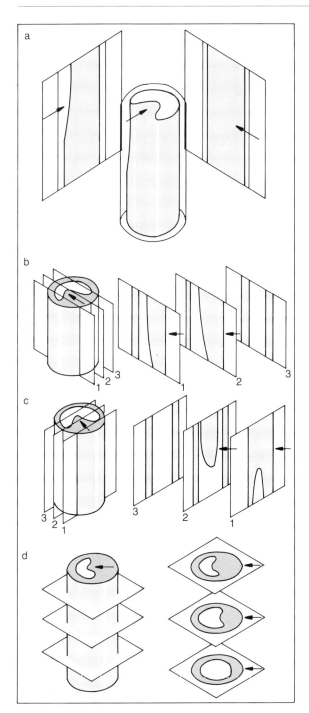

Eine weitere Möglichkeit, exzentrisch gelegene geringe Wandveränderungen zu erfassen, ist die Parallelverschiebung der Schnittebenen (C_1–C_3 in Abb. 6.**11**). Normalerweise geht bei zunehmend exzentrischer Schnittebene das dargestellte Lumen gleichförmig zurück, bis nur noch eine Wandreflexion sichtbar ist. Eine exzentrische Wandverdickung wird durch eine bei der Lateralverschiebung früh auftretende umschriebene Reflexion erkennbar (C_3 in Abb. 6.**11**, 6.**12c**). Voraussetzung für dieses Kriterium ist ein gerader Gefäßabschnitt. Meist erfolgt eine solche Parallelverschiebung schon beim Aufsuchen einer optimalen Längsschnittebene (größter Durchmesser, beste Darstellung der Doppelreflexion der Wände, Abschn. 6.1).

Die Querschnittsdarstellung der A. carotis communis ist regelmäßig möglich, die der distalen A. carotis interna gelegentlich qualitativ nicht ausreichend. Sie dient dazu, schnittebenenbedingte Artefakte zu erkennen, hat aber spezifische Fehlermöglichkeiten, besonders die schlechte Abbildung der – bezogen auf die Schallrichtung – seitlichen Wand.

Bei sehr unregelmäßigen, in der Regel auch höhergradigen Einengungen sind neben den schnittebenenbedingten Abbildungsproblemen auch weitere Bildartefakte zu berücksichtigen (Abschn. 6.3.2). Bei fraglichen oder in ihrem Ausmaß schwer zu beurteilenden Einengungen liefert daher die winkelkontrollierte Dopplersonographie wichtige Zusatzinformationen.

Abb. 6.**10 Gefäßabbildung mit Angiographie (a) und B-Bild-Sonographie (b–d).** Mit dem Angiogramm werden nur Summationsbilder des mit Kontrastmittel gefüllten Lumens erstellt. Sonographisch ist die Arterienwand im Längs- und Querschnitt untersuchbar (aus Terwey, B.: Die Untersuchung der extrakraniellen A. carotis mit der hochauflösenden B-Bild-Sonographie. In Frommhold, W., P. Gerhardt: Klinisch-radiologisches Seminar: degenerative arterielle Gefäßerkrankungen. Thieme, Stuttgart 1984).

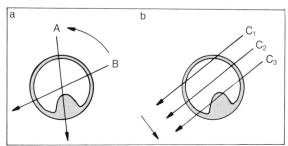

Abb. 6.**11 Nachweis einer asymmetrisch gelegenen kleinen Plaque.** Die Schnittebenenführungen in B und C_1, C_2 zeigen die Plaque nicht. Dies ist lediglich durch die Ebenen A und C_3 möglich.

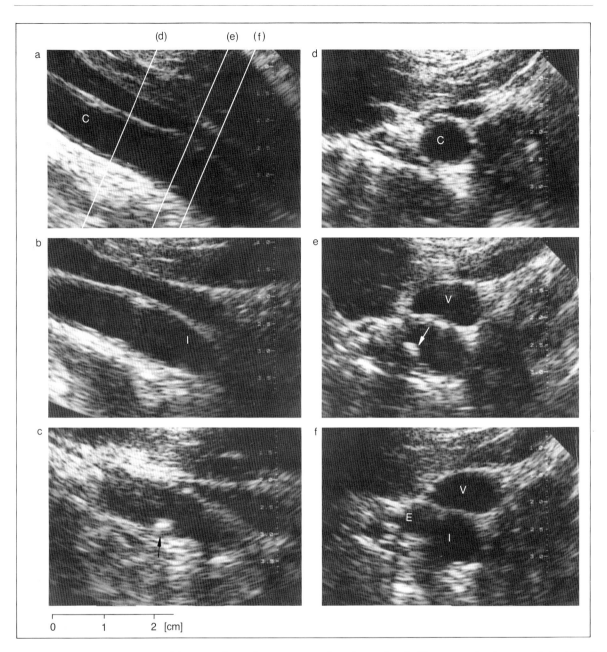

Abb. 6.12 Nachweis einer nichtstenosierenden umschriebenen Plaque an der Karotisbifurkation durch Längs- und Querschnittuntersuchung. In der Längsschnittuntersuchung (**a–c**) kam die Plaque nur bei Verschiebung der Schnittebene vom größten Durchmesser nach lateral zur Darstellung (**c** ↑). Die Querschnittsdarstellung in **e** zeigt die Plaque an der dorsomedialen Wand der Bifurkation (↓). Die kaudalere (**d**) und die kranialere (**f**) Ebene zeigen keine Wandveränderung. Die Querschnittsebenen (**d–f**) sind in **a** gekennzeichnet. C = A. carotis communis, I = A. carotis interna, E = A. carotis externa, V = V. jugularis.

6.3.2. Physikalisch-technisch bedingte Artefakte

Schnittebenenartefakte sind meist durch eine geeignete Schallkopfführung korrigierbar. Der Untersucher kann dagegen Artefakte, welche durch die physikalischen Gesetzmäßigkeiten der Ultraschallausbreitung im Gewebe oder durch die Funktionsweise des Ultraschallgeräts bedingt sind, nicht beeinflussen. Hier sollen nur einige besonders bedeutsame Bildartefakte besprochen werden. Eine ausführliche Darstellung findet sich bei Kremkau (58).

6.3.2.1. Lokalisationsfehler im B-Bild

Lokalisationsfehler stehen im Zusammenhang mit der Schallausbreitung im Gewebe. Ein reflektiertes Echo wird auf dem Bildschirm an der Stelle abgebildet, die von der Ausrichtung des Schallstrahls

und der Laufzeit des Sendeimpulses (Tiefe) bestimmt wird.

Wiederholungsechos (Mehrfachechos, Reverberationen) sind die häufigsten Fehler der Tiefenlokalisation. Sie entstehen, wenn parallele, kräftig reflektierende Grenzflächen (Reflektoren) orthogonal vom Schallstrahl getroffen werden. Der von dem tiefer liegenden Reflektor zurückkehrende Schall wird zwischen den beiden Reflektoren mehrfach „hin und her reflektiert", wobei jedesmal ein Teil den schallkopfnahen Reflektor passiert und zeitversetzt zum Ultraschallwandler gelangt. Die verspätet eintreffenden Echos werden wegen der größeren Laufzeit auf dem Bildschirm an einem Ort abgebildet, der einer größeren Tiefe entspricht (Abb. 6.13). Weit auseinanderliegende Reflektoren, die zu Wiederholungsechos führen, sind z. B. eine Gefäßwand und die Ankopplungsfläche des Schall-

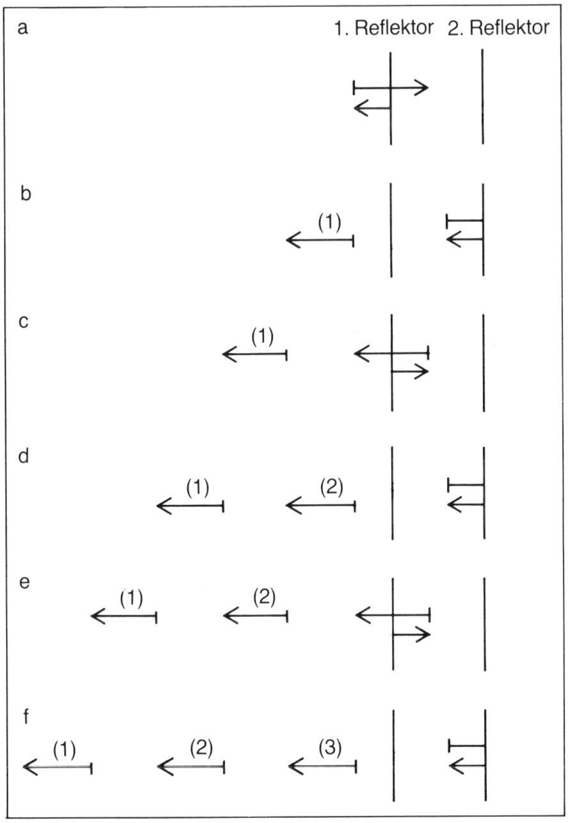

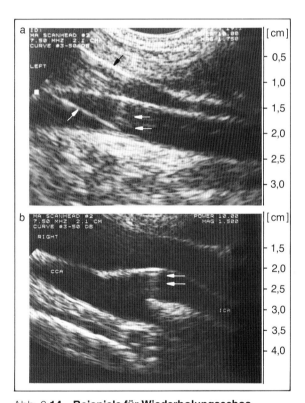

Abb. 6.13   Entstehung von Wiederholungsechos.
a Ein von links kommender Ultraschallpuls trifft auf einen ersten Reflektor und wird partiell reflektiert.
b Der nichtreflektierte Anteil wird am zweiten Reflektor total reflektiert.
c Am ersten Reflektor erfolgt wiederum partielle Reflexion.
d, e Der Vorgang von **b** und **c** wiederholt sich.
f Die Reflexionen 1, 2 zeigen den ersten und zweiten Reflektor auf dem Bildschirm in korrekter Position. 3 ist ein Wiederholungsecho. Mehrere Wiederholungsechos können aufeinanderfolgen (aus Kremku, F. W.: Diagnostic Ultrasound. Grune & Stratton, New York 1984).

Abb. 6.14   Beispiele für Wiederholungsechos.
a Kräftige Reflexion im Lumen der A. carotis communis (↑). Verursachende Reflektoren waren möglicherweise die Schallkopfankopplungsfläche und die Wand der V. jugularis (↓), zusätzlich Mehrfachechos von den Strukturen der proximalen Wand der A. carotis communis (⇐).
b Darstellung des Übergangs von A. carotis communis (CCA) zu A. carotis interna (ICA). Mehrfachechos, ausgehend von der schallkopfnahen Wand der A. carotis interna.

kopfs. Wegen des großen Abstands ist hier in der Regel nur ein Wiederholungsecho zu erwarten (Abb. 6.**14a**). Weitere Reflektorenpaare sind die proximale und distale Wand der V. jugularis oder die aneinandergrenzenden Wände der V. jugularis und der A. carotis. Auch die Wand der A. carotis communis und das perivaskuläre Bindegewebe stellen mehrere nahe beieinanderliegende Reflektoren dar und verursachen dicht aufeinanderfolgende Reverberationen, die zu einer unscharfen Abgrenzung der schallkopfnahen Karotiswand führen bzw. zu Echos, die sich im eigentlich echoarmen Gefäßlumen darstellen (Abb. 6.**6**, 6.**14**, 6.**18**). Reverberationen finden sich auch nach Plaques, wodurch es schwierig werden kann, die Plaquedicke zu messen. Diese Effekte werden vermieden, wenn das Gefäß nicht orthogonal beschallt wird, sondern etwas schräg (Abb. 6. **15**, 6.**18b**). Weitere Ursachen für eine inkorrekte Lokalisation sind *Mehrwegechos* (15) und *Spiegelechos* oder entstehen durch Schallgeschwindigkeitsänderungen bei der Passage eines inhomogenen Gewebes (Laufzeitfehler) (66).

Beugung des Schalls (Refraktion) an einer Grenzfläche führt ebenfalls zu einer inkorrekten Position

der Reflexion auf dem Bildschirm. Das System „sieht" dann diese Reflexion in Richtung des ausgesandten Schallstrahls, obgleich dieser durch Beugung abgelenkt wurde und der Reflektor neben der Schallachse liegt. Dies ist besonders bei Reflektoren zu erwarten, die hinter oder in einem Gefäßquerschnitt liegen (87), denn die Schallausbreitungsgeschwindigkeit variiert zwischen umgebendem Gewebe, Gefäßwand und Lumen, was zur Beugung an den Grenzflächen führt.

6.3.2.2. Verstärkung und Abschwächung

Bei der Passage durch das Gewebe wird die Intensität des Sendeimpulses abgeschwächt. Die Intensität der aus größerer Tiefe empfangenen Echos ist also viel geringer als die derjenigen, welche aus oberflächlichen Schichten reflektiert werden (Tab. 1.**3**). Ohne apparative Korrektur würden daher Strukturen aus dem Nahbereich sehr hell, solche aus der Tiefe sehr dunkel abgebildet. Um gleichmäßige Grauwerte über das ganze Bild zu erhalten, wird die Eingangsempfindlichkeit („Verstärkung") mit zunehmender Laufzeit der Echos angehoben (laufzeitabhängige Verstärkung, Tiefenausgleich, time gain compensation [TGC]). Dieser Ausgleich ist für eine bestimmte Tiefe gleichförmig, die Absorption bzw. Abschwächung der Signale kann jedoch durch stark (Kalk) (42) oder schwach reflektierende Medien (Blut) ungleichförmig sein. Da der Tiefenausgleich diese Inhomogenitäten nicht berücksichtigen kann, ist er dann für die darunterliegenden Schichten zu gering (Schattenwurf) oder zu stark (Verstärkung der Echos). Abb. 6.**16** zeigt dies schematisch. Am Arterienquerschnitt sind beide Phänomene zu erkennen (Abb. 6.**17b**, 9.**54**). Die verstärkten Echos, welche auf die schallkopfferne Arterienwand folgen, dürfen nicht als sklerotische Wandveränderungen fehlgedeutet werden. Sie entstehen durch die geringe Abschwächung im darüberliegenden Arterienlumen. Die seitliche Arterienwand führt dagegen zu einem Schallschatten. Andererseits ist Schattenwurf ein häufiges Phänomen bei arteriosklerotischen Wandveränderungen (Abb. 6.**17a**, 6.**18b**, 9.**24** , 9.**25**).

6.4. Strömungsuntersuchung mit der Duplexsonographie

Grundsätzlich kann die Schnittbilduntersuchung sowohl mit CW-Dopplersonographie (kontinuierliche Schallaussendung) (463, 487) als auch mit gepulster Dopplersonographie (11, 387) kombiniert werden. Erstere bietet den Vorteil, Information über das gesamte Strömungsprofil zu liefern. Außerdem ergibt sich keine durch die Pulsrepetitionsfrequenz (PRF) bedingte Begrenzung der höchsten nachweisbaren Dopplerfrequenz (Abschn.

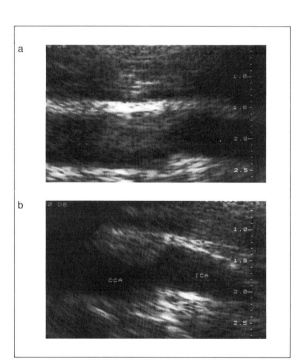

Abb. 6.**15** **Reverberationen erschweren die Messung der Plaquedicke.** In **a** wird die Plaque an der schallkopfnahen Wand orthogonal getroffen. Reverberationen sind schwer von der Plaque selbst abzugrenzen. In **b** wurde der Schallkopf nach kranial verschoben. Die Plaque ist jetzt am linken Bildrand. Die Reverberationen sind bei nicht mehr orthogonalem Beschallungswinkel verschwunden. CCA = A. carotis communis, ICA = A. carotis interna (ATL Ultramark 8, f_0 = 7,5 MHz).

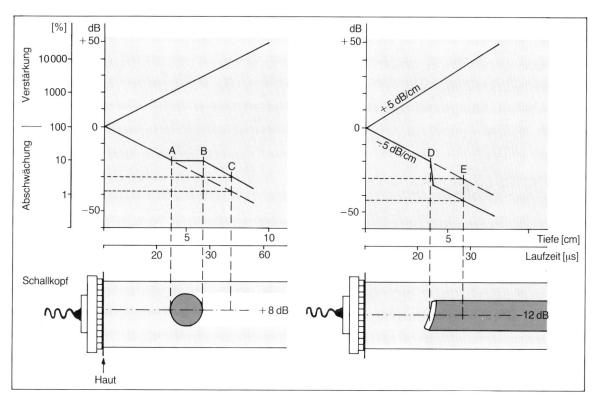

Abb. 6.16 Schema zur Entstehung von Verstärkung (links) und Abschwächung (rechts). Bei einer Sendefrequenz von 5 MHz beträgt die Abschwächung im Gewebe ca. 5 dB/cm Weg (Hin- und Rückweg). Um eine gleichmäßige Abbildung des Gewebes zu ermöglichen, wird die Empfindlichkeit des Geräts mit zunehmender Laufzeit um den gleichen Betrag angehoben (Tiefenausgleich). Befindet sich im Ultraschallstrahl eine gering absorbierende Struktur, z. B. ein Gefäßquerschnitt mit fließendem Blut (A-B, im B-Bild schwarz), ist der Tiefenausgleich für den hinter dem Gefäßquerschnitt liegenden Schnittbildanteil zu groß (C). Er stellt sich vermehrt echogen (hell) dar. Das Umgekehrte ereignet sich, wenn eine stark absorbierende Struktur (z. B. Kalk, D, im B-Bild hell) im Schallstrahl liegt. Der Bereich hinter einer solchen Struktur (E) stellt sich dann dunkel dar (Schallschatten). Weitere Erklärung s. Text.

1.4.2.3). Weiterhin ist die Manipulation relativ einfach, da keine Tiefenselektion erfolgt. Die Kombination mit der gepulsten Dopplersonographie ermöglicht dagegen überlagerungsfreie Strömungsuntersuchungen in einer gewünschten Meßtiefe. Die meisten Duplexgeräte arbeiten mit gepulster Dopplersonographie.

Die Dopplersonographie im Rahmen der Duplexsonographie unterscheidet sich nicht grundsätzlich von der ohne Kontrolle durch das B-Bild. Die Duplexsonographie erleichtert den Untersuchungsgang dadurch, daß im Normalfall eine dopplersonographische Messung nur an einigen standardisierten Punkten erforderlich ist und zusätzliche Messungen nur dort durchzuführen sind, wo das B-Bild pathologische Wandveränderungen zeigt. Eine seitenvergleichende Dopplersonographie der A. carotis communis, der Abgänge der A. carotis interna und externa und zuletzt der distalen A. carotis interna ist in der klinischen Praxis ausreichend. Bei der alleinigen Dopplersonographie ist eine Messung, die sich auf wenige Punkte beschränkt, deswegen nicht möglich, weil nur durch die kontinuierliche Verschiebung der Sonde entlang der Arterien wichtige anatomische Details wie die Höhe der Karotisbifurkation und die relative Lage der Gefäße zueinander festgestellt werden können.

Die Duplexsonographie bietet weiterhin den Vorteil der winkelkontrollierten dopplersonographischen Messung. Man kann versuchen, den Beschallungswinkel generell gleich zu halten oder an verschiedenen Stellen den jeweils bestmöglichen seitengleichen Winkel einzustellen (294). Bei einseitiger Lageanomalie der Gefäße, z. B. einem mediodorsalen Abgang, kann es vorkommen, daß für bestimmte Abschnitte ein seitengleicher Beschallungswinkel nicht erreicht wird. Der erfahrene Untersucher wird diesen Umstand bei der Beurteilung berücksichtigen. Einige Geräte bieten die Möglichkeit, den Beschallungswinkel zu messen. Die Berechnung der Strömungsgeschwindigkeit entsprechend der Dopplerformel (Abschn. 1.3.2.1) führt zur Anpassung der Skalierung der Frequenzachse, auf der das Meßergebnis dann als absolute Strömungsgeschwindigkeit in cm/s abgelesen werden kann. Da der Beschallungswinkel nicht sehr genau gemessen werden kann, ist bei Winkeln > 50° wegen der Kosinusfunktion mit erheblichen Fehlern bei der Berechnung der absoluten Geschwindigkeit zu rechnen (Abb. 1.**10**). Bei der Dopplersonographie ohne Messung des Beschallungswinkels sollte das Meßergebnis immer nur in Frequenz ausgedrückt werden.

Weiter ist zu bedenken, daß die rückstreuenden Teilchen des Bluts nicht völlig parallel fließen. Durch Krümmungen, Ablösungszonen und Gefäßpulsationen entstehen Sekundärströmungen (Abschn. 3.4) und somit eine *Vielzahl von Geschwindigkeitsvektoren,* die unbekannt bleiben, selbst wenn die Richtung des Dopplerschallstrahls und der Gefäßverlauf mit dem Duplexverfahren abgebildet werden. Phillips u. Mitarb. (78) haben daher die Frage gestellt, ob es grundsätzlich sinnvoll sei, die Ergebnisse jedweder dopplersonographischen Untersuchung in cm/s anzugeben. Zu ihrem Erstaunen stellten auch Beach u. Mitarb. (294) fest, daß es bei der Erkennung von Karotisstenosen =/> 50% durch das Kriterium Maximalfrequenz keinen Unterschied machte, ob mit einem festen Beschallungswinkel von 60° untersucht wurde, winkelkorrigierte Messungen erfolgten (cm/s) oder der Winkel überhaupt nicht berücksichtigt wurde. Bei Stenosen, besonders solchen mit unregelmäßiger Oberfläche, ist noch mehr als in der Normalsituation mit einer Vielzahl von Geschwindigkeitsvektoren zu rechnen, die mittels eines Ultraschallschnittbilds nicht zu messen sind. Wir haben daher das Kriterium Maximalfrequenz (Abschn. 9.1.4, Abb. 9. **12**) ohne Messung des Beschallungswinkels verwendet, aber jeweils den „bestmöglichen Winkel", d. h. den, der die höchsten Frequenzen ergab, eingestellt (Abschn. 1.3.2.1).

Die Registrierung der Strömungsphänomene in der Karotisbifurkation, speziell im Bulbus der A. carotis interna, ist von besonderem Interesse. Durch langsames Verschieben eines möglichst kleinen Meßvolumens über den Gefäßquerschnitt kann man die physiologisch „gestörte" Strömung mit Ablösungszonen nachweisen (Abschn. 5.3.2.2, Abb. 5.**10**, 5.**11**).

Untersuchungsschwierigkeiten mit der Duplexsonographie entstehen dadurch, daß die günstigste Sondenposition für die B-Bild-Darstellung häufig nicht der günstigsten Sondenposition für die Dopplersonographie entspricht. Bei einem Sektorschallkopf mit zentral angeordnetem Dopplersendekristall und Gefäßdarstellung im 90°-Winkel mit dem Zentralstrahl ist in Bildmitte eine dopplersonographische Messung nicht möglich. Diese erfolgt am

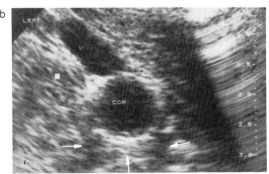
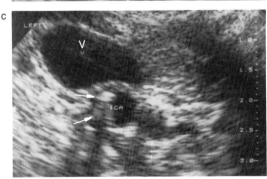
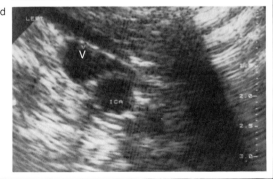

Abb. 6.17 Verstärkung und Abschwächung im B-Bild bei vermehrt echogener Plaque am Abgang der A. carotis interna.

a Längsschnitt des Internaabgangs. Die schallkopfnahe Wand (oben) zeigt eine deutlich vermehrt echogene Verdickung mit darunterliegendem Schallschatten (→, ←). V = V. jugularis.

b Der Querschnitt durch die A. carotis communis (CCA) zeigt keine Plaque. Die Arterienwand führt zu einem Schallschatten (→, ←), das Lumen der Arterie zu Verstärkung (↑).

c Darstellung der Plaque im Querschnitt (⇉)in Höhe der Bifurkation.

d Distale A. carotis interna (ICA) ohne pathologische Veränderung.

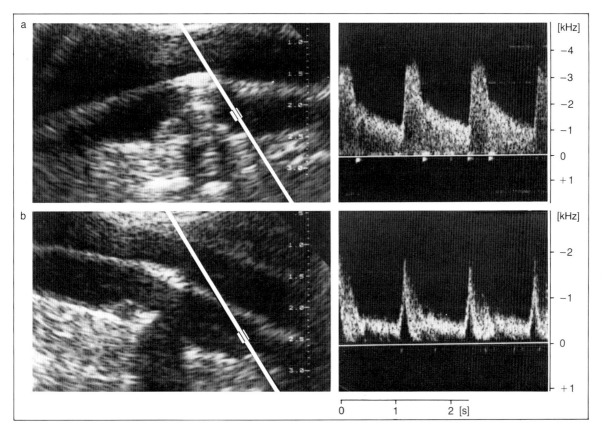

Abb. 6.18 Schattenwurf und Wiederholungsechos.
Am Abgang der A. carotis interna stellte sich die schallkopfnahe Wand vermehrt echogen dar, auf der gegenüberliegenden Seite lag eine ca. 30% stenosierende
Plaque. Die Einengung führte zu einer geringen Strömungsbeschleunigung (vgl. Pulskurven in **a** und **b**). In **a**
wurde die Arterie im Bereich der Stenose orthogonal beschallt. Es kam zur Addition von Wiederholungsechos
und Schallschatten. In **b** kam die Plaque durch Schallkopfkippung besser zur Darstellung; der Schallschatten lag
jetzt nur noch über dem distalen Plaqueende. Wiederholungsechos fehlten.

besten in der Nähe des Bildrands, wo zwar der Beschallungswinkel wesentlich kleiner und damit
günstiger ist, andererseits aber auch die Abbildungsqualität des B-Bilds geringer ist. Ein kleiner
runder Schallkopf, wie ein Sektorschallkopf mit rotierenden Transducern, ermöglicht durch Kippung
eine Darstellung des Gefäßes mit schrägem Verlauf
im Bildausschnitt und dadurch auch einen günstigeren Beschallungswinkel für eine dopplersonographische Messung entlang dem Zentralstrahl (Abb.
6.**19**). Bei Schallköpfen mit einer größeren, planen
Ankopplungsfläche ist eine Korrektur des Beschallungswinkels durch Kippung kaum möglich. Wenn
eine optimale B-Bild-Darstellung und Dopplersonographie nicht gleichzeitig erreicht wird, müssen
interessierende Bereiche zweimal untersucht werden. Zunächst wird das Gefäßbild nur orientierend
betrachtet und die Dopplersonographie unter Inkaufnahme einiger Artefakte im B-Bild durchgeführt, danach werden die einzelnen Gefäßabschnitte nach Optimierung des B-Bilds erneut betrachtet
und dokumentiert.

Dopplersonographische und Schnittbilduntersuchung werden nicht völlig simultan durchgeführt,
da bei getrennter dopplersonographischer und
B-Bild-Sendeeinheit im Simultanbetrieb Inter-
ferenzen auftreten. Daher muß z. B. der Rotor im
Schallkopf angehalten und einer der Sendekristalle
als Dopplertransducer eingesetzt werden (Abb.
1.**30**). Eine quasi simultane Untersuchung wird erreicht, wenn die Schnittbilduntersuchung mit einer
langsamen Bildfolgerate immer wieder aktualisiert
wird. Auch wenn eine solche Möglichkeit nicht besteht, sondern das Schnittbild während der dopplersonographischen Messung eingefroren bleibt, wird
die Diagnostik hierdurch zumindest bei den Halsge-
fäßen nicht entscheidend behindert, da der Schallkopf mit der Hand recht gut in konstanter Position
gehalten werden kann und andererseits die korrekte Position des Dopplerschallstrahls und Meßvolumens durch kurzes Rückschalten in das Echtzeit-
B-Bild überprüft werden kann. Der Untersucher
wird auch durch Verschlechterung des Signal-Rau-
schen-Abstands des Dopplersignals bzw. durch

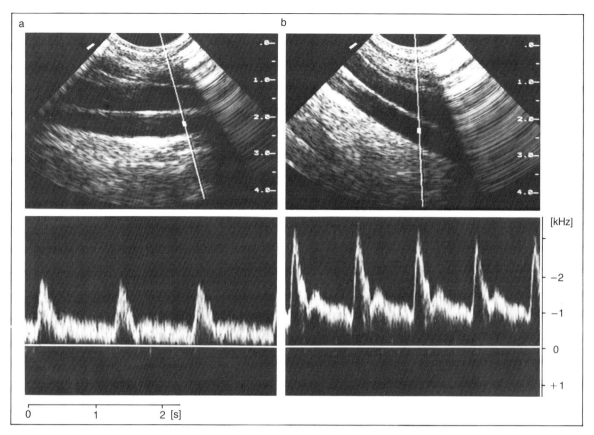

Abb. 6.19 Verbesserung des Beschallungswinkels durch Kippung der Schallsonde.

a Beschallung der A. carotis communis in Strömungsrichtung mit stumpfem Winkel.

b Wegen der kleinen Auflagefläche eines Schallkopfs zur Sektordarstellung kann dieser so gekippt werden, daß die Arterie diagonal durch den Bildausschnitt verläuft und ein spitzerer Beschallungswinkel resultiert. Weitere Erklärung s. Text.

Veränderung oder Verschwinden der Dopplerspektren unmittelbar auf ein Abweichen aus der angezeigten Position aufmerksam gemacht. Es kommt hinzu, daß Verlagerungen des Gefäßes häufig so rasch erfolgen, daß eine Nachführung des Dopplermeßvolumens nicht möglich ist. Dies ist z. B. der Fall bei Gefäßverschiebung durch Schlucken oder bei pulsierenden Schlingen. Im ersten Fall kommt die Arterie nach kurzer Zeit wieder in die alte Position zu liegen; im zweiten Fall ist eine Registrierung des Dopplersignals über den gesamten Herzzyklus manchmal nur durch deutliche Vergrößerung des Meßvolumens zu erreichen, so daß die Arterie aus diesem nicht „herausrutschen" kann. Die sich im Meßvolumen hin und her bewegenden Gefäßwände führen dann aber auch zu hochamplitudigen niederfrequenten Dopplersignalen, die am besten durch ein geeignetes Hochpaßfilter (Abb. 1.**15**) eliminiert werden.

Theoretisch erscheint es um so günstiger, je kleiner das Dopplermeßvolumen ist. Verschiebt man ein kleines Dopplermeßvolumen über den Gefäßquer-schnitt, entsteht ein Eindruck vom Strömungsprofil, d. h., randständig findet sich eine geringere Strömungsgeschwindigkeit als im Zentralstrom. Nach Gefäßkrümmungen finden sich, je nach Meßort, besonders große Unterschiede der Strömungsgeschwindigkeit (Abb. 5.**9**). Die Position des Meßvolumens kann daher das dopplersonographische Ergebnis erheblich beeinflussen. Messungen mit einem größeren Meßvolumen, das sich über den gesamten Gefäßquerschnitt erstreckt, sind daher reproduzierbarer, was bei Seitenvergleichen oder wiederholten Untersuchungen wichtig sein kann.

6.5.   Duplexsonographie mit in Echtzeit farbkodierter Dopplerangiographie (color flow imaging)

Im Abschn. 1.4.4.2 wurde eine Einführung in die technischen Grundlagen dieses verkürzt oft als „Farbduplex" oder „Farbdoppler" genannten Verfahrens gegeben. Die Untersuchungstechnik, speziell die Schallkopfführung, unterscheidet sich wenig von der bei konventioneller Duplexsonographie. Die Geräteeinstellung hat aber einen besonderen Einfluß auf das Ergebnis. Sie muß sehr genau auf die Fragestellung abgestimmt sein. Dies soll im folgenden zusammen mit der Besprechung der Normalbefunde von Karotiden und Vertebralarterien und Fehlermöglichkeiten illustriert werden. Fragestellungen an die farbkodierte Dopplerangiographie sind in Tab. 6.2 aufgeführt.

6.5.1. Geräteeinstellung entsprechend der Fragestellung

Das *Auffinden* einer normal konfigurierten Karotisbifurkation bereitet auch mit der konventionellen Duplexsonographie meist keine Schwierigkeiten. Bei Lagevarianten und Schlingen kann die Farbdarstellung der Strömung das Auffinden erleichtern. Die Einstellung des Geräts wird dann so gewählt, daß unter Inkaufnahme von Artefakten größte Sensitivität für Strömung gegeben ist. Dazu wählt man einen niedrigen Frequenzbereich, da hierdurch auch eine Farbdarstellung langsamerer Strömung, z. B. in der Diastole oder am Gefäßrand, möglich wird. Eventuell auftretendes Aliasing stört bei dieser Zielsetzung nicht. Die Dopplerverstärkung wird so gewählt, daß erste Artefakte spontan oder durch langsame Bewegungen der Gewebeechos sichtbar werden. Eine höhere Sensitivität für Dopplersignale wird auch durch die Verlängerung der Sendepulsserie erreicht, was wiederum die Bildrate erniedrigt.

Tabelle 6.2 Farbkodierte Dopplerangiographie

Fragestellung	Einstellung
erleichtertes Auffinden von Gefäßen (z. B. kleineres Kaliber oder langsame Strömung)	niedrige Bildrate farbkodierter Bildausschnitt angepaßt niedriger Frequenzmeßbereich hohe Dopplerverstärkung Verlängerung der Sendepulsserie (ensemble length, pulse package length) hohe Farbpersistenz (smoothing)
Kontrastierung der Gefäßinnenwand (z. B. bei Wandunregelmäßigkeiten, Stenoselumen)	hohe Bildrate kleiner farbkodierter Bildausschnitt niedriger Frequenzmeßbereich angepaßte Dopplerverstärkung niedrige Farbpersistenz (smoothing)
Darstellung des Strömungsmusters (z. B. Verwirbelung, Ablösungszonen)	hohe Bildrate kleiner farbkodierter Bildausschnitt Frequenzmeßbereich angepaßt Verstärkung angepaßt niedrige Farbpersistenz (smoothing)

Eine der wichtigsten Aufgaben der Dopplerangiographie ist eine verbesserte *Abgrenzung von Strömung und Gefäßwand*. Die Farbe wirkt hier wie ein Röntgenkontrastmittel. Um eine hohe räumliche Auflösung der Dopplerangiographie zu erhalten, muß der Ausschnitt mit Strömungsabbildung klein gewählt werden, um eine höhere Bildrate zu ermöglichen (Abschn. 1.4.2.2.). Farbdarstellung der Strömung und B-Bild sind dann zeitlich besser abgestimmt; Artefakte durch pulsatile Wandbewegungen und rasche Strömungsgeschwindigkeitsänderungen einerseits und die relativ langsame Bildrate andererseits sind vermindert. Wiederum wird ein relativ niedriger Frequenzbereich gewählt, um wandnahe langsame „Geschwindigkeiten" abzubilden. Der Schallkopf wird nach Möglichkeit so positioniert, daß sich ein relativ großer Dopplerbeschallungswinkel ergibt. Daraus resultiert eine gute Wandabbildung mit dem B-Bild. Die dadurch relativ geringe Dopplerfrequenzverschiebung ist für den Zweck der Strömungsabbildung ausreichend, wenn die Einstellung des Frequenzbereichs dieser Situation angepaßt wurde. Eine korrekte Verstärkung ist besonders wichtig. Bei zu großer Verstärkung „verschmiert" das Farbbild über die Gefäßgrenzen. Bei zu geringer Verstärkung wird nicht das ganze Gefäß mit Farbe ausgefüllt. Dies ist ein allgemeines Problem bei zweidimensionaler Ultraschallabbildung, z. B. auch bei der Bestimmung des Arteriendurchmessers oder der Wanddicke mit dem B-Bild, mehr noch bei der farbkodierten Strömungsdarstellung mit ihrer geringeren räumlichen Auflösung.

Die Darstellung der *Strömungsmuster* erfordert auch eine hohe Bildrate und hohe Ortsauflösung der Dopplerangiographie. Hier muß hinsichtlich der Fenstergröße ein Kompromiß eingegangen werden, denn die Strömung eines größeren Felds soll simultan dargestellt werden. Dies widerspricht aber einer hohen Bildrate und Ortsauflösung. Der Darstellungsbereich der Frequenzen muß den vorkommenden Geschwindigkeitsvektoren angepaßt sein. Es empfiehlt sich, eine Einstellung zu suchen, bei der die höchsten Geschwindigkeiten in der Systole gerade zum aliasingbedingten Farbumschlag führen, und dann den Frequenzbereich so zu vergrößern, daß dieser Farbumschlag verschwindet. Günstig ist auch eine Schallkopfposition, bei der ein möglichst kleiner Beschallungswinkel besteht bzw. eine „Sicht", welche der Richtung der physiologischen Vorwärtsströmung möglichst angenähert ist. Im umgekehrten Fall, nämlich einem Gefäßverlauf senkrecht zur Schallausbreitung, führen schon geringe Krümmungen zum Farbumschlag. Es wird dann schwierig, z. B. zwischen verlaufsbedingtem Farbumschlag und Ablösungszonen zu unterscheiden.

Wie bei der Duplexsonographie mit einem Dopplermeßvolumen gilt, daß trotz Vorwärtsströmung – bezogen auf die Gefäßlängsachse – scheinbar Rückströmung (Farbumschlag) registriert werden kann, wenn – bezogen auf die Schallausbreitung – ein entsprechender Geschwindigkeitsvektor entsteht (Abb. 6.**20**). Dies kann z. B. bei schraubenförmiger Strömung vorkommen (Abb. 5.**10**, 5.**11**).

Abb. 6.**21** zeigt am Beispiel der A. carotis communis den Effekt der *Veränderung des Frequenzbereichs bzw. der PRF.* Das aus der Gefäßmitte abgeleitete Frequenzzeitspektrum (Abb. 6.**21a**) ergibt eine systolische Maximalfrequenz von etwa 2,5 kHz und eine enddiastolische von etwa 0,7 kHz. Die für die Farbdarstellung relevanten mittleren Frequenzen liegen entsprechend tiefer (die Höhe der mittleren Frequenzen kann aufgrund der Bandbreite des Spektrums geschätzt werden). Wählt man einen Frequenzbereich, der den systolischen Frequenzen angemessen ist, kommt es enddiastolisch nicht mehr zur vollständigen Anfärbung des Gefäßes, obgleich Strömung durch das Spektrum nachgewiesen ist. Dies demonstriert den, technisch bedingt, engen Darstellungsbereich der farbkodierten Dopplerangiographie, verglichen mit den Frequenzzeitspektren einzelner Meßvolumina. Bei Senkung des Frequenzbereichs auf – 1 kHz (Abb. 6.**21d**) entsteht systolisch ausgeprägter Farbumschlag und diastolisch eine vollständige Ausfüllung des Gefäßes mit Farbe und Darstellung der langsamen Strömung in der V. jugularis (blau). Die

beste Wiedergabe der systolischen Strömung zeigt Abb. 6.**21a**, der diastolischen Strömung Abb. 6.**21 d**. Im systolischen Bild der Abb. 6.**21d** kann auch der charakteristische *Farbumschlag durch Aliasing* mit dem Falten des Spektrums in Abb. 1.**25** verglichen werden. Nach dem Farbumschlag wird die Farbskala der anderen Strömungsrichtung in umgekehrter Reihenfolge von Hellblau nach Dunkelblau durchlaufen. Dazu paßt das Frequenzzeitspektrum mit Aliasing der Abb. 1.**25**, bei dem sich die höchsten Frequenzen der gefalteten systolischen Spitze 0 nähern. Die systolische „Aufwärtsbewegung" erfolgt von – 3 nach 0, ist also invertiert. Darin unterscheidet sich die Farbdarstellung des Aliasing von einem Farbumschlag durch ein Nebeneinander von entgegengesetzten Strömungsrichtungen (Verwirbelung oder Ablösungszonen). Im letzteren Fall erfolgt der Farbumschlag durch die Nullinie. Dann sind die Farben durch einen mehr oder weniger breiten schwarzen Saum (Filterung niedriger Frequenzen um 0) voneinander getrennt (Abb. 6.**22**). Dieser schwarze Saum fehlt beim Farbumschlag durch „aliasing". *Aufgrund der Sequenz der Farbänderungen können also Aliasingeffekte und Strömungsumkehr unterschieden werden.*

6.5.2. Darstellung der Karotisbifurkation und der A. vertebralis

Abb. 6.**22** gibt ein Beispiel für die Darstellung *physiologischer Strömungsmuster* im Bulbus der A. carotis interna, und zwar im Längs- (links) und Querschnitt (rechts). Die Längsschnittebene wurde so gelegt, daß der lokale Farbumschlag am besten sichtbar wurde. Der Querschnitt wurde etwas kranial des Flußteilers gelegt und der Schallkopf so geringfügig gekippt, daß – bezogen auf die Hauptströmungsrichtung – ein Beschallungswinkel unter 90° entstand. Man erkennt auf den Längsschnitten an der schallkopfnahen Wand des Bulbus einen Bezirk mit anhaltendem Farbumschlag in der Systole, der wahrscheinlich der in allen Modellversuchen beschriebenen Ablösungszone entspricht (Abb. 3.**3**, 5.**10 a**).

Die Farbmuster der Karotisbifurkation erlauben auch dann keine exakte Rekonstruktion der Geschwindigkeitsvektoren des Strömungsfelds, wenn Längs- und Querschnitt berücksichtigt werden. Dies geht aus Abb. 6.**20** hervor. Durch die Technik der Signalgewinnung (Frequenzmessung, Richtungskodierung, Filterung, Bildfrequenz u. a.) entsteht ein Artefakt oder Zerrbild. Dies ist aber so konstant, daß physiologische Strömungsmuster von pathologischen unterschieden werden können.

Die Unteruchung, welche in Abb. 6.**22** wiedergegeben ist, und die Untersuchung weiterer Probanden

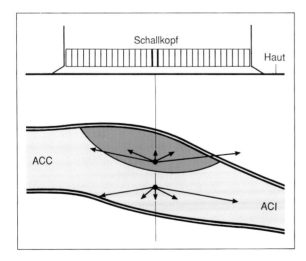

Abb. 6.20 Schema zur Aussage der Farbkodierung über die Strömungsrichtung am Beispiel des Bulbus der A. carotis interna. Die gleiche Farbgebung kann einer Vielzahl von Strömungsgeschwindigkeitsvektoren entsprechen, u. a. auch solchen in und gegen die Hauptstromrichtung. ACC = A. carotis communis, ACI = A. carotis interna.

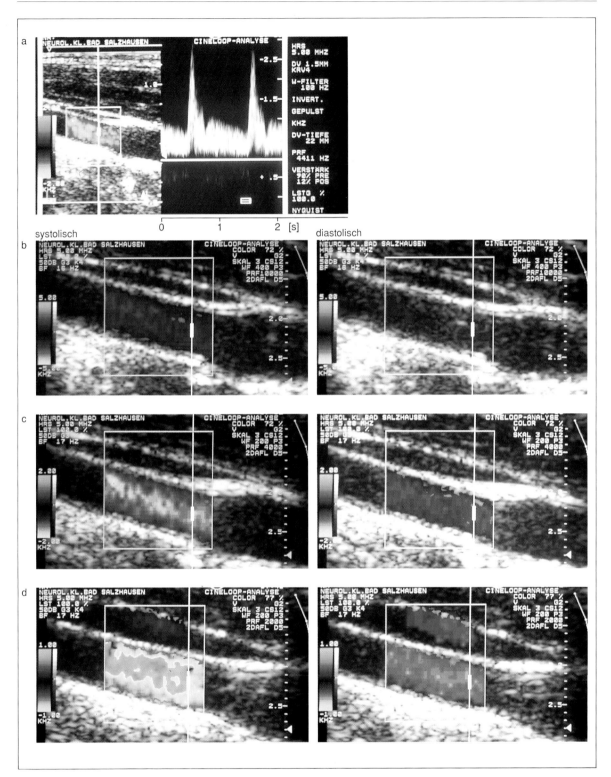

systolisch   diastolisch

Abb. 6.21 Beeinflussung der Farbdarstellung durch den gewählten Frequenzbereich.
a Untersuchung der A. carotis communis. Strömung von links nach rechts. Negative Dopplerfrequenzen sind rot kodiert (Hauptströmungsrichtung). Ableitung des Frequenzzeitspektrums aus der Gefäßmitte.
b–d Gleiche Schallkopfposition in **b–d**. Aus dem Bildspeicher wird jeweils ein Bild aus dem systolischen Maximum (links) und enddiastolisch (rechts) ausgewählt. Einstellung der Farbskala (Rottöne) in **b** bis –5 kHz, in **c** bis –2 kHz und in **d** bis –1 kHz. Die Reduzierung des Frequenzdarstellungsbereichs führt in der Systole zum Farbumschlag durch Aliasing, in der Diastole zu einer Farbkodierung des gesamten Lumens. Weitere Erklärung s. Text.

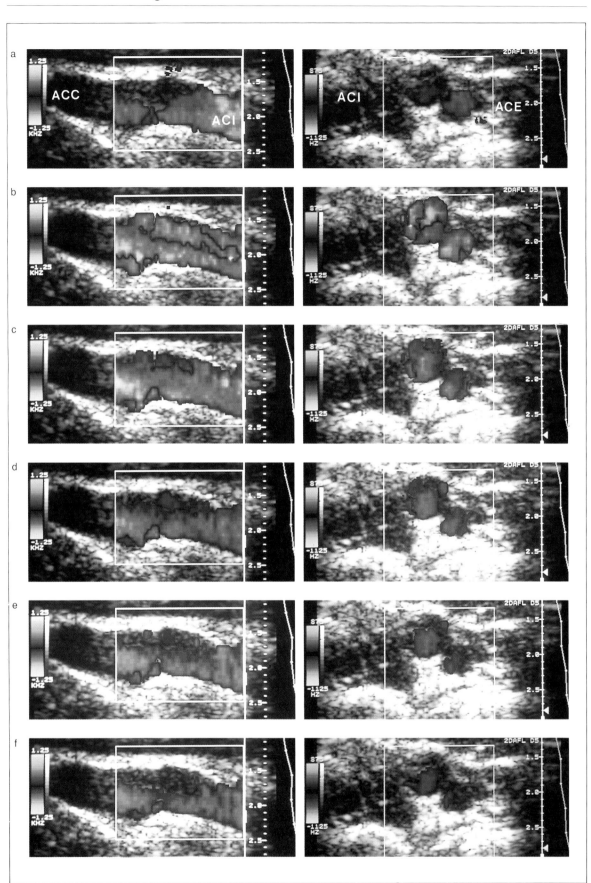

ergab folgende Charakteristika: Im Längsschnitt zeigt sich in der A. carotis interna systolisch vorübergehend ein Farbumschlag auf der dem Flußteiler gegenüberliegenden Seite. Dieser Farbumschlag erstreckt sich zum Teil kurzfristig nach distal als diagonales Band bis zur gegenüberliegenden Wand. In der Diastole kann gegenüber dem Flußteiler in der Regel keine Strömung mehr farbkodiert werden, wogegen nahe dem Flußteiler in der Systole und Diastole eine einheitliche Farbkodierung entsteht, was wohl einer kontinuierlichen Vorwärtsströmung entspricht (Abb. 6.**23**c). Im Querschnitt färbt sich die A. carotis externa zu Beginn der Systole schneller an als der Bulbus der A. carotis interna. Sowohl an der dem Flußteiler gegenüberliegenden Wand der A. carotis externa als auch in der A. carotis interna kommt es systolisch zu einem Farbumschlag, in der A. carotis interna meist zunächst an zwei wandständigen Bereichen, die sich dann vorübergehend zu einem wieder diagonalen, etwa die Gefäßmitte durchlaufenden Band vereinigen. Gerade die Querschnittsuntersuchung läßt den Rückschluß zu, daß Farbumschlag Sekundärströmung entspricht (vgl. Abb. 3.**2** und Abb. 5.**10**). In Abb. 6.**22** sind Strömungskomponenten nach oben (ventral) blau kodiert. Farbumschlag ist also nicht gleichbedeutend mit „Rückströmung".

Der eigentliche Vorteil der Farbdarstellung ist die Information über die simultane *räumliche* Verteilung der Geschwindigkeiten. Die Spektrumanalyse einzelner Meßvolumina ergibt ein wesentlich besseres Bild vom *zeitlichen* Ablauf. Zudem gelingt es bei einigen Gerätetypen mit nur einem frei einstellbaren Dopplerstrahl auch besser, einen kleinen Beschallungswinkel einzustellen, so daß die Positivität oder Negativität der registrierten Frequenzen auf die Hauptströmungsrichtung in der Gefäßachse bezogen werden kann.

Die *Darstellung der Aa. vertebrales* vom Abgang (V₁) bis zum Atlasabschnitt (V₃) wird durch Farbkodierung erleichtert, speziell die Schätzung ihres Kalibers. Mit dem einfachen B-Bild ist nur der Durchmesser einer kaliberstarken A. vertebralis gut bestimmbar. Bei dünneren Arterien kann die Arterienwand schwer von anderen Strukturen, z. B. den begleitenden Venen, abgegrenzt werden. Gerade die Unterscheidung von Vene und Arterie ist aber mit der Farbkodierung möglich, wie in Abb. 6.**24** gezeigt. Schwierigkeiten bereiteten die tiefe Lage des Gefäßes und der nahezu orthogonale Beschallungswinkel. Es ist nur sehr begrenzt möglich, durch Schallkopfkippung den Winkel für die Strömungsdarstellung zu verbessern. Dies wurde auch in diesem Beispiel versucht. Eine gute Füllung des Lumens der A. vertebralis mit Farbe erfor-

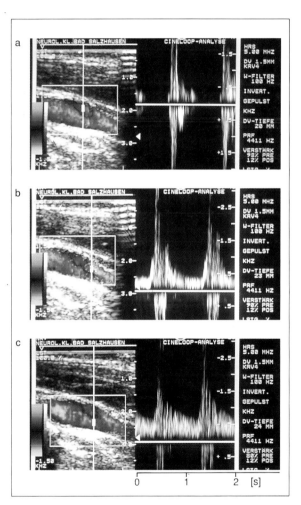

◄ Abb. 6.**22 Strömungsmuster der Karotisbifurkation.** 40jährige Probandin. Beschallung im Längsschnitt von ventrolateral und im Querschnitt von ventral, Strömung im Lägsschnitt von links nach rechts. Im Querschnitt wurde die Sonde gering so gekippt, daß die Hauptströmungsrichtung von der Sonde wegführte. Negative Dopplerfrequenzen rot kodiert. Bildfrequenz 16/s. Auswahl einer Bildfolge (**a**–**f**) von frühsystolisch bis frühdiastolisch. Wandfilter 200 Hz, farbkodierter Frequenzbereich links +/– 1,25 kHz, rechts +875 Hz/–1125 Hz. ACI = A. carotis interna, ACE = A. carotis externa. Der bandförmige Farbumschlag (nach Blau) im Längs- und Querschnitt bleibt auch bei Verkleinerung des Beschallungswinkels bestehen. (vgl. Abb. 6.**20**).

Abb. 6.**23 Gegenüberstellung der Farbabbildung und Frequenzzeitspektren verschiedener Anteile des Bulbus der A. carotis interna. Strömung von links nach rechts, negative Dopplerfrequenzen rot kodiert.**
a Ablösungszone. Das Spektrum zeigt vor- und rückwärts gerichtete Strömungsanteile.
b Gefäßmitte. Es ergibt sich eine Mischung aus **a** und **c**.
c Strömungsregistrierung an der medialen Wand gegenüber der Ablösungszone. Farbbild und Spektrum zeigen übereinstimmend während des gesamten Herzzyklus vorwärts gerichtete Strömung.

dert ausreichend Verstärkung, eine hohe Farbpersistenz und einen niedrigen Frequenzbereich.

Abb. 6.24c zeigt die A. vertebralis des gleichen Probanden in Höhe des 2. Halswirbelkörpers, wo sie nach lateral verläuft. Die Strömung ist daher gegen den Schallkopf gerichtet. Man erkennt die asymmetrische Lage der Geschwindigkeitsmaxima, welche zur Außenseite der Krümmung verlagert sind. Winkelbedingt wird eine höhere Dopplerfrequenz als in Abb. 6.24b gemessen.

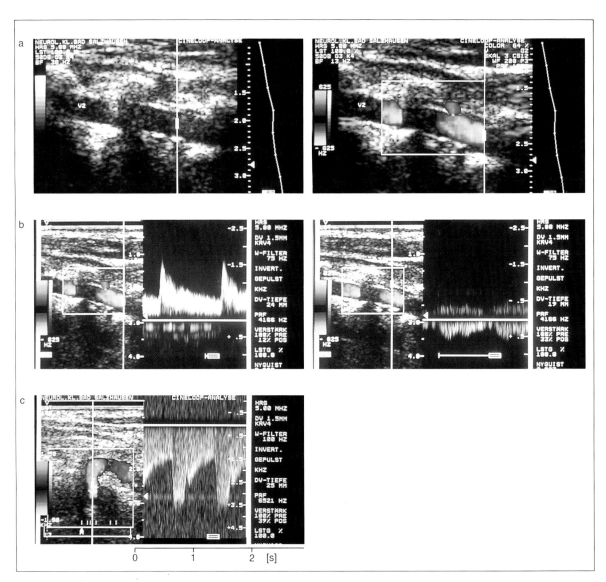

Abb. 6.24 Untersuchung der A. vertebralis.
a Zwischen den Querfortsätzen ist die A. vertebralis mit Strömung von links nach rechts abzugrenzen. Bei der Farbkodierung stellen sich die A. vertebralis rot, die begleitenden Venen blau dar. Im Bereich der Querfortsätze ist die Strömungsabbildung unterbrochen.

b Identifizierung der A. vertebralis (links) und einer Vene (rechts) durch die Darstellung der Strömungsspektren.
c Untersuchung der A. vertebralis in Höhe $C_{2/3}$. Hier zieht diese Arterie nach lateral und stellt sich daher s-förmig dar. Strömung auf die Sonde zu, daher rot kodiert.

6.5.3. Artefakte und Fehlermöglichkeiten der farbkodierten Dopplerangiographie

Fehler im Zusammenhang mit der Dauer der Datenverarbeitung: Im Abschnitt 1.4.4.2 wurde besprochen, daß die hohen Ansprüche an die Datenverarbeitung zu einer relativ langsamen Bildrate führen. Daher werden schnelle Geschwindigkeitsänderungen nicht erfaßt. Es kann dazu kommen, daß die *Färbung entlang des Gefäßverlaufs nicht gleichmäßig* ist. Dies kann mehrere Ursachen haben. Einmal ist denkbar, daß die Schnittebene nicht über die gesamte Länge exakt durch die Gefäßmitte führt und auf der einen Bildseite randnähere, langsamere Strömung erfaßt wird. Eine gute Darstellung der Gefäßwände weit außerhalb der Farbdarstellung spricht gegen eine solche Annahme. Eine weitere Ursache ist, daß während des Bildaufbaus speziell in der Systole die Strömungsgeschwindigkeit zu- oder abnimmt. Bei Sektorbildern, z. B. durch Phased-array-Technik, kommt noch ein unterschiedlicher Beschallungswinkel an jeder Stelle des Gefäßes hinzu. In der Bildmitte ist dann bei senkrechter Beschallung eines geraden Gefäßes der Winkel 90°. Mit zunehmendem Verlauf des Gefäßes zum Bildrand wird der Winkel immer kleiner (Abb. 6.**12**). Dadurch ändert sich auch die Farbdarstellung trotz gleichbleibender Richtung und Geschwindigkeit der Strömung.

B-Bild und Farbbild werden nicht simultan erzeugt. Die Farbdarstellung kann auch der schnellen systolischen Volumenpulsation der Arterien nicht folgen, was zu einer Nichtübereinstimmung von Farb- und B-Bild führen kann. Dieser Effekt wird vermindert, wenn man eine hohe Bildrate und notwendigerweise daher auch einen kleinen farbkodierten Bildausschnitt wählt (Tab. 6.**2**).

Poststenotisch kann es zu Wirbelbildung kommen. Diese Wirbel haben eine unterschiedliche Form, Frequenz und Ausbreitungsgeschwindigkeit, welche jeweils abhängig von der Gestalt der Stenose und der Reynolds-Zahl sind. Die Bildfrequenz beeinflußt die Darstellung des Strömungsmusters (flow field). Tamura u. Mitarb. (93) zeigten am Modell, daß sich Wirbel farbkodiert abbilden lassen. Bei einer Bildrate, die der halben Frequenz der Wirbelbildung entsprach, stellte sich auch nur die Hälfte der Wirbel dar.

Fehler im Zusammenhang mit dem gewählten Frequenzbereich und der Verstärkung: Der durch Aliasing bedingte Farbumschlag ist leicht zu erkennen und wird kaum zu Fehlinterpretationen führen. Wichtiger ist die fehlende Darstellung von Strömung, z. B. in einer Vene oder wenn sie poststenotisch verlangsamt ist. Entscheidend ist, daß die unterste darstellbare Frequenz durch die Pulsrepetitionsfrequenz, die Bewegungsdetektoren und die sogenannten Wandfilter (Hochpaßfilter) begrenzt wird (Abschn. 1.4.4.2). Diese Begrenzung wird in der Regel vom Gerät nicht numerisch angezeigt, obgleich sie wichtiger ist als die oberste darstellbare Frequenz. Schattenwurf kommt auch bei Farbdarstellung vor (Abb. 9.**34**). Natürlich muß ein Winkel unter 90° gewählt werden, um Strömung darzustellen. Fehlende Übereinstimmung von B-Bild und Dopplerangiogramm ist auch durch die gewählte Dopplerverstärkung möglich. Zu geringe Verstärkung führt zu mangelnder Ausfüllung des Gefäßes, zu starke Verstärkung zum „Verschmieren" der Farbe über den Gefäßrand hinaus. Die Ortsauflösung der Farbdarstellung ist durch die Größe der Meßvolumina begrenzt und grundsätzlich schlechter als die des B-Bilds (bezüglich der verstärkungsabhängigen Größe des Meßvolumens vgl. Abb. 1.**22**). Die Darstellung ist der jeweiligen Fragestellung anzupassen und stellt immer einen Kompromiß dar.

Fehler im Zusammenhang mit der Laufzeit der Echos: Bei der zweidimensionalen Dopplerfarbabbildung ist neben den Darstellungsfehlern im Frequenzbereich auch mit Lokalisationsfehlern (range ambiguity) wie im B-Bild zu rechnen (Abschn. 6.3.2). So beschrieben Reading u. Mitarb. (457) ein Dopplerspiegelbild (Doppler mirror image). Bei Ungenauigkeiten der Lokalisation sind auch Laufzeitfehler durch Gewebeinhomogenitäten zu bedenken. Reverberationen sind grundsätzlich auch bei der Dopplerangiographie möglich. Sie sind weniger häufig, da die Dopplersignale in der Regel viel schwächer sind als stationäre Echos, welche von den Gefäßwänden reflektiert werden.

7. Dopplersonographie der Ophthalmikaäste

7.1. Indikation und Historisches

Bei hochgradiger Stenose oder Verschluß der proximalen A. carotis interna kann es zu einer retrograden Durchströmung der ipsilateralen A. ophthalmica kommen, was sich angiographisch gut demonstrieren läßt (Abb. 7.**1**) (112, 727). Die retrograde Durchströmung erfolgt über vorgebildete Anastomosen zwischen Ästen der Aa. carotis externa und ophthalmica, u. a. über die Aa. supratrochlearis und -orbitalis (Abb. 2.**4**, 4.**11**). Die dopplersonographische Untersuchung dieser Arterien im Bereich des medialen Augenwinkels (Abb. 7.**2**) erlaubt die *indirekte Beurteilung* der Durchgängigkeit der A. carotis interna zwischen extrakranieller Karotisbifurkation und Abgang der A. ophthalmica aus dem Karotissiphon. Diese auch als „Doppler ophthalmic test" bezeichnete Untersuchung wurde frühzeitig zur Erkennung von Obstruktionen der Karotis eingesetzt (138–140, 195, 196, 201, 208, 209), u. a. auch, weil die direkte Beschallung der Karotiden im Halsabschnitt schwierig schien. Die Entwicklung von Geräten mit Anzeige der Strömungsrichtung erleichterte die Beurteilung. In Abb. 7.**3** sind die Ergebnisse von Müller (208) wiedergegeben. Eine Strömungsrichtung von extra- nach intraorbital wurde vorwiegend bei Verschluß der A. carotis interna gefunden. Diese Befunde wurden später mehrfach bestätigt (147, 155, 179, 184, 186, 192, 211, 224, 270, 271, 728). Übereinstimmend wird die dopplersonographische Untersuchung der Aa. supratrochlearis und -orbitalis (synonym mit Aa. frontalis medialis und lateralis) als Suchmethode zur Diagnose von hochgradigen Obstruktionen der proximalen A. carotis interna anerkannt. Bei der Arteriitis temporalis sollen sich relativ häufig pathologische Befunde an den Ophthalmikaästen finden (142), wobei diese Arterien hier selbst betroffen sein können.

Wie in den hämodynamischen Grundlagen (Abschn. 3.6) bereits festgestellt wurde, ist ein lokaler Stenosegrad der A. carotis interna von 70–80% nötig, um einen poststenotischen Druckabfall und somit eine Änderung der Strömung in der nachgeschalteten A. ophthalmica oder ihren Endästen zu bewirken. Eine Verschiebung der Wasserscheide im Anastomosengebiet zwischen Ästen der A. carotis externa und Ästen der A. ophthalmica von extra- nach intraorbital ist demnach erst bei höhergradiger Obstruktion der proximalen Interna und nur

dann zu erwarten, wenn nicht zusätzlich eine hämodynamisch wirksame Stenose der A. carotis externa vorliegt. Daraus wird verständlich, daß durch alleinige Untersuchung der Aa. supratrochlearis und -orbitalis gering- und mittelgradige Stenosen der A. carotis interna nicht erfaßt werden. Allerdings kann die diagnostische Treffsicherheit durch Anwendung zusätzlicher Parameter (Beurteilung des Strömungsverhaltens bei Kompression von Ästen der A. carotis externa oder Karotiskompression und Beurteilung der Strompulskurve der A. carotis communis), wie sie von Keller u. Mitarb. (186, 189, 190) mitgeteilt wurden, verbessert werden.

Zur Vermeidung oder Reduktion der relativ häufigen falsch positiven oder falsch negativen Befunde und ihrer Konsequenzen, wie sie sich aus alleiniger Untersuchung der Aa. supratrochlearis und -orbitalis ergeben, ist die *direkte Untersuchung* der Halsarterien unerläßlich.

Die eigenen Erfahrungen und Ergebnisse stützen sich vorwiegend auf die Untersuchung der A. supratrochlearis im medialen Augenwinkel. In Zweifelsfällen wurde auch die A. supraorbitalis beschallt. Die Beurteilung der Strömung im frontoorbitalen Anastomosebereich erfolgte durch Kompression der gleich- und gegenseitigen Aa. temporalis superficialis und facialis. Kompressionversuche an den Karotiden wurden nicht als diagnostisches Kriterium eingesetzt (Abschn. 9.2.3.1).

7.2. Untersuchungsgang

Die Schallsonde wird ohne Druck im Bereich des medialen Augenwinkels aufgesetzt (Abb. 7.**4**). Zur Verminderung des Widerstandes beim Übergang zwischen Sonde und Haut wird ein augenverträgliches Kontaktgel benutzt. Unter akustischer Kontrolle werden kleine Positions- und Winkeländerungen der Sonde so lange vorgenommen, bis das größte Strömungssignal abgeleitet werden kann. Nach Registrierung im unbeeinflußten Zustand kann mit der freien Hand die gleich- oder gegenseitige A. temporalis superficialis (über dem Jochbein am Ansatz der oberen Ohrmuschel) und die A. facialis in ihrem Verlauf über dem Unterkiefer vor dem Kieferwinkel komprimiert werden. Hierbei ist darauf zu achten, daß keine Lageänderung des Kopfs mit Änderung der Schallkopfposition und damit auch des Strömungssignals auftritt (Abschn. 4.1.2). Bei

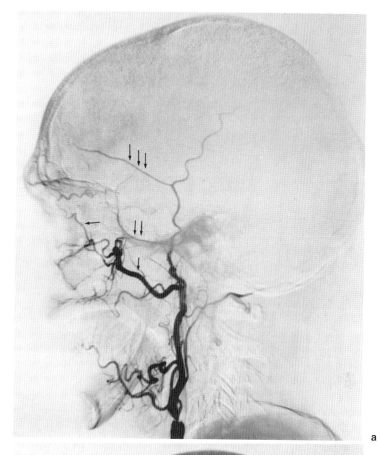

a

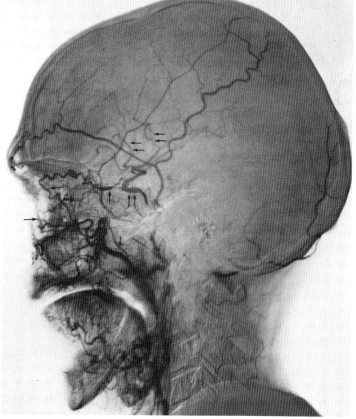

Abb. 7.**1   Retrograde Ophthalmika-
durchströmung bei Verschluß der A. carotis interna.** Seitliches Karotisangiogramm.
a Frühe arterielle Phase. ↓ = A. maxillaris,
↓↓ = frontaler Ast der A. meningea
media, ↓↓↓ = frontaler Ast der A. temporalis superficialis.
b Späte Phase mit Darstellung der A. ophthalmica (↑) und des über sie gefüllten
Karotissiphons (↑↑). Über die Ophthalmikakollaterale wurden auch Mediaäste
dargestellt (⇐). Bei diesem Patienten
waren Äste der A. maxillaris (←,→)
wesentlich an der Füllung der A. ophthalmica beteiligt (Neuroradiologie Ravensburg).

b

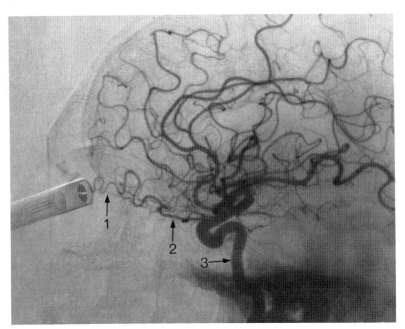

Abb. 7.**2**   **Seitliches Karotisangiogramm bei Beschallung der Ophthalmikaendäste.** Links im Bild
stellt sich die Schallsonde dar, welche im medialen Augenwinkel aufgesetzt ist. 1 = A. supratrochlearis. Beachte die mehrfache Schlingenbildung. 2 = A. ophthalmica, 3 = A. carotis interna (Neuroradiologie Ravensburg).

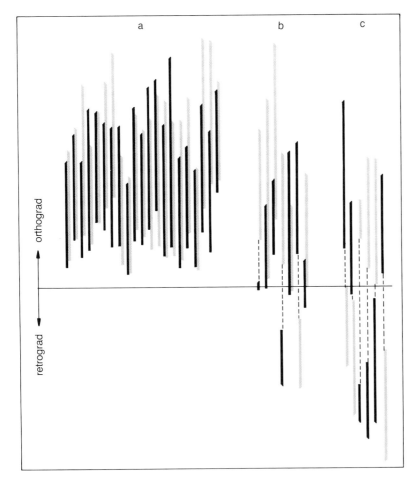

Abb. 7.**3**   **Dopplersonographie
der A. supratrochlearis.** Synoptische Darstellung der Ergebnisse
bei 21 gesunden Individuen im Alter
von 20 bis 60 Jahren (**a**), bei 7 Patienten mit Karotisstenosen (**b**) und
6 Patienten mit Karotisverschlüssen
(**c**). Von einem Säulenpaar stellt jeweils die schwarze Säule den Befund auf der rechten, die graue den-
jenigen auf der linken Seite eines
Falls dar. Das abgeschrägte Ende
der Säulen entspricht der systolischen Spitze, das flache Ende dem
enddiastolischen Wert. Aufgetragen
wurden jeweils die Mittelwerte von
10 aufeinanderfolgenden Pulsschlä-
gen (nach Müller, H. R.: EEG-EMG 2
[1971] 24).

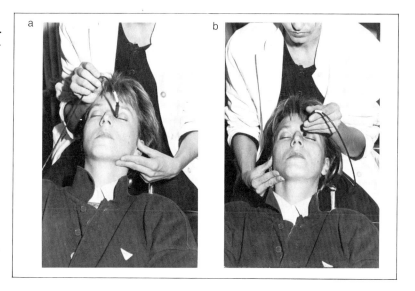

Abb. 7.**4** **Untersuchung der A. supratrochlearis im medialen Augenwinkel.**
a Ipsilaterale Externaastkompression. Mit Daumen, Zeige-
und Mittelfinger werden einzeln
oder gleichzeitig die A. temporalis superficialis und die A. facialis komprimiert. Der Kopf wird
durch den Unterarm des gegenseitigen Arms fixiert. Die Sonde
kann am zuführenden Kabel gehalten werden (**a**) oder locker auf
den Fingern liegen (**b**).
b Durchführung der kontralateralen
Externaastkompression. Gleiche
Sondenposition wie in **a**, die die
Sonde führende und die die Kompression durchführende Hand
werden jedoch vertauscht.

Kompression an richtiger Stelle braucht kein großer Druck angewandt zu werden. Der Handgelenk-
Unterarm-Bereich der Seite, welche die Sonde
führt, wird auf die Stirn-Schläfen-Seite des Patienten gelegt und dient bei der Kompression als Widerlager, d.h., bei Untersuchung des linken inneren
Augenwinkels und linksseitiger Externaastkompression wird die Sonde mit der rechten Hand geführt, und bei Untersuchung der gleichen Seite, jedoch kontralateraler, rechtsseitiger Externaastkompression wird die Sonde mit der linken Hand geführt (Abb. 7.**4**).

7.3. Normalbefunde

Abb. 7.**5** links und 7.**7c** zeigen typische Registrier-
beispiele der Pulskurven der A. supratrochlearis.
Die Richtungsanzeige des Dopplergeräts ist in den
folgenden Beispielen so gewählt, daß bei Strömung in der A. supratrochlearis gegen die Schallsonde (positive Dopplerfrequenzverschiebung) der
Ausschlag der Pulskurve nach unten erfolgt. Dies
ist in der Regel bei physiologischer Strömung der
Fall. Die durchgezogene Linie bezeichnet die zur
Beurteilung wichtige Strömungsgeschwindigkeit
Null. Kompressionsmanöver sind durch Balken
über den Pulskurven markiert.

Da die A. supratrochlearis normalerweise Haut
und Muskulatur mit hohem peripherem Strömungswiderstand versorgt, findet sich meist eine nur geringe oder keine enddiastolische Strömungsgeschwindigkeit. Seitenunterschiede des Strömungssignals bestehen häufig in geringer Ausprägung
($<20\%$). Allerdings lassen sich auch beim Gesunden Seitendifferenzen von über 50% nachweisen
und sind somit diagnostisch nur unsicher zu verwerten.

Bei Kompression der ipsilateralen Aa. temporalis
superficialis und facialis kommt es im Normalfall,
bedingt durch den verminderten Gegendruck im
Wasserscheidenbereich, zu einer mehr oder weni-

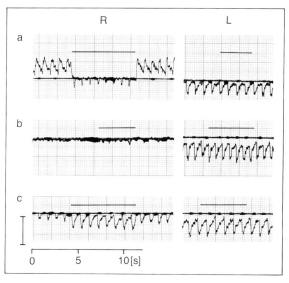

Abb. 7.**5** **Abnorme Befunde (jeweils rechts) bei Beschallung der A. supratrochlearis.** Pulskurvenausschlag nach oben entspricht einem Fluß von der Sonde
weg (negative Dopplerfrequenzverschiebung).
a Retrograde Durchströmung und Wechsel der Strömungsrichtung bei Kompression der ipsilateralen A. facialis.
b Nullströmung und geringe orthograde Strömung bei
Kompression der ipsilateralen Aa. temporalis superficialis und facialis.
c Verminderte orthograde Durchströmung mit deutlicher
Zunahme bei Kompression der ipsilateralen Externaäste.
CW-Dopplersonographie, $f_0 = 4$ MHz, Nulldurchgangszähler und Analogpulskurvenschreibung. Unten links
Standardkalibriersignal für den Schreiber, etwa
1,2 kHz entsprechend.

ger ausgeprägten Zunahme der systolischen und/oder diastolischen Strömungsgeschwindigkeit (Abb. 7.**5**, 9.**5**). Isolierte Kompression der A. facialis beeinflußt meist das Strömungssignal der A. supratrochlearis deutlicher als isolierte Kompression der A. temporalis superficialis. Diese beeinflußt das Strömungssignal der A. supraorbitalis deutlicher.

Die angiographische Untersuchung von 450 als normal beschriebenen Befunden an der A. supratrochlearis ergab in 85% keinen Hinweis für eine Obstruktion der A. carotis interna zwischen extrakranieller Karotisbifurkation und Abgang der A. ophthalmica. Häufig wurden mittel- bis höhergradige Stenosen der A. carotis interna (lokaler Stenosegrad um 50 – 70%) mit der Untersuchung der Ophthalmikaendäste nicht erfaßt, was aus hämodynamischen Gründen zu erwarten war. In 2 Fällen zeigte sich bei nicht seitendifferenter orthograder Durchströmung der A. supratrochlearis ein einseitiger Verschluß der A. carotis interna an der Bifurkation. Die orthograde Versorgung der A. ophthalmica und ihrer Endäste bei Internaverschluß kann durch Zufluß über die ipsilaterale A. communicans posterior erklärt werden. In diesen Fällen ist jedoch ein abnormaler Abgang der A. ophthalmica aus der A. meningea media (Abb. 2.**8**, 2.**9**) oder eine kollaterale Versorgung der Orbita durch andere Äste der A. maxillaris über die Fissura orbitalis inferior wahrscheinlicher.

7.4. Abnorme Befunde

Eine Lumeneinengung der A. carotis interna vor Abgang der A. ophthalmica kann, in Abhängigkeit vom Stenosegrad, zu einer Verschiebung des Wasserscheidengleichgewichts zwischen Interna- und Externakreislauf führen. Im Extremfall werden die A. ophthalmica und ihre Endäste retrograd über die Äste der A. carotis externa versorgt, wobei alle Übergänge von ortho- zu retrograder Strömung möglich sind. Sie sollen in der Reihenfolge abnehmender diagnostischer Zuverlässigkeit im folgenden besprochen werden.

7.4.1. Retrograde Strömung in der A. supratrochlearis

Eine Umkehrung der physiologischen Strömungsrichtung ist bei hochgradiger Stenose oder Verschluß der A. carotis interna zu erwarten. Abb. 7.**5a** zeigt den typischen Befund bei Untersuchung der rechten A. supratrochlearis bei angiographisch nachgewiesenem Verschluß der rechten A. carotis interna an der extrakraniellen Karotisbifurkation. Die retrograde Strömung wird durch den Ausschlag der Pulskurve nach oben angezeigt (Fluß

von der Sonde weg, negative Dopplerfrequenzverschiebung). *Die Richtung des Pulskurvenausschlags ist jedoch nicht beweisend für retrograde Strömung. Der Nachweis erfolgt durch Kompression der Externaäste, welche bei retrograder Strömung zu Abnahme, Nullfluß oder Umkehr der Strömungsrichtung führt* (Abb. 7.**5a**). Außerdem findet sich bei retrograder Strömung meist eine erhöhte enddiastolische Strömungsgeschwindigkeit, da die A. supratrochlearis nun zur Hirnversorgung mit entsprechend geringerem Strömungswiderstand beiträgt.

7.4.1.1. Ergebnisse bei retrograder Strömung

Die retrograde Strömung in der A. supratrochlearis ist zu etwa 60% durch einen Internaverschluß bedingt, zu etwa 40% durch hochgradige Stenosen (Abb. 7.**6**). Sehr selten kann ein zerebrales arteriovenöses Angiom, welches über die A. carotis interna versorgt wird, oder eine von der A. ophthalmica versorgte arteriovenöse Mißbildung zu retrograder Durchströmung der A. supratrochlearis führen. Hier findet sich allerdings bei direkter Untersuchung der Karotiden kein Hinweis für eine proximale Internaobstruktion. Bei sicherem Nachweis einer retrograden Durchströmung der A. supratrochlearis ist mit einer Wahrscheinlichkeit von 99% eine hochgradige Lumeneinengung der proximalen A. carotis interna, der A. carotis communis oder des Truncus brachiocephalicus anzunehmen. Die wichtigste Frage, ob eine hochgradige Stenose oder ein Verschluß vorliegt, kann allerdings nur durch direkte Untersuchung der Karotiden entschieden werden.

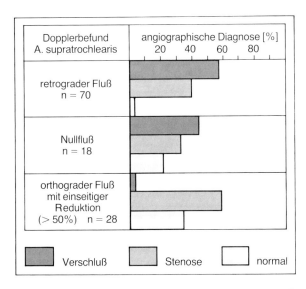

Abb. 7.**6 Korrelation der Dopplerbefunde an der A. supratrochlearis mit den angiographischen Diagnosen.**

7.4.1.2. Fehlermöglichkeiten bei retrograder Strömung

Retrograde Strömung kann vorgetäuscht werden, wenn eine Schlinge (Abb. 7.**2**) beschallt wird, die Blut von der Schallsonde wegführt und somit einen Pulskurvenausschlag nach oben bedingt. In dieser Situation wird meist schon durch eine kleine Änderung des Beschallungswinkels die andere Richtung mit Ausschlag der Pulskurven nach unten gefunden. Resultiert bei Externaastkompression eine Zunahme der Strömungsgeschwindigkeit, ist orthograde Durchströmung anzunehmen.

Läßt sich ein retrograder Fluß nicht durch Kompression der ipsilateralen Externaäste beeinflussen, ist an das Vorliegen einer kombinierten Interna- und Externaobstruktion zu denken, worauf der Palpationsbefund mit abgeschwächten oder fehlenden Pulsen der Aa. temporalis superficialis und facialis hinweist. Die retrograde Durchströmung erfolgt dann über Äste der kontralateralen A. carotis externa, und deren Kompression hat dann eine Abnahme der Strömungsgeschwindigkeit oder eine Richtungsänderung der Strömung zur Folge. Dieselben

Überlegungen gelten auch für kaudal der Karotisbifurkation gelegene Obstruktionen wie hochgradige Stenosen oder Verschlüsse der A. carotis communis. In Abhängigkeit vom Druckgefälle im Bereich der Anastomosen zwischen Externa- und Ophthalmikaästen erfolgt die Durchströmung der A. supratrochlearis dann orthograd oder häufiger retrograd über die kontralaterale A. carotis externa.

7.4.2. Pendelströmung in der A. supratrochlearis

Pendelströmung mit wechselnder Strömungsrichtung während des Herzzyklus ist eine spezifische Strömungsform im Bereich von Wasserscheiden und Kollateralen. Er ist auch in der A. supratrochlearis nachzuweisen, allerdings seltener als in der A. vertebralis (Abschn. 3.7, 10.3.1, 10.3.3, 11.1).

Im Beispiel der Abb. 7.7 lag eine retrograde Durchströmung der linken A. supratrochlearis vor. Kompression der linken Aa. temporalis superficialis und facialis hatte zunächst eine Abnahme der Strömungsgeschwindigkeit mit systolischer Strömungsentschleunigung, dann eine Pendelströmung mit systolisch ortho- und diastolisch retrograder Durchströ-

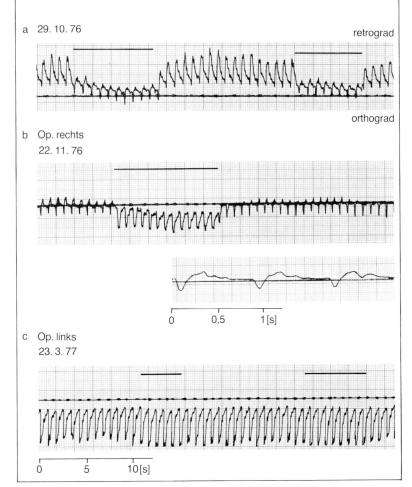

a 29. 10. 76   retrograd

orthograd

b Op. rechts
   22. 11. 76

c Op. links
   23. 3. 77

Abb. 7.7 Dopplerbefunde an der linken A. supratrochlearis bei hochgradiger Internaabgangsstenose beiderseits vor (a) und nach Desobliteration der rechten (b) und linken A. carotis interna (c).
a Übergang von retrograder Durchströmung zu Pendelströmung durch Kompression der linken Aa. temporalis superficialis und facialis.
b Übergang von Pendelströmung zu orthograder Durchströmung durch Kompression der Externaäste. Pulskurve der Pendelströmung bei rascher Registriergeschwindigkeit (50 mm/s), rechts in **b** wiedergegeben. Während der Systole orthograde Strömung (Ausschlag nach unten), während der Diastole retrograde Strömung (Ausschlag nach oben).
c Normalisierung mit orthograder Durchströmung. Weitere Erklärung s. Text und Abb. 7.**5**.

mung zur Folge. Auch die rechte A. supratrochlearis (in Abb. 7.**7** nicht wiedergegeben) war retrograd durchströmt, und angiographisch wurde beiderseits eine hochgradige Stenose der A. carotis interna an der extrakraniellen Karotisbifurkation nachgewiesen. Da rezidivierende ischämische Attacken im Stromgebiet der rechten A. carotis interna aufgetreten waren, wurde zunächst rechts desobliteriert. Danach (Abb. 7.**7b**) fand sich eine Pendelströmung in der linken A. supratrochlearis und bei Kompression der Externaäste ein kräftig orthograder Fluß. Die Desobliteration der rechten A. carotis interna führte offenbar zu einer Erhöhung des arteriellen Drucks im Circulus arteriosus cerebri mit Kollateralversorgung des linken Internastromgebiets und Verschiebung des Wasserscheidengleichgewichts im Bereich der linken Ophthalmikakollateralen nach extraorbital mit Pendelströmung in der linken A. supratrochlearis. Nach Desobliteration auch der linken A. carotis interna (Abb. 7.**7c**) hatte sich der Befund an der linken A. supratrochlearis normalisiert. Die pathologische Pulskurvenform, welche sich unter Kompression in Abb. 7.**7a** findet, kommt auch ohne Kompression vor und wurde als „presystolic notch" beschrieben (177). Sie soll bei Stenosen häufiger sein als bei Verschlüssen. Eine sichere Unterscheidung zwischen Stenose und Verschluß ist jedoch nicht möglich. Auch bei Verschluß kommt es vor, daß die Durckverhältnisse im Externabereich und im Circulus arteriosus cerebri herzphasenabhängig „konkurrieren".

7.4.3. Nicht nachweisbare Strömung in der A. supratrochlearis

Im Beispiel der Abb. 7.**5b** konnte von der rechten A. supratrochlearis in unbeeinflußtem Zustand kein Strömungssignal erhalten werden. Erst nach Kompression der Aa. facialis und temporalis superficialis war eine geringe orthograde Durchströmung nachweisbar. Angiographisch fand sich eine hochgradige Abgangsstenose der rechten A. carotis interna.

Die angiographische Untersuchung von 18 Patienten mit einseitig nicht meßbarer Strömungsgeschwindigkeit in der A. supratrochlearis ergab in 77% den Nachweis einer Obstruktion der A. carotis interna (Abb. 7.**6**). In den übrigen Fällen war das Angiogramm ohne pathologischen Befund. Auch hier kann nach dem Dopplerbefund nicht zwischen Stenose und Verschluß unterschieden werden; zudem ist die Gefahr falsch positiver Befunde bei Vorliegen einer Nullströmung relativ hoch.

7.4.4. Einseitig verminderte orthograde Durchströmung der A. supratrochlearis

Eine Seitendifferenz der Strömungssignale von mehr als 50% kann auch als Hinweis für das Vorliegen einer Internaobstruktion auf der Seite der verminderten Dopplerfrequenz gewertet werden. Im Beispiel der Abb. 7.**5c** fand sich in der rechten A. supratrochlearis bei orthograder Durchströmung eine deutlich verminderte Strömungsgeschwindig-

keit mit Zunahme bei Kompression der rechten Aa. temporalis superficialis und facialis. Angiographisch wurde ein Internaverschluß rechts nachgewiesen.

Die Wahrscheinlichkeit, durch eine Seitendifferenz des Ophthalmikasignals eine Internaobstruktion zu erfassen, liegt, wie in Abb. 7.**6** wiedergegeben, bei etwa 60%. Die Gefahr falsch positiver Dopplerbefunde ist hier groß und dann gravierend, wenn die Konsequenz einer angiographischen Klärung allein aufgrund dieses Befunds gezogen wird.

7.5. Fehlermöglichkeiten

Es sei wiederholt, daß die Untersuchung der A. supratrochlearis nur indirekte Hinweise auf die Obstruktion der proximalen A. carotis interna geben kann. Ein ungünstiger Beschallungswinkel, eine Lageanomalie oder eine Schlingenbildung der A. supratrochlearis kann eine pathologisch verminderte Strömung und selbst eine retrograde Durchströmung vortäuschen. Bei den Kompressionstests kann es zu einer geringen Verschiebung der Sonde über dem dünnen Gefäß kommen, was z. B. eine Abnahme der gemessenen Dopplerfrequenzen zur Folge haben kann und somit einen retrograden Fluß vortäuscht. Gravierend sind Fehlbefunde bei isolierter Obstruktion der A. carotis externa, kombinierter Obstruktion der A. carotis interna und externa einer Seite oder bei Gefäßläsionen beider Seiten. Ein Verschluß der A. carotis externa kann zu einer deutlichen Zunahme der Strömungsgeschwindigkeit in der ipsilateralen A. supratrochlearis führen, was durch den fehlenden Gegendruck zu erklären ist. Die nur im Seitenvergleich „verminderte" Strömungsgeschwindigkeit auf der Gegenseite kann dann als Hinweis auf eine Obstruktion fehlinterpretiert werden. Alle diese Täuschungsmöglichkeiten entfallen bei zusätzlicher direkter Untersuchung der Karotiden im Halsabschnitt.

7.6. Zusammenfassung der Ergebnisse

Abb. 7.**6** zeigt für eine Patientengruppe, bei der ausschließlich die A. supratrochlearis untersucht wurde, zusammengefaßt die nach dem Dopplerbefund zu erwartenden angiographischen Diagnosen. Es wurden nur Stenosen mit einer lokalen Lumeneinengung von =/> 50% berücksichtigt; eine Differenzierung nach Stenosegraden wurde nicht vorgenommen. Nochmals sei auf die Unzuverlässigkeit der Kriterien Nullströmung und Seitendifferenz der Strömungssignale hingewiesen.

Abb. 7.**8** zeigt für eine andere Patientengruppe, welche Dopplerbefunde an der A. supratrochlearis bei angiographisch nachgewiesenen Stenosen (Lumen-

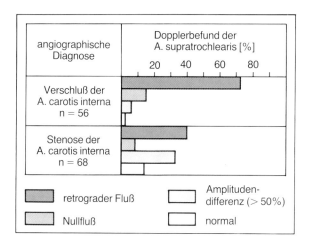

Abb. 7.**8 Prozentuale Häufigkeit abnormer und normaler Dopplerbefunde an der A. supratrochlearis** bei angiographisch nachgewiesenen Verschlüssen und Stenosen der A. carotis interna.

einengung = > 50%) und Verschlüssen der A. carotis interna zu erwarten sind. Auch hier wurde der Stenosegrad nicht weiter aufgeschlüsselt. Aus Abb. 7.**6** und 7.**8** wird deutlich, daß bei der alleinigen Untersuchung der A. supratrochlearis erhebliche Unsicherheiten entstehen können. Die Zahl der falsch negativen und falsch positiven Befunde ist relativ häufig. Dies wird deutlich, wenn zusätzlich die direkte Untersuchung der Karotiden am Halsabschnitt durchgeführt wird.

Von Keller (183) wurden zusätzliche Kriterien angewandt, um durch Untersuchung der Ophthalmikakollateralen die Treffsicherheit in der Diagnostik stenosierender Prozesse an den Karotiden zu erhöhen. Untersucht wurden die Aa. supratrochlearis und -orbitalis sowie die A. carotis communis, und es wurden regelmäßig Kompressionstests beiderseits an der A. carotis communis durchgeführt. Die Ergebnisse, welche mit dieser methodischen Verfeinerung erreicht wurden, kommen aber nicht an die Zuverlässigkeit der direkten Beschallung der Karotiden im Halsabschnitt heran.

Als die Dopplersonographie hirnversorgender Arterien eingeführt wurde, lieferte die Untersuchung der Ophthalmikaendäste das wichtigste, wenn nicht das einzige Kriterium zur Erkennung von Karotisobstruktionen. Heute liefert diese Untersuchung nur noch einen kleinen Baustein für die Diagnose, insbesondere wenn zusätzlich Duplexsonographie und intrakranielle Dopplersonographie in Betracht gezogen werden.

8. Dopplersonographie der basalen Hirnarterien (intrakranielle bzw. transkranielle Dopplersonographie)

1982 wurden von Aaslid u. Mitarb. (514) erste Ergebnisse mit einem Dopplersystem zur transtemporalen Untersuchung der basalen Hirnarterien mitgeteilt. Die seitherigen Erfahrungen (504, 519, 541, 545, 548, 553, 559, 563, 567, 574, 581, 596, 598, 607, 620, 622, 633, 636, 637, 640, 648, 658, 671) zeigen, daß die intrakranielle Dopplersonographie eine wesentliche Erweiterung der extrakraniellen Dopplersonographie darstellt. Die Kombination beider Verfahren erlaubt die Bestimmung der Strömungsgeschwindigkeit in allen großen hirnversorgenden Arterien des Karotis- und vertebrobasilären Systems. Zudem besteht die Möglichkeit, auch die intrakranielle Kollateralversorgung über den Circulus arteriosus cerebri experimentell bei Gesunden (Abschn. 8.4) und bei Patienten mit stenosierenden Erkrankungen der extra- und intrakraniellen Hirnarterien zu erfassen (Kap. 13). Die isolierte Anwendung der Dopplersonographie intrakranieller Arterien ist nicht sinnvoll, da ohne Kenntnis der extrakraniellen Befunde eine pathologische Veränderung der Strömungsgeschwindigkeit in den intrakraniellen Hirnarterien nicht mit ausreichender Sicherheit zu deuten ist. Hiervon ausgenommen sind Untersuchungen zur Physiologie der Hirndurchblutung (508, 550, 572, 610, 517, 511, 654, 638).

Aaslid u. Mitarb. (514) führten die Bezeichnung „transkranielle Dopplersonographie" (transcranial Doppler ultrasound recording) ein. Dieser Begriff soll auf die Durchschallung des knöchernen Schädels im Bereich der Schläfenschuppe hinweisen. Das vertebrobasiläre System wird aber transnuchal und durch das Foramen magnum beschallt, und Teile des Karotissiphons werden transbulbär bzw. durch die Fissura orbitalis superior erreicht. Daher erscheint uns die Bezeichnung „Dopplersonographie intrakranieller Arterien" oder verkürzt „intrakranielle Dopplersonographie" umfassender.

Die Akzeptanz der intrakraniellen Dopplersonographie war schon kurz nach ihrer Einführung sehr gut, obgleich erhebliche methodische Probleme die Aussagefähigkeit einschränken:

1. Mit den derzeitigen methodischen Möglichkeiten ist es nicht möglich, bei allen Patienten alle untersuchbaren Arteriensegmente isoliert zu beurteilen.
2. Mit Ausnahme der A. cerebri media ist keine intrakranielle Arterie ohne Kompression einer extrakraniellen Hirnarterie (A. carotis communis oder A. vertebralis) mit ausreichender Sicherheit zu identifizieren.
3. Der Parameter Strömungsgeschwindigkeit ist nicht mit dem Parameter Strömungsvolumen gleichzusetzen (57).
4. Die Strömungsgeschwindigkeit in hirnversorgenden Arterien ist, wie die in extremitätenversorgenden Arterien, erheblichen spontanen Schwankungen unterworfen.

Im folgenden wird eine kritische Darstellung der methodischen Grundlagen versucht.

8.1. Methodik

Mit gepulstem Ultraschall vergleichsweise geringer Sendefrequenz (1–2 MHz) gelingt es, den Schädelknochen an dünnen Stellen („Knochenfenster") zu penetrieren (557) und Dopplersignale von intrakraniellen Hirnarterien zu empfangen. Da die Gefäßdifferenzierung bei diesem Verfahren wesentlich auf der Kenntnis der Untersuchungstiefe basiert, ist gepulste Schallemission erforderlich (Abschn. 1.2, 1.4.2).

Bei den im folgenden dargestellten Befunden, Interpretationen und Ergebnissen ist zu bedenken:

1. Sie stützen sich auf Untersuchungen mit einem gepulsten Dopplersystem, welches spezifische Eigenschaften hinsichtlich der Pulsdauer, Pulsrepetitionsfrequenz (PRF), Fokussierung und damit axialen und lateralen Auflösung besitzt (Abschn. 1.4.2.2).
2. Die gemessene Dopplerfrequenzverschiebung in kHz ist von der Strömungsgeschwindigkeit *und* vom Beschallungswinkel bzw. dem Geschwindigkeitsvektor (78, 294) abhängig (Abschn. 1.3.2.1, 6.4). In diesem Kapitel und in Kap. 13 werden neben den gemessenen Dopplerfrequenzen auch die Strömungsgeschwindigkeiten in cm/s angegeben, ohne daß der genaue Beschallungswinkel bekannt war, da zumindest an einigen wichtigen intrakraniellen Meßorten in der Regel davon ausgegangen werden kann, daß der Beschallungswinkel unter 30° liegt (Kosinus nahe 1) und damit die angegebene Strömungsgeschwindigkeit ohne großen Fehler der tatsächli-

chen entspricht. Abb. 8.**17 b**, 8.**18** und 8.**27 e–h** zeigen aber die Problematik einer solchen Annahme (s. a. Diskussion in Abschn. 9.4).

3. Die quantitativen Angaben zur Strömungsgeschwindigkeit beziehen sich auf die Maximalfrequenzen (Hüllkurve) entweder zum Zeitpunkt des systolischen Gipfels, am Ende der Diastole oder auf den zeitgemittelten Wert. Die Messung der Maximalfrequenzen ist weniger störanfällig als die der intensitätsgewichteten mittleren Frequenzen (552, Abschn. 5.1.1).

Da Fluß auf die Sonde zu eine im Vergleich zur Sendefrequenz höhere Empfangsfrequenz ergibt, erhalten die Meßwerte auf der Frequenz- bzw. Geschwindigkeitsskala ein positives Vorzeichen, bei Fluß von der Sonde weg ein negatives Vorzeichen.

Einzelne Abschnitte von Arterien des Karotis- und vertebrobasilären Systems können über *drei* Zugänge untersucht werden (Abb. 8.**1**):

1. *transtemporal* (514) zur Beurteilung der Strömungsgeschwindigkeit in A. cerebri media, Endabschnitt der A. carotis interna, A. cerebri ante-

rior (A_1-Abschnitt), A. communicans anterior, A. cerebri posterior (P_1- und P_2-Abschnitt), A. communicans posterior und A. cerebelli superior;

2. *transorbital* (658) zur Untersuchung der A. ophthalmica, des Siphons der A. carotis interna, der A. communicans posterior und der A. cerebri anterior;

3. *subokzipital-transnuchal* (504, 519, 536, 568, 635) zur Beurteilung der Strömung in den intrakraniell gelegenen Endabschnitten der A. vertebralis, der A. cerebelli inferior posterior (PICA) und der A. basilaris.

Abb. 8.**1** zeigt den Abschnitt der temporalen Kalotte über dem Jochbein zwischen lateralem Orbitarand und oberem Ohransatz, in welchem „Knochenfenster" zu erwarten sind. Wegen der interindividuellen Variation des günstigsten Fensters ist dessen Lage im Hinblick auf Verlaufsuntersuchungen zu beschreiben, da sich der Beschallungswinkel und damit die Strömungsgeschwindigkeit bei mehr ohr- oder mehr augennaher Beschallung verändern kann, wie in Abb. 8.**2** für den Hauptstamm der

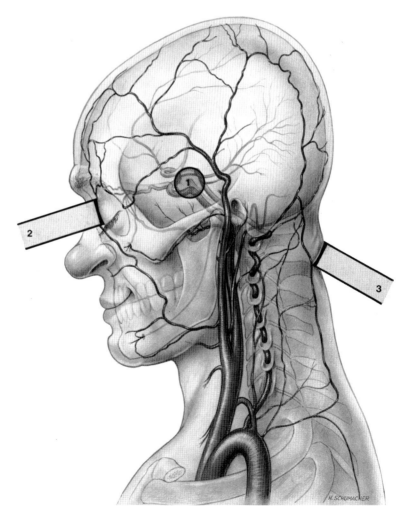

Abb. 8.**1 Drei „Fenster" zur Beschallung der intrakraniellen Arterien.** 1 = Schläfenschuppe (Beschallung transtemporal), 2 = Orbita (Beschallung transorbital), 3 = Foramen magnum (Beschallung subokzipital bzw. transnuchal).

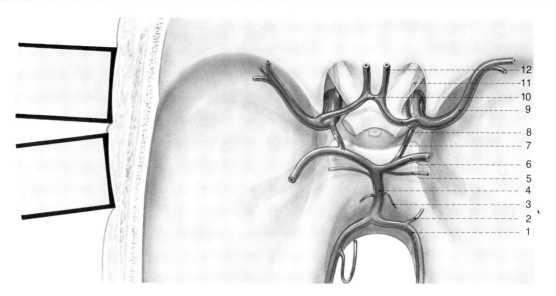

Abb. 8.2 Hirnbasisarterien und Circulus arteriosus cerebri. Je nach Verlauf der Arterien und Position der Sonde ergeben sich unterschiedliche Beschallungswinkel für die einzelnen Abschnitte. 1 = A. vertebralis, 2 = A. cerebelli inferior posterior (PICA), 3 = A. cerebelli inferior anterior (AICA), 4 = A. basilaris, 5 = A. cerebelli superior, 6 = A. cerebri posterior (P₂), 7 = A. communicans posterior, 8 = A. cerebri anterior (pars horizontalis), 9 = A. cerebri media, 10 = A. communicans anterior, 11 = A. ophthalmica, 12 = A. cerebri anterior.

A. cerebri media dargestellt. Diese Problematik ist identisch bei allen übrigen Arterienabschnitten.

Nach übereinstimmenden Ergebnissen kann die temporale Kalotte bei mehr als 95% der untersuchten Patienten durchschallt werden. Ein- oder beidseitige Durchschallungsschwierigkeiten treten mit zunehmendem Lebensalter häufiger auf, besonders bei Frauen über 60 Jahre (Abb. 8.**41**).

Die ohrnahe Position der Schallsonde ist häufig die günstigste, gefolgt von der mittleren und der augennahen. Die Suche nach dem geeigneten Fenster beansprucht nicht selten mehrere Minuten. Hierbei hat sich bewährt, die Untersuchung in einer Beschallungstiefe von 60 oder 65 mm zu beginnen, da in diesem Tiefenbereich Dopplersignale von mehreren Arterien (Aa. cerebri media, cerebri anterior, carotis interna und cerebri posterior) zu erwarten sind, die dann durch Verkleinerung und Vergrößerung der Beschallungstiefe als Leitschiene zur Orientierung benutzt werden können. Bei transorbitaler Beschallung empfiehlt es sich, in einer Tiefe von 40–50 mm zu beginnen, bei subokzipitaler Beschallung in 60–70 mm. Die transtemporale und -orbitale Beschallung wird am liegenden oder halb sitzenden, die subokzipitale entweder am sitzenden Patienten mit entspannt vornübergebeugtem Kopf oder am liegenden Patienten durchgeführt.

Der *Zeitaufwand* für eine Untersuchung über die drei Zugänge mit Registrierung und Befundung beträgt im Normalfall 30–45 Min., im pathologischen Fall oft länger.

Die erfolgreiche Anwendung der intrakraniellen Dopplersonographie beruht auf folgenden Voraussetzungen:

1. Kenntnis der physikalisch-technischen Grundlagen (Abhängigkeit des Meßergebnisses vom Beschallungswinkel, Auflösung, d. h. Abmessungen des Meßvolumens, Spektrumanalyse);
2. Kenntnis der methodischen Grenzen und Fehlermöglichkeiten, auf die bei der Besprechung der einzelnen Arterien hingewiesen wird;
3. Kenntnis der Verlaufs-, Längen-, Kaliber- und Anlagevarianten der intrakraniellen Arterien;
4. manuelle Geschicklichkeit und Geduld des Untersuchers.

8.2. Kriterien zur Identifizierung und Differenzierung der intrakraniellen Hirnarterien

Kriterien der Zuordnung eines Dopplersignals zu einem bestimmten Arterienabschnitt sind Untersuchungstiefe (Abschn. 8.2.1), Strömungsrichtung (Abschn. 8.2.2), Strömungsgeschwindigkeit (Abschn. 8.2.3) und Reaktion auf Kompression extrakranieller Hirnarterien (Abschn. 8.2.4).

8.2.1. Untersuchungstiefe

Sie kann in Schritten von 5 mm (bei einigen Geräten variabel) zwischen 25 und 130 mm variiert werden. In der Regel ist aber davon auszugehen, daß das effektive Meßvolumen länger als 5 mm ist. Daher kommt es bei schrittweiser Verschiebung zu überlappenden Messungen. Außerdem ist damit zu rechnen, daß in einem Meßvolumen Dopplersignale mehrerer Arterien, zum Teil mit gegenläufiger Strömungsrichtung, registriert werden (Abb. 8.**3**). Dies ist besonders im Bereich außerhalb des Fokus zu berücksichtigen, d. h. im Nah- oder Fernbereich, wo der Schallstrahl konvergiert oder divergiert. Praktische Bedeutung hat diese Tatsache bei mittelliniennahen Untersuchungen, also in relativ großer Tiefe, wo zudem eine besonders enge Nachbarschaft der interessierenden Arterien gegeben ist. Aber selbst bei Untersuchung der A. cerebri media im Fokusbereich (z. B. 50 mm) können mehrere Äste unterschiedlicher Verlaufsrichtung gemeinsam beschallt werden, was schematisch in Abb. 8.**4 a** dargestellt ist. Zusammen mit dem Hauptstamm werden auch immer die Abgänge mehrerer kleiner Stammganglienarterien erfaßt. Häufig werden also „Mischsignale" mehrerer Arterien registriert, so daß Kriterien der Spektrumanalyse wie „Bandbreite des Spektrums" oder „systolisches Fenster" auf die intrakranielle Dopplersonographie nur eingeschränkt anwendbar sind (505).

Die bei einem gepulsten Dopplersystem angegebene Distanz zwischen Schallkopf und Meßvolumen bezieht sich auf den Bereich der höchsten Empfindlichkeit im Meßvolumen (Abschn. 1.4.2.2, Abb. 1.**22**). Je nach Konfiguration des Meßvolumens (symmetrisch oder tropfenförmig) liegt dieses Maximum in der Mitte oder näher der Stirnseite. Um von einer Arterie ein Signal mit optimaler Amplitude zu erhalten, muß diese winkelgünstig beschallt werden und durch das Empfindlichkeitsmaximum des Meßvolumens verlaufen. Überlappende Meßschritte und relativ großes Meßvolumen bedingen, daß von *einer* kaliberkräftigen Hirnarterie, die den Schallstrahl schräg durchzieht (z. B. Endabschnitt der A. carotis interna oder A. basilaris), über mindestens drei 5-mm-Schritte Dopplersignale erhalten werden (Abb. 8. **4 b**). Wenn hierbei die Einstellung der Sendeleistung und die der Eingangsempfindlichkeit konstant bleiben, ergeben sich je nach Position des Meßvolumens unterschiedliche Signalintensitäten, da die Empfindlichkeit im Meßvolumen nicht gleichförmig ist und unterschiedliche Volumenanteile der Arterie, d. h. eine unterschiedliche Anzahl von Reflektoren, erfaßt werden.

Die *Tiefenlokalisation* eines bestimmten Arterienabschnitts wird an Gefäßaufzweigungen mit bezüglich der Schallausbreitungsrichtung gleich- und gegenläufiger Strömungsrichtung erleichtert, an Ge-

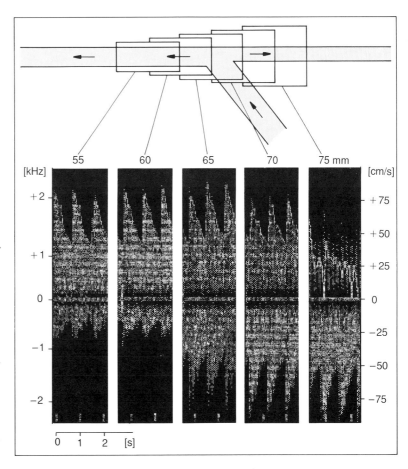

Abb. 8.3 Überlappende Meßbereiche (schematisiert) bei Verschiebung eines 10 mm langen Meßvolumens in 5-mm-Schritten von links nach rechts. Schematische Darstellung der intrakraniellen Karotisbifurkation mit A. cerebri media (links) und A. cerebri anterior (rechts) sowie Spektren bei transtemporaler Beschallung dieser Gefäße (unten). Fluß auf die Sonde zu in der A. carotis interna und der A. cerebri media (positive Dopplerfrequenzverschiebung, Darstellung oberhalb der Nullinie). Fluß von der Sonde weg in A. cerebri anterior. Untersuchungstiefe in mm.

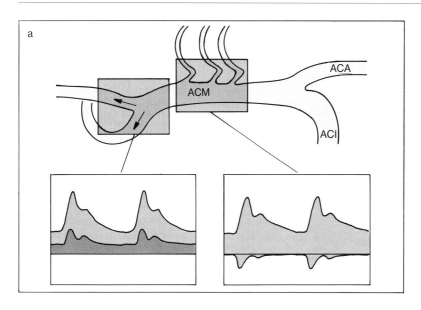

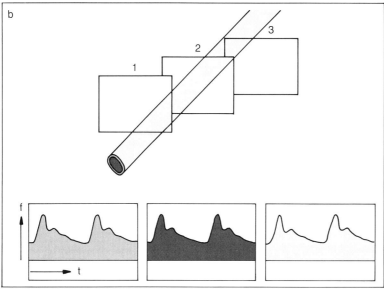

Abb. 8.**4 Beziehungen zwischen Gefäßverlauf und Meßvolumen.**
a Zwei benachbart liegende Mediaäste (links) oder Stammganglienäste mit initial gegenläufiger Strömungsrichtung (rechts) können zu Mischsignalen mit unterschiedlicher Frequenz (Beschallungswinkel!) und unterschiedlicher Strömungsrichtung führen. ACM = A. cerebri media, ACA = A. cerebri anterior, ACI = A. carotis interna.
b Ein zur Richtung der Schallausbreitung schräg verlaufendes Gefäß führt je nach Position des Meßvolumens zu unterschiedlichen Signalintensitäten.

fäßaufzweigungen bzw. -vereinigungen mit gleichsinniger Strömungsrichtung erschwert. So kann, wie in Abb. 8.**3** gezeigt, die intrakranielle Karotisbifurkation durch die Registrierung gegensinniger Strömungsrichtung unschwer lokalisiert werden. Dies gilt nicht für die Untersuchung der Endabschnitte der Aa. vertebrales und des Ursprungs der A. basilaris (536). Abb. 8.**5** soll diese Problematik verdeutlichen. Vereinfacht und schematisch ist die Beschallung des Endabschnitts der rechten A. vertebralis und die stufenweise Verschiebung des Meßvolumens um jeweils 5 mm in die Tiefe wiedergegeben. Ein „reines" Strömungssignal von der A. basilaris ist erst dann zu erhalten, wenn der Kopf des Meßvolumens etwa 10 mm distal der Vereinigungsstelle der Aa. vertebrales liegt. Die dopplersonographisch bestimmte Tiefe des Ursprungs der A. basi-

laris ist demnach größer (in Abb. 8.**5**: 90 mm) als die anatomische (in Abb. 8.**5**: 80 mm).

8.2.2. Strömungsrichtung

Sie erleichtert, wie oben bereits erwähnt, die Zuordnung eines Dopplersignals zu einem bestimmten Arterienabschnitt, besonders, wenn Signale von zwei Arterien gegenläufiger Strömungsrichtung, z. B. der Aa. carotis interna und cerebri anterior oder der Aa. vertebralis und cerebelli inferior posterior, zu unterscheiden sind. Zu bedenken ist allerdings, daß Signale, die Strömung in beiden Richtungen anzeigen, bei abrupter Änderung der Verlaufsrichtung auch von *einer* Arterie stammen können, z. B. von Ästen der A. cerebri media (Abb. 8.**6**).

Abb. 8.**5 Subokzipitale Beschallung der Endabschnitte der Vertebralarterien und der A. basilaris.** Die Strömung bewegt sich in allen Gefäßabschnitten von der Sonde weg. Der Zusammenfluß der Vertebralarterien zur A. basilaris wird in 80 mm Tiefe angenommen. Bei stabiler Sondenposition (nur in 1 leicht nach links gerichtet) wird das Meßvolumen schrittweise um jeweils 5 mm in die Tiefe verschoben. In 1 liegt der Kopf des Meßvolumens in 75 mm Tiefe und das Meßvolumen daher in der linken A. vertebralis, in 2 im Endabschnitt beider Vertebralarterien, in 3 im Endabschnitt beider Vertebralarterien und im Beginn der A. basilaris, in 4 im Beginn der A. basilaris. Erst in der Tiefe von 90 mm ist ein „reines" Dopplersignal von der A. basilaris zu erhalten (aus Büdingen, H. J., Th. Staudacher: Ultraschall 8 [1987] 35).

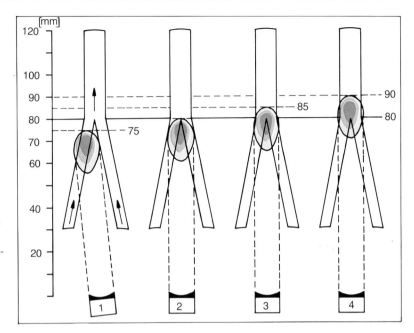

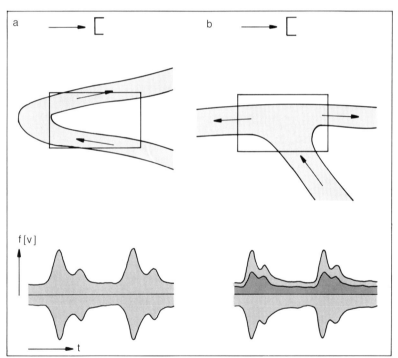

Abb. 8.**6 Mischsignale bei Beschallung einer Schlinge im Bereich des Meßvolumens (a) oder einer Gefäßgabel (b).** Die Grauwerte der Kurven entsprechen unterschiedlichen Signalintensitäten.

Werden also die Durchmesser und Längen einzelner Abschnitte intrakranieller Arterien (Abb. 2.**12**) mit den Abmessungen des Meßvolumens in Beziehung gesetzt, wird verständlich, daß häufig Mischsignale mehrerer Arterien unterschiedlicher Strömungsrichtung erfaßt werden. Abb. 8.**7** zeigt bei 85 Probanden (170 Seiten) die prozentuale Häufigkeit von Strömungssignalen einer oder beider Richtungen bei transtemporaler Beschallung in zunehmender Tiefe. So fand sich z. B. in der geringen Untersuchungstiefe von 35 mm bei 70% Strömung auf die Sonde zu. Es handelt sich dabei um Äste der A. cerebri media, welche nach lateral ziehen. Bei 30% fand sich Strömung von der Sonde weg, bedingt durch den Verlauf einiger Äste nach medial oder Schlingenbildung. In 50 mm Untersuchungstiefe fand sich bei 91% ausschließlich Strömung auf die Sonde zu, bei 6% Strömung in beiden Richtungen und bei 3% Strömung von der Schallsonde weg. Dieser Tiefenbereich ist dem Hauptstamm der A. cerebri media zuzuordnen. Die in größerer Untersuchungstiefe zunehmend häufig registrierbare Strö-

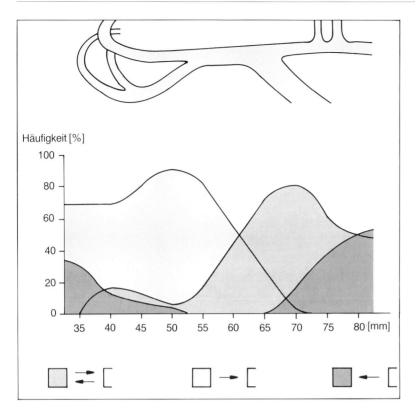

Abb. 8.7 Häufigkeit und Untersuchungstiefe, mit der bei transtemporaler Beschallung der Karotisäste Dopplersignale aufgefunden werden, welche Fluß auf die Sonde zu, Fluß von der Sonde weg oder beide Strömungsrichtungen anzeigen. Darstellung in Abhängigkeit von der Untersuchungstiefe. Ergebnisse bei 85 Probanden (170 Seiten). Weitere Erklärung s. Text.

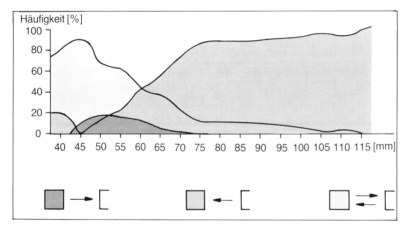

Abb. 8.8 Häufigkeit und Untersuchungstiefe, mit der bei subokzipitaler Beschallung Dopplersignale aufgefunden werden, welche Fluß auf die Sonde zu, Fluß von der Sonde weg oder beide Strömungsrichtungen anzeigen. Darstellung in Abhängigkeit von der Beschallungstiefe, 105 Probanden. Weitere Erklärung s. Text.

mung in beide Richtungen ist auf Mischsignale der Aa. cerebri media und anterior bzw. Aa. carotis interna und cerebri anterior zurückzuführen. „Reine" Dopplersignale der A. cerebri anterior fanden sich seltener als reine Signale der A. cerebri media (in 70 mm Untersuchungstiefe nur in 16% mit Strömung ausschließlich von der Sonde weg). Der Mittellinienbereich ist zwischen 70 und 80 mm anzunehmen.

Die Überlappungen der in Abb. 8.7 wiedergegebenen Kurven sind durch die variante Schädelbreite und die variante Lage der intrakraniellen Karotisbifurkation bedingt. Bei Betrachtung eines größeren Kollektivs ist es also nicht möglich, einen Tiefenbereich anzugeben, in dem ausschließlich Dopplersignale einer Strömungsrichtung erhalten werden. Dies gelingt jedoch im Einzelfall. Hier können durchaus durch Optimierung der Sondenposition und des Beschallungswinkels „reine" Dopplersignale der Aa. cerebri media, carotis interna und cerebri anterior erhalten werden.

Abb. 8.8 gibt bei 105 Probanden entsprechend der Abb. 8.7 die prozentuale Häufigkeit der registrierten Strömungsrichtung bei subokzipitaler Beschallung der Aa. vertebrales und basilaris wieder.

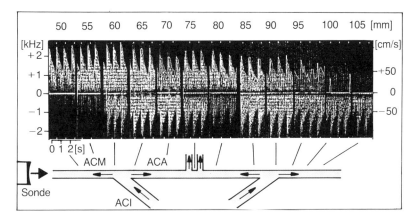

Abb. 8.9 Registrierte Strömungsrichtung bei trans-temporaler Beschallung von rechts in Abhängigkeit von der Untersuchungstiefe. Beginn der Registrierung in 50 mm Tiefe, A. cerebri media (ACM). Verschieben des Meßvolumens in 5-mm-Schritten über die Mittellinie bis zur gegenseitigen A. cerebri media. Die gleichzeitige Beschallung von A. carotis interna (ACI) und A. cerebri anterior (ACA) führte in der Tiefe von 60–70 mm zu einem Mischsignal, das Fluß auf die Sonde zu (positive Doppler-frequenzverschiebung) und Fluß von der Sonde weg anzeigte. Im Bereich der Mittellinie fanden sich Signale mit beiden Strömungsrichtungen infolge der Erfassung beider Aa. cerebri anteriores; nach Überschreiten der Mittel-linie wurde die Strömung in der kontralateralen ACA und ACM mit umgekehrten Vorzeichen registriert.

Abb. 8.**9** zeigt für einen Einzelfall die Veränderung der Dopplersignale bei schrittweiser Verschiebung des Meßvolumens um jeweils 5 mm von der linken A. cerebri media (50 mm) über die Mittellinie zur rechten A. cerebri media (100 mm).

Im pathologischen Fall kann sich allerdings die Strömungsrichtung in einzelnen Abschnitten des Circulus arteriosus cerebri ändern (z. B. retrograde Durchströmung des A_1-Abschnitts der A. cerebri anterior über die A. communicans anterior bei ipsi-lateralem Verschluß der A. carotis interna [Abb. 8.**21**]). Dies kann die Identifizierung eines Arterien-abschnitts allein anhand der Strömungsrichtung er-schweren.

Die Strömungsrichtung ist bei transtemporaler Be-schallung kein Kriterium, um arterielle von venö-ser Strömung zu unterscheiden. Letztere reagiert aber, wie im extrakraniellen Bereich, deutlich auf thorakale Druckschwankungen (Abb. 8.**10**).

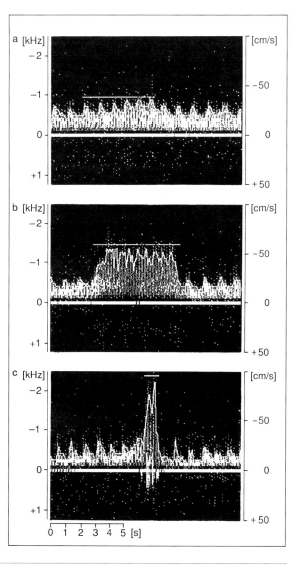

Abb. 8.10 Intrakranielle venöse Strömung. Transtem-porale Registrierung in der Tiefe von 65 mm. 36jähriger Proband.
a Kontinuierliche Zunahme der Strömungsgeschwindig-keit mit der Inspiration.
b Abrupte Zunahme der Strömungsgeschwindigkeit bei kurzdauernder Bauchpresse (Valsalva).
c Abrupte Zunahme der Strömungsgeschwindigkeit bei einem Hustenstoß.

8.2.3. Strömungsgeschwindigkeit

Die einzelnen Abschnitte der intrakraniellen Hirnarterien unterscheiden sich nach der Höhe der von ihnen ableitbaren Dopplerfrequenzen (Strömungsgeschwindigkeiten). Diese sind normalerweise bei der A. cerebri media höher als bei der A. cerebri anterior oder der A. cerebri posterior (Tab. 8.1). Wegen der großen interindividuellen Variationsbreite und der Abhängigkeit vom jeweiligen Beschallungswinkel ist die Höhe der Dopplerfrequenz bereits im Normalfall ein unsicheres Differenzierungskriterium. Dies gilt noch mehr für den pathologischen Fall, wenn bei hochgradiger Stenose oder Verschluß neben der Strömungsrichtung auch die Strömungsgeschwindigkeit infolge poststenotischer Mangelperfusion oder kollateraler Mehrperfusion vermindert oder gesteigert ist. Die Pulsatilität der Hüllkurve des Spektrums, welche durch verschiedene Indizes beschrieben werden kann (Abb. 3.**11**), ist im Gegensatz zum extrakraniellen Bereich kein Hilfsmittel zur Identifizierung einzelner intrakranieller Arterien. Bei Anämie ist mit allgemein höheren Strömungsgeschwindigkeiten zu rechnen (529).

8.2.4. Kompression extrakranieller Hirnarterien

Es ist zunächst zu erwarten, daß Kompressionstests mit nur wenigen Einschränkungen die Identifizierung und Seitenzuordnung intrakranieller Arteriensegmente ermöglichen, zudem auch die Beurteilung der intrakraniellen Kollateralversorgung über den Circulus arteriosus cerebri (272, 514). Einzelheiten werden bei der Besprechung der einzelnen Hirnarterien in Abschn. 8.3 und 8.4 dargelegt. Allerdings ist die Kompression der A. carotis communis und mehr noch die der Atlasschlinge der A. vertebralis mit methodischen Problemen belastet.

Die Kompression einer extrakraniellen Hirnarterie ist als invasives, d. h. potentiell gefährliches Manöver anzusehen, besonders bei Patienten mit arteriosklerotischer Gefäßerkrankung. Zwar sind klinisch manifeste Komplikationen äußerst selten, aber eine Wandverletzung im Bereich einer Plaque und damit thromboembolische Komplikationen sind nicht ganz auszuschließen.

8.2.4.1. Kompression der A. carotis communis (Karotiskompression)

Folgende Bedingungen sollten bei der Durchführung der Karotiskompression erfüllt sein:

1. Die Kompression der A. carotis communis sollte nur nach dopplersonographischer Bestimmung der Höhe der Karotisbifurkation möglichst weit proximal von dieser durchgeführt werden.
2. Durch B-Bild bzw. Duplexsonographie sollte eine stenosierende Wandveränderung ausgeschlossen sein.

Tabelle 8.**1** Mittelwerte und Standardabweichungen der gemessenen Dopplerfrequenzen (Strömungsgeschwindigkeiten) der A. cerebri media nach Angabe verschiedener Autoren. Werte in kHz und cm/s. Wo eine entsprechende Umrechnung in den Veröffentlichungen nicht vorlag, wurde diese nachträglich durchgeführt. Bei der Umrechnung von cm/s zu kHz wurde auf eine Stelle hinter dem Komma auf- oder abgerundet. Gemittelt steht für zeitgemittelte Maximalwerte, d. h. die gemittelte Hüllkurve des Spektrums

Autor	n	Alter	Tiefe	Systolisch		Enddiastolisch		Gemittelt	
				kHz	cm/s	kHz	cm/s	kHz	cm/s
Aaslid u. Mitarb. (514)	50							1,6±0,3	62±12
Lindegaard u. Mitarb. (597)	20	20–35						1,7±0,2	67± 7
	20	49–63						1,5±0,3	56±10
Arnolds u. von Reutern (519)	51	12–81	50 mm	2,3±0,4	90±16	1,2	45±10		
		< 40		2,4±0,5	94±18	1,2±0,2	48±10		
		> 60		2,1±0,5	80±18	0,9±0,2	36± 9		
Harders (567)	50	20–70	35–45 mm	2,1±0,5	82±21	1,0±0,2	40± 9	1,4±0,3	56±13
				2,4±0,6	95±23	1,2±0,3	45± 0,3	1,7±0,4	65±17
Hennerici u. Mitarb. (580, 581)	50	< 40		2,4±0,4	95±14	1,2±0,2	46± 7	1,5±0,2	58± 8
		40–60		2,3±0,4	91±17	1,1±0,3	44±10	1,5±0,3	58±12
		> 60		2,0±0,4	78±15	0,8±0,2	32± 9	1,2±0,3	45±11
Büdingen u. Mitarb. (539)	50	< 40	45–55 mm	2,7±0,4	104±14	1,3±0,2	51± 9		
		40–59		2,2±0,5	87±18	1,1±0,2	43± 9		
		> 60		2,1±0,5	81±20	0,9±0,2	34± 9		
Durchschnittliches Ergebnis				2,3	89	1,1	42	1,5	60

3. Kompressionstests sollten nicht routinemäßig angewandt werden, sondern besonderen Fragestellungen vorbehalten sein, vor allem der Beurteilung der intrakraniellen Kollateralversorgung. Eine hierzu durchgeführte Kompression ist nur dann aussagekräftig, wenn ein vollständiger Verschluß der Arterie erreicht wird.

Zur Überprüfung der Vollständigkeit der Karotiskompression bietet sich die Erfassung der Strömung in der ipsilateralen A. carotis interna an. Abb. 8.**11** zeigt für einen 48jährigen Probanden die Effekte einer inkompletten (**a, b**) und kompletten (**c**) Kompression der A. carotis communis. Bei kompletter Kompression ist in diesem Fall eine retrograde Durchströmung der A. carotis interna zur Versorgung der A. carotis externa festzustellen. Abb. 8.**12** gibt die Resultate bei 22 Probanden wieder, wobei sich in 15 Fällen eine Umkehrung der Strömungsrichtung, in 3 Fällen eine Pendelströmung und in 4 Fällen eine reduzierte orthograde Durchströmung mit weitgehend aufgehobener Pulsatilität fand (661). Diese unterschiedliche Ausprägung des Kompressionseffekts kann durch die unterschiedliche Veränderung der Druckdifferenz zwischen dem Abgang der A. carotis interna und ihrem intrakraniellen Abschnitt erklärt werden. Ist der Druck intrakraniell durch die Kollateralversorgung über die A. communicans anterior und posterior höher als der konkurrierende Druck über die A. carotis externa bzw. Vertebralis-Okzipitalis-Anastomose, kommt es während der Kompression zur Umkehrung der Strömungsrichtung.

Der verläßlichste Hinweis für eine komplette Karotiskompression scheint somit die Umkehrung der Strömungsrichtung in der ipsilateralen A. carotis interna zu sein. Die Kontrolle der Vollständigkeit der Karotiskompression durch Beurteilung der Strömung in einem Ast der A. carotis externa, der A. temporalis superficialis (619), erscheint weniger zuverlässig, da hier nur mit einer Abnahme der Strömungsgeschwindigkeit und nicht einer Umkehrung der Strömungsrichtung zu rechnen ist. Ein Beispiel ist in Abb. 8.**13** gegeben.

Bei proximaler und forcierter Karotiskompression kann zusätzlich der proximale Abschnitt der A. vertebralis komprimiert werden. Die Effekte einer derartigen Simultankompression können dopplersonographisch nachgewiesen werden (Abb. 8.**14**). Die Kompression der rechten A. carotis communis führte in diesem Fall zu einem Anstieg der Strömungsgeschwindigkeit in der linken A. vertebralis. Dies könnte als Kollateralversorgung des abhängigen Karotisstromgebiets über das vertebrobasiläre System gewertet werden (Abb. 8.**34**). Bei Beschallung der rechten A. vertebralis zeigte sich aber unter Karotiskompression eine Pendelströmung, die

auf die gleichzeitige Kompression der A. vertebralis hinwies.

Rückschlüsse auf die intrakranielle Kollateralversorgung, pathophysiologische oder gar therapeutische Überlegungen erscheinen nur dann zulässig, wenn die Vollständigkeit der Kompression bei *jeder* Kompression gesichert ist. Dies ist zur Verdeut-

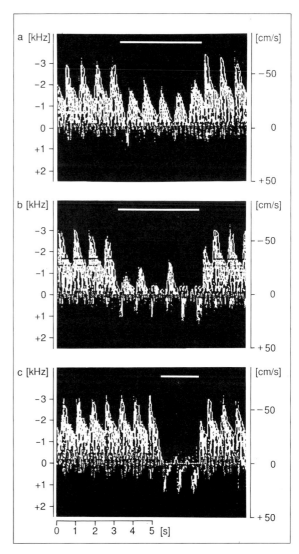

Abb. 8.**11 Karotiskompression.** Effekte einer inkompletten (**a, b**) und kompletten (**c**) Kompression der A. carotis communis auf die Strömungsgeschwindigkeit und -richtung in der extrakraniellen A. carotis interna bei einem 48jährigen gesunden Probanden. Inkomplette Kompression führt zu reduzierter Strömungsgeschwindigkeit (**a**) oder Pendelströmung (**b**), komplette Kompression zur Umkehrung der Strömungsrichtung (**c**). Gepulster Ultraschall ($f_0 = 4$ MHz). Weitere Erklärung s. Text und Abb. 8.**3** (Abb. 8.**11**–8.**15** aus Staudacher, Th., H. J. Büdingen: Problems and pitfalls of common carotid and vertebral artery compression. 4th Int. Symp. Intracranial Hemodynamics. Institute of Applied Physiology and Medicine, Seattle 1990).

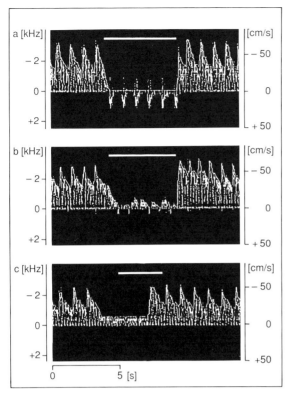

Abb. 8.**12** **Karotiskompression.** Effekte der kompletten Karotiskompression auf die Strömungsgeschwindigkeit und -richtung in der ipsilateralen A. carotis interna bei 22 gefäßgesunden Probanden. Bei 15 (70%) kam es zur Umkehrung der Strömungsrichtung (**a**), bei 3 (15%) zu einer Pendelströmung geringer Amplitude (**b**) und bei 4 zu reduzierter Strömungsgeschwindigkeit mit weitgehend aufgehobener Pulsatilität. Weitere Erklärung s. Text und Abb. 8.**11**.

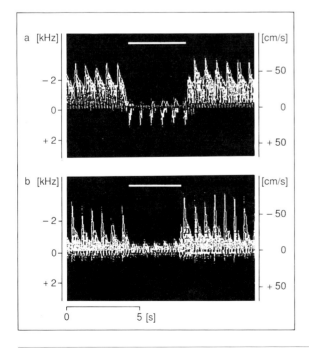

lichung in Abb. 8.**15** dargestellt. Wiedergegeben sind die Effekte von zwei inkompletten (**a, b**) und einem kompletten Kompressionsversuch (**c**) bezüglich der Strömung in der ipsilateralen A. cerebri media. Bei vollständiger Kompression kam es zum weitgehenden Verlust der Pulsatilität der Strömung (Abb. 8. **35**).

8.2.4.2. Kompression der A. vertebralis (Vertebraliskompression)

Die im Rahmen der extrakraniellen Diagnostik routinemäßig angewandte oszillierende Kompression der Atlasschlinge der A. vertebralis (Abb. 4.**13**) hat bisher bei mehr als 30 000 Patienten zu keiner erkennbaren Komplikation geführt. Die komplette Vertebraliskompression ist bisher nicht Bestandteil der intrakraniellen Diagnostik und wurde überwiegend zur Identifizierung und Seitenzuordnung von Arterien des vertebrobasilären Systems bei subokzipitaler Beschallung benutzt (536, 662, 537).

Der Nachweis einer kompletten Kompression der Atlasschlinge der A. vertebralis gelingt ebenfalls am besten, wenn ein nachgeschaltetes Arteriensegment untersucht wird. Eine retrograde Strömung in der A. vertebralis unter Kompression ist nur im Abschnitt nach Abgang der A. cerebelli inferior posterior (PICA) zu erwarten, da hier eine retrograde Durchströmung zur Kollateralversorgung erfolgen kann. Abb. 8.**16** gibt für einen Probanden die Effekte von zwei inkompletten (**a, b**) und einem kompletten Kompressionsversuch (**c**) wieder. Da bei subokzipitaler Beschallung allerdings durch die Kompression nicht selten eine Veränderung der Schallsondenposition bzw. Lokalisation des Ultraschallmeßvolumens induziert wird, ist zur Seitenlokalisierung der kompensatorische Anstieg der Strömungsgeschwindigkeit in der der Kompressionsseite kontralateralen A. vertebralis das verläßlichere Kriterium (Abb. 8.**31**–8.**33**). Eine vollständige Kompression der Atlasschlinge der A. vertebralis gelang in nur etwa 50% der Fälle, meist unter großem Kompressionsdruck.

Brautaset (530) konnte bei einer Patientin eine Kompression der Vertebralarterien durch Rotation des Kopfs mit starker Reduktion der Strömungsgeschwindigkeit in den Aa. basilaris und cerebri posterior beobachten.

Abb. 8.**13** **Karotiskompression.** Vergleich der Effekte einer kompletten Kompression der A. carotis communis auf die Strömungsgeschwindigkeit und -richtung in der ipsilateralen A. carotis interna (**a**) und der ipsilateralen A. temporalis superficialis (**b**). 48jähriger gefäßgesunder Proband. Weitere Erklärung s. Text und Abb. 8.**11**.

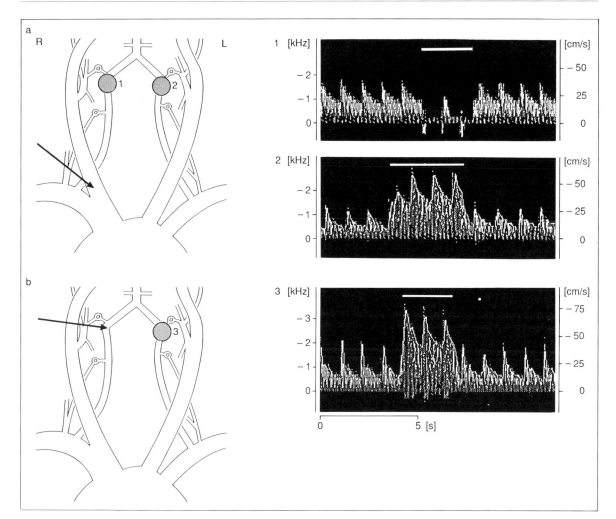

Abb. 8.**14** **Karotis- und Vertebraliskompression.** Tiefe und druckvolle Kompression der rechten A. carotis communis (**a**) führte bei dem 32jährigen gefäßgesunden Probanden zur simultanen Kompression der rechten A. verte-brailis, nachgewiesen durch Beschallung ihrer Atlasschlinge (1) mit Feststellung einer Pendel- bzw. retrograden Strömung. Bei Beschallung der Atlasschlinge der linken A. vertebralis (2, 3) fand sich sowohl bei Kompression der rechten A. carotis communis (**a**) als auch der rechten Atlasschlinge der A. vertebralis (**b**) eine deutliche Zunahme der Strömungsgeschwindigkeit. Der Kompressionsort ist durch einen Pfeil markiert, die Dauer der Kompression durch Balken über den Strömungspulskurven. Weitere Erklärung s. Text und Abb. 8.**11**.

8.3. Untersuchung der einzelnen Hirnarterien

Die im vorangegangenen Abschnitt beschriebenen Kriterien der Identifizierung und Differenzierung intrakranieller Hirnarterien, nämlich Tiefe (Abschn. 8.2.1), Strömungsrichtung (Abschn. 8.2.2), Strömungsgeschwindigkeit (Abschn. 8.2.3) und Reaktion der Aa. carotides communes und vertebrales auf extrakranielle Kompression (Abschn. 8.2.4), sollen nun systematisch für die einzelnen Arterienabschnitte besprochen werden.

8.3.1. A. cerebri media

8.3.1.1. Untersuchungstiefe

Die Schallsonde wird über dem hinteren (ohrnahen) oder mittleren temporalen Knochenfenster (Abb. 8.**1**) aufgesetzt und leicht nach vorn und oben gerichtet. Durch minimale Winkelveränderungen und geringe Verschiebung der Schallsonde wird dann versucht, die A. cerebri media in einer Untersuchungstiefe von 45–50 mm aufzusuchen. Die Strömung ist gegen die Schallsonde gerichtet. Durch wiederum leichte Winkeländerungen wird das Signal hinsichtlich seiner Qualität und Amplitude optimiert. Die notwendige Sendeleistung liegt zwischen 50 und 100 mW/cm², gelegentlich darunter. Die Beschallung durch das augennahe Fenster

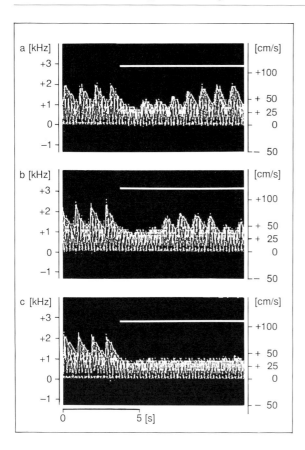

ergibt einen günstigeren Beschallungswinkel, ist aber seltener erfolgreich. Durch Reduktion und Erhöhung der Beschallungstiefe können einzelne Äste (M_2-Abschnitt) oder der Hauptstamm (M_1-Abschnitt) der A. cerebri media untersucht werden (Abb. 8.**2**, 8.**18**). In der Untersuchungstiefe zwischen 25 und 50 mm ist bei Erwachsenen keine andere Hirnarterie zu erwarten.

8.3.1.2. Strömungsrichtung

Im Hauptstamm und in den stammnahen Ästen ist die Strömung gegen die Sonde gerichtet. In geringer Untersuchungstiefe (25–40 mm) kann bidirektionale Strömung oder Strömung von der Schallsonde weg registriert werden (Abb. 8.**7**), da die Äste nach oben zur Inselregion umbiegen oder nach me-

Abb. 8.**15** **Karotiskompression.** Effekte einer inkompletten (**a, b**) und kompletten (**c**) Kompression der A. carotis communis auf die Strömungsgeschwindigkeit in der ipsilateralen A. cerebri media. Bei inkompletter Kompression zeigt sich eine Abnahme der Strömungsgeschwindigkeit, aber eine noch deutlichere Pulsatilität der Dopplerströmungskurve, während bei kompletter Kompression die Pulsatilität weitgehend aufgehoben ist. Weitere Erklärung s. Text und Abb. 8.**11**.

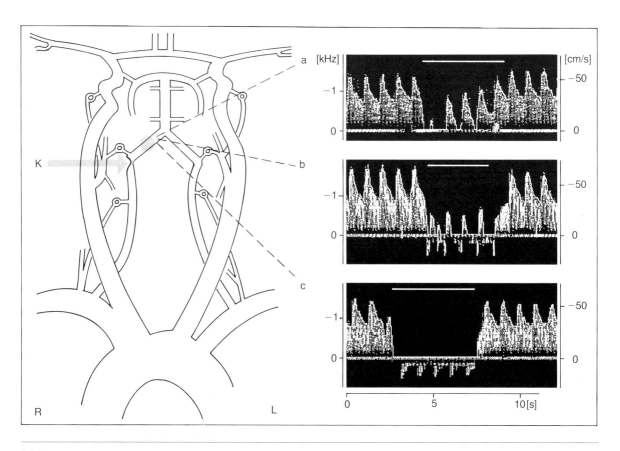

Abb. 8.**17** **Meßergebnisse bei transtemporaler Beschallung der A. cerebri media in Abhängigkeit von der Beschallungstiefe.**
a In 30 und 35 mm Tiefe wurde Strömung von der Sonde weg registriert (negative Dopplerfrequenzverschiebung), bedingt durch das Umbiegen der Mediaäste zum Sulcus lateralis (Sylvius-Fissur) bzw. zur Inselregion (Abb. 2.**7**, 2.**10**). Im Bereich des Hauptstamms der A. cerebri media und ihrer Hauptäste wurde Strömung auf die Sonde zu registriert (positive Dopplerfrequenzverschiebung) mit gleichbleibender Strömungsgeschwindigkeit von 40 bis 50 mm Untersuchungstiefe.

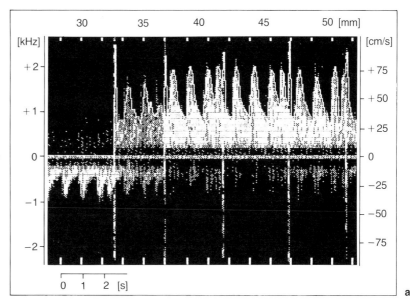

a

b Dilatative Arteriopathie der intrakraniellen A. carotis und ihrer Äste rechts mit Elongation und Schlingenbildung. Brachialisangiographie rechts (Neuroradiologie Ravensburg) bei einem 63jährigen Mann. Das Angiogramm zeigt, daß im einzelnen erhebliche Abweichungen von einem günstigen Beschallungswinkel (< 30°) vorkommen können. Dementsprechend kann die registrierte Dopplerfrequenz sehr niedrig sein.

dial verlaufen (Abb. 8.**6**, 8.**17**). Strömung von der Schallsonde weg konnte in einzelnen Fällen bis in eine Tiefe von 50 mm registriert werden, wobei hier die Unschärfe der Tiefenbestimmung zu bedenken ist (Information vom „Kopf" oder „Schwanz" des Meßvolumens, Abb. 8.**4**).

8.3.1.3. Strömungsgeschwindigkeit

In der A. cerebri media finden sich, verglichen mit den übrigen Hirnarterien, die höchsten Dopplerfrequenzen. Da der Beschallungswinkel für den Hauptstamm und kaliberkräftige Äste meist günstig ist (0–30°), kann die gemessene Dopplerfrequenz ohne größeren Fehler entsprechend der Dopplerformel in die Strömungsgeschwindigkeit umgerechnet werden (Abschn. 1.3.2.1). Verlaufsvarianten der A. cerebri media und Elongationen können aber dazu führen, daß der Beschallungswinkel je nach Ableiteort sehr unterschiedlich ist und der günstige Winkel z. B. nur am Abgang der A. cerebri media besteht (Abb. 8.**17 b**).

◄ Abb. 8.**16** **Effekte einer unvollständigen (a und b) und vollständigen Kompression (K) der A. vertebralis im Bereich der Atlasschlinge** auf die Strömungsgeschwindigkeit und -richtung in ihrem distalen Abschnitt (subokzipital-transnuchale Beschallung, Untersuchungstiefe: 90 mm). Weitere Erklärung s. Text.

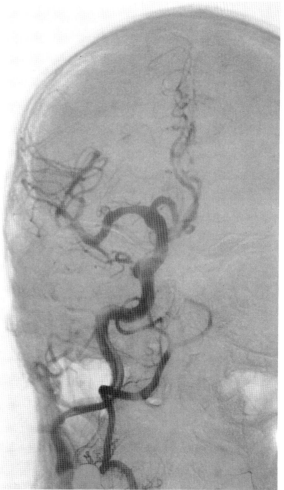

b

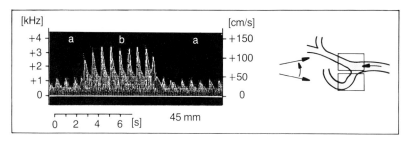

Abb. 8.18 Registrierung im Bereich der Mediagabel. Transtemporale Beschallung, Untersuchungstiefe 45 mm. Bei leichter Kippung der Sonde von **a** nach **b** und zurück werden sehr unterschiedliche Dopplerfrequenzen registriert, die durch den verlaufsbedingt unterschiedlichen Beschallungswinkel erklärt werden.

Mittelwerte wurden, teilweise nach Altersgruppen aufgeschlüsselt, von mehreren Autoren angegeben (514, 519, 558, 567, 581, 641) und sind z. T. in Tab. 8.**1** zusammengefaßt. Nicht selten finden sich in allen Tiefenbereichen, in denen die A. cerebri media zu erwarten ist, bei leichtem Kippen der Schallsonde zwei oder mehr Dopplersignale unterschiedlicher Höhe (Abb. 8.**18**). Der Unterschied der systolischen Maximalwerte kann mehr als 100% betragen. Es handelt sich entweder um Äste mit verschiedenem Verlauf und Kaliber oder um ein Gefäß, welches mit unterschiedlichem Winkel beschallt wird. *Für die Dokumentation und den Seitenvergleich ist jeweils das höchste erreichbare Meßergebnis maßgebend.*

In geringer Untersuchungstiefe sind die häufig geringeren Dopplerfrequenzen wohl überwiegend durch den ungünstigen Beschallungswinkel nach dem Umschlagspunkt der Mediaäste bedingt. Die Strömungsgeschwindigkeiten der A. cerebri media nehmen mit zunehmendem Alter ab (Tab. 8.**1**, Abb. 8.**19**) (514, 519, 558, 567, 581, 679, 534, 518) und sind im Liegen höher als im Stehen (535). Die Strömungspulskurve verhält sich bei Erhöhung oder Verminderung des peripheren Strömungswiderstands wie die der extrakraniell untersuchten A. carotis interna.

8.3.1.4. Kompressionstests

Kompression der ipsilateralen A. carotis communis führt bei Gefäßgesunden immer zu einer unterschiedlich ausgeprägten Reduktion der Strömungsgeschwindigkeit und zur Abnahme des Widerstandsindex. Abb. 8.**20** gibt den Effekt einer länger dauernden Kompression wieder. Die unmittelbare Reaktion wie auch die „Erholung" der Strömungsgeschwindigkeit mit großer Zeitkonstante sind eine Funktion der kollateralen Kapazität. Wird die mittlere Strömungsgeschwindigkeit betrachtet, kann bei länger dauernder Kompression durchaus der Ausgangswert erreicht werden. Eine kurzdauernde Kompression gibt also noch nicht vollständig Auskunft über die kollaterale Kapazität.

8.3.2. A. cerebri anterior und A. communicans anterior

Von der A. cerebri anterior kann nur die Pars horizontalis (präkommunikaler oder A_1-Abschnitt) untersucht werden, da sie im weiteren Verlauf (A_2) annähernd senkrecht nach kranial umbiegt und hierdurch ein äußerst ungünstiger Beschallungswinkel entsteht (Abb. 2.**7**, 8.**17 b**).

Die A. communicans anterior kann wegen ihrer Kürze (0,3–7,0 mm) bei einer axialen Auflösung von ca. 10 mm meist nicht isoliert beschallt werden. Im Bereich der Mittellinie sind also häufig

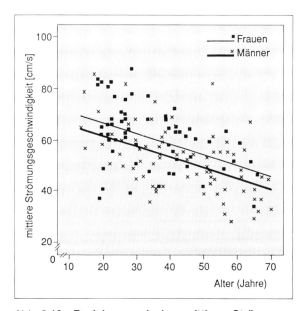

Abb. 8.19 Beziehung zwischen mittlerer Strömungsgeschwindigkeit in der A. cerebri media und Lebensalter bei Männern und Frauen. Für beide Geschlechtsgruppen zeigt die Regressionsgerade eine lineare Reduktion der mittleren Strömungsgeschwindigkeit mit dem Alter (aus Ackerstaff, R. G. A., u. a.: Neurol. Res. 12 [1990] 187).

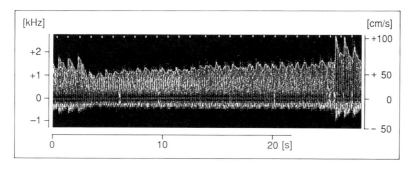

Abb. 8.20 Effekt einer 21 s. anhaltenden Kompression der A. carotis communis bei Registrierung der ipsilateralen A. cerebri media. 29jähriger Proband. Transtemporale Beschallung, Untersuchungstiefe 50 mm. Verminderte Pulsatilität des Signals während der Kompression und langsame Zunahme der Strömungsgeschwindigkeit. Wegen guten Kollateralflusses über den Circulus arteriosus cerebri war die mittlere Strömungsgeschwindigkeit nach ca. 10 s gleich hoch wie vor der Kompression. Nach Ende der Kompression postischämische Hyperämie.

Mischsignale der Aa. cerebri anteriores und der A. communicans anterior zu erwarten.

8.3.2.1. Untersuchungstiefe

Ausgehend vom Signal der A. cerebri media, wird beim Verschieben des Meßvolumens in die Tiefe ein Signal mit gegenläufiger Strömungsrichtung erfaßt, das den Beginn der Pars horizontalis der A. cerebri anterior anzeigt (Abb. 8. **7**, 8.**9**). Im Gegensatz zur A. cerebri media kann sie nicht immer isoliert beschallt werden, da ihre Länge nur 8–18,5 mm beträgt. „Reine" Dopplersignale der A. cerebri anterior können im Tiefenbereich zwischen 65 und 80 mm erhalten werden, in geringerer Tiefe Mischsignale mit der A. cerebri media oder der A. carotis interna, in größerer Tiefe ebenfalls Mischsignale mit der A. communicans anterior oder der kontralateralen A. cerebri anterior.

8.3.2.2. Strömungsrichtung

Die Strömung bewegt sich im Normalfall von der Schallsonde weg. Dient die Pars horizontalis der A. cerebri anterior als Kollaterale zur Versorgung des Mediagebiets, ist die Strömung auf die Sonde zu gerichtet (retrograde Durchströmung).

8.3.2.3. Strömungsgeschwindigkeit

Die Dopplerfrequenzen der A. cerebri anterior sind normalerweise geringer als die der A. cerebri media (Tab. 8.**2**), können aber bei Kollateralfluß deutlich erhöht sein. Der Beschallungswinkel ist in der Regel günstig, so daß die unterschiedlichen Dopplerfrequenzen der Aa. cerebri media und anterior auf tatsächlich bestehende Unterschiede in den Strömungsgeschwindigkeiten zurückgeführt werden können.

8.3.2.4. Kompressionstests

Da die A. communicans anterior nur sehr selten nicht angelegt ist, führt die Kompression der ipsilateralen A. carotis communis praktisch immer zu unmittelbarer Umkehrung der Strömungsrichtung im A_1-Abschnitt der A. cerebri anterior (Abb. 8.**34**). Kontralaterale Kompression bewirkt eine Zunah-

Tabelle 8.2 Mittelwerte und Standardabweichungen der Dopplerfrequenzen (Strömungsgeschwindigkeiten) der A. cerebri anterior nach Angabe verschiedener Autoren. Weitere Erklärung s. Tab. 8.**1**

Autor	n	Alter	Tiefe	Systolisch		Enddiastolisch		Gemittelt	
				kHz	cm/s	kHz	cm/s	kHz	cm/s
Aaslid u. Mitarb. (514)	50	20–65	65 mm					1,3±0,3	51±12
Harders (567)	50	20–70	65 mm	1,8±0,5	71±18	0,9±0,3	35±10	1,3±0,3	50±13
Arnolds u. von Reutern (519)	51	< 40 > 60	55–80 mm	1,8±0,4 1,7±0,3	72±14 66±11	0,9±0,2 0,6±0,2	34± 7 23± 9		
Hennerici u. Mitarb. (580, 581)	50	< 40 40–60 > 60	70 mm	1,9±0,4 2,2±0,5 1,9±0,5	76±17 86±20 73±20	0,9±0,2 1,1±0,2 0,9±0,2	36± 9 41± 7 34± 9	1,2±0,4 1,4±0,3 1,2±0,3	47±14 53±10 45±13
Durchschnittliches Ergebnis				1,9	73	0,9	34	1,3	50

me der Strömungsgeschwindigkeit. Diese ist vom Kollateralfluß über die A. communis anterior abhängig, aber auch von der Gefäßweite, da eine Mehrperfusion in einer weiten Arterie zu einem geringeren Anstieg der Strömungsgeschwindigkeit führt als die gleiche Mehrperfusion in einer engen Arterie. Weitere Einzelheiten hierzu werden im Abschn. 8.4.3.2 beschrieben.

8.3.3. A. carotis interna

Der intrakranielle Abschnitt der A. carotis interna kann transtemporal und transorbital untersucht werden.

8.3.3.1. Untersuchungstiefe

Bei Verschiebung des Meßvolumens vom Hauptstamm der A. cerebri media in die Tiefe wird meist zusammen mit dem Strömungssignal der A. cerebri anterior das des Endabschnitts der A. carotis interna erfaßt, welches dann bei leichter Kippung der Schallsonde nach kaudal über zwei bis vier 5-mm-Schritte verfolgt werden kann (Abb. 8.9). Allerdings ist in diesem Tiefenbereich eine sichere Differenzierung gegenüber der A. cerebri posterior ohne Kompression der ipsilateralen A. carotis communis nicht möglich. Geht die A. cerebri posterior aus der A. carotis interna ab, ergeben sich weitere Schwierigkeiten. Bei transorbitaler Beschallung kann der Übergang von der A. ophthalmica auf den Karotissiphon im Tiefenbereich zwischen 55 und

70 mm gefunden werden (Abb. 8.21). Er wird bei physiologischer Strömung an der Änderung der Pulsatilität der Signale beim Übergang von der A. ophthalmica auf die A. carotis interna und an den unterschiedlichen diastolischen Strömungsanteilen erkannt.

8.3.3.2. Strömungsrichtung

Bei transtemporaler Beschallung ist die Strömung in der A. carotis interna gegen die Schallsonde gerichtet. Wird durch transorbitale Beschallung der Siphonabschnitt kaudal des Abgangs der A. ophthalmica beschallt, ist die Strömung gegen die Schallsonde gerichtet; wenn der Abschnitt kranial des Abgangs der A. ophthalmica vom Meßvolumen erfaßt wird, findet sich Strömung von der Sonde weg (Abb. 8.21). Letzterer Abschnitt ist wesentlich schwieriger zu beschallen, da er mehr von Knochen verdeckt wird. Bei transtemporaler Beschallung kann durch etwas kaudalere Sondenausrichtung auch der proximale Schenkel des Siphonknies mit Strömung von der Sonde weg abgeleitet werden. Registrierte Strömungsrichtung und Untersuchungstiefe entsprechen denen der A. cerebri anterior, was zu Verwechslung führen kann, wenn die unterschiedliche Sondenausrichtung nicht beachtet wird.

8.3.3.3. Strömungsgeschwindigkeit

Die gemessene Dopplerfrequenz ist meist geringer als im Hauptstam der A. cerebri media, wobei hier

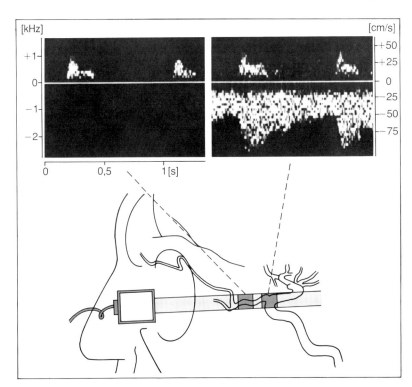

Abb. 8.**21** **Transorbitale Untersuchung der A. ophthalmica und der A. carotis interna.** Im linken Kurvenbeispiel wurde in 45 mm Tiefe die A. ophthalmica mit Fluß auf die Sonde zu registriert. In 60 mm Tiefe wurde der Abgang der A. ophthalmica zusammen mit der A. carotis interna beschallt, letztere in diesem Beispiel mit Fluß von der Sonde weg.

neben einem ungünstigeren Beschallungswinkel auch eine kleinere Strömungsgeschwindigkeit bei größerer Weite der A. carotis interna eine Rolle spielen kann.

8.3.3.4. Kompressionstests

Da in der Untersuchungstiefe zwischen 60 und 80 mm auch Strömungssignale der A. cerebri posterior mit Strömungsrichtung gegen die Schallsonde (P₁-Abschnitt) gefunden werden, ist nur durch Kompression der A. carotis communis zu entscheiden, welche der beiden Arterien beschallt wird. Nicht selten gelingt es aber, die A. carotis interna und die A. cerebri posterior dadurch zu identifizieren, daß durch leichte Kippung des Schallstrahls nach unten vorne und hinten beide Signale nacheinander abgeleitet und dadurch voneinander abgegrenzt werden können.

Kompression der ipsilateralen A. carotis communis führt entweder zu hochgradiger Verminderung des Signals der distalen A. carotis interna, zu Strömungsstopp oder zu Umkehrung der Strömungs-richtung (Abb. 8.**34**, 8.**35**). Kontralaterale Kompression der A. carotis communis bewirkt eine Zunahme der Strömung der A. carotis interna, da diese jetzt an der Versorgung der Hemisphäre auf der Seite der Kompression teilhat.

Bei transorbitaler und transtemporaler Beschallung des Karotissiphons ist die Reaktion der Strömung auf Karotiskompression gleich.

8.3.4. A. cerebri posterior und A. communicans posterior

Transtemporal können der P₁- und der P₂-Abschnitt der A. cerebri posterior, der Endabschnitt der A. basilaris („Basilarisknopf") und der kontralaterale P₁-Abschnitt beschallt werden. Die A. communicans posterior kann nur selten isoliert erfaßt werden.

8.3.4.1. Untersuchungstiefe

Der Abschnitt der A. cerebri posterior mit Strömung auf die Sonde zu (entsprechend dem P₁-Ab-

a
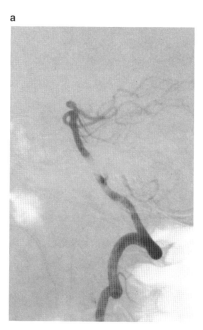

b
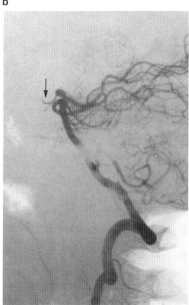

c
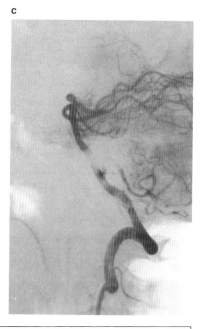

Abb. 8.**22** **Pendelströmung in der A. communicans posterior.**
a–c Drei aufeinanderfolgende Bilder eines Serienangio-gramms der rechten A. vertebralis (Neuroradiologie Ravensburg) mit Darstellung der A. basilaris und ihrer Äste. Nur in **b** wurde die A. communicans posterior (↓) dargestellt, was eine Pendelströmung bewies.
d Dopplersonogramm der A. communicans posterior des gleichen Patienten. Transtemporale Beschallung, Untersuchungstiefe 70 mm. In der Systole kam es zur vorübergehenden Strömungsumkehr mit Strömung in Richtung auf die A. carotis interna (Fluß auf die Sonde zu).

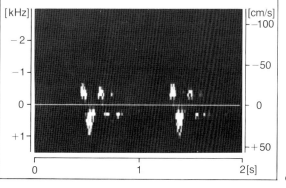

schnitt und dem Anfang des P_2-Abschnitts, Abb. 8.2) ist im Tiefenbereich zwischen 60 und 85 mm zu erwarten, der P_2-Abschnitt mit Strömung von der Sonde weg zwischen 55 und 80 mm. Der Basilariknopf liegt, abhängig von der Schädelbreite, zwischen 75 und 85 mm Beschallungstiefe. Die Schallsonde wird, wie für die Untersuchung der A. cerebri media, ohrnah aufgesetzt und nach Aufsuchen der Karotisgabel gering nach dorsal und kaudal gekippt (P_1-Segment). Bei deutlicherer Kippung nach dorsal wird der distale P_2-Abschnitt mit der gleichen Sondenposition beschallt. Die A. communicans posterior wird bei transtemporaler Beschallung meist in einer Tiefe von 65–70 mm gefunden, die Schallkopfausrichtung ist geringfügig weiter nach kaudal verschoben als für die Untersuchung der A. carotis interna.

8.3.4.2. Strömungsrichtung

Die Strömung im P_1-Abschnitt (Abgang aus der A. basilaris bis Abgang der A. communicans poste-rior) ist gegen die Schallsonde, im proximalen P_2-Abschnitt ebenfalls gegen die und im weiteren von der Schallsonde weg gerichtet, wobei im Tiefenbereich zwischen 55 und 65 mm durch das Umbiegen der A. cerebri posterior nach dorsal häufig Dopplersignale mit Strömung in beiden Richtungen registriert werden. Die Erkennung des P_1-Abschnitts wird durch die Verschiebung des Meßvolumens über die Mittellinie erleichtert, weil in Höhe des Basilarisknopfs das typische bidirektionale Signal registriert wird. Da der P_1-Abschnitt zum Teil sehr kurz ist, kann er mit ausreichender Wahrscheinlichkeit nur in unmittelbarer Nachbarschaft der Basilarisbifurkation erfaßt werden (zu beachten bei Kompressionstests).

Die Strömung in der A. communicans posterior ist, abhängig von der Druckdifferenz zwischen der A. carotis interna und der A. cerebri posterior, gegen erstere oder letztere gerichtet, wobei auch eine herzphasenabhängige Änderung der Strömungsrichtung (Pendelströmung) oder eine frühsystolische

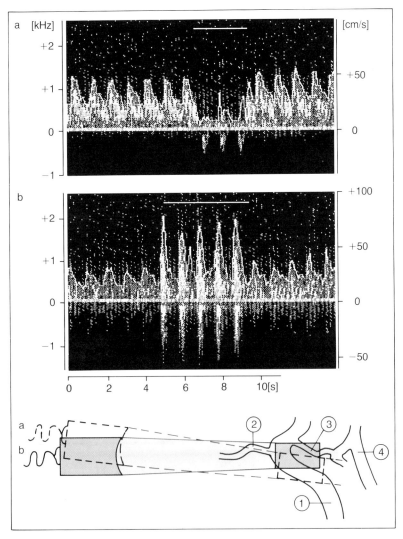

Abb. 8.23 Transorbitale Beschallung der A. carotis interna im Siphonabschnitt (C_3) und in der A. communicans posterior. Schemazeichnung in Seitansicht mit 1 = A. carotis interna, 2 = A. ophthalmica, 3 = A. communicans posterior, 4 = A. basilaris. Durch leichte Kippung der Sonde kann entweder nur die A. carotis interna (**a**) oder die A. carotis interna mit der A. communicans posterior (**b**) beschallt werden. In **a** führte ipsilaterale Kommuniskompression (Balken über der Pulskurve) zu einer Umkehr der Strömungsrichtung oder Pendelströmung, in **b** war bei der gleichen Kompression wie in **a** eine deutliche Zunahme der Strömungsgeschwindigkeit zu registrieren, welche durch Überlagerung des Karotissignals mit dem der A. communicans posterior zu erklären war. Kompression der Karotis führte in letzterer zu einer durch Kollateralfluß bedingten Mehrdurchströmung in Richtung auf das Karotisgebiet.

Tabelle 8.**3** Mittelwerte und Standardabweichungen der Dopplerfrequenzen (Strömungsgeschwindigkeiten) der A. cerebri posterior nach Angaben verschiedender Autoren. Weitere Erklärung s. Tab. 8.**1**

Autor	n	Alter	Tiefe	Systolisch		Enddiastolisch		Gemittelt	
				kHz	cm/s	kHz	cm/s	kHz	cm/s
Aaslid u. Mitarb. (514)	50	20–65						1,3±0,3	44±11
Harders u. Gilsbach (570)	50			1,4±0,3	56±12	0,7±12	27± 7	1,0±0,2	40± 9
Arnolds u. von Reutern (519)	51	< 40 > 60	50–80 mm	1,5±0,3 1,3±0,2	60±13 51± 8	0,8± 0,2 0,6± 0,1	30± 7 24± 5		
Hennerici u. Mitarb. (580, 581)	50	< 40 40–60 > 60	65 mm	1,4±0,3 1,5±0,5 1,3±0,3	53±11 60±21 51±12	0,7± 0,2 0,7± 0,2 0,6± 0,2	26± 6 29± 7 22± 7	0,9±0,2 0,9±0,3 0,8±0,2	34± 8 37±10 30± 9
Durchschnittliches Ergebnis				1,4	55	0,7	27	0,9	37

Entschleunigung gefunden werden kann (Abb. 8.**22**). Theoretisch ergibt sich für die A. communicans posterior bei transorbitaler Beschallung ein günstigerer Beschallungswinkel, aber auch hier kann nur durch Kompression der A. carotis communis entschieden werden, ob die Karotis oder die A. communicans posterior untersucht wird (Abb. 8.**23**).

8.3.4.3. Strömungsgeschwindigkeit

Die Dopplerfrequenzen der A. cerebri posterior sind normalerweise niedriger als die der A. cerebri media und liegen in der Größenordnung derjenigen der A. carotis interna. Mittelwerte sind in Tab. 8.**3** zusammengestellt. Der Beschallungswinkel ist zumindest im P$_1$-Abschnitt günstig, so daß ein erheblicher Fehler bei der Berechnung der Strömungsgeschwindigkeit nicht zu erwarten ist. Ungünstig ist der Beschallungswinkel vor allem im Verlauf dieser Arterie um den Hirnschenkel nach hinten (Tiefe 55–65 mm). Bei Kollateralversorgung des Karotisstromgebiets kann die Strömungsgeschwindigkeit im P$_1$-Abschnitt der A. cerebri posterior, vor allem aber in der A. communicans posterior zum Teil hochgradig gesteigert sein (Abb. 8.**34**). Weniger ausgeprägt kann dies auch im P$_2$-Abschnitt der Fall sein, wenn über leptomeningeale Anastomosen Kollateralfluß zum Mediagebiet besteht.

8.3.4.4. Kompressionstest

Kompression der ipsilateralen A. carotis communis führt bei angelegter A. communicans posterior zu einer deutlichen Erhöhung der Dopplerfrequenzen im P$_1$-Abschnitt und in der A. communicans posterior (Abb. 8.**34**), dagegen zu keiner oder nur geringfügiger Erhöhung im P$_2$-Abschnitt. Bei direktem Abgang aus der A. carotis interna kommt es zum Strömungsstopp (Abb. 8.**24**) oder zu einer

hochgradigen Minderung der Strömungsgeschwindigkeit; der P$_1$-Abschnitt ist dann definitionsgemäß nicht angelegt. Um diese Anlageanomalie zu beweisen, muß der P$_2$-Abschnitt mit dorsaler Sondenausrichtung untersucht werden. Bei Vorliegen einer A. trigemina primitiva (Abb. 8.**25**) sind die Untersuchungsergebnisse besonders schwierig zu

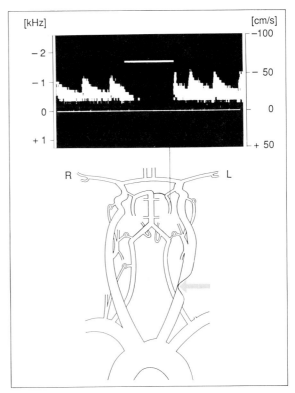

Abb. 8.**24 Direkter Abgang der A. cerebri posterior von der A. carotis interna.** Durch Kompression der linken A. carotis communis kommt es bei transtemporaler Beschallung der A. cerebri posterior (Untersuchungstiefe 65 mm) zum Strömungsstopp als Hinweis auf einen direkten Abgang von der linken A. carotis interna.

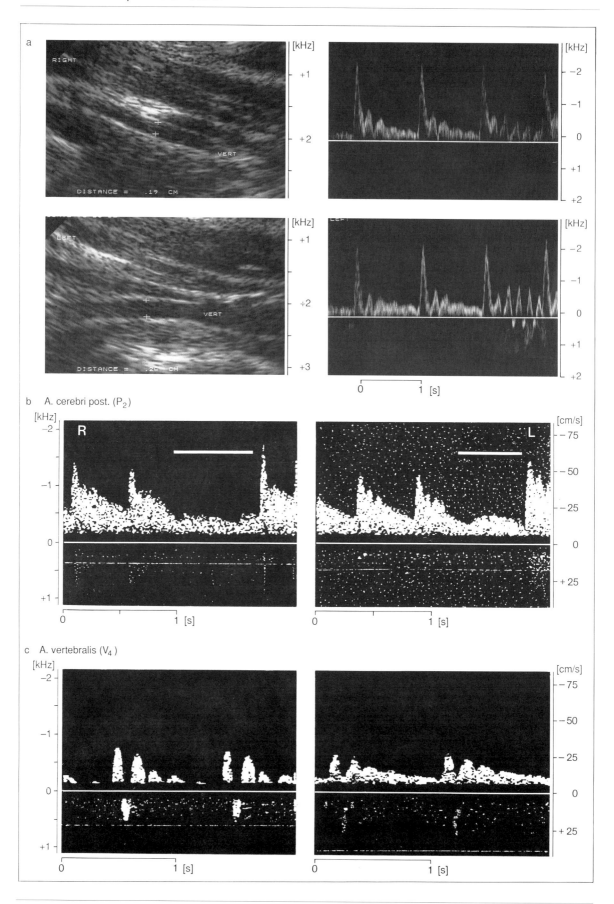

b   A. cerebri post. (P$_2$)

c   A. vertebralis (V$_4$)

d

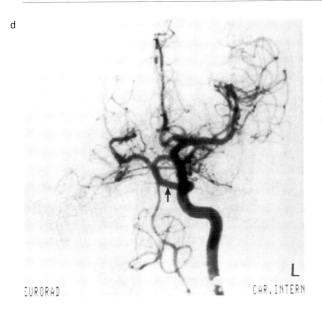
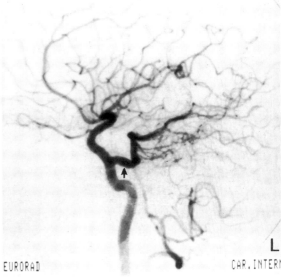

e

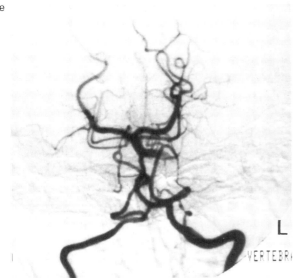
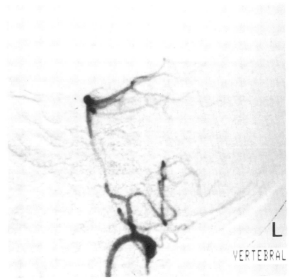

Abb. 8.**25** **Interpretationsprobleme der Dopplerbefunde an der A. cerebri posterior und der intrakraniellen A. vertebralis bei Vorliegen einer A. trigemina primitiva (Verbindung zwischen Aa. carotis interna und basilaris).** 32jähriger Patient.

Die Duplexsonographie (**a**) der proximalen Vertebralarterien zeigt rechts eine A. vertebralis mit schmalerem Kaliber. Die Dopplerspektren weisen wegen ihrer erhöhten Pulsatilität auf eine Erhöhung des peripheren Strömungswiderstands hin. Die deutlich ausgeprägten Effekte der oszillierenden Kompression der Atlasschlinge (Balken über den Pulskurven) beweisen, daß die proximale A. vertebralis untersucht wird. Bei der transtemporalen Untersuchung der Aa. cerebri posteriores (**b**) findet sich unter Karotiskompression links (Balken über den Pulskurven) eine hochgradige Minderung im P2-Abschnitt beiderseits (Untersuchungstiefe: 60 mm). Die subokzipitale Untersuchung der Vertebralarterien (**c**) zeigt in einer Untersuchungstiefe von 70 mm eine Pendelströmung in der rech-

ten A. vertebralis und eine ebenfalls reduzierte Strömungsgeschwindigkeit mit erhöhter Pulsatilität der Strömungspulskurve der linken A. vertebralis.
d Karotisangiogramm links (Neuroradiologie Freiburg) im a.-p. und seitlichen Strahlengang. Über den intrakraniellen Abschnitt der linken A. carotis interna kommt es über eine kaliberkräftige A. trigemina primitiva (←) zur Füllung der A. basilaris und beider Posteriores, zudem zur retrograden Anfärbung des kaliberschwachen distalen Abschnitts der linken A. vertebralis bis zur Atlasschlinge mit Darstellung auch der A. cerebelli inferior posterior.
Das Vertebralisangiogramm im a.-p. und seitlichen Strahlengang (**e**) zeigt ebenfalls eine Füllung der A. basilaris und beider Posteriores. Die A. trigemina primitiva wird „retrograd" dargestellt. Die angiographischen Befunde erklären die Dopplerbefunde einer Pendelströmung im distalen Abschnitt der linken A. vertebralis bei konkurrierendem Blutdruck am Ursprung der A. basilaris über die A. trigemina primitiva und die Vertebralarterien.

interpretieren. Hier führt einseitige Karotiskompression zu *beidseitiger* Verminderung der Strömung in den Aa. cerebri posteriores.

Die Kompression der Vertebralarterien, welche schwer durchführbar ist, bewirkt Abnahme der Strömungsgeschwindigkeit in der A. cerebri posterior.

Aaslid (508) konnte zeigen, daß durch Stimulation mit Licht nur in der A. cerebri posterior eine Beeinflussung der Strömungsgeschwindigkeit möglich ist. Schachbrettmuster oder komplexe Bilder, welche vom Probanden frei betrachtet werden, sind stärkere Stimuli als weißes Licht und führen zu einer Zunahme der Strömungsgeschwindigkeiten bis zu 40% des Ausgangswerts (546).

Auch die *A. cerebelli superior* ist beschallbar. Sie verläuft allerdings in enger Nachbarschaft, etwas kaudaler und parallel zur A. cerebri posterior und wird wahrscheinlich nicht selten zusammen mit letzterer beschallt. Bei Karotiskompression wird die Strömungsgeschwindigkeit in der A. cerebelli superior ebensowenig beeinflußt wie durch Lichtreize.

Zusammenfassend ist festzustellen, daß die Beschallung des P_2-Abschnitts der A. cerebri posterior relativ problemlos ist, wenn man von der Möglichkeit der Verwechslung mit der A. cerebelli superior absieht. Die Zuordnung eines Signals zum P_1-Abschnitt ist schwieriger und nur bei Abgang aus der A. basilaris gesichert, wenn auf Karotiskompression eine Zunahme des Strömungssignals erfolgt. Man muß sich also in der klinischen Praxis häufig mit den weniger zuverlässigen Kriterien wie Sondenausrichtung, Untersuchungstiefe und Strömungsrichtung zufriedengeben.

8.3.5. A. vertebralis und A. basilaris

Transtemporal kann der Endabschnitt der A. basilaris beschallt werden (s. o.). Subokzipital-transnuchal können durch das Foramen magnum oder dünne Stellen der okzipitobasalen Kalotte die Endabschnitte der Aa. vertebrales, ihr Zusammenfluß zur A. basilaris und deren weiterer Verlauf untersucht werden (506, 519, 536, 635).

Im Gegensatz zur transtemporalen wird die *subokzipitale Beschallung* allerdings durch folgende Umstände erschwert:

1. Die Dicke der Weichteile über dem kraniozervikalen Übergang variiert außerordentlich stark (über dem Tuberculum posterius atlantis zwischen 30 und 70 mm, Mittelwerte für Männer: 50 mm, für Frauen: 37 mm [117]), was eine starke interindividuelle Variation der Distanz zwischen Schallsonde und bestimmten Punkten der Arterien des vertebrobasilären Systems bedingt. Dies ist in Abb 8.**26** dargestellt, und Tab. 8.**4** zeigt das Ergebnis der Distanzmessungen, die an seitlichen Röntgenleerbildern des Schädels und Angiogrammen mit aufgesetzter Schallsonde durchgeführt wurden (536).

2. Da die Aa. vertebrales und die A. basilaris gleichsinnig durchströmt werden, liegt für den Normalfall kein Orientierungspunkt für den Endabschnitt der A. vertebralis oder den Beginn der A. basilaris vor. Nur durch Kompression der Atlasschlinge der A. vertebralis kann entschieden werden, ob eine der Aa. vertebrales oder die A. basilaris beschallt wird (Abb. 8.**32**).

3. Da die Dopplersignale der Endabschnitte der Aa. vertebrales und des Ursprungs der A. basilaris in vergleichsweise großer Tiefe zu erwarten sind, ist auch mit größerer Signalabschwächung zu rechnen. Ab 100–110 mm Untersuchungstiefe können Dopplersignale der A. basilaris immer weniger häufig registriert werden.

4. Verlaufsvariationen der Vertebralarterien und der A. basilaris in allen Ebenen sind sehr häufig (Abb. 8.**27**).

Die subokzipitale Beschallung kann am sitzenden Patienten, der seinen Kopf entspannt nach vorn hängen läßt, durchgeführt werden. Hierbei ist wichtig, die Untersuchung nicht nur von der Mittellinie aus vorzunehmen, sondern auch durch geringe Verschiebung der Schallsonde und deren Kippung nach beiden Seiten eine möglichst optimale Beschallungssituation zu erreichen, da die A. vertebralis nach ihrer Atlasschlinge mehr oder weniger ge-

Meßstrecke	n	Distanz in mm
1. Schallsonde – Basilarisknopf	6	116 (105–131)
2. Schallsonde – Dorsum sellae	11	117 (105–127)
3. Schallsonde – A. cerebelli inferior posterior (Ursprung)	6	83 (75– 95)
4. Schallsonde – hint. Atlasbogen	11	40 (28– 63)
5. Schallsonde – Atlasschlinge der A. vertebralis	6	55 (48– 68)

Tabelle 8.**4** Distanz in Millimetern (Mittel- und Extremwerte) zwischen Schallsonde und markanten Punkten bei subokzipitaler Beschallung (aus Büdingen, H. J., Th. Staudacher: Ultraschall 8 [1987] 95)

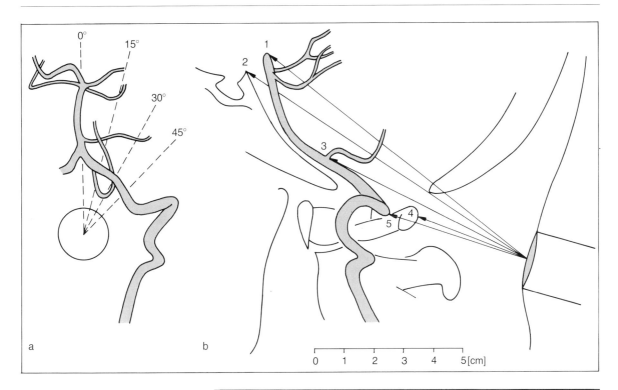

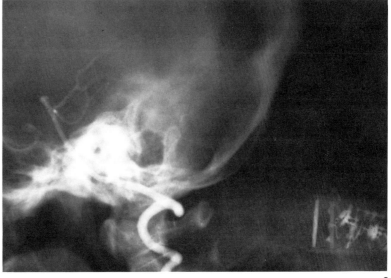

Abb. 8.26 Verlauf der A. vertebralis, der A. cerebelli inferior posterior und der A. basilaris im a.-p. (a) und seitlichen Angiogramm (b) einer 34jährigen Gefäßgesunden. In **a** ist die Position der Schallsonde durch einen Kreis mit Angabe möglicher Beschallungswinkel wiedergegeben, in **b** sind die Strecken 1–5 für die Distanzmessungen zwischen Schallsonde und markanten anatomischen Punkten aufgetragen (aus Büdingen, H. J., Th. Staudacher: Ultraschall 8 [1987] 95). **c** Vertebralisangiogramm im seitlichen Strahlengang mit Ultraschallsonde (Neuroradiologie Ravensburg) mit nuchaler Sondenposition zur Untersuchung der distalen Aa. vertebrales.

c

schlängelt, seltener mit Schlingenbildung oder S-förmig, nach medial zum Ursprung der A. basilaris verläuft (Abb. 8.27). Ebenso kann die subokzipitale Beschallung beim liegenden Patienten durchgeführt werden, wenn der Kopf von einer Stütze stabilisiert wird und die Sonde frei von hinten in die Subokzipitalregion geführt werden kann. Die Sonde wird dann von dem am Kopfende sitzenden Untersucher mit ein oder zwei Händen stabilisiert; der Kopf wird ebenfalls leicht anteflektiert.

8.3.5.1. Untersuchungstiefe

In welcher Untersuchungstiefe bei subokzipitaler Beschallung Dopplersignale verschiedener Strömungsrichtung zu erwarten sind, wurde bereits in Abb. 8.8 dargestellt. Hieraus ergibt sich, daß die Aa. vertebrales aus der genannten Mittelposition heraus ab 50–60 mm in die Tiefe verfolgt werden können, wobei in keiner Sondenposition sicher entschieden werden kann, welche der beiden Aa. vertebrales beschallt wird, ausgenommen bei ausgeprägter Seitendifferenz der Strömungsgeschwindigkeit, z. B. bei Hypoplasie einer A. vertebralis oder bei veränderter Strömung bzw. Strömungsrichtung

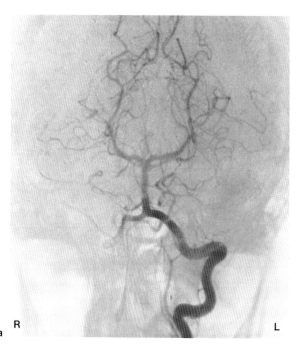
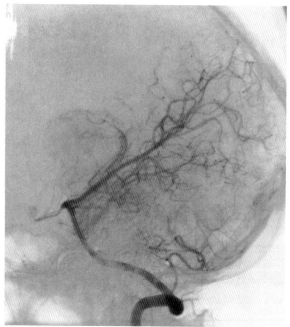

a R   L   b

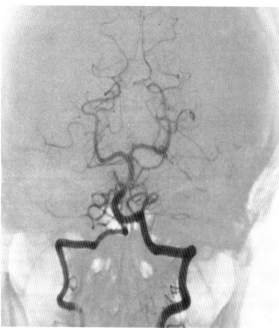
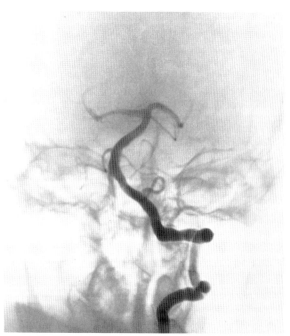

c   d

Abb. 8.**27 Verlaufsvariationen der Aa. vertebrales und der A. basilaris im Angiogramm.**

a, b Gestreckter Verlauf. Vertebralisangiographie links im a.-p. und seitlichen Strahlengang bei einem 18jährigen Mann ohne Hinweis auf Gefäßprozeß.

c Vertebralisangiographie links im a.-p. Strahlengang bei einer 40jährigen Patientin. Dominierende linke Vertebralarterie und S-förmiger Verlauf der A. basilaris.

d Vertebralisangiographie links im a.-p. Strahlengang bei einem 52jährigen Patienten mit arteriosklerotischer Gefäßdilatation und -elongation. Weit nach rechts schwingende A. basilaris.

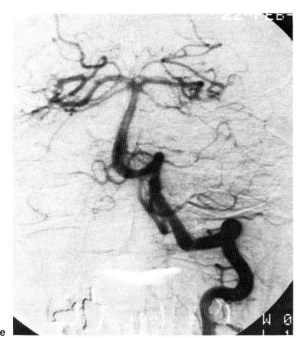

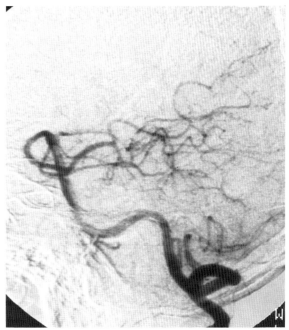

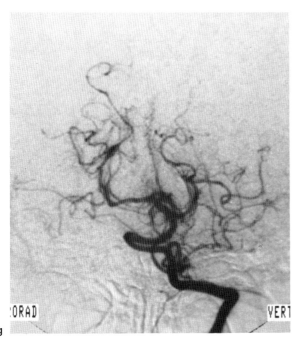

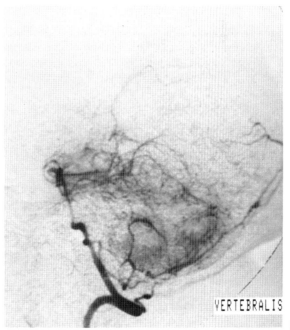

e, f Vertebralisangiographie links im a.-p. und seitlichen Strahlengang bei einer 64jährigen Patientin mit Gefäßelongation und Schlingenbildung im Endabschnitt der A. vertebralis.

g, h Vertebralisangiographie links im a.-p. und seitlichen Strahlengang mit ausgeprägter horizontal liegender Schlinge des vertebrobasilären Übergangs (**a–f** Neuroradiologie Ravensburg, **g** und **h** Neuroradiologie Freiburg).

8.3.5.2. Strömungsrichtung

Tabelle 8.**5** Mittelwerte und Standardabweichungen der Dopplerfrequenzen (Strömungsgeschwindigkeiten) im Endabschnitt der Aa. vertebrales bzw. der A. basilaris nach Angaben verschiedener Autoren. Weitere Erklärung s. Tab. 8.**1**

Autor	n	Alter	Tiefe	Systolisch		Enddiastolisch		Gemittelt	
				kHz	cm/s	kHz	cm/s	kHz	cm/s
Harders (567)	50	20–70	75 mm	1,4±0,3	56±13	0,7±0,2	27± 7	1,0±0,2	39± 9
Arnolds u. von Reutern (519)	51	< 40 > 40	75 mm	1,6±0,3 1,3±0,2	64±13 51± 9	0,8±0,2 0,6±0,2	32± 6 23± 6		
Hennerici u. Mitarb. (580, 581)	50	< 40 40–60 > 60	75 mm	1,4±0,2 1,5±0,4 1,3±0,5	56± 8 59±17 51±19	0,7±0,1 0,7±0,2 0,5±0,2	27± 5 29± 8 21± 9	0,9±0,2 0,5±0,3 0,8±0,3	35± 8 36±12 30±12
Büdingen u. Staudacher (536)	30 10	22–79	100 mm 110 mm	1,5±0,4 1,5±0,4	59±17 60±14	0,8±0,2 0,8±0,3	31± 9 33±10		
Durchschnittliches Ergebnis				1,4	57	0,7	28	0,9	35

beim Subclavian-steal-Effekt (vertebrovertebraler Überlauf, Abschn. 10.3.2.1).

Auf die Diskrepanz zwischen anatomischer und dopplersonographischer Tiefenbestimmung wurde bereits hingewiesen (Abb. 8.**5**). Der Endabschnitt der A. vertebralis und der Ursprung der A. basilaris können bei orthograder Durchströmung nur durch Kompression der Atlasschlinge definiert werden. Hiernach und nach den Befunden bei Patienten mit komplettem Subclavian-steal-Effekt liegt das Meßvolumen zur Untersuchung des Ursprungs der A. basilaris in einer Tiefe zwischen 85 und 115 mm (Abb. 8.**28**). Diese Werte gelten für die Untersu-

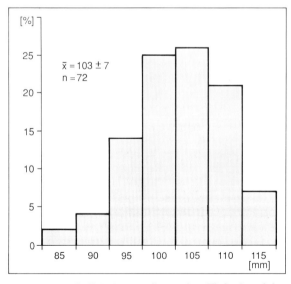

Abb. 8.**28** **Häufigkeitsverteilung des Tiefenbereichs, in welchem dopplersonographisch der Beginn der A. basilaris gefunden wurde.** 72 Patienten mit Subclavian-steal-Effekt (aus von Büdingen, H. J., Th. Staudacher: Evaluation of vertebrobasilar disease. In Newell, D. W., R. Aaslid: Transcranial Doppler, Raven, New York 1992).

chung am sitzenden Patienten und geringen Auflagedruck der Sonde. Bei liegender Position und stärkerem Sondendruck sind die Untersuchungstiefen ca. 10 mm geringer.

8.3.5.2. Strömungsrichtung

In geringer Untersuchungstiefe (45–60 mm) findet sich bei leicht lateraler Ausrichtung der Sonde meist Strömung in beide Richtungen, wahrscheinlich bedingt durch die Beschallung von Anteilen der Atlasschlinge. Eine A. cerebelli inferior posterior wird hier nur bei starker Elongation zu erwarten sein. Im Tiefenbereich zwischen 60 und 100 mm kann inkonstant ebenfalls Strömung in beide Richtungen gefunden werden, wobei die gegen die Schallsonde gerichtete Strömung, wenn nicht von einer Schlinge der A. vertebralis (Abb. 8.**27**), von der A. cerebelli inferior posterior stammt (Abb. 8.**29**). Hierfür spricht auch das Ergebnis der Kompressionsmanöver an der Atlasschlinge (s. u.).

8.3.5.3. Strömungsgeschwindigkeit

Die Dopplerfrequenzen der Endabschnitte der Aa. vertebrales und der A. basilaris entsprechen etwa denen der A. cerebri posterior (Tab. 8.**3**). Abb. 8.**30** gibt die Werte im Tiefenbereich zwischen 70 und 100 mm wieder. Zusätzliche Messungen in 110 mm Tiefe ergaben keine Unterschiede gegenüber den Werten in 100 mm Tiefe (536). Angaben in der Literatur sind in Tab. 8.**5** zusammengestellt.

8.3.5.4. Kompressionstest

Durch die Kompression der Atlasschlinge kann entschieden werden, welche der Vertebralarterien beschallt wird. Die nicht einfache und auch nicht immer durchführbare Kompresssion erfolgt durch kräftigen Druck mit Zeige- und Mittelfinger von

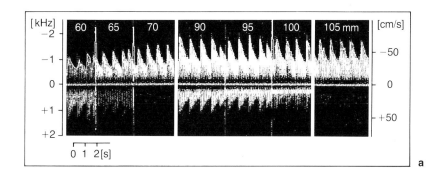

a

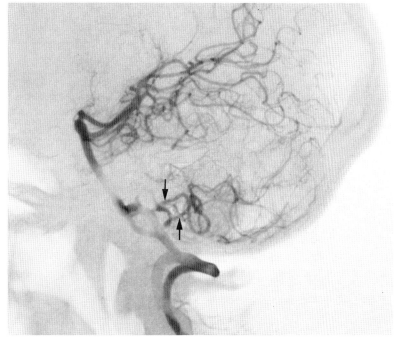

b

Abb. 8.29 A. cerebelli inferior posterior (PICA).

a Dopplerströmungspulskurven bei
suboklzipitaler Beschallung in zunehmender Tiefe. Zwischen 90
und 100 mm Untersuchungstiefe
wurde Strömung in beide Richtungen gefunden, wobei Strömung
auf die Sonde zu (positive Dopplerfrequenzverschiebung)
wahrscheinlich von der PICA
stammte.

b Vertebralisangiographie links,
seitlicher Strahlengang mit Darstellung der PICA und ihrer Äste
(↓, ↑).

c Vertebralisangiographie links mit
Darstellung der PICA (⇐), welche eine ungewöhnlich weit nach
kaudal reichende Schlinge bildet
(Neuroradiologie Ravensburg).

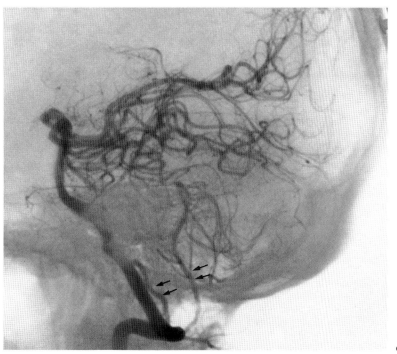

c

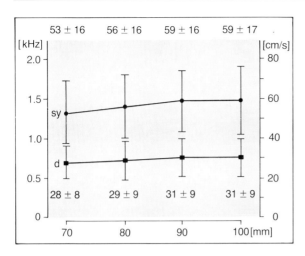

Abb. 8.**30 Mittlere systolische (sy) und enddiastolische (d) Maximalfrequenz (-geschwindigkeit) im vertebrobasilären Übergangsbereich.** 30 Probanden (14 Frauen, 16 Männer; durchschnittliches Alter: 47 ± 17 Jahre), Untersuchungstiefe 70–100 mm. Der Meßwert in 100 mm ist 11% höher als in 70 mm Untersuchungstiefe. Dieser Unterschied kann am besten durch Gefäßverlauf und Beschallungswinkel erklärt werden (aus Büdingen, H. J., Th. Staudacher: Ultraschall 8 [1987] 95).

Abb. 8.**32 Kompressionstests an der Atlasschlinge ▶ zur Identifizierung der Vertebralarterien und der A. basilaris.** Subokzipitale Beschallung und Kompression (K) der Atlasschlinge der rechten A. vertebralis. Die rechte, zur Kompression ipsilaterale A. vertebralis (AV) wurde in 95 mm Meßtiefe durch die Abnahme der Strömungsgeschwindigkeit, die linke A. vertebralis in 100 und 105 mm Meßtiefe durch die kompensatorische Zunahme der Strömungsgeschwindigkeit identifiziert, die A. basilaris (AB) in 110 mm Meßtiefe durch die leichte Abnahme der Strömungsgeschwindigkeit. Die Kompressionsphase ist durch Balken markiert (aus Staudacher, Th., H. Assfalg, P. Stoeter, H. J. Büdingen: J. E. M. U. 10 [1989] 177).

dorsolateral und unten gegen den Processus mastoideus.

Abb. 8.**31** zeigt den Effekt von ipsi- und kontralateraler Kompression bei Beschallung der linken A. vertebralis in einer Meßtiefe von 60 mm. Erstere führt zum Sistieren der Strömung, letztere zum kompensatorischen Anstieg der Strömungsgeschwindigkeit auf einen Wert, der in diesem Fall den Ausgangswert um das Doppelte übersteigt.

Mit Hilfe des Kompressionstests läßt sich auch entscheiden, ob in größeren Meßtiefen eine der Aa. vertebrales oder die A. basilaris beschallt wird. Letzteres war in Abb. 8.32 erst in einer Meßtiefe von 100 mm gegeben (vgl. Abb. 8.**5**).

Durch Kompression der Atlasschlinge läßt sich auch bei Strömung in beiden Richtungen entscheiden, welche Arterie oder Arterien beschallt werden. Unterdrückt die Kompression die Strömung in beiden Richtungen, spricht dies für die Beschallung einer Schlinge der A. vertebralis. Wird nur eine Komponente unterdrückt, spricht dies für die Beschallung der A. vertebralis und der A. cerebelli inferior posterior (Abb. 8.**33**), da diese von der kontralateralen A. vertebralis kollateral versorgt wird.

Der Kompressionstest an der Atlasschlinge hat sich bisher vorwiegend unter methodischen Gesichtspunkten bewährt. Er ist nur inkonstant durchführbar und mit Fehlermöglichkeiten belastet, da die Kompression häufig eine Verschiebung der Halsweichteile mit Verlust des Strömungssignals bedingt.

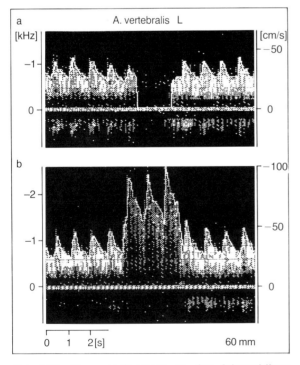

Abb. 8.**31 Kompressionstest an der Atlasschlinge zur Identifizierung der A. vertebralis.** Subokzipitale Beschallung, Untersuchungstiefe 60 mm. Kompression der ipsilateralen Atlasschlinge (**a**) führt zum Strömungsstopp, der kontralateralen Atlasschlinge (**b**) zur kompensatorischen Zunahme der Strömungsgeschwindigkeit (aus Büdingen, H. J., Th. Staudacher: Ultraschall 8 [1987] 95).

8.4. Beurteilung der Kollateralversorgung der Hirnarterien über den Circulus arteriosus cerebri

Nichtinvasive Untersuchungsmethoden waren bisher nicht in der Lage, Einzelheiten der kollateralen Versorgung der intrakraniellen Hirnarterien über den basalen Gefäßkranz zu beurteilen. Auch die zerebrale Angiographie kann die kollaterale Versor-

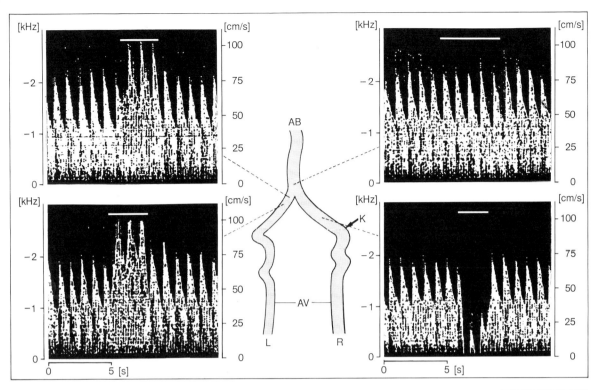

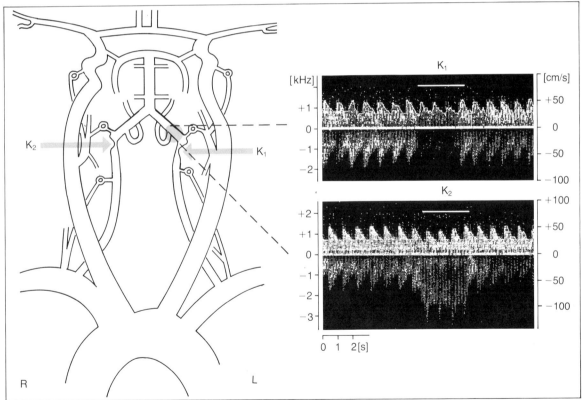

Abb. 8.33 Mischsignale von A. vertebralis und A. cerebelli inferior posterior (PICA) bei ipsi- (K₁) und kontralateraler (K₂) Atlasschlingenkompression. Ipsilaterale Kompression führte zum Sistieren der Strömung in der A. vertebralis (negative Dopplerfrequenzverschiebung, Fluß von der Sonde weg). Die Strömung in der PICA wurde dagegen nicht vermindert, da diese Arterie von der Gegenseite kollateral versorgt wurde. Kontralaterale Atlasschlingenkompression führte zu deutlicher Zunahme der Strömungsgeschwindigkeit in der A. vertebralis (**b**), veränderte jedoch die Strömung in der PICA nicht. 32jähriger gefäßgesunder Proband, Untersuchungstiefe 85 mm.

gung ohne zusätzliche Kompressionsmanöver häufig nur unzureichend beschreiben.

Mit der Dopplersonographie der intrakraniellen Arterien ergibt sich erstmals die Möglichkeit, die Kollateralversorgung über einzelne Abschnitte des Circulus arteriosus cerebri zu definieren. Beim Gesunden kann die potentielle Kollateralversorgung über den Circulus arteriosus cerebri nur durch Kompressionsmanöver an den extrakraniellen Hirnarterien beurteilt werden. In mehreren Mitteilungen (514, 520, 568, 597, 622) wurden vor allem die Effekte der Kompression der A. carotis communis auf die Strömungsgeschwindigkeit und -richtung der Aa. cerebri media, anterior und posterior beschrieben. Weniger Erfahrungen liegen mit der Kompression der Atlasschlinge der A. vertebralis vor (520, 536, 542, 661). Die hierbei auftretenden Effekte wurden bereits im Abschn. 8.2.4.2. besprochen. Im folgenden sollen die Ergebnisse der im Selbstversuch systematisch durchgeführten Kompressionsmanöver (542) zur Beurteilung der Kollateralversorgung der intrakraniellen Hirnarterien besprochen werden.

Diese Darstellung dient dem besseren Verständnis der extra- und intrakraniellen Strömungsverhältnisse bei Verschlußprozessen und ist keine Empfehlung für eine klinische Routineuntersuchung.

Proband A ist ein Beispiel für eine gute, Proband B für eine schlechte Kollateralversorgung.

Der extrakranielle Gefäßabschnitt wurde mit gepulster Dopplersonographie (4 MHz), der intrakranielle mit demselben Gerät (EME, TC2-64), jedoch mit 2 MHz Sendefrequenz untersucht. Die Kompression wurde teils vom Untersucher, teils vom Probanden selbst oder einer Hilfsperson durchgeführt.

8.4.1. Kompression der A. carotis communis

Die Effekte der Kompression wurden zunächst durch extrakranielle Beschallung der ipsilateralen A. carotis interna überprüft, wie in Abb. 8.**34** und 8.**35** wiedergegeben (Abschn. 8.2.4).

Vollständige Kompression kann hinsichtlich der Strömung in der ipsilateralen A. carotis interna drei Reaktionstypen bewirken (Abb. 8.**12**):

1. hochgradig reduzierte orthograde Durchströmung,
2. herzphasenabhängige Pendelströmung (systolisch gegen das Externastromgebiet, diastolisch gegen das Internastromgebiet gerichtet), und
3. retrograde Durchströmung.

Diese Reaktionstypen entsprechen auch den Befunden bei arteriosklerotischem Verschluß der A. carotis communis oder des Truncus brachiocephalicus (Abschn. 9.5.5, 11.1).

Die Strömung der A. carotis externa, speziell in der A. occipitalis, verhält sich komplementär, z. B. retrograd bei orthograder Strömung in der A. carotis interna. Welcher der drei Reaktionstypen auftritt, hängt von der Druckdifferenz zwischen Interna- und Externastromgebiet unter Kompression der A. carotis communis ab. Es hat sich gezeigt, daß der systolische Druck „gegen" das Externastromgebiet mit retrograder Strömung oder Pendelströmung der A. carotis interna immer dann überwiegt, wenn die A. communicans anterior und die Verbindung des ipsilateralen Karotissystems mit dem vertebrobasilären Systems über die A. communicans posterior offen ist, wie bei Proband A (Abb. 8.**34**, Abschn. 3.7).

Kontralaterale Kompression bewirkt eine mehr oder weniger ausgeprägte Zunahme der Strömungsgeschwindigkeit in der Interna, deren Größe ebenfalls von der Funktionstüchtigkeit der A. communicans anterior abhängig ist. Keine oder eine nur geringe Zunahme der Strömungsgeschwindigkeit in der kontralateralen Interna spricht für eine mangelhafte Kollateralversorgung des Karotisstromgebiets der komprimierten Seite über die A. communicans anterior, wie bei B (Abb. 8.**35** I rechts).

Die Effekte der Karotiskompression auf die Strömungsgeschwindigkeit in der ipsi- und der kontralateralen Vertebralarterie sind ebenfalls in Abb. 8.**34** und 8.**35** wiedergegeben. Auch hier zeigt sich, daß die Zunahme der Strömungsgeschwindigkeit von der Funktionstüchtigkeit der A. communicans posterior abhängig ist. Kompression der linken A. carotis communis führte bei Proband A in der linken und der rechten A. vertebralis zu einer Steigerung der Strömungsgeschwindigkeit um etwa 100% des Ausgangswerts. Allerdings ist zu berücksichtigen, daß eine Kommuniskompression auch die Inanspruchnahme der Vertebralis-Okzipitalis-Anastomose für das Karotisgebiet provozieren kann, was zu einer zusätzlichen Steigerung der Strömungsgeschwindigkeit in der A. vertebralis führt.

Die zerebralen Magnetresonanzangiogramme (Abb. 8.**36**) zeigen für Proband A nur die A. communicans posterior links. Die rechte A. communicans posterior ist wegen des auch dopplersonographisch nachgewiesenen geringen Flusses nicht dargestellt, nach dopplersonographischen Kriterien aber angelegt. Die Aa. communicantes posteriores von Proband B sind auch kernspinresonanzangiographisch nicht nachzuweisen. Somit besteht eine gute Übereinstimmung der dopplersono- und der magnetresonanzangiographischen Befunde, wobei

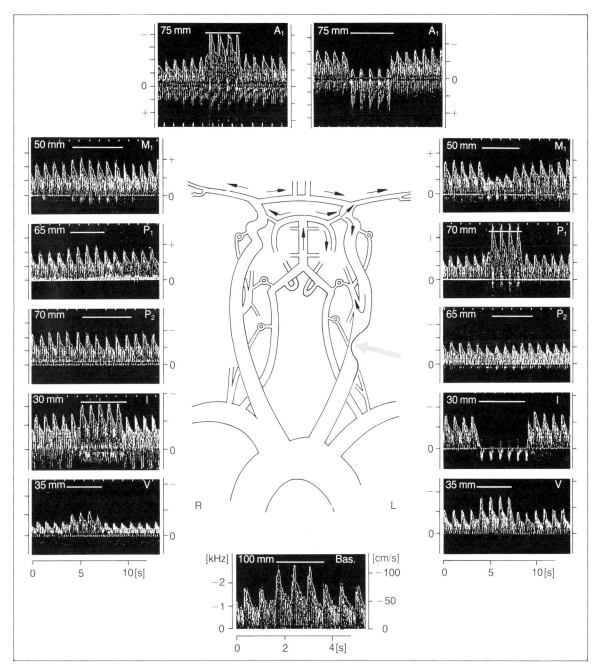

Abb. 8.34 Beispiel für eine gute Funktion des Circulus arteriosus cerebri (Proband A). Kompression der linken A. carotis communis (Balken über den Pulskurven) führte zu ausgeprägter Zunahme der Strömungsgeschwindigkeit in der kontralateralen A. carotis interna (I), in der A. cerebri anterior (A_1), in beiden Aa. vertebrales (V), in der A. basilaris (Bas.) und im P_1-Abschnitt der A. cerebri posterior (P_1) links, geringer auch rechts. Dementsprechend war die Abnahme der Strömungsgeschwindigkeit in der A. cerebri media (M_1) relativ gering. Innerhalb der ersten drei Herzschläge war eine deutliche Zunahme des pulsatilen Signals festzustellen. 48jähriger Proband. Weitere Erklärung s. Text (nach Büdingen u. Mitarb.).

die Aussagekraft der Dopplersonographie größer erscheint.

8.4.2. Kompression der Atlasschlinge der A. vertebralis

Sie wurde bereits ausführlich in Abschn. 8.2.4.2 besprochen.

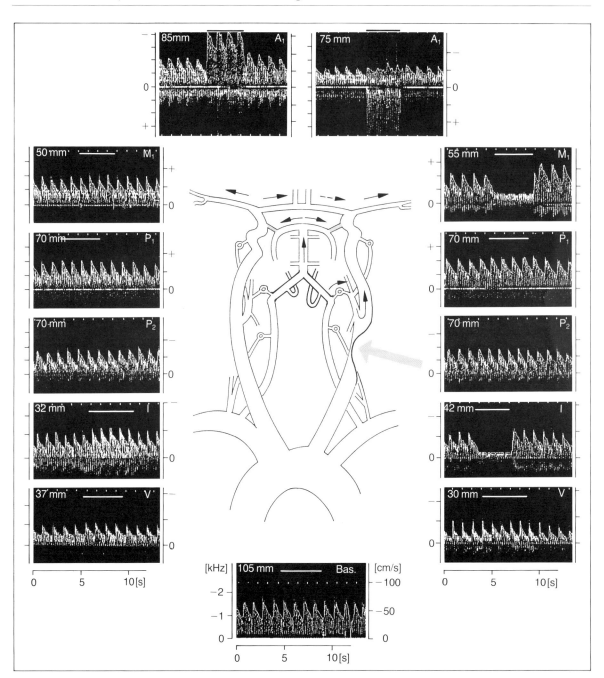

Abb. 8.**35** **Beispiel für eine schlechte Funktion des Circulus arteriosus cerebri (Proband B).** Bezeichnung der Gefäße wie in Abb. 8.**34**. Kompression der A. carotis communis führte zu einer geringeren Zunahme der Strömungsgeschwindigkeit in der kontralateralen A. carotis interna und A. cerebri anterior als bei Proband A. Die Kommuniskompression führte im ipsilateralen P_1-Abschnitt der A. cerebri posterior zu keiner Zunahme der Strömung, in der ipsilateralen A. cerebri media zu einer deutlichen Minderung der Strömung ohne Pulsatilität und ohne Tendenz zur Zunahme. In der ipsilateralen A. carotis interna war schwach orthograde Strömung zu registrieren (Zufluß über die Vertebralis-Okzipitalis-Anastomose), was ein Hinweis auf eine schlechte Funktion des Circulus arteriosus cerebri war (in Abb. 8.**34** Strömungsumkehr, d. h. Zustrom zum Externastromgebiet über den Circulus arteriosus). 32jähriger Proband (nach Büdingen u. Mitarb.).

8.4.3. Kollateralversorgung intrakranieller Hirnarterien

In Abschn. 8.2.4 und Abschn. 8.4.1 wurden die Auswirkungen der Kompression der A. carotis communis auf die extrakranielle A. carotis interna und vertebralis besprochen. Im folgenden sollen die Effekte auf die Strömungsgeschwindigkeit und -richtung in den intrakraniellen Hirnarterien beschrieben werden.

8.4.3.1. A. cerebri media

Abb. 8.**34** (Proband A) und 8.**35** (Proband B) zeigen die Effekte der Kommuniskompression links auf die Strömung in der rechten und der linken A. cerebri media. Sie bewirkt bei A eine Abnahme der Strömungsgeschwindigkeit der ipsilateralen A. cerebri media mit erhaltener Pulsatilität und Tendenz zur Zunahme bereits während der kurzen Kompression. Bei B ist die Abnahme deutlicher; Pulsatilität und Zunahme sind nicht erkennbar. Ursache für diesen Unterschied von A und B ist die nur bei A nachgewiesene Funktion der linken A. communicans posterior. Auch bei der kontralateralen A. cerebri media ist bei A eine leichte Zunahme der Strömungsgeschwindigkeit zu beobachten, deren Ursache nicht sicher ist. Möglicherweise handelt es sich um eine allgemeine vegetative Reaktion.

Ein- oder beidseitige Kompression der Atlasschlinge der A. vertebralis hat bei A und B keinen erkennbaren Einfluß auf die Strömungsgeschwindigkeit in der A. cerebri media.

8.4.3.2. A. cerebri anterior und A. communicans anterior

Karotiskompression links bewirkt bei Proband A eine deutliche Zunahme der Strömungsgeschwindigkeit im A_1-Abschnitt der kontralateralen A. cerebri anterior, in der ipsilateralen die momentane Umkehrung der Strömungsrichtung zur Kollateralversorgung der linken A. cerebri media (Abb. 8.**34**). Bei B (Abb. 8.**35**) ist dieser Effekt geringer ausgeprägt, was bei fehlender Funktion der A. communicans posterior ein weiterer Grund für die geringere Kollateralversorgung in der linken A. cerebri media ist.

Es wurde bereits darauf hingewiesen, daß die A. communicans anterior nicht isoliert beschallt werden kann (Abschn. 8.3.2). Dennoch können von ihr Dopplersignale empfangen werden, wenn das Meßvolumen exakt in der Mittellinie liegt. Hier zeigt sich dann eine z. T. extreme Steigerung der Strömungsgeschwindigkeit unter Kommuniskompression. Entsprechende Signale sind bei Patienten mit einseitigem Verschluß der A. carotis communis oder interna zu erhalten.

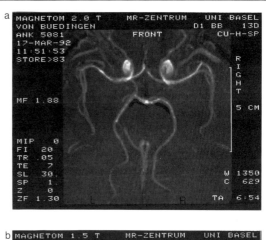

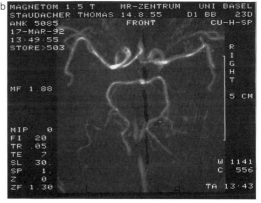

Abb. 8.**36** **Magnetresonanzangiogramme** von Proband A (Abb. 8.**34**) (**a**) und Proband B (Abb. 8.**35**) (**b**). Nur die A. communicans posterior links von Proband A ist nachweisbar. Weitere Erklärungen s. Text (Magnetresonanzangiogramme aus der Neuroradiologie des Kantonspitals Basel/Schweiz von Priv.-Doz. Dr. E. W. Radü).

Ein- oder beidseitige Kompression der Atlasschlinge der A. vertebralis hat auf die Strömungsgeschwindigkeit in der A. cerebri anterior keinen erkennbaren Einfluß.

8.4.3.3. A. cerebri posterior und A. communicans posterior

Im Gegensatz zur A. cerebri anterior sind von der *A. cerebri posterior* sowohl der prä- als auch der postkommunikale Abschnitt zu beschallen (Abschn. 8.2.4) und hinsichtlich der Reaktion auf Kompression extrakranieller Hirnarterien getrennt zu betrachten.

Im Beispiel Abb. 8.**34** führt die Kompression der linken A. carotis communis zu einer hochgradigen Steigerung der Strömungsgeschwindigkeit im ipsilateralen P_1-Abschnitt, kontralateral zu einer gerin-

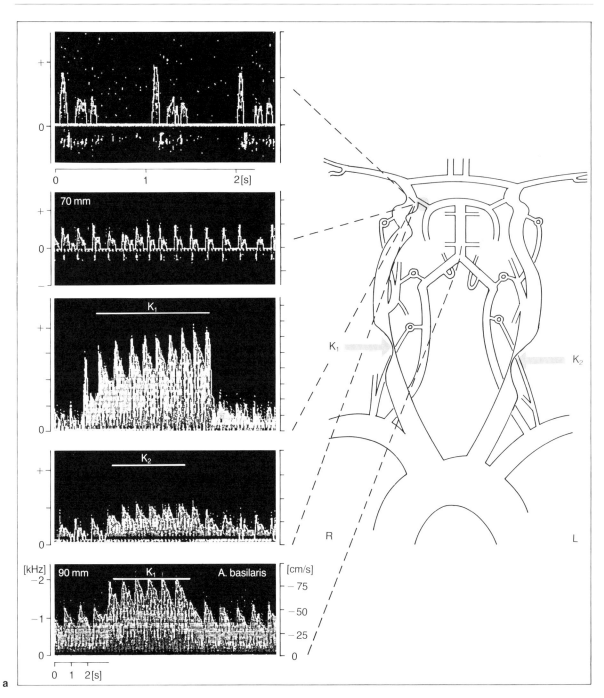

Abb. 8.**37 Effekte der Kompression der A. carotis communis auf die Strömungsgeschwindigkeit und -richtung in der ipsilateralen A. communicans posterior.** 27jähriger Arzt (**a**) und Proband A (**b**, Abb. 8.**34**). Transtemporale Beschallung. Bei **a** findet sich im unbeeinflußten Zustand eine Pendelströmung mit geringen Geschwindigkeiten in der A. communicans posterior (erste systolische Schwankung gegen die A. carotis interna gerichtet), bei **b** eine gegen die A. cerebri posterior gerichtete Strömung. Als Effekt der ipsilateralen Kommuniskompression (K$_1$, Balken über den Pulskurven) kam es bei **a** zu einer hochgradigen Steigerung der Strömungsgeschwindigkeit der gegen die A. carotis interna gerichteten Strömung mit Tendenz zur Zunahme während der Kompression, bei **b** zur Umkehrung der Strömungsrichtung (Strömung in Richtung A. carotis interna) mit hoher Strömungs-

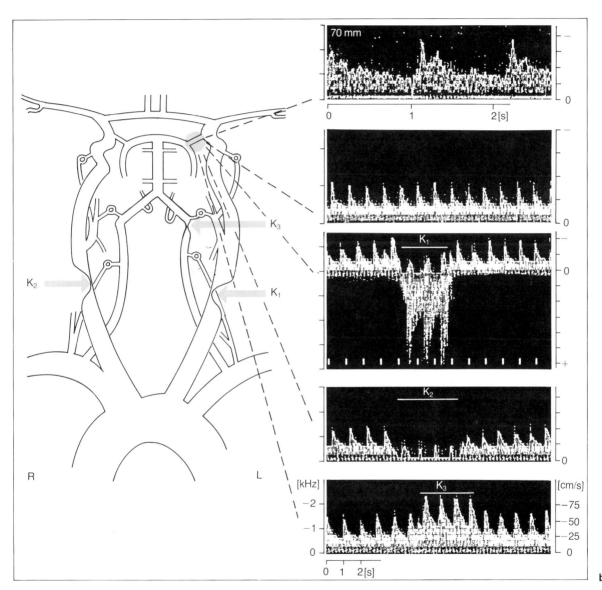

b

geschwindigkeit (in Abb. 8.**34** Beschallung des P_1-Abschnitts der A. cerebri posterior mit ebenfalls hochgradiger Steigerung der Strömungsgeschwindigkeit). Für **a** ist auch der Effekt auf die Strömungsgeschwindigkeit der ipsilateralen A. basilaris wiedergegeben. Bei **a** und **b** ist zusätzlich der Effekt bei kontralateraler Kommuniskompression dargestellt (K_2) (Abnahme der Strömungsgeschwindigkeit bei **b**, da vermehrter Druck gegen das Karotis-

stromgebiet auch kontralateral; in Abb. 8.**34** Zunahme der Strömungsgeschwindigkeit auch in der kontralateralen A. cerebri posterior [P_1] bei Kommuniskompression). Bei Kompression der ipsilateralen Atlasschlinge der A. vertebralis (K_3) kam es bei **b** in der A. communicans posterior zur Steigerung der Strömungsgeschwindigkeit, da durch die Vertebraliskompression verminderter Druck im vertebrobasilären System bestand.

gen Zunahme. Kommuniskompression rechts (nicht dargestellt) zeigt bei Proband A eine entsprechende Reaktion, so daß auf beiden Seiten die Kollateralversorgung des Karotissystems über die A. communicans posterior erfolgt. Die Strömungsgeschwindigkeit im P_2-Abschnitt ist bei A während der Kommuniskompression nicht erkennbar beeinflußt.

Im Gegensatz hierzu kann bei B durch Kommuniskompression links die Strömungsgeschwindigkeit in der A. cerebri posterior nicht oder nur im Sinne einer leichten Zunahme (Kollateralversorgung über leptomeningeale Anastomosen?) beeinflußt werden, was dafür spricht, daß die A. communicans posterior beiderseits kaum zur Kollateralversorgung des Karotissystems beiträgt bzw. nicht angelegt ist. Daß die A. cerebri posterior bei B untersucht wird, beweist die Abnahme der Strömungsgeschwindigkeit unter Kompression der rechten A. vertebralis (nicht abgebildet).

Die A. *communicans posterior* ist nur selten isoliert zu beschallen. Zu erwarten ist, je nach Druckdifferenz zwischen Karotis- und vertebrobasilärem System, Strömung in Richtung auf die A. carotis interna oder die A. cerebri posterior. Auch herzphasenabhängige Pendelströmung kommt vor (Abb. 8.**22**). Dies zeigt Abb. 8.**37 a** für einen weiteren Probanden. Abb. 8.**37 b** zeigt für Proband A den Effekt einer Kompression der ipsi- oder kontralateralen Aa. carotis communis und vertebralis auf die Strömungsgeschwindigkeit und -richtung in der A. communicans posterior.

8.4.3.4. A. basilaris

Wird transtemporal die Basilarisbifurkation mit Aufzweigung in die Aa. cerebri posteriores beschallt, findet sich unter Kompression der A. carotis communis bei beiderseits offener Verbindung zum Karotissystem eine Zunahme der Strömungsgeschwindigkeit im P_1-Abschnitt *beiderseits*. Somit wird auch auf der der Kompression kontralateralen Seite die Strömungsgeschwindigkeit kompensatorisch erhöht (Abb. 8.**34**, P_1 rechts).

Abb. 8.**34** zeigt, daß die Strömungsgeschwindigkeit in der A. basilaris (transnuchal beschallt) bei Kommuniskompression deutlich zunimmt. Dies ist als weiterer Hinweis auf eine funktionierende Kollateralversorgung des Karotissystems über das vertebrobasiläre System zu werten. Besteht diese Verbindung über die A. communicans posterior nicht, bleibt die Strömungsgeschwindigkeit in der A. basilaris durch Kommuniskompression unbeeinflußt wie bei Proband B (Abb. 8.**35**).

8.4.3.5. Aa. vertebrales

Kommuniskompression führt immer dann zu einer Steigerung der Strömungsgeschwindigkeit in den Vertebralarterien, wenn die Verbindung zum Karotissystem über den Circulus arteriosus cerebri gegeben ist. Entsprechend dem Effekt auf die Strömungsgeschwindigkeit in der A. basilaris findet sich in Abb. 8.**34** bei Proband A, links deutlicher als rechts, eine Zunahme der Strömungsgeschwindigkeit in den Vertebralarterien (Beschallung der Atlasschlinge), in Abb. 8. **35** bei Proband B eine nur angedeutete Zunahme der Strömungsgeschwindigkeit.

In den intrakraniell gelegenen Endabschnitten der Vertebralarterien wird die Strömungsgeschwindigkeit bei einseitiger Vertebraliskompression kontralateral kompensatorisch erhöht (Abb. 8.**31**, 8.**32**), in der A. basilaris nur gering vermindert, wenn nicht eine Vertebralis hypo- oder gar aplastisch ist.

8.4.4. Ergebnisse und Diskussion

Abb. 8.**38 a** zeigt das Ergebnis der nach unseren Kriterien (Abschn. 8.2.4) durchgeführten Karotiskompression links und rechts für 20 Probanden (Mitarbeiter der Neurologischen Klinik Ravensburg, mittleres Alter: 32 [18–54] Jahre). Die Kompression rechts wurde durchgeführt, um über den Nachweis einer Funktion des rechten P_1-Abschnitts eine anatomische Darstellung des Circulus arteriosus cerebri (Abb. 8.**38 b**) konstruieren zu können.

Die Strömungsgeschwindigkeit in der linken A. cerebri media ist unmittelbar nach vollständiger Karotiskompression in Prozent des Ausgangswerts (100%) für die systolische und enddiastolische Strömungsgeschwindigkeit wiedergegeben. Die Reduktion der systolischen Spitzengeschwindigkeit war immer ausgeprägter als die der enddiastolischen Strömungsgeschwindigkeit, im Mittel auf 52 bzw. 77% des Ausgangswerts. In keinem Fall kam es zu einem Strömungsstopp in der A. cerebri media.

Ausnahmslos wurde eine Umkehrung der Strömungsrichtung in der ipsilateralen A. cerebri anterior gefunden, bei zwei Probanden (Nr. 18 und Nr. 20 der Abb. 8.**38 a**) in sehr geringer Ausprägung. Auffälligerweise fand sich hier eine sehr deutliche Reduktion der Strömungsgeschwindigkeit in der A. cerebri media.

Bei 16 Probanden zeigte sich eine Erhöhung der Strömungsgeschwindigkeit im P_1-Segment der A. cerebri posterior links, in 14 Fällen mit Werten, die den Ausgangswert um mehr als 50% überstiegen.

Abb. 8.**38 Karotiskompression zur Beurteilung der Kollateralversorgung über den Circulus arteriosus cerebri.**

a Zusammenstellung der Ergebnisse der Kompression der linken und rechten A. carotis communis bei 20 Probanden (Nr. 1–20). ACM% = Strömungsgeschwindigkeit in der A. cerebri media in % des Ausgangswerts, ACA l = A. cerebri anterior links, P_1 l = P_1-Abschnitt der linken A. cerebri posterior, P_2 l = P_2-Abschnitt der linken A. cerebri posterior, ACI l = A. carotis interna links, P_1 r = P_1-Abschnitt der rechten A. cerebri posterior.

b Anatomische Darstellung funktioneller Varianten des Circulus arteriosus cerebri aufgrund der Ergebnisse von **a**: Vollständig ausgeprägter Circulus arteriosus (A, n = 12), fehlende Verbindung von Karotis- und vertebrobasilärem System links (B, n = 2), fehlende Verbindung von Karotis- und vertebrobasilärem System rechts (C, n = 2), direkter Abgang der A. cerebri posterior rechts aus der A. carotis interna (D, n = 2) und fehlende Verbindung von Karotis- und vertebrobasilärem System beiderseits (E, n = 2) (aus Assfalg, H.: Dopplersonographische Beurteilung der intrakraniellen Kollateralversorgung. Diss., Freiburg 1992).

Typ	Nr.	Kompression links					Kompression rechts
		ACM %	ACA l	P_1	P_2	ACI l	P_1
A	1	↘ 69/80	↱	↗	—	⅄	↗
A	2	↘ 63/95	↱	↗	—	↱	↗
A	3	↘ 63/75	↱	↗	—	↱	↗
A	4	↘ 61/80	↱	↗	↘	↱	↗
A	5	↘ 58/77	↱	↗	—	↱	↗
A	6	↘ 55/79	↱	(↗)	—	↱	↗
A	7	↘ 53/73	↱	↗	↘	↱	↗
A	8	↘ 52/83	↱	↗	—	↱	↗
A	9	↘ 49/74	↱	↗	—	↱	↗
A	10	↘ 45/63	↱	↗	—	↱	↗
A	11	↘ 41/81	↱	↗	↘	↘	↗
A	12	↘ 30/51	↱	(↱)	—	↘	↗
B	13	↘ 62/80	↱	—	—	↱	↗
B	14	↘ 48/90	↱	—	—	↱	↗
C	15	↘ 58/84	↱	↗	—	⅄	—
C	16	↘ 49/72	↱	↗	↘	↱	—
D	17	↘ 52/84	↱	↗	↘	⅄	↘
D	18	↘ 30/65	(↱)	↗	(↗)	↘	↘
E	19	↘ 63/100	↱	—	—	↱	—
E	20	↘ 37/57	(↱)	—	—	↘	—

a

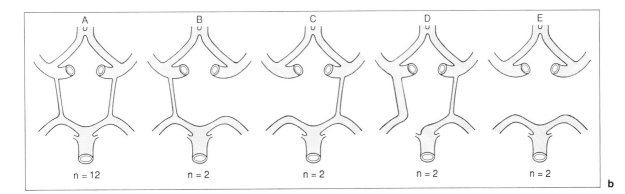

b

Aufgrund der Ergebnisse der Abb. 8.**38 a** können, wie in Abb. 8.**38 b** dargestellt, nach dopplersonographischen Kriterien funktionelle Varianten des Circulus arteriosus cerebri dargestellt werden (661).

Die in der bisherigen Literatur mitgeteilten Befunde zur Kollateralfunktion des Circulus arteriosus cerebri sind z. T. widersprüchlich und irreführend. In der ersten systematischen Untersuchung (622) wurde bei ebenfalls 20 Probanden in nur 6 Fällen (30%) eine Verbindung der Karotissysteme über die A. communicans anterior gefunden und in nur 5 Fällen (25%) ein Anstieg der Strömungsgeschwindigkeit im P_1-Abschnitt der A. cerebri posterior als Hinweis auf Kollateralversorgung über das vertebrobasiläre System. Diese Diskrepanz der Ergebnisse kann nicht ausreichend durch Unterschiede in der variablen Anlage des Ciculus arteriosus cerebri in diesen beiden Kollektiven erklärt werden; wahrscheinlich ist sie durch unterschiedliche Beurteilungskriterien bedingt.

Ringelstein (637) fand bei einer größeren Patientengruppe, bei der Karotiskompressionen durchgeführt wurden, im A_1-Abschnitt der A. cerebri anterior in 87% einen Wechsel der Strömungsrichtung, in 8% eine Abnahme der Strömungsgeschwindigkeit, in 5% einen Strömungsstopp und in einem Fall eine Pendelströmung. Im P_1-Abschnitt zeigte sich in 80% ein Anstieg der Strömungsgeschwindigkeit, in 20% keine Reaktion während Karotiskompression. Diese Ergebnisse zeigen eine gute Übereinstimmung mit anatomischen Befunden (Abschn. 2.2) und unseren Ergebnissen. Im Normalfall und auch bei Patienten ist mit einer Wahrscheinlichkeit von etwa 90% mit einer Kollateralversorgung über die A. communicans anterior, in etwa 80% über die A. communicans posterior zu rechnen.

Norris u. Mitarb. (619) untersuchten bei 15 Probanden den Effekt der Karotiskompression auf die Strömungsgeschwindigkeit in der A. cerebri media mit der Frage, ob eine „totale oder partielle Abhängigkeit" einer Großhirnhemisphäre von der Strömung in der A. carotis communis zu finden ist. Untersucht wurden 30 Hemisphären, und erstaunlicherweise wurde in 9 Fällen (30%) eine „totale Abhängigkeit" (Strömungsstopp in der A. cerebri media unter Kompression) und in 2 Fällen ein Anstieg der Strömungsgeschwindigkeit („paradoxe Reaktion")

gefunden. Dies würde bedeuten, daß in 30% keine dopplersonographisch meßbare Kollateralversorgung der A. cerebri media erfolgt. Wahrscheinlich wurde nicht in allen Fällen die A. cerebri media untersucht; eine andere Erklärung erscheint uns kaum möglich.

Wie bereits in Abb. 8.**20** gezeigt, kann unter Karotiskompression die Strömungsgeschwindigkeit in der A. cerebri media in Abhängigkeit von der Kompressionsdauer zunehmen. Abb. 8.**39** gibt den Anstieg der systolischen (**a**) und der enddiastolischen (**b**) Strömungsgeschwindigkeit in der A. cerebri media während länger dauernder Kompression der ipsilateralen A. carotis communis wieder. Zu beobachten ist ein kontinuierlicher Anstieg der systolischen und deutlicher der enddiastolischen Strömungsgeschwindigkeit, wobei enddiastolisch der Ausgangswert überschritten werden kann.

Zusammengefaßt ergeben sich bei Beschallung extra- und intrakranieller Hirnarterien anhand der Effekte einer Kommuniskompression folgende indirekte und direkte Hinweise auf eine wirksame Kollateralisierung über den vorderen oder hinteren Anteil des Circulus arteriosus cerebri:

1. Indirekte Hinweise sind eine Zunahme der Strömungsgeschwindigkeit in der kontralateralen A. carotis interna, den Vertebralarterien und der A. basilaris.

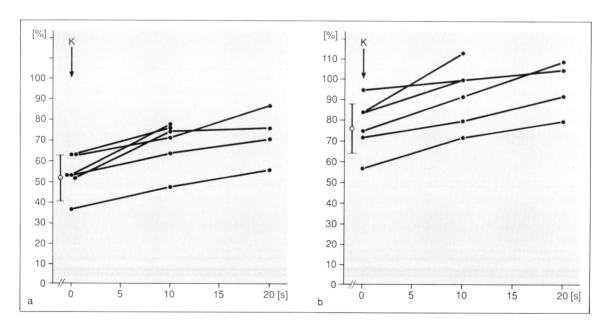

Abb. 8.39 Zunahme der Strömungsgeschwindigkeit in der A. cerebri media während längerdauernder ipsilateraler Karotiskompression.
a Systolische Spitzengeschwindigkeit.

b Enddiastolische Strömungsgeschwindigkeit (K = Beginn der Kompression). Ordinate: Strömungsgeschwindigkeit in Prozent des Ausgangswerts (100%). Abszisse: Dauer der Karotiskompression in Sekunden. Weitere Erklärung s. Text (aus Assfalg, H.: Dopplersonographische Beurteilung der intrakraniellen Kollateralversorgung. Diss., Freiburg 1992).

2. Direkte Hinweise sind die Zunahme der Strömungsgeschwindigkeit in der kontralateralen A. cerebri anterior, Umkehrung der Strömungsrichtung in der ipsilateralen A. cerebri anterior und Zunahme der Strömungsgeschwindigkeit im P_1-Abschnitt der ipsilateralen A. cerebri posterior.

Die alleinige Kompression der A. carotis communis reicht allerdings nicht aus, die Kollateralversorgung über den Circulus arteriosus cerebri in allen Einzelheiten zu beschreiben. Hierzu ist auch die Kompression der Atlasschlinge der A. vertebralis erforderlich und für weitergehende Betrachtungen die simultane Kompression beider Aa. carotides communes (542). Es sei ausdrücklich darauf hingewiesen, daß diese Kompressionsmanöver experimentellen Charakter haben. Sie erlauben in Kombination mit der extrakraniellen Dopplersonographie eine umfassende Beschreibung der potentiellen extra- und intrakraniellen Kollateralversorgung, und ihre Ergebnisse tragen zum besseren Verständnis der veränderten intrakraniellen Strömung im pathologischen Fall bei.

8.5. Strömungsgeschwindigkeits-messungen in intrakraniellen Hirnarterien

8.5.1. Vergleich- und Reproduzierbarkeit

Die inter- und intraindividuelle Vergleich- und Reproduzierbarkeit von Messungen der Strömungsgeschwindigkeit in Hirnarterien mit der intrakraniellen Dopplersonographie wird durch apparative, anatomische, physiologische und physikalische Parameter bestimmt und limitiert.

Apparative Parameter sind axiale und laterale Auflösungen des Meßvolumens, Fokussierung, Verstärkung (gain) und theoretische maximale Eindringtiefe. Anatomische Parameter sind Dicke und Penetrierbarkeit der temporalen und suboberzipitobasalen Kalotte, Lage und Abmessungen des „günstigsten Knochenfensters", Abmessungen des Foramen magnum, der Orbita und der Fissura orbitalis superior, zudem Variationen von Verlauf, der Länge, Weite und Anlage von Arterien. Physiologische Parameter sind der CO_2-Partialdruck, der Blutdruck und die Herzfrequenz. Der wichtigste physikalische Parameter ist die Winkelabhängigkeit der Meßwerte, d. h. die winkelabhängige Diskrepanz zwischen gemessener Dopplerfrequenz und Strömungsgeschwindigkeit.

Zur Frage der Reproduzierbarkeit liegen drei Mitteilungen vor (538, 676, 646). In Abb. 8.**40** werden die Ergebnisse zweier Untersucher bei 10 Patienten verglichen. Beurteilungsparameter war die maximale Strömungsgeschwindigkeit während der Systole (oberstes Ende der Balken) und am Ende der Diastole (unteres Ende der Balken) in der A. cerebri media. Vorgaben, wie die Untersuchungstiefe oder Lokalisation des „Knochenfensters", wurden nicht gemacht. Häufig fand sich eine recht gute Übereinstimmung; in Einzelfällen (4 und 6) wurden allerdings erhebliche Diskrepanzen deutlich.

Die Reproduzierbarkeit wurde von Winter u. Mitarb. (676) unter Vorgabe einer definierten Untersuchungstiefe (50 mm) und Definition des „Knochenfensters" durch den Erstuntersucher als „befriedigend" angegeben. Saunders u. Mitarb. (646) fanden einen Variationskoeffizienten von 5% bei mehreren Messungen an einem Tag und von 10% an aufeinanderfolgenden Tagen.

Diese Mitteilungen beziehen sich auf Messungen an der A. cerebri media, der Arterie, die am häufigsten und leichtesten untersucht werden kann. Es ist

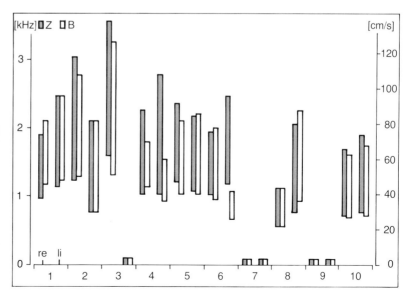

Abb. 8.**40** **Reproduzierbarkeit intrakranieller dopplersonographischer Untersuchungen.** Bestimmung der systolischen und enddiastolischen Strömungsgeschwindigkeit (oberes und unteres Ende der Balken) in der A. cerebri media durch zwei Untersucher (Z: schwarz; B: weiß) bei 10 Patienten. Neben Fällen mit guter Übereinstimmung fanden sich erhebliche Diskrepanzen (Fall 4 und Fall 6). Bei einem Patienten konnte einseitig, bei zwei beidseitig kein Strömungssignal von der A. cerebri media erhalten werden (aus Büdingen, H. J., A. Zeides: Diskussionsbeitrag in Widder, B.: Transkranielle Doppler-Sonographie bei zerebrovaskulären Erkrankungen. Springer, Berlin 1987).

anzunehmen, daß die Reproduzierbarkeit der Messungen an den übrigen Hirnarterien weniger befriedigend ist. Hierdurch wird auch die in Abschn. 8.1 diskutierte Frage berührt, ob die intrakranielle Dopplersonographie als quantitative Untersuchungsmethode für die Strömungsgeschwindigkeit in Hirnarterien bezeichnet werden kann. Zusammen mit der inter- und intraindividuellen Varianz der Strömungsgeschwindigkeit führen Probleme der Reproduzierbarkeit dazu, daß die Grenzen zum Pathologischen nach unten und oben sehr weit zu stecken sind.

Zur *Durchführbarkeit* der intrakraniellen Dopplersonographie seien die Mitteilungen von Grolimund u. Mitarb. (560) und Widder (671) zitiert. Erstere suchten transtemporal bei 28 (3%) von 1039 Patienten beiderseits oder einseitig erfolglos nach einem Dopplersignal der A. cerebri media, wobei diese 28 Patienten ein höheres Durchschnittsalter (68,5 Jahre) als die gesamte Gruppe (54,5 Jahre) aufwiesen. Von den 28 Patienten waren 79% Frauen. Bezogen auf die Gesamtgruppe der Frauen, war in 5% kein Dopplersignal zu erhalten, bei Männern nur in 1%. Widder (Abb. 8.**41**) konnte bei 90% der Männer und nur knapp 70% der Frauen über 70 Jahre transtemporale Untersuchungen vornehmen. Nach eigenen Erfahrungen kann die transtemporale Beschallung in etwa 5% nicht durchgeführt werden

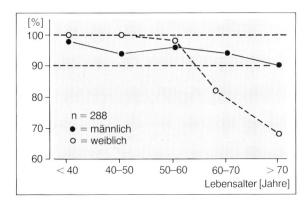

Abb. 8.**41 Durchführbarkeit transtemporaler dopplersonographischer Untersuchungen der A. cerebri media bei 288 Patienten mit zerebrovaskulären Durchblutungsstörungen.** Vorgabe war, daß in einer Zeit von höchstens 5 Minuten ein registrierbares Signal der A. cerebri media erhalten werden sollte (aus Widder, B.: Transkranielle Doppler-Sonographie bei zerebrovaskulären Erkrankungen. Springer, Berlin 1987).

8.5.2. Beurteilung der zerebralen Autoregulation durch intrakranielle Strömungsgeschwindigkeitsmessungen

Unter zerebraler Autoregulation (Abschn. 3.8.1) wird ein Mechanismus verstanden, der Veränderungen der zerebralen Durchblutung bei Veränderungen des zerebralen Perfusionsdrucks möglichst klein hält. Dies wird durch vasomotorische Effektoren bewirkt, welche den zerebrovaskulären Gefäßwiderstand kontrollieren. Mit der Dopplersonographie wird die Strömungsgeschwindigkeit gemessen; der Gefäßquerschnitt ist unbekannt. Deshalb sind absolute Werte der Strömungsgeschwindigkeit ein ungeeignetes Maß zur Beurteilung der zerebralen Durchblutung, während relative Veränderungen Auskunft über Veränderungen der Hirndurchblutung zulassen (510). Nicht eindeutig geklärt ist bisher die Frage, ob sich z. B. der Querschnitt des Hauptstamms der A. cerebri media bei Veränderungen des Blutdrucks verändert. Eine kritische Stellungnahme zu diesem Komplex findet sich bei Kontos (57). Aaslid (1) geht davon aus, daß sich der Querschnitt (Durchmesser) der A. cerebri media nicht signifikant verändert, die Durchblutung demnach proportional der Strömungsgeschwindigkeit ist. Diese Aussage stützt sich auch auf Messungen

der Signalleistung (signal power), welche als Maß für die Querschnittsfläche herangezogen werden kann. Müller u. Mitarb. (608, 610) fanden dagegen ebenfalls durch Messung der Signalleistung erhebliche Veränderungen des Querschnitts der A. cerebri media bei erhöhtem und reduziertem P_{CO_2}, damit Hinweise für eine autoregulatorische Vasodilatation auch des Hauptstamms der A. cerebri media.

Die autoregulatorische Anpassung der Hirndurchblutung bei raschen Veränderungen des Blutdrucks erfolgt offenbar innerhalb weniger Sekunden (1, 517, 611), in Hypokapnie rascher als in Normo- oder Hyperkapnie (7, 511).

8.6. Fehlermöglichkeiten

Fehlermöglichkeiten bei der Bestimmung der Parameter Tiefenlokalisation, Strömungsrichtung, Strömungsgeschwindigkeit, Reaktion auf Kompression extrakranieller Hirnarterien und Durchführbarkeit sind technisch, anatomisch und pathophysiologisch bedingt. Dies ist in Tab. 8.**6** zusammengefaßt.

Beispielhaft seien die Auswirkungen einer zu hohen oder zu geringen Eingangsempfindlichkeit (Verstärkung) auf die gemessene „Strömungsgeschwindigkeit" dargestellt (Abb. 8.**42 a, b**). Zunehmende Verstärkung führt zur Erfassung zunehmend hoher Frequenzen im Signal und umgekehrt.

Dieses Problem wurde schon in Abschn. 5.1.1 besprochen. Bei den relativ kleinkalibrigen Hirnarterien ist von einem parabolischen Strömungsprofil auszugehen. Das Frequenzdichtespektrum zeigt dabei im Bereich der höheren Frequenzen einen weniger steilen Abfall als bei einem flachen Pro-

Tabelle 8.**6** Einflußgrößen und Fehlermöglichkeiten bei der Beurteilung der Parameter der intrakraniellen Dopplersonographie

Fehlerquellen	Parameter				
	Tiefenlokalisation	Strömungs-richtung	Strömungs-geschwindigkeit	Reaktion auf Kompressions-tests	Fehlender Nachweis (Verschluß)
technisch	variable Größe des Meßvolumens	Spiegelungen bei schlechter Kanal-trennung	Beschallungswin-kel nicht = < 30°	Sonde nicht in stabiler Position	Schallabsorption durch Knochen
			Maximalfrequen-zen niederampli-tudig	inkomplette Kom-pression	ungeeignete Ver-stärkungseinstel-lung
			ungeeignete Ver-stärkungseinstel-lung		
			zu tiefe PRF für Untersuchung in größerer Tiefe		
anatomisch	fehlende Orientie-rungspunkte bei Gefäßen gleicher Durchströmungs-richtung Gefäßelongation unterschiedliche Weichteildicke	Schlingen	Gefäßweite aty-pisch oder seiten-different	fehlende Aa. com-municantes Abgangsvarian-ten (z. B. Poste-rior aus Interna) Primitivarterien	atypischer Gefäß-verlauf
pathophysiolo-gisch		bestehende Strö-mungsumkehr wegen Kollaterali-sation von Ver-schlüssen	vegetativ beding-te spontane Schwankungen unregelmäßige Atmung (P$_{CO_2}$) gestörter zerebra-ler Metabolismus gestörte Autore-gulation der Hirn-durchblutung Hämatokrit und Viskosität intrakranieller Druck	Zufluß zur A. caro-tis interna über A. carotis externa bei Kommunis-kompression	Strömung in Kolla-terale täuscht Strömung in ver-schlossener Arte-rie vor

fil. Daher hat die Eingangsempfindlichkeit beim paraboli-schen Strömungsprofil einen relativ großen Einfluß auf die Darstellung der Maximalfrequenzen, ähnlich wie bei Steno-sesignalen (Abb. 5.**1**, 5.**3**).

Abb. 8.**42** gibt in **c** den Einfluß einer Pulsverlangsa-mung durch Kompression der A. carotis communis und in **d** den von spontanen vegetativen Schwan-kungen der Strömungsgeschwindigkeit wieder. Der kleinste und der größte Meßwert liegen um mehr als 30% auseinander (Abb. 3.**12**).

8.7. Korrelation von Strömungsgeschwindigkeit, CO$_2$-Partialdruck und Hirndurchblutung

Die Strömungsgeschwindigkeit in den extrakraniel-len und basalen Hirnarterien nimmt entsprechend der Hirndurchblutung bei Hypokapnie (vermindertem P$_{CO_2}$) ab, bei Hyperkapnie (erhöhtem P$_{CO_2}$) zu (295, 604). Die Korrelation von CO$_2$-Partialdrük-ken und Hirndurchblutung bzw. Strömungsge-schwindigkeit in der A. cerebri media ergibt die CO$_2$-Antwortkurve (Abschn. 3.8.2) als Ausdruck der *CO$_2$-Reaktivität*, die eine Beurteilung der „zere-bralen Reservekapazität" zuläßt. Diese wurde in ei-ner Reihe von Mitteilungen unter normalen (577, 589, 604, 534, 638) und pathologischen Bedingun-

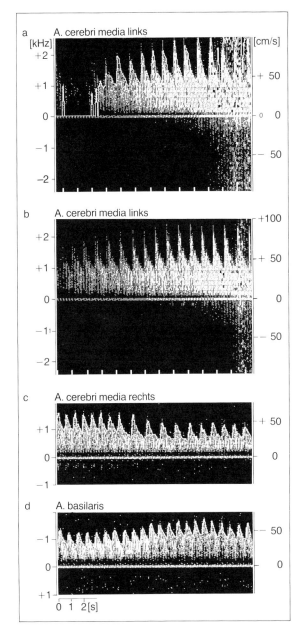

a A. cerebri media links

b A. cerebri media links

c A. cerebri media rechts

d A. basilaris

Abb. 8.42 Apparative und physiologische Einflüsse auf die gemessene Dopplerfrequenz.

a u. b Registrierung der A. cerebri media bei konstanter Sondenposition und Tiefeneinstellung (50 mm), jedoch zunehmender Eingangsempfindlichkeit des Spektrumanalysators, wobei in **a** die Hüllkurve der Maximalfrequenzen vom Gerät aufgezeichnet wurde. In **b** ähnliche Variation der Einstellung ohne Markierung der Maximalfrequenzen durch das Gerät. Man erkennt, daß mit zunehmender Empfindlichkeitseinstellung höhere Maximalfrequenzen registriert werden. Am rechten Bildrand sind Übersteuerungsartefakte zu erkennen. Da die kleinkalibrigen Hirnbasisarterien ein parabolisches Strömungsprofil aufweisen (Abb. 5.**7 b**), ist mit einem erheblichen Einfluß der Empfindlichkeitseinstellung des Spektrumanalysators (Abb. 5.**8**) auf die registrierte maximale Dopplerfrequenz zu rechnen.

c Pulsverlangsamung und leichte Abnahme der Strömungsgeschwindigkeit nach kurzer, inkompletter, die Strömung nicht reduzierender Kompression der ipsilateralen Karotisbifurkation (Karotissinusreflex).

d Spontane Schwankungen (Abb. 3.**12**) bei Ableitung der A. basilaris in 95 mm Untersuchungstiefe bei einem 47jährigen, vegetativ labilen Patienten.

gen, wie Spasmus nach Subarachnoidalblutung (576), Angiome (574), Stenosen und Verschlüsse der A. carotis interna (561, 675, 588, 590, 674, 638) und Migräne (573), untersucht. Hierbei zeigte sich, daß die zeitgemittelte Strömungsgeschwindigkeit in der A. cerebri media im Normalfall eine CO_2-Reaktivität von $3,4 \pm 0,8\%$/mmHg (P_{CO_2}), ausgehend vom Normalbereich des endexspiratorischen P_{CO_2} (36–40 mmHg), aufweist (604).

Klinischer Hintergrund dieser Untersuchung ist im wesentlichen die Frage, ob bei Verschlußprozessen an den extrakraniellen Hirnarterien anhand der CO_2-Reaktivität ein kritischer Bereich der Hirndurchblutung bzw. Strömungsgeschwindigkeit zu

definieren ist oder die Durchblutung bei Bedarf noch gesteigert werden kann. Entsprechende Untersuchungen wurden mit dem Carboanhydrasehemmer Acetazolamid (655, 43, 690) durchgeführt.

Diese Untersuchungen wurden unter folgenden Annahmen vorgenommen:

1. Der Gefäßdurchmesser der Hirnbasisarterien ändert sich bei Hyper- und Hypokapnie nur unwesentlich, daher ist

2. die Strömungsgeschwindigkeit der Stromstärke (Flußvolumen) direkt proportional (Abschn. 3.2, 8.5.1), und

3. der endexspiratorische P_{CO_2} ist dem arteriellen P_{CO_2} direkt proportional.

Abb. 8.**43** zeigt den Zusammenhang zwischen der Höhe des P$_{CO_2}$, der Arteriolenweite und der Strömungsgeschwindigkeit bzw. Stromstärke in der A. cerebri media.

Zur Erstellung einer CO$_2$-Antwortkurve werden Strömungsgeschwindigkeit und endexspiratorischer P$_{CO_2}$ unter folgenden Bedingungen miteinander korreliert (jeweils Steady-state-Bedingungen):

1. In Ruhe (normal: 36–40 mmHg),
2. unter Hyperventilation (Absinken auf 30 oder 20 mmHg),
3. unter Atmen eines Gemischs aus CO$_2$ (5–7%) und Luft oder O$_2$ (z. B. 5% CO$_2$ in 95% O$_2$) mit Anstieg des P$_{CO_2}$ auf 50 oder 60 mmHg und
4. wiederum in Ruhe als Kontrollmessung.

Das Ergebnis kann als prozentuale Änderung der zeitgemittelten Strömungsgeschwindigkeit (Dopplerfrequenz) pro mmHg Änderung des P$_{CO_2}$ (vaskuläre Reaktivität [604]) oder CO$_2$-Reaktivität (675, 590, 674) (Abb. 8.**44**) ausgedrückt werden bzw. als „normalisierte autoregulatorische Reserve (NAR)", wie in Abb. 8.**45** wiedergegeben. Bisherige Mitteilungen zum klinischen Einsatz (524, 561, 588, 590, 590a, 642, 674, 675) bei Patienten mit Stenosen und Verschlüssen der A. carotis interna ergaben,

daß signifikant erniedrigte Werte der CO$_2$-Reaktivität nur bei hochgradigen Stenosen und Verschlüssen und hier nur bei einem Teil der Patienten zu beobachten sind. Kleiser u. Widder (590a) fanden in einer großangelegten Studie bei retrospektiver Analyse von 293 Patienten mit einseitigem Verschluß der A. carotis interna eine signifikante Korrelation zwischen stark verminderter oder erschöpfter CO$_2$-Reaktivität und dem Auftreten kurz zurückliegender ischämischer Attacken oder von Schlaganfällen (Abb. 8.**46 a**). Bei 75 Patienten fand sich auch eine enge Korrelation zwischen hämodynamisch verursachten Infarkten, nachgewiesen im kranialen Computertomogramm, und erschöpfter CO$_2$-Reaktivität (Abb. 8.**46 b**). Die Interpretation der Ergebnisse des „Doppler-CO$_2$-Tests" gibt Tab. 8.**7** wieder. 103 prospektiv untersuchte Patienten mit einseitigem Internaverschluß und erschöpfter „Reservekapazität" erlitten signifikant häufiger ipsilaterale ischämische Defizite als Patienten mit normaler CO$_2$-Reaktivität bei suffizienter Kollateralversorgung der A. cerebri media (590, 590a). In dieser Studie wurden prospektiv auch 19 Patienten analysiert, bei denen wegen erschöpfter CO$_2$-Reaktivität ein extra-intrakranieller Bypass angelegt wurde. Sie zeigten postoperativ ein Hirninfarktrisiko wie Patienten mit suffizienter CO$_2$-Reaktivität.

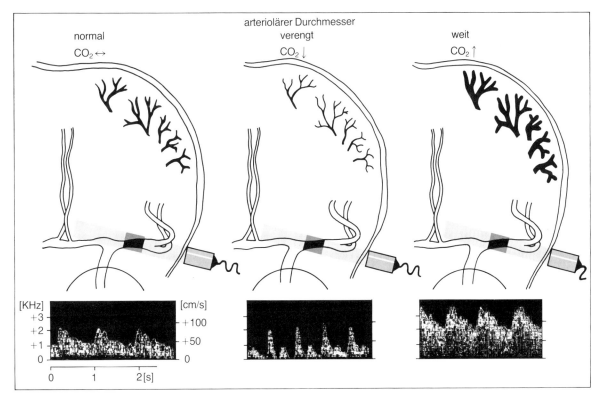

Abb. 8.**43** **Strömungsgeschwindigkeit in der A. cerebri media bei unterschiedlicher vasomotorischer Aktivität.** Der Durchmesser der basalen zerebralen Arterien bleibt konstant. Die gemessene Strömungsgeschwindigkeit ändert sich in Abhängigkeit vom peripheren arteriolären Gefäßwiderstand (aus Hassler, W.: Acta neurochir., Suppl. 37, 1986).

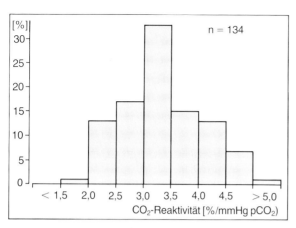

Abb. 8.44 Verteilung der CO₂-Reaktivität bei 84 Patienten ohne Hinweise auf zerebrovaskuläre Erkrankungen. Ordinate: prozentualer Anteil der Patienten. Abszisse: CO₂-Reaktivität in %/mmHg P_{CO_2}. Der Mittelwert war $3,4 \pm 0,75$%/mmHg P_{CO_2}. Die NAR-Werte (Abb. 8.**45**) betragen das 6,5fache (aus Widder, B., K. Paulat, J. Hackspacher, E. Mayr: Europ. Arch. Psychiat. neurol. Sci. 236 [1986] 162–168).

Tabelle 8.**7** Klassifikation der CO₂-Reaktivität (aus Kleiser, B., B. Widder: Stroke 23 [1992] 171)

CO₂-Reaktivität	Zunahme während Hyperkapnie von $+1$ Vol.-% CO₂ (%)	Abnahme während Hypokapnie von -1 Vol.-% CO₂ (%)
ausreichend	≥ 10	≥ 10
vermindert	< 10	≥ 10
erschöpft	< 5	< 10

Die Werte geben die Änderung der Strömungsgeschwindigkeit in der A. cerebri media wieder, verglichen mit den Ausgangswerten.

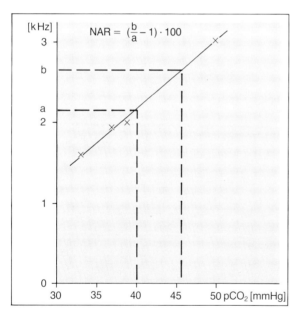

$$NAR = \left(\frac{b}{a} - 1\right) \cdot 100$$

Abb. 8.45 Bestimmung der normalisierten autoregulatorischen Reserve (NAR). Es werden die gemittelten Maximalfrequenzen der Dopplersignale in Ruhe, nach Hyperventilation (niedriger P_{CO_2}), nach Einatmen eines 5%igen CO₂-Gasgemisches sowie nach Wiedereintreten der Ruhebedingungen, jeweils im Steady state, gemessen. Die prozentuale Veränderung der gemessenen Dopplerfrequenz im Bereich von 40–46,5 mmHg P_{CO_2} (entsprechend 1 Volumenprozent CO₂) entspricht der NAR (aus Widder, B.: Transkranielle Doppler-Sonographie bei zerebrovaskulären Erkrankungen. Springer, Berlin 1987).

Hieraus läßt sich die Indikation zu einem extra-intrakraniellen Bypass ableiten.

Auch Ringelstein u. Mitarb. (642) fanden bei 40 Patienten mit unilateralem und 15 Patienten mit bilateralem Verschluß der A. carotis interna einen hochsignifikanten Unterschied zwischen der vasomotorischen Reaktivität bei symptomatischen und asymptomatischen, einseitigen Verschlüssen, zudem eine enge Verbindung von „Low-flow-Infarkten" (ischämischen Ophthamopathien und hypostatischen transienten ischämischen Attacken) mit einer verminderten CO₂-Reaktivität.

Auch bei Angiomen mit großer Durchblutungssteigerung ist die CO₂-Reaktivität partiell oder ganz aufgehoben (574). Hassler u. Chioffi (576) untersuchten die CO₂-Reaktivität des zerebralen Vasospasmus nach aneurysmabedingten Subarachnoidalblutungen und fanden zwei gefährliche Bedingungen der vasospastischen Erkrankung:

1. die Erschöpfung der peripheren vasodilatatorischen Kapazität und
2. die Hyperventilationstherapie, da hieraus eine Reduktion der Hirndurchblutung resultieren kann.

Nach diesen Ergebnissen ist anzunehmen, daß die Bestimmung der CO₂-Reaktivität wohl eine recht aufwendige, aber zuverlässige Methode zur quantitativen Beurteilung der zerebrovaskulären Reservekapazität darstellt und hieraus prognostische und therapeutische Schlüsse gezogen werden können.

Methodisch weniger aufwendig und zuverlässig ist offenbar auch der Acetazolamidtest (655, 690), wobei im Normalfall 10 Min. nach 1 g Acetazolamid eine Zunahme der mittleren Strömungsgeschwindigkeit in der A. cerebri media um $24,4 \pm 9,2$ cm/s gefunden wurde (690). Bei 21 Patienten mit obstru-

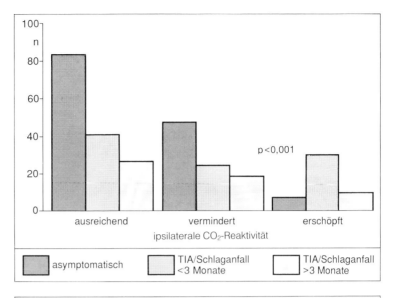

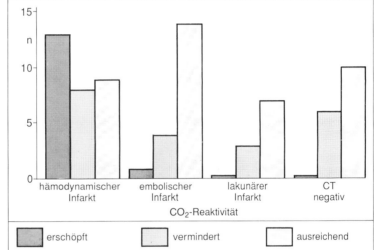

Abb. 8.**46** **CO_2-Reaktivität bei Interna-verschluß.**

a Beziehung zwischen der „normalisierten autoregulatorischen Reserve" (NAR, Abb. 8.**45**) und klinischen Symptomen bei 293 Patienten mit Verschlüssen der A. carotis interna (1985–1989).

b Beziehung zwischen der NAR und ipsilateralen CT-Befunden (aus Kleiser, B., B. Widder: Stroke 23 [1992] 171).

ierender Erkrankung an der A. carotis und Symptomen einer zerebralen Ischämie zeigten sich signifikante Unterschiede in der durch Acetazolamid induzierten Zunahme der Strömungsgeschwindigkeit und Hirndurchblutung in der asymptomatischen und symptomatischen Hemisphäre.

Sorteberg u. Mitarb. (655) fanden, daß bei intravenöser Gabe von 1 g Acetazolamid die Strömungsgeschwindigkeit in den basalen Hirnarterien deutlicher zunimmt (36–42%) als in der ipsilateralen A. carotis interna (22 ± 12%), und leiten hieraus die Annahme eines direkten und spezifischen Effekts des Acetazolamids auf die Gefäßweite im Sinne einer Verengung der proximalen Aa. cerebri media, anterior und posterior ab.

Eine eindeutige Beziehung zwischen verschiedenen Pulsatilitätsindizes (Abb. 3.**11**) und der CO_2-Reaktivität der Strömungsgeschwindigkeit in der A. cerebri media konnte von Ley-Pozo u. Mit-

arb. (594) *nicht* gefunden werden, so daß mit den Werten von Pulsatilitätsindizes nicht akkurat individuelle Werte der CO_2-Reaktivität vorausgesagt werden können.

8.8.   Intrakranielle Dopplerangiographie („dreidimensionale transkranielle Dopplersonographie")

Mit der in Abschn. 1.4.3.3 angesprochenen Multiprojektionsdokumentation (506, 586) der Position des Ultraschallmeßvolumens bei der Untersuchung intrakranieller Arterienabschnitte gelingt es, bei transtemporaler und subokzipitaler Beschallung ein „Strömungsbild" intrakranieller Arterienabschnitte in der horizontalen und der frontalen Ebene aufzuzeichnen (509, 518, 614). Damit ist eine dreidimensionale Darstellung des Verlaufs der basalen Hirnarterien möglich.

Die Untersuchungstechnik entspricht der handgehaltenen Dopplersonographie: Nach Aufsuchen eines Strömungssignals der A. cerebri media in geringer Untersuchungstiefe (40–50 mm) wird das Meßvolumen schrittweise in die Tiefe verschoben, und im Abstand von jeweils 2 mm werden die Dopplersignale als Farbpunkte festgehalten. Bei einer axialen Auflösung des Meßvolumens von 8 mm entstehen überlappende Messungen und hierdurch ein „Strömungsbild", das durch Kippung der Schallsonde in allen Ebenen aufgebaut wird (Abb. 8.**47**).

Von großer Wichtigkeit sind die Erfahrung des Untersuchers mit der handgehaltenen intrakraniellen Dopplersonographie und räumliches Vorstellungsvermögen hinsichtlich des Verlaufs der basalen Hirnarterien. Das „mentale Bild" des Untersuchers (506) wird also graphisch in zwei Ebenen dargestellt (in Abb. 8.**47 a–d** frontale Ebene jeweils oben, horizontale Ebene jeweils unten wiedergegeben).

Abb. 8.**47 a** zeigt nach Aufbau des „Strömungsbilds" Doppler-Strömungspulskurven der A. cerebri media in einer Untersuchungstiefe von 54 mm bei transtemporaler Beschallung von links und deren Reaktion auf Kompression der linken A. carotis communis mit Abnahme der Strömungsgeschwindigkeit (Abb. 8.**34**). In **b** sind die Strömungspulskurven der linken A. cerebri anterior in einer Beschallungstiefe von 76 mm und deren Reaktion auf Karotiskompression links (Umkehrung der Strömungsrichtung) wiedergegeben, in **d** die Reaktion der Strömung in der kontralateralen A. cerebri anterior in 87 mm Untersuchungstiefe (mit Zunahme der Strömungsgeschwindigkeit) und in **c** die Reaktion der Strömung im P1-Abschnitt der A. cerebri posterior links auf Karotiskompression. Der Untersuchungsort ist in der graphischen Darstellung jeweils durch einen Pfeil markiert.

Die in Abb. 8.**47** wiedergegebenen „Strömungsbilder" sind als ideal zu bezeichnen. Bei einem anderen Probanden wurde zunächst versucht, bei transtemporaler Beschallung von links ein „Strömungsbild" nach dem „mentalen Bild" des Untersuchers aufzubauen (Abb. 8.**48 a**), was gut gelang. Danach wurden bei transtemporaler Beschallung von rechts in einer Untersuchungstiefe von 40–90 mm alle erhältlichen Dopplersignale graphisch festgehalten (Abb. 8.**48 b**), wodurch in der frontalen und

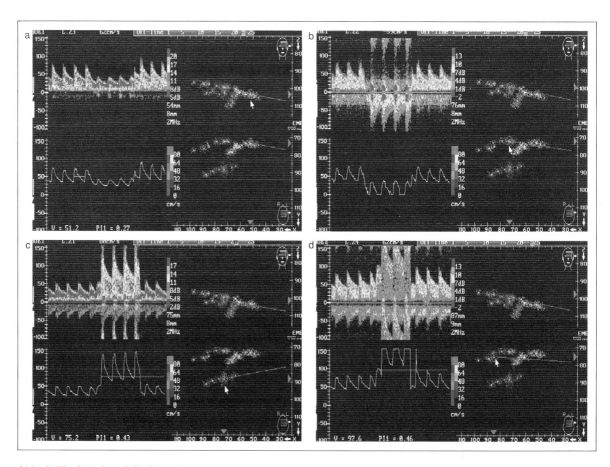

Abb. 8.**47**   **Intrakranielle Dopplerangiographie.** Erklärung s. Text.

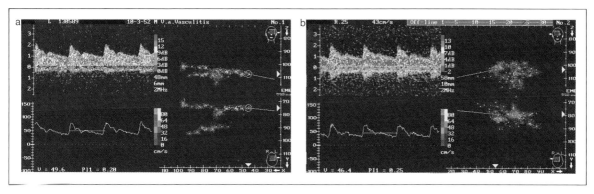

Abb. 8.**48** **Intrakranielle Dopplerangiographie.** Erklärung s. Text.

der horizontalen Ebene jeweils eine Farbwolke entstand, die eine Differenzierung einzelner Arteriensegmente nicht mehr zuließ. Dies unterstreicht die Bedeutung des „mentalen Bilds" des Untersuchers bei der Anwendung der dreidimensionalen transkraniellen Dopplersonographie.

Der Zeitaufwand für die intrakranielle Dopplerangiographie ist wesentlich höher als der bei Untersuchung mit handgehaltener Schallsonde. Die Zuordnung der intrakraniellen Dopplersignale zu be-

stimmten Arteriensegmenten wird aber gerade in „kritischen" Abschnitten (Endabschnitt der Aa. carotis interna, communicans posterior, P_1- und P_2-Abschnitt der A. cerebri posterior) sicherer. Ein weiterer Vorteil liegt in der Dokumentation der Untersuchungsergebnisse, was auch für Verlaufsuntersuchungen von großer Bedeutung ist.

Weitere Beispiele bei Patienten mit Stenosen intrakranieller Arterien werden in Kap. 13 (Abb. 13.**11**, 13.**25**, 13.**27**) gezeigt.

9.   Stenosen und Verschlüsse des extrakraniellen Karotissystems

Grundlage der dopplersonographischen Diagnose einer Durchblutungsstörung im Bereich der hirnversorgenden Arterien ist die Berücksichtigung der Befunde an *allen* beschallbaren Gefäßabschnitten. Die wesentlichen Beurteilungskriterien sind:

1. die Durchströmungsrichtung,
2. die systolische und diastolische Strömungsgeschwindigkeit (Dopplerfrequenz) im Seitenvergleich,
3. die Pulskurvenform.

Zu unterscheiden sind weiterhin direkte und indirekte Befunde. *Direkte Befunde* betreffen den abgeleiteten Gefäßabschnitt selbst und haben daher bei einer an dieser Stelle lokalisierten Gefäßveränderung die größte Aussagekraft. *Indirekte Befunde* ergeben sich dagegen durch die Untersuchung der vor oder nach dem Strömungshindernis gelegenen Gefäßabschnitte. Sie zeigen Fernwirkungen der Gefäßveränderung an. Direkte und indirekte Befunde kombinieren sich zu typischen Befundmustern, die es schließlich erlauben, eine Diagnose zu stellen.

Im folgenden werden typische Befundmuster, häufigste Fehlermöglichkeiten, die zu falsch positiven und falsch negativen Befunden führen, und Ergebnisse besprochen. Es wird zuerst der Abgangsbereich der A. carotis interna einschließlich der farbkodierten Dopplersonographie abgehandelt, da dies der Arterienabschnitt mit der größten klinischen Relevanz ist, bei dem auch die meisten Erfahrungen sowohl mit der einfachen Dopplersonographie als auch mit der Duplexsonographie vorliegen. Daher können am Beispiel dieses Gefäßes auch grundsätzliche Fragen besprochen werden (Abschn. 9.1.4, 9.1.6.4, 9.3.1, 9.3.2).

9.1.   Stenosen der A. carotis interna im direkt untersuchbaren Halsabschnitt

Der Anfangsabschnitt der A. carotis interna ist Prädilektionsort für Stenosen und Verschlüsse. Etwa 50% aller symptomatischen extrakraniellen Verschlußprozesse sind hier lokalisiert (Abb. 2.**19**) (710, 733). Da die extrakranielle Karotisbifurkation gefäßchirurgischen Eingriffen zugänglich ist, gewinnt die dopplersonographische Untersuchung dieses Abschnitts besondere Bedeutung.

Internastenosen und -verschlüsse entstehen ganz überwiegend als Folge arteriosklerotischer Einengung des Gefäßlumens. Es gibt eine Beziehung zwischen dem Ausmaß der Stenosierung und der Wahrscheinlichkeit, einen Schlaganfall zu erleiden (681, 691, 722). Die dopplersonographische Quantifizierung des Stenosegrads hat daher besondere klinische Bedeutung (Abschn. 9.1.3, 9.3). Embolische Verschlüsse betreffen häufiger den intrakraniellen Karotisabschnitt, die A. cerebri media oder deren Äste. Gelegentlich entsteht ein Verschluß iatrogen, z. B. durch Unterbindung bei Karotis-Sinus-cavernosus-Fistel. Seltene Ursachen sind entzündliche und traumatische Veränderungen, spontane Dissektionen oder fibromuskuläre Dysplasien. Aplasien der A. carotis interna sind im Gegensatz zu den Vertebralarterien so selten (126), daß solche Anlageanomalien bei der Interpretation dopplersonographischer Befunde praktisch nicht berücksichtigt werden müssen.

9.1.1.   Stenosesignal

Eine Stenose ist als umschriebene Einengung des Gefäßlumens definiert. Die im eingeengten Gefäßabschnitt beschleunigte Blutströmung tritt in den poststenotisch normal weiten oder dilatierten Abschnitt über und erzeugt hier eine Verwirbelung. Hohe Strömungsgeschwindigkeiten (hohe Dopplerfrequenzen) und Verwirbelung (Auftreten zusätzlicher niedriger Frequenzen, z. T. umgekehrte Strömungsrichtung anzeigend) charakterisieren das Stenosesignal. Je nach Ausprägung dieser beiden Veränderungen wirkt das akustische Signal verschärft, zischend, rauh oder brodelnd, ähnlich heftig kochendem Wasser. Unmittelbar über der Stenose überwiegt das hochfrequente Zischen, welches poststenotisch von den niederfrequenten Anteilen überlagert wird. Die Dopplersonographie mit Analogpulskurvenregistrierung (Abschn. 1.2, 1.3.2.2, Abb. 1.**36**) ermöglicht einen kontinuierlichen Ausschrieb bei Verschiebung der Sonde über einen *Stenoseabschnitt*. Die dabei auftretenden Pulskurvenveränderungen zeigt Abb. 9.**1** am Beispiel einer längerstreckigen Stenose der A. carotis interna (Lumeneinengung ca. 70%). Die zunehmende Einengung des Gefäßlumens führt zu zunehmend erhöhter Strömungsgeschwindigkeit. Im unmittelbar *poststenotischen Abschnitt* finden sich gegen Null gerichtete Auslenkungen der Pulskurve. Bei sehr

Abb. 9.1 Kontinuierliche Verschiebung der Schallsonde über eine stenosierte A. carotis interna. Verschiebung über den Abgang der nicht stenosierten A. carotis externa (unten). Der angiographische Befund ist halbschematisch dargestellt. Die Pfeile weisen auf den Ort der Beschallung hin, zeigen aber nicht den Beschallungswinkel an. Infolge der konisch zulaufenden Stenose im Anfangsabschnitt der A. carotis interna war eine Strömungsbeschleunigung ohne Hinweis auf gestörte Strömung abzuleiten. Letztere trat poststenotisch in Form der nach unten gerichteten systolischen Spitzen auf (Abb. 9.**3 b**). Dopplersonographie mit kontinuierlicher Schallaussendung, Nulldurchgangszähler und Analogpulskurvenschreibung, Kurvenausschlag nach oben in bezug auf die Nullinie bei Fluß von der Sonde weg (negative Dopplerfrequenzverschiebung), Papiervorschub 5 mm/s. Links an der oberen Kurve ist die Höhe des Standardkalibriersignals für den Schreiber markiert. Sie entspricht etwa 1,2 kHz.

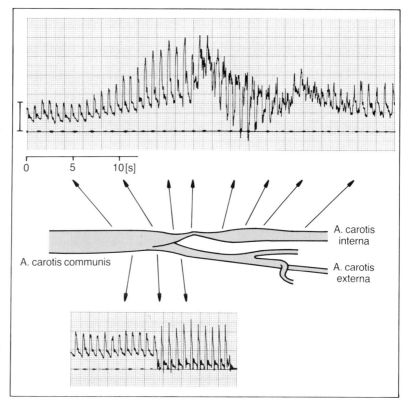

Abb. 9.2 Hochgradige, kurzstreckige Stenose der A. carotis interna. Befunde bei gleicher Untersuchungs- und Registriertechnik wie in Abb. 9.**1**.

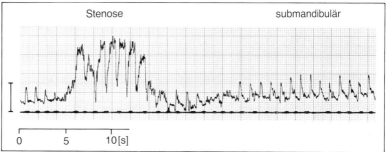

kurzstreckigen Stenosen wird die reine Strömungsbeschleunigung meist nicht gefunden (Abb. 9.**2**, 9.**4**), da infolge der Ausdehnung der Schallkeule dann auch poststenotische Gefäßanteile mitbeschallt werden. Abb. 9.**3** stellt das Ergebnis einer Analogpulskurvenregistrierung (gemittelte Strömungsgeschwindigkeit) den Frequenzzeitspektren halbschematisch gegenüber. Danach ist die poststenotische systolische Senke oder Spitzenumkehr eine Auswirkung hochamplitudiger, niederfrequenter und z. T. inverser Signalanteile, welche sich niederamplitudigen, hochfrequenten Anteilen überlagern (zum Begriff „Amplitude" s. Abb. 1.**39**).

Die Zunahme der Maximalfrequenzen (Abb. 1.**39**) im Bereich einer Stenose entspricht etwa der Strömungsbeschleunigung und kann bis zum Fünffachen des Normbereichs betragen (z. B. $f_0 = 4$ MHz, Normbereich bis 4 kHz, Stenosen bis ca. 20 kHz [Abb. 9.**12**]). Die Registrierung von Analog-

pulskurven mittels Nulldurchgangszähler (Abschn. 1.4.1.3, 1.5) ergibt keine entsprechende Zunahme des Pulskurvenausschlags im Bereich von Stenosen. Er beträgt höchstens das Zwei- bis Dreifache des Normbereichs. Bei hochgradigen Stenosen nimmt der Pulskurvenausschlag sogar wieder ab (Abb. 9.**4**, 9.**5**, 9.**8**). Dies liegt an der häufig geringen Signalamplitude (verkalkte Plaques, kleines Lumen in der Stenose) und der Verteilung der Frequenzen im Spektrum. Abb. 9.**3** zeigt halbschematisch diese Unterschiede bei einer ca. 70%igen Stenose. Die maßstabsgetreue Gegenüberstellung von Spektren- und Analogpulskurven wie in Abb. 1.**36** und 4.**8** ist aus den genannten Gründen bei hochgradigen Stenosen schwierig.

Beispiele pathologischer Pulskurvenveränderungen bei mittel- und hochgradiger Internastenose sind, zusammen mit dem angiographischen Befund, in Abb. 9.**4** und 9.**5** wiedergegeben. Ein typisches Stenosesignal, welches erhöhte Strömungsgeschwindigkeiten und -inhomogenitäten anzeigt,

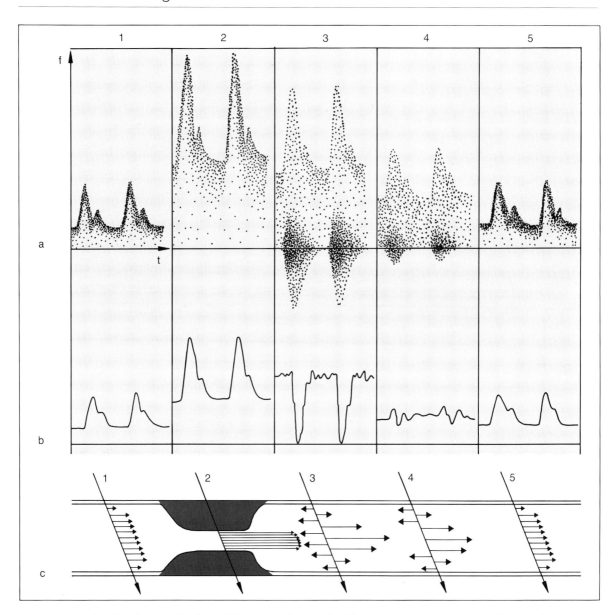

Abb. 9.3 Abhängigkeit der registrierten Frequenzzeitspektren (a) und Analogpulskurven (b) vom Strömungsprofil (c). Halbschematische Darstellung der Verhältnisse vor, in und nach einem stenosierten Gefäßabschnitt. Die Pfeile schräg zur Gefäßachse zeigen die Richtung des Ultraschallstrahls an, die Pfeile im Gefäß symbolisieren Strömungsrichtung und -geschwindigkeit in der Systole. Die angenommene ca. 70%ige Stenose ist hämodynamisch nicht relevant, daher sind Strömungsprofile und Pulskurven prä- und weit poststenotisch identisch. Wegen vor- und rückwärtsgerichteten Strömungsanteilen zeigt das Spektrum im poststenotischen Abschnitt Dopplerfrequenzen ober- und unterhalb der Nullinie. Summation führt bei der Analogpulskurve zur Spitzenumkehr.

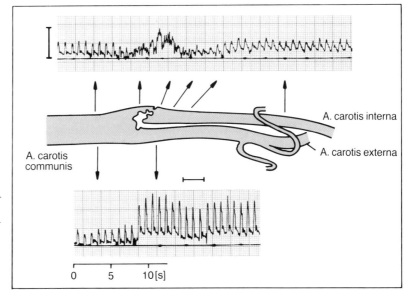

Abb. 9.**4** **Hochgradige Abgangsstenose der A. carotis interna** (ca.
90% Lumeneinengung). Der Balken
über der Pulskurve der A. carotis externa zeigt die Dauer der Kompression der gleichseitigen Aa. temporalis superficialis und facialis an. Trotz
hoher Frequenzen im Signal kommt
es bei dieser Analysetechnik nur zu
kleinen Pulskurvenausschlägen.
Weitere Erklärung s. Abb. 9.**1**.

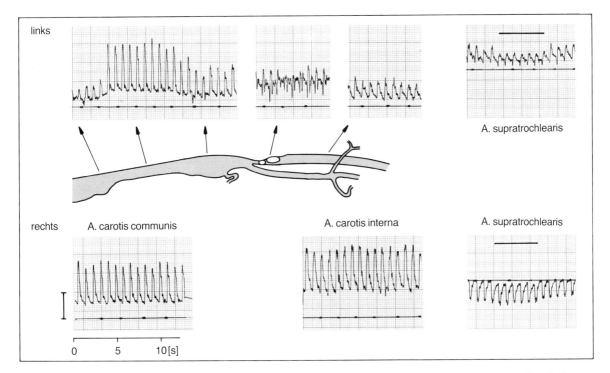

Abb. 9.**5** **Mittelgradige Stenose der linken A. carotis
communis und hochgradige Stenose der linken A. carotis interna.** Dopplerbefunde der Aa. carotis communis,
carotis interna und supratrochlearis im Seitenvergleich.
Retrograde Durchströmung der linken A. supratrochlearis
(oben). Der Balken über der Pulskurve bezeichnet die
Dauer der Kompression der gleichseitigen A. temporalis
superficialis, die wegen retrograder Durchströmung zu einer Abnahme der Strömungsgeschwindigkeit führte. Im
Bereich der Kommunisstenose Strömungsbeschleunigung, im Bereich der Internastenose gestörte Strömung,
poststenotisch verminderte Strömungsgeschwindigkeit.
In der unteren Reihe sind die rechtsseitigen unauffälligen
Befunde den pathologischen gegenübergestellt. Es handelt sich um eine das Strömungsvolumen vermindernde
Stenose, die eine geringere Strömungsgeschwindigkeit
der gleichseitigen A. carotis communis bedingen sollte.
Hier ist die Strömungsgeschwindigkeit im Maximum wegen der linksseitigen Stenose der A. carotis communis jedoch gleich. Weitere Erklärung s. Abb. 9.**1**.

ist erst bei einem lokalen Stenosegrad von über 50% zu erwarten. Ob eine Dopplerfrequenz als erhöht anzusehen ist, hängt auch davon ab, wo sie gemessen wird. Unmittelbar am Abgang der A. carotis interna ist die Strömungsgeschwindigkeit bei relativ weitem Gefäßkaliber normalerweise deutlich langsamer als im distalen Abschnitt (Abb. 5.**11**). Weiterhin führen Krümmungen und Schlingen zu unterschiedlichen Dopplerfrequenzen. Daher ist es wichtig, die Bifurkation genau zu lokalisieren und zwischen gestrecktem und geschlungenem Gefäßverlauf zu unterscheiden, was dopplersonographisch möglich ist. Ein typisches Beispiel für Dopplerbefunde bei *Schlingenbildung* der A. carotis interna zeigt Abb. 9.**6**. Je nach Beschallungswinkel werden unterschiedliche Pulskurvenausschläge registriert. In Position 1 der Schallsonde wird die höchste Dopplerfrequenz registriert, da der Winkel zwischen Schallsonde und Gefäßverlauf annähernd 0° ist (Abschn. 1.3.2.1, Abb. 1.**10**). In Position 2 trifft der Schallstrahl fast senkrecht auf das Gefäß; die registrierte Frequenz ist dementsprechend gering.

Auch eine Schleifenbildung (coiling) ist dopplersonographisch durch wechselnde Strömungsrichtung nachweisbar.

9.1.2. Hämodynamische Relevanz einer Stenose

Im weitesten Sinn liegt eine hämodynamische Relevanz auch dann vor, wenn eine Stenose nur lokal zu einer Strömungsbeschleunigung und Verwirbelung führt. Meist wird aber nur dann eine Stenose als hämodynamisch relevant bezeichnet, wenn sie zu einem poststenotischen Druckabfall und/oder verminderten Durchfluß führt. Letzteres ist definitionsgemäß bei allen hochgradigen Stenosen der Fall. Ob eine hämodynamisch relevante Stenose

vorliegt, kann allerdings nicht nur anhand des morphologisch feststellbaren Stenosegrads entschieden werden. Auch die Stromstärke hat einen wesentlichen Einfluß. Nimmt der Durchfluß in einem Gefäß infolge Hyperämie oder distalem arteriovenösem Shunt zu, können schon bei relativ geringer Einengung lokale Strömungsstörungen oder poststenotischer Druckabfall auftreten. Eine Mehrdurchblutung der A. carotis interna kann z. B. gegeben sein, wenn die Gegenseite hochgradig eingeengt oder verschlossen ist. Gelegentlich kann daher eine nach morphologischen Kriterien noch mittelgradige Stenose durch einen kontralateralen Verschluß hämodynamisch relevant werden bzw. zu Dopplerbefunden führen, wie sie bei höhergradigen Stenosen gefunden werden (Abschn. 3.6, 9.3.1).

9.1.3. Beurteilung des Stenosegrads mit der konventionellen Dopplersonographie

Eine strenge Korrelation von dopplersonographischem Befund und angiographisch bestimmtem Stenosegrad ist nicht zu erwarten (Abschn. 9.3.1). Dennoch ist nach dem Dopplerbefund mindestens eine grobe Einteilung in gering-, mittel- und hochgradige Stenosen der A. carotis interna möglich (Abb. 9.**7**, Tab. 9.**1**). Die Prozentangaben der Stenosegrade beziehen sich hier wie im folgenden auf den lokalen Stenosegrad, d. h. die Durchmessereinengung am Ort der Stenose (376) (Abb. 9.**8**).

In früheren Darstellungen wurde eine Gradeinteilung allein nach dopplersonographischen Kriterien vorgeschlagen, wobei als „leicht" solche Veränderungen bezeichnet wurden, die in der Regel gerade noch erfaßbar waren. Die Bezeichnung „leicht" sollte auch zum Ausdruck bringen, daß keine Flußvolumenreduktion zu erwarten war (151, 248). Die Möglichkeit, mit der Schnittbilduntersuchung auch weniger stenosierende Veränderungen zu erkennen, führte zu einer neuen Nomenklatur (Tab. 9.**1**). Diese richtet sich nicht nach dem funktionellen, sondern nach dem morphologischen Aspekt und führt daher auch zu einer besseren Übereinstimmung angiographischer und sonographischer Befunde.

Nicht stenosierende Plaques (lokaler Stenosegrad < 30%): Diese Veränderungen sind nur mit dem B-Bild bzw. der Duplexsonographie zu erkennen (Abschn. 9.1.6.1).

Geringgradige Stenosen (lokaler Stenosegrad 30–40%): Eine geringgradige Stenose kann mit der Dopplersonographie allein nicht sicher erkannt werden. Dies erfordert ebenfalls eine Duplexsonographie (Abschn. 9.1.6). Ein dopplersonographischer Hinweis auf die unter 50% stenosierende Plaque am Abgang der A. carotis interna ist der plötzliche Frequenzanstieg bei Verschieben der Sonde von der A. carotis communis auf die A. carotis interna. Die gemessenen Frequenzen übersteigen dabei

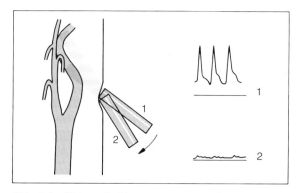

Abb. 9.6 Unterscheidung von gestrecktem und geschlungenem Verlauf der A. carotis interna. Änderung der Höhe des Pulskurvenausschlags in Abhängigkeit vom Beschallungswinkel. Bei geradem Gefäßverlauf wäre in Position 2 die höhere Pulskurve abzuleiten.

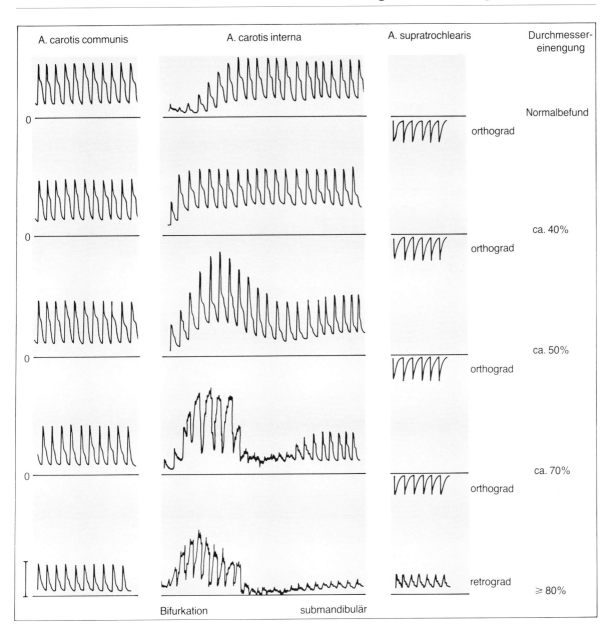

| A. carotis communis | A. carotis interna | A. supratrochlearis | Durchmesser-einengung |

Abb. 9.**7** **Direkte und indirekte Dopplerbefunde (halb-schematisch) bei verschiedenen Stenosegraden:** Nicht stenosierte Karotisbifurkation, gering-, mittel-, mittel-bis hoch- und hochgradige Stenose der A. carotis interna. Ableitungen von der A. carotis communis und der A. su-pratrochlearis bei fixer Sondenposition, von der A. carotis interna bei Sondenverschiebung vom Abgang nach krani-al. Am Abgang der nicht stenosierten A. carotis interna ty-pische „Verlangsamung" infolge der Erweiterung im Bul-bus (Abb. 4.**10**, 5.**11**). Bei geringgradiger Stenose kommt es durch „Ausfüllung" der Bulbuserweiterung nicht mehr zur „Verlangsamung" am Internaabgang (Zeichen des „plötzlichen Übergangs"). Mittelgradige, 50- bis 60%ige Stenosen führen zu einer umschriebenen Erhöhung der Pulskurven ohne wesentliche Störung der Strömungs-form. Letztere wird erst bei ca. 70%igen Stenosen deut-lich. Indirekte Zeichen der Strömungsbehinderung (A. ca-rotis communis, A. supratrochlearis) finden sich in der Re-gel erst ab Stenosen > 80%.

9.1.3. Beurteilung des Stenosegrads

Tabelle 9.1 Morphologische und dopplersonographische Kriterien zur Bestimmung von Stenosegraden an der A. carotis interna. Stenosegrade auf die jeweiligen Gefäßdurchmesser bezogen (aus Widder, B., G.-M. von Reutern, D. Neuerburg-Heusler: Ultraschall 7 [1986] 70)

	I. Nichtstenosierende Plaque	II. Geringer Grad	III. Mittlerer Grad	IV. Hoher Grad	V. Höchster Grad (subtotal)
Morphologie					
lokaler Stenosegrad	< 30%	> 30%	~ 60%	~ 80%	> 90%
Stenosegrad bezüglich des distalen Gefäßdurchmessers	0	< 30%	~ 50%	~ 70%	> 90%
Dopplersonographie					
indirekte Kriterien (A. ophthalmica u. A. carotis communis)	kein Hinweis auf Strömungsbehinderung			A. ophthalmica: im Seitenvergleich stark vermindert, Nullfluß oder retrograd A. carotis communis: vermindert	
direkte Kriterien im Stenosebereich	unauffällig	Aufhebung der physiologischen Frequenzminderung im Bulbus, allenfalls geringfügige Frequenzzunahme, akustisch keine wesentlichen Störungen (*Grenzbefund für die Dopplersonographie*)	deutliche Erhöhung der systolischen und diastolischen Maximalfrequenz mit Verbreiterung des akustisch wahrnehmbaren Spektrums bei Intensitätszunahme des niederfrequenten Anteils	starke lokale Frequenzzunahme mit ausgeprägt gestörtem akustischen Signal und systolischer Spitzenumkehr der Analogkurve (inverse Frequenzanteile im Spektrum)	variables Stenosesignal mit Intensitätsminderung
direkte Kriterien poststenotisch		unauffällig		verminderte systolische Strömungsgeschwindigkeit	stark auffindbares, stark reduziertes Signal
systolische Maximalfrequenz im Stenosebereich, bezogen auf 4 MHz Sendefrequenz	< 4 kHz	> 4 kHz	> 7 kHz	variabel	

diejenigen im distalen Abschnitt nicht oder nur wenig (Abb. 9.**20**). Dieser Befund entsteht durch die „Ausfüllung" des Bulbus der A. carotis interna mit einer Plaque. Der Bulbus ist im Durchschnitt um den Faktor 1,4 weiter als der distale Abschnitt (376) (Abschn. 2.1). Im weiten Bulbus ist die Strömung verlangsamt und durch Ablösungszonen charakteristisch verändert (Abb. 5.**10**, 5.**11**). Erster Hinweis auf eine Pathologie ist also der Wegfall der physiologischen Strömungsinhomogenitäten am Abgang der Arterie. Dies ist kein zuverlässiges Zeichen, da manchmal ein schlanker Abgang vorliegt und Verlaufsanomalien einen entsprechenden Befund imitieren können (Abschn. 9.1.5.2). Eine

möglichst genaue Lokalisation der Bifurkation ist Voraussetzung für die Anwendung des Kriteriums „plötzlicher Frequenzanstieg".

Mittelgradige Stenosen (lokaler Stenosegrad ca. 50–60%): Diese führen zu einer leichten umschriebenen Strömungsbeschleunigung. Poststenotisch sind die Dopplerpulskurven nicht oder nur gering pathologisch verändert. Auch die indirekten Befunde an den Aa. carotis communis und supratrochlearis sind normal.

Mittel- bis hochgradige Stenosen (lokaler Stenosegrad ca. 70%): Stenosen dieses Ausmaßes führen nicht nur zu deutlicher umschriebener Strömungs-

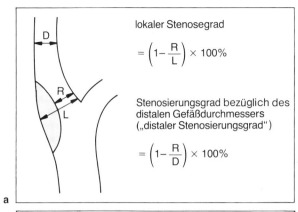

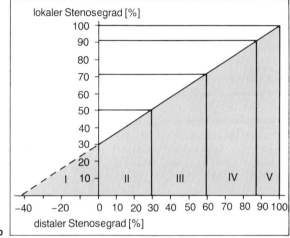

Abb. 9.8 Lokaler und distaler Stenosegrad.

a Der lokale Stenosegrad bezeichnet das Verhältnis von Restlumen zu ursprünglichem Lumen in Höhe der Stenose. Der distale Stenosegrad setzt das Restlumen mit dem distalen Gefäßdurchmesser (normale Weite des Gefäßes stromabwärts) in Beziehung.

b Ungefähre Korrelation zwischen „lokalem" und „distalem" Stenosierungsgrad und Beziehung zu der in Tab. 9.**1** aufgeführten Einteilung (aus Widder, B., G.-M. von Reutern, D. Neuerburg-Heusler: Ultraschall 7 [1986] 70).

beschleunigung, sondern auch zu ausgeprägter Verwirbelung im Abschnitt unmittelbar nach der Stenose. Das Stenosesignal zeigt die typischen gegen Null gerichteten Auslenkungen (Spitzenumkehr). Die poststenotischen Verwirbelungen sind über eine längere Strecke zu verfolgen und imponieren akustisch wie „Schritte auf Kies" oder „blasiges Brodeln". Der darauffolgende Abschnitt ist wieder ungestört, und auch die Höhe des Pulskurvenausschlags ist nicht eindeutig reduziert. Die indirekten Befunde an den Aa. carotis communis und supratrochlearis sind auch bei diesen Stenosen normal und können, für sich allein betrachtet, zu falsch negativen Dopplerdiagnosen führen.

Hochgradige Stenosen (lokaler Stenosegrad ca. 80–90%): Erst bei diesem Stenosegrad kommt es zu einer diagnostisch verwertbaren Seitendifferenz der Pulskurven der A. carotis communis mit Verminderung der diastolischen und auch meist der systolischen Strömungsgeschwindigkeit. Zudem finden sich häufig pathologische Befunde an der A. supratrochlearis: retrograde Durchströmung, nicht nachweisbarer Fluß oder verminderte orthograde Durchströmung. Wie bereits der Vergleich von Abb. 9.**1** und 9.**4** und 9.**5** zeigt, kann das Signal einer hochgradigen Stenose einen kleineren Pulskurvenausschlag als bei mittelgradigen Stenosen zeigen. Auch der pulsatile Charakter kann beim Ausschrieb einer Analogpulskurve nicht mehr erkennbar sein. Die poststenotischen Verwirbelungen sind wie bei den mittel- bis hochgradigen Stenosen über eine längere Strecke zu verfolgen. Im weiteren Gefäßverlauf zeigt das Strömungssignal eine deutliche Strömungsverlangsamung an.

Präokklusive (subtotale) Stenosen: Diese Stenosen sind dadurch charakterisiert, daß die indirekten Befunde ähnlich deutlich ausgeprägt sind wie bei einem Verschluß. Akustisch ist das Stenosesignal oft nur noch als entferntes Zischen wahrnehmbar. Die systolischen Maximalfrequenzen sind z. T. niedriger als bei den hochgradigen Stenosen (Abb. 3.**17**). Das poststenotische Segment ist häufig nur unvollständig verfolgbar. Beispiele zeigen Abb. 9.**43** und 9.**44**. Angiographisch ist dieser Stenosegrad durch die Schwierigkeit gekennzeichnet, den poststenotischen Abschnitt mit ausreichendem Kontrast darzustellen. Außerdem findet sich eine hochgradige Verlangsamung der distalen Gefäßfüllung. Präokklusive Stenosen sind schwierig zu diagnostizieren und können besonders bei flüchtiger Untersuchungstechnik übersehen werden.

Die Einteilung der dopplersonographisch erfaßbaren Stenosen in gering-, mittel- und hochgradige bzw. subtotale Stenosen ist eine recht grobe Schematisierung.

9.1.4. Erweiterte Dokumentation von Stenosesignalen durch die Spektrumanalyse

Technische Grundlagen und Parameter der Spektrumanalyse von Dopplersignalen wurden in Abschn. 1.5 und Kap. 5 besprochen. Der wesentliche Vorteil des Verfahrens ist es, auch bei ausgeprägten Störungen ein reproduzierbares Abbild des Dopplersignals zu erhalten. Abb. 9.**9**–9.**11** zeigen Registrierungen von Stenosen verschiedener Schweregrade. Nachbefundungen und Ergebnisvergleich zweier Untersucher sind ohne Spektrumanalyse schwierig. Die Analogpulskurve vermag nur den qualitativen Unterschied zwischen normaler und stark gestörter Strömung zu belegen, und die Strömungsbeschleunigung wird nur bei mittelgradigen Stenosen einigermaßen wiedergegeben. Daher ist ohne Spektrumanalyse der subjektive akustische Eindruck für die genaue Diagnose entscheidend.

Die systolischen und diastolischen *Maximalfrequenzen* des Spektrums (Abschn. 5.1.1) sind bei der Graduierung von Stenosen hilfreich. Auch bei höchsten Strömungsgeschwindigkeiten ist die Pulskurvenform mit systolischem Gipfel, ggf. sogar mit Inzisur erhalten. Das Ohr kann aber höchste Frequenzen nicht mehr erfassen, und diese sind in einem solchen Spektrum viel weniger häufig als die niedrigeren Frequenzen, so daß für das Gehör der Eindruck der Aufhebung oder Minderung der Pulsatilität entstehen kann. Durch größere Verstärkung und unter Inkaufnahme von Übersteuerung niederfrequenter Anteile oder durch spezielle Filterung (Hochpaßfilter, Abb. 1.**15**) können die systolischen Maximalfrequenzen sichtbar gemacht werden (Abb. 5.**3**).

Abb. 9.**12** zeigt die Korrelation der systolischen Maximalfrequenzen mit dem morphologischen Stenosegrad (355). Eine wesentlich bessere Übereinstimmung ist wegen der Schwierigkeit, den Stenosegrad angiographisch zu bestimmen, und wegen der hämodynamischen Variablen nicht zu erwarten (Abschn. 3.6, 9.3.1, 9.3.4, Abb. 9.**12c–f**). Einige deutlich vom Erwartungswert abweichende Ergebnisse sind in Abb. 9.**12a** besonders gekennzeichnet und erklärt. Die Strömungsgeschwindigkeiten

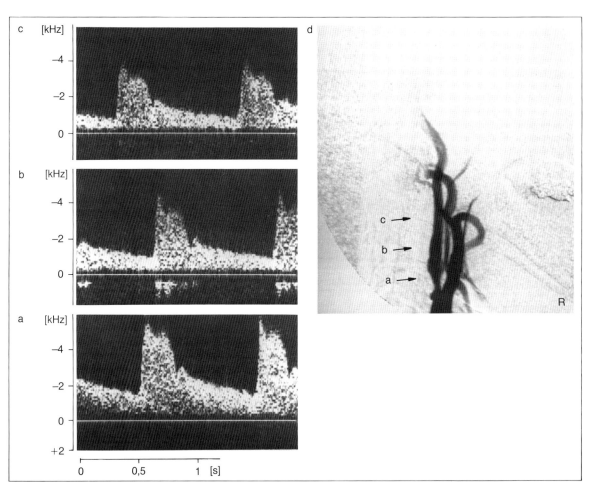

Abb. 9.9 Spektrumanalyse bei einer mittelgradigen, ca. 60%igen Abgangsstenose der A. carotis interna.
Registrierung der Strömung im Bereich der Stenose (**a**), ca. 1 cm poststenotisch (**b**) und ca. 3 cm poststenotisch (**c**). Dopplersonographie mit kontinuierlicher Schallemission, $f_0 = 4$ MHz. Die Ableitung in der Stenose selbst ergab eine leicht erhöhte systolische Maximalfrequenz zwischen 5 und 6 kHz, das Spektrum ist ungestört. Nur in **b** findet sich ein deutlich verändertes Spektrum (Grad 2, Abb.

5.4). Weiter distal war nur noch eine geringfügige Vergrößerung der Bandbreite des Spektrums festzustellen (Grad 1). Die Maximalfrequenzen waren nicht vermindert.
d Karotisangiogramm, seitlicher Strahlengang (Neuroradiologie Freiburg). Frühe Aufnahme mit noch unvollständiger distaler Füllung. Ca. 60%ige zirkuläre Stenose kurz nach dem Abgang der A. carotis interna. Prästenotisch kleine Nischenbildung. Mäßige poststenotische Dilatation.

bzw. die Dopplerfrequenzen steigen bis zu einem Stenosegrad von über 90% exponentiell an und fallen erst wieder ab, wenn die Arterie nahezu verschlossen ist. Diese präokklusive Situation wird relativ selten angetroffen. Die Maximalfrequenzen können also nicht allein für die Stenosegraduierung herangezogen werden. Zusätzlich sind die übrigen Parameter, insbesondere die indirekten Befunde, zu berücksichtigen.

Die qualitative Beschreibung des Spektrums unter besonderer Berücksichtigung der *Bandbreite des Spektrums* (Abschn. 5.1.2, Abb. 5.**2**, 5.**4**) ist eine weitere Hilfe bei der Feststellung des Stenosegrads. Allerdings sind zahlreiche Variablen zu berücksichtigen, insbesondere der Abstand des Meßorts von der Stenose und deren Konfiguration. Auch bei der Dopplersonographie mit Spektrumanalyse muß daher der Gefäßverlauf soweit als möglich kontinuierlich verfolgt werden.

Die vorkommenden pathologischen Befunde können in *drei Schweregrade* eingeteilt werden (Abb. 5.**4**). Die Beurteilung richtet sich nach dem poststenotischen Maximum der Störung und der Länge des Gefäßabschnitts mit verändertem Spektrum.

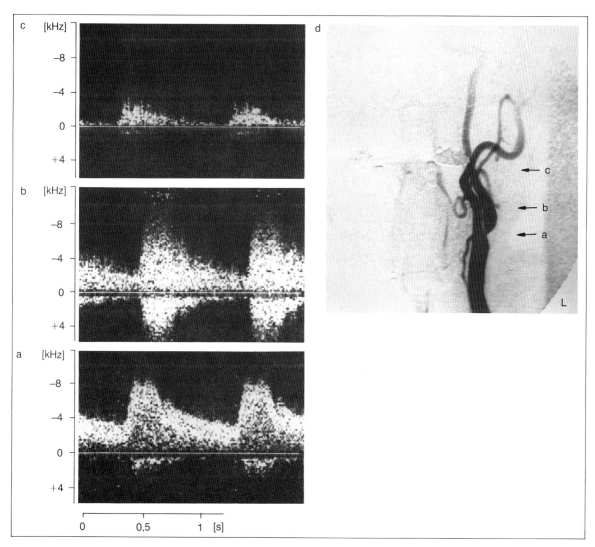

Abb. 9.10 Spektrumanalyse bei hochgradiger Abgangsstenose der A. carotis interna.
Dopplerspektren im Bereich der Stenose (**a**), ca. 1 cm poststenotisch (**b**) und ca. 3 cm poststenotisch (**c**). Dopplersonographie mit kontinuierlicher Schallemission, $f_0 = 4$ MHz. In der Stenose deutliche Strömungsbeschleunigung mit systolischer Maximalfrequenz von 8 kHz, poststenotisch ausgeprägte Störung des Spektrums (Grad 3, Abb. 5.**4**) mit in der Systole fast symmetrischer Verteilung der Frequenzen um die Nullinie. Die submandibuläre Ableitung (**c**) zeigte immer noch eine Veränderung des Spektrums mit Konturirregularitäten und Verschiebung der Intensitätsmaxima zu den niedrigen Frequenzen.
d Karotisangiographie links im a.-p. Strahlengang (Neuroradiologie Freiburg). Frühe Phase. Hochgradige Stenose der A. carotis interna unmittelbar am Abgang mit regelmäßig wirkender, vorwiegend von lateral einengender Plaque.

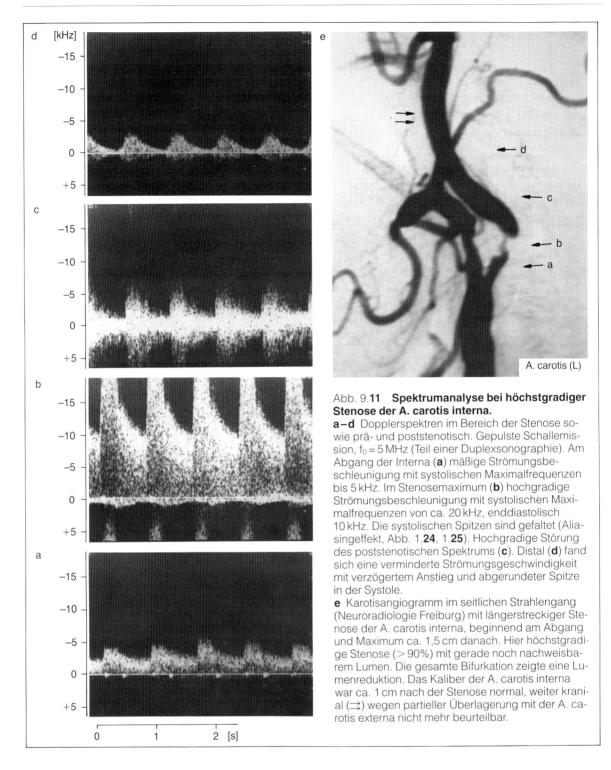

Abb. 9.11 Spektrumanalyse bei höchstgradiger Stenose der A. carotis interna.

a–d Dopplerspektren im Bereich der Stenose sowie prä- und poststenotisch. Gepulste Schallemission, $f_0 = 5$ MHz (Teil einer Duplexsonographie). Am Abgang der Interna (**a**) mäßige Strömungsbeschleunigung mit systolischen Maximalfrequenzen bis 5 kHz. Im Stenosemaximum (**b**) hochgradige Strömungsbeschleunigung mit systolischen Maximalfrequenzen von ca. 20 kHz, enddiastolisch 10 kHz. Die systolischen Spitzen sind gefaltet (Aliasingeffekt, Abb. 1.**24**, 1.**25**). Hochgradige Störung des poststenotischen Spektrums (**c**). Distal (**d**) fand sich eine verminderte Strömungsgeschwindigkeit mit verzögertem Anstieg und abgerundeter Spitze in der Systole.

e Karotisangiogramm im seitlichen Strahlengang (Neuroradiologie Freiburg) mit längerstreckiger Stenose der A. carotis interna, beginnend am Abgang und Maximum ca. 1,5 cm danach. Hier höchstgradige Stenose (> 90%) mit gerade noch nachweisbarem Lumen. Die gesamte Bifurkation zeigte eine Lumenreduktion. Das Kaliber der A. carotis interna war ca. 1 cm nach der Stenose normal, weiter kranial ($\Rightarrow$) wegen partieller Überlagerung mit der A. carotis externa nicht mehr beurteilbar.

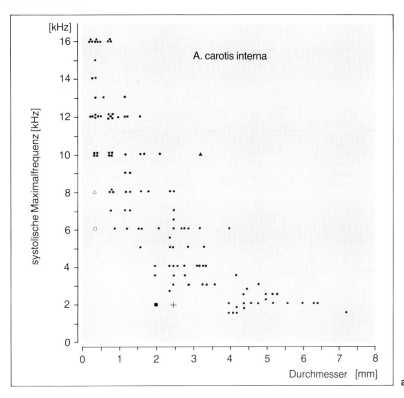

a

Abb. 9.**12** **Korrelation von systolischer Maximalfrequenz und Stenosegrad.** 124 Karotiden. Dopplersonographie mit kontinuierlicher Schallemission, $f_0 = 4$ MHz. Die Sonde wurde jedesmal so positioniert, daß die höchste Dopplerfrequenz resultierte (Abschn. 1.3.2.1, 6.4). Die Maximalfrequenzen wurden visuell vom Bildschirm abgelesen. Spektrumanalysator: Sonocolor CD, Carolina Medical Electronics. Bei systolischen Maximalfrequenzen ab 8 kHz wurde in der Regel ein Hochpaßfilter („high boost") verwendet. Selektive Karotisangiographien (Neuroradiologie Feiburg), Messung des kleinsten Durchmessers in der Stenose bzw. am Abgang der A. carotis interna unter 8facher Lupenvergrößerung. Im a.-p. Strahlengang wurde ein Vergrößerungsfaktor von 1,25, im seitlichen von 1,3 berücksichtigt.

a Fünf „Ausreißer" sind durch Sonderzeichen markiert (▲: s. **c, d**). △ = Stenose am Abgang der A. carotis interna mit zusätzlichem ipsilateralem Mediahauptstammverschluß. Die Flußvolumenreduktion führte zu relativ niedrigen Dopplerfrequenzen in Höhe der Stenose, also einer dopplersonographischen „Unterschätzung" des Stenosegrads (□: s. **e, f**).

■ = Tandemstenose am Truncus brachiocephalicus (hochgradig) und an der rechten A. carotis interna. Das vorgeschaltete Strömungshinderais führte zu einer dopplersonographischen Unterschätzung der Internastenose. + = angiographisch allgemein relativ enges Gefäßsystem, keine Erklärung für die Diskrepanz der Ergebnisse, evtl. dopplersonographische Fehlmessung.

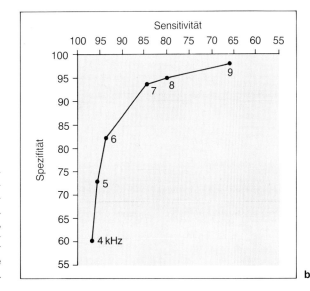

b

b ROC-Kurve (receiver-operator-characteristic). Gegenüberstellung von Sensitivität und Spezifität für die Erkennung von Stenosen am Abgang der A. carotis intena mit einem Restlumen $< 2,1$ mm (entsprechend einem ca. 60%igen lokalen und ca. 50%igen distalen Stenosegrad, Abb. 9.**8**) anhand verschiedener systolischer Maximalfrequenzen (4–9 kHz). Gleiches Kollektiv wie in **a**. Je höher der Grenzwert (Maximalfrequenz), um so geringer die Sensitivität und um so höher die Spezifität (Tab. 9.**5**) (294).

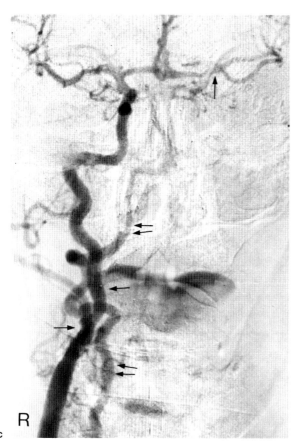

c, d Angiographisches Beispiel bei relativ hoher Dopplerfrequenz; mit ▲ bezeichneter Fall in **a**. Brachialisangiographie rechts. Im a.-p. Strahlengang (**c**) teilweise Überlagerung des Internaabgangs (→). Die A. carotis interna (←) füllte über die A. communicans anterior auch die kontralaterale A. cerebri media (↑). ⇐ = A. vertebralis. Seitlich (**d**) inhomogene Kontrastmitteldarstellung des Stenosebereichs (⇐) als Hinweis auf eine irreguläre Stenose. Keine erhebliche Durchmessereinengung.

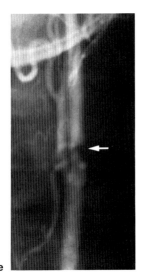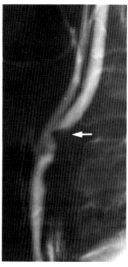

e, f Ausgeprägt asymmetrische Stenose. Karotisangiographie links; mit □ bezeichneter Fall in **a**. Im a.-p. Strahlengang (**e**) nur ca. 60%ige, im seitlichen (**f**) dagegen über 80%ige Stenose.

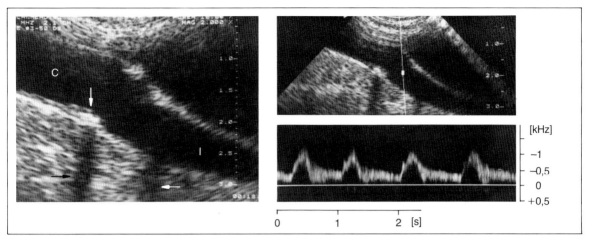

Abb. 9.**13** **Nachweis nicht stenosierender Wandver-
änderungen mit der Duplexsonographie.** Untersuchung des Übergangs von A. carotis communis (C) zu A. carotis interna (I). Umschriebene Wandverdickung vor allem der schallkopffernen Wand (↓), aber auch der schallkopfnahen Wand, jeweils mit Schattenwurf (→, ←). Dopplersonographisch Normalbefund bei Plazierung des Meßvolumens kurz nach der dargestellten Plaque (Ultramark 8, ATL, Dopplersendefrequenz 5 MHz, Puls-Echo-Sendefrequenz 7,5 MHz).

Die Schwere der Veränderung nimmt nach distal ab. Findet sich ein Schweregrad 3 der Strömungsstörung über mehr als 1 cm, liegt mindestens eine mittel- bis hochgradige, >60%ige Stenose vor. Bei den niedriggradigen Stenosen kommen auch erhebliche, allerdings lokal begrenzte Veränderungen vor, wenn die Stenose poststenotisch zu einem Kalibersprung führt. Andererseits kann die Bandbreite des Spektrums normal sein, wenn eine glatte, flache Plaque vorliegt (Abb. 9.**13**, 9.**42**). Die Spektrumanalyse ist nicht geeignet, geringgradige Stenosen mit größerer Sicherheit zu erfassen, als dies mit der alleinigen Beurteilung des Lautsprechersignals möglich ist. Das Gehör ist nämlich in der Lage, qualitative Veränderungen des Spektrums zu erkennen. Zudem ist die Zuordnung geringer Veränderungen des Spektrums zu geringgradigen Stenosen erschwert, da zum einen eine Strömungsinhomogenität am Abgang der A. carotis interna infolge Winkelung und Aufweitung physiologisch ist (Abb. 5.**10**, 5.**11**) (366, 359) und andererseits die Ausfüllung der Ablösungszone im Bulbus durch eine Plaque zu einer „Normalisierung" des Spektrums führen kann. Die zahlenmäßige Erfassung der Verbreiterung des Spektrums ist eine Möglichkeit der erweiterten Dokumentation. Ein solcher Zahlenwert bietet aber gegenüber einer technisch einwandfreien Abbildung des Gesamtspektrums wahrscheinlich keine klinisch verwertbare Zusatzinformation.

Das Dopplerspektrum hat die größte Aussagekraft, wenn es zusammen mit einem Schnittbild des Gefäßes und der Anzeige von Beschallungswinkel und Lage des Meßvolumens dokumentiert wird.

9.1.5. Fehlermöglichkeiten

9.1.5.1. Fehldiagnose Internaverschluß bei angiographisch nachweisbarer Stenose

Bei sorgfältiger Untersuchung und Kenntnis der Pulskurvenveränderungen ist auch eine sehr hochgradige kurzstreckige Stenose von einem Verschluß zu unterscheiden. Die Fehldiagnose Internaverschluß ist allerdings möglich, wenn das leise Signal einer sehr hochgradigen Stenose überhört wird oder poststenotische Abschnitte nicht aufgefunden werden können.

Einen derartigen Fall zeigt Abb. 9.**14**. Dopplersonographisch wurde zunächst ein Internaverschluß angenommen. Angiographisch fand sich aber eine langstreckige, filiforme Stenose, was erst auf einem späteren Bild (rechts) anhand der schwachen Kontrastmittelanfärbung der distalen A. carotis interna zu erkennen war. Nach der Angiographie wurde eine nochmalige Doppleruntersuchung durchgeführt. Im prästenotischen Abschnitt der A. carotis interna fand sich nur ein geringer Fluß ohne diastolischen Flußanteil; ein Stenosesignal oder ein poststenotischer Fluß waren nicht nachweisbar. Bei einem anderen Patienten (Abb. 9.**15**) lag neben einer kombinierten Interna- und Externaabgangsstenose eine dorsomediale Abgangsvariante der Interna vor. Ein Stenosesignal, welches der A. carotis interna zuzuordnen war, wurde zwar gefunden; der poststenotische Fluß dieser Arterie konnte aber wegen ihrer dorsomedialen Lage nicht nachgewiesen werden. Auch bei dieser Konstellation wäre die Fehldiagnose Internaverschluß möglich.

Die *Kombination von Interna- und Externastenose* kann zu Unsicherheiten führen, wenn die Stenosesignale nicht eindeutig voneinander abgrenzbar sind.

9.1.5.1. Fehldiagnose Internaverschluß

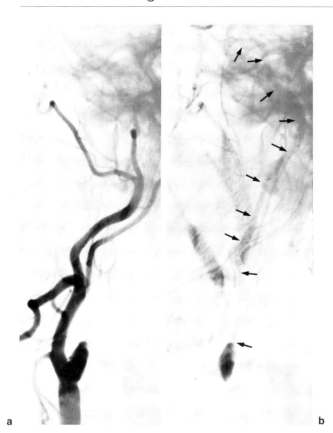

a   b

Abb. 9.**14** **Präokklusive Stenose der A. carotis interna.** Karotisangiogramm im seitlichen Strahlengang (Neuroradiologie Freiburg). In der Frühaufnahme schien die A. carotis interna nicht über den dargestellten Stumpf hinaus gefüllt zu sein. Erst die Spätaufnahme zeigte eine schwache Kontrastmittelfüllung der distalen A. carotis interna (→) bei längerstreckiger höchstgradiger Einengung über 2–3 cm nach dem dargestellten Stumpf (⇆). Dopplersonographisch war fälschlich die Diagnose eines Verschlusses der A. carotis interna gestellt worden. Hierzu passend retrograde Durchströmung der A. supratrochlearis. Im Stumpf befand sich eine geringe kranialwärts gerichtete Strömung, wie sie auch in Teilabschnitten eines Gefäßblindsacks vorkommt (Abb. 9.**61**). Auch in Kenntnis des angiographischen Befunds war ein Signal vom Stenoseabschnitt nicht aufzufinden (aus von Reutern, G.-M., A. Thron: Actualités d'Angéiologie 5 [1980] 9).

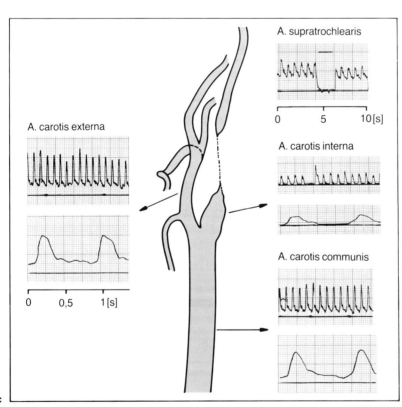

c

Abb. 9.**15** **Schwierige Untersuchung bei Interna- und Externastenose, postoperative Verlaufsuntersuchung.** Präoperatives Karotisangiogramm im a.-p. (**a**) und seitlichen
Strahlengang (**b**) (Neuroradiologie
Freiburg) mit hochgradiger Stenose
der A. carotis externa und, noch ausgeprägter, der A. carotis interna
rechts.

Lagebedingt war das Stenosesignal
der A. carotis interna (medial der A.
carotis externa) schwierig auffindbar und poststenotisch nicht zu verfolgen (**d**). Retrograde Durchströmung der A. supratrochlearis. Trotz
ipsilateraler Externastenose Abnahme des Strömungssignals auf ipsilaterale Kompression der Aa. temporalis superficialis und facialis.

Das postoperative Angiogramm (**c**,
Strahlengang wie **b**) zeigte eine
deutliche Zunahme des Kalibers
der A. carotis interna und eine Siphonstenose (↑), welche präoperativ wegen der allgemeinen Kaliberabnahme der Interna nicht erkennbar war.

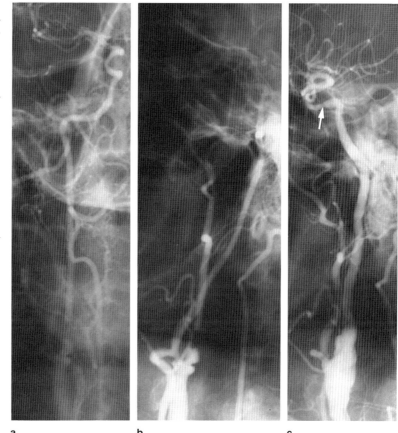

a   b   c

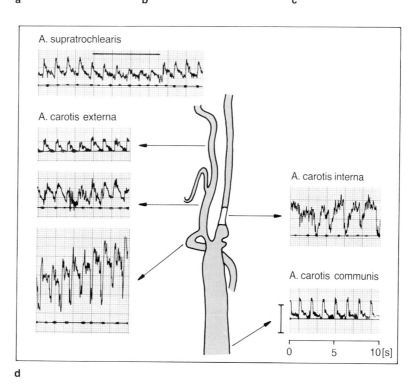

d

Durch die Untersuchung der poststenotischen Abschnitte gelingt es aber meist, die A. carotis interna und externa zu identifizieren, da das Signal der A. carotis interna keine Beeinflussung durch Kompression von Ästen der A. carotis externa zeigt. Die Schwierigkeit, Interna- und Externastenosen zu trennen, ist allerdings nicht so häufig, da sich meist eine unterschiedliche Ausprägung des Stenosegrads findet, was eine sichere Abgrenzung erlaubt.

9.1.5.2. Fehldiagnose Internastenose bei angiographischem Normalbefund

Die Unsicherheit, ob eine gering- bis mittelgradige Stenose der A. carotis interna vorliegt oder nicht, entsteht beim Nachweis einer umschriebenen Strömungsbeschleunigung (Frequenzerhöhung) ohne Hinweise auf Verwirbelung, da relativ hohe Dopplerfrequenzen auch lage- und verlaufsbedingt abgeleitet werden können (Abb. 9.**16**).

Mit der Spektrumanalyse kann ein *Grenzwert* angegeben werden, ab dem relativ sicher mit einer Stenose zu rechnen ist. Die *systolische Maximalfrequenz* unmittelbar am Abgang der unstenosierten A. carotis interna liegt beim jugendlichen Patienten in der Regel unter 3 kHz, bei älteren unter 2 kHz (f_0= 4 MHz) (324, 325, 496). Eine mediodorsale Abgangsvariante der A. carotis interna führt zu einem besonders günstigen Beschallungswinkel und daher auch zu höheren Dopplerfrequenzen (Abb. 9.**16**). In diesem Fall können bei Jugendlichen im Abgangsbereich bis zu 4 kHz, bei älteren Patienten bis zu 3 kHz gemessen werden. Eine Dopplerfrequenz von > 4 kHz (f_0 = 4 MHz) ist also ein verläßlicher Hinweis auf eine Stenose (s. Abschn. 9.3.4, Tab. 9.**5**). Bei einem älteren Patienten mit lateralem Abgang der A. carotis interna kann eine Stenose auch bei einer Maximalfrequenz von =/> 3 kHz angenommen werden. Voraussetzung für die Anwendung solcher Grenzwerte ist die exakte Lokalisation des Abgangs der A. carotis interna, denn schon 2 cm nach dem Abgang, besonders aber submandibulär, finden sich höhere Frequenzen, bedingt durch Kaliberabnahme, Krümmungen und Schlingen.

Grenzwerte, wie sie mit der Spektrumanalyse angegeben werden können, sind für die Registrierung von Analogpulskurven schwieriger zu bestimmen. Eine umschriebene Beschleunigung ergibt nämlich dann keinen höheren Pulskurvenausschlag, wenn das Stenosesignal niederfrequente Komponenten enthält. Dies kommt bei kurzstreckigen oder sehr unregelmäßigen Stenosen jeden Grades vor. Eine Erhöhung der Pulskurve um 100% im Vergleich zur nicht erkrankten Gegenseite ist ein relativ zuverlässiges, aber nicht sehr sensitives Kriterium für eine Stenose.

Eine weitere Fehlermöglichkeit liegt in der Verwechslung der A. carotis interna mit der *A. thyroidea superior,* die vergleichbare Pulskurvencharakteristika aufweist. Die A. thyroidea ist bei Patienten mit Struma vermehrt durchströmt, was ein Stenosesignal vor allem dann imitieren kann, wenn die Umschlagstelle der Schilddrüsenarterie beschallt wird. Diese Situation zeigt Abb. 9.**17**. Durch Kompression der Schilddrüse läßt sich diese Arterie jedoch leicht identifizieren. Hierdurch

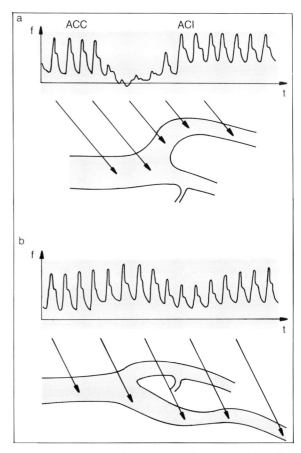

Abb. 9.16 Abhängigkeit der registrierten Dopplerfrequenzen von der Lage der Karotisäste.

a Regelfall. Bei lateraler, schallkopfnaher Position der A. carotis interna im Vergleich zur A. carotis externa wird im Abgangsbereich der A. carotis interna (ACI) eine Erniedrigung der Frequenzen gemessen, die um so ausgeprägter ist, je gewinkelter der Internaabgang ist, was auf einen großen Beschallungswinkel zurückzuführen ist. ACC = A. carotis communis.

b Bei mediodorsaler Abgangsvariante der A. carotis interna kann im Abgangsbereich durch günstigen Beschallungswinkel eine relativ hohe Dopplerfrequenz gemessen werden. Dies täuscht den Befund des „plötzlichen Übergangs" vor (Abb. 9.**7**). Der auch mit alleiniger Dopplersonographie annäherungsweise bestimmbare Gefäßverlauf ist also bei der Beurteilung umschriebener geringer Frequenzerhöhungen zu berücksichtigen.

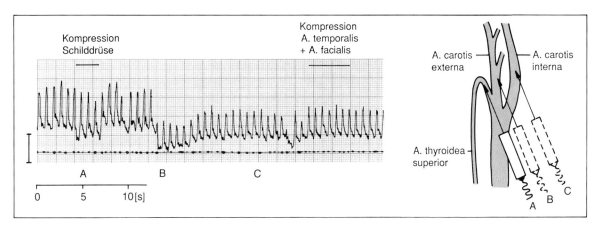

Abb. 9.**17 Unterscheidung von A. thyroidea superior und A. carotis interna.** Lateralverschiebung der Schallsonde von der A. thyroidea superior (A) zur A. carotis externa (B) und A. carotis interna (C). Identifizierung der A. thyroidea superior durch Kompression der Schilddrüse (Balken über der Pulskurve). Kompression der A. temporalis superficialis und der A. facialis ohne Einfluß auf die Strömung in der A. carotis interna. Als Nebenbefund Extrasystolen. Beachte die Ähnlichkeit der Pulskurvenform in der A. thyroidea superior und der A. carotis interna. Weitere Erklärungen zur Registrierung s. Abb. 9.**1.**

kommt es zu einer Abnahme der Strömungsgeschwindigkeit. Das Strömungssignal der A. carotis interna läßt sich weder durch Kompression der Schilddrüse noch durch die von Ästen der A. carotis externa beeinflussen.

9.1.5.3. Fehldiagnose Normalbefund bei angiographisch nachweisbarer Stenose

Es wurde bereits erwähnt, daß Stenosen mit einer lokalen Lumeneinengung von weniger als 50% dopplersonographisch nicht ausreichend sicher nachweisbar sind. Gering- bis mittelgradige Stenosen können insbesondere dann dem Nachweis entgehen, wenn ihre Lage einen *ungünstigen Beschallungswinkel* bedingt. Dies ist nicht selten bei Stenosen unmittelbar am Abgang der A. carotis interna der Fall (Abb. 9.**18 a**). Etwas weiter distal im gestreckten Verlauf der A. carotis interna gelegene Stenosen werden sicherer erkannt (Abb. 9.**18 b**).

Auch eine *Knickstenose* (Abb. 9.**19**) kann dem Nachweis entgehen, wenn sie dorsomedial liegt und nicht durch Beschallung in Position 4 (Nachweis eines Stenosesignals) oder Position 2 (Nachweis poststenotisch gestörter Strömung) entdeckt wird. In Position 1 und 3 sind unauffällige Strömungssignale zu erhalten. Dies ist ein weiterer Hinweis auf die Wichtigkeit der kontinuierlichen Kranialverschiebung der Sonde, am besten unter verschiedenen Sondenausrichtungen (Abb. 4.**10**).

Die dopplersonographischen Ergebnisse bei Untersuchung der A. carotis interna werden im Abschn. 9.3.3 zusammenfassend besprochen.

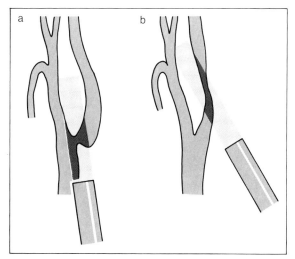

Abb. 9.**18 Für die dopplersonographische Erkennung ungünstige (a) und günstige (b) Lokalisation einer Stenose der A. carotis interna.**

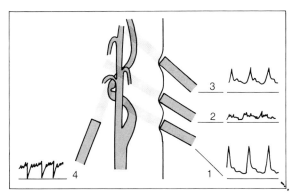

Abb. 9.**19 Schwierigkeit des Nachweises einer Knickstenose** der A. carotis interna bei Lokalisation dorsomedial der A. carotis externa. Nur in Position 2 und 4 der Schallsonde ergeben sich Hinweise auf die Stenose.

9.1.6.   Nachweis von Stenosen der A. carotis interna mit der Duplexsonographie

Grundlagen der Untersuchung mit der Duplexsonographie wurden in Kap. 6 dargestellt. Die Suche nach Karotisstenosen mit einem Duplexgerät ist relativ zeitaufwendig, insbesondere wenn dokumentiert wird. Der Aufwand muß sich diagnostisch auszahlen, soll er gerechtfertigt sein. Es können zwei grundsätzlich verschiedene Ziele mit der Duplexsonographie verfolgt werden:

1. größere Zuverlässigkeit des Stenosenachweises oder -ausschlusses,
2. morphologische Charakterisierung der Gefäßwandveränderungen, welche möglicherweise Aussagen über die klinische Bedeutung der Läsionen zuläßt.

9.1.6.1. Duplexsonographie nichtstenosierender Plaques der A. carotis interna

Als nichtstenosierende Plaque bezeichnen wir eine Wandveränderung, die zu einem lokalen Stenosegrad bis zu ca. 20% führt und die Strömung bzw. das Dopplersignal auch im Stenoseabschnitt nicht verändert (Abb. 9.13). Von anderen Autoren (89) sind damit Stenosierungen gemeint, die das Lumen des Bulbus nur so weit reduzieren, daß es dem distalen Lumen der A. carotis interna entspricht. Es handelt sich fast immer um exzentrisch gelegene Wandverdickungen. Ein weiteres Beispiel zeigt Abb. 9.25. Der bevorzugte Sitz ist die Wand gegenüber dem Flußteiler (345), entweder am Übergang von der A. carotis communis zur A. carotis interna oder ca. 2 cm distal des Abgangs. Ersteres ist bei der gesunden Karotis der Beginn der Ablösezone; letzteres könnte dem Ende dieser Zone (Stagnationspunkt) entsprechen. Manchmal ist auch die Wand insgesamt verdickt mit Betonung im Bulbus der A. carotis interna (Abb. 9.20). In Abschn. 6.1 wurde schon besprochen, daß die Bezeichnung „Intimaverdickung" für solche Veränderungen inkorrekt ist. Die dopplersonographischen Befunde fallen bei so geringen Veränderungen definitionsgemäß nicht pathologisch aus.

Fehlermöglichkeiten sind durch Schnittebenenartefakte gegeben, und zwar sowohl im Sinne falsch negativer als auch falsch positiver Befunde (Abschn. 6.3.1). Deswegen ist eine Querschnittsdarstellung nötig. Weiterhin müssen echogene plaqueverdächtige Wanddarstellungen daraufhin überprüft werden, ob es sich um Reverberationen oder Artefakte im Sinne eines Verstärkungseffekts handelt. Reverberationen verbreitern die schallkopfnahe Karotiswand, wo sie senkrecht vom Schall getroffen wird.

Im Längsschnitt wirkt der Flußteiler der Karotisbifurkation oft vermehrt echogen, was auch durch einen Verstärkungsartefakt bedingt sein kann (Abb. 9.20).

9.1.6.2. Duplexsonographie gering- und mittelgradiger Stenosen der A. carotis interna

Geringgradige Stenosen (30 und 40% lokaler Stenosegrad) und mittelgradige Stenosen (50 und 60% Stenosegrad) sind ein wichtiges Anwendungsgebiet der Duplexsonographie, da es sich hier um den Grenzbereich der Nachweisbarkeit mit der einfachen Dopplersonographie handelt. Es ist auch der Bereich, in dem es am besten gelingt, die Plaqueausdehnung und -gestalt mit dem B-Bild darzustellen. Beispiele zeigen Abb. 6.18, 9.20, 9.21, 9. 24 und 9.26.

Neben der Ausmessung der Durchmessereinengung mit dem B-Bild kann zur Graduierung das Ergebnis der Dopplersonographie herangezogen werden. Dies läßt Über- und Unterschätzungen durch Schnittebenenartefakte vermeiden (Abb. 9.20). Der Vorteil einer Dopplersonographie mit B-Bild-Kontrolle gegenüber der alleinigen Dopplersonographie liegt in der genauen Kenntnis des Ableitorts und des Beschallungswinkels. Die Parameter der Spektrumanalyse, Maximalfrequenz, Bandbreite und Veränderung der Spektrumpulskurven, welche bei der einfachen Dopplersonographie nur mit Einschränkungen einsetzbar sind, können bei der Duplexsonographie besser interpretiert werden. Es kann nämlich unterschieden werden, ob

1. eine umschriebene geringe Frequenzerhöhung durch eine Gefäßkurve, einen besonders günstigen Beschallungswinkel oder durch eine geringgradige Stenose bedingt ist;
2. eine relativ hohe Frequenz unmittelbar am Abgang oder erst 2 cm danach gemessen wird, wo sie einen wesentlich geringeren lokalen Stenosegrad anzeigt (diese Unterscheidung ist mit der einfachen Dopplersonographie zwar auch möglich, jedoch weniger sicher);
3. die Ursache einer gestörten Strömung (größere Bandbreite des Spektrums usw.) eine Stenose mit Stufenbildung oder eine physiologische Bulbusaufweitung ist (Abb. 9.21).

Die Angabe von Frequenzen, welche zwischen normal und pathologisch trennen, oder von Normalwerten (324, 325, 392, 398, 496, 497) ist daher nur eine Orientierungshilfe, denn Werte, die noch in der Normalverteilung liegen, können im Einzelfall durch die Duplexsonographie als stenosebedingt eingestuft werden.

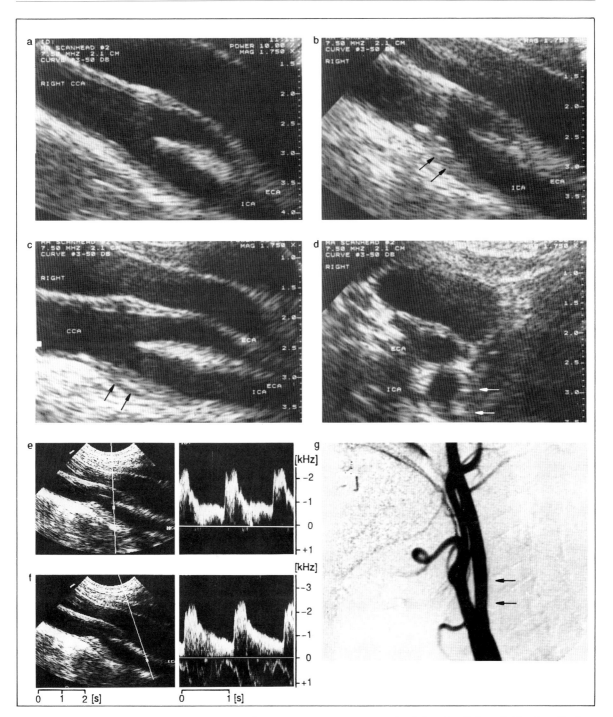

Abb. 9.20 Gering stenosierende Wandveränderungen der Karotisbifurkation

a–d Verschiedene Längsschnitte. CCA = A. carotis communis, ICA = A. carotis interna, ECA = A. carotis externa. Exzentrische Schnittebenen in (**a**) und (**b**) (↑ ↑ = äußere Wandbegrenzung in **c**). Im Querschnitt (**d**) wurde die exzentrische Lage der Wandverdickung des Abgangs der A. carotis interna deutlich (⇐).

e, f Durch das Ausfüllen des Bulbus (**e**) ist dort die Strömungsgeschwindigkeit gleich hoch wie weiter distal (**f**). (Gerät Ultramark 8, ATL, Sendefrequenz 7,5 MHz). **g** Seitliches Karotisangiogramm (Neuroradiologie Freiburg), welches nur sehr geringe Unregelmäßigkeit im Kommunis-Interna-Übergang als indirekten Hinweis auf die Wandverdickung im Bulbus zeigt (⇐).

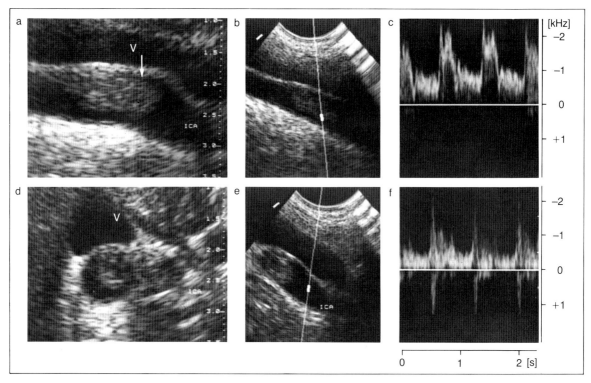

Abb. 9.21 Duplexsonographie bei wandständigem Thrombus im Kommunis-Endabschnitt.

a, d Längs- und Querschnitt der A. carotis communis im Endabschnitt mit Übergang zur A. carotis interna (ICA). Von der schallkopfnahen Wand ausgehende, relativ glatt begrenzte, weit in das Lumen vorspringende Struktur von mittlerer Echogenität. Im vorderen Anteil stellte sich ein Spalt zwischen Arterienwand und Auflagerung dar (↓). Die Querschnittsuntersuchung (**d**) zeigte ein verbleibendes sichelförmiges Lumen, weswegen keine wesentliche Strömungsbeschleunigung festzustellen war (**b, c**), obgleich die Einengung im Längsschnitt hochgradig wirkte. Auch die im Bulbus der A. carotis interna abgeleitete gestörte Strömung (**e, f**) war bei der einfachen Dopplersonographie als physiologische Störung des Spektrums durch den Bulbus gedeutet worden. Die richtige Diagnose konnte nur mit dem B-Bild gestellt werden. Operativ bestätigte sich der Verdacht eines wandständigen Thrombus. V = V. jugularis.

9.1.6.3. Duplexsonographie hochgradiger Stenosen der A. carotis interna

Je hochgradiger eine Stenose, um so entscheidender wird die Auswertung der Dopplerinformation bei der Duplexsonographie. Das B-Bild ist bei hochgradigen Stenosen oft nicht mehr als ein Hinweis für die Lokalisation. B-Bild und Angiographie können infolge Schattenwurf und Reverberation wenig Ähnlichkeit miteinander haben (Abb. 9.**22**). Die Schwierigkeit, mit Schnittebenen eine hochgradig unregelmäßige Struktur zu erfassen, kommt hinzu. Der dopplersonographische Anteil der Untersuchung geht über die einfache Dopplersonographie insofern hinaus, als Maximalfrequenzen im Stenoseabschnitt und die Seitendifferenzen der Signale der A. carotis communis (indirekte Befunde) winkelkontrolliert bestimmt werden. Die Abgrenzung zwischen hochgradigen Stenosen und Verschlüssen der A. carotis interna mit der Duplexsonographie wird in Abschn. 9.2.4.2 besprochen (s. a. Abb. 9.**43**, 9.**52**).

9.1.6.4. Charakterisierung von Gefäßwandveränderungen

Atheromatöse Wandveränderungen, welche eine geschlossene Epithelschicht aufweisen, glatt begrenzt und in ihrer Struktur homogen sind, gelten als stabil. Sie sind weniger verdächtig, Ursache kurz zurückliegender arterioarterieller Embolien zu sein oder solche in Zukunft zu erzeugen. Einblutung, Aufbruch eines Atheroms und Nischenbildung sollen dagegen einen instabilen Zustand mit erhöhtem Embolierisiko kennzeichnen (103, 104, 114, 115, 121–123). Mit der Angiographie kann eine unregelmäßige Oberfläche einer Stenose beschrieben werden; Einblutungen und Ulzerationen werden jedoch nicht mit Sicherheit erkannt (104, 107, 458, 697). Im Gegensatz zur Angiographie erhält man mit dem B-Bild auch Informationen vom Inneren einer Plaque bzw. vom Wandaufbau. Die Echostruktur ist sehr unterschiedlich und wurde bei In-vitro-Untersuchungen von Leichenkarotiden (426, 436, 476, 477, 479, 494) und bei In-vivo-

Untersuchungen vor Karotisendarteriektomien (390, 403, 414, 420, 444, 447, 458, 485, 488, 491, 493) dem pathohistologischen Ergebnis gegenübergestellt. Inwieweit Ulzerationen mit dem B-Bild erkennbar sind, wurde auch durch Korrelation mit der Angiographie zu bestimmen versucht (414, 424, 430, 433, 480, 502).

Ob es möglich ist, eine Charakterisierung von Wandveränderungen durchzuführen, hängt von den folgenden Voraussetzungen ab:

1. Eigenschaften des verwendeten Ultraschallgeräts: Nur hochauflösende Echtzeit-B-Bild-Geräte sind geeignet, Feinstrukturen der Arterienwand abzubilden.

Autoren, die Untersuchungen zur Plaquemorphologie durchführten, verwendeten in der Regel Sendefrequenzen von 7–10 MHz. Frühe eigene Erfahrungen mit einem mechanischen-5-MHz-Sektor-Scan (451) zeigten, daß hiermit keine ausreichende Beschreibung der Plaquemorphologie möglich war. Bei manchen hochauflösenden Duplexgeräten ist der inkorporierte Dopplerteil unzureichend, so daß diese Geräte zwar ausreichend morphologische Details darstellen, sie aber andererseits nicht universell einsetzbar sind. Ein Nachteil hoher Sendefrequenzen ist die hohe Ultraschallabsorption im Gewebe, was bei tiefliegenden Arterien und ungünstigen Durchschallungsbedingungen Probleme bereitet. Die Geräteeigenschaften sind so unterschiedlich, und die Geräteeinstellung hinsichtlich Kontrast und Helligkeit ist so variabel, daß mitgeteilte Erfahrungen nur für die jeweilige Untersucher-Geräteeinheit gelten (492).

2. Die beim jeweiligen Patienten erreichte Abbildungsqualität (Durchschallungseigenschaften): Die Abbildungsqualität ist von Patient zu Patient sehr unterschiedlich. Dies hängt mit der Höhe der Karotisbifurkation, der Gewebevorlaufstrecke und dem Vorhandensein eines Schallfensters (V. jugularis) und anderen Faktoren zusammen.

Comerota u. Mitarb. (403) zeigten, daß die Zuverlässigkeit der Stenosegraduierung, also einer einfacheren Beurteilung als der hinsichtlich der Plaquemorphologie, von 100% bei hervorragender Abbildungsqualität bis auf 52% bei geringer Abbildungsqualität sank. Hennerici u. Mitarb. (424) und Trockel u. Hennerici (483) sowie Widder u. Hamann (488) schlossen bei Untersuchungen zur Plaquecharakterisierung Patienten, bei denen nur geringe Abbildungsqualität erreicht wurde, von vornherein aus. Hennerici u. Mitarb. (424) teilen eine untersuchungstechnisch bedingte Versagerquote von 21,5% mit. Zwiebel u. Mitarb. (503) sowie Widder u. Mitarb. (493) fanden 22% diagnostisch nicht ausreichende Darstellungen der A. carotis interna, dagegen Fischer u. Mitarb. (414) nur 8%.

3. Stenosegrad, Verkalkungen und Hämorrhagien: Die Zuverlässigkeit der B-Bild-Diagnostik nimmt, wie übereinstimmend mitgeteilt wird, mit zunehmendem Stenosegrad ab. Bei höhergradigen Stenosen sind häufig Schattenwurf und Reverberation anzutreffen (Abb. 6.**18**, 9.**22**). Die dadurch bedingte Auslöschung oder Überlagerung des B-Bilds im Stenosebereich macht eine Beurteilung der Feinstruktur unmöglich.

Reilly u. Mitarb. (458) beschrieben, daß diese Effekte durch mehrere Schnittebenen, besonders aber durch die Querschnittsdarstellung gemildert werden. Bei hochgradigen Stenosen ist die Prävalenz von Hämorrhagien in eine Plaque hoch (105), auch wenn die Patienten keine entsprechenden Symptome hatten (120). Bei einer hohen Prävalenz ist der Vorhersagegewinn durch ein positives Ultraschall-Untersuchungsergebnis gering. Eine Plaquehämorrhagie führt ebensowenig regelhaft wie eine hochgradige Stenose zu einer zerebralen Ischämie. Es sind lediglich statistisch an großen Fallzahlen nachweisbare Korrelationen zu erwarten (119).

4. Erfahrungen des Untersuchers: Es ist nicht leicht, über die Darstellung der Plaquemorphologie kontrollierte Erfahrungen zu sammeln. Die angiographische Überprüfung ist unzureichend (107, 697). Die Kontrolle durch Karotisoperation ist nicht so häufig, und eine genaue Korrelation setzt eine schonende Herausnahme des Stenosezylinders in toto sowie anschließende Serienschnitte voraus, was keine gängige Routine ist. Bei höhergradigen Stenosen wird die Erfahrung des Untersuchers besonders wichtig (403), was zusätzlich zu den oben genannten Problemen zu berücksichtigen ist.

9.1.6.5. Beschreibung der Wandveränderungen

Eine einheitliche Beschreibung der Befunde existiert nicht. Einige Autoren verwenden pathoanatomische Begriffe wie „soft, hard, ulcerative" (424, 440) oder „weich, fibrös, bröckelig, hart-schattengebend" (444), „nodular, mural" (484). Auch der vielfach verwendete Begriff „Ulkus" legt eine Läsion mit aufgebrochener Oberfläche und freiliegenden tiefen Wandschichten nahe. Diese Begriffe sind Ausdruck der Bemühung des Untersuchers, den Befund zu interpretieren und auch dem mit der Methode nicht Vertrauten verständlich zu machen. In Anbetracht der geschilderten Unsicherheiten besteht aber die Gefahr, daß vorzeitig Rückschlüsse für die Therapie gezogen werden. Wir empfehlen daher, ebenso wie andere Autoren (281, 458, 480, 489), nur Begriffe zu verwenden, die sich darauf beschränken, das Ultraschallbild zu beschreiben.

Wandstruktur: Als Maß der Echogenität dient die Darstellung der Arterienwand zwischen innerer und äußerer Grenzreflexion (Abschn. 6.1). Sie stellt sich etwas körnig oder wabig (je nach Gerät) mit einer Echogenität zwischen der des fließenden Bluts und der der äußeren Grenzschicht dar. Dies ist besonders gut an Stellen geringer allgemeiner Wandverdickung zu erkennen (Abb. 6.**2 c**, 9.**23**).

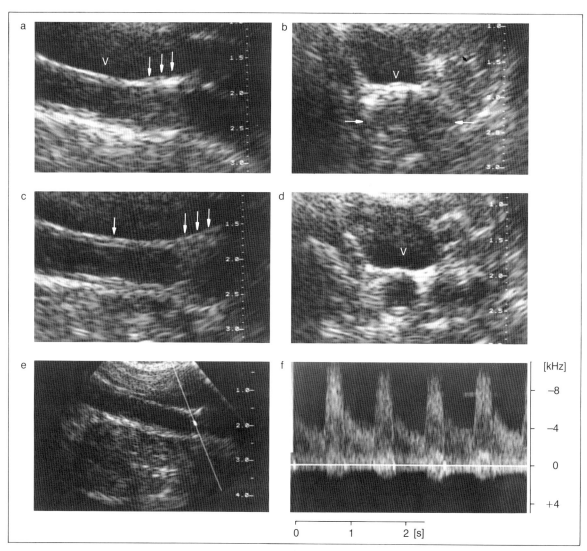

Abb. 9.22 Schwierige Darstellung einer hochgradigen Bifurkationsstenose im B-Bild. Zahlreiche Wiederholungsechos im normalen Gefäßlumen, relativ schwache Echos von dem stenosierten Abschnitt (↓ ↓ ↓) lassen die angiographisch gut abgrenzbare Plaque im Längsschnitt (**a, c**) nur erahnen. Im Querschnitt war zwar ein deutlicher Unterschied zwischen dem stenosierten Abschnitt (**b**) (→, ←) und dem prästenotischen Gefäßlumen (Schnittebene ↓ in c) der A. carotis communis (**d**) festzustellen, die Plaquebegrenzung war jedoch nicht zu erkennen. V = V. jugularis. Diagnoseweisend war die Dopplersonographie im verdächtigen Bezirk (**e, f**) mit Nachweis einer deutlichen Strömungsbeschleunigung. Systolische Maximalfrequenz 10 kHz (f_0 = 5 MHz).

Es wird zwischen homogener und inhomogener (heterogener) Struktur unterschieden (458, 477, 480). Eine *inhomogene Struktur* ist dann zu diagnostizieren, wenn eine oder mehrere eindeutig abgrenzbare, im Vergleich zur übrigen Wand *echoarme Zonen* mit Reflexionseigenschaften ähnlich denen des fließenden Bluts nachweisbar sind (458). Diese Zonen entsprechen entweder einer Hämorrhagie oder Cholesterin, Zelldetritus bzw. Lipidansammlungen (407, 485, 495, 493). Schattenwurf kann solche Befunde vortäuschen. *Echoreiche Zonen* entsprechen entweder dichten fibrösen Strukturen oder Verkalkungen. An letztere ist besonders bei deutlichem Schattenwurf zu denken. Diese echoreichen Bezirke sind getrennt zu beschreiben. Inhomogenitäten, bei denen mittlere Echogenität und echoreiche Zonen zusammenkommen, haben wahrscheinlich nicht die gleiche pathophysiologische Bedeutung wie Inhomogenitäten mit echoarmen Zonen, da es sich bei ersteren eher um chronische und stabile Veränderungen handelt. Eine Plaque kann auch insgesamt echoreich erscheinen.

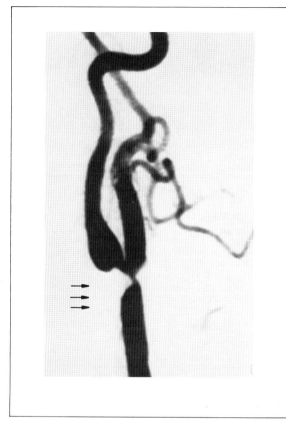

Abb. 9.**22 g** Karotisangiographie rechts im a.-p. Strahlengang (Neuroradiologie Freiburg) mit hochgradiger Einengung des Kommunis-Endabschnitts durch eine vorwiegend von der lateralen Wand ausgehende (im B-Bild schallkopfnahe) Plaque.

Reilly u. Mitarb. (458) gaben für die Erkennung von Plaquehämorrhagien eine Sensitivität von 91% und eine Spezifität von 65% an. Das Krankengut beinhaltete vorwiegend höhergradige Stenosierungen. Weinberger u. Mitarb. (485) fanden bei 77% der inhomogenen Läsionen Zeichen abgelaufener Hämorrhagien, und histologisch nachgewiesene Hämorrhagien hatten in 97% ein heterogenes Ultraschallmuster. Widder u. Mitarb. (493) verglichen in 169 Fällen Ultraschallbefunde mit der histologischen Aufarbeitung von Karotisendarteriektomiepräparaten. Der Vorhersagewert echoarmer Plaques für Hämorrhagien war nur 43%, weil sich atheromatöser Detritus gleich darstellte. Homogen echoreiche Darstellungen entsprachen dagegen meist fibroatheromatösen Veränderungen. Die übrigen zitierten Arbeiten zur Plaquemorphologie beinhalten keine quantitativen Angaben über die Zuverlässigkeit von In-vivo-Feststellungen dieser speziellen Pathologie.

Oberfläche: Die endoluminale Grenzschicht (Oberfläche) kann regelmäßig, glatt (Abb. 9.**20**, 9.**23**, 9.**24**) oder unregelmäßig (Abb. 9.**25 a, b**) erscheinen.

Bei den unregelmäßigen Formen ist zwischen solchen zu unterscheiden, bei denen die Oberfläche geschlossen wirkt, und solchen, bei denen eine Unterbrechung vorliegt (Abb. 9.**26**). Unterbrechungen entsprechen möglicherweise ulzerativen Wandaufbrüchen. Nach Hennerici u. Mitarb. (424) muß ein *„Ulkus"* größer als 2 mm sein, um erfaßt zu werden, und Reilly u. Mitarb. (458) berichten, daß sehr kleine Ulzerationen übersehen worden seien. Andererseits sind kleine Unterbrechungen nicht sicher auf Ulzerationen zurückzuführen (476, 480, 494). Die Erkennung von Unterbrechungen der Oberfläche ist durch die relativ schlechte laterale (im Vergleich zur axialen) Auflösung der Geräte begrenzt. Außerdem müssen mehrere Schnittebenen untersucht werden bzw. qualitativ ausreichend sein, um kleinere Unterbrechungen zu sichern. Zwei Plaques können aufeinanderfolgen, und der dazwischenliegende Bereich wirkt dann im B-Bild und Angiogramm wie eine Unterbrechung bzw. wie ein Ulkus (438, 456) (Abb. 9.**25**). Ulzerationen in echoarmen Plaques sind schwierig zu erkennen und erfordern eine besonders sorgfältige Verstärkereinstellung (440). Ist die Aussparung in einer Plaque größer, kann die Bezeichnung Krater oder Nische verwendet werden (Abb. 9.**27**). Mit dem B-Bild kann ebensowenig wie mit der Angiographie entschieden werden, ob eine solche Läsion eine Endothelschicht aufweist oder tatsächlich aufgebrochen ist. Eine Hämorrhagie kann sich entleeren und sekundär reendothelialisieren. Die Wiederherstellung einer inneren Grenzschicht wurde bei Verlaufsuntersuchungen gezeigt (432, 483) und als Reendothelialisierung bezeichnet (483), jedoch nur bei geringgradigen flachen Wandveränderungen.

Die Angaben zur Zuverlässigkeit des Ulkusnachweises weichen stark voneinander ab. Das größte Gewicht haben solche Arbeiten, denen eine Überprüfung der Ultraschallergebnisse durch eine pathologisch-histologische Untersuchung zugrunde liegt (403, 414, 424, 431, 444, 447, 458, 476, 480, 485, 493). Reilly u. Mitarb. (458) fanden bei 36 heterogenen Läsionen 15 mit Ulzeration, dagegen bei 14 homogenen Läsionen keine Ulzeration. Marosi u. Mitarb. (444) sagten alle 14 histologisch verifizierten Ulzerationen bei 58 operierten Karotiden voraus (7 falsch positive und kein falsch negativer Befund), Comerota u. Mitarb. (403), Fischer u. Mitarb. (414) sowie Widder u. Mitarb. (493, 495) fanden dagegen bei Kontrolle durch Endarteriektomie deutlich schlechtere Übereinstimmungen (Sensitivität 61% bzw. 30% und 29%; Vorhersagewert von 85% bzw. 38% und 27%). Sonographischer und angiographischer Nachweis einer unterbrochenen Wandinnenfläche („Ulzeration") korrelierten zum Teil sehr schlecht (384, 430, 456, 476, 502, 699), bei anderen Autoren erstaunlicherweise in nahezu 100%

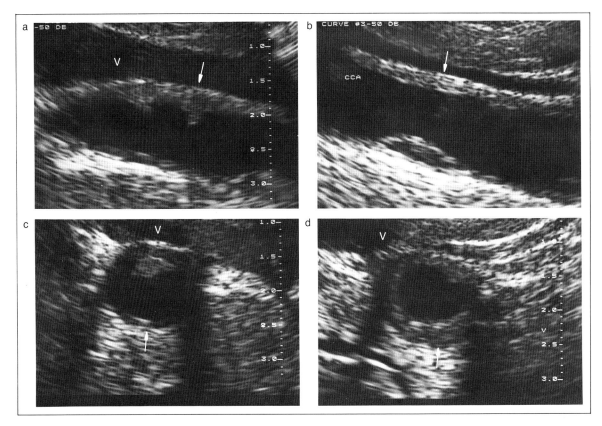

Abb. 9.23 Beurteilung der Plaqueoberfläche mit der B-Bild-Sonographie. Es fand sich im mittleren Abschnitt der A. carotis communis (CCA) an der schallkopfnahen, lateralen Wand eine Plaque mit deutlicher Nischenbildung (**a**). 1 cm weiter kranial zeigte die schallkopfferne Wand eine Plaque mit regelmäßiger Oberfläche und homogener Struktur (**b**). Jeweils zugehörige Querschnittsuntersu-chung in **c** und **d**. Die genaue Schnittebene ist in **a** und **b** markiert (↓). Die Nischenbildung kam nur im Längs-schnitt zur Darstellung. Beachte die unterschiedliche Dik-ke der schallkopffernen Wand in **c** und **d**. Der Pfeil (↑) zeigt auf die äußere Reflexion (Wandbegrenzung). V = V. jugularis.

(424, 433). Wegen der Schwierigkeit, eine Ulzeration zu definieren, war in einer Untersuchung von O'Leary u. Mitarb. (448) die Übereinstimmung in der Beurteilung zwischen verschiedenen Untersuchern sehr gering. Die Angaben der Literatur tragen also aus den schon genannten Gründen eher zur Verwirrung bei.

Folgt man den Studien, welche eine Korrelation mit den pathologischen Befunden herstellen, kann man annehmen, daß „Ulzera" bei Stenosen unter 50% in der Mehrzahl nachgewiesen werden können, die Diagnose mit zunehmendem Stenosegrad aber immer schwieriger wird.

Plaquebewegung: Lusby u. Mitarb. (438) und McKinney u. Herpold (441) berichteten erstmals von einer „dynamic morphology". Eine Plaquebewegung kommt durch den Blutstrom oder durch Wandpulsationen zustande. Bei größeren Plaques kann man mit dem Echtzeitbild gelegentlich Verlagerungen der gegen den Strom weisenden Oberfläche beobachten, die pulsatil mit jeder Systole auftreten. Auch die proximale Begrenzung eines Verschlusses der A. carotis interna oder communis

kann solche Phänomene zeigen (478). Ein weiterer mechanischer Streß einer Plaque kann durch die Pulsation des Gesamtgefäßes entstehen, die zu Stauchung und vermehrter Knick- und Schlingenbildung führt. Solche Knickstellen sind die Enden einer Plaque, die das Gefäß lokal versteifen. Eine vermehrte Schlängelung oder Knickung der Gefäße tritt auch beim Schlucken auf. Systematische Untersuchungen dieser Phänomene liegen noch nicht vor. Es wäre jedoch möglich, daß mechanische Einflüsse auf eine Plaque die Progression bzw. eine Plaqueeinblutung fördern (438, 439), besonders wenn eine erhöhte Vulnerabilität durch eine Gefäßeinsprossung nach vorangegangener Hämorrhagie besteht.

Zusammenfassend kann gefolgert werden, daß eine für klinische Zwecke einsetzbare Charakterisierung von Wandveränderungen schwierig ist und eine Standardisierung wegen unterschiedlicher Geräteeigenschaften bisher nicht gelang. Bei hochgradigen Stenosen ist die Prävalenz von abgelaufenen Plaquehämorrhagien (103, 121) und die Häufigkeit von B-Bild-Artefakten so groß, daß Beziehungen zwischen Ultraschall, Plaquemorphologie und Klinik schwer herstellbar sind. Es fehlen auch Studien, die den prognostischen Wert dieser Befunde belegen.

Andererseits sind folgende Aussagen relativ zuverlässig:

1. Eine sich glatt begrenzt darstellende Plaque mit homogener, echodichter Struktur ist wahrscheinlich weder ulzeriert, noch zeigt sie Hämorrhagien.

2. Echoarme, inhomogene Plaquedarstellungen sprechen für Hämorrhagien oder atheromatösen Detritus (instabile Plaque), was möglicherweise ähnliche klinische Bedeutung hat.

Das B-Bild ist zur Zeit die einzige Methode, um in vivo unbelastend und wiederholbare Hinweise auf möglicherweise pathophysiologisch wichtige morphologische Informationen zu erhalten. Trotz der

methodischen Einschränkungen sollte daher die Plaquecharakterisierung durch die Ultraschallmethoden Beachtung finden.

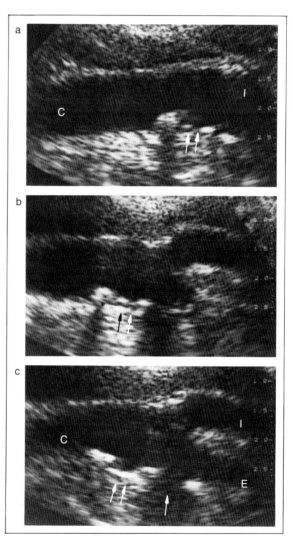

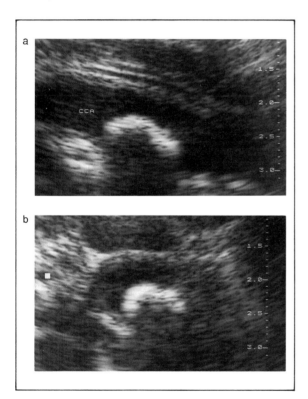

Abb. 9.**24 Glatt begrenzte, homogene und deutlich vermehrt echogene Plaque im Endabschnitt der A. carotis communis.** Darstellung im Längsschnitt (**a**) und Querschnitt (**b**). Auffällig ist der ausgeprägte Schallschatten. Dopplersonographisch war im Bereich der Plaque keine wesentliche Strömungsbeschleunigung festzustellen. Im Längsschnitt wird der querschnittsflächenreduzierende Effekt überschätzt.

Abb. 9.**25 Je nach Schnittebene unterschiedliche Oberflächendarstellung einer Plaque.** Gering stenosierende Wandveränderung (↑ ↑) im Endabschnitt der A. carotis communis (C), die schallkopfferne, externaseitige Wand betreffend. I = A. carotis interna, E = A. carotis externa. Schallschatten (↑) durch Teile der Kommunisplaque, aber auch durch eine geringe Veränderung am Internaabgang. In **b** wirkte die Plaque relativ homogen und glatt begrenzt, in **c** entsprach der Befund eher einer Nischenbildung (↑ ↑). Auch der Schallschatten täuschte eine Nische vor (↑).

205

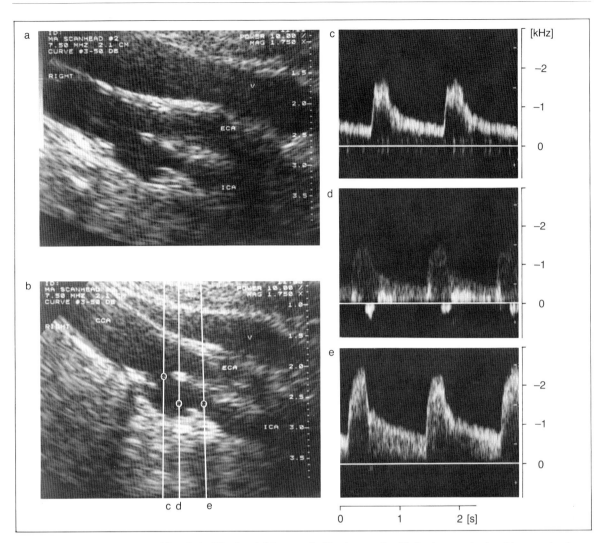

Abb. 9.26 Duplexsonographie bei Nischenbildung am Abgang der A. carotis interna.
a Mediodorsale Lagevariation der A. carotis interna (ICA). An der schallkopffernen Wand ist unmittelbar am Abgang und 1 cm weiter kranial jeweils eine Plaque zu erkennen. Der dazwischenliegende Bereich entspricht einer Nische. ECA = A. carotis externa, V = V. jugularis.

b Plazierung des Meßvolumens in den Abgang der A. carotis interna (**c**) mit normalem Dopplerspektrum, in die Nische mit inversen Signalanteilen (**d**) und in den zweiten Stenoseabschnitt (**e**) mit hier im Vergleich zu **c** etwas höherer Strömungsgeschwindigkeit. Wegen der Ähnlichkeit des Befunds in **d** mit physiologischen Veränderungen des Spektrums im Bereich des Bulbus (Abb. 5.**11**) konnte der dopplersonographische Befund nur im Zusammenhang mit dem B-Bild richtig gedeutet werden.

9.1.6.6. Darstellung intraluminaler Thromben

Intraluminale Thromben können sich sekundär auf dem Boden einer meist hochgradigen arteriosklerotisch bedingten Stenose entwickeln. Sie finden sich selten auch ohne erheblich veränderte Gefäßwand. Im ersteren Fall ist eine verläßliche Abgrenzung von einer Karotisstenose ohne Thrombose mit der Duplexsonographie wahrscheinlich nicht möglich. Im zweiten Fall ergeben sich aber typische Befunde (386) (Abb. 9.**21**, 15.**2**). Der Thrombus stellt sich homogen, durchschnittlich echogen, glatt begrenzt und einseitig wandhaftend dar. Er springt ku-

gelig in das Gefäßlumen vor. Daher kann der stenosierende Effekt (Querschnittsflächenreduktion) geringer sein, als nach dem Längsschnitt zu vermuten. Die Gefäßwand stellt sich normal dar. Wir konnten zum Teil auch einen echoarmen Spalt zwischen dem Thrombus und der Gefäßwand beobachten (Abb. 9.**21**, 9.**41**, 15.**2**). Solche Thromben können sich vollständig auflösen (Abb. 15.**2**).

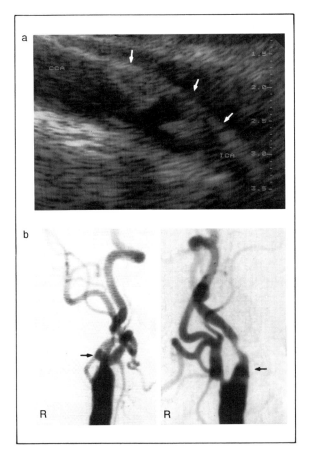

Abb. 9.27 Ausgeprägte Nischenbildung am Abgang der A. carotis interna.

a Das B-Bild zeigt eine tiefe Nische in einer etwa 2 cm langen Plaque an der schallkopfnahen Wand (↓↓↓).

b Angiographie der rechten A. carotis im schräge̶n̶ (links) und lateralen (rechts) Strahleng̶a̶n̶g̶ logie Freiburg). Die Nis̶c̶h̶e̶ frei proji̶z̶ sic̶h̶ be̶r̶

9.1.6.

Die fa̶r̶ imaging und Gef̶ gulär k̶ und in S̶i̶ schallung unvollstä̶ Restlumen ist öfter b̶ durch Rev̶ Restlumen dargestellte̶ teilungskri̶t̶

sätzlich zu dem Kriterium der Maximalfrequenz und den indirekten Hinweisen auf eine stenosebedingte Strömungsbehinderung. Allerdings ist die Weite des farbkodierten Stenoselumens erheblich von multiplen technischen Faktoren abhängig, besonders der Verstärkungseinstellung. Das Ausmaß einer poststenotischen Verwirbelung ist nach unserer Erfahrung besser mit der Spektrumanalyse zu beurteilen, stellt sich aber auch im farbkodierten Bild dar. Die Darstellung des Restlumens mit Farbe kann eine Hilfe sein, wenn die geeigneten Plazierungen des Meßvolumens für die Spektrumanalyse des Stenosesignals mit Bestimmung der Maximalfrequenzen gesucht werden. Die Farbkodierung ist dagegen, wie in Abschnitt 1.4.4.2 dargestellt, wenig geeignet, Maximalfrequenzen bzw. das Ausmaß der stenosebedingten Strömungsbeschleunigung zu quantifizieren. Abb. 9.**28** zeigt eine Karotisbifurkation mit einer sich vom Endabschnitt der A. carotis communis in den Bulbus der A. carotis interna erstreckenden ca. 40% stenosierenden Plaque. Das B-Bild hatte diesen Befund schon eindeutig nachgewiesen, die Farbkodierung bestätigte nur noch den sicheren Befund. Charakteristischerweise hob diese Plaque die physiologische Strömungsinhomogenität im Bulbus auf. Ein schmaler lumenbegrenzender Farbumschlag in der Mitte des Plaqueverlaufs war durch eine leichte Höhenminderung der Plaque an dieser Stelle bedingt. Die Farbkodierung brachte aber vor allem für den weiteren Verlauf der A. carotis interna zusätzliche Informationen. Es fand sich nämlich eine weitere Plaque, die sich vom Lumen weniger scharf absetzte und dahe̶r̶ e Farbanalyse zunächst übersehen wurde. den beiden Plaques wurde eine Nische schlag kontrastiert. Angiographisch be̶ der Befund.

ienten der Abb. 9.**29** war der Befund A. carotis interna ähnlich wie im vor̶ Beispiel. Hier schien zunächst eine g in einer Plaque am Abgang der A. durch Farbkodierung dargestellt zu ränderung der Schnittführung konn̶ jedoch als Abgang der A. thyroidea ziert werden. Das B-Bild der A. ca̶ Patienten in Abb. 9.**30** erlaubte kei̶ enbestimmung. Dopplersonogra̶ erliche Schallemission) war we̶ lischen Maximalfrequenz von Sendefrequenz) und fehlenden genitäten im Abgangsbereich Stenose vermutet worden. Die zwischen der V. jugularis und ̶hung eine eindeutige Wandver̶

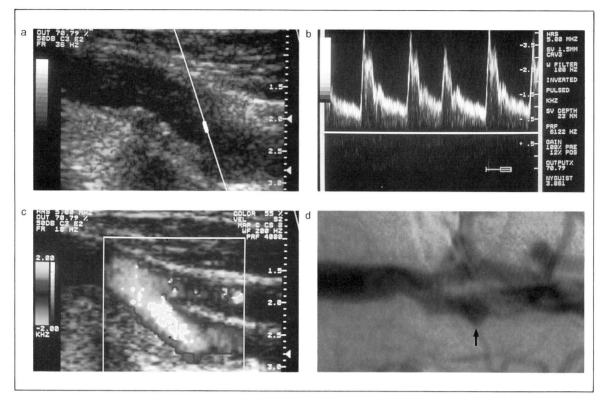

Abb. 9.28 Unregelmäßig begrenzte Plaque am Abgang der A. carotis interna. B-Bild (**a**) und Frequenzspektrum (**b**) zeigen eine geringe bis mittelgradige Abgangsstenose der A. carotis interna. Die Farbkodierung (**c**) zeigt den Wegfall der physiologischen Ablösungszone. Negative Dopplerfrequenzen blau kodiert. Die Strömung in der A. carotis interna stellt sich daher überwiegend blau dar. Durch Farbumschlag kommt die zentrale Einziehung der Plaque und die Nische (↑) zur Darstellung, welche sich auch angiographisch (**d**) zeigten (Dr. D. Nieswand, Hofheim/Taunus).

Abb. 9.**31** zeigt bei einer auch mit der einfachen Doppler- und Duplexsonographie gut definierten kurzstreckigen hochgradigen Stenose ausgedehnte poststenotische Verwirbelungen. Das Bild ist gekennzeichnet von Aliasing-Effekten, welche kurz nach der Stenose und in der Nähe der schallkopfnahen Wand erkennbar sind, und Farbumschlag durch unterschiedliche Strömungsrichtungen in den übrigen Abschnitten (Erklärung s. Abschn. 1.4.2.4, 6.5, Abb. 6.**21**). Die zusätzliche Darstellung einer erhöhten Varianz durch Grün ist auf den Bereich mit Aliasing beschränkt und ohne weiteren diagnostischen Wert, da das mosaikartige Muster der Strömung schon eindeutig als stenosebedingt erkennbar ist. Zu beachten ist hier die Wahl des Frequenzbereichs. Er ist auf den poststenotischen Bereich abgestimmt. Die Beschleunigung in der Stenose wird besser durch die Spektrumanalyse erfaßt. Für die schwierige Darstellung des Restlumens ist ein niedriger Frequenzmeßbereich nicht von Nachteil, da das Lumen sowieso meistens einen aliasingbedingten Farbumschlag aufweist.

Abb. 9.30 Farbe zur Kontrastierung des Lumens.
a Untersuchung mit mechanischem Sektorschallkopf ($f_0 = 7,5$ MHz). Es zeigt sich eine fragliche Veränderung an der schallkopfnahen (lateralen) Wand des Bulbus der Interna.
b Elektronischer Linearschallkopf ($f_0 = 5$ MHz), relativ hohe Dopplerfrequenzen. Das Spektrum ist nicht gestört. Die Arterie selbst ist schlecht vom umliegenden Gewebe und der V. jugularis abgrenzbar. Das Lumen ist nicht erkennbar.
c–d Identische Schnittführung wie in **b**. Negative Dopplerfrequenzen wie in Abb. 9.**28** blau kodiert. Die laterale Wand des Bulbus stellt sich zwischen Vene (rot) und Arterienlumen (blau) deutlich verdickt dar, was zu den in **b** gemessenen Dopplerfrequenzen paßt.

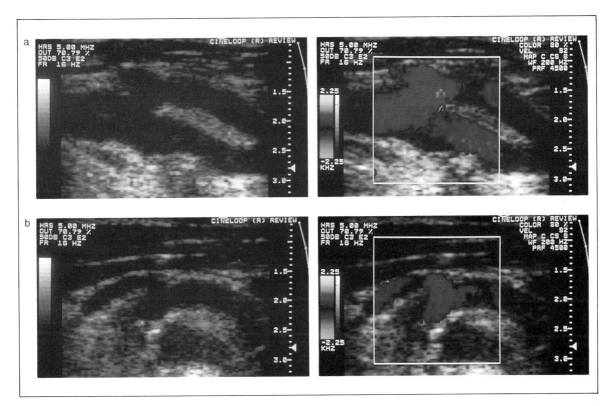

Abb. 9.29 Unterscheidung Nischenbildung – Gefäß-abgang. Darstellung der Karotisbifurkation mit A. carotis externa oben (lateral) und A. carotis interna unten. An der Lateralwand des Externaabgangs imponiert in **a** eine Nische wie bei ulzerierter Plaque, was auch entsprechend der Farbkodierung bei gleicher Schnittführung nicht aus-geschlossen erscheint. Die weitere Untersuchung in **b** zeigt jedoch, daß es sich hierbei um den Abgang der A. thyroidea superior handelt. Verlaufsbedingt stellt sich die Strömung im Abgang der A. carotis externa auf die Sonde zu rot dar, an den übrigen Gefäßabschnitten blau.

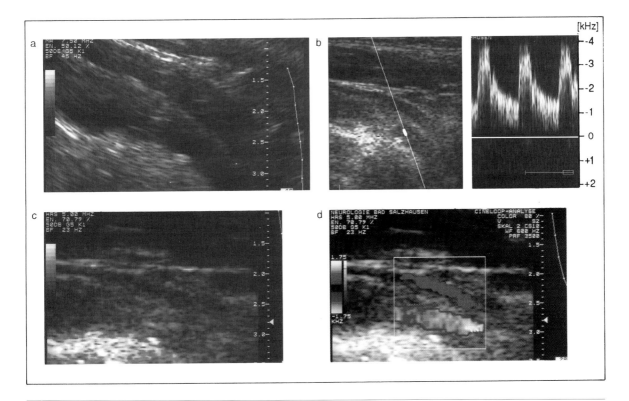

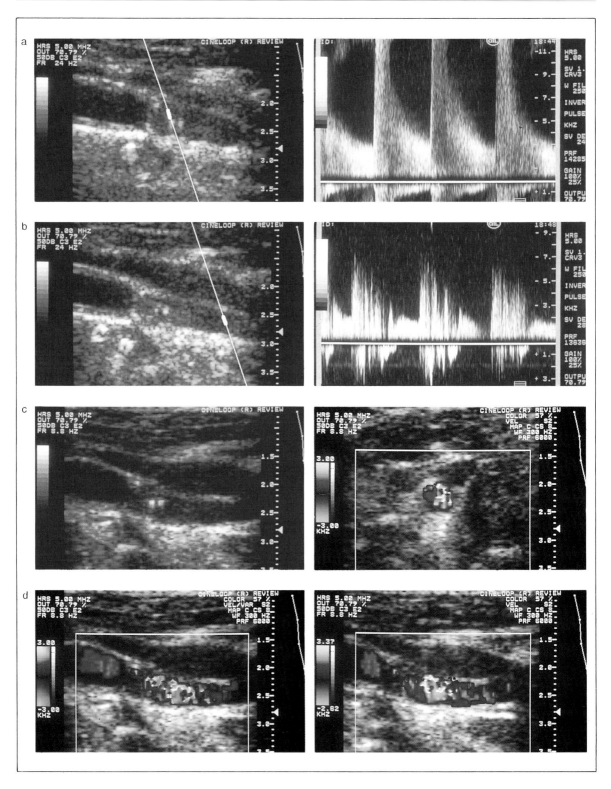

Abb. 9.**31**

Die präokklusiven Stenosen (subtotale Stenosen, Pseudookklusionen) sind die eigentliche Bewährungsprobe für die farbkodierte Dopplerangiographie. Entscheidend ist allerdings weniger das verwendete Gerät als die Erfahrung des Untersuchers. Die Diagnose ist z. T. mit einfacher Dopplersonographie (kontinuierliche Schallemission) möglich, wenn sorgfältig sehr leise atypische Stenosesignale gesucht werden, oder mit der Duplexsonographie, wenn der poststenotische Abschnitt im B-Bild darstellbar ist und sorgfältig nach Strömungssignalen abgesucht wird (Abb. 9.**43**, 9.**44**). Auch bei der Farbdarstellung ist die Untersuchung des poststenotischen Abschnitts entscheidend. Um die dort stark verlangsamte Strömung zu erfassen, müssen ein sehr niedriger Frequenzbereich und eine relativ hohe Dopplerverstärkung gewählt werden. Trotzdem können bei der Echtzeitdarstellung im Lumen zum Teil nur einzelne, wechselnd lokalisierte Farbpunkte „aufleuchten" (Abb. 9.**32**), die erst bei Summation zu einem Gefäßbild werden. Wichtig ist die Ableitung der Dopplerspektren unmittelbar poststenotisch und möglichst weit distal. Den Hinweis auf eine Stenose kann auch das Bild des unmittelbar prästenotischen Abschnitts ergeben (Abb. 9.**32 a**, 9.**33**). Am Eingang zur Stenose ist Vorwärtsströmung dargestellt. Das Lumen wird irregulär oder kann spitz zulaufen. Eventuell sind Aliasing-Effekte erkennbar, wenn sich auch ein Teil des Stenoselumens anfärben läßt (Abb. 9.**33**). Die Strömung im Lumen präokklusiver Stenosen kann nicht oder schwerer als die des poststenotischen Abschnitts

dargestellt werden. Ursachen hierfür sind wahrscheinlich die geringe Anzahl der Blutpartikel, welche im Stenoselumen die Schallkeule passieren, eine exzentrische Lage des Lumens oder schattenwerfende Strukturen in der verdickten Gefäßwand. Abb. 9.**34** zeigt ausgeprägten Schattenwurf durch nicht stenosierende, vermehrt echogene Strukturen der schallkopfnahen Wand.

Die Ergebnisse der farbkodierten Dopplerangiographie werden im Abschn. 9.3.7 besprochen.

9.2. Verschluß der A. carotis interna im Halsabschnitt

Der Verschluß einer Arterie erstreckt sich stromauf oder stromab mindestens bis zur nächsten Teilungsstelle, da sich infolge der Stase nach oder vor dem Verschluß ein Thrombus bildet. Die A. carotis interna gibt erst im Schädelbasisabschnitt feine Felsenbeinäste ab. Der erste größere Ast ist die A. ophthalmica. Daher sind extrakranielle Verschlüsse der A. carotis interna unabhängig vom Entstehungsort langstreckig und erstrecken sich vom Abgang bis in die Schädelbasis. Das wichtigste dopplersonographische Kriterium für die Diagnose Verschluß ist das Fehlen eines Strömungssignals der A. carotis interna im Halsabschnitt (Abb. 9.**35**). Gestützt wird die Diagnose durch indirekte Befunde an der A. carotis communis und den frontoorbitalen Endästen der A. ophthalmica, also an vor- und nachgeschalteten Gefäßabschnitten.

9.2.1. Befunde an der A. carotis communis

Auf der Verschlußseite findet sich in der Regel eine deutlich ausgeprägte Minderung der systolischen und diastolischen Strömungsgeschwindigkeit (184, 188, 183, 209, 248, 298). Das Ausmaß der Minderung ist aber sehr unterschiedlich, zum Teil so ausgeprägt, daß ein Verschluß wahrscheinlich ist (Abb. 9.**36 b, d**), zum Teil weniger ausgeprägt, wie es auch bei hochgradigen Internastenosen vorkommt (vgl. Abb. 9.**36 a** mit 9.**37 d**). Ein entsprechender Befund kann auch durch weiter peripher gelegene Strömungsbehinderung, z. B. Internaverschluß nach Abgang der A. ophthalmica oder Verschluß des Hauptstamms der A. cerebri media, verursacht werden.

Die Pulskurve der A. carotis communis wird von den Strömungswiderständen in den Versorgungsgebieten der Aa. carotides interna *und* externa geprägt. Bei Internaverschluß kommt es somit zu einer Angleichung der Pulskurvenform an die der A. carotis externa (Abb. 9.**36 b**, 9.**37 a**), bei Externaverschluß an die der A. carotis interna (Abb. 9.**37 b**).

◄ Abb. 9.**31 Hochgradige Abgangsstenose der A. carotis interna.**

a, b Konventionelle Duplexuntersuchung mit Frequenzspektrum in Höhe des Stenosemaximums (**a**) und poststenotisch (**b**). Zu beachten ist die unterschiedliche Skalierung. Die Spitzen im Frequenzspektrum von **b** zeigen eine rasch alternierende Strömungsrichtung an. Dies entspricht rasch aufeinanderfolgenden Wirbeln, welche über die Position des Meßvolumens nach distal mit der Blutströmung hinweglaufen.

c B-Bild ohne Farbkodierung entsprechend Abb. **d** links und Querschnitt im poststenotischen Bereich.

d Längsschnittuntersuchung mit Farbkodierung. Negative Dopplerfrequenzen sind blau kodiert. Darstellung der poststenotischen Verwirbelung, links mit zusätzlicher Anzeige der Varianz (grün), rechts alleinige Geschwindigkeitskodierung. In beiden Fällen ist es deutlich, daß die Farben überwiegend durch schwarze Bereiche gegeneinander abgegrenzt sind, was eine Änderung der Strömungsrichtung beweist (Abschnitt 6.5.1). Unmittelbar poststenotisch Farbumschlag durch Aliasing. Hier auch Beimischung der Farbe Grün hohe Varianz anzeigend. Auch ohne diese Information spricht schon das mosaikartige Muster im Längs- und Querschnitt für eine hochgradig gestörte Strömung. Weitere Erklärungen s. Text.

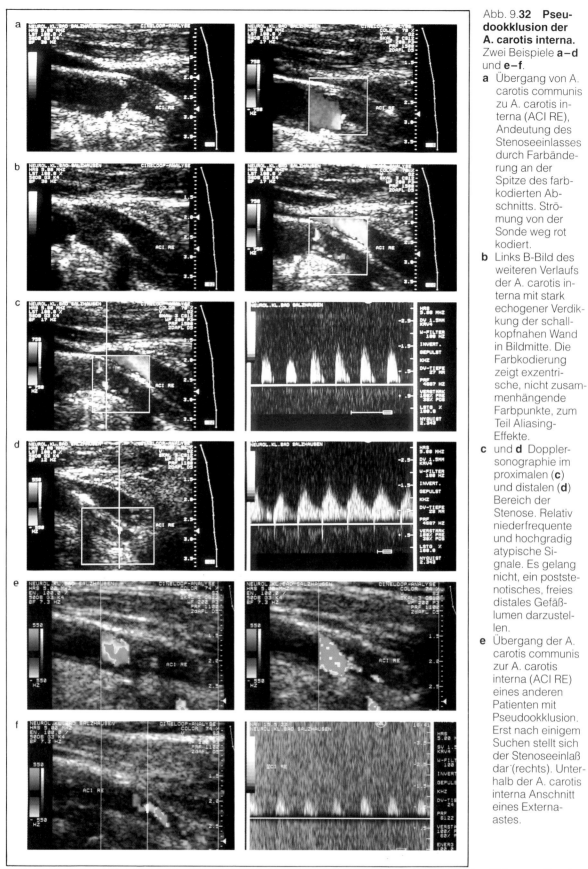

Abb. 9.**32 Pseu-dookklusion der A. carotis interna.** Zwei Beispiele **a–d** und **e–f**.

a Übergang von A. carotis communis zu A. carotis interna (ACI RE), Andeutung des Stenoseeinlasses durch Farbänderung an der Spitze des farbkodierten Abschnitts. Strömung von der Sonde weg rot kodiert.

b Links B-Bild des weiteren Verlaufs der A. carotis interna mit stark echogener Verdikkung der schallkopfnahen Wand in Bildmitte. Die Farbkodierung zeigt exzentrische, nicht zusammenhängende Farbpunkte, zum Teil Aliasing-Effekte.

c und **d** Dopplersonographie im proximalen (**c**) und distalen (**d**) Bereich der Stenose. Relativ niederfrequente und hochgradig atypische Signale. Es gelang nicht, ein poststenotisches, freies distales Gefäßlumen darzustellen.

e Übergang der A. carotis communis zur A. carotis interna (ACI RE) eines anderen Patienten mit Pseudookklusion. Erst nach einigem Suchen stellt sich der Stenoseeinlaß dar (rechts). Unterhalb der A. carotis interna Anschnitt eines Externaastes.

f Darstellung des weiteren Verlaufs mit irregulärer Farbkodierung einer hochgradig verlangsamten Strömung. Beachte in beiden Beispielen die Wahl der Farbskalierung mit nur +/- 750 bzw. +/- 550 Hz zur Darstellung sehr langsamer Strömung. Dadurch kommt es besonders in der A. carotis communis (**e**) zu sehr ausgeprägten Aliasing-Effekten. Hier ist die Strömungsgeschwindigkeit wegen des Abflusses über die A. carotis externa größer.

Die diagnostische Verwertbarkeit einer Seitendifferenz der Höhe des Pulskurvenausschlags ist auch dadurch eingeschränkt, daß beim Gesunden an der A. carotis communis Seitendifferenzen des systolischen Ausschlags bis zu 30% gefunden werden (276). In diesem Bereich liegt häufig auch der Seitenunterschied bei pathologischen Prozessen an der A. carotis interna. Seitendifferenzen des Signals der A. carotis communis ohne distale Strömungsbehinderung sind häufig durch unterschiedlichen Gefäßverlauf bedingt. So ist der Verlauf nicht selten rechts gewundener. Daraus resultieren unterschiedliche Beschallungswinkel bei gleicher Sondenausrichtung (Abb. 1.**11**). Der Fehler kann gering gehalten werden, wenn durch Winkel- und Positionsänderungen jeweils das Signal mit der höchsten registrierbaren Dopplerfrequenz aufgesucht wird, welches den kleinstmöglichen Beschallungswinkel anzeigt. Da die Dopplerfrequenz vom Kosinus des Beschallungswinkels abhängt, ist der Einfluß dieses Winkels um so geringer, je kleiner er ist (Abb. 1.**10**).

Ausgeprägte Seitendifferenzen können auch durch kompensatorische Flußzunahme auf der Gegenseite eines Internaverschlusses bedingt sein. Abb. 9.**38** zeigt eine kompensatorische Flußzunahme am Beispiel einer zunehmenden Obstruktion der rechten A. carotis interna. Am 28.9.1976 fand sich bei dem 61jährigen Patienten, der eine TIA mit flüchtiger Halbseitenschwäche links durchgemacht hatte, dopplersonographisch eine hochgradige Abgangsstenose der rechten A. carotis interna mit noch orthograder Durchströmung der A. supratrochlearis, aber bereits deutlich vermindertem diastolischer Strömungsgeschwindigkeit in der A. carotis communis. Ein gefäßchirurgischer Eingriff wurde von dem Patienten abgelehnt. Nach einem Insult mit Hemiparese links ergab die Dopplerkontrolle am 16.3.1977 einen Verschluß der rechten A. carotis interna mit retrograder Strömung der A. supratrochlearis und weiterer Abnahme der diastolischen Strömungsgeschwindigkeit in der A. carotis communis bei kompensatorisch erhöhter Strömungsgeschwindigkeit in den kontralateralen Aa. carotides communis und interna.

9.2.2. Befunde an der A. supratrochlearis

Eine hochgradige Obstruktion der proximalen A. carotis interna bedingt einen postokklusiven oder -stenotischen Druckabfall und dadurch eine pathologisch veränderte Strömung in der A. ophthalmica und ihren Endästen, den Aa. supratrochlearis und supraorbitalis. Bei Internaverschluß und frei durchgängiger A. carotis externa findet sich meist eine retrograde Strömung der ipsilateralen A. supratrochlearis. Bei gleichseitiger hochgradiger Stenose oder Verschluß der Aa. carotides interna und externa kann die retrograde Durchströmung der Orbitaarterien über Externaäste der Gegenseite erfolgen.

Orthograde Durchströmung bei Internaverschluß wäre denkbar, wenn die A. ophthalmica ihr Blut z. B. über den Circulus arteriosus cerebri und den retrograd gefüllten Karotissi-

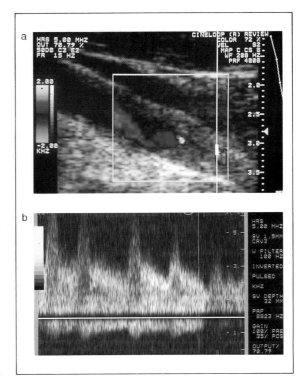

Abb. 9.**33 Höchstgradige Stenose der A. carotis interna.** Ohne Farbkodierung schien das Lumen der Arterie vollständig verlegt. Präokklusiv zeigte sich ein Farbumschlag wie bei Verschlüssen. Im Unterschied hierzu jedoch direkt am Stenoseeingang eine spitz zulaufende Region mit höherer Geschwindigkeit. Über ca. 5 mm kein Stenoselumen darstellbar. Danach findet sich eine sehr kleine Region mit Strömung. Die Untersuchung im Duplexverfahren unmittelbar poststenotisch ergab in Anbetracht des Stenosegrades relativ niedrige Dopplerfrequenzen. Weitere Erklärungen s. Abb. 9.28 und Text.

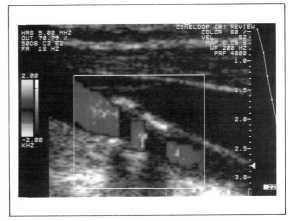

Abb. 9.**34 Schattenwurf mit Auslöschung der Farbinformation bei geringgradiger Stenose der A. carotis interna.** Strömung von links nach rechts. Negative Dopplerfrequenzen sind rot kodiert.

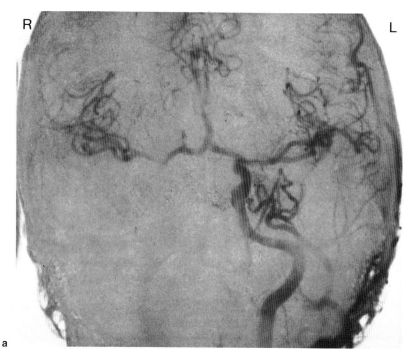

Abb. 9.**35** **Verschluß der A. carotis interna rechts.** Das Karotisangiogramm links (Neuroradiologie Freiburg) zeigt den interhemisphäri-
schen Kollateralfluß über die A. communicans anterior von links nach
rechts. Direkter Dopplerbefund: kein
Strömungssignal von der rechten A.
carotis interna im Halsabschnitt
nachweisbar. Indirekte Dopplerbefunde: retrograde Durchströmung
der rechten A. supratrochlearis,
hochgradig verminderte enddiastolische Strömungsgeschwindigkeit in
der rechten A. carotis communis,
kompensatorisch erhöhte Strömungsgeschwindigkeit in der kontralateralen (linken) A. carotis communis und interna (aus von Reutern,
G.-M., K. Voigt, E. Ortega-Suhrkamp, H. J. Büdingen: Arch. Psychiat. Nervenkr. 223 [1977] 181).

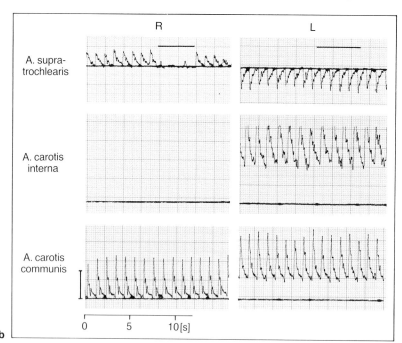

Abb. 9.**37** **Typische Veränderung der Pulskurven der**
A. carotis communis bei Änderung des peripheren
Strömungswiderstands im Interna- und Externastrom-
gebiet. Verminderte diastolische Strömungsgeschwindigkeit bei Verschluß der Aa. carotis interna und cerebri media (**a, c**), relativ hohe diastolische Strömungsgeschwindigkeit bei Verschluß der A. carotis externa (**b**), nur geringe Seitendifferenz bei hochgradiger Abgangsstenose
der A. carotis interna (**d**).

Abb. 9.**36** **Seitenvergleich der Pulskurven der A. carotis communis bei einseitigem Verschluß der A. carotis interna.** Weitere Erklärung s. Text.

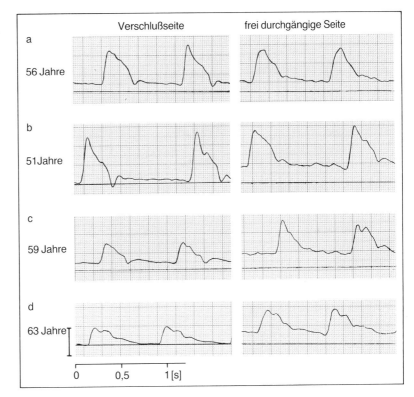

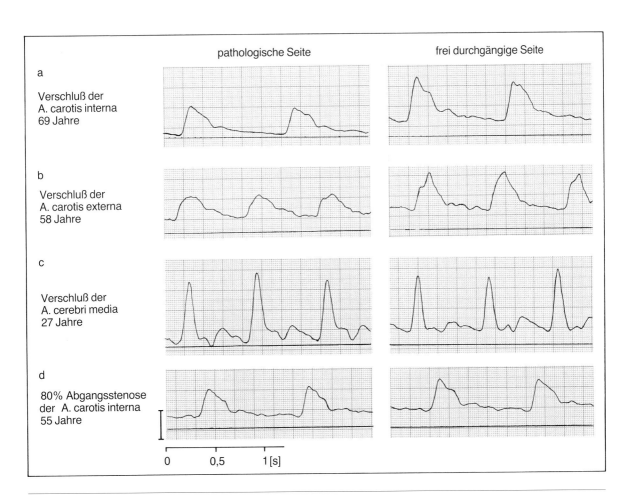

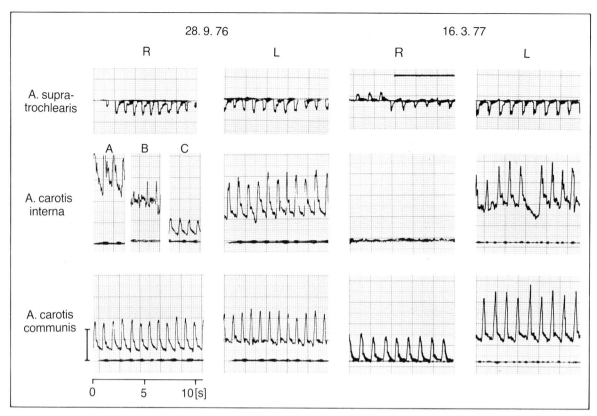

Abb. 9.38 Verlaufsuntersuchung bei Entwicklung einer Internastenose (28.9.76) zum Verschluß (16.3.77). Veränderung der direkten Befunde an der A. carotis interna und der indirekten Befunde an den Aa. supratrochlearis und carotis communis. Beschallung der Stenose (A), unmittelbar poststenotisch (B) und submandibulär (C). Nach Eintritt des Verschlusses Abnahme der Strömungs- geschwindigkeit in der A. carotis communis rechts, Umkehr der Strömungsrichtung in der A. supratrochlearis (Balken über der Pulskurve = ipsilaterale Externaastkompression) und kompensatorische Zunahme der Strömungsgeschwindigkeit in den linken Aa. carotides communis und interna.

phon erhalten würde. Dies ist aber unwahrscheinlich, da das Versorgungsgebiet der A. ophthalmica einen relativ hohen peripheren Strömungswiderstand aufweist und von Ästen der A. carotis externa gut kollateralisiert wird. Findet sich trotz Internaverschluß ein seitengleiches orthogrades Signal der Ophthalmikaendäste, ist eine Abgangsanomalie der A. ophthalmica wahrscheinlicher als eine Versorgung über den Circulus arteriosus. Die A. ophthalmica kann aus einem Ast der A. meningea media, welche ein Ast der A. carotis externa ist, entspringen (Abschn. 2.2, Abb. 2.**8**).

9.2.3. Fehlermöglichkeiten

9.2.3.1. Fehldiagnose Internaverschluß

Lagevariationen der Karotiden an der extrakraniellen Bifurkation können zu Untersuchungsschwierigkeiten und zur Fehldiagnose Internaverschluß führen. Wie bereits in Abb. 2.**3** gezeigt, liegt der Abgang der A. carotis interna in etwa 90% lateral oder dorsolateral, in etwa 10% medial oder dorso- medial der A. carotis externa (108, 442, 455). Nur die *dorsomediale Lage* bedingt ernsthafte Nach-

weisschwierigkeiten der A. carotis interna. Häufig ist sie dann aber submandibulär wieder lateral der A. carotis externa auffindbar.

Gelingt es nicht, im Halsabschnitt ein Strömungssignal von der A. carotis interna zu erhalten, sind die Befunde an vor- und nachgeschalteten Gefäßabschnitten heranzuziehen. Normalbefunde an den Aa. carotis communis und supratrochlearis sprechen entschieden gegen einen Internaverschluß. Nur sehr selten läßt sich bei Verschluß der A. carotis interna vor Abgang der A. ophthalmica eine orthograde Durchströmung der A. supratrochlearis oder A. supraorbitalis nachweisen.

Von Keller u. Mitarb. (191) wurde beschrieben, daß durch Kompression der A. carotis communis zu unterscheiden sei, ob die trotz angenommenem Internaverschluß orthograd durchströmten Ophthalmikaendäste über den Circulus arteriosus cerebri versorgt würden oder ob die orthograde Strömung doch durch eine erhaltene Durchströmung der A. carotis interna bedingt sei. Die ipsilaterale Kompression kann jedoch nicht zwischen offener A. carotis interna und einer Abgangsanomalie der A. ophthalmica (Abschn. 9.2.2) als Ursache einer orthograden Ophthalmikaströmung unterscheiden. Wir empfehlen diese Kompressionstests daher nicht zur Unterscheidung von Internastenose und -verschluß. Ein Verschluß muß trotz orthograder Durchströmung der Ophthalmikaäste angenommen werden, wenn bei typischer Seitendifferenz des Signals der A. carotis communis eine A. carotis interna trotz gründlicher Untersuchung nicht zu finden ist.

Die seltenen *subtotalen Verschlüsse der A. carotis interna* im Schädelbasisbereich vor Abgang der A. ophthalmica können zur Fehldiagnose eines proximalen Internaverschlusses führen, da diese Stenosen nicht im direkt untersuchbaren Bereich liegen und das prästenotische Strömungssignal der A. carotis interna so stark frequenzgemindert sein kann, daß es überhört oder fehlgedeutet werden kann (Abschn. 9.6.2). Ebenso wird ein Teil der abgangsnahen präokklusiven Stenosen (Pseudookklusionen) auch bei sorgfältiger Untersuchung als Verschluß verkannt, da das Stenosesignal und das Signal des poststenotischen Abschnitts nur sehr „leise" (niederamplitudig) sind. Um die Fehldiagnose Verschluß bei höchstgradiger Stenose zu vermeiden, empfiehlt es sich, im Bereich der Karotisbifurkation und kranial davon mit großer Signalverstärkung und lautem Audiosignal sorgfältig nach solchen „leisen, entfernt klingenden" Stenosesignalen zu suchen (Abb. 9.**43**, Abschn. 9.2.4.2).

9.2.3.2. Fehldiagnose offene A. carotis interna

Bei Internaverschluß ist eine Verwechslung mit der *A. thyroidea superior*, die in ihrem Anfangsabschnitt oft eine kurze Strecke nach kranial verläuft, möglich. Die Pulskurvencharakteristika von A. carotis interna und A. thyroidea sind ähnlich (Abb. 9.**17**). Die sichere Differenzierung gelingt durch manuelle Kompression der Schilddrüse (Abb. 4.**12**).

Bei Internaverschluß und kräftiger Durchströmung der *A. vertebralis* kann deren Strömungssignal bei Beschallung von ventral registriert und wegen der gleichen Pulskurvencharakteristika für das der A. carotis interna gehalten werden. Diese Situation ist in Abb. 9.**39** bei einem proximalen Internaverschluß dargestellt: Die A. vertebralis wird teilweise durch die Querfortsätze der Halswirbelsäule verdeckt, und ihr Strömungssignal kann nur über jeweils kurze Strecken nachgewiesen werden (Abb. 9.**39** b). Dies kann als Kriterium zur Unterscheidung von der A. carotis interna verwendet werden. Bei Verschiebung der Schallsonde von der A. carotis communis nach kranial auf die A. vertebralis wird kein kontinuierlicher Übergang der Strömungssignale gefunden, wie es bei Verschiebung von der A. carotis communis auf die A. carotis interna der Fall ist. Ferner verschwindet das Signal der A. vertebralis im Gegensatz zu dem der A. carotis

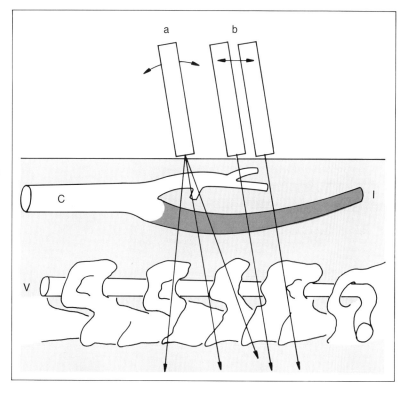

Abb. 9.39 Mögliche Verwechslung der A. vertebralis (V) mit der A. carotis interna (I) bei Internaverschluß. C = A. carotis communis. Bei Verdacht auf Internaverschluß muß die Region distal der Karotisbifurkation nach Signalen von der A. carotis interna abgesucht werden. Dabei kann es vorkommen, daß die A. vertebralis zwischen den Querfortsätzen beschallt und für die A. carotis interna gehalten wird. Im Gegensatz zu den Verhältnissen bei der Beschallung der A. carotis interna führt jedoch leichte Sondenkippung (a) und Kranial- oder Kaudalverschiebung der Sonde (b) bei Untersuchung der A. vertebralis zum Verschwinden des Signals.

interna schon bei leichter Kippung der Sonde (Abb. 9.**39** a).

Auch bei *Kombination von Internaverschluß und hochgradiger Externastenose* können sich diagnostische Schwierigkeiten ergeben. Stenosesignal und poststenotische Pulskurvenveränderungen dieser Arterien sind bei hochgradiger Stenose sehr ähnlich, und es kann nur durch die Kompression von Externaästen entschieden werden, welche Arterie beschallt wird (Abb. 9.**15**).

9.2.4. Untersuchung von Verschlüssen der A. carotis interna mit der Duplexsonographie

Die Diagnose eines vollständigen Verschlusses der A. carotis interna hat andere klinische Konsequenzen als die Feststellung einer hochgradigen Stenose. Die Qualität eines Ultraschallgefäßlabors mißt sich vor allem daran, ob diese beiden Bedingungen sicher getrennt werden können. Der dopplersonographische Befund einer Stenose ist wesentlich zuverlässiger als der eines Verschlusses, da sich letzte-

rer nur auf den fehlenden Nachweis eines Stenosesignals stützt, welcher auch untersuchungstechnisch entstanden sein kann. Der Vorhersagewert der Diagnose Karotisverschluß (Abschn. 9.3.2) ist also entscheidend. Die Duplexsonographie soll diesen Vorhersagewert verbessern.

9.2.4.1. Duplexsonographische Verschlußkriterien

Kriterien für einen Verschluß sind:

1. *Darstellung der A. carotis interna über einen längeren Abschnitt mit – im Vergleich zum frei durchströmten Gefäß – echoreichem Lumen und fehlenden Querschnittspulsationen* (Abb. 9.**40**).
   Wenn die A. carotis interna mit dem B-Bild nicht gefunden werden kann, ist dies kein zuverlässiges Kriterium für einen Verschluß. Die verschlossene Arterie sollte dargestellt werden. Erst mit den neueren hochauflösenden Geräten gelingt es, die unterschiedliche Echogenität zwi-

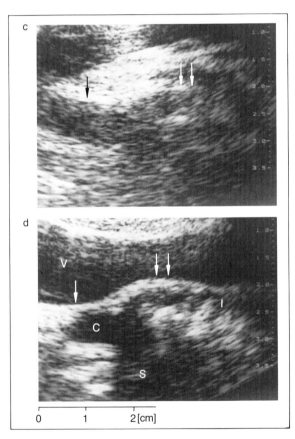

Abb. 9.**40** **Darstellung von Internaverschlüssen im B-Bild bei zwei Patienten.**
a, b Zwei Längsschnitte durch die Karotisbifurkation mit den Aa. carotides communis (C), interna (I) und externa (E). Verschluß der A. carotis interna, beginnend ca. 1 cm nach dem Abgang mit vermehrt echogenem Lumen.

c, d Verschluß der A. carotis interna (↓↓) ab Bifurkation, unregelmäßige, vermehrt echogene Struktur des Lumens und Schallschatten (S). Die Abgrenzung des verschlossenen A. carotis interna gelang erst nach Valsalva-Preßversuch und Verwendung der dadurch erweiterten V. jugularis (V) als Schallfenster. Identische Stellen der A. carotis communis in **c** und **d** durch ↓ markiert.

schen thrombosiertem und offenem Lumen der A. carotis interna darzustellen. Dies ist bei der A. carotis communis generell leichter, da bei der Darstellung der A. carotis interna häufiger Rauschanteile die Abbildungsqualität mindern (geringere Echogenität der Wände, gekrümmter Verlauf, Nahfeldprobleme bei oberflächlicher Lage). Zusätzlich zu der relativ homogenen Darstellung des verschlossenen Lumens stellen sich häufig stark reflektierende wandständige Strukturen dar, die wahrscheinlich dichtfibrösen oder kalzifizierten Atheromanteilen an der Stelle der früheren Stenose entsprechen (Abb. 9.**40 d**). Bei den seltenen thrombotischen Verschlüssen der A. carotis interna stellt sich die Gefäßwand ohne Hinweis auf stenosierende Veränderungen dar (Abb. 9.**41**). Wir konnten in einem solchen Fall auch einen echoarmen Spalt zwischen Wand und Thrombus beobachten (Abb. 9.**41 c**), ein Zeichen, welches auch Abb. 9.**21** bei einem stenosierenden wandständigen Thrombus zeigt. Die fehlende Querschnittspulsation kommt auch bei stark sklerosierten und stenosierten Arterien vor. Die Querschnittspulsation kann proximal einer Lumenverlegung vermehrt sein. Manche Patienten zeigen auch auffallende Längspulsationen, wahrscheinlich wegen des fehlenden Abflusses (433, 490).

2. *Kein Nachweis eines Dopplersignals im gesamten dargestellten Abschnitt der verschlossenen Arterie:* Es kommt, ähnlich wie bei der einfachen Dopplersonographie, darauf an, das Gefäß mit dem Meßvolumen gründlich abzusuchen, da bei höchstgradigen Stenosen das Lumen mit Atherommassen, in denen kein Strömungssignal abgeleitet werden kann, fast vollständig ausgefüllt ist. Die A. carotis externa wird zum Vergleich ebenfalls dopplersonographisch untersucht. Bildet die A. carotis interna einen Blindsack, findet sich in ihm ein Strömungssignal mit je nach Meßort vor- oder rückwärts gerichteter Strömung. Dieses Phänomenen ist *nicht* geeignet, subtotale Stenosen von Verschlüssen zu unterscheiden.

Die eindeutige Abbildung der verschlossenen A. carotis interna ist also nicht nur für die B-Bild-Kriterien, sondern auch für die korrekte Plazierung des Dopplerschallstrahls und des Meßvolumens wichtig (Abb. 9.**42**). Die Abgrenzung der Arterie mit dem B-Bild ist schwieriger als im Normfall, da die Reflexionseigenschaften des Lumens im Falle eines Verschlusses denen des umliegenden Gewebes angeglichen sind (Abb. 9.**40 c**). Zur besseren Abgrenzung ist es hilfreich, die *V. jugularis als Schallfenster* zu benutzen, evtl. mit Aufdehnung durch einen Valsalva-Versuch (Abb. 6.**6**, 9.**40 c, d**). Hierzu wird zunächst der leichter abzubildende unmittelbare Abgang eingestellt und dann unter Valsalva-Versuch die Schnittebene so variiert, bis auch der distalere Abschnitt klar abgegrenzt werden kann. Dies ist nur möglich, wenn die A. carotis interna sich in der üblichen lateralen bis dorsolateralen Lage zur A. carotis externa befindet, bei der Venen- und Arterienwand über eine gewisse Strecke aneinandergrenzen.

lersignal aus der Stenose selbst ist relativ niederamplitudig, weil nur wenige Blutkörperchen bei der Passage des engen Stenosekanals als Rückstreuer dienen. Das Stenosesignal wird daher bei unzureichender Verstärkung (Eingangsempfindlichkeit) nicht hör- und sichtbar. Wird die Verstärkung automatisch geregelt, führen energiereiche Dopplersignale der Wandbewegungen und Artefakte zu einer automatischen Rückführung der Verstärkung. Die Automatik muß also ausgeschaltet werden und die Verstärkung unter Inkaufnahme von Übersteuerung normaler Signale angehoben werden (Abb. 9.**42 d**). Außerdem muß die Frequenz-Geschwindigkeit-Skalierung so eingestellt werden, daß die höchsten meßbaren Frequenzen dargestellt werden können. Die maximal darstellbare Dopplerfrequenz ist durch die Pulsrepetitionsrate begrenzt (Abschn. 1.4.2.3). Ist z.B. bei einem Gerät mit 5 MHz Sendefrequenz die höchste meßbare Frequenz 8 oder 10 kHz, werden einige Stenosesignale nicht erfaßt, da Frequenzen von systolisch 20 kHz und diastolisch über 9 kHz vorkommen (Abb. 9.**11**). Bei sehr hohen Strömungsgeschwindigkeiten ist mit einem solchen Gerät eine Unterscheidung der Dopplerinformation vom kontinuierlichen Rauschen nicht möglich. Da der Nachweis des Signals in der Stenose schwierig sein kann, ist es wichtig, den poststenotischen Abschnitt zu untersuchen, und zwar so weit nach distal wie möglich. Dies war bei dem Patienten der Abb. 9.**43** zunächst nicht erfolgt (Abb. 9.**43 a**), weswegen die Fehldiagnose eines Verschlusses gestellt wurde. Erst nach der Angiographie wurde dopplersonographisch das Stenosesignal gefunden und das poststenotische Segment mit einer für Verschluß unüblich geringen Echogenität dargestellt (Abb. 9.**43 b, e**).

Beachtenswert sind auch die relativ niedrigen Dopplerfrequenzen, wie sie bei präokklusiver Stenose vorkommen, und die sehr niedrige diastolische Strömungsgeschwindigkeit, welche auf einen Ventilmechanismus der Stenose schließen ließ (Passage nur systolisch). Ein weiterer Grund für relativ niedrige Frequenzen im Stenoseabschnitt war ein kräftiger kollateraler Zufluß zum gleichseitigen Mediagebiet über die A. communicans posterior (Abschn. 9.3.1.2). Die intrakraniellen Befunde dieses Patienten werden in Abb. 13.**26** gezeigt.

Eine Untersuchung, bei der eine präokklusive Stenose mit Duplexsonographie richtig erkannt wurde, zeigt Abb. 9.**44**. Wegen der mediodorsalen Lagevariation war die Stenose mit der CW-Dopplersonographie nicht gefunden worden.

Es ist auch möglich, fälschlicherweise ein Dopplersignal aus einem verschlossenen Segment anzunehmen. Bei der Plazierung des Meßvolumens in einer wahrscheinlich verschlossenen Arterie wählt man, wenn einstellbar, das kleinste verfügbare Meßvolu-

9.2.4.2. Fehlermöglichkeiten

Die entscheidende Fehlermöglichkeit ist, ein Stenosesignal bei hochgradiger bis subtotaler Stenose nicht aufzufinden. Dies kann durch ungeeignete Apparateeinstellung verursacht werden. Das Dopp-

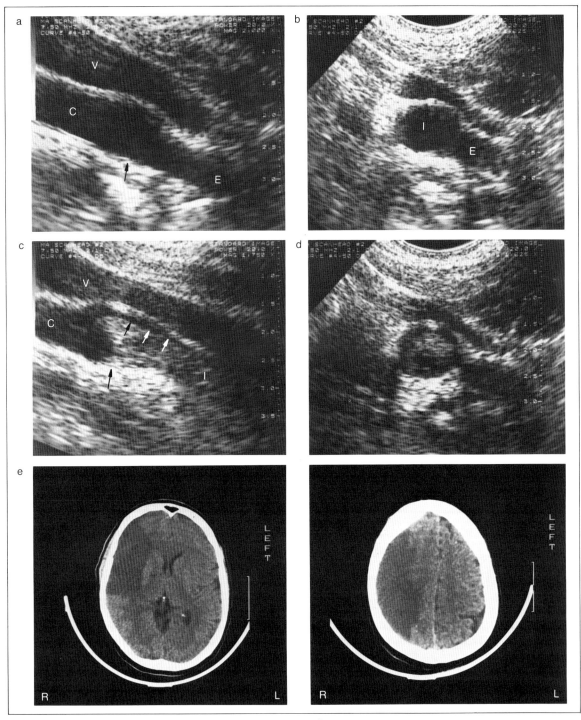

Abb. 9.41 Thrombotischer Verschluß der A. carotis interna. 47jähriger Patient mit schwerem stumpfem Thoraxtrauma. Entwicklung einer Hemiplegie links zwei Stunden nach dem Trauma. Nach der Klinik konnte es sich um eine Dissektion der distalen A. carotis interna oder um einen embolischen Verschluß handeln. Die Schnittbilduntersuchung der Karotisbifurkation ergab keinen Hinweis für einen arteriosklerotischen Wandprozeß.

a Längsschnitt des Übergangs von der rechten A. carotis communis (C) zur A. carotis externa (E). V = V. jugularis.

b Querschnitt in Höhe der Bifurkation (↑ in **a**).

c Übergang von der A. carotis communis zur A. carotis interna (I) im Längsschnitt. Darstellung eines intraluminalen, nach kaudal konkav begrenzten Thrombus. Auffällig die Spaltbildung zwischen schallkopfnaher Wand und Thrombus (↑↑↑).

d Querschnitt der A. carotis interna am Beginn des Thrombus (↑ in **c**). Auch hier war eine gering echogene Zone um den Thrombus herum zu erkennen.

e Kraniales Computertomogramm einen Tag nach dem Trauma. Großer Mediainfakrt rechts (Neuroradiologie Freiburg).

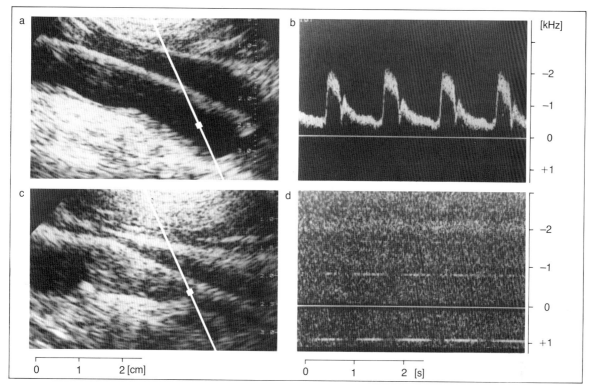

Abb. 9.42 Duplexsonographie bei Internaverschluß.
a Schnittbilduntersuchung der A. carotis communis mit Darstellung des Dopplerschallstrahls und Lage des Meßvolumens für die Ableitung in **b**. Unterschiedlich ausgeprägte, deutliche Wandverdickung.

c A. carotis interna mit vermehrt echogenem Lumen. Dopplersonographisch (**d**) fand sich auch bei hoher Empfindlichkeitseinstellung (Darstellung von Rausch- und Störsignalen) kein Strömungssignal.

men, um mit Sicherheit nur aus dem interessierenden Bereich abzuleiten. Die Größe des Meßvolumens ist jedoch nicht konstant, sondern abhängig von der Verstärkung (Eingangsempfindlichkeit) (7) (Abb. 1.**22**). Ist diese hoch, wie es im vorangegangenen Abschnitt für die Suche nach einer hochgradigen Stenose gefordert wurde, vergrößert sich auch das Volumen, aus dem Dopplersignale empfangen werden. Dopplersignale der benachbarten V. jugularis „tauchen auf". Dies ist leicht als apparatetechnischer Artefakt zu erkennen. Wenn allerdings bei korrekter Plazierung des Meßvolumens in einer verschlossenen Interna Signale der benachbarten Externa abgeleitet werden, ist eine Unterscheidung von Stenose und Verschluß erschwert. Solche Registrierungen sind in der Regel deutlich von Störsignalen überlagert (Abb. 1.**22**); aber auch das Signal einer präokklusiven Stenose kann deutliche Störungen aufweisen (Abb. 9.**44**). Kompressionstests sind schwierig durchzuführen, da das kleine Stenoselumen durch pulsatile und andere Bewegungen leicht aus dem Meßvolumen verschoben wird. Die Signale sind also instabil. Aus diesem Grund ist das schon erwähnte Auffinden eines poststenotischen Abschnitts so wesentlich.

Zusammenfassend ist festzustellen, daß die Duplexsonographie Kriterien zur weiteren Absicherung der Diagnose Verschluß der A. carotis interna liefert, in wenigen Fällen aber nicht sicher zwischen einer präokklusiven, subtotalen Stenose und einem Verschluß unterschieden werden kann. Die Zuverlässigkeit der Diagnose wird nach unserer Auffassung erhöht, wenn zusammen mit der Duplexsonographie das konventionelle CW-Dopplerverfahren eingesetzt wird. Die Ergebnisse werden detailliert im Abschn. 9.3.6 besprochen.

9.2.4.3. Duplexsonographie mit farbkodierter Dopplerangiographie bei Verschlüssen der A.carotis interna

Die Schwierigkeit besteht in der Differenzierung einer präokklusiven Stenose gegenüber einem Verschluß. Die Farbdarstellung solcher Stenosen wurde im Abschnitt 9.1.6.7 besprochen. Deren niedrige poststenotische Strömung kann nur zur Darstellung kommen, wenn eine geeignete Geräteeinstellung gewählt wird (niedriger Frequenzbereich, ausreichende Verstärkung) und die A. carotis interna nicht weit genug nach kranial verfolgt wird. Für

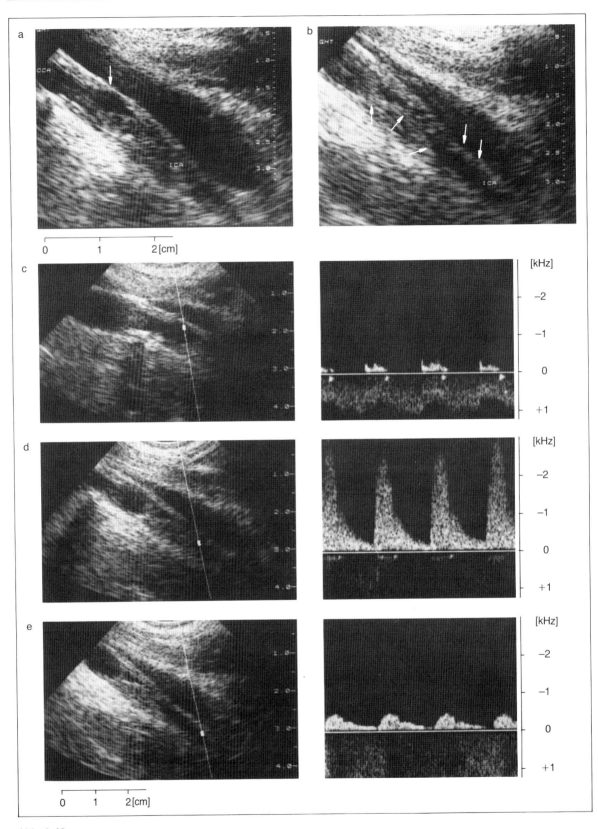

Abb. 9.**43 a−e**

Abb. 9.**43 f–g**

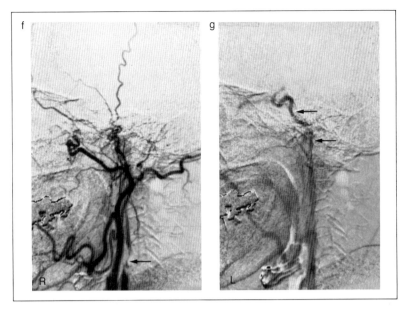

Abb. 9.43 Fehldiagnose Internaverschluß bei präokklusiver Stenose.

a Das echoarme Lumen lief im Anfangsabschnitt der A. carotis interna (ICA) zipflig aus (↓), danach schien die Arterie verschlossen. Die erste dopplersonographische Untersuchung im Stenosebereich ergab keine Signale.

b Postangiographische Nachuntersuchung, jetzt auch Darstellung des Lumens weiter distal (↓↓) mit geringerer Echogenität. Jetzt war auch die halbkreisförmige Gestalt der die Arterie nahezu verschließenden Plaque erkennbar (↑↑↑).

c–e Postangiographisch konnte durch sorgfältige Duplexuntersuchung auch ein Stenosesignal nachgewiesen werden. In dem zipfligen prästenotischen Abschnitt (**c**) hochgradig verlangsamte Strömung. Unmittelbar nach

der Stenose (**d**) Strömung vorwiegend systolisch mit auffällig niedriger Maximalfrequenz von 3 kHz (Ventilmechanismus?). Poststenotisch war eine hochgradig verlangsamte Strömung nachweisbar. Für die Unterscheidung von präokklusiver Stenose und Verschluß ist die Untersuchung des poststenotischen Abschnitts mit B-Bild und Dopplersonographie entscheidend.

f Seitliches Karotisangiogramm (Neuroradiologie Freiburg). Relativ langstreckige Stenose (←), beginnend 1,5 cm nach dem Abgang der A. carotis interna. Poststenotisch geringe und verzögerte Kontrastmittelfüllung. Die späte Aufnahme nach vollständiger Kontrastmittelentleerung des Externastromgebiets (**g**) zeigt die A. carotis interna (⇐) mit hochgradig verzögertem Abstrom.

einen Verschluß spricht eine glatte Begrenzung des noch offenen Lumens (Abb. 9.45, 9.46). Im Bereich des Internaabganges lassen sich oft gegenläufige Strömungsrichtungen darstellen (Abb. 9.45c, d). Dies ist um so deutlicher, je mehr sich ein Blindsack ausgebildet hat (Abb. 9.46e, f). Die Farbbilder zeigen eine große Variabilität in Abhängigkeit von der Gefäßlage und dem Beschallungswinkel. Um Schnittebenenartefakte auszuschließen, muß die verschlossene Interna im Längsschnitt möglichst weit nach distal und zusätzlich im Querschnitt untersucht werden. Man sollte daher selbst dann nicht auf die sorgfältige Suche nach einer poststenotischen Störung verzichten, wenn die im folgenden gezeigten Strömungscharakteristika einen Verschluß annehmen lassen.

Ergebnisse der farbkodierten Duplexsonographie werden im Abschn. 9.3.7 besprochen.

9.3. Ergebnisse der Untersuchung der A. carotis interna im Halsabschnitt (Dopplersonographie mit kontinuierlicher Schallemission und Duplexsonographie)

Die Überprüfung der Untersuchungsergebnisse erfolgte bisher überwiegend für den Abgangsbereich der A. carotis interna, dem die größte klinische Bedeutung zukommt. Hier finden sich auch am häufigsten pathologische Befunde. Daher werden in diesem Abschnitt auch allgemeine Fragen besprochen, die bei anderen Gefäßgebieten ebenso von Bedeutung sind. Die Zuverlässigkeit der Charakterisierung von Wandveränderungen wurde schon im Abschn. 9.1.6.4 abgehandelt, so daß die folgenden Ausführungen sich ausschließlich mit der Unterscheidung Stenose und Verschluß sowie der Erkennung und Graduierung einer Stenose befassen.

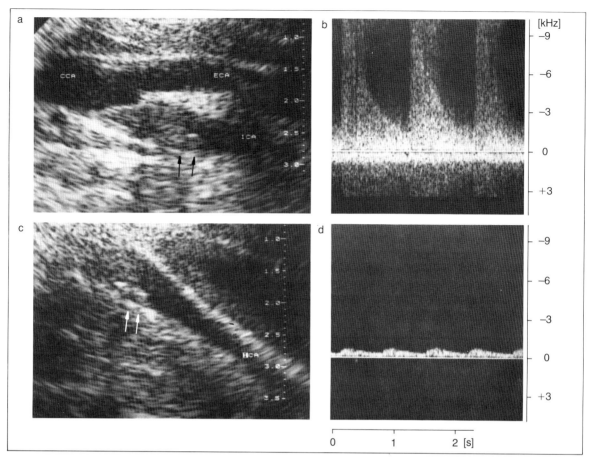

Abb. 9.44   Präokklusive Stenose der A. carotis interna.
a Darstellung der Karotisgabel mit mediodorsaler Abgangsvariante der A. carotis interna (ICA). Die A. carotis externa (ECA) stellt sich schallkopfnah dar. Im Abgang der A. carotis interna scheinbar vollständige Lumenverlegung. Die Grenze der Plaque zur A. carotis communis (CCA) ist scharf gezeichnet. Dopplersonographisch (**b**)
schwer auffindbares, relativ niederfrequentes Stenosesignal, deutliche Übersteuerungsartefakte (Position des Meßvolumens im B-Bild nicht eingezeichnet).
c Der distalere Verlauf der A. carotis interna war gut darstellbar (korrespondierender Abschnitt in **a** und **c**, ↑↑). Im Lumen keine vermehrte Echogenität. Dopplersonographisch (**d**) Strömungssignal mit sehr niedriger Frequenz und geringer Pulsatilität.

9.3.1. Korrelation von Dopplersonographie und Angiographie

Die Röntgenuntersuchung der Gefäße mittels intraarterieller Kontrastmittelinjektion ist derzeit die einzige allgemein verfügbare Vergleichsmethode („gold standard") zur Überprüfung der Ultraschallergebnisse. Hierbei werden hämodynamische (dopplersonographische) mit morphologischen (angiographischen) Parametern verglichen, was nicht selten zu unterschiedlicher Einschätzung des Stenosegrads führt. Beide Beurteilungsarten beinhalten Schwierigkeiten.

9.3.1.1. Morphologische Beurteilung

Im Angiogramm wird der Stenosegrad entweder als prozentualer *lokaler oder distaler Stenosegrad* bestimmt (Abb. 9.**8 a**) (376). Geringgradige Stenosen und Plaques, welche sich im Ultraschall-Schnittbild darstellen lassen, können mit dem lokalen Stenosegrad besser beschrieben werden als mit dem distalen; letzterer führt bei niedriggradigen Plaques im Bulbus zum Teil zu negativen Stenosegraden. Die Bestimmung des lokalen Stenosegrads wird dadurch erschwert, daß sich das ursprüngliche Lumen im Angiogramm oft nicht schätzen läßt. Deswegen wurde vorgeschlagen, das *Restlumen* an der engsten Stelle anzugeben (20, 448, 480). Wegen der größeren Anschaulichkeit verwenden wir den lokalen Stenosegrad. Dieser kann bei

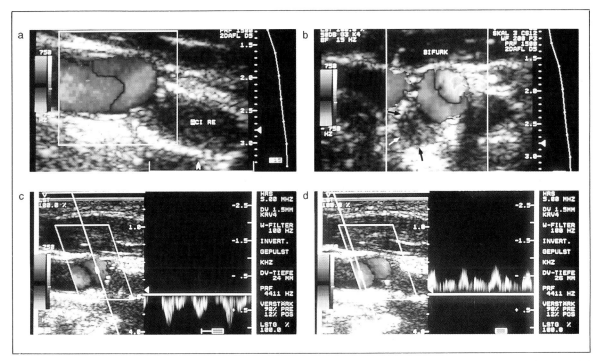

Abb. 9.45   Verschluß der A. carotis interna.
a Lägsschnitt des Übergangs von der A. carotis communis zur A. carotis interna (ACIRE).
b Querschnitt. Die A. carotis interna liegt dorsolateral und zeigt keine Farbkodierung (→ ↑ ←). Längs- und Querschnitt zeigen im Endabschnitt der A. carotis communis im Bereich des Internaabganges einen Farbumschlag. Negative Dopplerfrequenzen sind kodiert.

c, d Frequenzspektren selektiv in den blau (**c**) und rot (**d**) kodierten Abschnitten. Die dargestellte Strömungsrichtung ist über den ganzen Herzzyklus konstant. Beachte den niedrigen farbkodierten Frequenzbereich von +/– 750 Hz.

gering- und mittelgradigen Stenosen besonders gut mit dem B-Bild gemessen werden, da dieses Verfahren Gefäßlumen und Wandverdickung darstellt.

Stenosen sind häufig *exzentrisch* und *irregulär,* so daß eine Beurteilung mit dem Angiogramm Aufnahmen in mehreren Ebenen voraussetzt und manchmal sogar dann kaum möglich ist (Abb. 9.**12 c, d**). Liegt eine Wandverdickung vor, welche nicht deutlich abgesetzt ist, sondern kontinuierlich in die normale Wanddicke übergeht, kann es auch vorkommen, daß deutlich pathologische Befunde im Angiogramm nicht sichtbar werden (Abb. 9.**20**). Im Falle einer exzentrischen Stenose muß neben der Breite des Kontrastmittelschattens dessen Dichte als Kriterium herangezogen werden (Abb. 9.**47**). Nur eine konzentrische Lumeneinengung läßt in allen Ebenen eine zuverlässige Einschätzung des Stenosegrads zu. Bei exzentrischer und unregelmäßiger Lumeneinengung kann die Bestimmung der Breite des Kontrastmittelschattens eher zu einer Unterschätzung des Stenosegrads führen (Abb. 9.**47 b**), wobei sich in einer zweiten Ebene (Abb. 9.**47 c**) keine Lumenreduktion, sondern lediglich eine Minderung der Kontrastdichte zeigt.

Weiterhin ist zu berücksichtigen, daß die Beziehung zwischen Gefäßquerschnitt und -durchmesser durch konzentrische und exzentrische Stenosen unterschiedlich beeinflußt wird (375). Dies zeigt Abb. 9.**48**. Bei konzentrischer Stenose führt eine bestimmte Durchmessereinengung zu einer größeren Reduktion des Querschnitts als bei exzentrischer Stenose (Abb. 9.**12 e, f**).

9.3.1.2. Hämodynamische Beurteilung

Das Strömungsvolumen, bezogen auf den Gefäßquerschnitt, ist entscheidend für die Ausprägung des Stenosesignals. Das Strömungsvolumen ist neben grundlegenden Faktoren wie z. B. dem Hämatokrit wesentlich vom peripheren Widerstand bestimmt. Dieser ist eine Funktion des peripheren Gefäßbetts, des kontralateralen Gefäßbefunds und (im Falle hochgradiger Stenosen) des kollateralen Zuflusses in das über die Stenose zu versorgende Territorium. Versorgt eine stenosierte Arterie bei kontralateralem Verschluß über die A. communicans anterior noch die gegenseitige Hemisphäre mit, ist der Strömungswiderstand geringer und das Stenosesignal (Dopplerfrequenzerhöhung, Band-

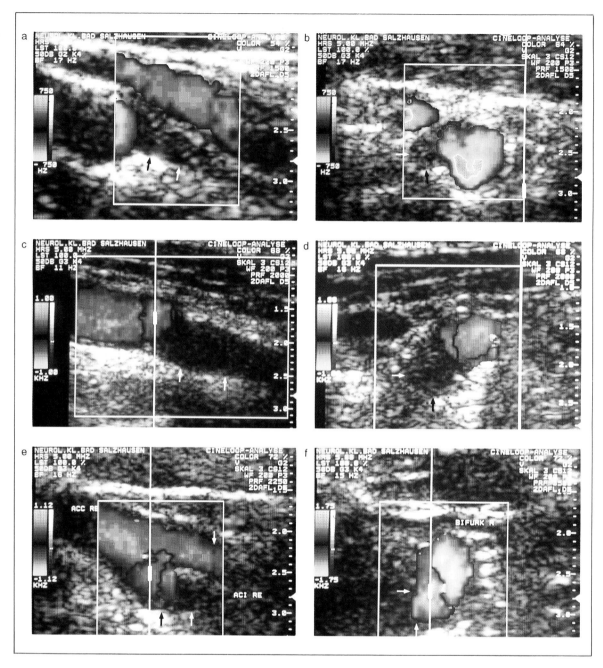

Abb. 9.46   Drei Beispiele mit Verschluß der A. carotis interna.

a, b Längs- und Querschnitt der Karotisbifurkation. Die A. carotis interna ist am Abgang verschlossen (↑↑ ,→ ↑). Kappenförmige Begrenzung der Farbkodierung am Verschluß. Negative Dopplerfrequenzen sind rot kodiert. Aliasing-Effekt im Querschnitt externaseitig.

c, d Ähnliche Situation wie in **a** und **b**, aber es zeigen sich im durchströmten Teil der Bifurkation interna- und externaseitig blau kodierte Bereiche. A. Carotis interna (↑↑ ,→ ↑).

e, f Verschluß einer A. carotis interna mit dorsomedialer Lagevariante (unten im Bild, ↑ ↑). Im Gegensatz zu den ersten beiden Beispielen ist auch die A. carotis externa dargestellt (↓). Kleiner Blindsack der A. carotis interna mit kreisförmiger Strömung nach unten (rot) und nach oben in Richtung zur Externa (blau). Querschnitt etwa in Höhe der Dopplerscanline in **e**.

breite des Spektrums) ausgeprägter (Abb. 9.**12 c, d**). Liegt dagegen bei hochgradiger Stenose ein guter Zufluß über den Circulus arteriosus in das Versorgungsgebiet der stenosierten Arterie vor, ist der Druckabfall an der Stenose geringer, damit das Stenosesignal weniger ausgeprägt, als nach dem Angiogramm zu vermuten. Damit sind auch die systolischen Frequenzen im Stenoseabschnitt relativ niedrig (89) (Abb. 9.**43**, 13.**26**). Weiterhin ist die lokale Hämodynamik zu berücksichtigen (308).

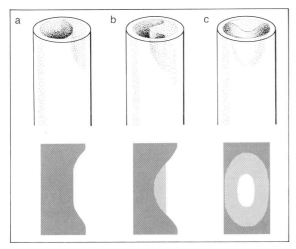

Abb. 9.47 Darstellung einer asymmetrischen Wandveränderung im Angiogramm. Je nach Strahlengang findet sich eine unterschiedliche Breite und Dichte des Kontrastmittelschattens.

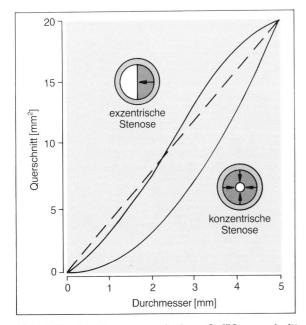

Abb. 9.48 Beziehungen zwischen Gefäßquerschnitt und -durchmesser bei exzentrischer und konzentrischer Stenose (aus Spencer, M. P., J. M. Reid: Stroke 10 [1979] 326).

Kurzstreckige oder exzentrische Stenosen und poststenotische Dilatation führen zu ausgeprägteren Störungen des Spektrums als längerstreckige glatte Stenosen ohne Kalibersprünge.

9.3.2. Statistische Verfahren

Vor der Darstellung der Ergebnisse soll auf die verwendeten statistischen Begriffe eingegangen werden. Die Auswertung der eigenen Ergebnisse erfolgte auf der Basis der Vier- oder Mehrfeldertests (Tab. 9.**2**). Folgende anerkannte statistische Begriffe (27, 46, 64, 92, 95) wurden verwendet und berechnet (beispielhafte Auswertungen s. bei Neuerburg-Heusler [217], Podayachee u. Mitarb. [224], Strik [270], Lally u. Mitarb. [347] und Nissen u. Schaefer [361].

Sensitivität (SE) (true positive ratio) = Wahrscheinlichkeit für richtig positive Testergebnisse bei Patienten mit dem gesuchten Krankheitsmerkmal:

$$SE = \frac{A}{A+B} \cdot 100$$

Spezifität (SP) (true negative ratio) = Wahrscheinlichkeit für richtig negative Testergebnisse bei Patienten ohne das gesuchte Krankheitsmerkmal:

$$SP = \frac{D}{D+C} \cdot 100$$

Vorhersagewert oder positiver prädiktiver Wert (PPV) (positive accuracy) = Wahrscheinlichkeit für das Vorliegen eines gesuchten Krankheitsmerkmals bei einem positiven Testergebnis:

$$PPV = \frac{A}{A+C} \cdot 100$$

Der Vorhersagewert hängt stark von der Häufigkeit eines Merkmals im untersuchten Kollektiv ab (85). Die Auswertung erfordert die Definition eines Schwellenwerts („cutt-off point"), z. B. Stenose = > 10% oder Stenose =/> 50% oder Totalverschluß gegenüber offener bzw. stenosierter Arterie. Dieser Schwellenwert ist entscheidend für die Sensitivität und Spezifität. Die Betrachtung einer Mehrfelder-

Tabelle 9.**2** Vierfeldertafel zur Bestimmung von Sensitivität und Spezifität

		Erkrankung (Referenzmethode)	
		+	−
Test (Ultraschalluntersuchung)	+	A	C
	−	B	D

Angiographie	Dopplersonographie			
	normal < 50%	= > 50%	Okklusion	Summe
normal < 50%	82		3*	85
= > 50%	3	106	2*	111
Okklusion		1*	40	41
Summe	85	107	45	237

Stenosen = > 50%
+ Verschlüsse: Sensitivität 98% (94%–99%)
               Spezifität   96% (90%–99%)

Verschlüsse: Sensitivität 98% (87%–99%)
               Vorhersagewert 88% (76%–96%)

Tabelle 9.**3** Gegenüberstellung dopplersonographischer und angiographischer Befunde am Abgang der A. carotis interna aus den Zeiträumen 1975/76 (248) und 1978/79 (247) sowie die sich daraus berechnenden Parameter einschließlich der 95%-Konfidenzintervalle (27). Die mit * versehenen Fälle werden im Text näher erklärt. Die Angaben beziehen sich auf die Anzahl der untersuchten Arterien. Schwellenwert: Stenose mit einer lokalen Durchmessereinengung von 50%

tafel mit relativ vielen Feldern ist am aufschlußreichsten, da hiermit auch das Ausmaß der Abweichungen bei den Fällen mit fehlender Übereinstimmung erkennbar wird (Tab. 9.**3**, 9.**7**).

9.3.3. Validierung der Dopplersonographie

Die Freiburger Arbeitsgruppe hat die Zuverlässigkeit der dopplersonographischen Aussagen mehrfach überprüft (248, 242, 246). Die Ergebnisse des ersten Überprüfungsabschnitts von 1975–1976 (248) und eines weiteren 1978–1979 (242) sind in Tab. 9.**3** zusammengefaßt. Berücksichtigt wurden nur Patienten, bei denen ein Gefäßprozeß vorlag oder nach der Klinik anzunehmen war. Als Schwellenwert wurde eine lokale Durchmessereinengung von 50% angesehen, was bei den häufigen exzentrischen Stenosen auch etwa einer Querschnittsflächenreduktion von 50% entspricht, bei den konzentrischen Stenosen aber eine größere Flächenreduktion ergibt (375). Die Spektrumanalyse der Dopplersignale war zu dieser Zeit noch nicht eingeführt. Da erst ab einer mittelgradigen Stenosierung eine Nachweisbarkeit angenommen wurde, kam es zu einer hohen Spezifität der Dopplersonographie, d. h., es wurde versucht, falsch positive Befunde zu vermeiden. In der Gruppe der dopplersonographischen Normalbefunde fanden sich daher 43% 20- bis 49%ige Stenosen (242). Die hohe Zuverlässigkeit bei höhergradigen Verschlußprozessen war durch günstige Randbedingungen zu erklären (wissenschaftliche Zielsetzung, genügend Zeitaufwand und personelle Ausstattung). Kritisch muß vermerkt werden, daß zu Beginn eine retrospektive Auswertung erfolgte und die Angiogramme nicht von einem unabhängigen Untersucher ausgewertet wurden (248). Möglicherweise kam es dadurch zu einer Überschätzung der Sensitivität und Spezifität.

Diese Einschränkungen haben wahrscheinlich das Ergebnis bei der Unterscheidung von Stenose und Verschluß nicht beeinflußt, da weder das Angiogramm noch der dopplersonographische Befund diesbezüglich einen Beurteilungsspielraum zulassen. Außerdem ist die relative Häufigkeit der Verschlüsse so gering, daß der Vorhersagegewinn durch die A-priori-Wahrscheinlichkeit wenig gemindert wird (85). Die frühere Angabe des Anteils richtiger Differenzierungen zwischen hochgradiger Stenose und Verschluß in der Gesamtheit dieser beiden Diagnosen (248) ist für die klinische Situation nicht hilfreich. Entscheidend ist der Vorhersagewert der jeweiligen dopplersonographischen Diagnose, hochgradige Stenose oder Verschluß der A. carotis interna am Abgang. Es zeigte sich, daß die Diagnose einer Stenose fast immer korrekt war, die Diagnose Verschluß dagegen zwar eine Sensitivität von 98%, jedoch einen Vorhersagewert von nur 88% hatte, d. h., etwa jede zehnte Diagnose war falsch positiv.

Einmal wurde ein Verschluß als Stenose eingestuft. Es war zwar kein Signal der A. carotis interna gefunden worden, aber die Strömungsrichtung der A. supratrochlearis war physiologisch und nahm ab auf ipsilaterale Kompression der A. carotis communis. Dies sprach nach den Kriterien von Keller (183, 184, 186) für eine noch offene A. carotis interna. In diesem Fall war der orthograde Fluß aber durch einen atypischen Ophthalmikaabgang aus der A. meningea media, also einem Ast der A. carotis externa (125), erklärt (Abschn. 2.2.1). Seitdem wurden von uns keine Kompressionstests der A. carotis communis zur Differenzierung zwischen Stenose und Verschluß der A. carotis interna durchgeführt. Fünfmal war die Aussage Verschluß falsch positiv. Zwei hochgradige Stenosen wurden für einen Verschluß gehalten, einmal davon bei einer ebenso ausgeprägten Stenose der A. carotis externa der gleichen Seite. Dreimal war bei der Diagnose Internaverschluß kein pathologischer Befund am Internaabgang festzustellen. Es handelte sich 1. um eine hochgradige distale Stenose der A. carotis interna mit stark verminderter Karotisdurchströmung, 2. einen Verschluß der A. carotis

Tabelle 9.**4** Statistische Auswertung der Gegenüberstellung von Angiographie und Dopplersonographie des Abgangsbereichs der A. carotis interna, entsprechend den Angaben von 14 Autoren. Dopplersonographie mit kontinuierlicher Schallemission und handgeführter Sonde. Wo keine statistische Berechnung vorlag, erfolgte diese nachträglich anhand der vorhandenen Tabellen. Die Schwellenwerte waren nicht ganz einheitlich angegeben, z. B. für mittelgradig genannte Läsionen zwischen 40 und 60%. Bei einem Schwellenwert im Bereich mittelgradiger Stenosen bezieht sich die Angabe der Sensitivität auf die Erfassung aller mittel- und hochgradigen Stenosen sowie Verschlüsse. In der Spalte für Verschlüsse (Okkl.) sind Sensitivität und Vorhersagewert (prädikt. Wert) für die spezifische dopplersonographische Diagnose Verschluß angegeben. Ergab die Angiographie eine höchstgradige Stenose, wurde ein falsch positiver Test angenommen. Spekt. = Untersuchung mit Spektrumanalyse (weitere Ergebnisse bei Bandyk u. Mitarb. [292] und Barnes u. Mitarb. [293])

Autor	Angiogramm			Dopplersonographie						
				Sensitivität			Spezifität		Prädikt. Wert	Spekt.
	normal gering	mittel – hoch	Okkl.	gering	mittel	Okkl.	gering	mittel	Okkl.	
Daffertshofer (305)	28	31	0	92	100		89	100		+
Diener u. Mitarb. (157)	174	52	30		100	97			79	−
Fischer u. Alexander (315)	111	48	21	90	100	95	97		100	+
Franceschi u. Jardin-Fauconnet (161)			67						100	−
Hennerici u. Mitarb. (712)	263	142	85		100			98	93	−
Humphrey u. Bradbury (175)	90	39	25		93			98	96	−
Lindegaard u. Mitarb. (352)	219	166	47	96		98	94		96	+
Neuerburg-Heusler (217)	140	39	30		90	97		93	97	−
Nissen u. Schaefer (361)	36	35	5		97	100	94	86	83	+
Norrving u. Cronqvist (210)	89	35	24		98			97	96	−
Orgogozzo u. Mitarb. (223)		20	35		92	93			85	−
Reimer u. Mitarb. (238)	163	102	42		98	98		100	100	−
Trockel u. Mitarb. (273)	220	153	58		100	96		99	90	−
Schweiger u. Raithel (259)	196	289	58	72		74	73		87	−
Widder u. Mitarb. (490)	53	65	18		90	94		94	100	−

communis bei noch offener Bifurkation (Abschn. 9.5.5) und 3. einen Verschluß des Truncus brachiocephalicus mit nicht aufgefundener, schwacher Pendelströmung in der A. carotis communis, ein Befund, der als Kommunis- und Internaverschluß fehlinterpretiert wurde.

Drei der fünf falsch positiven Verschlußbefunde der Tab. 9.**3** traten in Situationen auf, bei denen mit Schwierigkeiten zu rechnen war, nämlich Externa-stenose, Kommunis- oder Trunkusverschluß. Solche Schwierigkeiten sind bei der Untersuchung erkennbar. Dies ist für die Konsequenzen, welche sich für die weitere Diagnostik oder Therapie ergeben, wichtig. Man kann nämlich mehr oder weniger sichere Befunde unterscheiden, was in unkomplizierten Fällen den Vorhersagewert deutlich erhöhen dürfte. In komplizierten Fällen wäre bei entsprechender Klinik eine angiographische Klärung angezeigt.

In Tab. 9.**4** sind einige Arbeiten zusammengestellt, die nach Vergleich mit der Angiographie zur Zuverlässigkeit der Dopplersonographie Stellung nehmen. Die Untersuchungstechnik und die Kriterien waren wahrscheinlich mit denen der Freiburger Arbeitsgruppe vergleichbar. Mitteilungen auf der Basis der Dopplerangiographie („flow imaging") wurden nicht berücksichtigt (Tab. 9.**6**).

Die zuvor für die eigenen Angaben diskutierten Kritikpunkte sind bei manchen Arbeiten der Tab. 9.**4** vermutlich ebenso in Rechnung zu stellen. Allein schon die methodischen Probleme des Vergleichs von Angiographie und Dopplersonographie lassen bei präziser Festlegung eines Grenzwerts eine geringere Sensitivität oder Spezifität erwarten. Man kann aber annehmen, daß bei den meisten Autoren in deutlich über 90% keine qualitativ wesentlichen Abweichungen zwischen den beiden Methoden vorkamen, wenn man voraussetzt, daß geringgradige Stenosen dopplersonographisch nicht erkennbar sind. Einige Autoren geben auch für Stenosen unter 50% eine relativ gute Sensitivität an (238, 351, 352, 433). Sie berechnen aber nicht den lokalen, sondern den distalen Stenosegrad, was gerade bei geringgradigen Befunden zu deutlich niedrigeren Stenosegraden führt (376).

Die meisten Autoren gaben an, selten einen Verschluß übersehen zu haben (hohe Sensitivität), bei etwas häufiger falsch positiven Verschlußdiagnosen. Als eine mögliche Ursache für letztere wurden präokklusive Stenosen der A. carotis interna genannt. Nur Franceschi u. Jordin-Fauconnet (161) fanden bei sogenannten Präthrombosen die Zuverlässigkeit der Dopplersonographie höher als die der Angiographie. Eine Überlegenheit der Dopplersonographie in der Differenzierung zwischen Stenose und Verschluß ist jedoch bei spezieller Beachtung der Fragestellung, selektiver angiographischer Darstellung in zwei Ebenen, Subtraktionsverfahren und verlängerter Bildfolge nicht denkbar. Sie ist jedoch denkbar bei alleiniger Aortenbogeninjektion oder i.v. digitaler Subtraktionsangiographie. Wenn nach dopplersonographischem Befund eine hochgradige Internastenose vorlag und anschließend angiographisch ein Verschluß festgestellt wurde, ist auch an eine zwischenzeitliche Entwicklung der Stenose zum Verschluß zu denken. Eine Fehleinschätzung bei gleichseitiger Externastenose ist jedoch wahrscheinlich die häufigere Ursache. Die Mitteilung von Schweiger u. Raithel (259) nimmt eine Sonderstellung ein. Sie fanden, daß bei angiographisch gesichertem Internaverschluß nur in 47% eine richtige Diagnose gestellt wurde, in 35% dagegen eine Stenose angenommen worden war und bei den übrigen Patienten der Befund unklar war. Es handelte sich um die Überprüfung der dopplersonographischen Zuweisungsdiagnosen von 34 verschiedenen Untersuchern. Dies

beleuchtet die Untersucherabhängigkeit der Methode, besonders wenn eine Kontrolle bei geringen Untersuchungszahlen fehlt oder keine ausreichende Anleitung gegeben ist (241, 254, 412).

9.3.4. Ergebnisse der Dopplersonographie mit Spektrumanalyse

Das Gehör kann die Spektren normaler und pathologischer Dopplersignale mit einiger Erfahrung sehr gut beurteilen. Es überrascht daher nicht, wenn die zusätzliche Spektrumanalyse der Dopplersignale die Ergebnisse hinsichtlich der Erkennung höhergradiger Stenosen und Verschlüsse nicht verbessert (315, 322, 323). Es erscheint auch zweifelhaft, ob geringgradige Stenosen mit diesem Verfahren wesentlich zuverlässiger zu erfassen sind (291). Die Probleme, welche sich bei der Erfassung geringgradiger Stenosen mit den Parametern der Spektrumanalyse ergeben, wurden in Abschn. 5.3 diskutiert. Dennoch ist die Spektrumanalyse ein wichtiges technisches Hilfsmittel. Sie ermöglicht eine reproduzierbare Dokumentation (316, 347) und somit auch Verlaufsuntersuchung und Qualitätskontrolle. Sie sollte daher zur Basisausrüstung eines Dopplerlabors gehören (291).

Maximalfrequenzen: Sie können zur Graduierung von Stenosen herangezogen werden. Abb. 9.**12** zeigt die systolischen Maximalfrequenzen in Abhängigkeit vom Stenosegrad (355). Es wurde jeweils ein Maximum der Strömungsbeschleunigung bei Optimierung des Beschallungswinkels gemessen. Bei intensitätsarmen, hochfrequenten Anteilen der Signale wurde ein spezieller Hochpaßfilter („high boost") eingesetzt. Die Ergebnisse sind mit denen anderer Mitteilungen vergleichbar (299, 313, 314, 317, 318, 329, 330, 331, 343, 347, 362, 363, 375, 378). Zum Teil werden auch größere Streuungen mitgeteilt (358, 370). Die Ursache für die Streuung wurde in Abschn. 5.3.1 diskutiert. Wichtige Einflußgrößen sind z.B. die intrakraniellen Kollateralverhältnisse (Abb. 9.**12 c, d**) oder zusätzliche distale Strömungsbehinderungen. Eine höchstgradige Stenose ist auch dann als solche zu erkennen, wenn sie infolge guter intrakranieller Kollateralzuflüsse zum gleichseitigen Mediastromgebiet (relativ geringer Druckgradient an der Stenose) verhältnismäßig niedrige systolische Maximalfrequenzen von z.B. unter 10 kHz (f_0 = 4 MHz) ergibt (Abb. 9.**43**). Erst die Kombination des Kriteriums Maximalfrequenz mit allen übrigen Untersuchungsergebnissen ergibt eine gute Beurteilung des Stenosegrads. Tab. 9.**5** und Abb. 9.**12 b** zeigen die Validierung verschiedener Schwellenwerte der Maximalfrequenzen für die Erkennung bzw. Graduierung von Stenosen (294). Die eigenen Untersuchungen zeigten keinen wesentlichen Unterschied

Tabelle 9.**5** Validierung verschiedener Schwellenwerte der systolischen Maximalfrequenzen für die Erkennung bzw. Graduierung von Abgangsstenosen der A. carotis interna (124 Arterien). (aus Meyer, A.: Bestimmung des Grades von Karotisstenosen anhand der Maximalfrequenz des Dopplerspektrums. Diss., Freiburg 1989)

Maximalfrequenz	Stenosegrad	SE	SP	Prädikt. Wert
syst. =/> 7 kHz	< 2 mm	90	92	92
syst. =/> 4 kHz	< 3,2 mm	91	78	91
$\frac{\text{syst. + diast.}}{2} = > 5\,\text{kHz}$	< 2 mm	87	94	93
syst. =/> 7 kHz	> 62% lokal	89	92	92
syst. =/> 4 kHz	=/> 40% lokal	93	89	95
syst. =/> 7 kHz	=/> 55% distal	89	92	92
syst. =/> 4 kHz	=/> 30% distal	91	85	94

Die angiographische Messung des Stenosegrads bzw. Restdurchmessers erfolgte unter 8facher Lupenvergrößerung mit Maßstab und ohne Kenntnis der dopplersonographischen Ergebnisse. Zur Definition des lokalen und distalen Stenosegrads s. Abschn. 9.3.1. Dopplersonographie mit kontinuierlicher Schallaussendung, f_0 = 4 MHz. SE = Sensitivität, SP = Spezifität, prädikt. Wert = Vorhersagewert. Ausgehend von einem Frequenzwert, wurde der hiermit korrelierende Stenosegrad mittels der Regressionsgeraden gesucht, weswegen die Stenosegrade nicht in abgerundeten Zehnerschritten angegeben sind

bei der Bewertung nach lokalem, distalem Stenosegrad oder dem Restdurchmesser (355). Bei gepulster Dopplersonographie ist die höchste meßbare Dopplerfrequenz durch die PRF begrenzt (Abschn. 1.4.2.3) und kann deutlich unter der in der Systole bei hochgradigen Stenosen zu erwartenden liegen. In diesem Fall kann die enddiastolische Maximalfrequenz zur Graduierung der Stenose benutzt werden. Da der Beschallungswinkel bei den handgeführten Untersuchungen untersucherspezifisch ist, muß jedes Labor, besser noch jeder Untersucher seine eigenen Korrelationen erstellen (347).

Bandbreite des Spektrums (Abschn. 5.1.2): Sie liefert ebenfalls Kriterien zur Graduierung stenosierender Prozesse. Vor allem die Arbeitsgruppen von Strandness, Peronneau und Johnston benutzten die Bandbreite als Kriterium im Rahmen der Dopplersonographie (268, 328, 330, 341, 353, 354, 357, 365, 373, 374, 391, 392, 398, 429, 436). Auf die Schwierigkeiten in der Beurteilung dieses Parameters wurde schon im Abschn. 5.3.2 eingegangen. Das Kriterium der Bandbreite des Spektrums ist allein weniger zuverlässig in der Erkennung =/> 45%iger Karotisstenosen als das Kriterium der systolischen Maximalfrequenz (330). Eine Kombination dieser beiden Kriterien wurde von Arbeille u. Mitarb. zur Graduierung von Stenosen vorgeschlagen und mit sehr guten Ergebnissen an operativ gewonnenen Intimazylindern validiert (288, 289, 385).

9.3.5. Ergebnisse der Dopplerangiographie (flow-imaging)

Als Dopplerangiographie soll hier die zweidimensionale Projektion der relativen Position eines Dopplersignals verstanden werden (237) (Abschn. 1.4.3). Wird eine Arterie durch kontinuierliches Abtasten untersucht, entsteht ein Arterienschema (C-mode), welches im wesentlichen zur Dokumentation der Lokalisation verschiedener Dopplersignale dient, weniger der genauen anatomischen Abbildung. Dieses Verfahren wird in Amerika viel gebraucht, um dem Arzt eine nachträgliche Auswertung der von einer „vascular technician" durchgeführten Untersuchung zu ermöglichen. Vorteil des Verfahrens ist der standardisierte Untersuchungsgang mit Dokumentation. Der Nachteil liegt im höheren Zeitaufwand, in der Festlegung von Kopfposition und Sondenwinkel mit Befestigung der Sonde an einem positionsaufnehmenden Arm. Letzteres erschwert die Durchführung von Kompressionstests ebenso wie die bei der Dopplerangiographie in der Regel gewählte Position des Untersuchers neben und nicht hinter dem liegenden Patienten. Vermutlich ist es auf diese Einschränkungen zurückzuführen, wenn die Veröffentlichungen über Dopplerangiographie häufiger Fehler bei der Unterscheidung Stenose – Verschluß angeben (Tab. 9.**6**) als die ·Veröffentlichungen, welche auf der Technik mit handgeführter Sonde beruhen (Tab. 9.**3**, 9.**4**). Bei der Erkennung höhergradiger Stenosen ergeben sich keine erheblichen Unterschiede. Über einen direkten Vergleich der beiden Untersuchungstechniken wurde unseres Wissens nur einmal berichtet, wobei wiederum nur bei der Verschlußdiagnostik eine Überlegenheit der Untersuchung mit handgeführter Sonde deutlich wurde (242). Grund-

Autor	Schwellenwert Stenosegrad (%)	SE	SP	Prädikt. Wert Okkl.
Ackroyd (128)	=/> 50	95	72	62
Bloch u. Mitarb. (135)	=/> 50	83	96	–
Hobson u. Mitarb. (171)	=/> 50	88	89	86
O'Leary u. Mitarb. (222)	=/> 65	98	90	–
Shoumaker u. Bloch (260)	=/> 50	97	–	80
Weaver u. Mitarb. (277)	=/> 0	75	53	–
White u. Curry (278)	=/> 25	91	90	78

Tabelle 9.**6** Statistische Auswertung der Gegenüberstellung von Angiographie und Dopplerangiographie („flow imaging") des Abgangsbereichs der A. carotis interna. SE = Sensitivität; SP = Spezifität; prädikt. Wert Okkl. = Vorhersagewert für die Diagnose Verschluß

sätzlich ist es eher eine Frage der Kosten und der Labororganisation, welches Verfahren angewendet wird. Bei gleichen Kriterien für die Erkennung und Differenzierung von Gefäßläsionen, insbesondere der sorgfältigen Durchführung von Kompressionstests (242), sind keine erheblichen Unterschiede hinsichtlich der Zuverlässigkeit der Untersuchungen zu erwarten.

9.3.6. Ergebnisse bei Erweiterung der Diagnostik durch die Duplexsonographie

Hier sollen nur die Ergebnisse bei der Stenosegraduierung und Differenzierung gegenüber Verschlüssen besprochen werden. Die Zuverlässigkeit

der Charakterisierung von Wandveränderungen sowie die Abgrenzung von Plaques gegenüber intraluminalen Thromben wurden in Abschn. 9.1.6.4 und 9.1.6.6 besprochen.

Die Ergebnisse bei Verwendung der Duplexsonographie wurden von der Freiburger Arbeitsgruppe von September 1984 bis August 1987 überprüft (Tab. 9.**7**).

Es handelte sich um eine prospektive Untersuchung, in die nur Patienten, die zur Klärung eines Gefäßprozesses angiographiert wurden, aufgenommen wurden. Dem Neuroradiologen (M. Schumacher) war infolge der Indikationsstellung bekannt, ob und wo eine Stenose bzw. ein Verschluß gesucht wurde, nicht jedoch der genaue Ultraschallbefund mit Stenosegraduierung. Es wurde der lokale Stenosegrad bestimmt.

Tabelle 9.**7** Gegenüberstellung der Ergebnisse der Ultraschalluntersuchungen (Dopplersonographie mit kontinuierlicher Schallaussendung [Delalande, Sonotechnik] und nachträglich Duplexsonographie [ATL, Mark 4 und Ultramark 8]) und der intraarteriellen Angiographie des Abgangsbereichs der A. carotis interna. Die Angaben beziehen sich auf die Anzahl der untersuchten Arterien. Es handelt sich um eine prospektive Untersuchung der Freiburger Arbeitsgruppe in der Zeit von September 1984 bis August 1987. Weitere Erklärung s. Text.

Angiographie	**CW-Doppler- plus Duplexsonographie**									
Stenosegrade %	0	10–20	30–40	50	60	70	80–90	subtotal	Okkl.	Summe
0	15	1								16
10–20	6	19	5							30
30–40	2	3	30	10	3	1				49
50			3	3	2	1				9
60					8	3	1			12
70					5	9	4			18
80–90						7	47	2	1	57
subtotal							2	4	2	8
Okklusion									31	31
Summe	23	23	38	13	18	21	54	6	34	230

Stenosen =/> 10% + Verschlüsse: Sensitivität 96% (93%– 98%)
                                 Spezifität   94% (70%– 99%)
Stenosen =/> 50% + Verschlüsse: Sensitivität 98% (94%– 91%)
                                 Spezifität   85% (77%– 92%)
                                 Vorhersagewert 90% (76%– 98%)
Verschlüsse: Sensitivität 100% (89%–100%)
                                 Vorhersagewert 90% (76%– 98%)

Die niedrigen Stenosegrade wurden nach dem B-Bild bestimmt, die hochgradigen vor allem aufgrund dopplersonographischer Kriterien (Tab. 9.**1**). Im Bereich mittel- bis hochgradiger Stenosen konnten beide Verfahren gleichwertig herangezogen werden, weswegen hier trotz der bekannten Einschränkungen (Abschn. 9.3.1) auch eine feinere Graduierung der Stenose versucht wurde. Weiterhin schien es berechtigt, subtotale Stenosen abzugrenzen, die sich dopplersonographisch und angiographisch deutlich von hochgradigen Stenosen unterschieden (Abschn. 9.1.3).

Die Duplexsonographie erfolgte immer nach und in Kenntnis der Befunde der konventionellen Dopplersonographie. Je nach Abbildungsqualität hatte die Duplexsonographie daher ein unterschiedliches Gewicht bei der Diagnosestellung. Die alleinige Duplexsonographie ist in der Diagnostik hochgradiger Stenosen nicht zuverlässiger als die einfache Dopplersonographie. Dies liegt z. B. an der relativ hohen Versagerrate für die B-Bild-Darstellung solcher Gefäßveränderungen. Tab. 9.**7** gibt einen Eindruck von der Effektivität des gesamten Untersuchungsgangs. Zunächst fällt eine deutliche Streuung der Ergebnisse besonders im Bereich der mittelgradigen Stenosen auf, wo eine Feingraduierung versucht wurde. Dies hat die in Abschn. 9.3.1 genannten Gründe. Meist kam es zu einer Überschätzung der Stenosegrade durch die Ultraschallmethoden. Es ist aber wahrscheinlicher, daß bei der Angiographie häufig der Stenosegrad unterschätzt wird. Anhand der Schnittbilduntersuchung läßt sich die Plaquedicke durch direkte Abbildung in einigen Fällen besser beurteilen. Acht angiographisch gesicherte geringgradige Plaques wurden nicht erfaßt, was auf ungeeignete Schnittebenenführung zurückzuführen ist. Trotz der kombinierten Untersuchung kam es zu Fehlern in der Differenzierung zwischen Stenose und Verschluß, und zwar nur zu falsch positiven Verschlußdiagnosen.

Im Vergleich zu Tab. 9.**3** ergibt sich keine Verbesserung für den Vorhersagewert der Diagnose Verschluß. Bei relativ weiten Vertrauensgrenzen ist es jedoch nicht ausgeschlossen, daß bei größeren Zahlen eine Verbesserung deutlich würde. Der Vergleich von Tab. 9.**3** und 9.**7** ergibt nämlich, daß nur noch höchstgradige Stenosen bei zusätzlicher Anwendung der Duplexsonographie als Verschlüsse verkannt wurden. Die Fehldiagnose Internaverschluß bei Trunkus- oder Kommunisverschluß oder bei intrakranieller höchstgradiger Stenose ist nicht mehr vorgekommen.

Um den *diagnostischen Gewinn durch die Duplexsonographie* zu bestimmen, erfolgte bei 100 Patienten eine diagnostische Festlegung nach der konventionellen Dopplersonographie und ein Vergleich mit dem Ergebnis nach Duplexsonographie sowie eine angiographische Kontrolle (193 Arterien). Bei 158 Arterien (82%) brachte die Duplexsonographie keine Zusatzbefunde oder Änderungen der Diagnose. Zweimal wurde bei Vorbefund Internaverschluß durch Duplexsonographie eine Stenose gefunden. Außerdem wurde bei 30 mit konventioneller Dopplersonographie unauffällig beurteilten Internaabgängen (16%) eine Plaque oder eine geringgradige Stenose (Stenosegrad 10–40%) entdeckt. Das Duplexergebnis bestätigte sich in jedem Fall angiographisch. Weiter wurde das duplexsonographische Ergebnis einer Serie von 100 Patienten mit einseitigem fokalem ischämischem Defizit in der Vorgeschichte und unauffälliger Dopplersonographie ausgewertet. Es fanden sich bei 64 Patienten Normalbefunde, 32 zeigten unter 30% stenosierende Plaques und vier geringgradige, unter 50% stenosierende Stenosen. Bei diesen Patienten ergab die Untersuchung der klinisch nicht betroffenen Gegenseite den gleichen Prozentsatz an pathologischen Befunden.

Die Ergebnisse der Duplexsonographie, welche in der Literatur mitgeteilt wurden, sind in zwei Gruppen zu teilen, je nachdem ob das Gewicht der Untersuchung vorwiegend auf dem B-Bild oder auf der Dopplersonographie lag (Tab. 9.**8**). Bei letzterer Art dient das Schnittbild der korrekten Plazierung des Meßvolumens und der Kontrolle des Beschallungswinkels. Erst in letzter Zeit sind Geräte auf dem Markt, die sowohl ein hervorragendes B-Bild als auch eine gute Dopplertechnik bieten. Die Unterscheidung Stenose – Verschluß erfordert hervorragende Dopplereigenschaften, die Erkennung geringgradiger Wandveränderungen besonders gute Abbildungseigenschaften. Allgemein wird daher die Kombination von B-Bild und Dopplersonographie gefordert (403, 408, 405, 412, 423, 431, 447, 456, 459, 460, 486, 502). Von Autoren, denen eine gute B-Bild-Technik zur Verfügung stand, wird auch diskutiert, ob geringgradige Wandveränderungen besser mit dem B-Bild erfaßt werden als mit der Angiographie (424, 430, 431, 444, 491). Andererseits ist die Übereinstimmung bei Auswertung von Angiographien gering- bis mittelgradiger Stenosen durch verschiedene Untersucher größer als bei der B-Bild-Sonographie (448). Dies ist wahrscheinlich auf eine bessere Standardisierbarkeit der Angiographie zurückzuführen und beweist nicht deren höhere Treffsicherheit.

9.3.7. Ergebnisse der Duplexsonographie mit farbkodierter Dopplerangiographie

Der Nachweis eines diagnostischen Gewinns durch die farbkodierte Dopplerangiographie ist schwierig zu erbringen, da die einfache Duplexsonographie bei allen Stenosegraden eine hervorragende Übereinstimmung mit der Angiographie ergibt. Ein schlüssiger Methodenvergleich an einer größeren Serie, auch seltene pathologische Befunde einschließend, wurde – soweit uns bekannt – noch nicht veröffentlicht.

Tabelle 9.**8**   Statistische Auswertung der Gegenüberstellung von intrarterieller Angiographie und B-Bild-Untersuchung (B) oder Duplexsonographie, entsprechend den Angaben von zwölf Autoren. Die B-Bild-Untersuchungen wurden mit hochauflösenden Geräten durchgeführt. Bei der Duplexsonographie lag der Schwerpunkt zum Teil auf der B-Bild-Sonographie (B), zum Teil auf der Dopplersonographie (D). n = Anzahl der angiographisch und sonographisch untersuchten Arterien. Berücksichtigt wurden nur Arbeiten mit Aufschlüsselung der Ergebnisse in einer Mehrfeldertafel oder entsprechenden Angaben. Wo keine Berechnung der Sensitivität oder Spezifität vorlag, erfolgte diese nachträglich anhand der mitgeteilten Daten. Der Begriff Sensitivität bezieht sich auf die Erkennung von Läsionen aller Schweregrade einschließlich der Verschlüsse oberhalb des angegebenen Schwellenwerts. Entsprechendes gilt für die Spezifität. Okkl. = Schwellenwert Verschluß. Schwellenwert 0% bezieht sich auf alle Läsionsgrade, keine Definition eines minimalen Stenosegrads. PPV Okkl. (positive predictive value) = prädiktiver Wert der Diagnose Verschluß. Die relativ schlechten Spezifitätswerte bei niedrigem Schwellenwert sollen nach Meinung einiger Autoren zum Teil durch falsch negative angiographische Ergebnisse bedingt sein. Die Zusammenstellung zeigt, daß die alleinige B-Bild-Untersuchung zu Unsicherheiten bei höhergradigen Läsionen führt und daß dieser Bereich am besten mit Duplexgeräten zu beurteilen ist, die ein gut funktionierendes Dopplerteil enthalten.

Autoren	Methode	Arterien (n)	Sensitivität (Schwellenwert)	Spezifität (Schwellenwert)	PPV Okkl.
Comerota u. Mitarb. (402)*	B	1723	88 (40%) 74 (70%) 67 (Okkl.)	88 (40%) 96 (70%)	85
Jones u. Mitarb. (433)	B	100	98 (0%) 75 (Okkl.)	85 (0%)	100
Terwey u. Gahbauer (477)	B	200	99 (0%) 74 (50%) 61 (Okkl.)	75 (0%) 88 (50%)	80
Wolverson u. Mitarb. (495)	B	97	100 (0%) 86 (50%) 36 (Okkl.)	47 (0%) 89 (50%)	80
Zwiebel u. Mitarb. (502)	B	393	76 (0%) 72 (50%) 55 (Okkl.)	95 (0%) 98 (50%)	90
Dais u. Mitarb. (405)	Duplex	488	–	89 (0%)	87
Hames u. Mitarb. (419)	Duplex (D)	85	92 (50%)	–	92
Hennerici u. Freund (423)**	Duplex (B)	193	94 (0%) 71 (Okkl.)	76 (0%)	100
Jacobs u. Mitarb. (428)	Duplex (D)	114	97 (50%)	95 (50%)	55
Langlois u. Mitarb. (348)***	Duplex (D)	246	90 (15%) 93 (50%)	62 (15%) 92 (50%)	95
Marosi u. Mitarb. (444)	Duplex (B)	194	100 (0%)	–	89
Ratliff u. Mitarb. (456)	Duplex (D)	39	97 (50%)	100 (50%)	–
Zbornikova u. Mitarb. (497)	Duplex (D)	249	96 (15%) 95 (50%) 94 (Okkl.)	92 (15%) 98 (50%)	94

  * Bei 34 von 1723 untersuchten Arterien war keine sonographische Darstellung möglich (von statistischer Berechnung ausgeschlossen).
  ** 28% „equivocal" sonographische Ergebnisse (von statistischer Berechnung ausgeschlossen).
*** Berücksichtigt wurden die Ergebnisse, welche von den Autoren für die Zeitabschnitte II und II angegeben wurden.

Ein Vergleich der herkömmlichen und der farbkodierten Duplexsonographie ist sehr zeitaufwendig. Er erfordert zunächst eine Selektion von Patienten mit einer bestimmten Verdachtsdiagnose, z. B. Feststellung von Verschluß durch CW-Dopplersonographie. Dann müßten wenigstens zwei weitere Untersucher, gleichermaßen geschult in den beiden Duplexuntersuchungsarten, zufällig verteilt mit der einen oder anderen Methode die Patienten kurz nacheinander am gleichen Gerät untersuchen. Untersucher, die von Anbeginn mit einem farbkodierten Gerät gearbeitet haben, überschätzen möglicherweise den Wert der Farbkodierung.

Man muß daher den Vorteil der Farbkodierung zur Zeit auch unter Aspekten der Praktikabilität und verbesserten Dokumentation sehen. In unserer Hand hat sich die Untersuchungszeit im Gegensatz zu anderen Mitteilungen eher verlängert, da die Farbkodierung immer zusätzlich zur Spektrumanalyse an den wesentlichen Ableitestellen erfolgte. Es ist zu vermuten, daß bei Verzicht auf die Registrierung der Doppelspektren im pathologischen Falle Fehler der Gefäßidentifikation vorkommen und distale Strömungshindernisse übersehen werden. Die geeignete Plazierung des Meßvolumens kann allerdings in schwierigen Fällen, besonders bei exzentrisch gelegenen Stenosen, durch die Farbkodierung beschleunigt werden. Letztlich entscheidet der Umfang der Dokumentation über den Zeitaufwand. Wäre die farbkodierte Duplexsonographie nicht teuer, bräuchte man deren Einsatz nicht zu diskutieren.

Nach unserem Eindruck ergibt die farbkodierte Duplexsonographie Vorteile bei der Identifizierung von präokklusiven Stenosen, richtige Untersuchungstechnik vorausgesetzt. Möglicherweise ist die Sensitivität dieser Methode der der Röntgenangiographie vergleichbar. Ein genauer Methodenvergleich ist schwierig, da beide Methoden im Grenzbereich ihrer Möglichkeiten arbeiten und sich kurzfristig aus der Stenose ein Verschluß entwickeln kann. Bisher fanden sich nur wenige Arbeiten, welche über einen Vergleich von Angiographie bzw. herkömmlichen Ultraschallverfahren mit der farbkodierten Duplexsonographie berichten. Hallam u. Mitarb. (418) fanden bei 146 Karotisbifurkationen in 90% Übereinstimmung zwischen konventioneller Duplexuntersuchung und farbkodierter Untersuchung. In einer Serie von 53 Patienten fanden Kessler u. Mitarb. (435) mit der Duplexsonographie 11 Verschlüsse; die zusätzliche Farbkodierung zeigte bei zwei dieser Fälle eine Restströmung (remaining blood flow), was auf eine Überlegenheit der farbkodierten Untersuchung bei der Abgrenzung von Stenosen gegenüber Verschlüssen hinweist und unserem eigenen Eindruck entspricht. Steinke u. Mitarb. (470) fanden dagegen unter 39 mit Farbduplexsonographie diagnostizierten Verschlüssen eine Pseudookklusion der A. carotis interna und eine hochgradige Stenose, und zwar nicht nur angiographisch, sondern auch mit der CW-Dopplersonographie. Hinsichtlich des Stenosegrads fanden diese Autoren bei 180 Patienten eine sehr gute Übereinstimmung sowohl zwischen einfacher Dopplersonographie und Farbduplexsonographie als auch zwischen Angiographie und Farbduplexsonographie.

Eriksen u. Mitarb. (411) kontrollierten das Ergebnis der farbkodierten Duplexsonographie von 95 Karotiden angiographisch. Von 7 Verschlußdiagnosen erwies sich eine angiographisch als falsch positiv. Das Dopplerangiogramm wurde zur Bestimmung des Stenosegrads herangezogen. In 13% verhinderte allerdings Schattenwurf eine Bewertung.

9.4. Stenosen und Verschlüsse der A. carotis externa

Ausgeprägte arteriosklerotische Veränderungen an der extrakraniellen Karotisbifurkation betreffen etwa 10mal häufiger die A. carotis interna als die A. carotis externa. Externastenosen liegen fast ausschließlich direkt am Abgang. Sie haben nur dann eine klinische Bedeutung, wenn auf derselben Seite ein Internaverschluß vorliegt und die Kollateralversorgung der A. ophthalmica über Äste der A. carotis externa (687) oder bei proximalem Vertebralisverschluß eine Füllung des distalen Abschnitts über die A. occipitalis erfolgt. Freie Durchgängigkeit der A. carotis externa ist auch dann wichtig, wenn aus neurochirurgischer Indikation eine extra- oder intrakranielle Bypassoperation vorgesehen ist. Externastenosen erzeugen Geräusche, welche auskultatorisch nicht ohne weiteres von denen einer Internastenose zu unterscheiden sind und nicht selten Anlaß zu einer angiographischen Untersuchung der extrakraniellen Hirnarterien geben. Bei dieser Unsicherheit ist es relevant, daß die Dopplersonographie zur weiteren Differenzierung und Entscheidung, ob Angiographie oder nicht, beitragen kann.

9.4.1. Befunde an der A. carotis communis

Wichtigster indirekter Befund bei Externaverschluß ist die Veränderung der Strompulskurve der A. carotis communis mit Angleichung an die der A. carotis interna. Wie oben bereits in Abb. 9.**37 b** dargestellt, findet sich eine Abnahme der systolischen Frequenzen. Die Diastole ist kaum beeinflußt. Daher ist das Dopplersignal von der A. carotis communis auf der Seite eines Externaverschlusses akustisch deutlich „weicher". In typischen Fällen kann ein Externaverschluß schon durch die Untersuchung der A. carotis communis vermutet werden.

9.4.2. Befunde an der A. supratrochlearis

Eine hochgradige Stenose oder ein Verschluß der A. carotis externa bedingt eine Verschiebung des Wasserscheidengleichgewichts im Bereich der Ophthalmikakollateralen zugunsten der orthograden Durchströmung der A. supratrochlearis. Es resultiert ein verstärkter Fluß auf der Seite des Externaverschlusses. Bei Internaverschluß erfolgt die Verschiebung in umgekehrter Richtung. Kombinierte Interna- und Externastenosen führen, ebenso wie Verschlüsse der A. carotis communis, zu schwer vorhersehbaren Befunden an der A. supratrochlearis. Strömungsrichtung und -geschwindigkeit sind dann von den kollateralen Versorgungsmöglichkeiten über die gegenseitige A. carotis externa und den Circulus arteriosus cerebri abhängig.

9.4.3. Stenosesignal

Der periphere Strömungswiderstand im Versorgungsbereich der A. carotis externa ist wesentlich größer als in dem der A. carotis interna. Das Stromvolumen ist im Externastromgebiet kleiner. Identische Stenosegrade der Aa. carotides externa und interna bedingen daher nicht identische Stenosesignale. Modellhaft wurde dies bereits an der A. radialis vor und nach Ischämie der Hand gezeigt (Abb. 3.**8**). Erst bei hochgradiger Stenose der A. carotis externa (Abb. 9.**49**) zeigen sich bei der Dokumentation mit dem Nulldurchgangszähler typische Pulskurvenveränderungen mit nach Null gerichteten Auslenkungen, wie sie schon bei mittel- bis hochgradigen Stenosen der A. carotis interna gefunden werden (Abb. 9.**3**). Eine mittelgradige Externastenose führt lediglich zu einer Strömungsbeschleunigung bei erhaltener Pulskurvenform. Die Entscheidung, ob eine Interna- oder Externastenose vorliegt, kann durch Kompression der peripheren Externaäste getroffen werden. Die hierdurch bedingte Erhöhung des peripheren Strömungswiderstands führt nur bei Beschallung der A. carotis externa zu einer Abnahme der Strömungsgeschwindigkeit. Die nach einer Externastenose ableitbaren Pulskurven entsprechen den veränderten Druck- und Widerstandsverhältnissen (Abb. 9.**50**). Der poststenotische Druckabfall und die Herabsetzung des peripheren Strömungswiderstands im ischämischen Versorgungsgebiet bedingen eine verminderte systolische und meist auch eine relativ hohe diastolische Strömungsgeschwindigkeit (Abb. 9.**49**, 9.**51**).

Das Stenosesignal der A. carotis externa kann häufig durch Kompression peripherer Äste beeinflußt werden, was wegen der Schwierigkeit, das Stenosesignal stabil abzuleiten, nicht immer gelingt. Dies ist jedoch bei Beschallung der poststenotischen Gefäßabschnitte zuverlässig möglich (Abb. 9.**51**). Besonders geeignet ist hier die repetitive Kompression, die zu deutlichen Oszillationen der Pulskurven führt, was auch akustisch wahrnehmbar ist.

Bei Verschluß der proximalen A. carotis externa findet sich immer eine Durchblutung der distalen Äste, welche durch kollateralen Zufluß aufrechterhalten wird. Dieser erfolgt meist über die retrograd durchströmte A. occipitalis via Muskeläste der A. vertebralis (Abb. 9.**52**). Ein Verschluß der A. carotis externa ist anzunehmen, wenn ein Stenosesignal fehlt und von ihren Ästen die beschriebenen Pulskurvenveränderungen ableitbar sind.

9.4.4. Fehlermöglichkeiten

Die Gefahr einer Fehldiagnose ist groß, wenn kombinierte Obstruktionen der A. carotis interna und externa vorliegen, wie in dem Beispiel der Abb. 9.**15** (Abschn. 9.1.5.1).

Wenn im Bifurkationsbereich eine sichere Trennung der A. carotis interna und externa nicht möglich ist, kann bei kombinierten Obstruktionen nur die exakte Untersuchung der Gefäße distal der Obstruktion weiterhelfen. Hier ist die Kompression von Externaästen besonders wichtig, da die poststenotischen Strömungssignale bei Externa- und Internastenose schwierig zu unterscheiden sind.

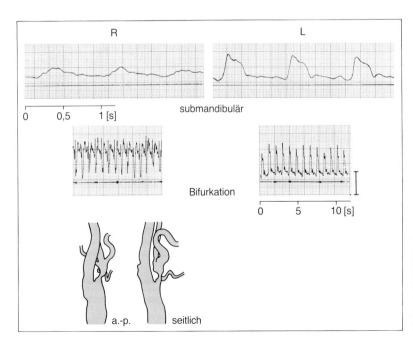

Abb. 9.49 Hochgradige Abgangsstenose der A. carotis externa rechts. Stenosesignal am Abgang und poststenotisch ausgeprägte Verminderung der Pulskurvenmodulation mit relativ hoher diastolischer Strömungskomponente. Links Normalbefund.

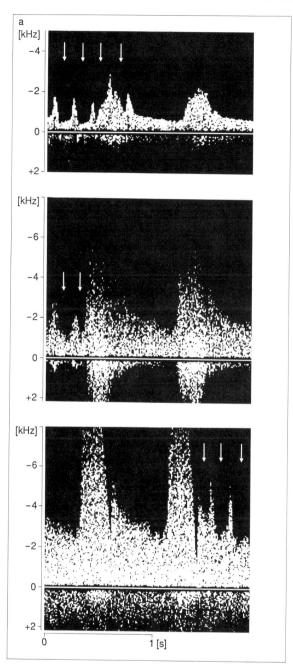

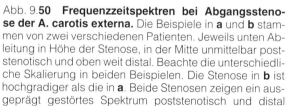

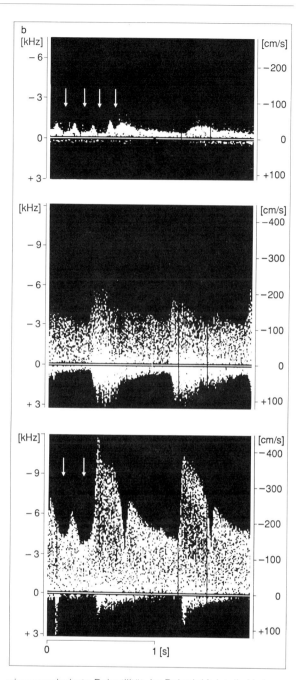

Abb. 9.50 Frequenzzeitspektren bei Abgangssteno-se der A. carotis externa. Die Beispiele in **a** und **b** stammen von zwei verschiedenen Patienten. Jeweils unten Ableitung in Höhe der Stenose, in der Mitte unmittelbar poststenotisch und oben weit distal. Beachte die unterschiedliche Skalierung in beiden Beispielen. Die Stenose in **b** ist hochgradiger als die in **a**. Beide Stenosen zeigen ein ausgeprägt gestörtes Spektrum poststenotisch und distal eine verminderte Pulsatilität. Im Beispiel **b** ist die Verlangsamung des systolischen Geschwindigkeitsanstiegs noch deutlicher als im Beispiel **a**, wo dies nur den systolischen Gipfel betrifft. Die Differenzierung gegenüber der Interna erfolgt jeweils durch den Kompressionseffekt (↓↓). Das Stenosesignal ist dem einer A. carotis interna relativ ähnlich (Transspect, Medasonics, $f_0 = 4\,\text{MHz}$).

Die Duplexsonographie ist eine Hilfe bei der Zuordnung von Stenosesignalen zur A. carotis interna oder externa. Dies gilt trotz der Einschränkung, daß bei hochgradigen Läsionen die Abbildungsqua-lität durch Schattenwurf oft eingeschränkt ist. Zumindest kann der Gefäßverlauf erkannt und das Dopplermeßvolumen selektiv in die A. carotis externa und interna plaziert werden.

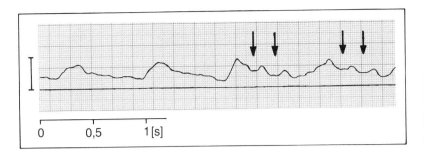

Abb. 9.**51 Beeinflussung der Pulskurven der A. carotis externa distal einer hochgradigen Stenose.** Repetitive Kompression der Aa. facialis und temporalis superficialis durch Pfeile markiert.

9.4.5. Ergebnisse

Die Abgrenzung einer gering- bis mittelgradigen Externaabgangsstenose von einem Normalbefund und die Beurteilung des Stenosegrads sind wesentlich schwieriger als bei Internastenosen. Dies liegt an der Variabilität des Strömungsvolumens (vermehrt z. B. bei Kollateralisation eines Internaverschlusses), aber auch an Lage- und Kalibervariationen dieser Arterie. Die Differenzierung Stenose oder Verschluß ist schwieriger, da ein Verschluß nur eine kurze Strecke bis zur nächsten Gabelung betrifft und die peripheren Äste kollateralgefüllt werden, ein Befund wie bei den Verschlüssen der A. carotis communis, die in Abschn. 9.5 besprochen werden. Allerdings fallen diese Unsicherheiten wegen der klinisch geringen Bedeutung einer Externaobstruktion weniger ins Gewicht. Wesentlich ist, daß die Unterscheidung von Interna- und Externastenosen gelingt. Die eigene frühere Zusammenstellung ergab einen hohen prädiktiven Wert eines pathologischen dopplersonographischen Befundes der A. carotis externa (151), bezog sich aber auf zu wenig angiographisch kontrollierte Fälle mit Stenosen und Verschlüssen (n = 24). Zbornikova u. Mitarb. (498) fanden bei Untersuchung von 244 Aa. carotides externae mit Duplexsonographie und Angiographie eine Sensitivität von 88% für Läsionen =/> 50% und eine Spezifität von 94% (21 Stenosen < 50%, 6 Stenosen =/> 50%, 2 Verschlüsse).

9.5. Stenosen und Verschlüsse der A. carotis communis

9.5.1. Pathologische Anatomie und Untersuchungsgang

Die A. carotis communis verläuft meist gestreckt oder, besonders links, leicht geschwungen. Rechts kann sie bei allgemeiner Gefäßelongation S-förmig, wie „gestaucht" verlaufen (Abb. 1.**11**). Knick- oder Schlingenbildungen wie bei der A. carotis interna finden sich jedoch nicht. Eine Struma führt zur Lateralverlagerung des Gefäßes und behindert die Untersuchung kaum. Bei Patienten mit Hirndurchblutungsstörungen finden sich an der A. carotis communis seltener Stenosen als an der A. caro-

tis interna (Abb. 2.**19**). Diese sind nicht nur an den Abgängen aus dem Aortenbogen (links) oder dem Truncus brachiocephalicus lokalisiert, sondern gelegentlich auch im mittleren Abschnitt in Form langstreckiger, nicht ausgeprägt stenosierender Plaques (Abb. 9.**5**, 9.**23**, 9.**54**). Umschriebene Stenosen im Endabschnitt, sogenannte Bifurkationsstenosen, sind funktionell gegenüber der Kombination einer Interna- und Externastenose nicht abzugrenzen. Auch die Verschlüsse der A. carotis communis sind relativ selten. Sie entstehen häufiger als retrograde Thrombosierung bei Verschluß der A. carotis interna und externa (Abb. 9.**56**) als durch Thrombosierung nach distal, welche sich aus einer proximalen Stenosierung entwickelt. Dies liegt daran, daß Abgangsstenosen der Kommunis viel seltener als Bifurkationsstenosen sind. Im Sonderfall der Verschlußentstehung von proximal nach distal bleibt die Karotisbifurkation offen, und es kann sich, je nach Kollateralisations- und Druckverhältnissen, eine retro- oder orthograde Strömung in der A. carotis interna einstellen (Abb. 9.**57**, 9.**58**). Das Externastromgebiet ist nämlich immer gut kollateralisiert und steht dann mit der A. carotis interna über die Karotisbifurkation in Verbindung.

9.5.2. Dopplersonographische Befunde bei Stenosen und Verschlüssen der A. carotis communis

Dopplersonographisch läßt sich die A. carotis communis nur rechts bis nahe an ihren Abgang aus dem Truncus brachiocephalicus untersuchen. Dazu muß die Schallsonde unmittelbar supraklavikulär aufgesetzt und nach kaudal gerichtet werden. Links wird der Abgang nicht erreicht. Weitere beiderseits verwertbare Hinweise auf die seltenen Abgangsveränderungen sind eine poststenotisch gestörte Strömung oder verminderte Strömungsgeschwindigkeit und Pulsatilität. Für die Untersuchung des mittleren und distalen Gefäßabschnitts wird die Sonde am besten nach kranial ausgerichtet.

Stenosen werden hier durch den direkten Nachweis einer umschriebenen Strömungsbeschleunigung erkannt, wie in Abb. 9.**54** dargestellt. Allerdings ist zu berücksichtigen, daß die proximale und mittlere A. carotis communis beim älteren Menschen oft ein geringeres Kaliber aufweist als der etwas dilatierte Endabschnitt. Die Strömungsgeschwindigkeit kann also auch ohne Stenosierung vor der Bifurkation etwas abnehmen. Im Beispiel der Abb. 9.**5** konnte trotz seitengleicher Pulskurvenhöhe und nur geringer Abnahme poststenotisch die Stenose der A. carotis communis vermutet werden, weil in Anbetracht der gesicherten gleichseitigen höchstgradigen Internastenose eine Minderung des Kommunissignals zu erwarten war.

Höher- und hochgradige Stenosen führen zu Strömungssignalen, wie sie für entsprechende Stenosen der A. carotis interna beschrieben wurden.

Bei *Verschluß* ist das typische „rauhe" Signal im unteren Halsabschnitt nicht zu finden. Eine Verwechslung mit Schilddrüsenarterien oder kollateral durchströmten Ästen des Truncus thyrocervicalis ist prinzipiell möglich, wird aber durch die Berücksichtigung folgender Punkte vermieden: Zum einen ist das Strömungssignal bei Beschallung dieser Gefäße „weicher", zum anderen kann bei Verschiebung der Dopplersonde nach kranial nicht die typische Aufzweigung in die Arterien der Karotisbifurkation nachgewiesen werden. Zudem bilden die im proximalen Halsabschnitt nachweisbaren Arterien häufig Schlingen, was ebenfalls dagegen spricht, daß die A. carotis communis beschallt wird. Die regelmäßig anzutreffenden Kollateralen zum Externastromgebiet sind die gleichen, die auch bei einem proximalen Vertebralisverschluß einspringen (Abschn. 12.2). Im Gegensatz zur A. carotis communis können sie leicht mit der untersuchenden Sonde komprimiert werden. *Es genügt also nicht, punktuell zu untersuchen. Eine korrekte Diagnose ist nur durch die kontinuierliche Verschiebung der Sonde über den gesamten Halsabschnitt möglich.*

Bei Kommunisverschluß findet sich regelmäßig eine kollaterale Versorgung von Ästen der A. carotis externa, vorwiegend über die Okzipitalis-Vertebralis-Anastomose, wie in Abb. 9.**53 a** gezeigt. Auf der Verschlußseite (links) konnte kein Signal von der A. carotis communis und interna erhalten werden; die linke A. occipitalis zeigte bei Beschallung in Höhe des Mastoids eine retrograde Durchströmung. Von der linken A. carotis externa war ein kleines Strömungssignal abzuleiten; die linke A. supratrochlearis zeigte eine orthograde Durchströmung.

9.5.3. Befunde an der A. supratrochlearis

Bei hochgradiger Stenose oder Verschluß der A. carotis communis sind die indirekten Befunde an den frontoorbitalen Endästen der A. ophthalmica we-

nig diagnoseweisend, da der Fluß sowohl in der A. carotis interna als auch der A. carotis externa aufgehoben oder vermindert ist. Eine orthograde Durchströmung der A. supratrochlearis wie in Abb. 9.**53** weist auf eine schwache Kollateralversorgung der A. carotis externa hin. Eine retrograde Durchströmung der A. supratrochlearis bei Kommunisverschluß erfolgt entweder über kollateral durchströmte Externaäste derselben Seite (via Okzipitalis-Vertebralis-Anastomose) oder über Externaäste der Gegenseite (A. temporalis superficialis oder dorsalis nasi).

9.5.4. Fehlermöglichkeiten

Bei Kommunisverschluß finden sich zahlreiche Kollateralen, die bei kräftiger Strömung eine A. carotis communis oder A. carotis interna imitieren können. Kollateralen lassen sich durch Sondendruck differenzieren (Abschn. 12.4) und zeigen nicht den gestreckten Verlauf der A. carotis communis. Ein Verschluß der A. carotis communis wird daher nur als solcher erkannt, wenn das Prinzip der kontinuierlichen Verschiebung der Schallsonde eingehalten wird. Abgangsstenosen werden übersehen, wenn nicht nach kaudal beschallt wird. Eine hochgradige Stenose kurz vor der Bifurkation kann für eine kombinierte Interna- und Externastenose gehalten werden und umgekehrt. Unter funktionellen Gesichtspunkten ist diese Fehllokalisation allerdings unerheblich.

9.5.5. Duplexsonographie bei Stenosen und Verschlüssen der A. carotis communis

Plaques und *Stenosen* (Abb. 9.**23**, 9.**25**, 9.**42**, 9.**54**) der A. carotis communis lassen sich leichter als solche der A. carotis interna mit dem Schnittbild darstellen, da die A. carotis communis gestreckt verläuft und ein größeres Kaliber sowie eine kräftigere Gefäßwand hat. Die V. jugularis bildet meist ein gutes „Schallfenster". Die Untersuchung im Querschnitt unter kontinuierlicher Schallkopfverschiebung von kaudal nach kranial sollte sich an die übliche Längsschnittuntersuchung anschließen (Abb. 9.**23**, 9.**54**), da sonst Plaques, welche nur einen Teil des Umfangs betreffen, übersehen werden. Eine seltene Diagnose ist die Dissektion, welche sich aus dem Aortenbogen bis zur Karotisbifurkation ausdehnt. Duplexsonographisch läßt sich dann das doppelte Lumen mit zwei verschiedenen Pulskurven nachweisen (Abb. 9.**55**) (471).

Die Duplexsonographie beweist den chronischen *Kommunisverschluß* durch Nachweis vermehrter Reflexionen im gesamten Verlauf (Abb. 9.**56**), fehlende Querschnittspulsationen und fehlende Dopplersignale. Die Frage, ob die Karotisbifurkation

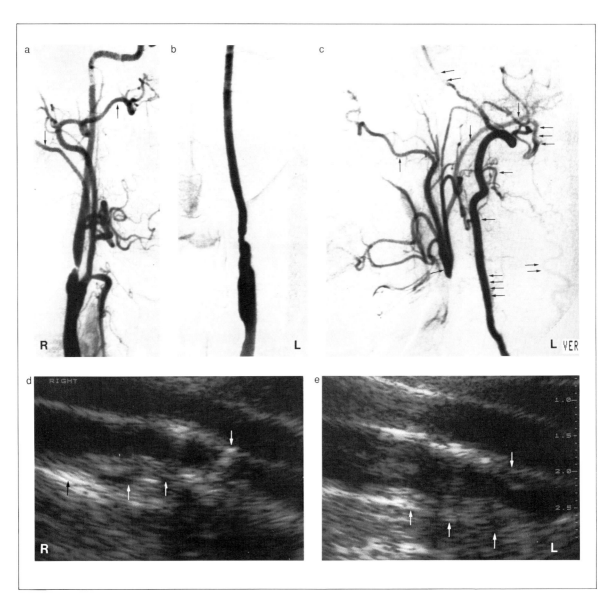

Abb. 9.52 Komplexer Verschlußprozeß mit höchstgradiger Stenose der A. carotis interna rechts, mittelgradiger Stenose der A. carotis interna links und Verschluß der A. carotis externa links.

a–c Angiographie (Neuroradiologie Freiburg) der rechten Karotis p.-a. und der linken Karotis p.-a. sowie der linken A. vertebralis seitlich. Der Gefäßprozeß erstreckt sich von der A. carotis communis beiderseits über die Bifurkation. Bei der linken Karotisfüllung keine Externadarstellung. Die Füllung der linken A. carotis externa (→) erfolgt über eine retrograd durchströmte A. occipitalis (↓), die über die Vertebralis-Okzipitalis-Anastomose (⇆) versorgt wird. Weitere Zuflüsse zum Externagebiet über kleinere Vertebralisäste in Höhe C_2 und C_3 (←). Bei der Vertebralisinjektion kommt es auch zu einer schwachen Mitfüllung der zervikalen Kollateralen (⇉), deren Verbindung mit den anderen externovertebralen Anastomosen gut erkennbar ist. A. basilaris (⇇), A. maxillaris (↑).

d–e B-Bild-Darstellung des Anfangsabschnitts der A. carotis interna rechts (**d**) und links (**e**). Maximum der Stenose (↓). Äußere Gefäßbegrenzung (↑↑↑). Man erkennt links eine längerstreckige erhebliche Wandverdickung, die nach dem Angiogramm der linken Karotis zu vermuten war (ATL, Ultramark 8, $f_0 = 7{,}5\,MHz$).

f–j CW-Dopplersonographie, $f_0 = 5\,MHz$, ATL, Ultramark 8. Beachte die unterschiedlichen Frequenzskalen der Aa. carotides internae rechts und links. Die ungewöhnlich hohe systolische Maximalfrequenz der rechten A. carotis interna paßt zur höchstgradigen Stenose. Der Befund links entspricht einer mittelgradigen Stenose. Passend zum Verschluß der A. carotis externa links deutlich verminderte Pulsatilität der Strömung postokklusiv und in der A. carotis communis. Die A. occipitalis wurde vor dem M. sternocleidomastoideus mit Sondenausrichtung nach kranial untersucht. Verminderte Pulsatilität links. Der Kompressionseffekt wurde rechts durch Kompression über der okzipitalen Schädelkalotte, links über Kompression der Aa. facialis und temporalis superficialis ausgelöst. Beiderseits relativ hohe Strömungsgeschwindigkeit in der A. vertebralis.

Nur die synoptische Betrachtung der Befunde aller hirnversorgenden Arterien und der Kollateralen erlaubt eine korrekte Interpretation der Befunde. So findet sich wegen des beidseitigen Prozesses nur eine relativ geringe Seitendifferenz der Aa. carotides communes. Der Verdacht auf einen Externaverschluß entsteht durch den großen Unterschied der Pulsatilität bei Untersuchung des distalen Gefäßabschnitts. Diese Diagnose wird weiter durch die retrograd durchströmte A. occipitalis gestützt.

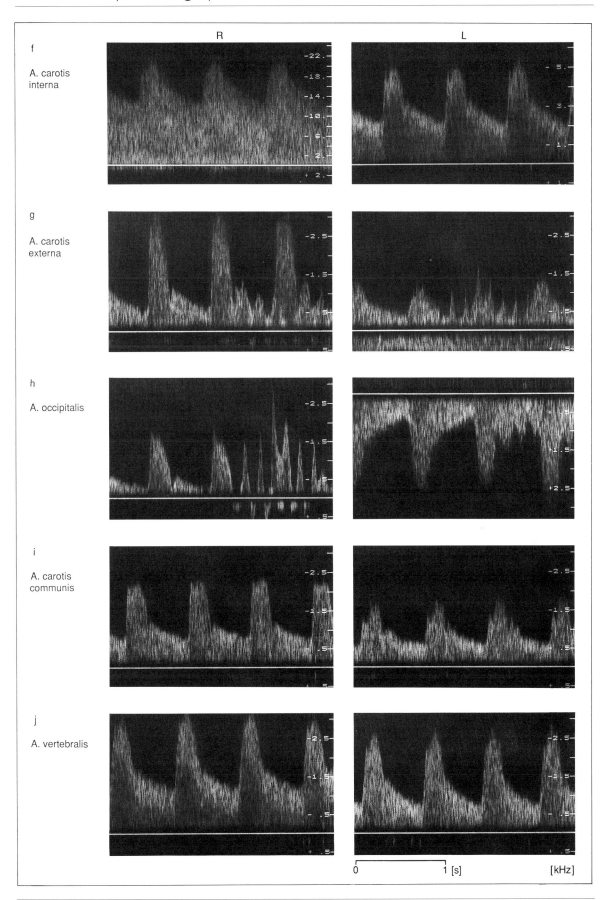

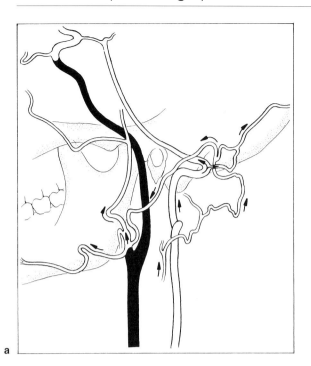

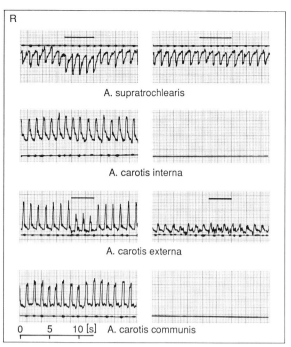

A. supratrochlearis

A. carotis interna

A. carotis externa

A. carotis communis

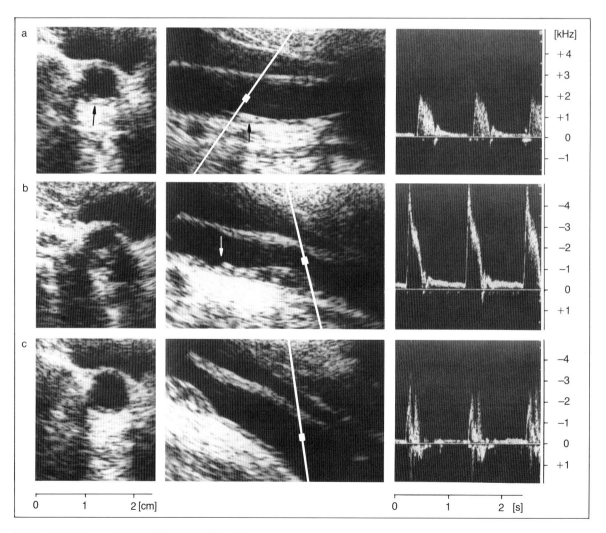

◀ Abb. 9.**53   Verschluß der linken A. carotis communis und interna.** Angiographischer Befund (**a**, halbschematisch), geschwärzte Abschnitte verschlossen. Kollateralversorgung der linken A. carotis externa über die Okzipitalis-Vertebralis-Anastomose.

b Dopplersonographisch fand sich links keine A. carotis interna und communis. Geringe Pulsatilität der Strömung in der A. carotis externa links, welche von einer retrograd durchbluteten A. occipitalis versorgt wurde (Abb. 9.**52**).

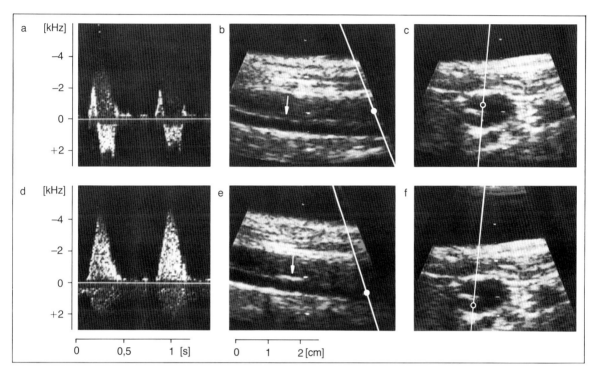

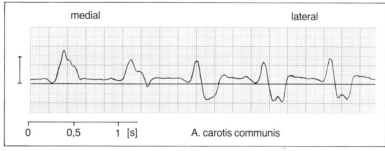

Abb. 9.**55   Dissektion der A. carotis communis rechts.** Marfan-Syndrom und Dissektion des Aortenbogens. Längs- und Querschnittuntersuchung zeigten das Dissekat im Lumen (↓). Die Dopplersonographie im schallkopfnah abgegrenzten Raum (**a**) zeigt eine pendelförmige Strömung als Zeichen des blind endenden Dissekatraums. Die Dopplersonographie im Restlumen (**d**) zeigt nur vorwärts gerichtete Strömungskomponenten (ATL, Puls-Echo- und Dopplersendefrequenz 5 MHz).
d Dopplersonographie mit kontinuierlicher Schallaussendung und Analogpulskurvenregistrierung. Langsame Verschiebung des Schallstrahls über den Querschnitt der A. carotis communis. Medial wurde Strömung im Restlumen, lateral Strömung im Dissekat abgeleitet.

◀ Abb. 9.**54   Duplexsonographie bei Stenose der A. carotis communis.** Querschnittsebene jeweils in der Mitte des dargestellten Längsschnitts. Prästenotisch (**a**) nur geringe Wandverdickung (↑). Im Bereich der asymmetrisch glatt begrenzten, bis zu 50% einengenden Plaque an der schallkopffernen Wand ließ sich auch dopplersonographisch eine erhöhte Strömungsgeschwindigkeit feststellen (**b**). Nur geringe Unregelmäßigkeit der Plaqueoberfläche (↓). Die Plaque stellt sich in **b** in Bildmitte, in **c** am linken Bildrand dar. Poststenotisch (**c**) gestörtes Dopplerspektrum.

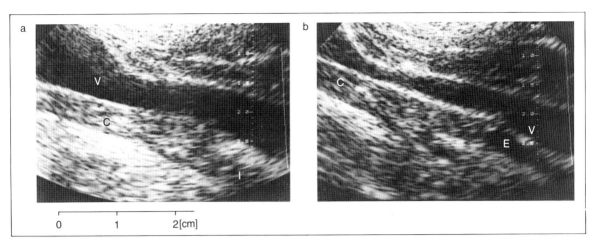

Abb. 9.56 B-Bild der Karotisbifurkation bei Verschluß der Aa. carotis communis (C) und interna (I). Deutlich vermehrt echogenes Gefäßlumen. Lediglich in der distalen A. carotis externa (E in **b**) zeigte sich keine pathologische Echostruktur. Hier war dopplersonographisch auch Fluß nachweisbar (ATL, Ultramark 8, Sendefrequenz 7,5 MHz). V = V. jugularis.

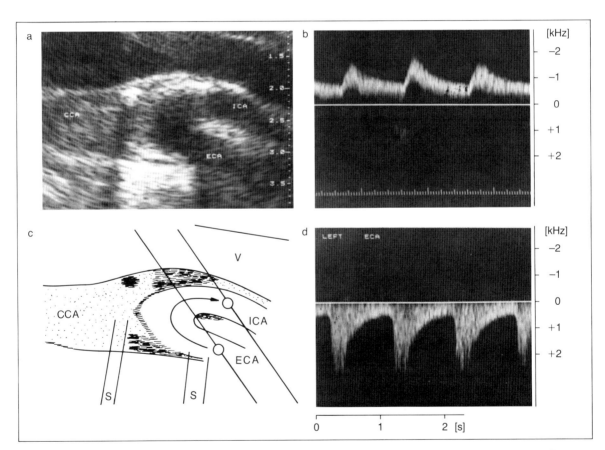

Abb. 9.57 Duplexsonographie bei Verschluß der A. carotis communis und offener Karotisbifurkation. Orthograde Durchströmung der A. carotis interna.
a B-Bild der Karotisbifurkation mit Darstellung eines Verschlusses der A. carotis communis (ACC) und offener Verbindung der A. carotis externa (ACE) und interna (ACI). Halbschematische Darstellung der dopplersonographischen Untersuchungspunkte in **c**. Vermehrt echogene Anteile im Verschluß führten zu Schallschatten (S). Orthograde Durchströmung der A. carotis interna (**b**, Fluß von der Sonde weg, negative Dopplerfrequenzverschiebung) und retrograde Durchströmung der A. carotis externa (**d**). Orthograde Durchströmung der A. carotis interna zeigt eine schlechte Funktion der intrakraniellen Kollateralversorgung an (Abb. 8.**35**). V = V. jugularis.

bzw. die A. carotis interna ebenfalls verschlossen oder durchgängig ist (Abb. 9.**56**, 9.**57**), kann am besten mit der Duplexsonographie beantwortet werden (391). Bei der einfachen Dopplersonographie besteht die Schwierigkeit, daß das Dopplersignal der A. carotis interna stark verändert sein kann und somit nicht einfach zu erkennen ist. Es kommen alle Übergänge von orthograder zu retrograder Durchströmung mit den dazugehörigen Dopplerströmungspulskurven vor, ähnlich denen der A. vertebralis beim Subclavian-steal-Effekt (Abschn. 3.7, 10.3.1). Welche Strömungsform auftritt, hängt von der Ausbildung des Circulus arteriosus cerebri ab (Abschn. 3.7). Bei schlechter intrakranieller Kollateralisierung ist eine orthograde Strömung in der A. carotis interna zu erwarten (Abb. 9.**57**). Weiter ist die Identifizierung der A. carotis interna bei Kommunisverschluß dadurch erschwert, daß *Kompressionstests* sich *nicht* zur Identifizierung eignen. Bei retrograder Durchströmung reagiert das Signal nämlich auf Temporalis- und Fazialiskompression (Abb. 9.**58**), bei orthograder Durchströmung auf Kompression der Vertebralis-Okzipitalis-Anastomose. Es kommt jeweils zu einer Abnahme. Die Wiederauffüllung der A. carotis interna erfolgt im letzteren Fall über eine retrograd durchströmte A. occipitalis. Die Identifizierung der A. carotis interna durch fehlende Reaktion auf Externaastkompression ist daher nicht möglich. Mit der Duplexsonographie gelingt die Zuordnung der Dopplersignale anhand morphologischer Kriterien, wie Lage der Gefäße zueinander oder Abgang der A. thyroidea superior externaseitig (Abb. 9.**58**). Die genaue Untersuchung der Karotisgabel bei Kommunisverschluß kann klinische Bedeutung haben, da bei offener Bifurkation eine revaskularisierende Operation möglich ist.

9.5.6. Ergebnisse

Über die diagnostische Zuverlässigkeit der Dopplersonographie bei Stenosen und Verschlüssen der A. carotis communis gibt es noch keine Mitteilungen, die sich auf eine größere Zahl angiographisch kontrollierter Untersuchungen stützen. Die eigenen Erfahrungen lassen annehmen, daß Verschlüsse meist richtig erkannt und hochgradige proximale Stenosen nicht übersehen werden. Auch die Erfahrung mit der Duplexsonographie beruht auf relativ wenigen Fällen, so daß eine statistische Bearbeitung nicht sinnvoll ist. Zudem ist es auch angiographisch zum Teil sehr schwierig, schwach retrograde oder in der Richtung alternierende Strömung in der A. carotis interna bei Kommunisverschluß nachzuweisen. In einzelnen Fällen ist das Ergebnis der Ultraschalluntersuchung daher zuverlässiger.

9.6. Extrakranielle Befunde bei Stenosen der A. carotis interna im Bereich der Schädelbasis vor Abgang der A. ophthalmica

Die direkte Untersuchung der A. carotis interna im Halsabschnitt umfaßt ihren Verlauf vom Abgang bis zur Schädelbasis. Mit konventionellen CW-Dopplergeräten kann bis unter den Kieferwinkel untersucht werden. Die kranialeren Anteile werden am besten mit einem gepulst sendenden Gerät schrittweise bis zum Eintritt in die Schädelbasis verfolgt. Hierfür eignen sich besonders Geräte, wie sie zur Untersuchung der intrakraniellen Arterien verwendet werden. Der Schallkopf wird hierzu im Kieferwinkelbereich aufgesetzt und die A. carotis interna mit einer Einstellung des Meßvolumens in ca. 3 cm Tiefe geortet. Dann wird das Meßvolumen so lange in die Tiefe verschoben, bis kein Signal der A. carotis interna mehr aufgefunden wird, was nach etwa 5–6 cm der Fall ist. Durch diese Technik wird die früher empfohlene transorale Beschallung der distalen A. carotis interna (183, 190) entbehrlich. Die Möglichkeit der transorbitalen Beschallung des Karotissiphons wird in Abschn. 8.3.3.1 dargestellt.

Der Abschnitt kurz vor Eintritt in die Schädelbasis zeigt keine wesentlichen arteriosklerotischen Veränderungen, ist aber bevorzugter Sitz der selteneren fibromuskulären Dysplasien, welche die Karotisbifurkation aussparen, sowie der traumatischen Veränderungen (726) und der sogenannten spontanen Dissektionen (709, 716). Diese Störungen bilden sich zum Teil zurück, was dopplersonographische Verlaufsuntersuchungen besonders gut belegen können. Leichte arteriosklerotische Veränderungen der A. carotis interna im anschließenden Bereich des Felsenbeinabschnitts sind häufig, hochgradige Stenosen oder Verschlüsse dagegen selten.

Die dopplersonographische Diagnose einer hochgradigen Obstruktion der A. carotis interna im Schädelbasisbereich wird vorwiegend anhand indirekter Befunde gestellt.

9.6.1. Befunde an der A. supratrochlearis

In Abhängigkeit von der Schwere der Strömungsbehinderung findet sich in der A. supratrochlearis ein verminderter orthograder, ein nicht nachweisbarer oder ein retrograder Fluß, entsprechend der Situation bei Internastenosen am Abgang.

9.6.2. Befunde an der proximalen A. carotis interna und der A. carotis communis

Bei hochgradiger Lumeneinengung der A. carotis interna im Schädelbasisbereich vor Abgang der A.

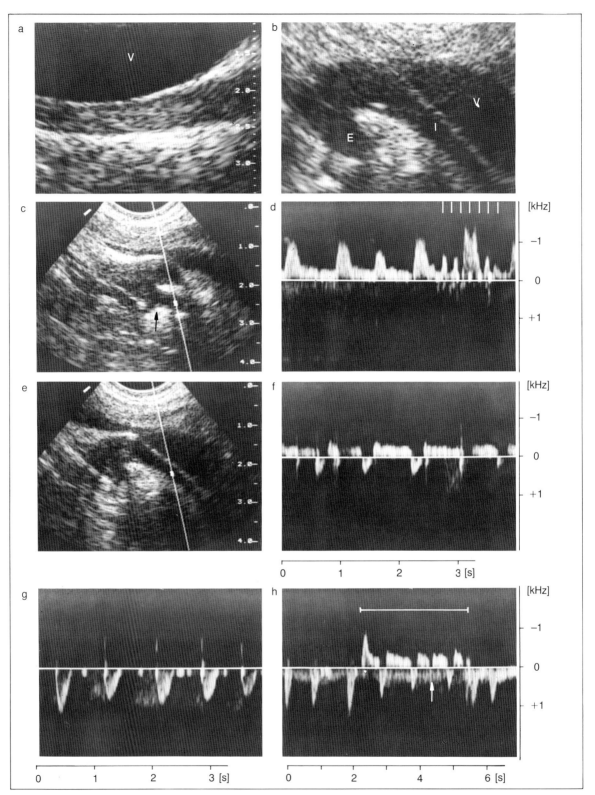

Abb. 9.58 Duplexsonographie bei Verschluß der A. carotis communis und offener Karotisbifurkation. Retrograde Durchströmung der A. carotis interna.

a Verschlossene A. carotis communis. Starke Lumenerweiterung der V. jugularis (V) durch Valsalva-Versuch.

b Karotisbifurkation mit A. carotis interna (I) und externa (E).

c Plazierung des Meßvolumens in der A. carotis externa, kenntlich auch am Abgang der A. thyroidea superior (↑). Fluß von der Sonde weg (**d**). IIII = oszillierende Kompression der Externaäste.

e Plazierung des Meßvolumens in der A. carotis interna.

Abb. 9.59 Subtotale Stenose der linken A. carotis interna vor Abgang der A. ophthalmica. Karotisangiogramm im a.-p. Strahlengang (Neuroradiologie Freiburg) vom 22. 11. 1976 (**a, b**). In der frühen Phase kam es durch verlangsamte Strömung in der A. carotis interna zu keiner Kontrastmittelanfärbung. In der späten angiographischen Phase war die A. carotis externa nicht mehr kontrastmittelgefüllt, aber die A. carotis interna mit leichter Knickstenose und zipflig auslaufendem Verschluß im Siphonabschnitt (Pfeil) dargestellt. In **c** dopplersonographische Verlaufsuntersuchung. Weitere Erklärung s. Text.

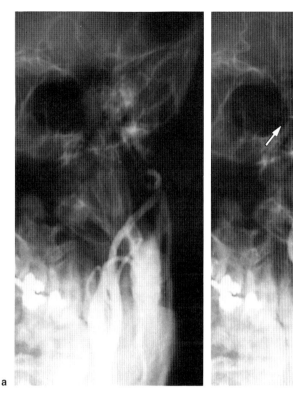

a

b

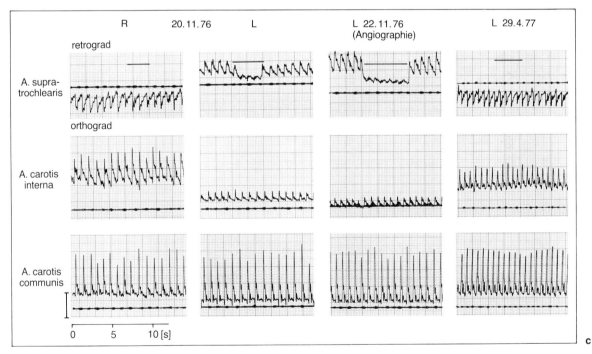

c

◀ Abb. 9.**58 f – h** Verschiedene in der A. carotis interna abgeleitete Spektren. Spontan konnte Pendelströmung (**f**) oder vollständig retrograde Strömung (**g**) beobachtet werden. Periphere Widerstandserhöhung durch Externaastkompression führte zu Pendelfluß. Geringe Überlagerung durch venöses Signal (↑). Retrograde Durchströmung der A. carotis interna bei Kommunisverschluß zeigt eine gute intrakranielle Kollateralversorgung an (Abb. 8.**34**).

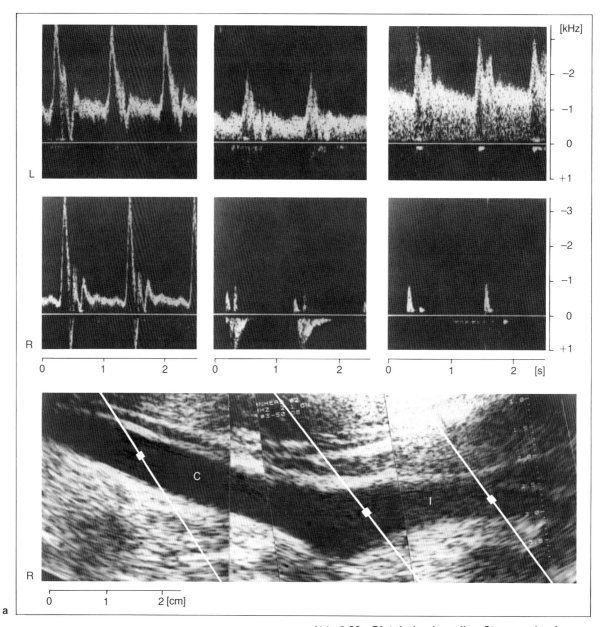

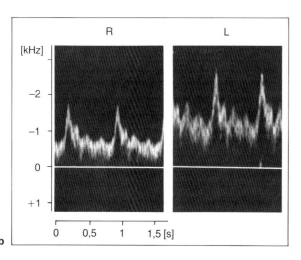

Abb. 9.60 Distale hochgradige Stenose der A. carotis interna. Duplexsonographie bei einem 35jährigen Patienten mit kurz aufeinanderfolgenden sensiblen ischämischen Attacken und einen Tag später Hemiplegie links, Schmerzen im Kieferbereich rechts.

a Aus mehreren Schnittbildern zusammengesetzte Darstellung der A. carotis communis (C) und interna (I) rechts ohne Hinweis auf einen Gefäßprozeß. Die zu den eingezeichneten Meßvolumina gehörigen Spektren zeigten eine höchstgradige Verminderung der Strömung in der A. carotis interna (Abb. 9.**14**, 9.**59**). Zum Vergleich hierzu in der oberen Reihe die an korrespondierenden Stellen abgeleiteten Spektrumpulskurven der kontralateralen Aa. carotides communis und interna.

b Kontrolluntersuchung vier Wochen nach der in **a** dargestellten Untersuchung. A. carotis interna distal. Deutlich zunehmende, jedoch im Seitenvergleich noch geminderte Strömungsgeschwindigkeit in der A. carotis interna rechts.

c Karotisangiographie rechts und links im a.-p. Strahlengang (Neuroradiologie Freiburg) zum Zeitpunkt der in **b** dargestellten dopplersonographischen Untersuchung. Aneurysma der A. carotis interna rechts wenige Zentimeter vor der Schädelbasis. Die Stenose war wegen Überlagerung durch das Aneurysma nicht sichtbar. Passend zur verbesserten Durchströmung bei der dopplersonographischen Kontrolluntersuchung gute Kontrastierung der distalen A. carotis interna. Elongation und Schlingenbildung der A. carotis interna links. Ähnliche dopplersonographische Befunde und Verläufe werden bei fibromuskulärer Dysplasie und spontanen Dissektionen gefunden.

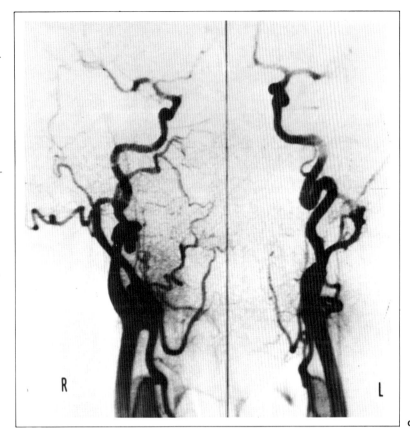

c

ophthalmica ergeben die Befunde an den vorgeschalteten Gefäßabschnitten eindeutige Hinweise. Wegen des erhöhten peripheren Strömungswiderstands ist die diastolische Strömungsgeschwindigkeit in der A. carotis communis vermindert. Die systolische Strömungsgeschwindigkeit ist vor allem in der A. carotis interna vermindert. Die Reduktion der Strömungsgeschwindigkeit ist in dieser Arterie ausgeprägter, da die A. carotis communis auch das Stromgebiet der A. carotis externa versorgt. Ein typisches Beispiel zeigt Abb. 9.**59**.

Der 30jährige Patient wurde wegen einer Halbseitenschwäche rechts und Bewußtseinstrübung untersucht. Am 20.11.76 wurden folgende Dopplerbefunde erhoben: retrograder Fluß in der A. supratrochlearis links mit deutlicher Abnahme der Strömungsgeschwindigkeit bei Kompression der gleichseitigen Aa. facialis und temporalis superficialis; ausgeprägte Reduktion der systolischen und diastolischen Strömungsgeschwindigkeit in der linken A. carotis interna; deutliche Minderung der diastolischen Strömungsgeschwindigkeit auch in der linken A. carotis communis bei etwa seitengleicher systolischer Pulskurvenhöhe. Anhand dieser typischen Befundkonstellation wurde die Diagnose einer hochgradigen Obstruktion der linken A. carotis interna im Schädelbasisbereich gestellt. Kurz vor der angiographischen Untersuchung am 22. 11. 1976 hatte die retrograde Strömung der linken A. supratrochlearis zugenommen, die Strömungsgeschwindigkeit in der linken Interna abgenommen. Angiographisch zeigte sich eine zipfelförmig auslaufende subtotale Stenose der A. carotis interna. Bei einer Nachuntersu-

chung am 29.4.1977 hatten sich die neurologischen Symptome völlig zurückgebildet; der dopplersonographische Befund war normal. Auf eine angiographische Nachuntersuchung wurde verzichtet. Einen weiteren Fall einer hochgradigen distalen Internastenose zeigt Abb. 9.**60**. Auch bei diesem Beispiel ergab sich im Verlauf eine Rückbildung der Strömungsbehinderung.

9.6.3. Fehlermöglichkeiten

Das am Beispiel der Abb. 9.**59** unter dem 22.11.1976 dargestellte Signal der A. carotis interna zeigt eine so hochgradige Strömungsverlangsamung an, daß eine Zuordnung zur A. carotis interna nicht mehr ohne weiteres möglich ist. Wenn ein Internaverschluß vermutet wird, müssen also auch Signale mit ungewöhnlich niedrigen Dopplerfrequenzen daraufhin mit Kompressionstests geprüft werden, ob sie der A. carotis interna oder Ästen der A. carotis externa zuzuordnen sind. In den ausgeprägtesten Fällen ist diastolisch kein Fluß mehr nachweisbar und ab der Bifurkation über einige Zentimeter nur ein kurzes niederfrequentes systolisches Geräusch verfolgbar. Eine Abgrenzung von Totalverschluß mit Blindsack (Abb. 9.**61**) gegenüber einer distalen präokklusiven Stenose (Abb. 9.**59**, 9.**60**) kann schwierig sein. Für einen Verschluß spricht eine Pulskurvenform, wie sie in Abb. 9.**61** dargestellt ist, mit systolischer Vorwärts- und diastolischer Rückwärtskomponente (Elastizitätsfluß,

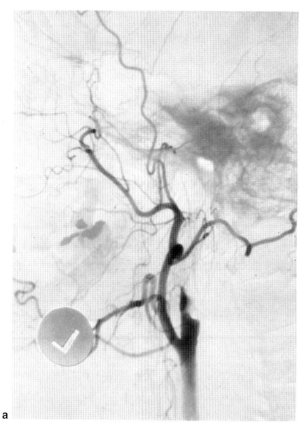

a

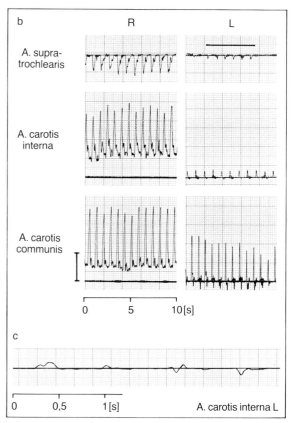

Abb. 9.61 Blindsack der A. carotis interna. Karotisangiogramm im seitlichen Strahlengang (Neuroradiologie Freiburg) (**a**) und Dopplerbefunde (**b, c**) bei Verschluß ca. 3 cm kranial der Karotisbifurkation. Im Blindsack je nach Sondenposition mehr medial oder lateral (**c**) Fluß von der Sonde weg oder auf die Sonde zu, zum Teil oszillierende Strömung. Typische indirekte Anhaltspunkte für einen Internaverschluß.

Abb. 3.**6**). Solche Pulskurven finden sich auch bei zerebralem Kreislaufstillstand in allen hirnversorgenden Arterien.

Auch bei hochgradiger Stenose der proximalen A. carotis communis läßt sich eine Verminderung der systolischen und diastolischen Strömungsgeschwindigkeit in ihrem distalen Abschnitt und auch in der A.carotis interna nachweisen, zudem ein pathologischer Befund an der A. supratrochlearis. Hier finden sich aber im Gegensatz zu Stenosen im Schädelbasisbereich auch pathologische Strömungssignale bei Beschallung der A. carotis externa. Die Pulskurven der Karotisäste sind wenig pulsatil; der Klang des Signals ist „weicher" als normalerweise bzw. auf der Gegenseite.

Die Lokalisierung der Internaobstruktion proximal oder distal des Abgangs der A. ophthalmica ist dann sicher, wenn die A. supratrochlearis eine retrograde oder nicht nachweisbare Durchströmung zeigt. Aber nicht immer findet sich selbst bei höhergradiger proximaler Siphonstenose eine pathologische Durchströmung der A. supratrochlearis.

Mit der ergänzenden *Duplexsonographie* kann die Fehldiagnose Internaverschluß leicht vermieden werden. Es besteht in der Regel keine Schwierigkeit, die normal konfigurierte extrakranielle Karotisbifurkation mit der A. carotis interna und externa darzustellen und das bei der konventionellen Dopplersonographie infolge ungewöhnlichen Klangs nicht eindeutig zuzuordnende Dopplersignal in die A. carotis interna zu lokalisieren (472). Die Verbesserung der Differenzierung Internastenose gegenüber -verschluß durch die Duplexsonographie ist zum Teil auf diese selteneren, jedoch klinisch wichtigen Fälle zurückzuführen. Selbst wenn durch ein besonders ausgeprägt vermindertes Signal (Abb. 9.**60**, 9.**61**) auch durch eine Duplexsonographie Unsicherheiten in der Differenzierung zwischen Verschluß und Stenose verbleiben, wird doch der Nachweis einer noch offenen proximalen A. carotis interna zu weiteren Untersuchungen Anlaß geben. Auch therapeutische Konsequenzen, wie eine vorübergehende Antikoagulation, sind möglich. Bei Dissektionen der A. carotis interna, welche keinen Totalverschluß verursachen, kann in einigen Fällen das Dissekat im Lumen nachgewiesen werden, ähnlich wie dies Abb. 9.**55** für die A. carotis communis zeigt (410, 415, 472).

9.6.4. Ergebnisse

Stenosen der A. carotis interna im Schädelbasisbereich werden erst ab einer Lumeneinengung von 70–80% durch die indirekten Befunde erkannt. Sie können besonders dann dem Nachweis entgehen, wenn gleichzeitig eine hochgradige Stenose im untersuchten Halsabschnitt vorliegt. Größere Fallzahlen, anhand derer die Nachweisgenauigkeit distaler Stenosen mit gepulster Dopplersonographie

(2 MHz) und submandibulärer Sondenposition bestimmt oder der Einsatz der Duplexsonographie beurteilt werden kann, wurden bisher nicht mitgeteilt und sind bei der Seltenheit dieser Veränderungen auch schwer zu erhalten.

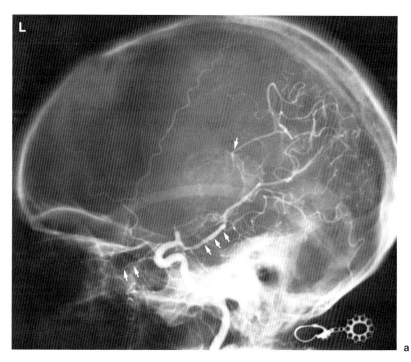

a

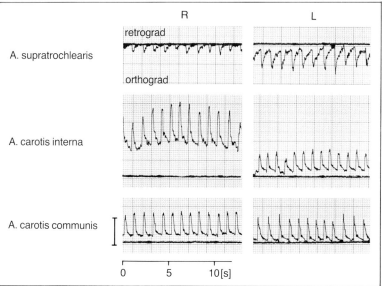

b

Abb. 9.**62 Verschluß der linken A. carotis interna vor der intrakraniellen Bifurkation.** Im Karotisangiogramm (Neuroradiologie Freiburg) orthograde Darstellung der A. ophthalmica (↑↑) und Darstellung der A. cerebri posterior (↑↑↑) über eine kräftige A. communicans posterior. Leptomeningeale Anastomosen füllten retrograd einen parietalen Mediaast (↓). Dopplersonographisch orthograde Durchströmung der linken A. supratrochlearis und verminderte systolische und diastolische Strömungsgeschwindigkeit in den linken Aa. carotides interna und communis.

9.7. Extrakranielle Befunde bei Stenosen und Verschlüssen der A. carotis interna nach Abgang der A. ophthalmica

Auch bei den intrakraniellen Gefäßveränderungen ist die Ätiologie uneinheitlich. Neben arteriosklerotischen Stenosen und Verschlüssen können Embolien, Spasmen nach Subarachnoidalblutung, entzündliche Veränderungen oder sehr selten Kompression durch basale Tumoren für eine Strömungsbehinderung verantwortlich sein. Bei Kindern und Jugendlichen ist die Moya-Moya-Erkrankung zu nennen, welche zu Verschlüssen des Internaendabschnitts und ausgeprägten Kollateralkreisläufen führt. Der direkte Nachweis dieser Veränderungen erfolgt mit der intrakraniellen Dopplersonographie (Kap. 13). Hier sollen nur die extrakraniellen, indirekten Befunde besprochen werden.

9.7.1. Befunde an der A. supratrochlearis

Bei hochgradiger Obstruktion der A. carotis interna kranial des Abgangs der A. ophthalmica wird ipsilateral eine normale Strömungsrichtung und -geschwindigkeit in der A. supratrochlearis gefunden. Zum Teil beobachteten wir sogar eine höhere Strömungsgeschwindigkeit in den Ophthalmikaendästen auf der Seite des intrakraniellen Verschlusses (Abb. 9.**62**).

9.7.2. Befunde an der proximalen A. carotis interna und der A. carotis communis

Die ausgeprägtesten Seitendifferenzen finden sich bei Verschluß der A. carotis interna vor dem Abgang der A. communicans posterior. In dieser Situation ist nur noch über die A. ophthalmica ein Abfluß aus der Interna möglich. Liegt der Verschluß distal der A. communicans posterior, sind die Seitendifferenzen noch deutlich, fallen aber wegen des Abstroms über das Posteriorgebiet geringer aus (Abb. 9.**62**). Verschlüsse des Mediahauptstamms führen inkonstant zu einer Minderung des Strömungssignals der ipsilateralen extrakraniellen Karotis, da ein Abfluß sowohl über das Posteriorgebiet via A. communicans posterior als auch über die A. cerebri anterior möglich ist. Bei Kollateralisierung via leptomeningeale Anastomosen (Abb. 9.**62**) ist der Abstrom über diese Gefäße sogar verstärkt. Zudem entwickeln sich bei chronischen Verschlüssen zahlreiche Kollateralen im Stammganglienbereich, so daß extrakraniell keine Seitendifferenzen mehr zu registrieren sind (Abb. 13.**28**). Je distaler Stenosen gelegen sind, um so hochgradiger müssen sie sein, um anhand der extrakraniellen Befunde erkannt zu werden. Nur bei höhergradigen Stenosen ist mit einer Auswirkung auf die extrakra-

niellen Strömungsgeschwindigkeiten zu rechnen (Abb. 9.**63**), und eine Unterscheidung von Stenose und Verschluß ist durch indirekte Befunde nicht möglich. Mediaast- und Anteriorastverschlüsse werden nicht erkannt.

9.7.3. Fehlermöglichkeiten

Besteht keine Möglichkeit der intrakraniellen Dopplersonographie, können Fehlbefunde durch Überinterpretation der indirekten Hinweise, nämlich grenzwertige Seitendifferenzen der extrakraniellen Strömungsgeschwindigkeiten, entstehen. Daher soll eine Verdachtsdiagnose nur dann gestellt werden, wenn sowohl bei der Untersuchung der A. carotis communis als auch der interna an jeweils mehreren Punkten eine übereinstimmende Seitendifferenz nachzuweisen ist. Aber selbst dann sind Täuschungen möglich, wenn z. B. durch Lagevariationen seitendifferente Beschallungswinkel über dem gesamten Verlauf vorliegen. Die Interpretation der Dopplerfrequenzen muß also bei Lagevariationen besonders vorsichtig erfolgen. Die Duplexsonographie, welche eine winkelkontrollierte Dopplerfrequenzmessung ermöglicht, ist in solchen Situationen die geeignete Kontrollmethode.

Die klinisch und therapeutisch weniger relevante Lokalisierung einer intrakraniellen Obstruktion der A. carotis interna vor oder nach dem Abgang der A. ophthalmica richtet sich nach dem Untersuchungsergebnis an den Ophthalmikaendästen und ist demnach relativ unsicher, da schon im Normalfall Seitendifferenzen dieser Signale häufig vorkommen.

Die Kombination hochgradiger intra- und extrakranieller Strömungsbehinderungen führt zu Problemen bei der Beurteilung des Stenosegrads. Bei erhöhtem peripherem Widerstand vermindert sich das Strömungsvolumen. Deswegen sind Strömungsbeschleunigung und poststenotische Verwirbelung in extrakraniellen Stenosen geringer ausgeprägt, als nach dem Angiogramm zu vermuten, wenn eine ausgeprägte intrakranielle Stenose nachgeschaltet ist. Das gilt natürlich ebenso für intrakranielle Stenosen, die einer hochgradigen extrakraniellen Stenose nachgeschaltet sind.

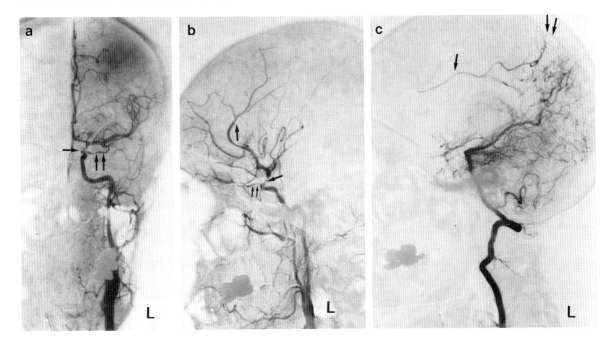

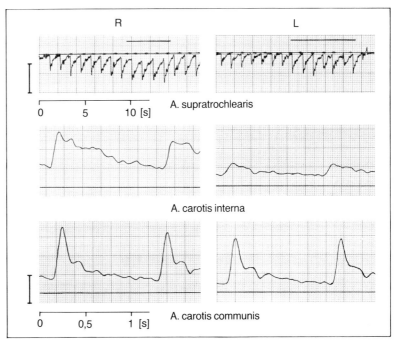

Abb. 9.63 Hochgradige Stenose der A. carotis interna links nach Ophthalmikaabgang. 31jährige Patientin mit Insult der linken Hemisphäre. Intrakranielle Gefäßerkrankung ungeklärter Ursache.

a–d Karotis- und Vertebralisangiographie (Neuroradiologie Freiburg) mit Darstellung einer hochgradigen Siphonstenose (← in **b**). Orthograde Durchströmung der A. ophthalmica (↑↑). Zusätzliche Stenose der A. pericallosa

(↑) am Abgang der A. frontalis interna media, retrograde Durchströmung der distalen A. pericallosa (↓) über Verbindungen mit dem Posteriorgebiet (↓↓).

d Orthograde Durchströmung der A. supratrochlearis beiderseits, verminderte Strömungsgeschwindigkeit der A. carotis interna und communis links infolge der intrakraniellen Stenosierungen.

10. Stenosen und Verschlüsse der A. subclavia

10.1. Ätiologie und Klinik

Die prozentuale Häufigkeit arteriosklerotischer Läsionen an der A. subclavia wird in Abb. 2.**19** gezeigt. Stenosen wurden häufiger gefunden als Verschlüsse, jeweils links häufiger als rechts. Auch nach den eigenen Erfahrungen überwiegen Stenosen und Verschlüsse auf der linken Seite.

Die meisten Obstruktionen der A. subclavia sind arteriosklerotisch bedingt, selten traumatisch (715) oder iatrogen, z. B. nach Resektion einer Halsrippe. Weitere seltene Ursachen sind ein Aneurysma dissecans des Aortenbogens (734), eine kongenitale Anomalie des Aortenbogens oder der supraaortalen Äste (228, 714) oder eine nekrotisierende Arteriitis wie beim Takayasu-Syndrom (683, 711, 731).

Stenosen und Verschlüsse der proximalen A. subclavia vor dem Abgang der A. vertebralis sind nach Ackermann u. Mitarb. (678) bei weniger als einem Drittel der Patienten mit Zeichen einer vertebrobasilären Insuffizienz verbunden. Dies ist durch die guten kollateralen Kompensationsmöglichkeiten bedingt. Selbst die Provokation durch Armarbeit führt nur gelegentlich zu Störungen. Bei isolierter Subklaviastenose treten relativ selten Hirnstamminsulte auf (526, 701, 707). Die Indikation zu einem operativen Eingriff wird demnach von neurologischer Seite zurückhaltend gestellt. Sie kann aber durch störende Kälteempfindlichkeit und mangelnde Kraft bei Beanspruchung des betroffenen Arms gegeben sein. Eine Katheterdilatation ist weniger aufwendig als eine chirurgische rekonstruktive Maßnahme (z. B. Karotis-Subklavia-Bypass), aber nur bei Stenosen erfolgversprechend. Die Indikation zur Angiographie ergibt sich nur dann, wenn eine Operation oder Katheterdilatation notwendig wird. Die alleinige Feststellung einer Blutdruckdifferenz an den Armen rechtfertigt keinesfalls die Indikation zur Angiographie, zumal die Lokalisation der Subklaviaobstruktion und auch die Frage eines Steal-Effekts dopplersonographisch eindeutig geklärt und der Verlauf beobachtet werden kann (145, 247). Halsrippen komprimieren die A. subclavia distal des Abgangs der A. vertebralis und können demnach ausschließlich eine Durchblutungsstörung des Arms bedingen.

10.2. Befunde an der A. subclavia

10.2.1. Subklaviastenose

In Abb. 4.**13** und 4.**15** wurde bereits die Position der Schallsonde zur Untersuchung der A. subclavia dargestellt. Links liegt der proximale Abschnitt weit intrathorakal; der Abgang aus dem Aortenbogen kann nicht direkt beschallt werden. Stenosen, die abgangsnah gelegen sind, können daher nur durch indirekte Hinweise (Pulskurvenform, poststenotische Verwirbelungen) erkannt werden. Andererseits sind Stenosen öfter kurz vor dem Abgang der A. vertebralis gelegen. Eine Strömungsbeschleunigung ist dann bei Sondenausrichtung nach mediokaudal abzuleiten. Rechts ist wegen der günstigeren anatomischen Situation die Beschallung des proximalen Abschnitts möglich und allenfalls durch einen gewundenen Verlauf bei allgemeiner Gefäßelongation behindert.

Die Spektren bei einer proximalen Subklaviastenose zeigt Abb. 10.**1**. Die Spektrumanalyse ist hier, wie beim Karotissystem, besser in der Lage, die systolischen Maximalfrequenzen und gestörten Spektren darzustellen.

Bei *hochgradiger Stenose* der A. subclavia kann es selbst mit der Spektrumanalyse schwer sein, die systolischen Maximalfrequenzen zu dokumentieren, weil das Stenosesignal hochamplitudige niederfrequente und inverse Signalanteile enthält. Die Analogpulskurve fällt daher völlig irregulär aus und zeigt eher kleine Ausschläge (die wenigen hohen Frequenzen werden von den hochamplitudigen niedrigen „verdeckt"). Oft ist auch die Beschleunigung selbst nicht ableitbar, sondern nur eine poststenotisch stark veränderte Pulskurve bzw. ein gestörtes Spektrum. Die Unterscheidung von mittel- und hochgradiger Stenose erfolgt anhand der Pulskurvenform im distalen Abschnitt. Ist hier eine eindeutige poststenotische Pulskurvenveränderung nachzuweisen, gilt die Subklaviastenose als hochgradig. Eine sichere Unterscheidung von hochgradiger Stenose und Verschluß der A. subclavia ist nur dann möglich, wenn ein Stenosesignal nachweisbar ist. Wenn ein solches fehlt, ist die Unterscheidung allein durch die Pulskurvenform nicht möglich. Dies liegt im wesentlichen daran, daß bei sehr geringem Durchfluß durch eine hochgradige Subklaviastenose die Strömung in der A. subclavia ganz überwiegend durch den Zufluß aus der retro-

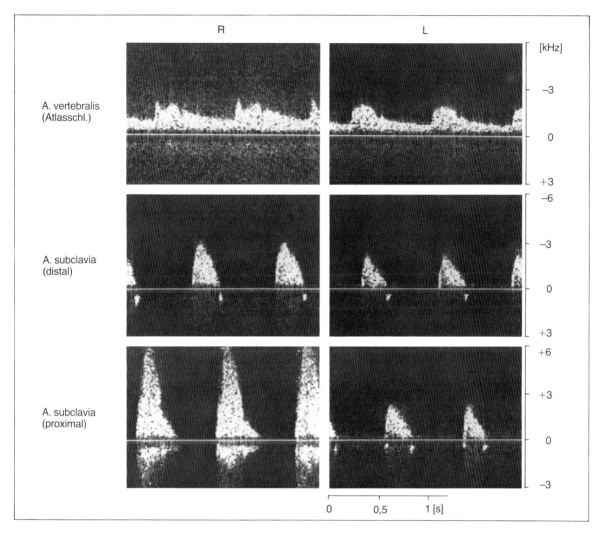

Abb. 10.**1** **Proximale Subklaviastenose rechts mit beginnender systolischer Entschleunigung ("Senke") der A. vertebralis rechts.** Die Spektren der A. subclavia rechts zeigen nur bei Beschallung nach proximal eine deutlich erhöhte systolische Maximalfrequenz und hochamplitudige niederfrequente Anteile. Bei Beschallung nach distal nur geringe Abrundung des systolischen Gipfels.

grad durchflossenen A. vertebralis (Abschn. 10.3) unterhalten wird. Bei Beschallung der proximalen A. subclavia finden sich auch bei alleinigem Zufluß aus der A. vertebralis gewisse Unregelmäßigkeiten des Spektrums, da das Blut aus der kaliberschwächeren A. vertebralis in die weitere A. subclavia fließt, was zu Verwirbelung führt. Ein evtl. zusätzlicher geringer Zufluß über eine Subklaviastenose kann in diesem Signal nicht mehr abgegrenzt werden.

10.2.2. Subklaviaverschluß

Bei Verschluß der proximalen A. subclavia ist der distale Abschnitt immer kollateral durchströmt und auffindbar. Die Pulskurven zeigen eine deutliche Minderung in der Systole und einen regelmäßigen Abfall der Kurve in der Diastole. Inzisur und Rückstromphase fehlen immer (Abb. 10.**2** a). Ob die Strömungsbehinderung proximal oder distal des Abgangs der A. vertebralis liegt, kann meist durch deren Strömungsverhalten entschieden werden. Eine hochgradige proximale Obstruktion der A. subclavia führt zu einem inkompletten oder kompletten Subclavian-steal-Effekt. In den Beispielen der Abb. 10.**2** und 10.**3** wurde eine retrograde Durchströmung der linken A. vertebralis nachgewiesen. Stenosen und Verschlüsse der A. subclavia *nach* dem Abgang der A. vertebralis oder Obstruktion der A. axillaris sind seltener. Bei Lokalisation im direkt beschallten Abschnitt kann zwischen Stenose und Verschluß unterschieden werden. Liegt die Obstruktion im Bereich der A. axillaris, findet sich, wie Abb. 10.**4** zeigt, meist keine deutliche

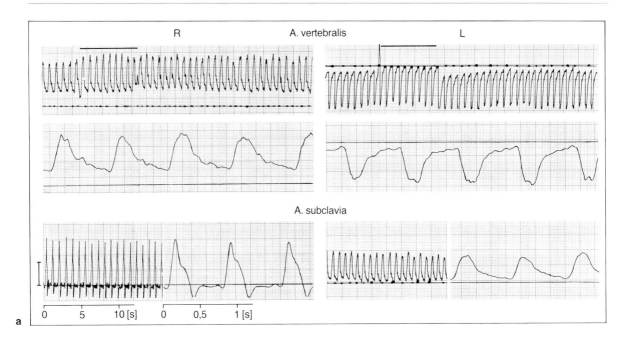

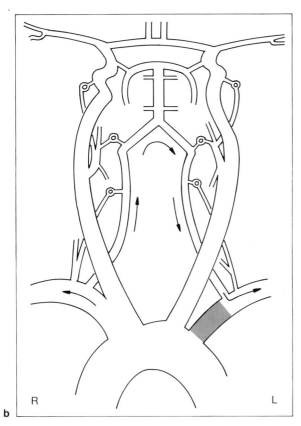

Abb. 10.**2 Subclavian-steal-Effekt bei proximalem Verschluß der A. subclavia links.**

a Dopplerbefunde bei Beschallung der distalen A. sub-clavia und der A. vertebralis in Höhe der Atlasschlinge. Retrograde Durchströmung der linken A. vertebralis in-folge vertebrovertebralem Überlauf. Nachweis der retrograden Strömung durch Kompression des linken Oberarms. Der Patient wurde aufgefordert, während der Kompression zusätzlich einen kräftigen Faust-schluß links durchzuführen (Balken über den Pulskur-ven der Aa. vertebrales links und rechts). Dieses Kom-pressionsmanöver führte initial in der linken A. vertralis zu einem kurzen Wechsel der Strömungsrichtung, rechts zu einer kurzdauernden Abnahme der Strö-mungsgeschwindigkeit. Nach Lösen der Kompression und Öffnen der Faust deutliche Zunahme der diastoli-schen Strömungsgeschwindigkeit in der linken, weniger ausgeprägt auch in der rechten A. vertebralis. Die Pulskurvenformen der linken Aa. vertebralis und subclavia waren einander angeglichen.

b Gefäßschema mit vertebrovertebralem Überlauf bei proximalem Subklaviaverschluß links.

Pulskurvenveränderung der A. subclavia. Die Dia-gnose wird durch Untersuchung der Armarterien gestellt. Im Beispiel der Abb. 10.**4** fand sich angio-graphisch ein Verschluß der rechten A. axillaris. Dopplersonographisch wurden bei Beschallung der A. brachialis rechts die typischen postokklusi-ven Pulskurvenveränderungen (Verbreiterung des systolischen Gipfels bei verminderter Strömungs-geschwindigkeit, fehlende frühdiastolische Rück-strömung und mehr oder weniger ausgeprägte dia-stolische Strömung) gefunden.

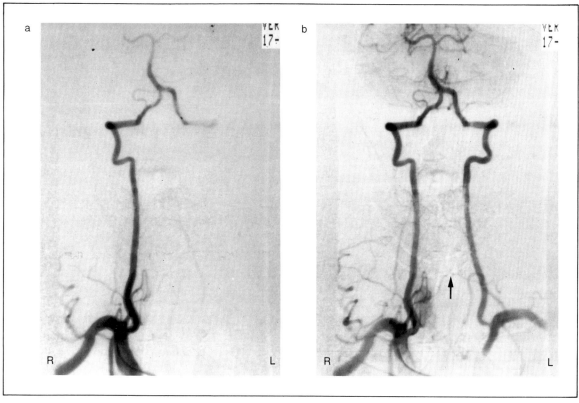

Abb. 10.**3 Angiographische Darstellung eines Sub-clavian-steal-Effekts bei proximalem Verschluß der A. subclavia links.** Der Katheter liegt in der rechten A. sub-clavia. Bei der frühen Aufnahme (**a**) Darstellung der rech-ten Aa. vertebralis und basilaris. Bei der späten Aufnah-me (**b**) füllt sich retrograd auch die linke A. vertebralis und die A. subclavia. Nebenbefundlich Steal-Effekt über Äste der A. thyroidea inferior (↑)(Neuroradiologie Freiburg).

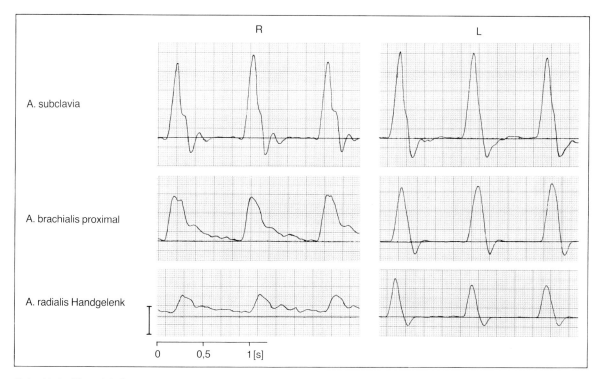

Abb. 10.**4 Verschluß der rechten A. axillaris.** Strömungspulskurven der Aa. subclavia, brachialis und radialis.

10.3. Befunde an der A. vertebralis (Steal-Effekte)

10.3.1. Zur Entstehung der Pulskurvenformen beim Subclavian-steal-Effekt

Eine Obstruktion der proximalen A. subclavia kann nicht nur eine verminderte Durchströmung der ipsilateralen A. vertebralis bedingen, sondern auch, in Abhängigkeit von der Differenz des Blutdrucks zwischen den beiden Aa. subclaviae, eine Änderung der Strömungsrichtung (Abb. 10.**2 b**). Dann wird die A. vertebralis zur Versorgung des mangeldurchbluteten Arms „angezapft" (692) (englisch: subclavian steal effect). Diese Veränderungen können auch als Verschiebung von „Wasserscheiden" beschrieben werden. Die dabei generell zu beobachtenden Veränderungen der Strömung wurden in Abschn. 3.7 besprochen. Steal-Effekte sind im vertebrobasilären System häufig zu beobachten und hier am besten verständlich zu machen.

Die *retrograde Durchströmung der A. vertebralis,* wie halbschematisch in Abb. 10.**2 b** bei proximalem Verschluß der linken A. subclavia dargestellt, ist als Endzustand bei der Entstehung eines Druckgradienten zwischen der A. subclavia auf der Verschluß- und auf der Gegenseite anzusehen. Da sich Verschlüsse der proximalen A. subclavia meist langsam aus Stenosen entwickeln, sind *Übergangsformen von ortho- zu retrograder Durchströmung der A. vertebralis* zu erwarten und nachzuweisen (194, 235, 239, 245). Dies zeigt Abb. 10.**5** (vgl. auch Abb. 3.**19**). In **a** sind die Strömungssignale der A. vertebralis bei unbehinderter orthograder Durchströmung, in **d** die bei retrograder Durchströmung wiedergegeben, in **b** und **c** die Übergänge von ortho- zu retrograder Durchströmung. Als erster Hinweis auf einen beginnenden Steal-Effekt findet sich eine Abnahme der Strömungsgeschwindigkeit während der Systole (eine Entschleunigung bzw. „systolische Senke") (Abb. 10.**1**, 10.**5 b**). Im nächsten Stadium kann ein Wechsel der Strömungsrichtung von ortho- nach retrograd registriert werden (Pendelströmung, Abb. 10.**5 c**). Bei weiter zunehmendem Stenosegrad der A. subclavia reduziert sich der diastolisch orthograde Anteil der Vertebralispulskurve, bis er bei Subklaviaverschluß ganz verschwunden ist (10.**5 d**).

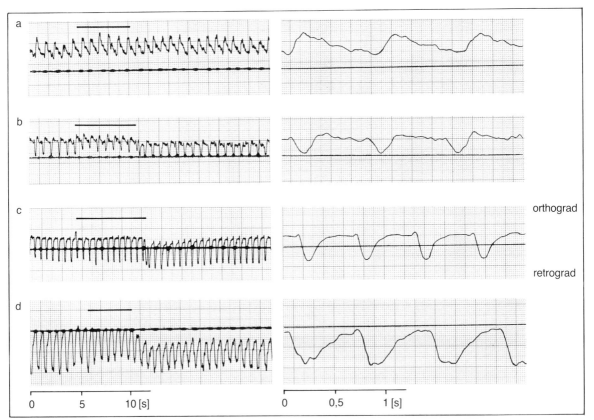

Abb. 10.**5** **Vertebralisbefunde bei Übergang von ortho- zu retrograder Strömung.** Pulskurven bei normaler orthograder Durchströmung (**a**), orthograder Durchströmung mit Abnahme der systolischen Strömungsgeschwindigkeit (systolische Senke) (**b**), Pendelströmung (Wechsel der Strömungsrichtung während des Herzzyklus) (**c**) und retrograder Durchströmung (**d**). Die Balken über den Pulskurven links markieren die Dauer der ipsilateralen Oberarmkompression (aus von Reutern, G.-M., L. Pourcelot: Stroke 9 [1978] 229).

Der *Oberarmkompressionstest* beweist die Strömungsrichtung: orthograd oder retrograd (247, 286). Dieser Test ist weniger wichtig bei den hochgradig charakteristischen Pendelströmungsformen als bei der völligen Umkehr der Strömungsrichtung. Bei Erhöhung des peripheren Strömungswiderstands durch Kompression des ipsilateralen Oberarms (Balken über den Pulskurven in Abb. 10.**5** links) nimmt die orthograde Strömung insgesamt zu, die systolische Strömungsverlangsamung ist weniger ausgeprägt. Eine retrograde Strömung nimmt bei ipsilateraler Oberarmkompression ab. Sie verhält sich also gleichsinnig wie in den Beispielen der Abb. 10.**5 b** und **c** (man kann die Gleichsinnigkeit der Veränderung am besten durch gedankliche Verschiebung der Nullinie nach oben nachvollziehen). Nach Lösen der Kompression des ipsilateralen Oberarms nimmt der armwärts gerichtete Flußanteil (Ausschlag der Pulskurve in Abb. 10.**5** nach unten) zu. Im Falle der Pendelströmung kann so vorübergehend eine vollständige Flußumkehr erreicht werden. Der Effekt der Oberarmkompression ist von Patient zu Patient sehr unterschiedlich ausgeprägt, je nach Komprimierbarkeit und Durchblutung des Arms. Oft ist es wesentlich wirkungsvoller, den gesamten Arm bei gleichzeitig festem Faustschluß anspannen zu lassen. Die Lösung dieser Muskelanspannung nach 5–10 s führt zu einer deutlichen Hyperämie des Arms und dadurch zur Zunahme einer retrograden Strömung in der A.

vertebralis. Allerdings tritt dieser Effekt nicht so abrupt auf wie der einer manuellen Kompression des Oberarms; er hält aber länger an.

Zusammenfassend sind die Veränderungen der Vertebralis- und Subklaviapulskurven halbschematisch in Abb. 10. **6** dargestellt. Die zeitliche Zuordnung verschiedener Pulskurvenabschnitte beruht auf Messungen der Latenzzeit zwischen der R-Zacke des EKG und den Dopplerströmungskurven. Eine Originalregistrierung mit EKG zeigt Abb. 10.**7** am Beispiel einer systolischen Strömungsentschleunigung der A. vertebralis.

Zur *Erklärung der Pendelströmung* trägt die Beobachtung bei, daß die hämodynamische Wirksamkeit einer Stenose, d.h. auch der poststenotische Druckabfall, bei Erhöhung der Strömungsgeschwindigkeit zunimmt (19, 65, 102). Dies gilt auch während der systolischen Strömungsbeschleunigung in einer Subklaviastenose. So wird verständlich, daß nur ab einer bestimmten systolischen Strömungsgeschwindigkeit ein ausreichend großer Druckgradient zwischen der frei durchströmten und der poststenotischen A. subclavia entsteht, um eine Umkehr der Strömungsrichtung in der A. vertebralis herbeizuführen. Der Schwellenwert der Druckdifferenz bzw. der Strömungsgeschwindigkeit wird im ansteigenden und abfallenden Teil der systolischen Welle durchlaufen. Dementsprechend kommt es bei Pendelströmung zweimal zu einer un-

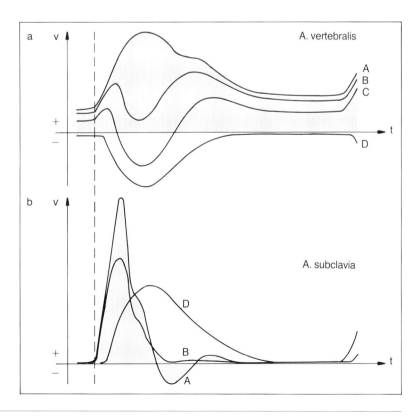

Abb. 10.6 Pulskurven der A. vertebralis (a) und der ipsilateralen A. subclavia (b) bei zunehmender Obstruktion der letzteren. Halbschematische Darstellung auf der Basis von Messungen der Latenzzeit zur R-Zacke des EKG.

a Entwicklung der retrograden Durchströmung (D) über die Zwischenstadien: systolische Senke (B) und Pendelströmung (C). Der Anstiegspunkt der systolischen Welle ist in D verzögert.

b Der Anstiegspunkt der systolischen Welle ist nur im Falle des proximalen Verschlusses (D) verzögert. Bei Stenosen findet sich lediglich eine Veränderung der Pulskurvenform.

physiologischen Richtungsänderung der Pulskurve und zweimal zu einem Nulldurchgang. Im Augenblick des Nulldurchgangs liegt die Wasserscheide im untersuchten Arterienabschnitt. Die Pulskurve zeigt, daß die Wasserscheide herzphasenabhängig ständig verschoben wird. Daher kommt es auch nicht zur Stase oder zum Gefäßverschluß im Bereich von Wasserscheiden.

Die Einflüsse von Subklaviaverschlüssen auf die Strömung in der A. basilaris werden in Kap. 13 besprochen. Im folgenden werden die einzelnen Übergangsformen des extrakraniellen Subclavian-steal-Effekts noch einmal gesondert besprochen.

10.3.1.1. Systolische Entschleunigung der Strömungsgeschwindigkeit in der A. vertebralis

Bei geringster Ausprägung der systolischen Entschleunigung findet sich nur eine Schulter bzw. eine kleine Einkerbung, beginnend kurz vor dem systolischen Gipfel (Abb. 10.1); bei stärkerer Ausprägung findet sich zu Beginn der Systole eine kurze Phase zunehmender Strömungsgeschwindigkeit, dann eine Abnahme, wobei der Tiefpunkt dieser veränderten systolischen Welle bis an die Nullinie heranreichen kann. Der Tiefpunkt fällt dann mit dem systolischen Wellengipfel der frei durchströmten A. vertebralis zusammen. Das Strömungssignal der stenosierten A. subclavia zeigt lediglich eine Verplumpung des systolischen Wellengipfels (Abb. 10.1, 10.7). Eine systolische Entschleunigung ist typischerweise bei mittel- bis hochgradigen Subklaviastenosen anzutreffen.

10.3.1.2. Pendelströmung in der A. vertebralis

Auch bei dem herzphasenabhängigen Wechsel der Strömungsrichtung in der A. vertebralis (Pendelströmung, alternating flow direction) findet sich zu Beginn der systolischen Welle eine Zunahme der Strömungsgeschwindigkeit in orthograder Richtung (Abb. 10.5c, 10.6a). Dieser Anteil kann jedoch sehr gering und kaum von kleineren zufälligen Unregelmäßigkeiten der Pulskurve abzugrenzen sein. Nach dieser initialen Phase fällt die Strömungsgeschwindigkeit rasch ab, um nach Wechsel der Strömungsrichtung ein Maximum zu erreichen, das zeitlich mit dem der Gegenseite zusammenfällt. Die A. subclavia zeigt bei Beschallung nach distal Pulskurven mit Verplumpung der systolischen Spitze. Der frühdiastolische Rückfluß fehlt in der Regel.

Pendelströmung findet sich nicht nur in der A. vertebralis, sondern gelegentlich auch in den Ophthalmikaendästen oder in den intrakraniellen Hirnbasisarterien. Entscheidend ist, daß die Wasserscheide in den Bereich der jeweiligen Arterie zu liegen kommt.

Auch angiographisch läßt sich eine Pendelströmung in der A. vertebralis nachweisen. Bei rascher Bildfolge (3/s) konnte im Beispiel der Abb. 10.8 ein alternierender vertebrovertebraler Überlauf von rechts nach links bei hochgradiger proximaler Subklaviastenose links durch die rechtsseitige Brachialisangiographie nachgewiesen werden (Abb. 10.8a-c). Durch die linksseitige Brachialisangiographie (Abb. 10.8 d-f) stellt sich infolge des Überdrucks zunächst die gesamte linke A. vertebralis dar, welche sich jedoch stark verzögert arm-

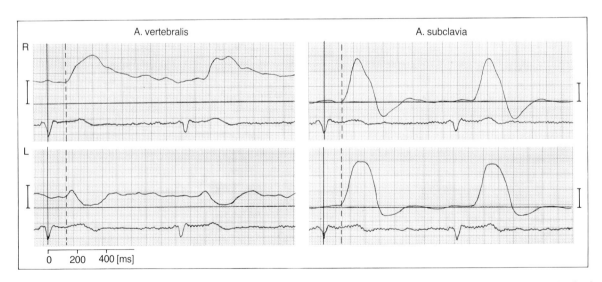

Abb. 10.7 Systolische Strömungsentschleunigung in der linken A. vertebralis bei proximaler Stenose der ipsilateralen A. subclavia. Originalregistrierungen mit EKG. Vgl. schematische Darstellung in Abb. 10.**6**.

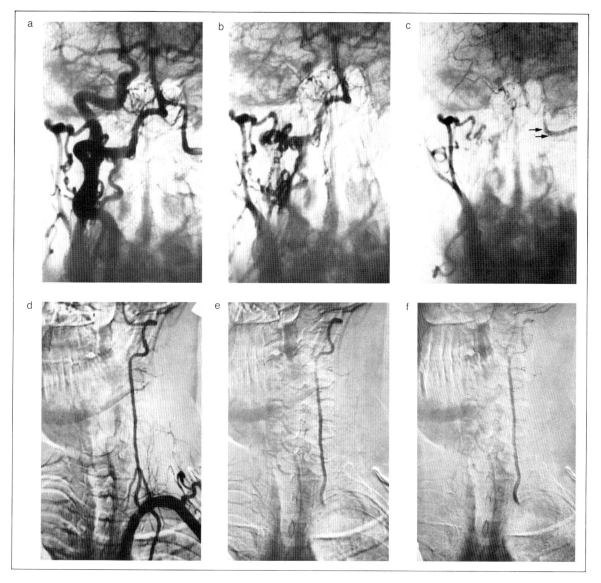

Abb. 10.**8** **Pendelströmung in der A. vertebralis links.**
a−c Brachialisangiographie rechts.
d−f Brachialisangiographie links (Neuroradiologie Freiburg). Herzphasenabhängige Pendelströmung in der A. vertebralis links bei proximaler Stenose der linken A. sub-

clavia. Die Pulskurven in der A. vertebralis links entsprachen etwa dem Befund in Abb. 10.**5c**. Die Pendelströmung wurde durch fehlende Vertebralisdarstellung links in **b** und erneute Darstellung in **c** (⇉) bewiesen. Weitere Erklärung s. Text.

wärts entleert. Hier konnte durch Überdrucktechnik die A. vertebralis dargestellt werden. Bei anderen angiographischen Techniken kommt eine Vertebralis mit Pendelströmung nicht zur Darstellung, z. B. wenn bei intraarterieller digitaler Subtraktionsangiographie eine Füllung vom Aortenbogen aus erfolgt. Die Dopplersonographie gibt also in dieser speziellen Situation eine wichtige Zusatzinformation. Ein weiteres angiographisches Beispiel mit Pendelströmung zeigt Abb. 8.**22**.

Systolische Strömungsentschleunigung und Pendelströmung sind zwar „Übergangsformen"; wir haben diese Veränderungen jedoch bei einigen Pa-

tienten über Jahre gleichbleibend beobachten können. Die Pendelströmung hat den positiven Nebeneffekt, daß die Arterien nicht stasebedingt thrombosieren.

10.3.1.3. Retrograde Strömung in der A. vertebralis (kompletter Subclavian-steal-Effekt)

Abb. 10.**2** zeigt die Strömungspulskurven bei einem linksseitigen Subklaviaverschluß mit komplettem Subclavian-steal-Effekt, d. h. armwärts gerichteter Strömung in der verschlußseitigen A. vertebralis während des ganzen Herzzyklus. Die Pulskurve der retrograden A. vertebralis ist derjenigen der distalen A. subclavia sehr ähnlich, da die A. subclavia in dieser Situation von der A. vertebralis gefüllt wird. Im Gegensatz zur orthograd durchströmten A. vertebralis ist die enddiastolische Strömungsgeschwindigkeit nahe null. Der Klang des Dopplersignals ist deswegen für eine Vertebralarterie untypisch, Kompressionstests werden zur Identifizierung und zur Strömungsrichtungsbestimmung notwendig. Die Untersuchung der orthograd durchströmten A. vertebralis ergibt oft relativ große Pulskurvenausschläge mit deutlicher Pulsatilität als Zeichen der kollateralen Mehrdurchblutung und des gemischten Strömungswiderstands (Hirn- und Armverversorgung).

In Abb. 10.6 ist das Ergebnis der Latenzzeitmessungen (Abschn. 10.3.1) bei komplettem Steal-Effekt halbschematisch wiedergegeben. Bei Subklaviaverschluß ist der Beginn der systolischen Welle der A. subclavia um etwa 40 ms verzögert, bedingt durch den verlängerten Weg der Pulswelle. Die Latenzzeitverlängerung im Atlasschlingenabschnitt der retrograden A. vertebralis ist entsprechend kleiner. Die Verzögerung des systolischen Gipfels ist noch ausgeprägter.

10.3.2. Steal-Typen

Es werden vier Steal-Typen unterschieden (733, 734) (Abb. 10.9), wobei Typ I (vertebrovertebraler Überlauf) der häufigste ist. Nur bei Insuffizienz dieses Kollateralkreislaufs, z. B. durch einen Vertebralisverschluß, werden andere Kollateralen benutzt. Die wichtigsten sind dopplersonographisch nachweisbar (151, 239, 240).

10.3.2.1. Typ I (vertebrovertebraler Überlauf)

Die Diagnose wird durch Untersuchung der Vertebralarterien in Höhe der Atlasschlinge gestellt. Typische Befunde eines Steal-Effekts mit vertebrovertebralem Überlauf von rechts nach links werden in Abb. 10.2 gezeigt. Die Pulskurven der Vertebralarterien zeigen große Ausschläge wegen des hohen Durchflußvolumens. Die Kompressionstests fallen in diesem Beispiel sehr deutlich aus. Diesbezüglich gibt es aber deutliche interindividuelle Unterschiede. Die Kompressionstests fallen um so deutlicher aus, je ausschließlicher der Arm von der A. vertebralis versorgt wird und je höher die Durchblutung desselben ist. Bei ausgeprägtem Überlauf ist durch die Oberarmkompression oder durch Faustschlußprobe auf der Verschlußseite auch das Vertebralissignal der Gegenseite zu beeinflussen (Abb. 10.2). Eine überwiegende Versorgung des Arms durch einen vertebrovertebralen Überlauf setzt ein beiderseits ausreichend großes Kaliber der Vertebralarterien voraus. Da dies nicht immer gegeben ist, finden sich auch Kombinationen verschiedener Steal-Typen, insbesondere der Typen I und III.

10.3.2.2. Typ II (karotidobasilärer Überlauf)

Dieser Steal-Typ ist bei Verschluß der zur Subklaviaobstruktion kontralateralen A. vertebralis oder bei beiderseitigem Verschluß der proximalen A. subclavia zu erwarten, aber nicht zwingend, da die Vertebralarterie über die A. occipitalis bidirektionell gefüllt werden kann, so daß ein orthograder Basilarisfluß (evtl. mit den Zeichen eines inkompletten Steal-Effekts) möglich ist. Ob ein Typ II des Überlaufs vorliegt, kann also nur mit der intrakraniellen Dopplersonographie entschieden werden (Kap. 13). Der komplette Subclavian-steal-Effekt vom Typ II ist wahrscheinlich sehr selten. In Fällen, wie in Abb. 10.2 gezeigt, ist er ausgeschlossen, da die hohe diastolische Strömungsgeschwindigkeit in der rechten A. vertebralis den Beitrag zur Hirnversorgung bzw. die orthograde Durchströmung der A. basilaris beweist.

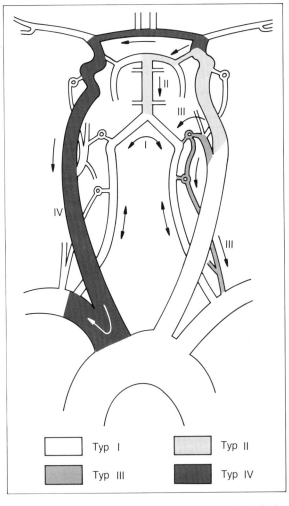

	Typ I		Typ II
	Typ III		Typ IV

Abb. 10.9 **Schematische Darstellung der vier häufigsten Steal-Typen** (nach Vollmar).

10.3.2.3. Typ III (externovertebraler und externosubklavialer Überlauf)

Die Anzapfung des Externakreislaufs ist bei Verschluß der kontralateralen A. vertebralis zu erwarten. Die retrograde Durchströmung der A. vertebralis auf der Seite der Subklaviaobstruktion erfolgt dann über Muskeläste in Höhe der Atlasschlinge, die mit der *A. occipitalis* verbunden sind (Okzipitalis-Vertebralis-Anastomose). Der Nachweis, daß die A. occipitalis angezapft wird, erfolgt wieder durch Kompression des Oberarms oder Faustschluß, wobei dann die Pulskurven der A. occipitalis in gleicher Weise beeinflußt werden wie die der retrograd durchströmten A. vertebralis (Abb. 10.**10 a**).

Bei fehlender Anlage oder proximalem Verschluß der Vertebralarterie und einem Subklaviaverschluß auf der gleichen Seite ist ebenfalls ein Typ III des Überlaufs zu erwarten (Abb. 10.**11**). Die Armversorgung erfolgt dann über *zervikale Kollateralen,* welche das Externastromgebiet mit der A. subclavia verbinden. Wesentlichster Externaast ist wieder die A. occipitalis, welche mit Ästen des Truncus thyrocervicalis (A. cervicalis profunda) und des Truncus costocervicalis (A. cervicalis ascendens, R. superficialis) anastomisiert (Abb. 2.**4**). Es sind die gleichen Arterien, die bei einem Verschluß der A. vertebralis am Abgang einspringen (Abschn. 12.2). Sie werden im Fall eines Subklaviaverschlusses armwärts, bei Vertebralisverschluß dagegen nach kranial durchströmt.

Abb. 10.**10** zeigt ein Beispiel eines kombinierten proximalen Subklavia- und Vertebralisverschlusses links bei einem 56jährigen Patienten ohne neurologische Ausfälle, aber mit Schwindel bei Kopfreklination. Es zeigt ungewöhnlich kräftig ausgeprägte zervikale Kollateralen, die einmal die A. vertebralis in mehreren Segmenten auffüllen, so daß eine orthograde Durchströmung hirnwärts resultiert, zum anderen aber auch zur Armversorgung beitragen. Die Aortenbogenangiographie, halbschematisch wiedergegeben, zeigt den Subklaviaverschluß und die Füllung der Kollateralen über die A. occipitalis deutlich, die Kollateralarterien selbst aber nur sehr unzureichend mit vielen Überlagerungen. Bei der retrograden Brachialisangiographie links (Abb. 10.**10 f–h**) stellen sich diese besser dar; allerdings füllen sie sich, durch die Angiographietechnik bedingt, erst in kranialer Richtung. Auf dem letzten Bild kann man dann die Entleerung der Zervikalarterien armwärts, die der Vertebralarterien hirnwärts feststellen. Ungewöhnlich für diese Verschlußkonstellation ist die Füllung der A. vertebralis links bis in den V_1-Abschnitt nach kaudal. Angiographisch wurde die Ursache für den Überlauftyp III nicht geklärt; möglicherweise lag eine hypoplastische intrakranielle Endstrecke der rechten A. vertebralis bei primär kaliberkräftiger linker A. vertebralis vor.

Das Angiogramm der Abb. 10.**11** zeigt ebenfalls einen Verschluß der linken proximalen A. vertebralis und einen Subklaviaverschluß auf der gleichen Seite. Bei diesem Patienten liegt allerdings ein vertebrovertebraler Überlauf von rechts nach links vor und eine Flußumkehr in der distalen linken A. vertebralis. Zervikale Kollateralen verbinden dann dieses Gefäß mit der A. subclavia.

Die Zervikalarterien sind dopplersonographisch in der lateralen Halsregion vom Mastoid bis in die Supraklavikulargrube meist multipel und viele Schlingen bildend zu verfolgen. Ihre Strömungsrichtung wird durch Oberarmkompression oder Faustschluß in der gleichen Weise wie bei der retrograden A. vertebralis bewiesen (Abb. 10.**10 c**). Der dopplersonographische Nachweis eines ausgeprägten Überlauftyps III ist von Bedeutung, da er immer eine ausgeprägte ipsi- oder kontralaterale Vertebralisinsuffizienz anzeigt. Unter Umständen liegt auch kein Anzapfmechanismus an Hirnarterien vor. Eine genaue angiographisch-morphologische Klärung ist also angezeigt. Diese kann in Kenntnis der dopplersonographischen Befunde gezielter erfolgen.

10.3.2.4. Typ IV (karotidosubklavialer Überlauf)

Dieser Steal-Typ wird nur bei proximalem Verschluß des Truncus brachiocephalicus gefunden und soll dort beschrieben werden (Kap. 11).

Noch weitere, in der Klassifizierung I–IV nicht enthaltene Kollateralen können angiographisch nachgewiesen werden. Über spinale Äste der A. vertebralis existieren Verbindungen zur Gegenseite, ebenso über untere Schilddrüsenarterien (Abb. 10.3, 10.**10 g**) oder die A. thoracica interna. Solche Überlaufformen können dopplersonographisch nicht nachgewiesen werden, was klinisch nicht ins Gewicht fällt, da sie nicht isoliert vorkommen.

10.3.3. Fehlermöglichkeiten

Das akustische Signal einer zur Versorgung des Arms retrograd durchströmten Vertebralarterie ist im Vergleich zur Normalbedingung stark verändert und dem der A. occipitalis angeglichen. Durch die Untersuchung der gleichseitigen A. subclavia und sorgfältige Durchführung der Kompressionsmanöver ist eine Fehlbeurteilung vermeidbar. Bei Beschallung der Mastoidregion ist eine Verwechslung der A. vertebralis mit der A. carotis interna möglich, worauf schon im Abschn. 9.2.3.2 hingewiesen wurde.

Gelegentlich ist eine stabile Ableitung der A. vertebralis nicht einfach. Wird die Oberarmkompression durch Aufblasen einer Blutdruckmanschette durchgeführt, sind die Änderungen der Pulskurvenausschläge weniger prompt. Leichte Sondenverschiebungen während des Manövers können dann einen Kompressionseffekt vortäuschen. Wir bevorzugen daher die schneller wirkende direkte manuelle Kompression.

Folgende Einschränkungen ergeben sich für die dopplersonographische Bestimmung des Steal-

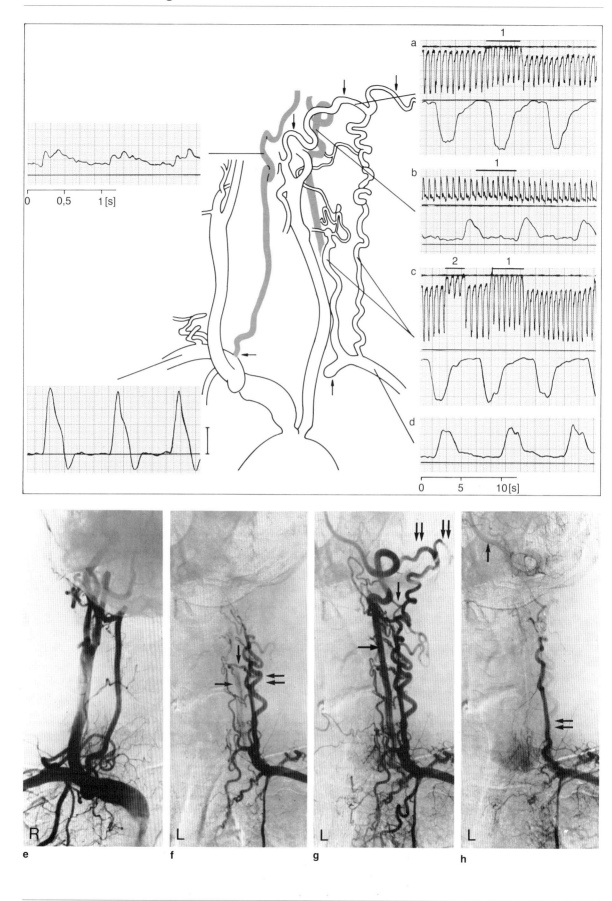

Typs: Häufig ist nicht sicher zu unterscheiden, ob neben dem externosubklavialen auch ein externovertebraler Überlauf vorliegt, da die kollaterale Versorgung der A. vertebralis und der Zervikalarterien über die A. occipitalis auf engem Raum in der Mastoidregion erfolgt. Über die gleichseitige A. vertebralis ist bei ausgeprägtem externosubklavialem Überlauf häufig keine Aussage möglich. Dagegen können kontralaterale Verschlußprozesse der A. vertebralis, welche einen externovertebralen Überlauf bedingen, erkannt werden.

Das scheinbare Paradoxon einer völlig normalen Vertebralisdurchblutung auf der Seite eines Subklaviaverschlusses mit gleichzeitigem externosubklavialem Überlauf ist durch einen Abgang der linken A. vertebralis aus dem Aortenbogen zu erklären.

10.3.4. Ergebnisse

Die Häufigkeit eines Subclavian-steal-Effekts ist in unserem Patientengut überraschend hoch, wahrscheinlich durch den Nachweis inkompletter Steal-Formen (systolische Strömungsentschleunigung und Pendelströmung in der A. vertebralis) bedingt. So wurde ein Verschluß der A. carotis interna nur zweimal häufiger nachgewiesen als ein Subclaviansteal-Effekt.

Die Diagnose kann dopplersonographisch nach unseren Ergebnissen ebenso sicher wie angiogra-

phisch gestellt werden. Wir konnten weder falsch positive noch falsch negative Befunde verzeichnen (245, 247). Diese hohe Treffsicherheit wird übereinstimmend mitgeteilt (157, 161, 235, 283). Andererseits kann bei nicht adäquater angiographischer Technik, insbesondere bei Aortenbogenübersichtsangiographien, fälschlicherweise eine nicht angelegte oder verschlossene A. vertebralis diagnostiziert werden, wenn dopplersonographisch eine Pendelströmung nachweisbar ist. Hier ergibt sich eine Überlegenheit der funktionellen Ultraschalluntersuchung gegenüber der Angiographie. Wird bei bekannter Pendelströmung die richtige Angiographietechnik eingesetzt, ist der dopplersonographische Befund regelmäßig zu bestätigen.

◀ Abb. 10.**10 Ausgeprägter externovertebraler Überlauf bei proximalem Verschluß der linken Aa. subclavia und vertebralis.**
a–d Gefäßschema (nach Aortenübersichtsangiogramm) und Dopplerströmungspulskurven. Die Pulskurven der A. occipitalis (**a**, ↓) entsprechen denen, wie sie sonst bei retrograd durchströmter A. vertebralis gefunden werden. Im Atlasschlingenbereich ist zusätzlich ein Signal abzuleiten, das der A. vertebralis zuzuordnen war (**b**), da bei Oberarmkompression (Balken über der Pulskurve 1) eine geringe Zunahme erfolgte. Nachweis der retrograd durchströmten zervikalen Kollateralen durch Oberarmkompressionstest (Balken über der Pulskurve 1) und direkte Kompression mit der Sonde (Balken über der Pulskurve 2). Subklaviabefund links passend zu proximalem Verschluß (**d**) (Abschn. 12.3.2.2).
e–h Brachialisangiographie rechts (**e**) und links (**f–h**) (Neuroradiologie Freiburg). Geringe Stenose am Abgang der A. vertebralis rechts. Die intrakranielle Endstrecke dieser Arterie war nicht ausreichend dargestellt. Infolge Überdrucks orthograd dargestellte Kollateralen links, überwiegend Äste des Truncus thyrocervicalis (⇐), die sich in den späten Aufnahmen (**h**) wieder retrograd, armwärts entleerten. Über zahlreiche segmentale Anastomosen (↓) und die A. occipitalis (↓↓) wurde die A. vertebralis schon im Wirbelabschnitt (→) kollateral aufgefüllt und entleerte sich nach kranial (↑). Die retrograde Durchströmung der Zervikalarterien und die orthograde Durchströmung der Vertebralis der gleichen Seite ließen auf eine Strömungsbehinderung der gegenseitigen, rechten A. vertebralis schließen, die angiographisch nicht dargestellt worden war. Sie zeigte nur eine geringgradige Abgangsstenose und keine Hypoplasie.

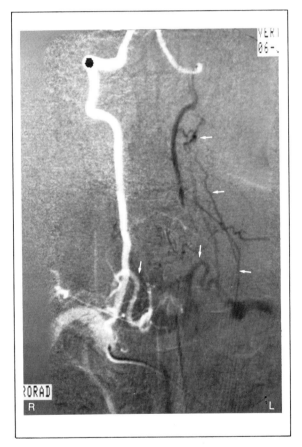

Abb. 10.**11 Angiographische Darstellung eines Steal-Effekts über zervikale Kollateralen bei ipsilateralem Vertebralisverschluß.** Angiographie (Neuroradiologie Freiburg). Durch Subtraktionstechnik stellt sich die frühe Füllungsphase weiß dar, die späte schwarz. Injektion in die rechte A. subclavia. Vertebrovertebraler Überlauf von rechts nach links. Proximaler Verschluß der linken A. vertebralis, die retrograd durchströmt ist. Abfluß über zervikale Kollateralen (←) zur A. subclavia. Weiter stellt sich auch ein Überlauf über die Aa. thyroideae inferiores (↓) dar. Der Nachweis kräftiger zervikaler Kollateralen spricht unter anderem für eine Insuffizienz der ipsilateralen A. vertebralis.

11. Stenosen und Verschlüsse des Truncus brachiocephalicus

Nach Abb. 2.**19** sind Obstruktionen des Truncus brachiocephalicus selten. Von der Freiburger Arbeitsgruppe wurden in einem Zeitraum von 11 Jahren nur 20 Patienten mit hochgradiger Obstruktion dieser Lokalisation gesehen, was weniger als 1‰ der Untersuchungen entspricht (143).

Der Truncus brachiocephalicus liegt intrathorakal. Die direkte Beschallung über die Fossa jugularis ist prinzipiell möglich (236), aber schwierig. Somit stützt sich die Diagnose vorwiegend auf poststenotische oder postokklusive Pulskurvenveränderungen. Erfaßbar sind nur Verschlüsse und hämodynamisch relevante Stenosen. Es gelten also die gleichen Einschränkungen wie bei Stenosen an den Abgängen der linken Aa. carotis communis und subclavia. Die pathologischen Veränderungen des Truncus brachiocephalicus haben gemeinsam, daß sie die Strömung sowohl der A. subclavia als auch der A. carotis mit ihren Ästen beeinflussen. Bei hochgradigen Veränderungen tritt regelmäßig ein Steal-Effekt auf, der die A. vertebralis und die A. carotis betreffen kann (143, 207).

11.1. Befunde an den Karotiden, der A. subclavia und der A. vertebralis

Stenosen bieten Befunde, wie sie typischerweise in Abb. 11.**1** zusammen mit der postoperativen Normalisierung dargestellt sind. Allen Pulskurven der rechten Seite ist die verminderte Pulsatilität eigen. Dies wird bei den Arterien, die normalerweise eine ausgeprägte Pulsatilität zeigen, nämlich der A. subclavia und der A. carotis externa, besonders deutlich. In diesem Beispiel ist auch der verlangsamte systolische Kurvenanstieg der A. carotis communis gut zu erkennen. Die Vertebralis zeigt eine systolische Entschleunigung, die in ihrer Form und Entstehungsweise ganz den Befunden bei Subklaviastenosen entspricht. Abb. 11.**2** zeigt ebenfalls einen Patienten mit Trunkusstenose, aber retrograd durchströmter A. vertebralis bei noch orthograd durchströmter Karotis. Grundsätzlich zeigen sich inkomplette und komplette Steal-Effekte an der A. vertebralis früher als an der A. carotis (143). Dies liegt wahrscheinlich an der direkteren Verbindung der beiden Seiten über den Vertebraliszusammenfluß. Dagegen sind die Verbindungen über den Circulus arteriosus cerebri kaliberschwächer.

Verschlüsse des Truncus brachiocephalicus (Abb. 11.**3**, 11.**4**) führen regelmäßig zu einem kompletten Steal-Effekt der A. vertebralis. Komplette Steal-Formen in der gleichseitigen A. carotis communis und interna sind äußerst selten (Abb. 11.**4**, 11.**5**). Durch ein Wiederauffüllen des Karotiskreislaufs über die A. vertebralis via proximale A. subclavia („refilling") kann es zu Pendelströmung (Abb. 11.**3**) oder sogar orthograder Strömung kommen. Die Pulskurven sind dann aber immer formverändert. Die A. carotis externa ist bei allen Patienten orthograd durchströmt und erhält ihren Zufluß entweder aus der retrograd durchströmten A. carotis interna oder der orthograd durchströmten A. carotis communis.

Die *Duplexsonographie* ist bei Trunkusverschlüssen eine große Hilfe, weil die ungewöhnlichen Pulskurvenformen den jeweiligen Arterien sicher zugeordnet werden können (Abb. 11.**4**). Die Spektrumanalyse der Dopplersignale der distalen Gefäßabschnitte ergibt keine zusätzlichen Informationen. Mit der Duplexsonographie gelingt es aber oft auch, im Trunkus ein Stenosesignal oder poststenotische Verwirbelungen nachzuweisen und zu lokalisieren. Allerdings sind hierfür nicht alle Schallköpfe geeignet. Am besten gelingt dies mit einem sektorförmigen Abtastverfahren und kleiner Auflagefläche.

Abb. 11.**5** stellt die Befunde bei den in Freiburg von 1976–1987 untersuchten Patienten mit hochgradiger Trunkusstenose oder -verschluß zusammen. Gleichzeitig wird damit ein Versuch der Einteilung nach hämodynamischen Gesichtspunkten unternommen, wobei Stadium I durch überwiegend orthograde Strömung in allen Arterien, Stadium II durch vollständig retrograden Fluß in der A. vertebralis, aber noch orthograden in den Karotiden gekennzeichnet ist. Im Stadium III zeigen alle hirnversorgenden Arterien auf der Verschlußseite zumindest systolisch retrograde Strömung (143).

11.2. Fehlermöglichkeiten

Eine verminderte Strömungsgeschwindigkeit in der A. carotis communis und interna findet sich auch bei distaler Obstruktion (z. B. Stenose des Karotissiphons). Bei dieser Lokalisation findet sich aber eine Abnahme der diastolischen Strömungsgeschwindigkeit und nicht das „weiche" Strömungssi-

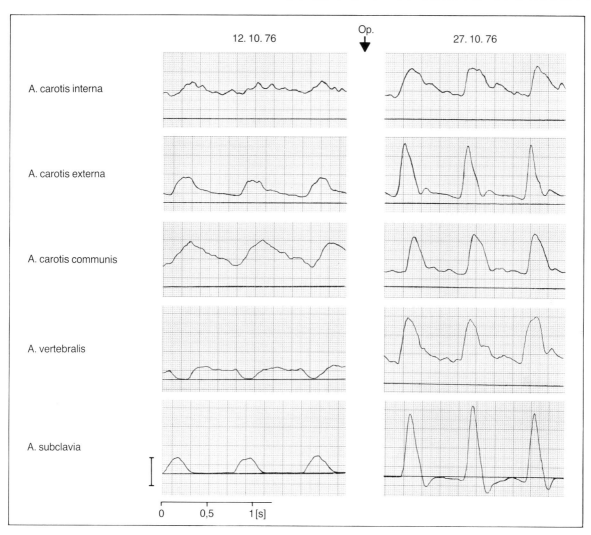

Abb. 11.1 Hochgradige Stenose des Truncus bra-chiocephalicus. Untersuchung der Arterien der rechten Seite vor (12.10.76) und nach (27.10.76) Anlegen eines Aorta-Subklavia-Bypasses. Präoperativ fand sich eine deutliche systolische Entschleunigung in der A. vertebralis und eine verminderte Pulsatilität in den Karotiden und der A. subclavia.

gnal, wie es nach einer Stenose des Truncus bra-chiocephalicus oder des Abgangs der A. carotis communis abgeleitet werden kann. Der Befund einer retrograd durchströmten A. carotis communis oder interna ist so selten, daß es vor allem darauf ankommt, an diese Möglichkeit zu denken. Der Nachweis ist allerdings leicht durch ipsilaterale Oberarmkompression, wie in Abschn. 10.3.1 für die retrograd durchströmte A. vertebralis beschrieben, zu erbringen (Abb. 11.**4**). Eine Pendelströmung in

der A. carotis communis mit niedrigen Frequenzen kann sich dem Nachweis entziehen, besonders wenn ein Frequenzanalysator mit relativ hoher unterer Grenzfrequenz verwendet wird. Die Fehldiagnose eines Kommunisverschlusses wird durch Beachtung der Befunde an den Aa. subclavia und vertebralis und durch gezielte Suche nach der A. carotis communis unter Provokationsmanövern (Faustschluß, Oberarmkompression) vermieden.

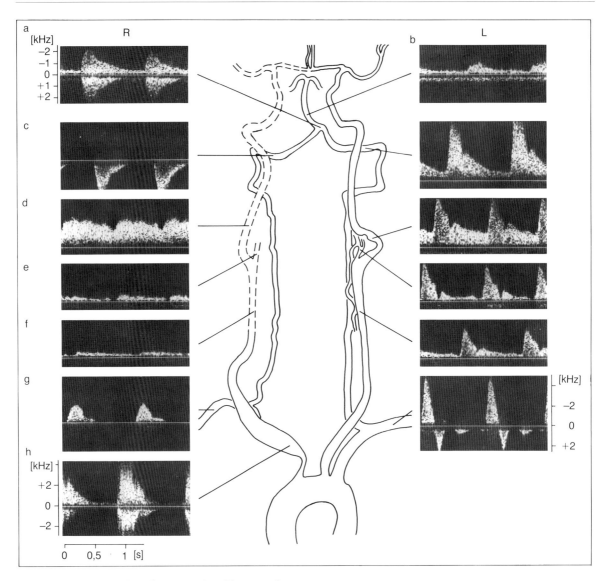

**Abb. 11.2 Hochgradige Stenose des Truncus bra-
chiocephalicus.**
a–h Dopplerspektren (gepulste Schallemission,
$f_0 = 5\,MHz$ in **c–h**) und Gefäßschema nach Angiographie.
Der gestrichelte Bereich war angiographisch nicht dargestellt worden. Beschallung des Truncus brachiocephalicus von supraklavikulär, poststenotisch gestörte Strömung (**h**). Die Spektren der A. subclavia weisen auf die
proximale Strömungsbehinderung hin (**g**). Orthograde
Durchströmung im Karotissystem rechts (**d–f**) und retrograde Durchströmung der A. vertebralis rechts (**c**). Bei
subokzipitaler Beschallung des Endabschnitts beider Vertebralarterien (**a**, $f_0 = 2\,MHz$) Nachweis der gegenläufigen
Strömungsrichtung, links orthograd, Fluß von der Sonde
weg (negative Dopplerfrequenzverschiebung), rechts retrograd. Orthograde Durchströmung der A. basilaris (**b**).

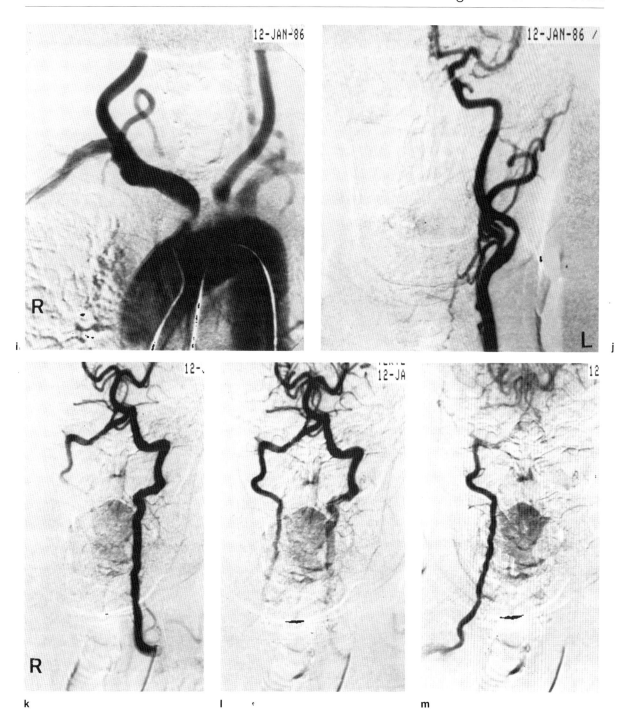

i–m Katheterangiographie (Neuroradiologie Freiburg). Hochgradige proximale Trunkusstenose rechts (**i**). Ein intrakranieller Überlauf von links nach rechts über die A. communicans anterior war nicht nachweisbar (**j**). Darstellung des vertebrovertebralen Überlaufs von links nach rechts durch Vertebralisinjektion links (**k –m**). Die A. basilaris ist orthograd dargestellt.

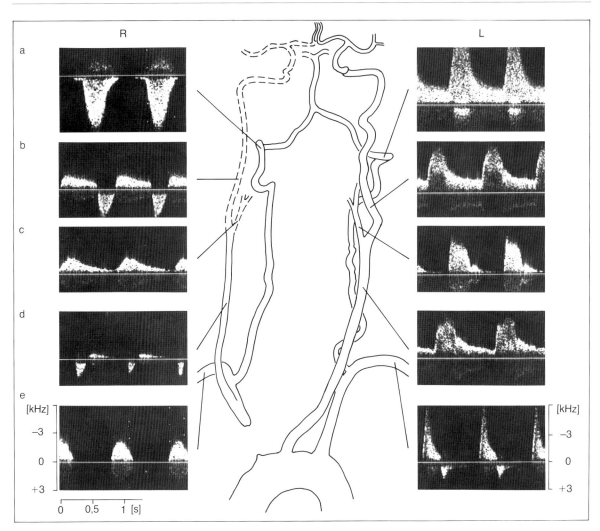

Abb. 11.3 Verschluß des Truncus brachiocephalicus. Dopplerspektren und Gefäßschema nach Angiographie (gestrichelter Bereich angiographisch nicht dargestellt). Pendelströmung in der rechten A. carotis communis und interna (**b, d**) und orthograde Durchströmung der A. carotis externa rechts (**c**). Wie im Beispiel der Abb. 11.2 war die A. vertebralis retrograd durchströmt (**a**). Kompensatorisch hohe Strömungsgeschwindigkeit in der A. vertebralis links.

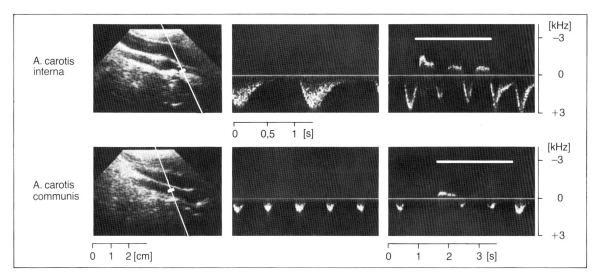

Abb. 11.**4   Duplex-Befunde bei Verschluß des Truncus brachiocephalicus** (ATL, Mark 5, Puls-Echo- und Dopplersendefrequenz 5 MHz). Schnittbilder der A. carotis interna (oben) und der A. carotis communis (unten). Dopplersonographisch völlige Stromumkehr in der A. carotis interna und communis. Bei Oberarmkompression rechts (Balken über der Pulskurve) kurzfristig Übergang in Pendelströmung. Nicht dargestellt: A. vertebralis rechts, ebenfalls retrograd durchströmt.

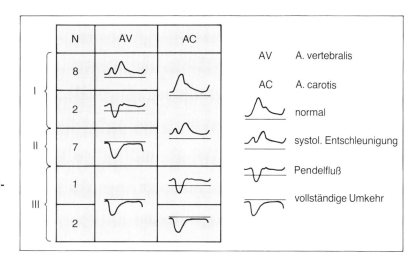

Abb. 11.**5   Strömungsverhältnisse in der A. vertebralis und carotis bei 20 Patienten mit hochgradigen Stenosen oder Verschlüssen des Truncus brachiocephalicus** (aus Brunhölzl, Ch., G.-M. von Reutern: Ultrasound Med. Biol. 15 [1989] 201).

12. Stenosen und Verschlüsse der Vertebralarterien

12.1. Diagnostische und therapeutische Probleme

Die Diagnose „vertebrobasiläre Durchblutungsstörung" oder „Basilarisinsuffizienz" wird häufig gestellt. Es fällt aber meist schwerer als bei Durchblutungsstörungen der Karotiden, eine verantwortliche Gefäßläsion zu finden. Die klinische Bedeutung pathologischer Gefäßbefunde ist oft unsicher. Der Seitenbezug ist nämlich erschwert, da die A. basilaris von beiden Vertebralarterien versorgt wird und zahlreiche kollaterale Kompensationsmöglichkeiten bestehen. Ausnahmen bilden das Wallenberg-Syndrom, das oft auf einen zur Seite passenden Vertebralisverschluß zurückgeführt werden kann (689, 702), und die schweren Krankheitsbilder bei Verschluß der A. basilaris (255, 680). Zu den diagnostischen Schwierigkeiten kommen therapeutische Unsicherheiten. Der Wert einer Vertebralisdesobliteration ist noch nicht ausreichend belegt. Die Indikation hierfür wird nur selten gestellt. Auch der Ansicht, daß bei vertebrobasilärer Insuffizienz und Vorliegen einer extrakraniellen Karotisstenose letztere zuerst beseitigt werden sollte, um den Kollateralfluß über den Circulus arteriosus cerebri zu verbessern (708, 733), wurde widersprochen (724).

Für die dopplersonographische Untersuchung der Vertebralarterien ergeben sich Einschränkungen: Die A. vertebralis kann nicht, wie die Karotiden, über einen längeren Abschnitt kontinuierlich verfolgt werden, da sie streckenweise in den Querfortsätzen der Halswirbel verläuft. Allerdings kann sie an mehreren Stellen untersucht werden, nämlich im Bereich des Abgangs vor Eintritt in die Querfortsätze der Halswirbel, im Bereich der Atlasschlinge und zuletzt in ihrem intrakraniellen Abschnitt (Abschn. 4.2.4, Abb. 4.**13**, 4.**14**). Der Verlauf zwischen den Querfortsätzen (Pars vertebralis) ist mit der Duplexsonographie gut untersuchbar. Seitendifferenzen der Strömungssignale sind nur sehr eingeschränkt verwertbar, da der Beschallungswinkel an den genannten Untersuchungspunkten schwer abzuschätzen ist und pathogenetisch bedeutungslose Seitendifferenzen der Gefäßkaliber und damit Strömungsgeschwindigkeiten häufig sind. Trotz dieser Schwierigkeiten ist die Untersuchung der Vertebralarterien wichtig. Zusammen mit der Untersuchung der Karotiden entsteht ein Gesamteindruck von der Blutzufuhr zum Gehirn bzw. von Kompensationsmechanismen. Außerdem wird Fehlinterpretationen vorgebeugt, welche bei Verschluß der Aa. carotis communis oder interna durch alleinige Karotisuntersuchung vorkommen können.

12.2. Pathologische Anatomie

Die normale Anatomie der Vertebralarterien wurde in Abschn. 2.1.2 abgehandelt. Im folgenden soll ergänzend auf pathoanatomische Befunde, welche für die Dopplersonographie von Bedeutung sind, eingegangen werden.

Eine *Seitendifferenz des Kalibers* der Aa. vertebrales ist häufig; meist ist die linke kräftiger (112,

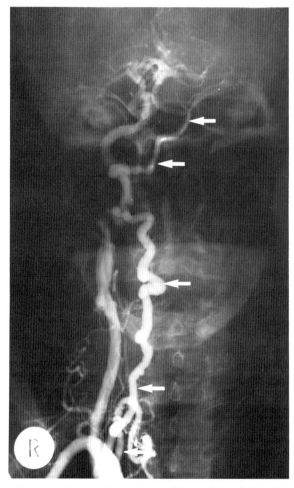

Abb. 12.**1** **Brachialisangiographie rechts mit Darstellung einer elongierten, zahlreiche Schlingen bildenden A. vertebralis** (←) (Neuroradiologie Ravensburg).

117). Ist der Seitenunterschied erheblich, wird die dünnere Arterie als hypoplastisch bezeichnet. Es gibt keine genaue Festlegung, bei welchem Kaliber die Bezeichnung Hypoplasie angebracht ist. Aplasien sind selten. *Verschlüsse* und *Stenosen* finden sich vorwiegend unmittelbar am Abgang aus der A. subclavia, seltener im weiteren zervikalen Verlauf. Unkovertebralarthrosen verlagern und verformen die Vertebralarterie eher, als daß diese hierdurch hochgradig eingeengt würde. Schlingenbildungen entlang des gesamten Verlaufs (Abb. 12.**1**) können die Untersuchung erschweren.

Die A. vertebralis entspringt links in 4–6% (117, 118) aus dem Aortenbogen. Sie ist sonst der erste Ast der A. subclavia, gefolgt vom Truncus thyrocervicalis und Truncus costocervicalis. Diese versorgen neben der Schilddrüse die Haut und die Muskeln des Halses. Die Äste dieser Gefäßstämme dienen als Kollateralen zwischen der A. subclavia, vertebralis und carotis externa (besonders der A. occipitalis) (Abb. 12.**2**). Die A. vertebralis ist in Höhe jedes Intervertebralraums in Form kleiner segmentaler Äste mit der A. cervicalis ascendens, in Höhe der Atlasschlinge mit der A. occipitalis verbunden. Bei Verschluß der A. vertebralis (aber auch der Aa. subclavia und carotis externa) können diese *Kollateralen* funktionell werden und an Kaliber zunehmen, so daß sie mit der Dopplersonographie nach-

weisbar und mit der Angiographie sichtbar gemacht werden können (Abb. 9.**52**, 10.**10**, 10.**11**, 12.**8**–12.**12**). Sie zeigen eine große Variabilität hinsichtlich der beteiligten Arterien und des Verlaufs. Die Strömungsrichtung ist abhängig von der Verschlußlokalisation: nach kranial bei Verschlüssen der Aa. vertebralis und carotis externa und nach kaudal bei Subklaviaverschluß. Diese Kollateralen können also in zwei Richtungen einspringen. Ihre Ausprägung ist im Fall eines Vertebralisverschlusses hauptsächlich von der Kompensationsfähigkeit der kontralateralen A. vertebralis abhängig. Ist diese hypoplastisch, ebenfalls verschlossen oder liegt sogar ein Steal-Effekt vor (Abb. 12.**10**), sind die kräftigsten zervikalen Kollateralarterien zu erwarten.

Die Beachtung der zervikalen Kollateralen des Vertebralissystems ist deswegen für die Dopplersonographie von Bedeutung, weil sich hieraus diagnostische Kriterien ergeben (244).

12.3. Anlagevariationen, Stenosen und Verschlüsse im Halsabschnitt

12.3.1. Befunde bei Hypoplasie der A. vertebralis

Mäßige Kaliberdifferenzen führen nicht zu verwertbaren Seitendifferenzen der Dopplersignale. Eine ausgeprägte Hypoplasie wird dagegen erkannt, weil die Signalamplitude deutlich geringer (die Anzahl der beschallten Blutkorpuskeln ist geringer) und die Strömungsgeschwindigkeit herabgesetzt ist. Der Strömungswiderstand ist größer als im Normalfall, da die hypoplastische Vertebralarterie oft nur die gleichseitige A. cerebelli inferior posterior versorgt. Es resultieren folgende dopplersonographische Befunde (Abb. 12.**3**):

1. Die A. vertebralis ist schwierig oder nicht auffindbar. Dies gilt besonders für den Abgangsbereich, wo störende Gefäßüberlagerungen hinzukommen.
2. Die Frequenzen bzw. die Pulskurvenhöhe sind besonders diastolisch vermindert. Die Pulskurve ist vermehrt pulsatil, und das Signal klingt „externaähnlich".
3. Zervikale Kollateralen sind nicht nachweisbar.
4. Die A. vertebralis der Gegenseite ist leicht auffindbar, weil kaliberkräftig, und die gemessenen Dopplerfrequenzen liegen häufig im oberen Normbereich.

Wegen des veränderten Pulskurvencharakters muß bei Ableitung im Atlasschlingenbereich eine Abgrenzung von der A. occipitalis durch Kompressionstest erfolgen (Abb. 4.**12**). Die wesentliche dopplersonographische Differentialdiagnose zur

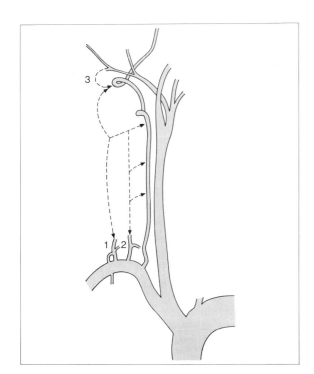

Abb. 12.**2 Schema der zervikalen Kollateralen.** 1 = Truncus costocervicalis, 2 = Truncus thyrocervicalis, 3 = Vertebralis-Okzipitalis-Anastomose. Die Pfeile zeigen an, daß die Zervikalarterien als Kollateralen in kranialer und kaudaler Richtung durchströmt werden können.

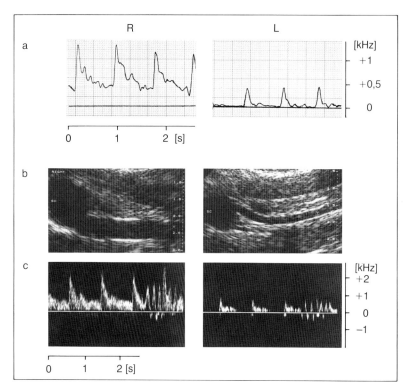

Abb. 12.3 Doppler- und Duplex-sonographie bei Hypoplasie der A. vertebralis links.

a Untersuchung der A. vertebralis im Atlasschlingenabschnitt (kontinuierliche Schallemission, $f_0 = 4$ MHz).

b Schnittbilduntersuchung des Abgangs der A. vertebralis, welche eine hochgradige Seitendifferenz des Kalibers ergab (ATL, Ultramark 8, Puls-Echo-Sendefrequenz 7,5 MHz).

c Die in V_1 bei der Duplexsonographie abgeleiteten Strömungsspektren ($f_0 = 5$ MHz) entsprachen dem Ergebnis in **a**. Jeweils am rechten Bildrand Kompressionstest.

Hypoplasie ist die einseitige intrakranielle Strömungsbehinderung (Abschn. 12.4). Für eine Hypoplasie spricht neben den eben genannten Kriterien ein – wenn auch geringer – diastolischer Fluß, der durch das akustische Signal angezeigt wird, selbst wenn er in der Analogpulskurve nicht mehr dargestellt oder bei Benutzung eines Frequenzanalysators die untere Grenzfrequenz unterschritten wird. Im Gegensatz hierzu ist bei intrakraniellem Vertebralisverschluß typischerweise kein diastolischer Fluß mehr nachweisbar; die Pulskurve wird subklaviaähnlich mit frühdiastolischer Rückstromphase (Abb. 12.**4**). Eine sichere Unterscheidung einer Hypoplasie von einer intrakraniellen Strömungsbehinderung ist anhand dieser Kriterien jedoch nicht möglich. Es kann z. B. nur eine intrakranielle Stenose vorliegen mit geringerer Minderung der Durchströmung als bei Verschluß, oder die Ausbildung intrakranieller Kollateralkreisläufe kann den Effekt der Strömungsminderung teilweise aufheben, so daß die Pulskurven auch bei intrakranieller Strömungsbehinderung denen bei Hypoplasie gleichen. Die *Duplexsonographie* kann durch Nachweis eines großen Kaliberunterschieds mit entsprechenden Pulskurven die Hypoplasie sichern (389, 396) (Abb. 12.**3**).

12.3.2. Stenosen der A. vertebralis

Wie bei den Karotisstenosen sind bei der Diagnose von *Abgangsstenosen* der A. vertebralis direkte und indirekte Befunde zu unterscheiden. Hochgra-

dige Stenosen im V_2-Abschnitt der Atlasschlinge sind selten, wie auch im Abschnitt der Atlasschlinge. Weiter kranial gelegene Stenosen sind wieder häufiger und werden durch die subokzipital-transnuchale Beschallung (Kap. 13) direkt erfaßt.

12.3.2.1. Direkte Befunde

Sie werden durch Beschallung des Abgangsabschnitts der A. vertebralis gewonnen, wo Stenosen in der Regel lokalisiert sind. Die Differenzierung der A. vertebralis in dieser Region erfordert den Atlasschlingenkompressionstest (Abschn. 4.2.4.1).

Das *Stenosesignal* gleicht dem der Internaabgangsstenosen. Abb. 12.**5** zeigt das Stenosesignal bei proximaler Beschallung der rechten A. vertebralis bei angiographisch nachgewiesener hochgradiger Abgangsstenose. Wenn der Abgang der A. vertebralis wie in Abb. 12.**5** relativ distal, d. h. nahe der Kuppe des bogenförmigen Subklaviaverlaufs, entspringt, ist das Stenosesignal leicht aufzufinden (Abb. 12.**6 a**). Dies ist schwieriger, wenn der Abgang weiter kaudal an der mediodorsalen Wand der A. subclavia liegt und der Anfangsabschnitt zudem horizontal verläuft (Abb. 12.**6 b**). Es muß also immer versucht werden, die A. vertebralis soweit als möglich nach kaudal und medial zu verfolgen. Mittel- bis hochgradige Stenosen sind an den poststenotisch gestörten Strömungssignalen erkennbar, auch wenn die stenosebedingte Beschleunigung selbst nicht ableitbar ist.

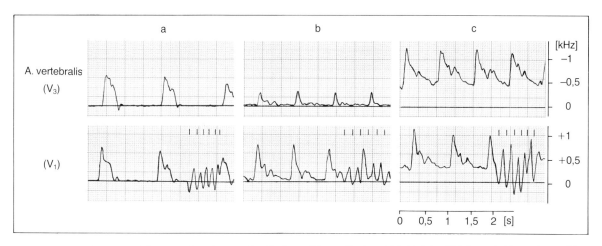

Abb. 12.4 Typische Pulskurven der A. vertebralis im Atlasabschnitt (oben) und im Abgangsbereich (unten) bei intrakraniellem Verschluß (a), Hypoplasie (b) und Normalbefund (c). Bei der Ableitung in V_1 wurde zur Identifizierung jeweils der Atlasschlingenkompressionstest durchgeführt (IIII).

Mit der *Duplexsonographie* (380, 381, 396, 397, 481) gelingt es oft nicht, eine Abgangsstenose so befriedigend abzubilden wie in Abb. 12.**7**. Diese Methode kann dennoch hilfreich sein, da auch bei undeutlicher Gefäßabbildung der Abstand des Dopplermeßvolumens vom Abgang der A. vertebralis und der Beschallungswinkel beurteilt werden können.

12.3.2.2. Indirekte Befunde

Indirekte Befunde liefert die Untersuchung der Vertebralarterien im Atlasabschnitt und der Nachweis von Kollateralen. Die Höhe der im distalen poststenotischen Vertebralisabschnitt gemessenen Frequenzen hängt von dem Stenosegrad und dem kollateralen Zufluß ab. Hochgradige Stenosen können zu einer verminderten Pulsatilität der Kurven führen. Theoretisch wäre auch eine Pulskurve mit systolischer Entschleunigung, entsprechend der Situation bei proximaler Subklaviastenose, zu erwarten. Wahrscheinlich ist wiederum der kollaterale Zufluß dafür verantwortlich, daß dieses Phänomen bei Vertebralisstenosen selten und wenig ausgeprägt zu beobachten ist.

Der Nachweis von *zervikalen Kollateralen* (Abschn. 12.2) ist ein sicherer Hinweis auf eine Obstruktion der proximalen A. vertebralis, wenn kein anderer Anlaß hierfür vorliegt, wie z. B. ein Verschluß der A. carotis communis oder externa. Zervikale Kollateralen werden entlang des lateralen Rands des M. sternocleidomastoideus oder weiter dorsal aufgefunden. Sie sind meist sehr unregelmäßig im Verlauf (nicht kontinuierlich verfolgbar, wechselnde Strömungsrichtung in bezug auf die Sonde) und oft multipel und netzartig angelegt. Die von ihnen abzuleitenden Pulskurven sind je nach

Höhe der Durchströmung durch einen mehr oder weniger hohen diastolischen Strömungsanteil gekennzeichnet; die Pulsatilität der Strömung ist aber immer größer als die der A. vertebralis. Sie ist nur im mittleren Abschnitt von der der A. vertebralis sicher zu differenzieren. Hier verläuft die A. vertebralis durch die Querfortsätze der Wirbel geschützt. *Die zervikalen Kollateralen liegen überwiegend oberflächlich und lassen sich im Gegensatz zur A. vertebralis durch Sondendruck obliterieren* (Abb. 12.**5**, 12.**8**, 12.**9**, 12.**10**). Einige Kollateralen verlaufen so weit dorsal, daß sie allein deswegen als solche zu erkennen sind. Zervikalarterien mit vermehrter Durchströmung sind in der Supraklavikularregion nicht durch Sondendruck oder Pulskurvenform von der A. vertebralis zu unterscheiden, da diese hier nicht von den Wirbelfortsätzen geschützt wird. Zudem ergibt die diagnostische Atlasschlingenkompression (Abb. 4.**13**) sowohl bei der A. vertebralis als auch bei den Kollateralen einen Effekt, da letztere ja die A. vertebralis füllen. Die mangelnde Unterscheidbarkeit in dieser Region ist aber praktisch unbedeutsam. Werden Kollateralen im mittleren Halsabschnitt gesichert, gibt es nur zwei Möglichkeiten: Entweder handelt es sich um eine Stenose, wenn ein Stenosesignal im Abgangsbereich der A. vertebralis gefunden wird (allerdings muß die Stenose sehr hochgradig sein, eventuell mit gegenseitigem Verschluß), oder es findet sich kein Stenosesignal in Höhe des vermuteten Vertebralisabgangs, dann ist ein Verschluß wahrscheinlich, und alle Äste der Supraklavikularregion sind als Äste des Truncus thyro- oder costocervicalis anzusehen. Sehr ausgeprägte Strömungszunahme in den Kollateralarterien der Supraklavikularregion kann Signale bedingen, die an eine Stenose denken lassen. Breite Kompression der lateralen Halsregion erlaubt dann aber eine Differenzierung.

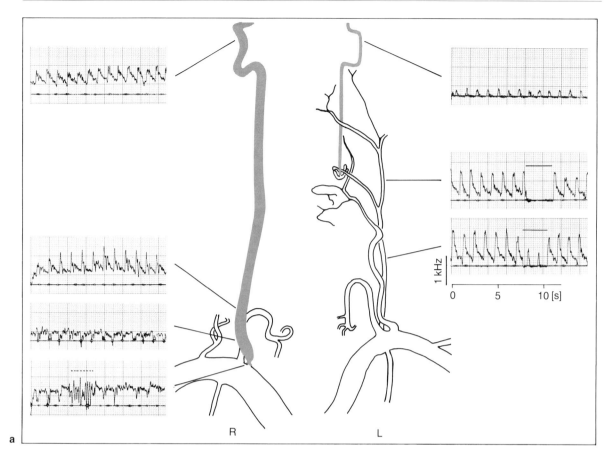

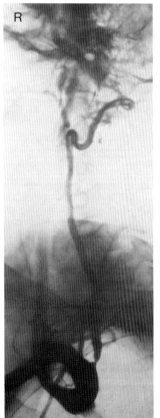

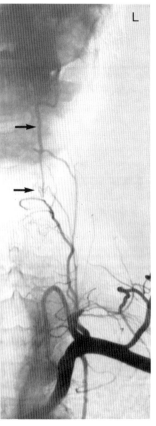

Abb. 12.**5 Abgangsstenose der A. vertebralis rechts und proximaler Verschluß links.** Dopplerbefunde und Gefäßschema nach Angiographie (**a**) und bilateraler Brachialisangiographie (**b**) (Neuroradiologie Freiburg). Relativ schwach ausgebildete kollaterale Auffüllung der A. vertebralis links (Balken über Pulskurven der Kollateralen = Kompression durch Sonde). Typisches Stenosesignal im Abgangsbereich der A. vertebralis rechts. Die Pulskurve in Höhe der Atlasschlinge ist nicht pathologisch verändert.

b Darstellung der Abgangsstenose der rechten A. vertebralis im schrägen Strahlengang (anders als im Gefäßschema in **a**). Frühe Aufnahme, deswegen noch unvollständige distale Füllung. Die zervikalen Kollateralen füllen die linke kaliberschwache A. vertebralis erst im Wirbelkanal (→).

Abb. 12.6 Fehlermöglichkeit bei Untersuchung des Vertebralisabgangs.

a Relativ weit oben am Subklaviabogen abgehende A. vertebralis.

b Kaudal abgehende und geschlungen verlaufende A. vertebralis. Wird diese nicht nach kaudal verfolgt, kann der Abgang dopplersonographisch zu weit distal vermutet werden.

c Angiographisches Beispiel für einen relativ weit proximal gelegenen Abgang der A. vertebralis mit parallelem Verlauf zur A. subclavia im ersten Abschnitt.

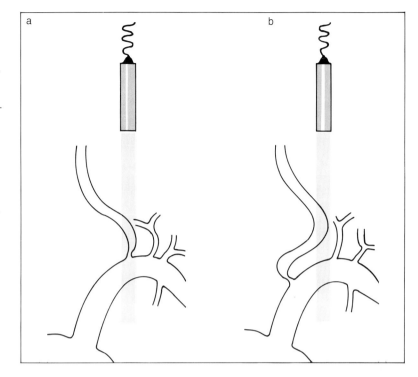

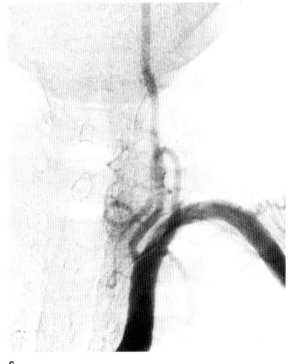

Angiographisch lassen sich meist zahlreiche, sehr variable Kollateralen darstellen. Es ist nicht möglich oder notwendig, diese auch dopplersonographisch zu unterscheiden oder vollständig nachzuweisen. Die Tatsache, daß solche Kollateralen gefunden werden, ist diagnostisch ausreichend. Allenfalls kann man sie grob quantifizierend einteilen in mäßig oder kräftig ausgeprägt.

Bei Verschlüssen ist die Ausbildung von zervikalen Kollateralen eindeutiger als bei Stenosen. Sie kann bei letzteren aber auch sehr deutlich sein, wenn zusätzliche Befunde bestehen, wie kontralaterale Hypoplasie der A. vertebralis, Steal-Effekt (Abb. 12.**10**) oder ipsilateraler Kommunisverschluß. Die A. occipitalis ist wesentlich seltener hauptsächliche Kollateralarterie als die Äste des Truncus thyro- oder costocervicalis. Sie kann besonders dann wichtig werden, wenn neben dem Vertebralisverschluß auch ein Strömungshindernis der ipsilateralen Subklavia vorliegt (Abb. 10.**10**). Nach zervikalen Kollateralen sollte nur gesucht werden

1. bei Nachweis einer Abgangsstenose,
2. bei sehr unterschiedlichen, nicht zueinander passenden Signalen der vermeintlichen A. vertebralis distal und proximal,
3. bei einer Vielzahl schwer einzuordnender Dopplersignale in der Mastoidregion (Vernetzungsgebiet für A. occipitalis, Muskeläste der A. vertebralis und Zervikalarterien).

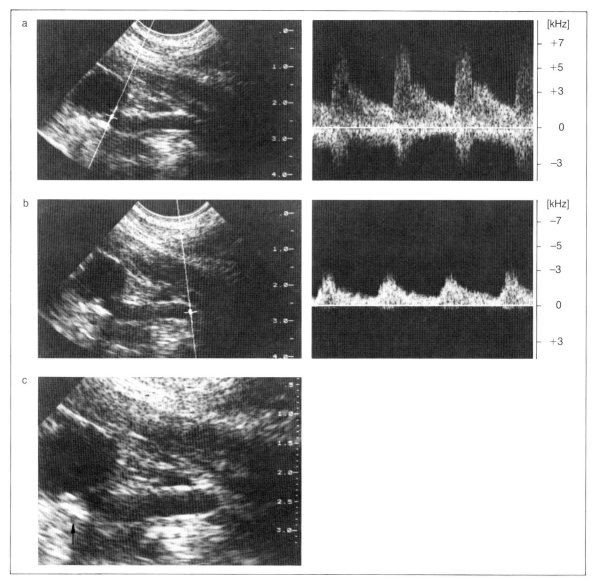

Abb. 12.**7 Duplexsonographie bei Abgangsstenose der A. vertebralis.**
a Trotz ungünstigem Beschallungswinkel kann direkt am Abgang eine Strömungsbeschleunigung mit gestörtem Spektrum nachgewiesen werden.

b Die Untersuchung ca. 2,5 cm distal der Stenose zeigt eine etwas verminderte Pulsatilität der Strömung.
c Ausschnittsvergrößerung mit Darstellung einer vermehrt echogenen Plaque am Abgang (↑).

12.3.3. Proximale Verschlüsse der A. vertebralis

Bei proximalem Verschluß ist die A. vertebralis in ihrem Anfangsabschnitt nicht nachzuweisen. Die folgenden Abschnitte werden aber kollateral durchströmt, meist schon ab Halswirbelkörper 4/5. *Der Nachweis der kollateralen Wiederauffüllung der distalen A. vertebralis ist Voraussetzung für die Diagnose Verschluß.* Ist die A. vertebralis nirgends nachweisbar, liegen die dopplersonographischen Kriterien für eine Hypo- oder Aplasie vor. Die zervikalen Kollateralen sind bei Totalverschluß der proximalen A. vertebralis in der Regel kräftiger ausgebildet als bei Stenosen. Am Beispiel der Abb. 12.**8** zeigt das Angiogramm sehr deutlich die segmentale Verknüpfung der A. vertebralis mit den Zervikalarterien. Die A. occipitalis trug bei diesem Patienten nicht wesentlich zur Vertebralisdurchblutung bei. Die kontralaterale A. vertebralis war normal. Daher waren die zervikalen Kollateralen auf der Verschlußseite nicht so ausgeprägt wie im Beispiel der Abb. 12.**10**, wo kontralateral neben einem

Vertebralisverschluß ein Subclavian-steal-Effekt bestand. Dementsprechend waren die Frequenzen der A. vertebralis im Atlasschlingenbereich trotz des proximalen Verschlusses relativ hoch.

12.3.4. Fehlermöglichkeiten

Untersuchungsprobleme entstehen bei weit proximal gelegenem Abgang der A. vertebralis (Abb. 12.**6**) sowie Schlingen (Abb. 12.**1**). Abgangsstenosen ausgeprägt hypoplastischer Vertebralarterien können einmal wegen Schwierigkeiten, die Arterie aufzufinden, zum anderen wegen kurzstreckiger stenosebedingter Strömungsstörung (geringes Strömungsvolumen) übersehen werden. Bei Subklaviastenosen kann sich die gestörte Strömung bis in den Abgangsbereich der A. vertebralis erstecken, ohne

daß dieser selbst eingeengt ist. Stenosesignale der A. subclavia müssen durch Kompressionstests von Vertebralissignalen differenziert werden.

Besteht eine Pathologie der A. vertebralis und ein Subklaviaverschluß auf der gleichen Seite, kommt es zu einem externosubklavialen Überlauf (Typ III). Dann ist meist nicht zu entscheiden, ob ein Vertebralisverschluß oder eine Hypoplasie zugrunde liegt.

Die Strömung über zervikale Kollateralen kann so kräftig sein, daß normale Strömungsgeschwindigkeiten in der distalen A. vertebralis (V_3) resultieren (Abb. 12.**10**) und deswegen die pathologische Situation übersehen wird (Abb. 12.**11**), wenn nicht eingehend untersucht wird. Kriterium für einen Vertebralisverschluß am Abgang ist das Fehlen eines Stenosesignals. Dieses Kriterium ist deshalb an-

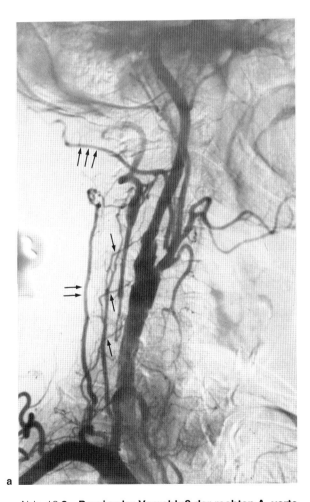

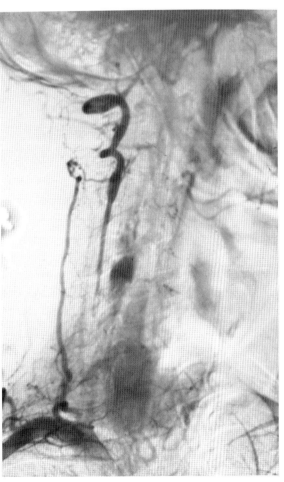

a　　　　　　　　　　　　　　　　　　　　　　　　　b

Abb. 12.**8** **Proximaler Verschluß der rechten A. vertebralis mit kollateraler Füllung ihres distalen Abschnitts über Äste des Truncus thyro- und costocervicalis.** Angiogramme (**a, b**) (Neuroradiologie Freiburg) und Dopplerbefunde (**c**) mit Gefäßschema. Die A. occipitalis (↑↑↑) (Balken über den Pulskurven = okzipitale Kompression) war an der kollateralen Füllung der A. vertebra-

lis nicht beteiligt, erkennbar am fehlenden diastolischen Fluß. Zustand nach Desobliteration der rechten Karotisbifurkation. Segmentale Äste der A. cervicalis ascendens (↑) und die A. cervicalis profunda (⇉) füllten die A. vertebralis in mehreren Segmenten auf (aus von Reutern, G.-M., P. Clarenbach: Ultrasons 1 [1980] 153).

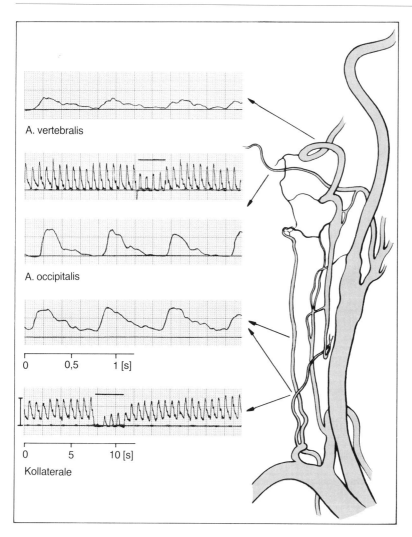

A. vertebralis

A. occipitalis

0   0,5   1 [s]

0   5   10 [s]

Kollaterale

Abb. 12.**8c**

wendbar, weil hochgradige Stenosen im V_2-Abschnitt (Pars transversaria) eine Seltenheit sind. Abb. 12.**12** zeigt aber einen solchen Fall, bei dem wegen verminderter Modulation des Signals im V_3-Abschnitt, dem Nachweis von Kollateralen und fehlendem Stenosesignal proximal fälschlich ein Verschluß angenommen wurde.

12.3.5. Ergebnisse

In einer eigenen Zusammenstellung der ersten Ergebnisse (244) fanden wir 52 Stenosen und Verschlüsse der Vertebralarterien; 16 davon wurden angiographisch überprüft. Von 5 Verschlüssen bestätigten sich 4, bei 11 Stenosen ergab das Angiogramm ebenfalls Stenosen, in 3 Fällen lag jedoch eine erhebliche Abweichung in der Beurteilung des Stenosegrads vor. 30 angiographisch kontrollierte Normalbefunde zeigten 2 Stenosen. Daraus ergab sich eine Sensitivität von 89% und ein hoher prädiktiver Wert eines pathologischen dopplersonographischen Ergebnisses. Die Überprüfung dieser Ergebnisse am großen Kollektiv der Jahre nach 1980 ist noch nicht abgeschlossen.

Winter u. Mitarb. (283) fanden dopplersonographisch bei Untersuchung der proximalen und der distalen A. vertebralis nur 16 von 31 angiographisch nachgewiesenen hochgradigen Stenosen und nur 12 von 25 Verschlüssen, somit eine Sensitivität von ca. 50%. Diese Autoren diskutieren als mögliche Ursache dieser geringen Sensitivität, daß die Untersuchung nicht weit genug bis in Abgangsnähe durchgeführt wurde oder werden konnte. Außerdem scheint das Kriterium „zervikale Kollateralen" Schwierigkeiten bereitet zu haben, da es nur in 8 von 13 Verschlüssen gefunden wurde.

Die Ergebnisse der *Duplexsonographie* wurden bisher ebenfalls selten überprüft. Ackerstaff u. Mitarb. (380–382) fanden eine Sensitivität für Vertebralisabgangsstenosen > 50% von 80% und eine Spezifität von 92%. Bei 38 diagnostizierten Ver-

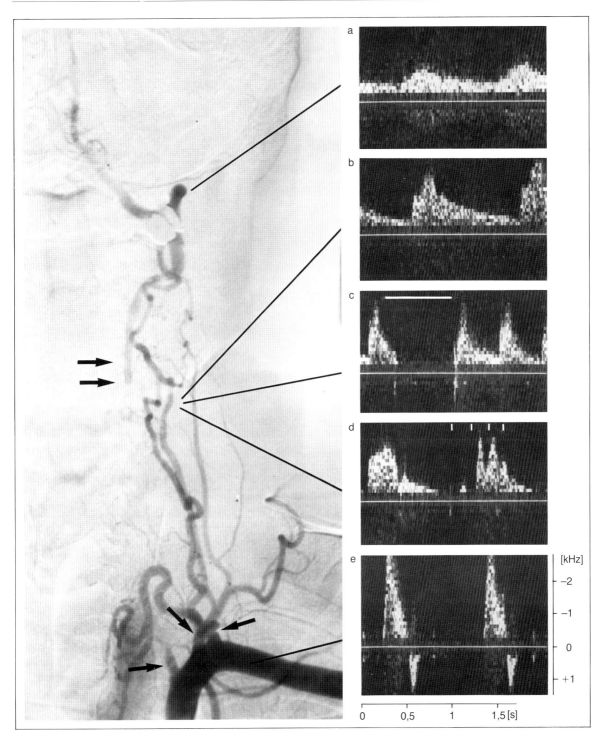

Abb. 12.9 Proximaler Verschluß der A. vertebralis links. Retrograde Brachialisangiographie links (Neuroradiologie Freiburg). Die A. vertebralis ist nach 1 cm verschlossen (→) und wird erst in Höhe der Halswirbelkörper 3/4 (⇉) über zervikale Kollateralen aus den Trunci thyrocervicalis und costocervicalis (die beiden gegeneinander weisenden Pfeile) aufgefüllt. Geringe Pulsatilität der Signale der A. vertebralis in Höhe der Atlasschlinge (**a**) im Vergleich zu denen der Kollateralarterien (**b**). Identifikation der Zervikalarterien durch Kompression mit Sonde (Balken in **c**). Der repetitive Atlaskompressionstest (IIII in **d**) ist auch bei den Zervikalarterien positiv. Es ist nicht bestimmbar und auch ohne praktische Bedeutung, welche der angiographisch dargestellten Kollateralen im einzelnen untersucht wurden.

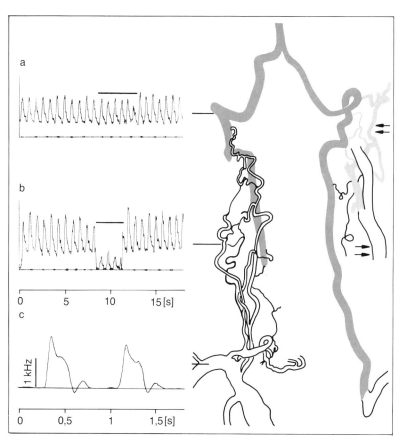

Abb. 12.**10 Ausgeprägte Kollateralisierung eines Vertebralisverschlusses rechts bei kontralateralem Subclavian-steal-Effekt.** Gefäßschema nach Angiographiebe-
fund. Normales Dopplersonogramm
der rechten A. vertebralis in Höhe
der Atlasschlinge, Balken über der
Pulskurve = Oberarmkompression
links. Sehr hohe Strömung in den
zervikalen Kollateralen (**b**), Identifizierung durch direkte Kompression
mit der Sonde (Balken über der Pulskurve), Subklaviaverschluß links mit
retrograder Durchströmung der A.
vertebralis. Es fand sich zusätzlich
ein externovertebraler Überlauf
über die A. occipitalis (⇐). ⇉= A.
carotis communis. Ursache für die
Bildung ausgeprägter Kollateralen
rechts war der bilaterale Verschlußprozeß.

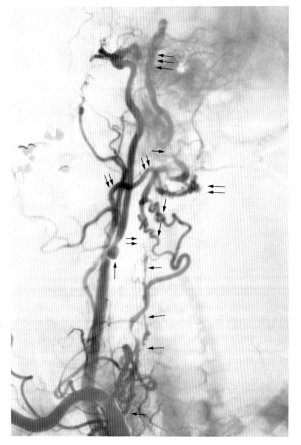

Abb. 12.**11 Angiographisches Beispiel für eine ausgeprägte Kollateralisierung eines Vertebralisverschlusses.** Retrograde Brachialisangiographie rechts
(Neuroradiologie Freiburg). Die A. vertebralis war in ihrem
proximalen Abschnitt (←) multipel stenosiert und im Wirbelabschnitt verschlossen (⇉). Kollaterale Auffüllung in
mehreren Höhen (Halswirbelkörper 2–4, ↓) und über die
A. occipitalis (↓↓) über sehr kräftig ausgebildete Rr. musculares der A. vertebralis (⇐). Die A. vertebralis war im
V_4-Abschnitt eingeengt (→), die A. basilaris (⇐) hochgradig elongiert. Zusätzlich fand sich eine Abgangsstenose
der A. carotis interna (↑). Dopplersonographisch war bei
diesem Patienten der proximale Vertebralisverschluß wegen normaler Strömungsgeschwindigkeit im distalen Abschnitt nicht erkannt worden.

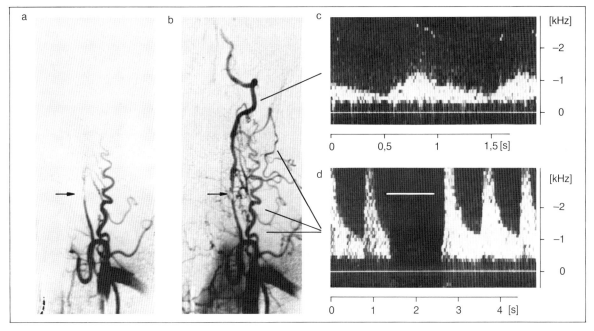

Abb. 12.12 Dopplersonographische Fehldiagnose: proximaler Vertebralisverschluß.

a, b Selektive Subklaviaangiographie links (Neuroradiologie Freiburg). Hochgradige Stenose der A. vertebralis am Beginn des Wirbelabschnitts (→). Zusätzlich ausgeprägte zervikale Kollateralen. Verlangsamte Strömung in der A. vertebralis als Folge der hochgradigen Stenose.

c Gering pulsatile Spektren mit niedrigen Frequenzen (kontinuierliche Schallemission, $f_0 = 4$ MHz) der A. vertebralis im Atlasschlingenabschnitt und Nachweis zervikaler Kollateralen (Balken = Kompression mit Sonde) führten zur Diagnose: proximaler Verschluß der A. vertebralis. Im Abgangsbereich war die A. vertebralis nicht gefunden worden.

schlüssen zeigte die Angiographie zweimal eine Stenose und dreimal eine offene Arterie. Eine mögliche Hypoplasie wurde als Ursache falsch positiver Verschlußbefunde gefunden. Bei Berücksichtigung der in diesem Kapitel beschriebenen dopplersonographischen Kriterien, insbesondere der Untersuchung zervikaler Kollateralen, sollten solche Fehleinschätzungen weitgehend vermeidbar sein. Der Wert der verschiedenen Ultraschallmethoden wurde bisher nicht vergleichend untersucht. Gerade im vertebrobasilären System ist von dem kombinierten Einsatz der einfachen CW-Dopplersonographie und der Duplexsonographie der größte Nutzen zu erwarten.

12.4. Distale Vertebralisverschlüsse, Verschlüsse der A. basilaris

Die seitendifferente Anlage und Durchströmung der Vertebralarterien führt häufig zu Seitendifferenzen der dopplersonographischen Meßergebnisse ohne pathologische Bedeutung. Eine Seitendifferenz des Strömungssignals der Vertebralarterien im Halsabschnitt ist also kein sicheres Kriterium für eine intrakranielle Stenose der A. vertebralis. Auch Stenosen der A. basilaris sind in der Regel nicht

durch den Befund an den Aa. vertebrales erkennbar. Intrakranielle Stenosen des vertebrobasilären Systems werden mit der intrakraniellen Dopplersonographie direkt nachgewiesen. Lediglich der intrakranielle Verschluß einer normalkalibrigen A. vertebralis (Abb. 12.13) und der Verschluß der A. basilaris bzw. Stenosen mit hämodynamischer Wirkung ähnlich einem Verschluß werden durch die extrakranielle Untersuchung erkannt (133, 134, 251, 252, 255, 256, 283, 380, 427). Abb. 12.4 stellt typische Pulskurven bei einem intrakraniellen Vertebralisverschluß denen bei Hypoplasie und im Normalfall gegenüber. Bei distalem Verschluß ist die Pulskurve „subklaviaähnlich", d. h., es kommt nach einem schmalen systolischen Gipfel zu einer Inzisur (manchmal mit kurzer Rückstromphase), und diastolisch ist keine Strömung nachweisbar. Durch den Abfluß über kleine segmentale Muskeläste wird die Strömung in der A. vertebralis aufrechterhalten. Der diastolisch geringe Fluß entsteht durch den erhöhten peripheren Widerstand. Bei normalem Kaliber ist dieses Strömungssignal unschwer auffindbar. Die Zuordnung dieser atypischen Strömungssignale zur A. vertebralis gelingt durch den Nachweis entsprechender Pulskurven sowohl im Atlasschlingen- als auch im Abgangsbereich und

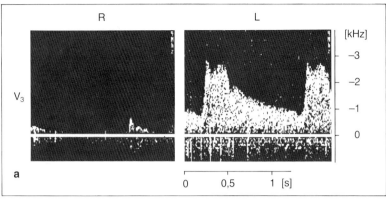

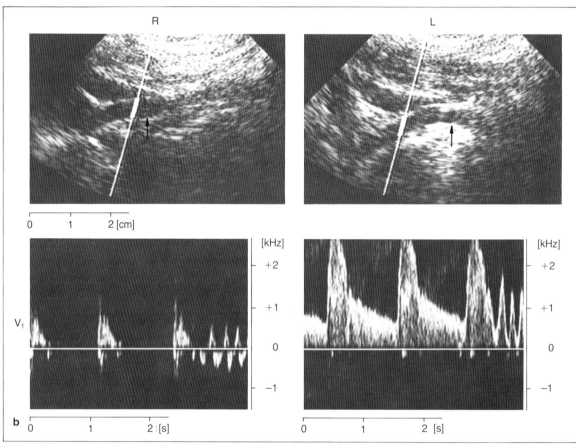

Abb. 12.**13**

durch die Atlasschlingenkompression bei proximaler Vertebralisableitung. Der Kompressionseffekt ist um so deutlicher, je größer das Lumen der distal verschlossenen Vertebralarterie ist.

Die Diagnose einer höchstgradigen Basilarisstenose bzw. eines Verschlusses gelingt durch den Nachweis der eben beschriebenen Pulskurve auf beiden Seiten. Auch wenn sich auf einer Seite kein sicheres Strömungssignal findet (Hypo- oder Aplasie) und die Gegenseite eine hochgradige systolische und diastolische Strömungsverlangsamung aufweist, kann eine intrakranielle Strömungsbehinderung angenommen werden, da bei Hypoplasie normalerweise relativ hohe Strömungsgeschwindigkeiten auf der Gegenseite nachzuweisen sind. Allerdings muß einschränkend festgestellt werden, daß ein pathologischer Befund mit Sicherheit nur bei Verschluß des Zusammenflusses beider Vertebralarterien zur Basilararterie entsteht. Ist der Verschluß dagegen im Endabschnitt der A. basilaris lokalisiert, kann durch Abfluß über davor gelegene Kleinhirnäste und Kollateralfluß die Restdurchströmung so hoch sein, daß kein sicher pathologischer

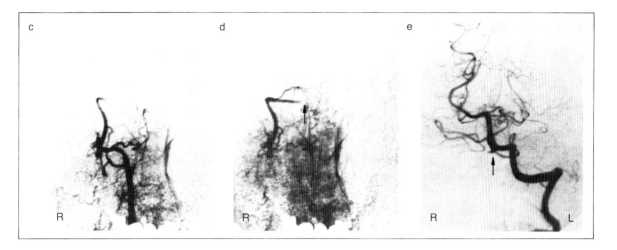

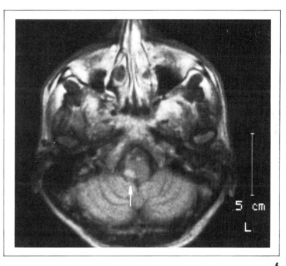

Abb. 12.**13** **Distaler** **Vertebralisverschluß** **rechts.**
45jähriger Patient mit inkomplettem dorsolateralem Oblongatasyndrom rechts.
a A. vertebralis im Atlasschlingenabschnitt (kontinuierliche Schallemission, $f_0 = 4\,MHz$).
b Duplexsonographie. Das Schnittbild zeigt etwa seitengleiche Kaliber der Vertebralarterien (↑). Beschallungsrichtung nach proximal. Die in dieser Position abgeleiteten Spektren entsprechen denen in **a**. Rechts
   jeweils Atlasschlingenkompressionstest ($f_0 = 5\,MHz$).
c–e Vertebralisangiographie rechts (**c**, **d**) und links (**e**)
   (Neuroradiologie Freiburg). Zipflig endende, stark verzögerte Darstellung der A. vertebralis rechts (**d**, ↑).
   Stummelförmige, retrograde Darstellung der A. vertebralis rechts bei Füllung von links (**e**, ↑).
f Kernspintomographische Darstellung (Neuroradiologie Freiburg) des Insultareals in der Medulla oblongata (↑).

Befund entsteht. Bei der Frage, ob intrakraniell ein
Verschluß oder eine hochgradige Stenose vorliegt,
differenziert auch die intrakranielle Dopplersonographie nach unserer Erfahrung nicht zuverlässig.
Die Tatsache, daß ab einer gewissen Tiefe kein Signal mehr ableitbar ist, kann z. B. durch starke Verlagerung der A. basilaris begründet sein. Kollaterale Mehrdurchblutung eines Kleinhirnasts kann eine
stenosebedingte Strömungsbeschleunigung vortäuschen. Bei einem diagnoseweisenden extrakraniellen Befund muß also eine angiographische Klärung
erfolgen, wenn dies klinisch angezeigt erscheint.

Der Vorhersagewert eines typischen beiderseitigen
Befunds ist also hoch (133, 134, 251, 283), die Sensitivität für hochgradige Stenosen und Verschlüsse
der A. basilaris jedweder Lokalisation dagegen
wahrscheinlich etwas geringer. Mit der Duplexsonographie kann vor allem ein distaler Vertebralisverschluß von einer Hypoplasie sicher abgegrenzt
werden (vgl. Abb. 12.**3** mit 12.**13**).

13. Intrakranielle Dopplersonographie bei Stenosen und Verschlüssen der hirnversorgenden Arterien

In diesem Kapitel sollen die intrakraniell erhobenen Dopplerbefunde

1. bei Obstruktionen der extrakraniellen Hirnarterien und
2. bei Obstruktionen der intrakraniellen Hirnarterien beschrieben werden.

Da kurzstreckige Stenosen und Verschlüsse an den hirnversorgenden Arterien extrakraniell etwa 3- bis 4mal häufiger als intrakraniell vorkommen, könnte die Wertigkeit der intrakraniellen Dopplersonographie unterschätzt werden. Der Nachweis intrakranieller Stenosen und Verschlüsse wird zwar nur selten einen gefäßchirurgischen Eingriff zur Folge haben, kann aber (z. B. hochgradige Stenose der A. cerebri media, Basilaristhrombose) von großem differentialdiagnostischem und therapeutischem (Antikoagulation, Lyse) Wert sein. Ballondilatationen intrakranieller Stenosen sind noch im experimentellen Stadium. Eine besondere Bedeutung bekommt die intrakranielle Dopplersonographie durch die Möglichkeit, die *Kollateralversorgung* über den Circulus arteriosus cerebri zu beurteilen. Dieser hämodynamische Aspekt kann wahrscheinlich nicht nur zum Verständnis der Symptomentstehung beitragen, sondern auch Hinweise auf die Prognose geben und damit Bedeutung für die Therapieplanung gewinnen. Allerdings sind die Beurteilungskriterien und Ergebnisse in der uns bekannten Literatur zur intrakraniellen Kollateralversorgung noch sehr widersprüchlich dargestellt. Uns erscheint es notwendig, das Karotis-und vertebrobasiläre System extra- und intrakraniell jeweils vollständig zu untersuchen und nur auf dieser Basis Ergebnisse mitzuteilen. Kombinierte Obstruktionen an Arterien des Karotis- und vertebrobasiliären Systems sind häufig, und durch die Verbindung dieser Systeme über den Circulus arteriosus cerebri und andere Kollateralen kann es zu wechselseitiger Beeinflussung der Strömungsgeschwindigkeit und -richtung kommen.

13.1. Stenosen und Verschlüsse der extrakraniellen Hirnarterien

Wie bei der extrakraniellen Dopplersonographie gilt: *Indirekte Befunde* (sekundäre und tertiäre hämodynamische Effekte, Abschn. 3.6) zeigen die Effekte einer hämodynamisch signifikanten Obstruktion in den vor- und nachgeschalteten Gefäßabschnitten in Form einer verminderten oder erhöhten Strömungsgeschwindigkeit, alternierenden oder retrograden Strömungsrichtung an. *Direkte Befunde* (primäre hämodynamische Effekte) beziehen sich dagegen auf den Ort der Läsion selbst und ergeben z. B. die Diagnose einer Stenose.

Die *Bewertung intrakranieller Befunde* hat zu berücksichtigen, daß die Hirndurchblutung von vielen sich gegenseitig beeinflussenden Faktoren abhängig ist (Kap. 3). Mit der intrakraniellen Dopplersonographie wird lediglich *ein* Parameter in einem komplexen Regelkreis halbquantitativ erfaßt, nämlich die Strömungsgeschwindigkeit einer ein bestimmtes Hirnareal versorgenden Arterie. Auch andere Arterien können an der Versorgung dieses Areals teilhaben. Daher sind Rückschlüsse auf eine ausreichende oder mangelhafte lokale oder globale Blutversorgung nur sehr eingeschränkt möglich.

Es sei noch einmal darauf hingewiesen, daß im folgenden der Begriff „Strömungsgeschwindigkeit" häufig anstelle von „Dopplerfrequenz" verwendet wird, obgleich die gemessenen Dopplerfrequenzen wegen der Winkelabhängigkeit zum Teil nicht der tatsächlichen Strömungsgeschwindigkeit entsprechen (Abschn. 1.3.2.1, 6.4, 8.1, Abb. 1.**10**). Quantitative Angaben beziehen sich auf die Maximalfrequenzen.

13.1.1. Stenosen und Verschlüsse der A. carotis interna

Nur bei einer hochgradigen Stenose oder einem Verschluß der A. carotis interna ist wegen der postobstruktiven Reduktion von Stromstärke und Druck eine reduzierte Strömungsgeschwindigkeit oder veränderte Strömung im abhängigen Stromgebiet zu erwarten (Abschn. 3.6). Zudem können kollaterale Versorgungsmöglichkeiten über die A. ophthalmica, den Circulus arteriosus cerebri und leptomeningeale Anastomosen eine vorgeschaltete hochgradige Obstruktion völlig kompensieren. Dies bedeutet einerseits, daß bei isolierter Betrachtung nur *eines* Arteriensegments, z. B. des Hauptstamms der A. cerebri media, ein Normalbefund auch bei hochgradiger extrakranieller Obstruktion erhoben werden kann (580, 597). Andererseits ist eine signifikant reduzierte Strömungsgeschwindigkeit mit verminderter Pulsatilität der Strömungspulskurve im Seitenvergleich als positiver indirekter Hinweis auf eine proximale Obstruktion zu werten. Eine reduzierte Strömungsgeschwindigkeit mit normaler oder erhöhter Pulsatilität spricht dagegen für eine Obstruktion distal der Ableitestelle.

13.1.1.1. Einfluß auf die Strömung in der A. cerebri media

Abb. 13.**1** zeigt transtemporale Registrierungen der Strömungsgeschwindigkeit in der A. cerebri media von drei Patienten mit einseitigem Verschluß der A. carotis interna an der extrakraniellen Karotisbifurkation, um auf die unterschiedliche Ausprägung der Seitendifferenzen der Strömungs-

geschwindigkeit und die veränderte Pulsatilität (587) hinzuweisen. Zum Beispiel ist in **a** keine signifikante Seitendifferenz der systolischen Strömungsgeschwindigkeit erkennbar. Die Pulsatilität der Strömungspulskurve ist dagegen durch die erhöhte enddiastolische Strömungsgeschwindigkeit vermindert. In diesem Fall konnte angiographisch Kollateralversorgung über die Aa. communicantes anterior und posterior nachgewiesen werden.

Abb. 13.**2** gibt für ein Kollektiv von 59 Patienten mit einseitigem Verschluß der A. carotis interna ohne hämodynamisch signifikante Obstruktion an den übrigen extra- und intrakraniellen Hirnarterien

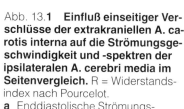

Abb. 13.**1 Einfluß einseitiger Verschlüsse der extrakraniellen A. carotis interna auf die Strömungsgeschwindigkeit und -spektren der ipsilateralen A. cerebri media im Seitenvergleich.** R = Widerstandsindex nach Pourcelot.

a Enddiastolische Strömungsgeschwindigkeit auf der Verschlußseite erhöht und damit Pulsatilität vermindert. Mittlere Strömungsgeschwindigkeit nicht signifikant reduziert.

b Deutlicher Unterschied der Pulsatilität.

c Deutlicher Unterschied der mittleren Strömungsgeschwindigkeit und Pulsatilität. Weitere Erklärung s. Text und Abb. 13.**2**.

Abb. 13.**2 Seitendifferenzen der Strömungsgeschwindigkeit in der A. cerebri media** bei 59 Patienten mit einseitigem Verschluß der extrakraniellen A. carotis interna. Auf der Ordinate ist die prozentuale Häufigkeit (59 = 100%) der jeweiligen Veränderung, auf der Abszisse die Zu- bzw. Abnahme der systolischen und enddiastolischen Strömungsgeschwindigkeit auf der Verschlußseite im Seitenvergleich (ausgedrückt in Prozent der Gegenseite) dargestellt. Weitere Erläuterungen s. Text.

Tabelle 13.**1** Mittelwerte und Standardabweichungen der systolischen und enddiastolischen Dopplerfrequenzen in kHz und Strömungsgeschwindigkeiten in cm/s der A. cerebri media ipsi- und kontralateral im Vergleich zu einem einseitigen extrakraniellen Verschluß der A. carotis interna. 59 Patienten. R = Widerstandsindex nach Pourcelot

	Ipsilateral		Kontralateral	
	kHz	cm/s	kHz	cm/s
$V_{syst.}$	1,7 ± 0,5	65 ± 19	2,4 ± 0,6	93 ± 24
$V_{diast.}$	0,8 ± 0,2	33 ± 9	1,0 ± 0,3	39 ± 10
R	0,49		0,58	

Auskunft zur Frage, wie häufig und wie ausgeprägt eine Reduktion der systolischen und enddiastolischen Strömungsgeschwindigkeit in der A. cerebri media zu finden ist. Tab. 13.**1** gibt für dieses Kollektiv die Mittelwerte und Standardabweichungen, zudem den Widerstandsindex R wieder.

Auch wenn die Mittelwerte der systolischen und enddiastolischen Strömungsgeschwindigkeit lediglich um 30 bzw. 20% im Vergleich zur Gegenseite reduziert sind, zeigt sich eine große Varianz, die in Abb. 13.**2** näher aufgeschlüsselt ist. Die Fälle mit Reduktion der Strömungsgeschwindigkeit sind in vier Gruppen (II–V) unterteilt, wobei in Schritten von jeweils 20% die Strömungsgeschwindigkeit in der im Vergleich zum Internaverschluß ipsilateralen A. cerebri media im Vergleich zur Gegenseite wiedergegeben ist. In Gruppe II sind die Strömungsgeschwindigkeiten um lediglich 1–20% reduziert, in Gruppe V um 61–80%.

Die wichtigsten Ergebnisse sind, daß bei 42% des Kollektivs die enddiastolische Strömungsgeschwindigkeit in der A. cerebri media auf der Verschlußseite höher ist, bei 15% auch die systolische Strömungsgeschwindigkeit. Dies bedeutet, daß eine „normale" Strömungsgeschwindigkeit in der A. cerebri media einen Internaverschluß nicht ausschließt. Bei über 50% der Fälle liegt die Reduktion der systolischen Strömungsgeschwindigkeit im Bereich von 1–40% der Gegenseite, und in nur 5% findet sich eine hochgradige Verminderung um 61–80%. Entsprechende Ergebnisse finden sich in der Literatur (580, 587, 597, 648). Die Ergebnisse von Tab. 13.**1** und Abb. 13.**2** sprechen für eine überwiegend suffiziente *Kollateralversorgung der A. cerebri media bei einseitigem Internaverschluß.* In dem Kollektiv der Abb. 13.**2** konnte in der Mehrzahl der Fälle (93%) Kollateralversorgung über die A. communicans anterior (Abb. 13.**3**) angenommen werden, weniger häufig auch über die A. com-

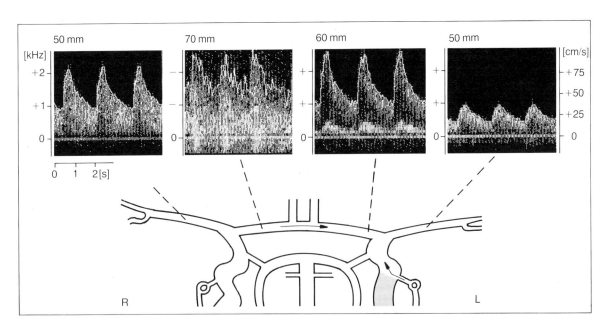

Abb. 13.3 Kollateralversorgung der linken A. cerebri media über die A. communicans anterior von rechts bei Verschluß der linken A. carotis interna extrakraniell. Die Strömungsgeschwindigkeit in der linken A. cerebri media war gegenüber rechts deutlich vermindert. In der rechten A. cerebri anterior fand sich orthograde Strömung (von der Sonde weg, negative Dopplerfrequenzverschiebung) und eine gesteigerte Strömungsgeschwindigkeit mit Zeichen einer gestörten Strömung (Zunahme der Frequenzanteile im niederfrequenten Bereich). Das Strömungssignal des retrograd durchströmten A_1-Abschnitts der linken A. cerebri anterior (auf die Sonde zu, positive Dopplerfrequenzverschiebung) zeigte ebenfalls eine Zunahme der Dopplerfrequenzen im niederfrequenten Bereich. Hier wurde vom Meßvolumen gleichzeitig der Endabschnitt der linken A. carotis interna erfaßt (Mischsignal), der über die Ophthalmikakollaterale mit verminderter Strömungsgeschwindigkeit orthograd durchströmt wurde.

municans posterior (55%) und die A. ophthalmica (58%). Allerdings ist die Kollateralversorgung über das vertebrobasiläre System (Abb. 13.**4**) wahrscheinlich häufiger (637, 648), aber aus methodischen Gründen schwieriger zu beurteilen. Ein indirekter Hinweis hierauf ist eine erhöhte Strömungsgeschwindigkeit in den Vertebralarterien und der A. basilaris (Abb. 13.**4**–13.**6**). Dies ist besonders deutlich bei *beidseitigen Internaverschlüssen*, wel-

che nach unseren Ergebnissen im Mittel eine Reduktion der systolischen Strömungsgeschwindigkeit in der A. cerebri media auf etwa die Hälfte des Normalwerts bedingen (Tab. 13.**2**). Die systolische Strömungsgeschwindigkeit in den distalen Vertebralarterien und in der A. basilaris ist dagegen auf über das Doppelte des Normalwerts (Tab. 8.**5**) gesteigert (Tab. 13.**2**, Abb. 13.**6**).

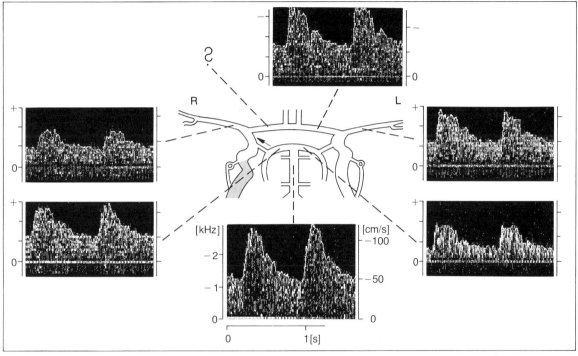

a

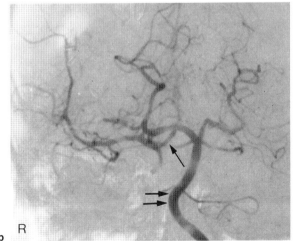

b

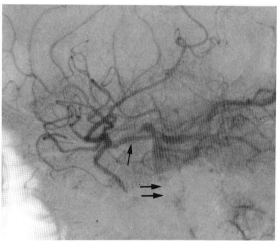

c

Abb. 13.**4 Kollateralversorgung der rechten A. cerebri media über eine kaliberstarke A. communicans posterior rechts bei Verschluß der rechten A. carotis interna.**
a Deutlich erhöhte Strömungsgeschwindigkeit im A₁-Abschnitt der kontralateralen linken A. cerebri anterior, die beide A₂-Abschnitte versorgte. Vom rechten A₁-Abschnitt war kein sicheres Strömungssignal zu erhalten.

Deutlich erhöhte Strömungsgeschwindigkeit auch im rechten P₁-Abschnitt der A. cerebri posterior und in der A. basilaris.
b, c Vertebralisangiographie links (Neuroradiologie Ravensburg) a.-p. (**b**) und seitlich (**c**). Die rechte A. cerebri media wird über die A. basilaris (⇉), den kaliberkräftigen P₁-Abschnitt der A. cerebri posterior und die A. communicans posterior (↑) dargestellt.

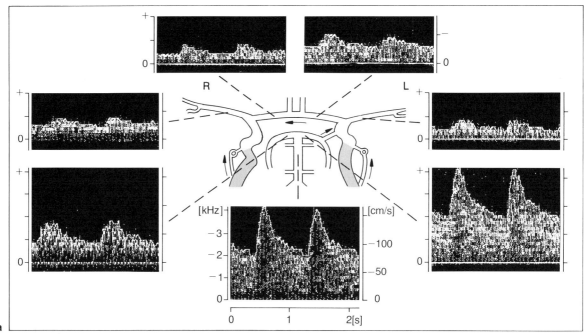

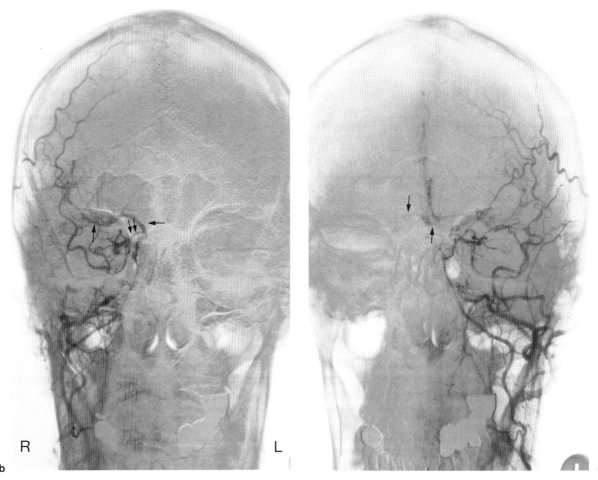

Abb. 13.5 Verschluß der A. carotis interna beiderseits.

a Kollateralversorgung der intrakraniellen Karotisstromgebiete über die Ophthalmikakollaterale beiderseits (nicht dargestellt) und das vertebrobasiläre System via A. communicans posterior links, welche den Endabschnitt der linken A. carotis interna, die linke A. cerebri media, die linke und rechte A. cerebri anterior und die rechte A. cerebri media versorgte. Retrograde Durchströmung des A₁-Abschnitts der rechten A. cerebri anterior.

b–e Katheterangiographie der linken und rechten A. carotis communis und der linken A. vertebralis (Neuroradiologie Ravensburg). Die Karotisangiographie rechts (**b**) zeigt die Füllung des Endabschnitts der A. carotis interna (←) und der A. cerebri media (↑) über Äste der A. carotis externa via Ophthalmikakollaterale (↓↓). Über die Externaäste links (**c**) wurde via Ophthalmikakollaterale neben der linken A. cerebri media auch die A. cerebri anterior beiderseits versorgt (↑). Hier kam es, wie bei der Vertebralisangiographie links (**d**), zu retrograder Durchströmung des A₁-Abschnitts der rechten A. cerebri anterior (↓). Über die A. communicans posterior links wurden beide Aa. cerebri anteriores (**d, e**) und die A. cerebri media rechts (**d**) (↓↓) dargestellt.

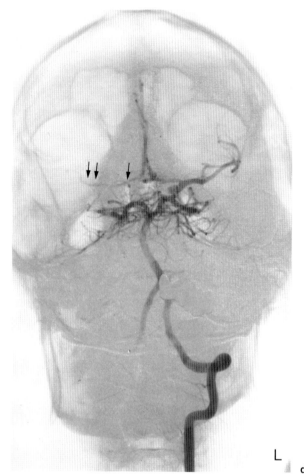

L

d

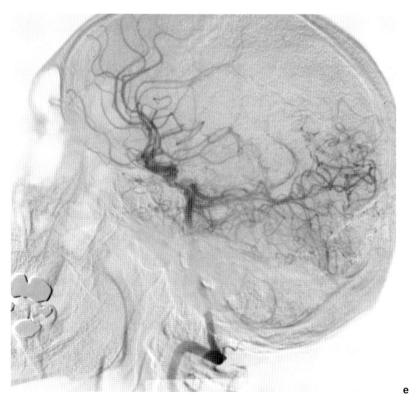

e

13.1.1.2. A. cerebri anterior und A. communicans anterior

Tabelle 13.**2** Mittelwerte und Standardabweichung der Dopplerfrequenzen (Strömungsgeschwindigkeiten) der A. cerebri media rechts und links sowie der A. basilaris bei sechs Patienten mit beidseitigem Verschluß der extrakraniellen A. carotis interna. R = Widerstandsindex nach Pourcelot

	A. cerebri media rechts		A. cerebri media links		A. basilaris	
	kHz	cm/s	kHz	cm/s	kHz	cm/s
$V_{syst.}$	1,2 ± 0,3	46 ± 11	1,2 ± 0,3	45 ± 13	3,5 ± 1,1	136 ± 42
$V_{diast.}$	0,6 ± 0,2	25 ± 6	0,7 ± 0,2	26 ± 6	1,7 ± 0,6	68 ± 24
R	0,5		0,42		0,5	

Weitere Einzelheiten der intrakraniellen Kollateralversorgung über den Circulus arteriosus cerebri (Beurteilungskriterien und Fehlermöglichkeiten) sollen in Abschn. 13.3 besprochen werden.

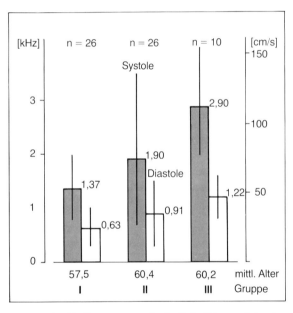

Abb. 13.6 Strömungsgeschwindigkeit im vertebrobasilären Übergangsbereich bei Patienten mit Karotisverschlußprozessen. Untersuchung von drei Patientengruppen mit Symptomen einer zerebrovaskulären Insuffizienz.
Gruppe I: keine hämodynamisch signifikanten Stenosen oder Verschlüsse an den extrakraniellen Arterien; Gruppe II: einseitiger Verschluß der A. carotis interna; Gruppe III: beidseitiger Verschluß der A. carotis interna oder einseitiger Verschluß und kontralaterale hochgradige Stenose (über 80% Lumeneinengung). Eine Steigerung der Strömungsgeschwindigkeit in den distalen Vertebralarterien und der A. basilaris kann als indirekter Hinweis auf eine Kollateralversorgung des Karotisstromgebiets über das vertebrobasiläre System angesehen werden. Neben dem arithmetischen Mittel wird die Variationsbreite der in Systole und Diastole gemessenen Maximalfrequenzen angezeigt. Weitere Erklärung s. Text.

13.1.1.2. Einfluß auf die Strömung in der A. cerebri anterior (A_1-Abschnitt) und der A. communicans anterior

Bei einseitigem Internaverschluß und Kollateralversorgung der Media über die A. communicans anterior (Abb. 13.**3**) ist die systolische Strömungsgeschwindigkeit im orthograd durchströmten A_1-Abschnitt der Gegenseite deutlich erhöht, da dieser neben der Kollateralversorgung auch die Versorgung beider Anteriores übernimmt. Verglichen mit dem Normalfall (Tab. 8.**2**) findet sich etwa die doppelte Strömungsgeschwindigkeit. Im retrograd durchströmten ipsilateralen A_1-Abschnitt ist die Zunahme geringer, im Mittel etwa 50%, wobei die eindeutige Zuordnung wegen der in enger Nachbarschaft liegenden Strömungssignale von der A. cerebri posterior (P_1-Abschnitt) und communicans posterior ohne Karotiskompression problematisch ist.

Bei Untersuchung des Mittellinienbereichs (75–85 mm Meßtiefe) sind nicht selten „musical murmurs" zu hören (Abb. 5.**5c**), wenn die A. communicans anterior vom Meßvolumen miterfaßt wird. Sind beide Internae verschlossen, findet sich reduzierte Strömungsgeschwindigkeit mit verminderter Pulsatilität bei orthograder Durchströmung.

Die gesteigerte oder verminderte Strömungsgeschwindigkeit in den genannten Abschnitten des vorderen Teils des Circulus arteriosus cerebri ist als weiteres indirektes Kriterium einer hochgradigen Obstruktion der A. carotis interna zu werten, allerdings ohne Hinweis auf deren Lokalisation (extra- oder intrakraniell, vor oder nach Abgang der A. ophthalmica).

13.1.1.3. Einfluß auf die Strömung in der A. cerebri posterior und der A. communicans posterior

Eine Beteiligung der A. communicans posterior an der Kollateralversorgung des Internastromgebiets bei hochgradiger proximaler Obstruktion ist, wie bereits oben erwähnt, auch aus methodischen Gründen weniger häufig zu finden. Im positiven Fall findet sich im P_1-Abschnitt (Abb. 13.**4**) bzw. in der A.

communicans posterior eine zum Teil hochgradige Steigerung der Strömungsgeschwindigkeit, wobei eine sichere Abgrenzung dieser beiden Abschnitte nicht immer möglich ist (Abschn. 8.3.4). Seltener findet sich auf der Seite eines Internaverschlusses auch im P_2-Abschnitt eine höhere Strömungsgeschwindigkeit. Die ist dann Ausdruck eines erheblichen Kollateralflusses über leptomeningeale Anastomosen.

Bei der in Abb. 13.**4** auch angiographisch nachgewiesenen Kollateralversorgung über den hinteren Abschnitt des Circulus arteriosus cerebri fand sich in der rechten A. ophthalmica eine orthograde Durchströmung als Hinweis auf ein Überwiegen des Blutdrucks im hinteren Abschnitt des Circulus arteriosus cerebri gegenüber dem in den Endästen der A. ophthalmica (Abschn. 3.7).

13.1.1.4. Einfluß auf die Strömung in den Vertebralarterien und der A. basilaris

In Abb. 13.**4** und 13.**5** sind Beispiele der Auswirkung eines ein- oder beidseitigen Internaverschlusses auf die Strömung in der A. basilaris wiedergegeben. Die durchschnittliche Höhe der Strömungsgeschwindigkeit in der A. basilaris bei beidseitigem Internaverschluß zeigt Tab. 13.**2**. Abb. 13.**6** gibt die systolischen und enddiastolischen Strömungsgeschwindigkeiten von drei Patientengruppen wieder, die Symptome von seiten des Karotisstromgebiets hatten. Bei Gruppe I fand sich keine höhergradige Stenose an den Karotiden, bei Gruppe II ein einseitiger Internaverschluß und bei Gruppe III ein Internaverschluß beiderseits oder ein Internaverschluß mit kontralateraler hochgradiger Stenose. Auch hier zeigt sich, daß mit zunehmendem Schweregrad des Verschlußprozesses an den Karotiden, wie zu erwarten, die Strömungsgeschwindigkeit in den Vertebralarterien und der A. basilaris zur Kollateralversorgung über die A. communicans posterior im Mittel zunimmt. Die Variationsbreite in Gruppe II weist allerdings darauf hin, daß die Inanspruchnahme der A. communicans posterior interindividuell sehr unterschiedlich ist; in der Gruppe mit beidseitigen Karotisobstruktionen ist sie dagegen essentiell.

13.1.1.5. Fehlermöglichkeiten

Interpretationsfehler der Strömungsverhältnisse in Arterien des Circulus arteriosus cerebri bei ein- oder beidseitiger Obstruktion der A. carotis interna sind meist methodisch, d. h. durch das relativ große Meßvolumen und die räumliche Nähe der interessierenden Arterienabschnitte, bedingt. So kann z. B. der bei Karotisverschluß retrograd durchströmte A_1-Abschnitt nur als sicher nachgewiesen

angesehen werden, wenn es unter kontralateraler Karotiskompression zu starker Abnahme der Strömungsgeschwindigkeit oder Umkehrung der Strömungsrichtung kommt. Ohne Kompressionstest ist eine Differenzierung vom Endabschnitt der A. carotis interna, von der A. cerebri posterior (P_1-Abschnitt) bzw. A. communicans posterior wegen gleicher Strömungsrichtung in diesen Abschnitten erschwert.

Auch anatomische Variationen, wie nicht angelegte oder hypoplastische Abschnitte oder Abgang der A. cerebri posterior aus der A. carotis interna (Abschn. 2.2.2), können zu Fehlinterpretationen führen.

Eine Seitendifferenz der Dopplerfrequenzen in den Aa. cerebri mediae kommt auch im Normalfall vor und ist dann meist Ausdruck einer winkelungünstigen Beschallung. Zudem kann sich bei chronischem Internaverschluß eine ipsilaterale Kaliberabnahme der A. cerebri media entwickeln. Dies bedeutet, daß trotz seitengleicher Strömungsgeschwindigkeit eine erhebliche Verminderung des Strömungsvolumens bestehen kann. Aussagekräftig ist eine eindeutige Differenz der Pulsatilität bzw. des Widerstandsindex (Abb. 13.**1**, Tab. 13.**1**).

Ohne Kenntnis der Befunde an den extrakraniellen Hirnarterien kann eine erhöhte Strömungsgeschwindigkeit in Kollateralen als Hinweis für eine Stenose fehlinterpretiert werden (Abb. 13.**3**), da ein isolierter dopplersonographischer Befund an den intrakraniellen Verbindungsarterien keine Differenzierung zwischen Stenose und Kollateralversorgung ermöglicht.

13.1.2. Stenosen und Verschlüsse der A. subclavia und des Truncus brachiocephalicus

Die mit der subokzipitalen Beschallung mögliche Beurteilung der Strömung in den distalen Abschnitten der Vertebralarterien und der A. basilaris (Abschn. 8.3.5) schließt eine wesentliche Lücke in der dopplersonographischen Untersuchung der hirnversorgenden Arterien, da gerade die Strömung in der A. basilaris und anderen Arterien des Circulus arteriosus cerebri unter pathologischen Bedingungen auch angiographisch häufig nicht ausreichend beurteilt werden kann. Dies betrifft vor allem die verschiedenen Ausprägungsformen des Subclavian-steal-Effekts (Abschn. 3.7, 10.3). Somit ist ein neuer Einblick in die Hämodynamik des vertebrobasilären Systems bei Obstruktionen der proximalen A. subclavia (537) bzw. des Truncus brachiocephalicus (236) möglich.

Das Verständnis für Veränderungen der Hämodynamik im vertebrobasilären System wird durch die Einbeziehung funktionell-anatomischer Gesichtspunkte (Einteilung in Verbindungs- und Endarterien, Abschn. 2.3.5, 3.7) und die Kenntnis der primären, sekundären und tertiären hämodynamischen Effekte einer arteriellen Obstruktion (Tab. 3.1) erleichtert. Bei subokzipitaler Beschallung ist allerdings die Seitendifferenzierung der Vertebralarterien und die Tiefenbestimmung des Ursprungs der A. basilaris methodisch schwierig (Abschn. 8.3.5). Dennoch gelingt es in den meisten Fällen, die Strömung in den genannten Arterienabschnitten zu untersuchen und mit der Strömung in den übrigen hirnversorgenden Arterien in Beziehung zu setzen (236, 537, 541, 542). Die bisher in der Literatur mitgeteilten Befunde bezüglich der Strömung in der A. basilaris beim Subclavian-steal-Effekt (528, 580, 637) sind unseres Erachtens wohl überwiegend falsch interpretiert (eingehende Diskussion bei von Büdingen und Staudacher [537]), da 1. die A. basilaris bei subokzipitaler Beschallung aufgrund zu geringer Untersuchungstiefe wahrscheinlich nur selten oder gar nicht erfaßt und 2. die Strömung in der im Vergleich zur Subklaviaobstruktion kontralateralen A. vertebralis, die in der Regel eine erhöhte Geschwindigkeit zeigt, für die Strömung in der A. basilaris gehalten wurde.

Ursache eines Steal-Effekts ist eine herzphasenabhängige Veränderung der Druckdifferenz zwischen kommunizierenden Gefäßabschnitten (Abb. 3.20). Steal-Effekte können in allen Arterien auftreten, die als Verbindungsarterien unterschiedliche Stromgebiete verbinden. Dies gilt auch für die Vertebralarterien und die A. basilaris, welche die A.

subclavia über die A. communicans posterior mit dem Karotisstromgebiet verbinden (Abb. 3.21). Die „Hauptarterie" des vertebrobasilären Systems, die A. basilaris, ist als Verbindungsarterie zwischen den Karotissystemen beider Seiten und den Aa. subclaviae zu betrachten. Bei allen hochgradigen Obstruktionen der Karotiden oder Aa. subclaviae wird die Strömungsgeschwindigkeit (Abb. 13.4–13.6) und z. T. auch die Strömungsrichtung in der A. basilaris beeinflußt, wenn eine offene Verbindung der A. basilaris in beiden Richtungen (A. communicans posterior, A. vertebralis) besteht.

13.1.2.1. Einfluß auf die Strömung in den Endabschnitten der Vertebralarterien

Ein Steal-Effekt auf die Strömung in der ipsilateralen A. vertebralis ist nur bei hochgradigen Stenosen oder Verschlüssen der proximalen A. subclavia oder des Truncus brachiocephalicus mit postobstruktivem Druckabfall zu erwarten. Je größer dieser Druckabfall ist, um so ausgeprägter ist der Steal-Effekt (Abb. 3.20, 10.5). Dies gilt für den am häufigsten vorkommenden vertebrovertebralen Steal-Effekt bei nicht obstruierten Vertebralarterien beider Seiten. Ein schematisches Beispiel wurde in Abb. 3.5b gegeben. Bei einer zusätzlichen Obstruktion der ipsi- oder kontralateralen Vertebralarterie sind hämodynamisch erklärbare Abweichungen möglich.

Abb. 13.7 gibt für 18 Patienten mit einseitigem Subklaviaverschluß und vertebrovertebralem Steal-Effekt die durch subokzipitale Beschallung bestimmte Strömungsgeschwindigkeit in den Endabschnitten der ortho- und retrograd durchströmten Vertebralarterie wieder (Beschallungstiefe: 80–100 mm). Sowohl in der ortho- als auch in der retrograd durchströmten Vertebralarterie ist die Strömungsgeschwindigkeit auf etwa das Doppelte der Norm (Abb. 8.30) gesteigert. Die orthograd durchströmte A. vertebralis zeigt immer eine höhere enddiastolische Strömungsgeschwindigkeit und geringere Pulsatilität (Widerstandsindex nach Pourcelot R = 0,68 gegenüber R = 0,94 der Gegenseite), da sie die kontralaterale A. vertebralis *und* die A. basilaris zu versorgen hat. Sie versorgt also zwei Stromgebiete mit unterschiedlichem Strömungswiderstand und ist in dieser Situation unter hämodynamischen Gesichtspunkten mit der A. carotis communis (Abb. 13.8) zu vergleichen. Bei einem inkompletten oder kompletten vertebrovertebralen Steal-Effekt ist es bei subokzipitaler Beschallung kein Problem, die beiden Vertebralarterien ohne Kompressionstest an der Atlasschlinge (Abb. 8.32) zu unterscheiden. Ein weiteres Differenzierungskri-

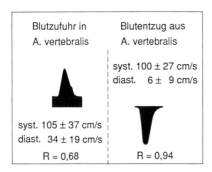

Abb. 13.**7 Subclavian-steal-Effekt.** Mittlere Strömungsgeschwindigkeit, Standardabweichung und Widerstandsindex (R) der systolischen und enddiastolischen Strömungsgeschwindigkeit im intrakraniellen Abschnitt (subokzipitale Beschallung) der ortho- und retrograd durchströmten A. vertebralis bei 18 Patienten mit einseitigem Verschluß der proximalen A. subclavia und vertebrovertebralem Steal-Effekt (n = 18) (aus von Büdingen, H. J., Th. Staudacher: Evaluation of vertebrobasilar disease. In Newell, D. W., R. Aaslid: Transcranial Doppler. Raven, New York 1992).

terium wäre die Reaktion der Strömungsgeschwindigkeit bei Kompression des im Vergleich zum Subklaviaverschluß ipsilateralen Oberarms oder Faustschluß (Abb. 10.**5**). Bei komplettem Steal-Effekt (vollständig retrograde Durchströmung einer Vertebralarterie) kommt es unter Kompression des Oberarms zu einer Abnahme der systolischen Strömungsgeschwindigkeit in beiden Vertebralarterien, nach Lösen der Kompression kurzfristig zu einer Zunahme der enddiastolischen Strömungsgeschwindigkeit, ebenfalls in beiden Vertebralarterien. Bei inkomplettem Steal-Effekt mit Pendelströmung verstärkt sich unter Kompression die hirnwärts gerichtete Strömungskomponente.

13.1.2.2. Einfluß auf die Strömung in der A. basilaris

Die sehr widersprüchlichen Angaben in der Literatur zur Strömung in der A. basilaris beim Subclavian-steal-Effekt (Diskussion unten) sprechen dafür, daß es mit den derzeitigen methodischen Möglichkeiten offenbar ein großes Problem ist, bei subokzipitaler Beschallung das Meßvolumen in die A. basilaris zu plazieren, da in großer Tiefe untersucht werden muß (Abschn. 8.3.5). Zudem sind leichte Veränderungen im Sinne einer systolischen Entschleunigung häufig schwer in der Spektrumanalyse zu identifizieren und werden nur bei großer zeitlicher Auflösung sichtbar (Abb. 13.**9**). Ein gut trainiertes Ohr des Untersuchers wird aber diese spezielle Veränderung des Strömungssignals mit ausreichender Sicherheit erfassen. Die technischen Gründe einer nicht selten schlechten Registrierbarkeit des Strömungssignals der A. basilaris sind die hohe Ultraschallabschwächung in großer Untersuchungstiefe, die Vergrößerung des Meßvolumens weit außerhalb des Fokusbereichs und das hierdurch bedingte schlechte Signal-Rauschen-Verhältnis.

Nach hämodynamischen Überlegungen ist zu erwarten, daß vor allem bei einem kompletten Steal-Effekt auf eine Vertebralarterie bei subokzipitaler Beschallung des vertebrobasilären Übergangsbereichs drei unterschiedliche Strömungssignale zu erhalten sind:

1. das Signal der retrograd durchströmten Vertebralarterie mit hoher Pulsatilität, da ein Stromgebiet (obere Extremität) mit hohem peripherem Strömungswiderstand versorgt wird;
2. das Signal der orthograd durchströmten Vertebralarterie mit erhöhter Pulsatilität und Strömungsgeschwindigkeit, da die obere Extremität und die A. basilaris zu versorgen ist (Abb. 13.**10**),
3. das Signal der A. basilaris, das in jedem Fall von dem der beiden Vertebralarterien verschieden sein muß, da die A. basilaris eine hirnversorgende Arterie ist (Abb. 13.**8**).

Allerdings sind in ihr alle Übergänge von ortho- zu retrograder Durchströmung möglich, je nach Druckdifferenz an ihrem kaudalen und kranialen Ende (Abb. 13.**9**).

In der A. basilaris als Verbindungsarterie (Abschn. 2.3.5) ist bei einem kompletten Steal-Effekt auf eine Vertebralarterie eine orthograde Durchströmung um so wahrscheinlicher, je „schlechter" ihre

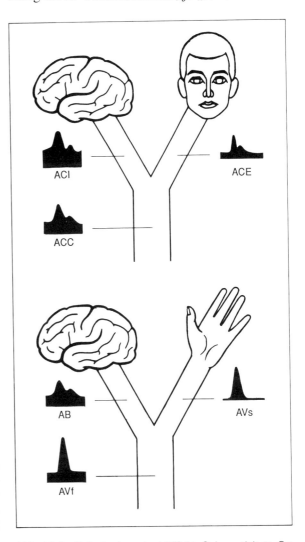

Abb. 13.**8 Subclavian-steal-Effekt.** Schematisierte Gegenüberstellung der Strömung in der extrakraniellen A. carotis communis, interna und externa (ACC, ACI und ACE) im Normalfall und der Vertebralarterien (AV$_f$, AV$_s$) und der A. basilaris (AB) bei vertebrovertebralem Steal-Effekt. Vergleichbar sind die ACC und die AV$_f$ als hirn- und muskulaturversorgende Arterien, die ACE und die AV$_s$ als muskulaturversorgende Arterien und die ACI und die AB als hirnversorgende Arterien. Der Strömungswiderstand im versorgten Gewebe bestimmt die Pulsatilität. AV$_f$ = Vertebralarterie kontralateral zum Verschluß der proximalen A. subclavia mit orthograder Durchströmung, AV$_s$ = Vertebralarterie ipsilateral zum Subklaviaverschluß mit retrograder Durchströmung zur Versorgung der oberen Extremität. Weitere Erläuterungen s. Text.

Verbindung zu den Karotissystemen ist. Eine retrograde Durchströmung setzt eine offene Verbindung zum Karotissystem voraus (A. communicans posterior) und ist um so wahrscheinlicher, je ausgeprägter zusätzliche Obstruktionen an den Vertebralarterien oder beiden Aa. subclaviae sind (Abb. 13.**22**).

Abb. 13.**10** zeigt die Dopplerbefunde bei subokzipitaler Beschallung eines 63jährigen Patienten mit asymptomatischem Subklaviaverschluß links. Bei schrittweiser Verschiebung des Meßvolumens um jeweils 5 mm ist bei einer Beschallungstiefe von 85 mm zunächst das Strömungssignal der orthograd durchströmten rechten A. vertebralis bis in eine Tiefe von 95 mm zu verfolgen, in 100 mm zeigt sich ein „Mischsignal" der rechten A. vertebralis und der A. basilaris und erst in 110 mm ein „reines" Signal der A. basilaris mit Pendelströ-

mung. Bei Verfolgung der retrograd durchströmten linken A. vertebralis zeigt sich eine zunehmende Signalabschwächung, und in 105 mm Beschallungstiefe ist kein verwertbares Signal mehr zu registrieren. Bei transtemporaler Beschallung von links findet sich in 70 mm Tiefe ebenfalls eine Pendelströmung, die dem P_1-Abschnitt der A. cerebri posterior oder der A. communicans posterior zuzuordnen ist. Während der ausnahmsweise durchgeführten Kompression der linken A. carotis communis kommt es zum Übergang von Pendelströmung zu orthograder Durchströmung mit hoher Geschwindigkeit.

Die Registrierungen der Abb. 13.**9** und 13.**10** sind als „ideal" anzusehen. Aus den oben erwähnten Gründen ist eine befriedigende Registrierung des Strömungssignals der A. basilaris häufig erst nach langem Suchen möglich und in etwa 20% der Fälle mit Subclavian-steal-Effekt unmöglich.

Abb. 13.**11** zeigt das Ergebnis der subokzipitalen Untersuchung einer 71jährigen Patientin mit der dreidimensionalen Dopplersonographie (Abschn. 8.8). Die extrakranielle Dopplersonographie hatte einen Verschluß der linken A. subclavia mit vertebrovertebralem Steal-Effekt von rechts nach links ergeben. In diesem Fall war es möglich, in zunehmender Untersuchungstiefe die Vertebralarterien getrennt bis zu ihrer Vereinigung zur A. basilaris zu verfolgen, was zweifelsfrei nur in etwa der Hälfte der Fälle gelang. In diesem Fall wurden die Dopplersignale der orthograd durchströmten rechten A. vertebralis in 63 mm Untersuchungstiefe, die der retrograd durchströmten linken A. vertebralis in 72 mm und die der A. basilaris in 99 mm Untersuchungstiefe registriert. Auch dieses Beispiel zeigt deutlich, daß die Spektren dieser drei Arterien sehr unterschiedlich aussehen.

In Abb. 13.**12** ist für ein Kollektiv von 72 Patienten mit *hochgradiger Stenose* oder Verschluß der proximalen A. subclavia und z. T. zusätzlichen Obstruktionen an extrakraniellen Abschnitten von Arterien des Karotis- und vertebrobasilären Systems die prozentuale Häufigkeit der Untersuchungstiefe angegeben, in welcher das Signal des Ursprungs der A. basilaris registriert werden konnte. In nur 20 Fällen (28%) findet sich der Ursprung der A. basilaris zwischen 85 und 95 mm Untersuchungstiefe, in den übrigen 52 Fällen (72%) in einer Beschallungstiefe von 100 mm und mehr.

Abb. 13.**13** gibt für dieses Kollektiv (71 Patienten mit einseitigem und 1 Patient mit beidseitigem Verschluß der proximalen A. subclavia) die Korrelation zwischen der Strömung in der A. basilaris und der vom Steal-Effekt betroffenen A. vertebralis wieder. Hierdurch soll die Frage beantwortet werden, wie häufig ein Steal-Effekt unterschiedlicher

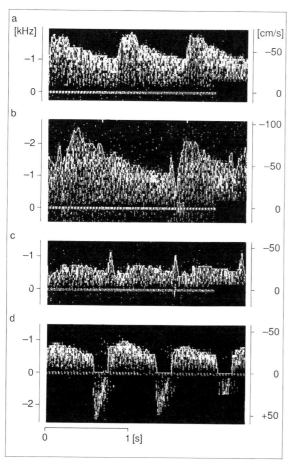

Abb. 13.**9 Subclavian-steal-Effekt. Strömungsspektren der A. basilaris** im Normalfall (**a**) und bei 3 Patienten (**b–d**) mit einseitigem Verschluß der A. subclavia und vertebrovertebralem Steal-Effekt. In **b** und **c** zeigt sich eine systolische Entschleunigung der Strömungsgeschwindigkeit (Abb. 3.**18**), in **d** eine Pendelströmung.

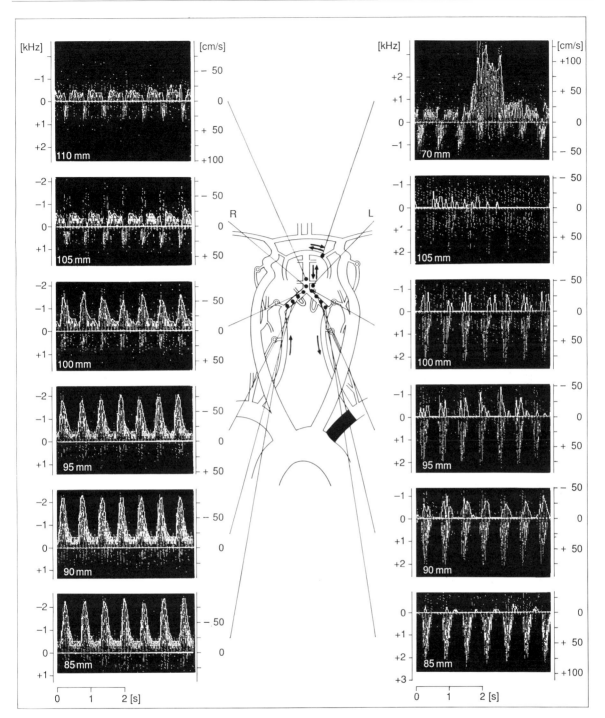

Abb. 13.**10** **Subclavian-steal-Effekt auf die A. basilaris** (Pendelströmung) bei proximalem Verschluß der linken A. subclavia und vertebrovertebralem Steal-Effekt von rechts nach links. Weitere Erläuterungen s. Text.

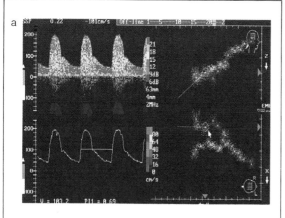

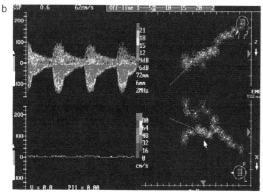

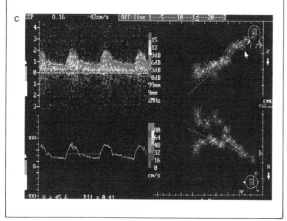

Abb. 13.11 Dreidimensionale Dopplerangiographie: subokzipitale Beschallung der Vertebralarterien und der A. basilaris. 71jährige Patientin mit Verschluß der linken A. subclavia und vertebrovertebralem Steal-Effekt von rechts nach links. In **a** sind links oben Strömungspulskurven der rechten A. vertebralis (AVr), links unten die maximalen Strömungsgeschwindigkeiten und die zeitgemittelte Strömungsgeschwindigkeit (v) wiedergegeben. Rechts ist jeweils oben das „Strömungsbild" in seitlicher Ansicht und Ansicht von oben dargestellt. AVl = linke A. vertebralis, AB = A. basilaris. **b** zeigt Strömungspulskurven der linken, retrograd durchströmten A. vertebralis und **c** der orthograd durchströmten A. basilaris. Ordinate: Strömungsgeschwindigkeit in cm/s, Abszisse: Zeit. Der jeweilige Beschallungsort ist durch einen weißen Pfeil markiert. Weitere Erläuterungen s. Text und Abb. 13.**8**.

Ausprägung auf die Vertebralarterie einen Steal-Effekt auf die A. basilaris ausübt.

Die wesentlichen *Ergebnisse* sind:

1. Bei Vorliegen eines Steal-Effekts auf die A. vertebralis zeigt die Strömung in der A. basilaris in 51% (37 von 72 Fällen) einen inkompletten oder kompletten Steal-Effekt.

2. Der Steal-Effekt auf die A. basilaris ist um so ausgeprägter, a) je ausgeprägter der Steal-Effekt auf die Vertebralarterie ist (32 [68%] der 47 Fälle mit retrograder Durchströmung der A. vertebralis zeigen einen Steal-Effekt auf die Strömung in der A. basilaris) und b) je schwerer eine zusätzliche Obstruktion (Stenose oder Hypoplasie) der kontralateralen A. vertebralis ist. Ein kompletter Steal-Effekt auf die Strömung in der A. basilaris fand sich nur bei dem Patienten mit beidseitigem Verschluß der A. subclavia, kann aber auch bei beidseitigem Verschluß der Vertebralarterien auftreten (Abschn. 13.2.5, Abb. 13.**22**).

3. Die nähere Analyse der Fälle mit orthograder Durchströmung der A. basilaris ergibt, daß in dieser Gruppe in 71% (25 von 35 Fällen) eine zusätzliche hochgradige Obstruktion (Stenose mit einer Lumeneinengung von mehr als 70% oder Verschluß) der A. carotis interna einer oder beider Seiten zu finden ist. Dagegen zeigen nur 26% (10 von 37) der Fälle mit einem Steal-Effekt auf die A. basilaris eine derartige Läsion (537). Dies bedeutet, daß die Wahrscheinlichkeit des Auftretens einer ungestörten orthograden Durchströmung der A. basilaris in der Situation eines Subclavian-steal-Effekts um so größer ist, je häufiger zusätzliche Obstruktionen an der A. carotis interna vorliegen. Unter diesen Umständen erfüllt die A. basilaris eine Kollateralfunktion für das Karotissystem. In *keinem einzigen Fall* fanden wir eine Strömungsgeschwindigkeit in der A. basilaris, die gleich hoch oder höher als die in der zuführenden A. vertebralis war.

Es erscheint wichtig, darauf hinzuweisen, daß die in Abb. 13.**13** wiedergegebenen Ergebnisse in Ruhe, also ohne Kompressionsmanöver an der betroffenen oberen Extremität, erhalten wurden. Abb. 13.**14** zeigt den Einfluß einer Erhöhung bzw. Verminderung des peripheren Strömungswiderstands auf die Strömung in der im Vergleich zum Subklaviaverschluß kontralateralen A. vertebralis (**a**) und in der A. basilaris (**b**). Die abrupte Oberarmkompression führt in der kontralateralen A. vertebralis initial zu einer kurzdauernden retrograden Strömung, dann zu einer leichten Abnahme der Strömungsgeschwindigkeit, und nach Lösen der Kompression ist eine Zunahme vor allem der enddiastolischen Strömungsgeschwindigkeit zu sehen (Abb. 10.**2**). In der A. basilaris führt die Widerstandserhöhung bei Pendelströmung zu einer Verstärkung der hirnwärts gerichteten Strömungskomponente in der Diastole und nach Lösen der Kompression (Phase der reaktiven Hyperämie) zu einer Verstärkung des Steal-Effekts mit einer kurzen Phase eines kompletten Steal-Effekts. Die unterschiedliche Reaktion dieser beiden Arterien auf Erhöhung des peripheren Strömungswiderstands ist ein eindeutiges Differenzierungskriterium, so daß eine Verwechslung dieser Arterien nicht möglich erscheint, wenn sie tatsächlich vom Meßvolumen bei subokzipitaler Beschallung erfaßt werden.

Spontane Schwankungen der Strömungsgeschwindigkeit und auch der Ausprägung des Steal-Effekts auf die Strömung in der A. basilaris fanden sich mehr oder weniger ausgeprägt bei allen Patienten und bei einigen Normalpersonen. Abb. 13.**15** gibt in **a** den Befund bei einem 32jährigen gesunden Mann wieder, mit spontaner Änderung der systolischen Strömungsgeschwindigkeit zwischen 46 und 60 cm/s und der enddiastolischen Strömungsgeschwindigkeit zwischen 30 und 46 cm/s. Entsprechende Schwankungen sind in **b** und **c** bei zwei Patienten mit komplettem Steal-Effekt auf die A. vertebralis und inkomplettem Steal-Effekt auf die A. basilaris (vorwiegend systolische Entschleunigung in **b**, Pendelströmung mit unterschiedlicher Ausprägung der hirn- und armwärts gerichteten Komponente in **c** zu sehen. Die Periode dieser sinusförmigen Veränderungen der Strömungsgeschwindigkeit und -richtung variiert zwischen etwa 15 und 30 s. Ein eindrucksvolles Beispiel wird in Abb. 13.**18** gezeigt. Angaben zu Strömungsgeschwindigkeit und -richtung in der A. basilaris haben demnach diese spontanen Schwankungen zu berücksichtigen.

Es wurde bereits erwähnt, daß ein Steal-Effekt auf die Strömung in der A. basilaris nur bei offener Verbindung zwischen dem vertebrobasilären und dem Karotissystem einer oder beider Seiten zustande kommen kann. Zweite Voraussetzung ist ein Überwiegen des Blutdrucks im Karotissystem über den im vertebrobasilären System, zumindest in der Systole. Dies beinhaltet, daß auch bei Untersuchung des P_1-Abschnitts der A. cerebri posterior und der A. communicans posterior Steal-Effekte zu erwarten sind (Abb. 13.**10**). Die Frage, unter welchen Umständen ein Steal-Effekt in der A. basilaris auftritt, ist somit nicht allein durch die Untersuchung der Arterien des vertebrobasilären Systems zu beantworten, sondern nur unter Berücksichtigung des gesamten Systems der hirnversorgenden Arterien. Auf der Grundlage unserer Ergebnisse läßt sich ein „hämodynamisches Konzept" der Strömung in der

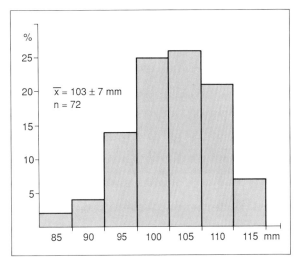

Abb. 13.**12 Dopplerangiographische Tiefe (mm) des Ursprungs der A. basilaris bei subokzipitaler Beschallung.** Prozentuale Häufigkeit, Mittelwert und Standardabweichung von 72 Patienten mit hochgradiger Obstruktion der proximalen A. subclavia und Subclavian-steal-Effekt auf die ipsilaterale A. vertebralis. Weitere Erläuterungen s. Text (aus von Büdingen, H. J., Th. Staudacher: Evaluation of vertebrobasilar disease. In Newell, D. W., R. Aaslid: Transcranial Doppler. Raven, New York 1992).

AB	n	n	AV
	35	7	
		13	
		15	
	26	1	
		4	
		21	
	10	10	
	1	1	

Abb. 13.**13 Gegenüberstellung der Strömungspulskurven der A. basilaris (AB) und der zur Subklaviaobstruktion ipsilateralen A. vertebralis (AV)** bei 72 Patienten mit hochgradiger Stenose oder Verschluß der proximalen A. subclavia. Weitere Erläuterungen s. Text und Tab. 3.**1** (aus von Büdingen, H. J., Th. Staudacher: Evaluation of vertebrobasilar disease. In Newell, D. W., R. Aaslid: Transcranial Doppler. Raven, New York 1992).

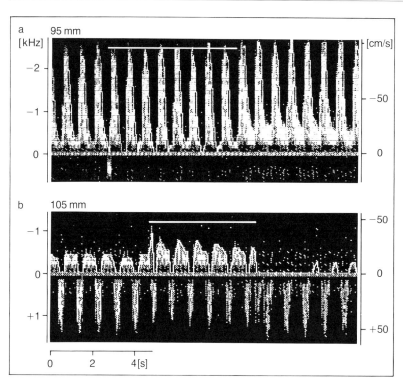

Abb. 13.**14 Proximaler Subklavia-verschluß rechts und vertebrover-tebraler Steal-Effekt von links nach rechts.** Effekte der Kompression des rechten Oberarms (Dauer der Kompression durch Balken über den Pulskurven markiert) auf die Strömung der kontralateralen linken A. vertebralis (**a**) und basilaris (**b**). In **a** kam es durch die abrupte Kompression des Oberarms zu einer kurzdauernden Rückströmung, dann zu leicht reduzierter systolischer und enddiastolischer Maximalgeschwindigkeit und nach Lösen der Kompression zur Zunahme dieser Werte. In **b** nahm die hirnwärts gerichtete Strömung zu, die armwärts gerichtete ab, und nach Lösen der Kompression zeigte sich kurzdauernd eine ausschließlich retrograde Durchströmung der A. basilaris (aus Büdingen, H. J., Th. Staudacher, P. Stoeter: Ultraschall 8 [1987] 218).

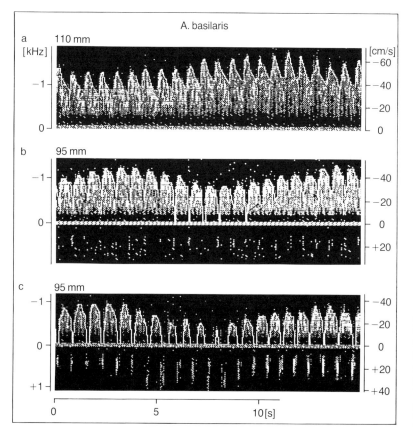

Abb. 13.**15 Spontane Schwankungen der Strömungsgeschwindigkeit und -richtung in der A. basilaris** im Normalfall (**a**) und bei zwei Patienten (**b, c**) mit Subclaviansteal-Effekt. Weitere Erklärung s. Text (aus Büdingen, H. J., Th. Staudacher, P. Stoeter: Ultraschall 8 [1987] 218).

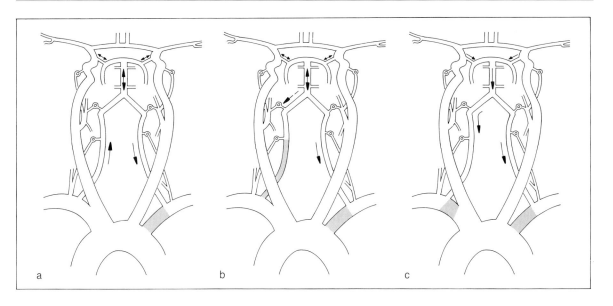

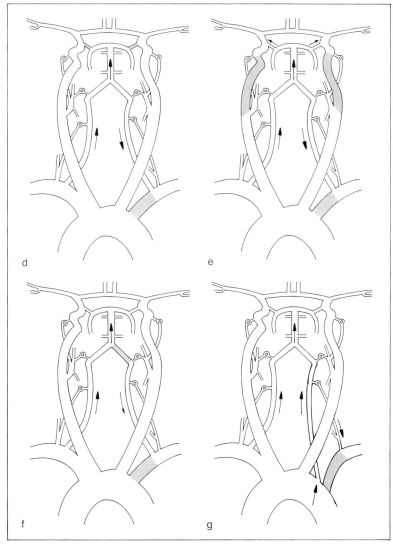

Abb. 13.**16 Begünstigende und verhindernde Konstellation für einen Steal-Effekt auf die Strömung in der A. basilaris.** Schematische Darstellung der „Verbindungsarterien" des Karotis- und vertebrobasilären Systems.
a–c Begünstigende Konstellationen.
d–g Verhindernde Konstellationen. Verschlossene Anteile sind grau markiert.

A. basilaris erstellen. Dies soll halbschematisch Abb. 13. **16** verdeutlichen. Grundvoraussetzung ist ein ein- oder beidseitiger Subklaviaverschluß. In **a–c** sind Konstellationen zusammengestellt, die eine Pendel- oder retrograde Strömung in der A. basilaris „begünstigen", in **d–g** solche, die diese Strömungsformen „verhindern".

Begünstigend wirken z. B.

1. eine beiderseits offene A. communicans posterior (**a**),
2. ein gegenüber dem Subklaviaverschluß kontralateraler Verschluß der Vertebralarterie (**b**),
3. ein Verschluß der kontralateralen A. subclavia bzw. des Truncus brachiocephalicus (**c**).

Verhindernd wirken z. B.

1. die fehlende Verbindung zum Karotissystem beider Seiten (**d**),
2. Verschlüsse der extrakraniellen Karotiden (**e**),
3. ein extra- oder intrakranieller Verschluß der A. vertebralis auf der Seite des Subklaviaverschlusses (**f**).

Auch andere Konstellationen sind denkbar. So kann bei Subklaviaverschluß links und direktem Abgang der linken Vertebralarterie aus dem Aortenbogen kein Steal-Effekt zustande kommen (**g**).

13.1.2.3. Einfluß auf die Strömung in der A. cerebri posterior und der A. communicans posterior

Durch transtemporale Beschallung des Endabschnitts der A. basilaris, des P_1-Abschnitts der A. cerebri posterior und der A. communicans posterior kann das Ergebnis der subokzipitalen Beschallung der A. basilaris am „anderen Ende" kontrolliert werden. Bei offener Verbindung zum Karotissystem findet sich im P_1-Abschnitt in den meisten Fällen das gleiche Spektrum wie in der A. basilaris (Abb. 13.**10**). Bei multilokulären Obstruktionen und/oder unvollständig angelegtem Circulus arteriosus cerebri können Befunde vorkommen, die schwer zu interpretieren und nur angiographisch zu klären sind. Zudem ist die Strömung in der A. communicans posterior dopplersonographisch bisher nur mit erheblichen Einschränkungen zu beurteilen. Aufgrund hämodynamischer Überlegungen kann allerdings erwartet werden, daß sich im Falle eines kompletten Subclavian-Steal-Effekts die Strömung in der A. communicans posterior wie die Strömung in der Vertebralarterie auf der Seite der Subklaviaobstruktion verhält.

Abb. 13.**17** gibt eine Übersicht der Dopplerbefunde bei einem schweren angiographisch kontrollier-ten extra- und intrakraniellen Gefäßprozeß bei einer 48jährigen Patientin.

Abb. 13.**18** zeigt die dopplersonographischen und angiographischen Befunde an Arterien des vertebrobasilären Systems bei einer 64jährigen Patientin mit Subklaviaverschluß links und Vertebralisabgangsstenose rechts. Besonders auffällig waren die ausgeprägten Spontanschwankungen der Strömungsgeschwindigkeit und -richtung in der A. basilaris.

13.1.2.4. Diskussion

Die Möglichkeit der dopplersonographischen Beurteilung des vertebrobasilären Systems zwischen Aortenbogen und A. communicans posterior erfordert eine Betrachtung auf mehreren Ebenen. Bei komplexen Verschlußprozessen an den Hirnarterien können in einzelnen Abschnitten dieses Systems unterschiedliche Steal-Effekte auftreten. Fünf Ebenen sind zu unterscheiden (Abb. 13.**19**):

– *Ebene 1* umfaßt die proximale A. subclavia und den Abgangsabschnitt der Vertebralarterien,
– *Ebene 2* den Abschnitt der Vertebralarterien zwischen Eintritt der Kollateralen über die Trunci thyro- und costocervicales bis zur Vertebralis-Okzipitalis-Anastomose im Bereich der Atlasschlinge,
– *Ebene 3* den Abschnitt zwischen Atlasschlinge und Abgang der A. cerebelli inferior posterior,
– *Ebene 4* den Abschnitt der Vertebralarterien nach Abgang der A. cerebelli inferior posterior und die A. basilaris bis zur Aufzweigung in die Aa. cerebri posteriores,
– *Ebene 5* die Aa. cerebri posteriores und communicantes posteriores.

Bei den in Abb. 13.**20** gezeigten Befunden eines 66jährigen Patienten war auf allen genannten Ebenen eine unterschiedliche Strömung festzustellen. Ursachen hierfür waren ein Verschluß der rechten A. vertebralis und eine hochgradige Stenose der linken A. subclavia.

Es war uns bisher nicht möglich, eine Korrelation zwischen den Strömungsmustern in den Vertebralarterien und/oder der A. basilaris und dem Auftreten von ischämischen Attacken oder Schlaganfällen im vertebrobasilären System bei Patienten mit hochgradiger Stenose oder Verschluß der A. subclavia herzustellen. Von größerer Bedeutung und noch schwieriger zu beurteilen sind die hierdurch bedingten Veränderungen der Strömung in den abhängigen Endarterien des vertebrobasilären Systems (Aa. cerebelli inferior posterior, cerebelli inferior anterior, cerebelli superior und P_2-Abschnitt der A. cerebri posterior).

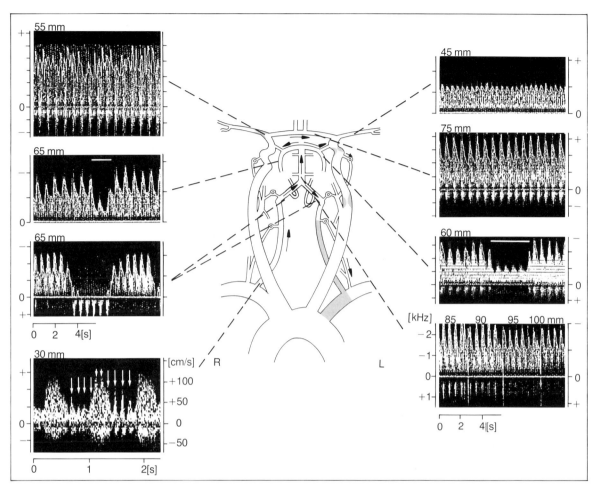

Abb. 13.17 Multiple Stenosen und Verschlüsse der extra- und intrakraniellen Hirnarterien. Proximaler Verschluß der linken Aa. subclavia und vertebralis, hochgradige Abgangsstenose der linken A. carotis interna, mittelgradige Abgangsstenose der rechten A. vertebralis, höhergradige Stenose der intrakraniellen A. carotis interna zwischen der A. ophthalmica und communicans posterior und hochgradige Abgangsstenose des Hauptstamms der rechten A. cerebri media (s. schematische Darstellung). Die Aa. cerebri media, anterior und posterior wurden transtemporal beschallt, die Aa. vertebrales und der Übergang von den Vertebralarterien auf die A. basilaris von subokzipital. Die Ziffern an den Pulskurven bezeichnen die jeweilige Untersuchungstiefe in Millimetern. Im Hauptstamm der rechten A. cerebri media fand sich eine deutlich erhöhte Strömungsgeschwindigkeit mit einem gestörten Spektrum, in der linken A. cerebri media eine reduzierte Strömungsgeschwindigkeit mit nur geringer Pulsatilität. Die Kollateralversorgung der linken A. cerebri media

erfolgte über das rechte Karotisstromgebiet via A_1-Abschnitt der rechten A. cerebri anterior, A. communicans anterior und den retrograd mit hoher Geschwindigkeit durchströmten A_1-Abschnitt der linken A. cerebri anterior. Durch Sondenkippung bei subokzipitaler Beschallung der Vertebralarterien konnte die Strömung in der rechten, orthograd durchströmten und der linken, retrograd durchströmten A. vertebralis erfaßt werden. Orthograde Durchströmung der A. basilaris, die zur Kollateralversorgung des linken Mediastromgebiets über die A. communicans posterior beitrug. Die Aa. cerebri posteriores wurden durch Kompression der Atlasschlinge der rechten A. vertebralis identifiziert (Balken über den Pulskurven), die zu einer deutlichen Abnahme der Strömungsgeschwindigkeit führte. Der Abgang der stenosierten rechten A. vertebralis wurde durch oszillierende Kompression (10 × ↓ in **a**) der Atlasschlinge der rechten A. vertebralis identifiziert (aus Büdingen, H. J., Th. Staudacher, P. Stoeter: Ultraschall 8 [1987] 218).

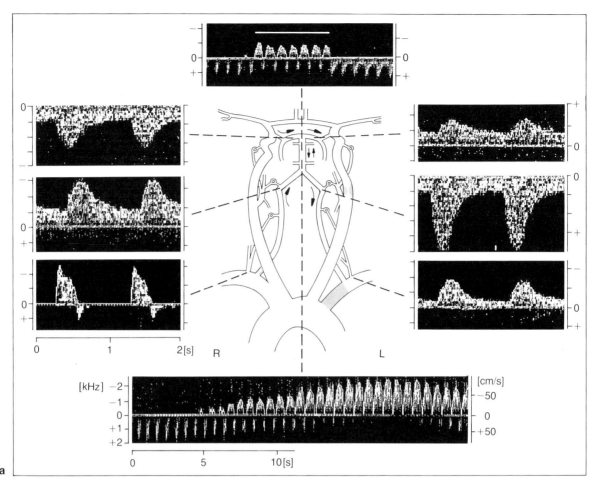

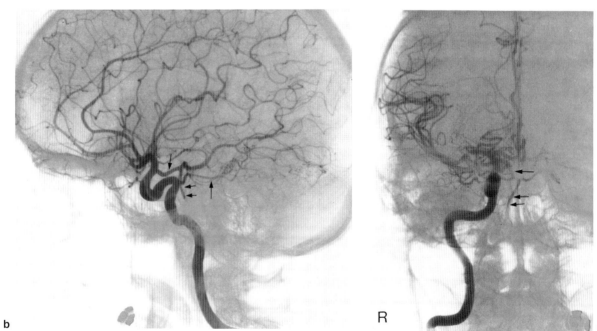

Abb. 13.**18**

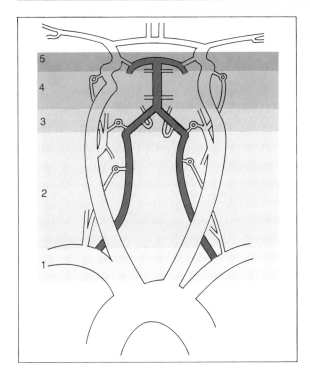

Abb. 13.19 Fünf Abschnitte (Ebenen) des vertebro-basilären Systems, in denen unterschiedliche Strömungsgeschwindigkeiten und -richtungen bei Verschlußprozessen an der Aa. subclavia und vertebralis auftreten können. Diese Ebenen entstehen durch die verschiedenen extra- und intrakraniellen kollateralen Zuflüsse und sind dopplersonographisch untersuchbar.

◄ Abb. 13.**18 Verschluß der linken proximalen A. subclavia, Stenose am Abgang der rechten A. vertebralis (höhergradig) und der linken A. carotis interna (mittelgradig).** Dopplersonographisch (**a**) wurde retrograde Durchströmung der linken A. vertebralis, orthograde Durchströmung der rechten A. vertebralis, Pendelströmung und alternierend retrograde Strömung in der A. basilaris und retrograde Durchströmung des P_1-Abschnitts der A. cerebri posterior rechts mit Versorgung auch des linken Posteriorstromgebiets gefunden. Die Kurvenbeispiele der A. basilaris zeigen oben den Effekt der Oberarmkompression links (Balken) und unten spontane Schwankungen. Retrograder Fluß ist mit Kurvenausschlag nach unten dargestellt.
b, c Karotisangiographie rechts (Neuroradiologie Ravensburg). Füllung der rechten und linken A. cerebri posterior (P_1-Abschnitt) retrograd über die A. communicans posterior (↓ in **b**, ← in **c**). Ebenfalls über die rechte A. cerebri posterior wurden die A. cerebelli superior (↑) und die A. basilaris (⇐) gefüllt. Letztere stellte sich infolge der dopplersonographisch nachgewiesenen Strömungsform nur schwach dar.

Die beschriebenen Steal-Effekte lassen unseres Erachtens bei isolierter Betrachtung keine Rückschlüsse auf eine mögliche Ischämie im Versorgungsbereich der Endarterien zu. Sie sind lediglich Ausdruck einer „gut funktionierenden" Kollateralversorgung über den Circulus arteriosus cerebri. Therapeutische Empfehlungen hinsichtlich einer gefäßchirurgischen Intervention können somit nicht allein auf der Basis der dopplersonographischen Befunde gegeben werden. Offenbar besteht kein Risiko einer Strömungsstase mit nachfolgender Thrombose in Verbindungsarterien, die eine Pendelströmung zeigen (245). Dies wird belegt durch wiederholte Untersuchungen von Patienten mit Pendelströmung in einer Vertebralarterie oder in der A. basilaris. Als „Schutzmechanismen" sind die erwähnten Spontanschwankungen anzusehen, auch systemische Veränderungen des Blutdrucks, z. B. in Orthostase, oder Veränderungen des peripheren Strömungswiderstands durch Armarbeit mit konsekutiver Verschiebung der Wasserscheide in den Verbindungsarterien.

Die dopplersonographische Untersuchung des intrakraniellen vertebrobasilären Systems ist schwierig und oft nur unzureichend möglich. Aus unserer Sicht ist im Gegensatz zur vorherrschenden Meinung in der Literatur gerade dieser Bereich sehr kritisch zu betrachten. Die Spezifität und Sensitivität der intrakraniellen Dopplersonographie wird zu optimistisch dargestellt (528, 637). Mißverständnisse und diskrepante Befunden vor allem hinsichtlich der Strömung in der A. basilaris haben aus unserer Sicht folgende Gründe:

1. Anatomische Messungen an Röntgenbildern, Angiogrammen und Kernspintomogrammen haben nur orientierenden Wert. Homogene Werte der Distanzmessungen wären auf Kernspintomogrammen zu erwarten, sind aber bei zwei Arbeitsgruppen (643, 669) derart diskrepant, daß sie für die dopplersonographische Diagnostik wohl nicht nützlich sind, eher zur Verwirrung beitragen.

2. Durch die Dopplersonographie kann im Normalfall ohne Kompressionstest an der Atlasschlinge der A. vertebralis nicht der Übergang der Strömung von den Vertebralarterien in die A. basilaris zu deren Tiefenlokalisierung bestimmt werden. Die gelegentlich zu beobachtende leichte Erhöhung der Strömungsgeschwindigkeit in größerer Untersuchungstiefe ist kein Kriterium dafür, daß die A. basilaris erreicht wurde, sondern viel wahrscheinlicher Ausdruck eines günstigeren Beschallungswinkels.

3. Ebenso inkonsistent sind die Literaturangaben zur dopplersonographischen Bestimmung der Untersuchungstiefe zur Beurteilung der Strö-

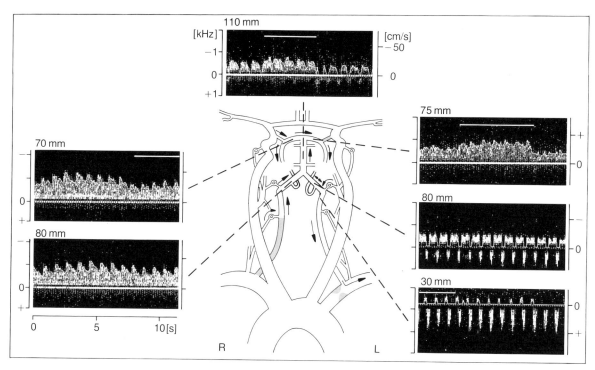

Abb. 13.20 Untersuchung des vertebrobasilären Systems bei Verschluß der rechten A. vertebralis am Abgang und hochgradiger proximaler Stenose der linken A. subclavia. Die Strömungsrichtung in den einzelnen Arterienabschnitten ist durch Pfeile im Schema des angiographischen Befunds angezeigt. Dopplersonographische Befunde: Der Balken über den Pulskurven markiert jeweils kräftigen Faustschluß links. In der rechten A. cerebri posterior (P₁-Abschnitt) fand sich retrograde Strömung mit Abnahme der Strömungsgeschwindigkeit bei Faustschluß links. Die linke A. cerebri posterior wurde orthograd von rechts und über die A. basilaris versorgt und zeigte bei geringer Pulsatilität eine Zunahme der Strömungsgeschwindigkeit bei Faustschluß links. In der A. basilaris fand sich in 110 mm Untersuchungstiefe eine orthograde Strömung mit systolischer Entschleunigung, nach Öffnen der Faust links eine Pendelströmung. Die rechte A. vertebralis wurde nach Eintritt der zervikalen Kollateralen orthograd, die linke A. vertebralis kaudal der Vertebralis-Okzipitalis-Anastomose überwiegend retrograd durchströmt (Beschallung von links lateral). Kranial dieser Anastomose fand sich in 80 mm Tiefe bei subokzipitaler Beschallung eine Pendelströmung.

mung in der A. basilaris bei subokzipitaler Beschallung (506, 519, 528, 581, 637). Der Vergleich unserer Ergebnisse mit denen in der Literatur legt nahe, daß die Strömung in einer Vertebralarterie häufig für die in der A. basilaris gehalten wurde.

4. Es ist nicht zu verstehen, warum bei retrograder Durchströmung einer Vertebralarterie die orthograde Strömung in der A. basilaris erhöht sein soll (528). Die in dieser Arbeit abgebildeten Registrierungen der „A. basilaris" zeigen eine identische Strömungsgeschwindigkeit und Pulsatilität, wie sie in der orthograd durchströmten A. vertebralis gefunden wurden. Ähnliche Befunde wurden von Hennerici u. Mitarb. (580) dargestellt. Ringelstein (637) fand bei einem Kollektiv von 91 Patienten mit Subclavian-steal-Effekt auf eine Vertebralarterie unter Ruhebedingungen nur selten eine „kritische Beeinträchtigung" der Strömung in der A. basilaris. Dies widerspricht unseren Befunden. Wir meinen dagegen,

daß gerade die Strömung in der A. basilaris sehr empfindlich auf alle hämodynamischen Veränderungen reagiert, welche die Karotissysteme oder das vertebrobasiläre System betreffen, speziell beim Subclavian-steal-Effekt.

13.1.3. Extrakranielle Stenosen und Verschlüsse der Vertebralarterien

In diesem Abschnitt sollen die hämodynamischen Effekte von hochgradigen ein- oder beidseitigen Obstruktionen der extrakraniellen A. vertebralis, die meist an ihrem Abgang aus der A. subclavia lokalisiert sind, auf die Strömung in ihren distalen Abschnitten und in der A. basilaris besprochen werden. Zum besseren hämodynamischen Verständnis der bei subokzipitaler und transtemporaler Beschallung erhältlichen Dopplersignale des vertebrobasilären Systems erscheint zunächst eine Schematisierung am supraaortalen Gefäßbaum sinnvoll.

Abb. 13.**21** gibt mögliche hämodynamische Effekte einer einseitigen hochgradigen Stenose oder eines Verschlusses der linken A. vertebralis wieder. Im Fall einer Stenose (**a**) ist am Abgang ein Stenosesignal (1), bei Verschluß eine nicht nachweisbare Strömung (2) zu erwarten. Bei Beschallung der Atlasschlinge der Vertebralarterie kann bei effektiver Kollateralversorgung über die zervikalen Kollateralen und die Vertebralis-Okzipitalis-Anastomose eine „normale" Strömungsgeschwindigkeit (3), evtl. mit im Seitenvergleich etwas geringerer Pulsatilität, vorkommen, aber auch eine verminderte Strömungsgeschwindigkeit mit geringer Pulsatilität (4) oder eine systolische Entschleunigung (5). Identische Befunde sind im Endabschnitt der betroffenen A. vertebralis zu erwarten, evtl. in geringerer Ausprägung, wenn zusätzliche Kollateralen kranial der Atlasschlinge zufließen. Auch in der A. basilaris (6) und der kontralateralen A. vertebralis ist eine normale Strömungsgeschwindigkeit (7) oder in letzterer eine kompensatorisch erhöhte Strömungsgeschwindigkeit (8) möglich.

Abweichende Befunde ergeben sich, wenn eine zusätzliche hochgradige Obstruktion an der linken A. subclavia oder der A. carotis communis bzw. externa vorliegt, die die Kollateralversorgung der proximal hochgradig obstruierten A. vertebralis gefährdet.

Bei proximalem Verschluß *beider Vertebralarterien* (Abb. 13.**21b**) ist am Abgang kein Strömungssignal zu erwarten (1, 2), bei Beschallung der Atlasschlingen und intrakraniellen Abschnitte, in Abhängigkeit von der Effektivität der Versorgung über die A. occipitalis und zervikale Kollateralen, eine orthograde Strömung mit verminderter Strömungsgeschwindigkeit und Pulsatilität (3), eine systolische Entschleunigung der Strömungsgeschwindigkeit bei orthograder Durchströmung (4) oder eine Pendelströmung (5), wenn der Blutdruck in den Kollateralen herzphasenabhängig mit dem am kranialen Ende der A. basilaris konkurriert. Voraussetzung hierfür ist eine offene Verbindung zum Karotissystem über die A. communicans posterior. Auch in der A. basilaris kann, ebenfalls abhängig von der Effektivität der Kollateralen, an ihrem Ursprung und Ende orthograde Durchströmung mit reduzierter Strömungsgeschwindigkeit (6), Pendelströmung (7) oder retrograde Durchströmung erwartet werden. Auch hier spielen zusätzliche Läsionen an den Karotiden und/oder der A. subclavia bzw. des Truncus brachiocephalicus eine große Rolle hinsichtlich der kollateralen Versorgung. Wichtig ist also, die Befunde an *allen* hirnversorgenden Arterien zu kennen, um die Strömungssignale bei subokzipitaler Beschallung interpretieren zu können.

Daß die A. basilaris bei proximalem Verschluß beider Vertebralarterien auch während des ganzen Herzzyklus retrograd durchströmt sein kann, zeigt Abb. 13.**22**. In der Aortenbogenangiographie stellen sich beide Vertebralarterien nicht dar (**b**). Durch die Karotisangiographie rechts (**b**) kam es zu retrograder Füllung der A. basilaris (Pfeil). Dopplersonographisch (**a**) fand sich bei subokzipitaler Beschallung in der Tiefe zwischen 75 und 115 mm eine gegen die Schallsonde gerichtete (retrograde) Strömung.

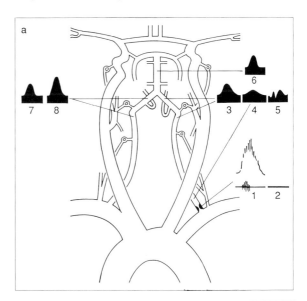

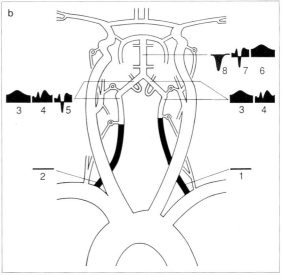

Abb. 13.**21 Schematisierte Darstellung des Einflusses einer hochgradigen Obstruktion am Abgang der linken A. vertebralis** (**a**) auf die Strömungspulskurven der A. vertebralis am Abgang (1, 2), im Bereich der Atlasschlinge und ihres intrakraniellen Abschnitts (3, 4, 5), der A. basilaris (6) und der kontralateralen A. vertebralis (7, 8). In **b** sind die Effekte eines beiderseitigen proximalen Verschlusses der A. vertebralis wiedergegeben. Weitere Erläuterungen s. Text und Tab. 3.**1**.

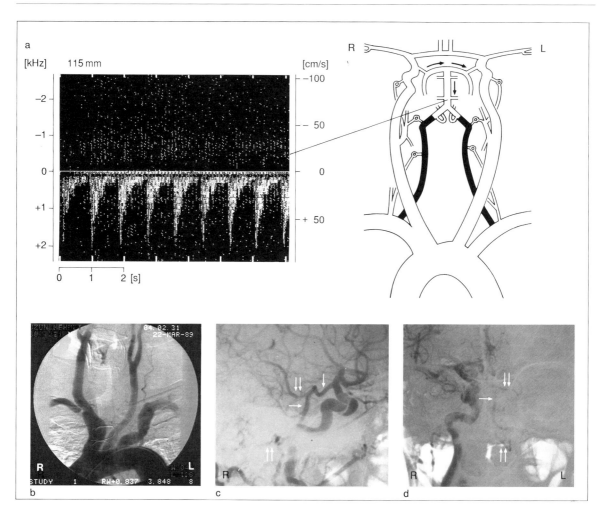

Abb. 13.**22** **Verschluß der proximalen A. vertebralis beiderseits und retrograde Durchströmung der A. basilaris** (kompletter Steal-Effekt) bei einem 58jährigen Patienten. Dopplersonographische Untersuchung (**a**) subokzipital in 115 mm Tiefe ($f_0 = 2$ MHz). Im Aortenbogenangiogramm (**b**) keine Darstellung der Vertebralarterien, im seit-lichen und a.-p. Strahlengang der Karotisangiographie rechts (**c, d**) Nachweis der retrograden Füllung der A. basilaris ($\rightarrow$) über die A. communicans posterior ($\downarrow$) und Füllung der A. cerebri posterior ($\downarrow\downarrow$) und der A. cerebelli inferior posterior (PICA) links ($\uparrow\uparrow$). Angiogramme: Neuroradiologie Ravensburg. Weitere Erklärung s. Text.

13.2. Stenosen und Verschlüsse der intrakraniellen Hirnarterien

Eine Übersicht der diagnostischen Kriterien und Befunde in der Literatur gibt Lindegaard (596). Entscheidend für die Diagnostik intrakranieller Stenosen und Verschlüsse sind, wie im extrakraniellen Bereich, die direkten Kriterien, d. h. Strömungsbeschleunigung, gestörte Strömung oder Nichtauffinden eines Signals. Auch für den intrakraniellen Bereich konnte eine inverse Beziehung zwischen Strömungsgeschwindigkeit und Gefäßdurchmesser nachgewiesen werden (598). Es bestehen aber einige besondere Schwierigkeiten:

1. Die untersuchbaren Gefäßabschnitte sind relativ kurz, so daß Strömungsbeschleunigung und post-stenotisch gestörte Strömung nicht über eine längere Strecke verfolgt werden können.

2. Auch bei intrakraniellen Verschlüssen entwikkeln sich Kollateralkreisläufe, die aber im Gegensatz zum extrakraniellen Bereich zum Teil in unmittelbarer Nachbarschaft liegen und schwierig von normal perfundierten Arterienabschnitten zu unterscheiden sind bzw. bei hohen Strömungsgeschwindigkeiten als Stenose fehlinterpretiert werden können (605).

3. Das Nichtauffinden eines Signals ist häufiger auf Durchschallungsschwierigkeiten oder Lagevariationen zurückzuführen als im extrakraniellen Bereich.

4. Intrakranielle höhergradige umschriebene Stenosierungen oder Verschlüsse sind wesentlich seltener als im extrakraniellen Bereich. Grolimund u. Mitarb. (559) fanden bei intra- und extrakranieller Untersuchung 149 extrakranielle Stenosen der A. carotis interna, dagegen nur 34 Stenosen der A. cerebri media.

5. Die angiographische Beurteilung intrakranieller Gefäßprozesse ist durch das vergleichsweise geringere Gefäßkaliber und zahlreiche Überlagerungen eingeschränkt.

13.2.1. A. carotis interna

Stenosen der A. carotis interna können transorbital nachgewiesen werden, wenn sie vor oder im Bereich des Ophthalmikaabgangs liegen. Stenosen des Endabschnitts werden mit der transtemporalen Beschallung erfaßt. Spencer u. Whisler (658) berichteten erstmals über den Nachweis von intrakraniellen Internastenosen durch transorbitale Beschallung. Von 11 angiographisch nachgewiesenen Stenosen hatten 8 ein pathologisches Dopplersignal. Ein größeres und angiographisch kontrolliertes Kollektiv von Patienten mit Stenosen und Verschlüssen des Karotissiphons wurde von Ley-Pozo u. Ringelstein (593) untersucht. Sie fanden 4 Stenosen bei normalem Angiogramm und Übereinstimmung der Doppler- und angiographischen Befunde in 16 von 17 Fällen mit Stenose und 6 von 7 Fällen mit Verschluß. Eine Stenose wurde dopplersonographisch diagnostiziert, wenn die zeitgemittelte Strömungsgeschwindigkeit über 80 cm/s lag.

Abb. 13.23 zeigt, daß eine hochgradige Stenose des Kavernosusabschnitts dem direkten Nachweis entgehen kann. Bei diesem Patienten war die Strecke der poststenotischen Strömungsstörung offensichtlich nicht ausreichend lang, um noch im Bereich des Ophthalmikaabgangs nachgewiesen zu werden.

Bei transtemporaler Beschallung besteht für den Endabschnitt der A. carotis interna ein ungünstigerer Beschallungswinkel als für den Anfangsabschnitt der A. cerebri media. Zudem wird häufig aus Zeitgründen nur die Media-Anterior-Achse untersucht. Abb. 13.24 zeigt die dopplersonographischen Ergebnisse und das Angiogramm einer 65jährigen Patientin mit rezidivierenden rechtshemisphärischen Durchblutungsstörungen. Es fand sich neben einer höchstgradigen Internaabgangsstenose eine deutliche Stenose des aufsteigenden Siphonschenkels. Es handelt sich hier also um das Problem der Erkennung einer Tandemstenose. Infolge der hochgradigen extra- und intrakraniellen Läsionen waren die poststenotischen Strömungsge-

schwindigkeiten und die Pulsatilität in den intrakraniellen Abschnitten deutlich vermindert. Die Dopplerfrequenzen, welche im Endabschnitt der A. carotis interna abgeleitet werden konnten, waren nur im Vergleich mit denen der anderen poststenotischen Abschnitte als stenosebedingt relativ hoch anzusehen. Eine weitere Besonderheit dieser Patientin war, daß weder eine funktionierende A. communicans posterior noch eine durchgängige A. communicans anterior nachweisbar war. Abb. 13.25 zeigt die Befunde der „dreidimensionalen Dopplersonographie" bei einer Stenose des Karotissiphons.

Als *Fehlermöglichkeit* wurde schon das Nichterfassen einer relativ weit proximal gelegenen Internastenose genannt. Bei proximalem Internaverschluß kann infolge Kollateralfluß über die A. communicans posterior zum Mediagebiet in der Tiefe von ca. 65 mm häufig eine sehr hohe Strömungsgeschwindigkeit registriert werden, die zur Fehldiagnose Endabschnittstenose der A. carotis interna führen kann (Abb. 13.26). Weiterhin ist wegen gleicher Strömungsrichtung eine Verwechslung zwischen dem P_1-Segment der A. cerebri posterior und dem Internaendabschnitt möglich.

13.2.2. A. cerebri media

Über Stenosen und Verschlüsse der A. cerebri media liegen bisher die meisten Mitteilungen vor. Sie sind häufiger als in den übrigen dopplersonographisch untersuchbaren intrakraniellen Abschnitten. Lindegaard u. Mitarb. (598) und Hennerici u. Mitarb. (580) berichteten über jeweils acht Läsionen, Grolimund u. Mitarb. (559) über neun angiographisch kontrollierte Läsionen. Die zeitgemittelten Maximalfrequenzen lagen zwischen 2,2 und 6,4 kHz (84 und 250 cm/s). Die Freiburger Arbeitsgruppe (521) fand in einem Kollektiv von 196 auch angiographisch untersuchten Patienten mit zerebralen Durchblutungsstörungen 21 Obstruktionen mit einem Stenosegrad über 50% (Tab. 13.3). Kriterium für eine Stenose war eine systolische Maximalfrequenz von über 4 kHz (157 cm/s). Dieser Wert liegt oberhalb der doppelten Standardabweichung des Normalwerts. Aus Tab. 13.3 errechnet sich für die Entdeckung von Stenosen eine Sensitivität von 62% und eine Spezifität von 98% bei einem positiven prädiktiven Wert von 86%. Die Sensitivität für die Erkennung von Verschlüssen lag bei nur 25% (1 von 4 chronischen Verschlüssen). Ein vergleichbares Kollektiv wurde von Ley-Pozo u. Ringelstein (593) mit besserem Ergebnis untersucht. Sie fanden für die dopplersonographische Diagnose einer Mediastenose eine Sensitivität von 86% und eine Spezifität von 99%, für die Diagnose eines Mediaverschlusses eine Sensitivität von 91% und eine Spezifität von 99%. De Bray u. Mitarb. (531) fan-

13.2.2. A. cerebri media

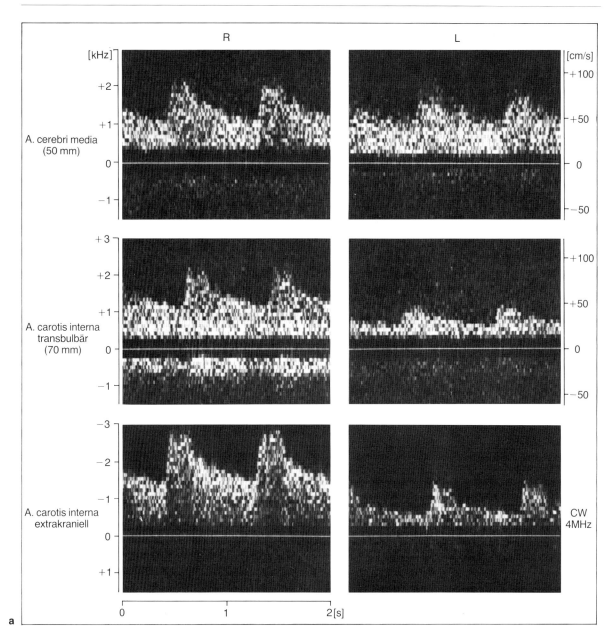

Abb. 13.**23** **Hochgradige Stenose der linken A. carotis interna im kavernösen Abschnitt (C$_5$).** 46jähriger Patient mit rezidivierender Amaurosis fugax links.

a Seitenvergleich der Dopplerspektren der A. carotis interna extrakraniell (kontinuierliche Schallaussendung, f$_0$ = 4 MHz), transorbital in 70 mm Tiefe mit Fluß auf die Sonde zu (C$_4$-Abschnitt) und der A. cerebri media transtemporal in 50 mm Tiefe (gepulste Schallaussendung, f$_0$ = 2 MHz). Wegen der hochgradigen Stenose im kavernösen Abschnitt links extrakraniell (prästenotisch) und intrakraniell (poststenotisch) deutliche Seitendifferenz der Strömungsgeschwindigkeit in den Aa. carotides internae. Das Signal der Aa. cerebri mediae zeigt wegen stenosebedingt kollateralen Zuflusses von der Gegenseite keine Seitendifferenz der Strömungsgeschwindigkeiten, jedoch links, auf der Seite der Stenose, eine deutlich verminderte Pulsatilität. Obgleich die transorbitale Untersuchung der A. carotis interna links wahrscheinlich relativ kurz nach der Stenose erfolgte, war kein poststenotisch gestörtes Spektrum nachweisbar, sondern lediglich eine Strömungsverlangsamung als indirektes Zeichen.

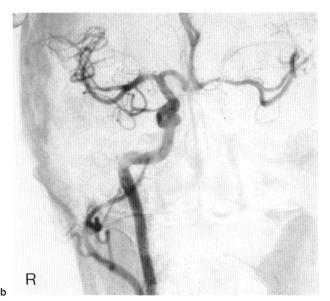

R

b

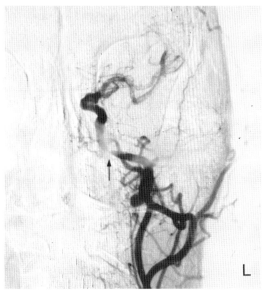

L

c

b, c Karotisangiographie beiderseits im a.-p. Strahlengang (Neuroradiologie Freiburg). Kräftige kollaterale Mitfüllung der A. cerebri media links über die A. communicans anterior. Hochgradige Stenose (↑) im kavernösen

Abschnitt (C_5) der A. carotis interna links. Distal Anfärbung lediglich der Mediagruppe, da die Strömung im A_1-Abschnitt der A. cerebri anterior retrograd war.

den bei 20 Stenosen der A. cerebri media mit einer Lumeneinengung über 50% eine Sensitivität von 75% und eine Spezifität von 95%.

Zanette u. Mitarb. (677) konnten 48 Patienten mit fokaler Ischämie im Versorgungsbereich der A. carotis interna innerhalb 4 Stunden nach Auftreten der Symptome dopplersonographisch und angiographisch untersuchen. Die signifikantesten Dopplerbefunde an der A. cerebri media waren deren Nichtnachweisbarkeit, wenn die Angiographie einen Verschluß des Karotissiphons oder des Hauptstamms der A. cerebri media zeigte. Mediaastverschlüsse wurden dopplersonographisch nur dann durch reduzierte Strömungsgeschwindigkeit im Hauptstamm erfaßt, wenn sie mindestens drei Äste betrafen.

Mit der „dreidimensionalen intrakraniellen Dopplersonographie" (Abschn. 1.4.3.4, 8.8) wurden von Niederkorn u. Mitarb. (614) 60 Patienten mit zerebrovaskulären Störungen untersucht. Eine angiographische Kontrolle erfolgte in 21 Fällen, wobei sich eine Bestätigung der intrakraniellen Dopplerbefunde in 90,5% ergab. Insgesamt zeigten 23 (38%) der 60 Patienten abnorme Dopplerbefunde. In der Anwendung der dreidimensionalen Dopplersonographie wurden gegenüber der handgehaltenen Vorteile vor allem hinsichtlich einer eindeutigen Trennung zwischen dem vorderen und dem hinteren Abschnitt des Circulus arteriosus cerebri gesehen, was wir bestätigen können.

Abb. 13.**27** zeigt den Befund der dreidimensionalen Dopplersonographie bei einer 64jährigen Patientin, die einen leichten linkshemisphärischen Insult erlitten hatte. Die dopplersonographische Diagnose einer Stenose des Hauptstamms der linken A. cerebri media wurde angiographisch bestätigt

Tabelle 13.**3** Gegenüberstellung der angiographischen und dopplersonographischen Untersuchungsbefunde bei Stenosen und Verschlüssen der A. cerebri media (521)

Angiographie	Dopplersonographie			n
	normal	steno-siert	ver-schlossen	
normal	170	1	–	171
< 50%	–	4	–	4
50–70%	1	5	–	6
diffus, ca. 50%	3	4	–	7
> 70%	1	3	–	4
verschlossen	2	1	1	4
n	177	18	1	196

Bei 227 Arterien war 11mal die dopplersonographische Untersuchung wegen Durchschallungsschwierigkeiten, 20mal die Angiographie wegen unzureichender Darstellung nicht auswertbar. Alle Angiographien wurden zum Nachweis eines extra- oder intrakraniellen Verschlußprozesses durchgeführt. Die Gruppe „diffus, ca. 50%" beinhaltet solche Arterien, bei denen das Angiogramm mittelgradig arteriosklerotische Einengungen zeigte, die jedoch nicht kurzstreckig, sondern längerstreckig und schlecht abgrenzbar waren.

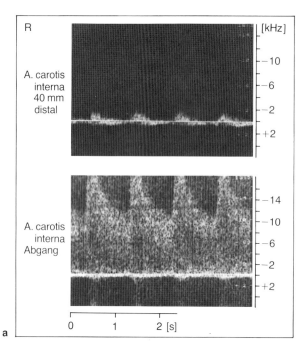

a

Abb. 13.24 Tandemstenose der A. carotis interna rechts am Abgang und im Endabschnitt (C_1 und C_2). 65jährige Patientin mit rezidivierenden rechtshemisphärischen TIA unter aggregationshemmender Behandlung. Keine Kollateralfunktion des Circulus arteriosus cerebri nachweisbar.

a Dopplerspektren der A. carotis interna am Abgang und ca. 4 cm distal (gepulste Schallaussendung [Duplexsonographie], $f_0 = 5$ MHz). Ausgeprägte Strömungsbeschleunigung mit enddiastolischer Maximalfrequenz > 10 kHz, eine ca. 90%ige Stenose anzeigend. Die hohen Strömungsgeschwindigkeiten werden zusätzlich durch den mangelnden Kollateralfluß zur versorgten Hemisphäre erklärt (das Gegenteil zeigt Abb. 13.**26**).

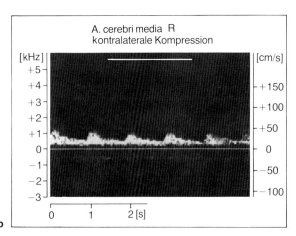

b

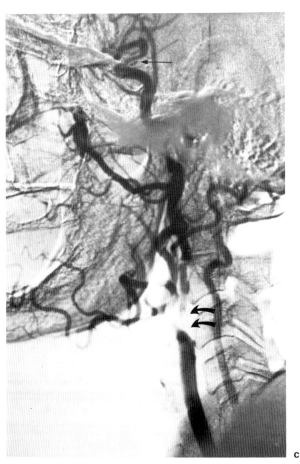

c

b A. cerebri media rechts in 50 mm Tiefe. Kompression der kontralateralen A. carotis communis (Balken) hatte keinen Effekt. Die niedrige Strömungsgeschwindigkeit und der Kompressionstest sprachen für eine mangelnde Kollateralfunktion über die A. communicans anterior.

c Karotisangiographie rechts, seitlicher Strahlengang, Mitfüllung der A. vertebralis bei abgangsnaher Katheterlage. Schlechte Darstellung der A. carotis interna im Bereich der hochgradigen Abgangsstenose (⇄). Deutliche Stenose im aufsteigenden Siphonschenkel (←).

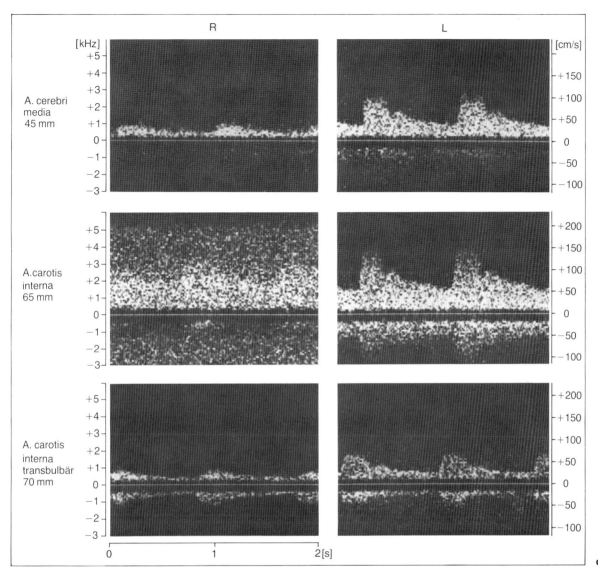

d Dopplerspektren der intrakraniellen Gefäßabschnitte im Seitenvergleich (gepulste Schallaussendung, $f_0 = 2\,MHz$). Untersuchung der A. carotis interna transorbital (70 mm) und transtemporal (65 mm) sowie der A. cerebri media (45 mm). Transorbital gelang es nur, das prästenotisch gelegene Siphonknie mit Fluß auf die Sonde zu und von der Sonde weg zu beschallen. Der Stenoseabschnitt (C_1/C_2-Abschnitt rechts) bzw. die unmittelbar poststenotische Region wurde transtemporal in 65 mm Tiefe beschallt. Schwaches Signal mit starken Rauschanteilen. Deutlich verminderte Pulsatilität. Wegen der Stenose in diesem Bereich fand sich in dieser Tiefe keine wesentliche Seitendifferenz der Strömungsgeschwindigkeiten, die weiter distal in der A. cerebri media deutlich war. Die Siphonstenose führte wegen der zusätzlichen hochgradigen extrakraniellen Stenose also nur zu einer mäßigen, relativen Strömungsbeschleunigung. Die A. cerebri anterior rechts war nicht gefunden worden, links Normalbefund (nicht abgebildet).

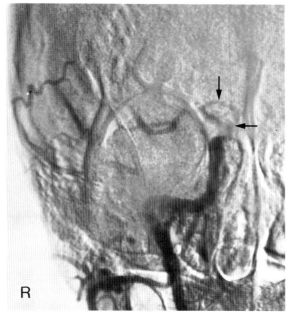

R

e

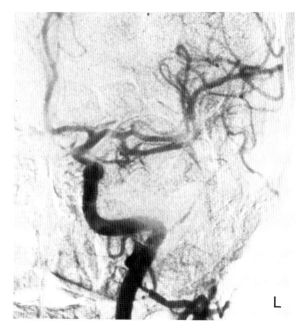

L

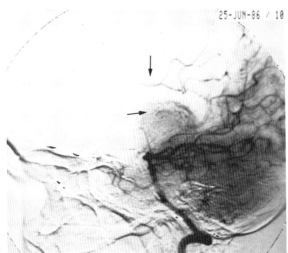

25-JUN-86 / 10

f

Abb. 13.**24e** Karotisangiogramm rechts und links im
a.-p. Strahlengang. Projektionsbedingt und durch Sub-
traktionsartefakte ist die intrakranielle Karotisstenose
nicht deutlich dargestellt (←). Trotz der hochgradigen
Strömungsbehinderung der A. carotis interna rechts orthograde Darstellung der A. cerebri anterior rechts (↓) und
fehlender Überlauf von links nach rechts bei Karotisangiographie links. Relativ kurzer Mediahauptstamm links und
über eine weite Strecke parallel verlaufende Hauptäste.
f Vertebralisangiographie links (im Gegensatz zu **d** und **e**
intraarterielle DSA-Technik). Späte Aufnahme mit Anfärbung des Plexus choroideus (→) und Ausbildung einer
Balkenanastomose (↓). Fehlende A. communicans
posterior. Bei normaler Gefäßanlage wäre eine Mitfüllung
der rechten A. cerebri media über die rechte A. communicans posterior zu erwarten gewesen. Somit muß angenommen werden, daß bei dieser Patientin der Circulus
arteriosus cerebri weder im vorderen noch im hinteren Anteil angelegt war (Neuroradiologie Freiburg).

(Lumeneinengung 60–70%). In der Stenose (**b**)
wurde eine zeitgemittelte Strömungsgeschwindigkeit von 170 cm/s, kontralateral (**a**) von 74 cm/s gefunden. Die poststenotische Strömungsgeschwindigkeit (**d**) war mit 45 cm/s gegenüber rechts (**c**)
mit 40 cm/s nicht reduziert.

Abb. 13.**28** gibt mögliche Erklärungen für die von
uns gefundene niedere Sensitivität (25%) bei unseren ersten Patienten mit Verschlüssen der A. cerebri media. Bei einem *chronischen Verschluß* können sich ausgeprägte Kollateralnetze im Stammganglienbereich entwickeln. Bei günstigen Beschallungsbedingungen können diese dann dopplersonographisch für die A. cerebri media gehalten
werden und es wird, wenn die registrierten Signale
im Normbereich liegen, kein pathologischer Befund festgestellt. Im Beispiel der Abb. 13.**28b** wies

lediglich eine ungewöhnlich hohe Strömungsgeschwindigkeit in der A. cerebri anterior der gleichen Seite auf die bestehende Kollateralversorgung hin (605). Bei *akutem Verschluß* des Mediahauptstamms ist mit größerer Zuverlässigkeit der
dopplersonographischen Diagnose zu rechnen.

Ausgeprägte Kollateralnetze sind auch das wesentliche Merkmal der Moya-Moya-Erkrankung. Bei
einer 49jährigen Patientin konnte die für diese Erkrankung typische intrakranielle Karotisstenose
rechts durch den Nachweis hoher Dopplerfrequenzen mit „musical murmurs" belegt werden (Abb.
13.**29**). Der Befund auf der kontralateralen Seite
wurde dopplersonographisch für normal gehalten.
Hier lag jedoch ein Verschluß der intrakraniellen
Karotisbifurkation mit ausgeprägtem Kollateral-
netz vor. Auf die Pathologie wies lediglich eine aus-

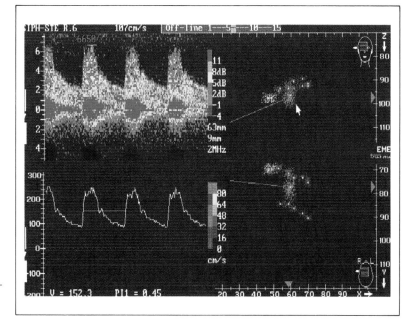

Abb. 13.**25** **Befunde der dreidimensionalen Dopplerangiographie** bei transtemporaler Beschallung von rechts. In 63 mm Untersuchungstiefe sind Strömungspulskurven des **stenosierten Endabschnitts (↑) der rechten A. carotis interna** wiedergegeben. Ordinate: oben Dopplerfrequenz in kHz, unten in cm/s, Abszisse: Zeit. Weitere Erläuterungen s. Abb. 13.**11**.

gesprochen niedrige Strömungsgeschwindigkeit der distalen Abschnitte hin (45mm). Abb. 13.**30** zeigt Befunde bei einer anderen Patientin mit Moya-Moya-Erkrankung. Hier war die kompensatorische Flußzunahme im vertebrobasilären Bereich besonders eindrucksvoll.

Bei einigen Patienten besteht ein sehr kurzer Mediahauptstamm (Abb. 13.**31**). Bei Verschluß eines Hauptasts kann der andere Ast für den Mediahauptstamm gehalten werden, und es resultiert wiederum kein erkennbar pathologischer Befund.

Das *Nichtauffinden* eines Signals in der Tiefe, in welcher die A. cerebri media erwartet wird, kann nur dann als Hinweis auf einen Verschluß des Mediahauptstamms gewertet werden, wenn in größerer Tiefe bei gleicher Sondenposition ein Signal der Aa. cerebri anterior und carotis interna nachgewiesen wird (672). Ein zusätzlicher Hinweis wäre eine niedrigere Strömungsgeschwindigkeit in der A. carotis interna im extra- und intrakraniellen Seitenvergleich (Abschn. 9.7.2).

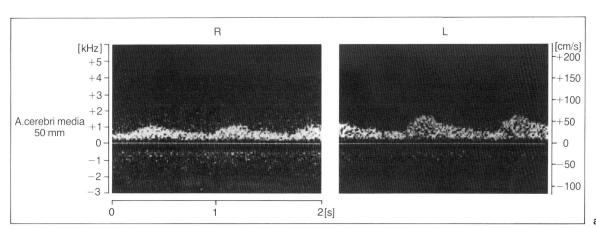

Abb. 13.**26**   **Bilaterale hochgradige Stenose der A. carotis interna.** Untersuchung eines 59jährigen Patienten wegen flüchtiger zerebraler Ischämie, wobei eine sichere klinische Zuordnung zu einem Karotis- oder dem Basilarisstromgebiet nicht möglich war. Extrakranielle Befunde des gleichen Patienten s. Abb. 9.**43**.

a Dopplerspektren der A. cerebri media im Seitenvergleich, transtemporale Untersuchung in 50 mm Tiefe. Niedrige Dopplerfrequenzen und verminderte Pulsatilität rechts mehr als links.

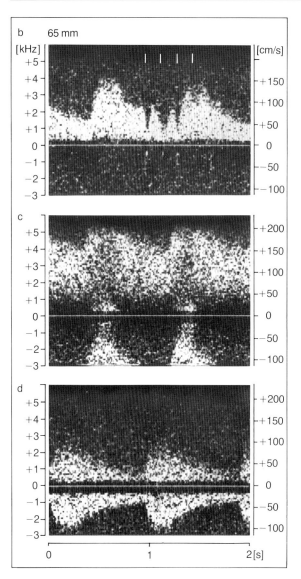

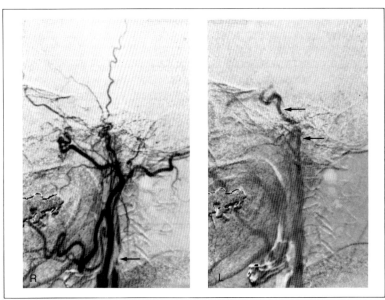

Abb. 13.**26 b** A. cerebri posterior rechts, Untersuchung wie bei **c** und **d** , aber in 65 mm Tiefe. Wegen Kollateralfluß deutlich erhöhte Strömungsgeschwindigkeit (Tab. 8.**3**). Repetitive Atlasschlingenkompression beiderseits führt zu einer deutlichen Modulation des Signals (IIII).

c Signal der A. communicans posterior rechts (65 mm Tiefe), enddiastolische Maximalfrequenz 4 kHz, höchste dargestellte Frequenz 5 kHz und Aliasing (Prototyp der Fa. EME, PRF 10 kHz, Abschn. 1.4.2.3).

d Untersuchung mit geringfügig weiter nach kranial ausgerichteter Sonde, ebenfalls in 65 mm Tiefe, wobei das Signal mit positiver Dopplerfrequenzverschiebung wahrscheinlich dem Endabschnitt der A. carotis interna, das mit negativer der A. cerebri anterior entspricht.

e, f Karotisangiographie rechts im seitlichen Strahlengang, DSA-Technik (Neuroradiologie Freiburg). Präokklusive Stenose der A. carotis interna kurz nach dem Abgang (← in **e**) und verzögerte distale Anfärbung des Gefäßes mit Kontrastmittel (weitere Erklärung s. Abb. 9.**43**). Abb. 13.**26 g−k** s. nächste Seite.

Abb. 13.**26 g, h** Karotisangiographie links im a.-p. Strahlengang. Hochgradige Abgangsstenose der A. carotis interna (→), atypisch medial zum Abgang der A. carotis externa gelegen. Trotz der hochgradigen Stenose nur mäßig verlangsamte distale Kontrastmittelfüllung der A. carotis interna und orthograde Strömung in der A. cerebri anterior (↑ in **h**) ohne Hinweis für Überlauf nach rechts.

i Vertebralisangiographie links im seitlichen Strahlengang. Über die A. communicans posterior (↓) füllt sich der Internaendabschnitt und die Mediagruppe rechts.

k Vertebralisangiographie links im a.-p. Strahlengang. Mitfüllung der A. cerebri media rechts (↑↑). Der Übergang von A. communicans posterior rechts zu A. carotis interna (←) sowie die Karotisgabel (↓) mit orthograder Darstellung der A. cerebri anterior wurden überlagert durch die A. cerebelli superior (↑) und die A. cerebri posterior (↓↓) mit ihren Ästen.

Zusammenfassung: Angiographisch ergab sich eine Versorgung der Aa. cerebri media und anterior rechts ganz überwiegend über die A. communicans posterior, die deswegen sehr hohe Strömungsgeschwindigkeiten zeigte. Es konnte nicht sicher entschieden werden, ob der fehlende Nachweis einer Kollateralfunktion der A. communicans anterior durch eine mangelnde Anlage oder durch eine mangelnde Druckdifferenz zwischen rechts und links bei beidseitiger hochgradiger extrakranieller Internastenose bedingt war.

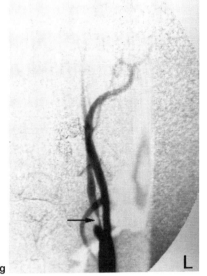

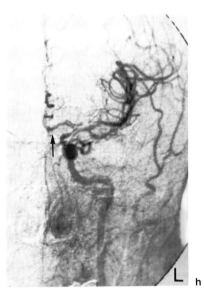

g

h

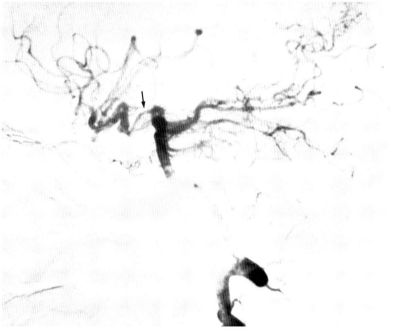

i

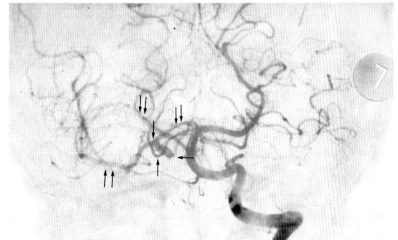

k

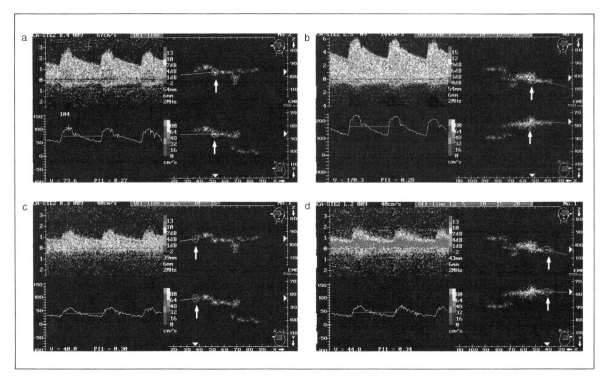

Abb. 13.27 Befunde der dreidimensionalen Doppler-angiographie bei transtemporaler Beschallung von links, Stenose des Hauptstamms der linken A. cerebri media (**b**). Strömungspulskurven der rechten A. cerebri media (**a**) (Untersuchungstiefe wie links: 54 mm), Strö-mungspulskurven der rechten A. cerebri media in 39 mm Untersuchungstiefe (**c**) und des poststenotischen Abschnitts der linken A. cerebri media (**d**) in 43 mm Untersuchungstiefe. Weitere Erläuterungen s. Text und Abb. 13.**11**.

Die bisherigen Erfahrungen und Ergebnisse weisen darauf hin, daß Obstruktionen des Hauptstamms der A. cerebri media meist erkannt werden, zur genaueren Differenzierung jedoch eine Angiographie notwendig ist.

13.2.3. A. cerebri anterior

Bezüglich des Nachweises von Stenosen und Verschlüssen des A_1-Abschnitts der A. cerebri anterior liegt wegen der großen Seltenheit bisher nur wenig Erfahrung vor. Wir nehmen eine Stenose an, wenn bei orthograder Durchströmung die systolische Maximalfrequenz größer als 3 kHz (118 cm/s) ist. Im eigenen Krankengut finden sich nur 5 angiographisch kontrollierte pathologische Dopplerbefunde, davon zweimal keine Stenose, zweimal eine geringgradige und einmal eine höhergradige Stenose. Allerdings ist darauf hinzuweisen, daß eine exakte angiographische Beurteilung des Stenosegrads intrakranieller Arterien häufig nicht möglich ist.

Die *Fehlermöglichkeiten* bei der Untersuchung dieser Arterie sind besonders groß. Hypoplasie kann dazu führen, daß sie nicht aufgefunden wird, was wiederum nicht als Verschluß gedeutet werden darf. Bei Vorliegen einer Kollateralversorgung über die A. communicans anterior werden im zu- und abführenden A_1-Abschnitt erhöhte Strömungsgeschwindigkeiten gefunden, z. T. mit Werten bis zum Vierfachen der Norm. In dieser Situation können auch Zeichen einer gestörten Strömung auftreten, die dann nicht mit einem Stenosesignal verwechselt werden dürfen. Es wird sicher nicht möglich sein, bei Kollateralströmung eine Stenose im A_1-Abschnitt der A. cerebri anterior dopplersonographisch zu erkennen.

13.2.4. A. cerebri posterior

Stenosen und Verschlüsse des P_1- und P_2-Abschnitts der A. cerebri posterior sind ebenfalls sehr selten, und die *Fehlermöglichkeiten* entsprechen denen, welche bei der A. cerebri anterior besprochen wurden. Da die A. cerebelli superior mit der A. cerebri posterior verwechselt werden kann, führt dies vor allem zu Problemen der Erkennung von Verschlüssen.

13.2.5. Intrakranielle Abschnitte der Aa. vertebrales und der A. basilaris

Auf die Schwierigkeiten, im Normalfall bei subokzipitaler Beschallung die Aa. vertebrales untereinander und von der A. basilaris zu unterscheiden, wurde bereits in den Abschn. 8.3.5 und 13.1.2 hingewiesen. Diese Arterien sind Verbindungsarterien mit einer Reihe von Zu- und Abflußmöglichkeiten, die eine differenzierte Betrachtung des vertebrobasilären Systems auf fünf Ebenen erfordert (Abb. 13.**19**).

Stenosen und Verschlüsse am Abgang der Aa. subclavia und vertebralis haben Auswirkungen auf die Strömung in intrakraniellen Abschnitten der Vertebralarterien und der A. basilaris. Sie wurden in den Abschn. 13.1.2 und 13.1.3 bereits besprochen. Ohne deren Kenntnis ist eine sinnvolle Interpretation der Befunde an intrakraniellen Abschnitten des vertebrobasilären Systems nicht möglich.

Die extra- und intrakraniellen Dopplerbefunde sollen in ihrer Kombination nach Möglichkeit den Ort bzw. das Arteriensegment beschreiben, in welchem die Obstruktion vorliegt. Abb. 13.**32** zeigt vier unterschiedliche Verschlußlokalisationen im intrakraniellen Abschnitt der Vertebralarterien und der A. basilaris und die zu erwartende Strömungssignale. Diese halbschematische Darstellung beruht auf hämodynamischen Überlegungen, die nach dopplersonographischen Befunden und angiographischen Kontrollen entstanden sind.

a) *Verschluß der A. vertebralis intrakraniell vor Abgang der A. cerebelli inferior posterior (PICA):* Bei extrakranieller Untersuchung ist ipsilateral eine reduzierte Strömungsgeschwindigkeit mit erhöhter Pulsatilität zu erwarten, kontralateral eine erhöhte Strömungsgeschwindigkeit zur Kompensation des Verschlusses und in der A. basilaris „normale" Strömung. Im Vertebralisabschnitt zwischen

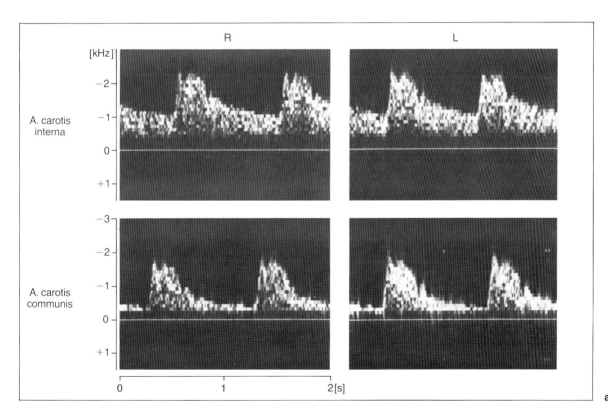

Abb. 13.**28** **Schwierigkeiten der Erkennung und Differenzierung intrakranieller Verschlüsse und Stenosen.** 50jähriger Patient mit rezidivierenden rechtshemisphärischen und vertebrobasilären ischämischen Attacken. Dopplersonographisch war der Mediahauptstammverschluß rechts nicht erkannt worden und ein Verschluß der A. basilaris anstatt der vorliegenden hochgradigen Stenose angenommen worden.

a Dopplerspektren der A. carotis communis und der extrakraniellen A. carotis interna (kontinuierliche Schallemission, $f_0 = 4\,MHz$). Trotz des Verschlusses des Mediahauptstamms fand sich keine Seitendifferenz der Strömungsgeschwindigkeit oder Pulsatilität.

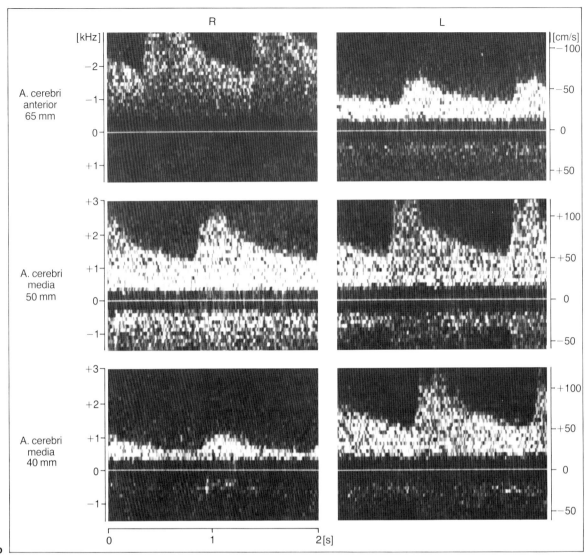

b

Abb. 13.**28 b**   A. cerebri anterior (65 mm Untersuchungstiefe) und A. cerebri media (40 und 50 mm Untersuchungstiefe). Deutliche Erhöhung der Strömungsgeschwindigkeit in der rechten A. cerebri anterior. Die systolischen Maximalfrequenzen sind abgeschnitten. Dieser Befund war
in Kenntnis der Angiographie als Kollateralfluß zum Mediagebiet via leptomeningeale Anastomosen zu deuten. Das
Strömungssignal, welches der A. cerebri media zugeordnet wurde, war in 50 mm Untersuchungstiefe annähernd
seitengleich. Der Seitenunterschied in 40 mm Untersuchungstiefe war nicht sicher pathologisch verwertbar, da
dies auch durch einen verlaufsbedingt ungünstigen Beschallungswinkel hätte erklärt werden können. Dopplersonographisch war nicht zu erkennen, daß die im „Mediagebiet" abgeleiteten Signale nicht vom Hauptstamm, sondern von Kollateralen abgeleitet wurden.

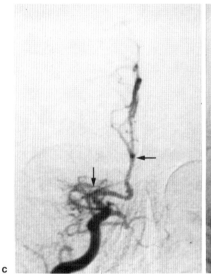
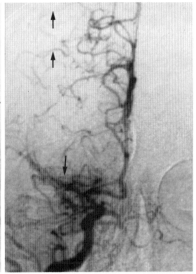

c, d Karotisangiogramm rechts im a.-p. Strahlengang, DSA-Technik (Neuroradiologie Freiburg). Verschluß des Mediahauptstamms an der intrakraniellen Karotisgabel (↓) mit rascher Füllung der A. cerebri anterior (← in **c**), aber nur verzögerte Füllung des Mediastromgebiets (**d**) über ein dichtes Netz von Stammganglienkollateralen (↓) und über leptomeningeale Anastomosen mit dem Anteriorgebiet (↑). Karotisangiographie links (nicht abgebildet) ohne pathologischen Befund.

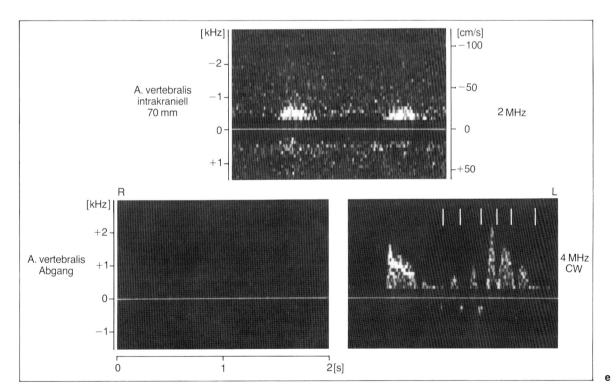

e Dopplerbefunde im vertebrobasilären System. Die extrakranielle A. vertebralis rechts war sowohl im Abgangswie auch im Atlasschlingenbereich nicht nachweisbar. Die Untersuchung in V₁ links ergab niedrige Dopplerfrequenzen in der Systole, vor allem aber in der Diastole, was insbesondere in Anbetracht des kontralateralen Befunds als Hinweis auf eine intrakranielle Strömungsbehinderung zu werten war. Repetitive Kompression zur Identifizierung der proximalen A. vertebralis (IIIII) (Untersuchung mit kontinuierlicher Schallemission, $f_0 = 4\,MHz$). Die transnuchale Beschallung des Endabschnitts der Vertebralarterien von 60–85 mm ergab, auch bei Wiederholung in Kenntnis des Angiographiebefunds, lediglich ein sehr niederfrequentes Strömungssignal, kein Stenosesignal.

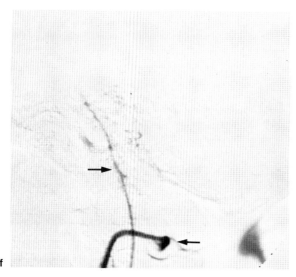

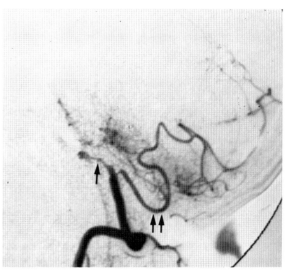

f

g

Abb. 13.**28 f, g** Vertebralisangiographie links im seitlichen Strahlengang, DSA-Technik (Neuroradiologie Freiburg). Die frühe Aufnahme zeigt die Füllung der A. vertebralis nur bis zur Atlassschlinge (←). Eine frühe intrakranielle Füllung wurde durch die retrograd, kranialwärts durchströmte A. spinalis anterior (→) erreicht. Die späte

Aufnahme (**g**) ergab keine sichere Basilarisdarstellung, eine hochgradige distale Vertebralisstenose (↑) und eine kräftige Darstellung der A. cerebelli inferior posterior (↑↑) mit teilweise kollateraler Füllung der Kleinhirnhemisphäre.

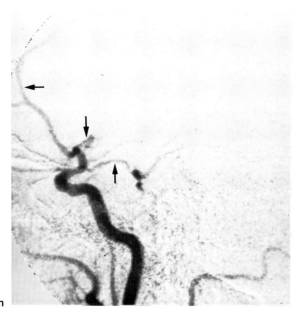

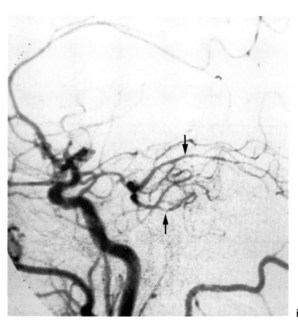

h

i

h, i Karotisangiographie rechts im seitlichen Strahlengang. Das frühe Bild zeigt wiederum den Mediahauptstammverschluß (↓), die rasche Füllung der A. cerebri anterior (←) und die A. communicans posterior (↑) mit Fül-

lung des Basilarisknopfs. Die späte Aufnahme (**i**) zeigt eine kräftige Füllung der A. cerebri posterior (↓) sowie der A. cerebelli superior (↑) über die A. communicans posterior.

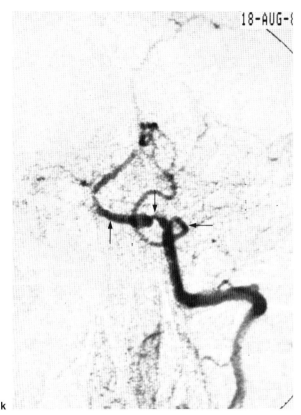

k Vertebralisangiogramm links im a.-p. Strahlengang, späte Aufnahme (vgl. **g**) kurz nach Abgang der A. cerebelli inferior posterior (←), hochgradige Stenose, wahrscheinlich noch im Endabschnitt der A. vertebralis lokalisiert (↓). Die A. basilaris (↑) verläuft nach rechts, zunächst horizontal, was die Schwierigkeiten des dopplersonographischen Nachweises erklärt.

Verschluß und Verbindung mit der kontralateralen Vertebralarterie ist eine gegen die Schallsonde gerichtete (retrograde) Strömung mit reduzierter Strömungsgeschwindigkeit, aber normaler Pulsatilität zu erwarten, wenn die PICA versorgt wird. Bei fehlender oder verschlossener PICA ist eine erhöhte Pulsatilität zu finden, da Muskeläste im Atlasschlingenbereich versorgt werden (Abb. 13.**33**).

b) Bei einem *Verschluß der Vertebralarterie nach Abgang der PICA* ist extrakraniell ipsilateral wiederum eine reduzierte Strömungsgeschwindigkeit, verglichen mit der Situation in **a** aber mit geringerer Pulsatilität, zu erwarten, kontralateral ebenfalls eine kompensatorisch erhöhte Strömungsgeschwindigkeit und normale Strömung in der A. basilaris. Wenn das Ende der betroffenen Vertebralarterie nicht völlig verschlossen ist, kann sich dort ein Elastizitätsfluß (compliance flow, Abb. 3.**6**) finden.

c) Bei einem *Verschluß der A. basilaris an ihrem Ursprung* ist bei extra- und intrakranieller Beschallung der Vertebralarterien zu erwarten, daß sich beiderseits eine reduzierte Strömungsgeschwindigkeit mit erhöhter Pulsatilität vor Abgang der PICA findet, nach deren Abgang wiederum ein Elastizitätsfluß, wenn dieser Abschnitt nicht völlig verschlossen ist. In der A. basilaris ist in dieser Situation eine retrograde Strömung mit reduzierter Strömungsgeschwindigkeit zu erwarten.

d) Bei *Verschluß der A. basilaris an ihrem kranialen Ende* kann bei extra- und intrakranieller Beschallung der Vertebralarterien kein sicher pathologischer Befund, evtl. eine beiderseits reduzierte Strömungsgeschwindigkeit, wie auch in der A. basilaris, erwartet werden.

Abweichungen von diesen schematisierten Befunden sind dann möglich, wenn zusätzliche Obstruktionen extrakraniell an der A. subclavia und vertebralis oder intrakraniell an der kontralateralen A. vertebralis vorliegen, was nicht selten der Fall ist. Hier wird es zunehmend schwieriger, die vielfältig gestörten Strömungspulskurven sinnvoll einzuordnen.

Abb. 13.**33** zeigt extra- und intrakranielle Dopplersignale von den Vertebralarterien bei einer hochgradigen Stenose nach Abgang der PICA. Weitere Beispiele sind in Abb. 13.**34** und 13.**35** wiedergegeben.

Es wurde bereits erwähnt, daß hochgradige Stenosen und Verschlüsse im Endabschnitt der Vertebralarterien durch Seitendifferenzen der Strömungsgeschwindigkeit und Pulsatilität bei Beschallung der Atlasschlinge oder des Abgangs der A. vertebralis vermutet werden können. Diese Veränderungen sind aber nicht pathognomonisch für das Vorliegen einer Obstruktion; sie können in identischer Form auch bei *Hypoplasie* einer Vertebralarterie gefunden werden. Die dopplersonographischen Kriterien einer Hypoplasie sind ebenfalls reduzierte Strömungsgeschwindigkeit und erhöhte Pulsatilität (Abschn. 12.3.1) und sind zunächst differentialdiagnostisch nicht von einer distalen Obstruktion zu unterscheiden. Die Duplexsonographie des V_1-Abschnitts der Vertebralarterien erlaubt allerdings die Diagnose einer Hypoplasie (Abb. 12.**3**).

Die Analyse von 20 Patienten mit angiographisch kontrollierten hochgradigen Stenosen oder Verschlüssen der distalen Vertebralarterien (Staudacher, Klemm u. von Büdingen, nicht publiziert) ergab, daß bei 3 der 14 Stenosen – die alle nach dem extrakraniellen Dopplerbefund vermutet wurden – bei subokzipitaler Beschallung das Stenosesignal nicht gefunden wurde, auch nicht nach langer Suche und Kenntnis des angiographischen Befunds.

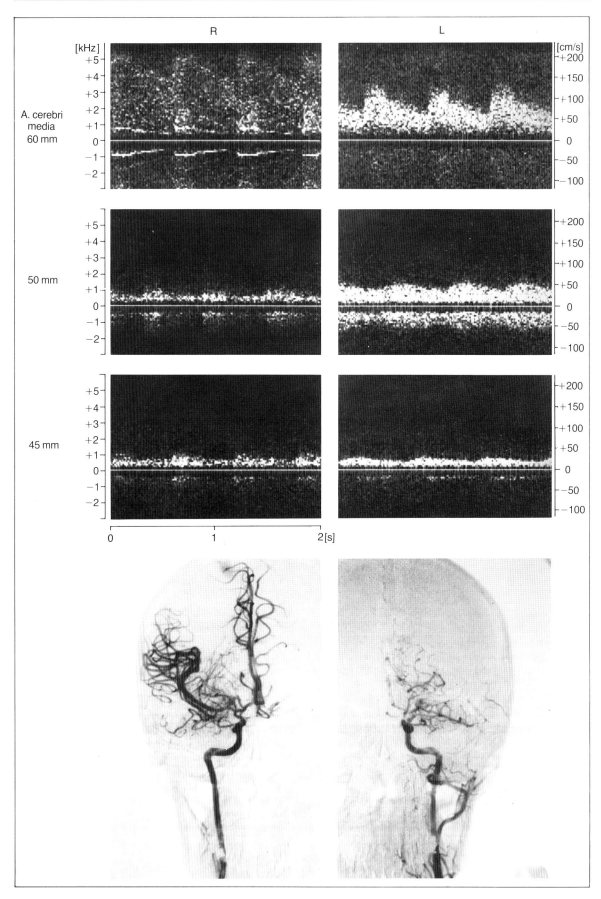

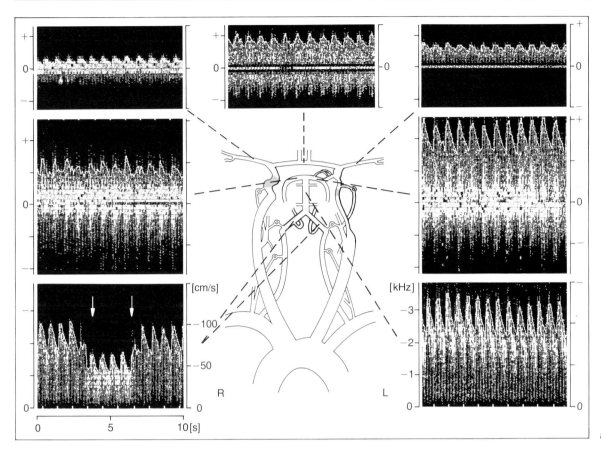

a

Abb. 13.30 Moya-Moya.

a Dopplerspektren der Aa. cerebri mediae, anteriores, posteriores, der distalen Vertebralarterien und der A. basilaris bei angiographisch (Neuroradiologie Ravensburg) nachgewiesenem Verschluß der rechten A. carotis interna nach Abgang der A. ophthalmica (nicht dargestellt) und Verschluß der linken A. carotis interna vor Abgang der A. ophthalmica. In der A. cerebri media und anterior fand sich beiderseits verminderte Strömungsgeschwindigkeit mit verminderter Pulsatilität, im P_1-Abschnitt der Aa. cerebri posteriores hochgradige Steigerung der Strömungsgeschwindigkeiten mit Zeichen einer gestörten Strömung als Ausdruck der Kollateralversorgung der intrakraniellen Karotisstromgebiete über das vertebrobasiläre System. Entsprechend war auch die Strömungsgeschwindigkeit in der rechten und linken A. vertebralis (Schallsondenkippung bei subokzipitaler Beschallung in 80 mm Untersuchungstiefe) und in der A. basilaris erhöht.

◄ Abb. 13.**29** **Moya-Moya.** 49jährige Patientin mit PRIND im Mediaversorgungsgebiet links eine Woche nach einer Myomoperation. Die extrakranielle Gefäßuntersuchung hatte einen Normalbefund ergeben (nicht dargestellt). Die intrakranielle Bifurkationsstenose der Karotis rechts war dopplersonographisch leicht zu erkennen. Die Befunde auf der linken Seite waren nicht als Verschluß interpretiert worden. Karotisangiographie im a.-p. Strahlengang rechts und links (Neuroradiologie Freiburg) mit Darstellung einer deutlichen Verengung der gesamten rechten intrakraniellen Karotisgabel. Füllung beider Anteriores von rechts. Links zeigt sich ein Netz von Stammganglienarterien. Es ist nicht sicher zu entscheiden, ob die A. cerebri media segmental verschlossen ist oder höchstgradig stenosiert. Die extrakraniellen Gefäßverhältnisse waren unauffällig (nicht dargestellt).

Dopplerspektren des Mediagebietes rechts und links. Rechts fand sich in 60 mm Tiefe ein hochfrequentes Stenosesignal, enddiastolische Maximalfrequenz ca. 4 kHz, systolische Maximalfrequenzen abgeschnitten (Abb. 13.**26 c**). „Musical murmurs" in Form von symmetrisch um die Nullinie angeordneten Frequenzbändern. Auf der linken Seite wurden in der gleichen Tiefe unauffällige Pulskurven gefunden. In 50 mm Tiefe fand sich rechts ein poststenotisch deutlich gestörtes Spektrum, links auffällig vermindert pulsatile Signale (Kollateralen). In 45 mm Tiefe war beiderseits eine auffällig niedrige Strömungsgeschwindigkeit abzuleiten.

Die Befunde dieser Patientin demonstrieren, daß mittel- bis höhergradige Stenosen der A. cerebri media relativ leicht nachweisbar sind, die Erkennung von Verschlüssen dagegen größere Schwierigkeiten bereitet. In Kenntnis des rechtsseitigen intrakraniellen Befunds wiesen einmal die seitengleichen extrakraniellen Befunde, zum anderen die seitengleich verminderten Strömungssignale des distalen Mediagebiets indirekt auf einen Verschlußprozeß auch der linken A. cerebri media hin.

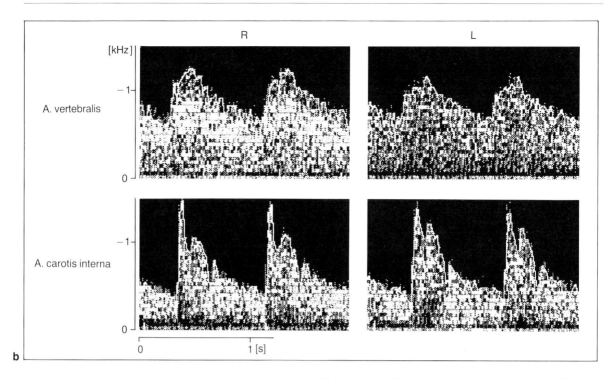

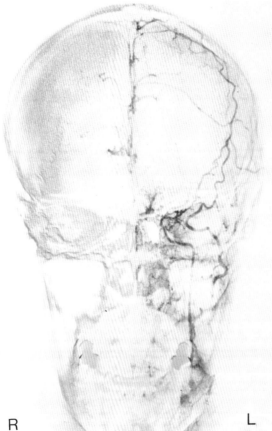

Abb. 13.**30b** Dopplerspektren der extrakraniellen Aa. carotis interna und vertebralis beiderseits (gepulste Dopplersonographie, $f_0 = 2\,MHz$). Der erhöhte Strömungswiderstand in den Karotisstromgebieten kam in der erhöhten Pulsatilität bei reduzierter Strömungsgeschwindigkeit zum Ausdruck, die Kollateralversorgung über das vertebrobasiläre System durch die „normale" Pulsatilität der Strömungsspektren der Vertebralarterien mit erhöhter Strömungsgeschwindigkeit.

c–e Die Karotisangiographie links zeigt die dünnkalibrige A. carotis interna mit Verschluß (←) und mit Verzweigung in feine Äste in ihrem Verlauf durch den Sinus cavernosus. Füllung der typischen Gefäßnetze überwiegend über den Externakreislauf mit Darstellung des Anteriorgebiets.

f Die Vertebralisangiographie links im a.-p. Strahlengang zeigt die Füllung der Arterien des vertebrobasilären Systems und über die A. communicans posterior (→) auch die Füllung von Arterien des Karotissystems (überwiegend die linke A. cerebri media, ↑) und feine Gefäßnetze im Bereich der Stammganglien.

g Vertebralisangiographie links im seitlichen Strahlengang. Die A. communicans posterior war primär dünn (besser dargestellt auf einer früheren Aufnahme) und im weiteren Verlauf kaliberkräftiger nach Einmündung von Stammganglienkollateralen, so daß insgesamt ein kräftiger Zufluß zum Mediagebiet entstand (←). Über Äste der A. cerebri posterior beginnende Darstellung der Balkenanastomose (↓).

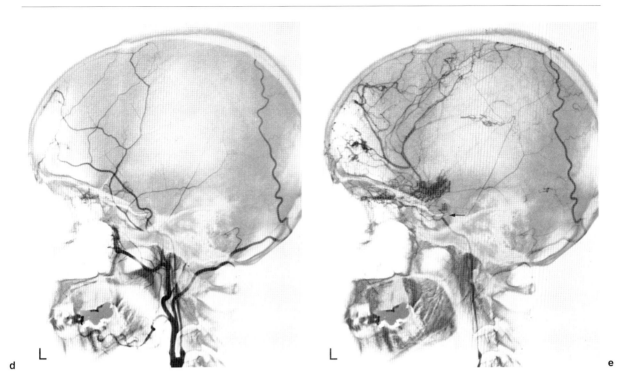

d L

L e

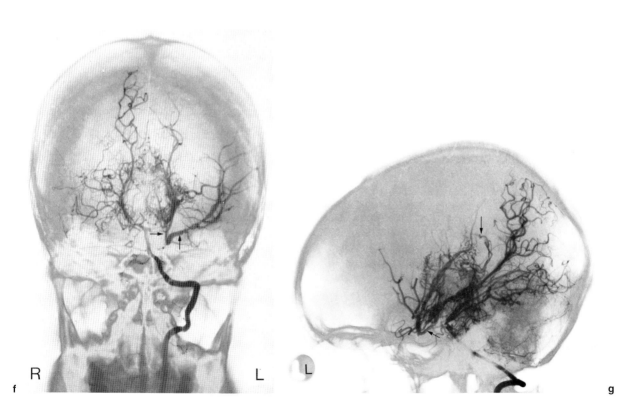

f R L L g

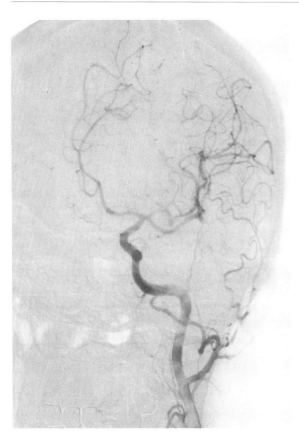

Abb. 13.**31 Angiographisches Beispiel eines kurzen Mediahauptstamms** (s. a. Abb. 13.**24 e**). Karotisangiographie links (Neuroradiologie Ravensburg). Vom a.-p. Strahlengang abweichende Darstellung durch leichte Drehung des Kopfs nach rechts.

Die Signale der übrigen Stenosen wurden in einer Tiefe zwischen 70 und 110 mm gefunden. In größerer Untersuchungstiefe werden häufig Mischsignale beider Vertebralarterien registriert, wie in Abb. 13.**34** gezeigt. Bei der 71jährigen Patientin, die einen leichten Hirnstamminsult erlitten hatte, fand sich neben der höhergradigen intrakraniellen Stenose der rechten A. vertebralis ein Verschluß der linken A. vertebralis bis zur Vertebralis-Okzipitalis-Anastomose, wobei sich im Vertebralisabschnitt zwischen dieser Anastomose und dem Ursprung der A. basilaris eine Pendelströmung zeigte, die bereits in 70 mm Untersuchungstiefe, zusammen mit der Strömung in der rechten A. vertebralis, nachzuweisen war.

Die Seitenzuordnung hochgradiger Stenosen und Verschlüsse leitet sich in aller Regel aus dem extrakraniellen Befund ab, die mittel- und höhergradiger Stenosen ohne poststenotischen Fluß- und Druckabfall gelingt nur durch Kompression einer Vertebralarterie an der Atlasschlinge, die aus-

nahmsweise im Beispiel der Abb. 13.**36** durchgeführt wurde.

Bei subokzipitaler Beschallung wird nicht selten ein großer Zeitaufwand für die Registrierung der intrakraniellen Dopplersignale von den Vertebralarterien benötigt. Oft können nur durch häufiges Kippen des Schallstrahls und Verschiebung der Schallsonde von der Mittellinie nach rechts oder links brauchbare Signale erhalten werden.

Tettenborn u. Mitarb. (667) fanden bei angiographischer Überprüfung von transkraniellen Dopplerbefunden am vertebrobasilären System eine Spezifität von 86% und eine Sensitivität von 74% (Abschn. 9.3.2). Als Erklärung für falsch positive und falsch negative Befunde wurden untersuchungstechnische Probleme angegeben.

Eine hochgradige Stenose oder ein Verschluß der A. basilaris an ihrem *Ursprung* ist nach dem extrakraniellen Befund nicht von einer beidseitigen Obstruktion der Vertebralarterien zu unterscheiden, nach dem intrakraniellen Befund nur bei Nachweis von Stenosesignalen beider Vertebralarterien in einer Untersuchungstiefe, die für die Beschallung der Vertebralarterien spricht. In dieser Situation ist in jedem Fall eine angiographische Klärung angezeigt.

Fehlermöglichkeiten: Da nicht in jedem Fall einer intrakraniellen Vertebralisstenose ein Stenosesignal erhalten werden kann, ist ohne dessen Nachweis die Differenzierung von einem Verschluß nicht möglich. Dies gilt noch mehr für Basilarisstenosen, da die Wahrscheinlichkeit, in größerer Untersuchungstiefe (100 – 120 mm) ein diagnostisch verwertbares Signal zu erhalten, immer geringer wird.

Auch bei Nachweis eines „Stenosesignals" in großer Untersuchungstiefe (90 – 120 mm) muß dieses Signal nicht unbedingt vom Ende einer Vertebralarterie oder vom Ursprung der A. basilaris stammen. Hohe Strömungsgeschwindigkeiten kommen auch in kollateral durchströmten Vertebralis-Basilaris-Ästen vor und sind vor allem in der A. cerebelli inferior posterior und ihren Ästen zu erwarten. Zudem können filiforme Stenosen mit einem Stenosesignal geringer Intensität, aber auch wegen Verlaufsanomalien mit ungünstigem Beschallungswinkel zum Teil nicht direkt erfaßt werden.

Es sei wiederholt, daß eine Thrombose am kranialen Ende der A. basilaris dopplersonographisch wegen der zahlreichen Abflußmöglichkeiten nicht mit ausreichender Wahrscheinlichkeit erfaßt werden kann, weshalb bei klinischem Verdacht in jedem Fall eine Angiographie indiziert ist.

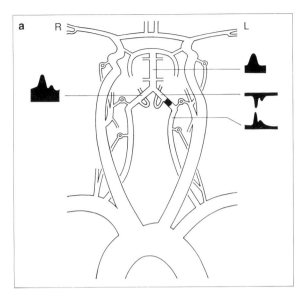
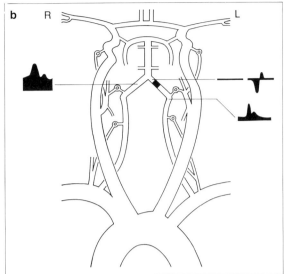
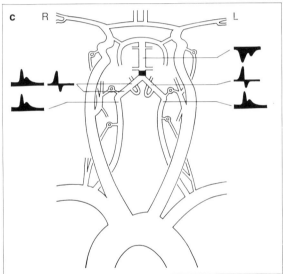
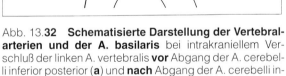
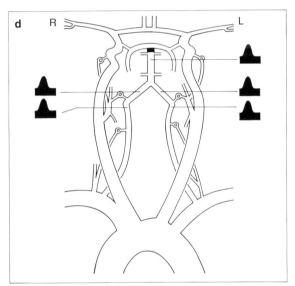

Abb. 13.**32** **Schematisierte Darstellung der Vertebral-arterien und der A. basilaris** bei intrakraniellem Verschluß der linken A. vertebralis **vor** Abgang der A. cerebelli inferior posterior (**a**) und **nach** Abgang der A. cerebelli inferior posterior (**b**). In **c** und **d** sind die zu erwartenden Strömungspulskurven bei proximalem und distalem Verschluß der A. basilaris wiedergegeben. Weitere Erklärungen s. Text.

13.3. Beurteilung der intrakraniellen Kollateralversorgung

In Abschn. 8.4.3 wurden die Ergebnisse der experimentellen Untersuchungen zur intrakraniellen Kollateralversorgung über den Circulus arteriosus cerebri besprochen und in Abschn. 13.1.1.1 die Kollateralversorgung der A. cerebri media bei ein- und beiderseitigem Verschluß der A. carotis interna. Auf die Kollateralversorgung von Arterien des vertebrobasilären Systems bei Stenosen und Verschlüssen der A. subclavia, des Truncus brachiocephalicus und der proximalen Vertebralarterien wurde in den Abschn. 13.1.2 und 13.1.3 eingegangen.

Da sich vor allem hinsichtlich der Kollateralversorgung der A. cerebri media im normalen und pathologischen Fall sehr widersprüchliche Angaben in der Literatur finden, soll näher auf sie eingegangen werden, dies auch mit dem Ziel, zu einer Bewertung hinsichtlich der Effektivität oder „Qualität" einzelner Kollateralen zu kommen.

Grundlage der folgenden Überlegungen ist das bereits in Abschn. 13.1.1.1 und Abb. 13.2 vorgestellte Kollektiv von 59 Patienten mit einseitigem Verschluß der A. carotis interna. Um eine Korrelation zwischen der Strömungsgeschwindigkeit in der kol-

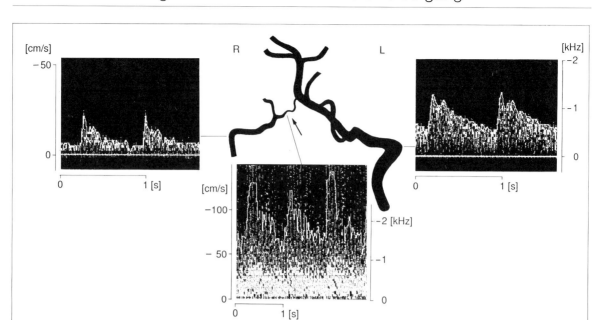

Abb. 13.**33 Hochgradige, längerstreckige Stenose der A. vertebralis rechts nach Abgang der A. cerebelli inferior posterior.** Die Strömungspulskurve der rechten A. vertebralis bei Beschallung der Atlasschlinge zeigte eine verminderte Strömungsgeschwindigkeit und erhöhte Pulsatilität gegenüber links. Stenosesignal bei subokzipitaler Beschallung in 85 mm Untersuchungstiefe (aus von Büdingen, H. J., Th. Staudacher: Evaluation of vertebrobasilar disease. In Newell, D. W., R. Aaslid: Transcranial Doppler. Raven, New York 1992).

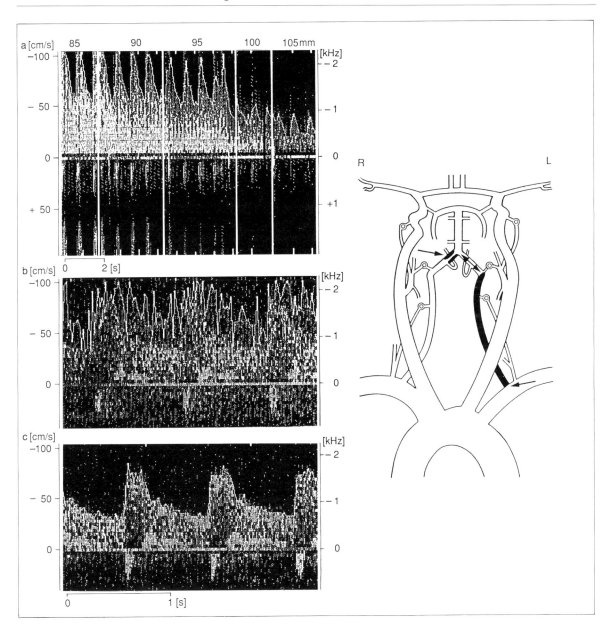

Abb. 13.34 Proximaler Verschluß der A. vertebralis links und höhergradige Stenose der A. vertebralis rechts nach Abgang der A. cerebelli inferior posterior. In **a** ist die schrittweise Verschiebung des Meßvolumens in die Tiefe bei subokzipitaler Beschallung wiedergegeben. Erhöhte Strömungsgeschwindigkeit in 85, 90 und 95 mm Untersuchungstiefe. „Mischsignale" der rechten und linken A. vertebralis in 80 mm (**b**) und 70 mm (**c**) Untersu-

chungstiefe. Pendelströmung im distalen Abschnitt der linken A. vertebralis überlagert vom normalen Strömungssignal der rechten A. vertebralis. Beide Arterien werden vom Meßvolumen erfaßt. (aus von Büdingen, H. J., Th. Staudacher: Evaluation of vertebrobasilar disease. In Newell, D. W., R. Aaslid: Transcranial Doppler. Raven, New York 1992).

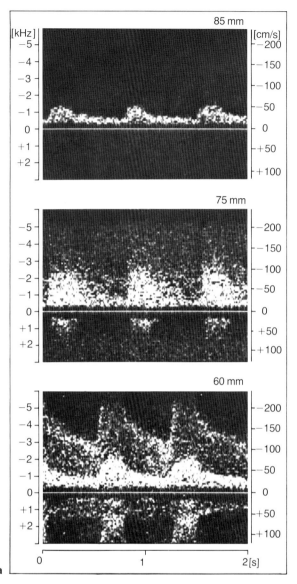

Abb. 13.**35** **Stenose im Endabschnitt der A. vertebralis beiderseits.**

a Dopplerspektren bei transnuchaler Beschallung in 60, 75 und 85 mm Tiefe. Es fand sich eine deutliche Strömungsbeschleunigung, die entsprechend dem Angiogramm dem Vertebralisendabschnitt zuzuordnen war. In 75 mm Tiefe deutliche poststenotische Störung des Spektrums und in 85 mm Tiefe Strömungsgeschwindigkeiten im unteren Normbereich mit gering verminderter Pulsatilität.

b Vertebralisangiographie links im seitlichen Strahlengang mit Darstellung der Stenose (→).
Die dopplersonographische Zuordnung der Stenose zur rechten oder linken A. vertebralis erfolgte bei dieser Patientin nicht. Sie hätte eine Atlasschlingenkompression erfordert (s. Abb. 13.**36**).

c Vertebralisangiographie rechts und links im a.-p. Strahlengang (Neuroradiologie Freiburg). Überlagerung beider Angiogramme zur besseren Darstellung des Basariszusammenflusses. Hochgradige Stenose im Vertebralisendabschnitt links (→), aus dem auch die linke A. cerebelli inferior posterior abgeht. Weniger ausgeprägt findet sich auch eine Stenose der A. vertebralis rechts im korrespondierenden Abschnitt. Die Kontrastierung der distalen A. basilaris und der Aa. cerebri posteriores war bei rechts- und linksseitiger Vertebralisangiographie etwa gleich.

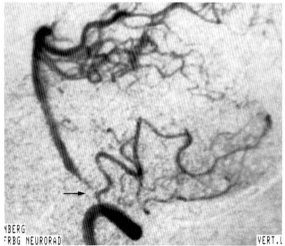

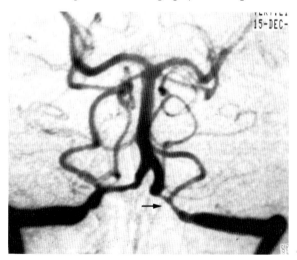

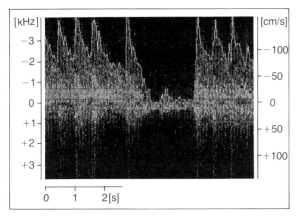

Abb. 13.36 Stenose im Endabschnitt der linken A. vertebralis. Seitenlokalisation durch Atlasschlingenkompressionstest. Transnuchale Beschallung, Untersuchung in 80 mm Tiefe. Stenosesignal mit deutlich erhöhten Strömungsgeschwindigkeiten und vermehrt niederfrequenten Anteilen im Spektrum. Während der Kompression der A. vertebralis links im Atlasschlingenbereich kam es zu fast vollständigem Sistieren der Strömung.

Tabelle 13.**4** Einfluß eines einseitigen Verschlusses der A. carotis interna auf die systolische (syst.) und enddiastolische (diast.) Strömungsgeschwindigkeit in der ipsilateralen A. cerebri media bei 59 Patienten. Einteilung in 5 Gruppen (I–V) in Abhängigkeit von der Erhöhung oder Verminderung der Strömungsgeschwindigkeit, ausgedrückt in Prozent der Strömungsgeschwindigkeit in der kontralateralen A. cerebri media (100%). Weitere Erklärungen s. Text.

Gruppe	n syst.	%	n diast.	%
I (=/> 100%)	9	15	25	42
II (=/> 80–99%)	14	24	10	17
III (=/> 60–79%)	20	34	14	24
IV (=/> 40–59%)	13	22	9	15
V (=/> 20–39%)	3	5	1	2
n	59	100%	59	100%

lateral versorgten A. cerebri media und dem Vorkommen der einzelnen Kollateralen herstellen zu können, wurden 5 Gruppen (I–V) ohne und mit zunehmendem „Schweregrad" der Reduktion der Strömungsgeschwindigkeit in der A. cerebri media (Abb. 13.**2**), ausgedrückt in Prozent der Strömungsgeschwindigkeit in der kontralateralen A. cerebri media, gebildet (Staudacher, Assfalg u. von Büdingen, nicht publiziert).

In *Gruppe I* fand sich keine Reduktion, in *Gruppe II* eine Reduktion auf 99–80%, in *Gruppe III* auf 79–60%, in *Gruppe IV* auf 59–40% und in *Gruppe V* auf 39–20% der Strömungsgeschwindigkeit in der kontralateralen A. cerebri media (Tab. 13.**4**). In Abb. 13.**37** ist die prozentuale Häufigkeit des

Nachweises der *Anteriorkollateralen* gegen die zunehmende Verminderung der Strömungsgeschwindigkeit in der A. cerebri media aufgetragen (Kurve a), und es zeigt sich, daß in den Gruppen I–III, also den Gruppen mit relativ geringer Reduktion der Strömungsgeschwindigkeit, die Anteriorkollaterale in 100% nachweisbar war und in abnehmender Häufigkeit mit zunehmender Reduktion der Strömungsgeschwindigkeit. Für die *Posteriorkollaterale* zeigt diese Korrelation keine eindeutige Tendenz (Kurve b), während die *Ophthalmikakollaterale* (Kurve c) immer häufiger nachzuweisen ist, je ausgeprägter die Reduktion der Strömungsgeschwindigkeit in der A. cerebri media ist.

Aus den Ergebnissen der Abb. 13.**37** läßt sich eine Wertung der Effektivität der einzelnen Kollateralen für die Versorgung der A. cerebri media bei einseitigem Internaverschluß ableiten. Die wichtigste

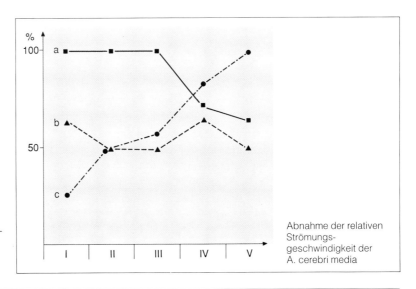

Abb. 13.37 Kollateralversorgung der A. cerebri media bei 59 Patienten mit einseitigem Internaverschluß der A. cerebri media. In Kurve **a** ist die prozentuale Häufigkeit des Nachweises der Kollateralversorgung über die A. communicans anterior für 5 Gruppen (I–V, vgl. Tab. 13.**4**) wiedergegeben, in Kurve **b** die prozentuale Häufigkeit des Nachweises der Kollateralversorgung über die ipsilaterale A. communicans posterior und in Kurve **c** die der Ophthalmikakollateralen. Weitere Erklärungen s. Text.

Kollaterale scheint die Anteriorkollaterale zu sein, dann die Posteriorkollaterale, und die Ophthalmikakollaterale wird offenbar nur als „Notbremse" beansprucht. Der Nachweis der Ophthalmikakollateralen spricht demnach für eine mangelhafte intrakranielle Kollateralversorgung. Entsprechendes wurde von Keunen u. Mitarb. (588) mitgeteilt. Sie fanden bei 80 Patienten mit einseitigem Verschluß der A. carotis interna in 53 (66%) der Fälle eine retrograd durchströmte Ophthalmika und bezeichneten die Ophthalmikakollaterale als „Manometer, wenn die intrakranielle Kollateralversorgung inadäquat ist". Bereits 1967 hat Sindermann (729) durch klinische und angiographische Untersuchungen eine positive Korrelation zwischen dem Vorkommen der Ophthalmikakollateralen und dem Auftreten und der Schwere von Durchblutungsstörungen im Mediastromgebiet bei 107 Patienten mit einseitigem und 31 Patienten mit beidseitigem Verschluß der A. carotis interna nachgewiesen.

Quantitativ läßt sich hinsichtlich des Strömungsvolumens der Beitrag einzelner Kollateralen zur Blutversorgung der A. cerebri media durch intrakranielle Untersuchungen nur schwer beurteilen, da es sich um relativ dünnkalibrige Arteriensegmente handelt, in denen bei Steigerung des Durchflußvolumens eine starke Erhöhung der Strömungsgeschwindigkeit mit gestörter Strömung auftreten kann. Als indirekter Hinweis auf die Kollateralversorgung über das vertebrobasiläre System ist eine erhöhte Strömungsgeschwindigkeit in den Vertebralarterien und der A. basilaris (Abb. 13.**4** – 13.**6**) zu werten. Beidseitige Internaverschlüsse bedingen im Mittel eine Reduktion der systolischen Strömungsgeschwindigkeit in der A. cerebri media auf etwa die Hälfte des Normalwerts (Tab. 13.**2**), während die systolische Strömungsgeschwindigkeit in den distalen Vertebralarterien und in der A. basilaris auf über das Doppelte des Normalwerts ansteigen kann (Tab. 13.**2**, Abb. 13.**6**). Die ausgeprägte Reduktion der Strömungsgeschwindigkeit in der A. cerebri media bei beidseitigem Internaverschluß ist ein weiterer Hinweis auf die Bedeutung der Anteriorkollateralen, die in dieser Situation nicht wirksam sein kann.

Bezüglich der *klinischen Bedeutung der zerebralen Kollateralisation bei Karotisverschluß* wurde von Norris u. Mitarb. (619) die „Hemisphärenabhängigkeit" durch Karotiskompression dopplersonographisch untersucht und diskutiert. Sie fanden bei 55 Patienten mit einseitigem Internaverschluß während Kompression der kontralateralen A. carotis communis in der A. cerebri media der Kompressionsseite in 25 (45%) der Fälle einen *Strömungsstopp* in der A. cerebri media und bezeichneten dies als „totale Abhängigkeit". In der A. cerebri media auf der Seite des Internaverschlusses wurde durch kontralaterale Kompression in 10% eine totale Abhängigkeit gefunden. Keinen Einfluß auf die Strömungsgeschwindigkeit in der A. cerebri media hatte die Karotiskompression in 10% auf der Kompressionsseite und in 46% auf der Seite des Internaverschlusses. Dies wurde als „keine Abhängigkeit" bezeichnet. In den übrigen Fällen wurde eine mehr oder weniger ausgeprägte Reduktion der Strömungsgeschwindigkeit in der A. cerebri media gefunden, wie sie üblicherweise von uns und auch in der Literatur festgestellt wurde.

Auch wenn die Ergebnisse von Norris u. Mitarb. (619) nur schwer mit den experimentell erhobenen Befunden zur intrakraniellen Kollateralversorgung (Abschn. 8.2.4) und bei einseitigen Internaverschlüssen (Abb. 13.**2**) zu vergleichen sind, scheint es kaum vorstellbar, daß es in derartiger Häufigkeit zu einem Strömungsstopp in der A. cerebri media kommen soll. Ein Strömungsstopp bedeutet, daß keinerlei dopplersonographisch meßbare Kollateralversorgung erfolgt. Ein Strömungsstopp in 45% der Fälle auf der Kompressionsseite (Gegenseite des Internaverschlusses) bedeutet, daß in diesen Fällen keine Kollateralversorgung über die Posterior- und Ophthalmikakollaterale (letztere versorgt von der Gegenseite) erfolgt. Diese Befunde widersprechen der Seltenheit von Aplasien im Circulus arteriosus cerebri und unserer dopplersonographischen Erfahrung im normalen und pathologischen Fall. Hämodynamisch ebenso unerklärlich ist die von Norris u. Mitarb. (619) gefundene „paradoxe Zunahme" der Strömungsgeschwindigkeit in der A. cerebri media auf der Seite der Karotiskompression. Da auch bei der Kontrollgruppe (30 Hemisphären) in 30% ein Strömungsstopp in der A. cerebri media, also eine „totale Abhängigkeit", während der Karotiskompression gefunden wurde, ist die Frage zu stellen, ob tatsächlich die A. cerebri media untersucht wurde. Wir konnten derartige Befunde nicht erheben. Selbst hochgradige Minderungen der Strömung der A. cerebri media sind selten (Tab. 13.**4**).

14. Fisteln und Angiome

14.1. Pathophysiologie

Ein pathologischer Kurzschluß zwischen Arterie und Vene bedeutet eine Verminderung des Strömungswiderstands mit gesteigertem Strömungsvolumen und erhöhter Strömungsgeschwindigkeit. Beispiele hierfür zeigt Abb. 14.1 anhand der Strömungspulskurve der A. subclavia bei zwei Patienten mit arteriovenöser Fistel am Arm bei dialysepflichtiger Niereninsuffizienz. Auf der Seite der Fistel (jeweils links) findet sich in der A. subclavia auch enddiastolisch eine hohe Strömung, die im Normalfall fehlt. Während der Kompression der Fistel (Balken über den Pulskurven) verschwindet die armwärts gerichtete diastolische Strömung, und es kommt zu einer Normalisierung der Strömung. In **a** liegt die Fistel am linken Unterarm, in **b** am linken Oberarm. Im letzteren Fall ist in der Regel das Strömungsvolumen wesentlich größer; es findet sich daher das typische Bild einer gestörten Strömung (Abb. 9.3). Auch hier normalisieren sich die Pulskurven der Subklavia bei Kompression der Fistel.

Folgende pathophysiologischen Besonderheiten sind für die dopplersonographische Diagnostik von Bedeutung:

1. In den vorgeschalteten Gefäßabschnitten ist das Strömungsvolumen deutlich erhöht.

2. Bei langdauernder Erhöhung des Strömungsvolumens kommt es zu einer Gefäßerweiterung. Daher nimmt die Strömungsgeschwindigkeit nicht im gleichen Maß wie das Strömungsvolumen zu (Abschn. 3.2).

3. Erhöhung der Strömungsgeschwindigkeit und Erweiterung des Gefäßlumens führen zu gestörter Strömung (Abschn. 3.3, Gleichung 8). Physiologische Gefäßaufweitungen, wie die der Karotisbifurkation, und Gefäßkrümmungen fördern zusätzlich das Auftreten von gestörter Strömung.

4. Die Herabsetzung des peripheren Widerstands verändert die Pulsatilität der Strömung. Der Widerstandsindex (Abb. 3.11) sinkt in den angiomversorgenden Arterien.

5. Wegen der Umleitung arteriellen Bluts in das venöse System unter Umgehung des Kapillarbettes kommt es zu einer Arterialisierung der venösen Strömung. Diese wird dadurch pulsatil und kann schwierig von arterieller Strömung zu unterscheiden sein.

6. Im Bereich von arteriovenösen Mißbildungen sind die Autoregulation der Hirndurchblutung sowie die CO_2-Antwort (Abschn. 3.8.1, 3.8.2) gestört.

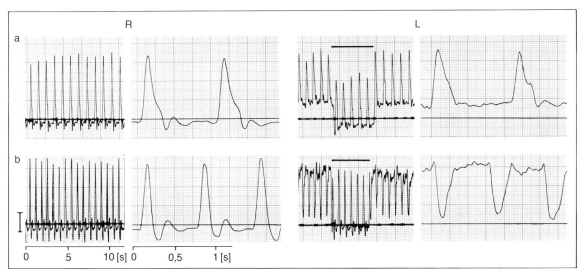

Abb. 14.**1** **Strömungspulskurven der A. subclavia bei iatrogener arteriovenöser Fistel** am linken Unterarm (**a**) und linken Oberarm (**b**). Weitere Erklärung s. Test.

In der neurologisch-dopplersonographischen Diagnostik spielen folgende arteriovenöse Kurzschlüsse eine Rolle: intrakranielle arteriovenöse Angiome, transdurale Angiome des Sinus transversus, Glomustumoren sowie die meist traumatisch bedingten Fisteln zwischen A. carotis interna und Sinus cavernosus.

14.2. Intrakranielle arteriovenöse Angiome

14.2.1. Extrakranielle Befunde

Abb. 14.2 zeigt das Angiogramm und Dopplerbefunde bei einer Patientin mit einem großen linkshemisphärischen arteriovenösen Angiom. Dopplersonographisch fand sich beiderseits eine vor allem diastolisch erhöhte Strömungsgeschwindigkeit in der A. carotis communis und interna. Eine wesentliche Seitendifferenz des Strömungssignals der A. carotis communis lag nicht vor. Dies kann durch die reaktive Gefäßerweiterung auf der Seite des Angioms und kollaterale Mitversorgung des Angioms über die gegenseitige Karotis via A. communicans anterior erklärt werden. Letzteres ist typisch für große arteriovenöse Mißbildungen der Großhirnhemisphären (Abb. 14.4).

In der A. supratrochlearis findet sich auf der Seite des Angioms in der Regel eine verminderte ortho-

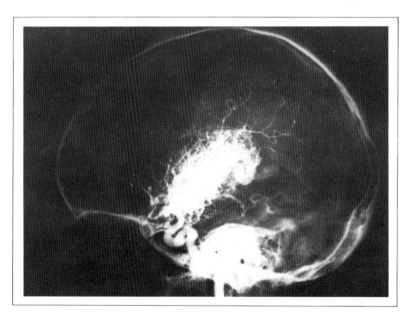

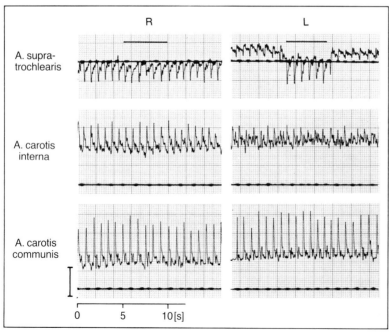

Abb. 14.2 **Arteriovenöses Angiom der linken Stammganglien.** Karotisangiogramm links im seitlichen Strahlengang (**a**) (Neuroradiologie Freiburg) und Dopplerbefunde (**b**). Pathologisch erhöhte diastolische Strömungsgeschwindigkeit in der A. carotis communis und interna beiderseits mit gestörter Strömung in der linken A. carotis interna und retrograder Strömung in der linken A. supratrochlearis (Steal-Effekt).

grade Strömung, im Fall der Abb. 14.2 sogar eine retrograde Durchströmung (kompletter Steal-Effekt). Durch die Sogwirkung kam es zu einer Verschiebung der Wasserscheide zwischen Interna- und Externakreislauf mit retrograder Durchströmung der A. ophthalmica. Dies wird sonst nur bei hochgradigen Stenosen oder Verschlüssen der A. carotis interna vor Abgang der A. ophthalmica gesehen.

Anhand der extrakraniellen indirekten Befunde können nur arteriovenöse Mißbildungen mit großem Shuntvolumen erkannt werden (249). Angiome des Anterior- und Basilarisstromgebiets bedingen keine Seitendifferenzen der extrakraniellen Strömungssignale; sie sind daher nur unsicher zu diagnostizieren. Daher ist die direkte intrakranielle Untersuchung entscheidend für die Erkennung auch der mittelliniennahe gelegenen Gefäßmißbildungen (Abb. 14.3) (574, 649).

14.2.2. Intrakranielle Befunde

Bei transtemporaler und subokzipitaler Beschallung wird die pathologische Situation um so deutlicher, je näher am Angiom untersucht wird. Zudem kann bestimmt werden, welche der basalen Hirnarterien an der Versorgung beteiligt sind (575). Allerdings bereitet die Unterscheidung von Arterien und drainierenden Venen Schwierigkeiten, und die Differenzierung der verschiedenen Arterien erfordert Kompressionstests (Abb. 14.4). Lindegaard u. Mitarb. (599) und Hassler (574) konnten zeigen, daß die CO_2-Reaktivität (Hyperventilation, CO_2-Belastung) bei Angiomen gestört ist (Abb. 14.5), und zwar um so mehr, je ausschließlicher ein Gefäß an der Versorgung beteiligt ist. Postoperativ ist die Strömungsgeschwindigkeit in den vormals versorgenden zuführenden Gefäßen niedriger als in normalen Gefäßen, da das Gefäßlumen noch erweitert, das Flußvolumen dagegen normalisiert ist. Die CO_2-Reaktivität normalisiert sich nach Ausschaltung der Angiome (574). Außerdem kann eine Umkehr des Flusses in einem vor Operation oder Embolisierung retrograd durchströmten A_1-Abschnitt der A. cerebri anterior festgestellt werden. Neuerdings ist die Darstellung intrakranieller Angiome auch mit der transkraniellen farbkodierten Sonographie möglich (523).

14.3. Arteriovenöse Duraangiome

Es handelt sich hierbei um arteriovenöse Mißbildungen, die vor allem von Ästen der A. carotis externa versorgt werden. Sie kommen überwiegend am Sinus transversus vor, wo sie in erster Linie von Ästen der A. occipitalis versorgt werden. Oft besteht zusätzlich ein dopplersonographisch nicht erfaßbarer Zufluß über den R. tentorii, einen Ast der A. carotis interna (694). Eine weitere typische, aber seltenere Lokalisation ist der Sinus cavernosus. Hier sind Äste der A. maxillaris beteiligt. Im Falle des Duraangioms des Sinus transversus erfolgt der Abfluß über die V. jugularis, im Falle der Externa-Sinus-cavernosus-Fistel über die orbitalen Venen und den Plexus pterygopalatinus. Duraangiome des Sinus transversus fallen bei der Inspektion nicht auf. Sie können sich als Zufallsbefund ergeben und sind daher auch von differentialdiagnostischer Bedeutung.

Abb. 14.6 zeigt dopplersonographische Befunde, welche extrakraniell ganz dem Bild entsprechen, welches bei einem transduralen Angiom des Sinus transversus zu finden ist, nämlich hohe Strömungsgeschwindigkeiten in der proximalen A. carotis externa und der A. occipitalis, welche zur Verwechslung mit einer Interna- oder Externastenose Anlaß geben könnten. Hiergegen sprechen die Zeichen eines niedrigen peripheren Strömungswiderstands in der A. carotis communis und der Kompressionstest der A. occipitalis. Bei diesem Patienten lag das Angiom im Bereich des linken Tentoriums mit zusätzlichen Zuflüssen über die A. cerebelli superior und die A. cerebri posterior. Die A. carotis interna war durch einen Zufluß über die A. communicans posterior zur A. cerebri posterior und über einen Mediaast beteiligt. Dopplersonographisch war der Zufluß über die Aa. cerebri posterior und communicans posterior nachweisbar.

Ein ähnliches Bild ergibt sich dopplersonographisch bei Untersuchung von *Glomustumoren*. Hierbei kommt es ebenfalls zu einer deutlich erhöhten Strömungsgeschwindigkeit im Hauptstamm der A. carotis externa (Abb. 14.7). Im Gegensatz zu den Duraangiomen des Sinus transversus ist jedoch die Strömungsgeschwindigkeit in der A. occipitalis normal.

14.4. Karotis-Sinus-cavernosus-Fistel

Abb. 14.8 zeigt das Angiogramm und die Dopplerbefunde bei einem 75jährigen Patienten mit traumatischer Karotis-Sinus-cavernosus-Fistel rechts. Bei Beschallung des medialen Augenwinkels fand sich auf der Seite der Fistel ein hochfrequentes Strömungssignal mit Strömungsrichtung auf die Sonde zu, welches durch die venöse Drainage über Orbitavenen erklärt wird und akustisch als „Maschinengeräusch" imponierte. Das Strömungssignal der A. supratrochlearis war hierdurch völlig überdeckt. Auch im linken Augenwinkel war eine abnorme venöse Strömung nachzuweisen (Abfluß über die Sinus cavernosi auch zur Gegenseite). Im Normfall ist keine oder nur eine schwache venöse Strömung

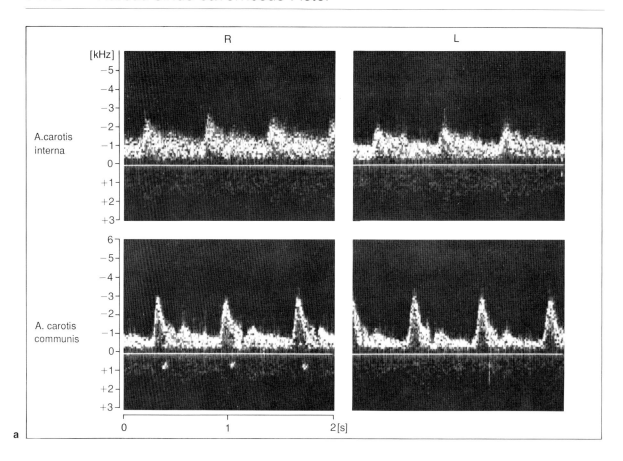

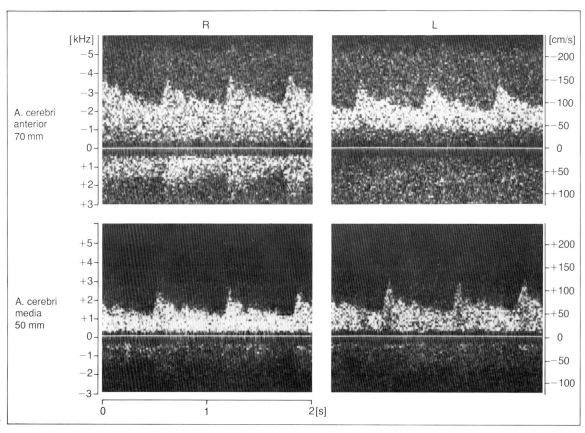

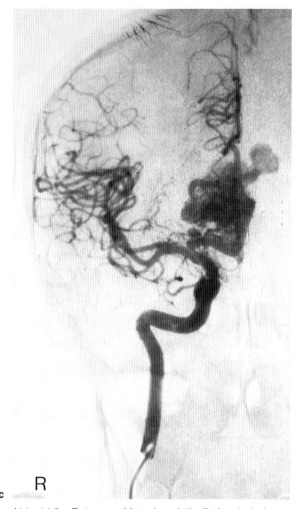

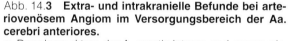

R

c

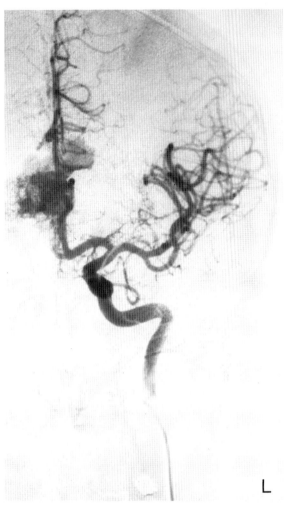

L

d

Abb. 14.**3** **Extra- und intrakranielle Befunde bei arte-**
riovenösem Angiom im Versorgungsbereich der Aa.
cerebri anteriores.
a Dopplerspektren der A. carotis interna und communis.
Nur gering höhere diastolische Dopplerfrequenzen
rechts (CW, $f_0 = 4\,MHz$).

b Intrakranielle Dopplersonographie der A. cerebri anterior (Untersuchungstiefe 70 mm) und der A. cerebri
media (50 mm). Pathologisch hohe Strömungsgeschwindigkeit nur in der A. cerebri anterior rechts mehr
als links mit verminderter Pulsatilität (PW, $f_0 = 2\,MHz$).
c, d Karotisangiographie (Neuroradiologie Freiburg) des
Angioms im Anteriorversorgungsgebiet.

im medialen Augenwinkel zu finden. Die Strömung ist in diesen Venen von außen nach innen gerichtet. Die weitere Drainage erfolgt über den Sinus cavernosus und den Plexus pterygopalatinus.
Wird der Druck im Sinus cavernosus durch den arteriellen Zufluß über die Fistel erhöht, kommt es zu
retrograder Strömung in den Orbitavenen, die jetzt
von innen nach außen durchströmt werden. Der
weitere Abfluß erfolgt dann über die V. facialis. In
Abb. 14.**8** wird zudem eine deutlich erhöhte Strömungsgeschwindigkeit der extrakraniellen Karotiden auf der Seite der Fistel gezeigt, ein Zeichen,
welches nicht obligatorisch ist und nur bei großem
Shuntvolumen vorkommt. Bei kleinem Shuntvolu-

men kann durch transorbitale Beschallung versucht werden, das „Fistelgeräusch" zu erfassen.

Der Nachweis einer pathologischen venösen Drainage der Orbitavenen ist bei den selteneren, in
Abschn. 14.1 schon erwähnten Fisteln zwischen
den Ästen der A. carotis externa und dem Sinus cavernosus (696) schwieriger. Bei ihnen ist der extrakranielle Gefäßbefund in der Regel unauffällig.

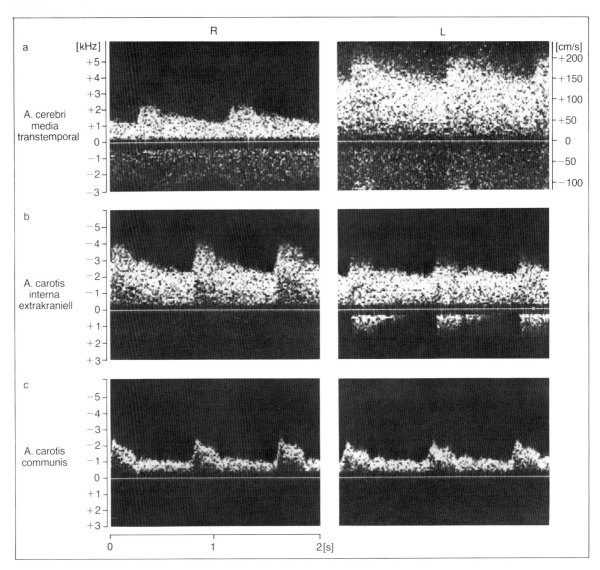

Abb. 14.4 Großes arteriovenöses Angiom im Media-versorgungsgebiet links.

a–c Die Seitendifferenzen sowie die verminderte Pulsatilität und die erhöhte Strömungsgeschwindigkeit nahmen auf der betroffenen Seite von proximal nach distal zu: A. carotis communis (**c**), A. carotis interna (**b**) mit gestörter Strömung, A. cerebri media (**a**). Extrakranielle Untersuchung $f_0 = 4\,MHz$, intrakranielle Untersuchung $f_0 = 2\,MHz$. Die Untersuchung der A. cerebri media erfolgte in 50 mm Tiefe.

d–f Bei transtemporaler Beschallung links fanden sich in 65 mm Tiefe drei Arterien mit ähnlicher Strömungsgeschwindigkeit und Fluß auf die Sonde zu, die nur durch Kompressionstests zu differenzieren waren. Die A. carotis interna (**d**) zeigte bei ipsilateraler Karotiskompression (Balken H) einen Strömungsstopp, bei kontralateraler (Balken C) eine leichte Zunahme der Strömung (Wegfall des Überlaufs von rechts nach links). Bei Untersuchung der A. cerebri anterior (**e**) führte ipsilaterale Karotiskompression zu einer Zunahme, kontralaterale Karotiskompression zu einer Umkehr der Strömung, was einen Überlauf von rechts nach links in das Angiomgebiet bewies. Bei der A. cerebri posterior (**f**) kam es nur bei ipsilateraler Karotiskompression zu einer deutlichen Zunahme; die kontralaterale Kompression hatte keinen Effekt.

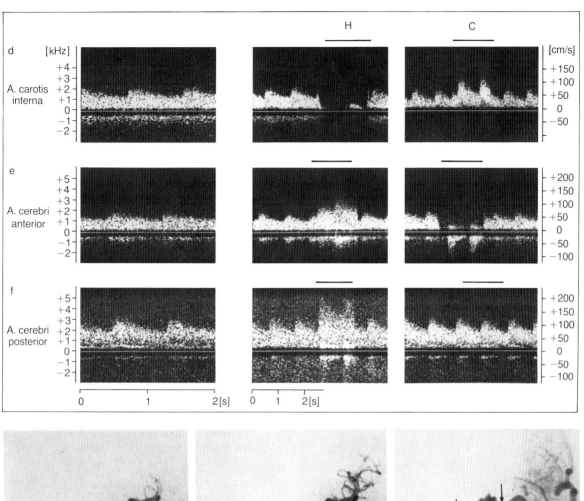

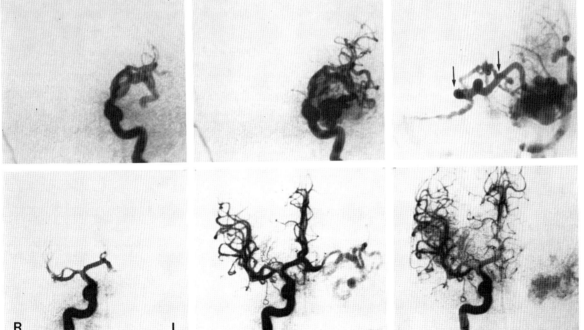

g Karotisangiogramm links (oben) und rechts (Neuroradiologie Freiburg) mit Darstellung eines Überlaufs von rechts nach links in das Angiomgebiet. Die Karotisangiographie links zeigte auch eine kräftige Vene (↓), welche vom Angiom zur Mittellinie verlief. Auf der Karotisangiographie links kommt die A. cerebri anterior nicht zur Darstellung, da sie retrograd durchströmt ist.

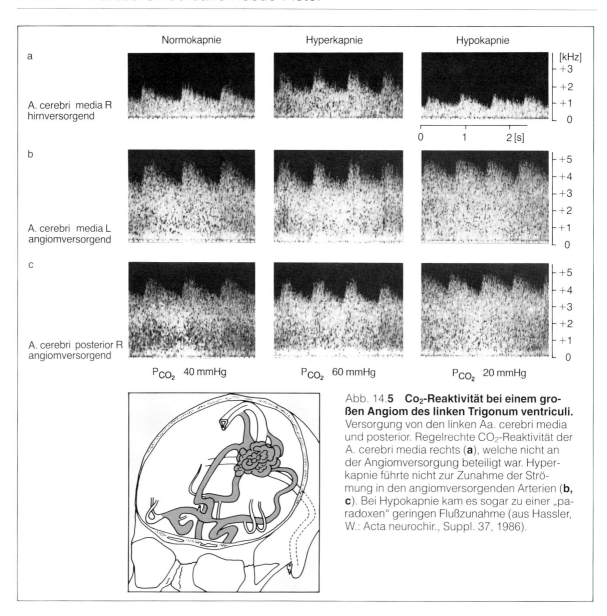

Abb. 14.**5 CO_2-Reaktivität bei einem großen Angiom des linken Trigonum ventriculi.** Versorgung von den linken Aa. cerebri media und posterior. Regelrechte CO_2-Reaktivität der A. cerebri media rechts (**a**), welche nicht an der Angiomversorgung beteiligt war. Hyperkapnie führte nicht zur Zunahme der Strömung in den angiomversorgenden Arterien (**b, c**). Bei Hypokapnie kam es sogar zu einer „paradoxen" geringen Flußzunahme (aus Hassler, W.: Acta neurochir., Suppl. 37, 1986).

Abb. 14.**6 Links okzipitales Angiom mit Zuflüssen über A. occipitalis, A. carotis interna und A. vertebralis.** 63jähriger Patient, der vor einer geplanten orthopädischen Operation noch wegen Wesensänderung, Gedächtniseinschränkung, epileptischen Anfällen und Ohrgeräusch neurologisch untersucht wurde. Ergebnisse der Ultraschalluntersuchung (**a –i**) und Angiographie (Neuroradiologie Freiburg) (**j–m**). Der wichtigste Befund ist eine hochgradige Zunahme der Strömungsgeschwindigkeit in der linken A. occipitalis (AO) (**f**) bzw. A. carotis externa (ACE) (**a**). Periphere Kompression der A. occipitalis (jeweils rechts im Bild) erlaubt die Differenzierung gegenüber der A. carotis interna (ACI). Die erhöhte diastolische Strömungsgeschwindigkeit der A. carotis communis (ACC) links weist auf den angiombedingten verminderten peripheren Widerstand hin. Die Strömungsgeschwindigkeit der A. carotis interna ist submandibulär links höher als rechts (**h**). Am Abgang der rechten A. carotis interna befindet sich eine ca. 80%ige Stenose (nicht abgebildet). Die A. cerebri media (ACM) (**d**) zeigt keine signifikante Seitendifferenz, obgleich das Angiogramm einen Zufluß aus Mediaästen aufweist. Die A. cerebri posterior (ACP) (**b, e, l**) zeigt eine deutliche Strömungszunahme auf der Seite des Angioms. Im P_1-Abschnitt ist die Strömungsgeschwindigkeit erhöht und nimmt bei Karotiskompression noch zu (**b**), bei gleichzeitiger Umkehr der Strömung in der A. communicans posterior (AcomP) (**c**). Die A. communicans posterior ist also in Ruhe angiomversorgend von vorn nach hinten durchströmt. Zusammenfassend ergaben die Ultraschallbefunde den Nachweis einer arteriovenösen Mißbildung mit Zufluß vor allem über die A. occipitalis, wie bei transduralem Angiom des Sinus transversus, aber auch einen Zufluß über die Vertebralarterien (AV) via A. basilaris und A. cerebri posterior. Eine Beteiligung der A. carotis interna war nur über die A. communicans posterior, nicht dagegen über die A. cerebri media nachweisbar.

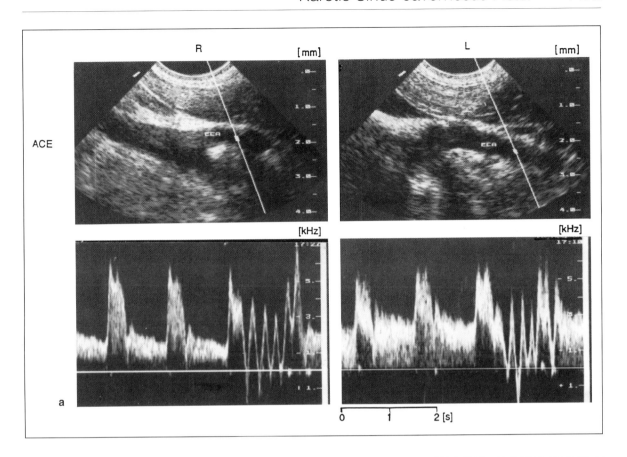

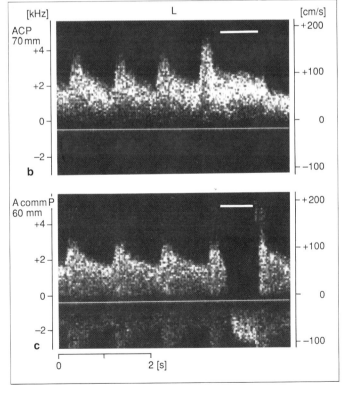

Abb. 14.**6j–m** (S. 345) Selektive Angiographie: jeweils links frühe und rechts späte Aufnahme einer Serie. Bei der Darstellung der A. carotis externa (↑) a.-p. (**j**) und seitlich (**k**) wird ein okzipitaler Angiomnidus mit Abfluß über den Sinus transversus beiderseits dargestellt. Im Gegensatz zu den transduralen Angiomen des Sinus transversus ohne größeren intrakraniellen Angiomanteil kommt es hier nicht zu einer frühen Darstellung des Sinus transversus.

Seitliches Karotisangiogramm links und Vertebralisangiogramm (**m**) zeigten die intrakraniellen Zuflüsse des tentoriumnahen Angioms über die A. cerebri posterior (↓) via A. basilaris, A. communicans posterior (↑), A. cerebelli superior (↑↑) und einen hinteren Mediaast (↓↓).

Abb. 14.**6a–c**

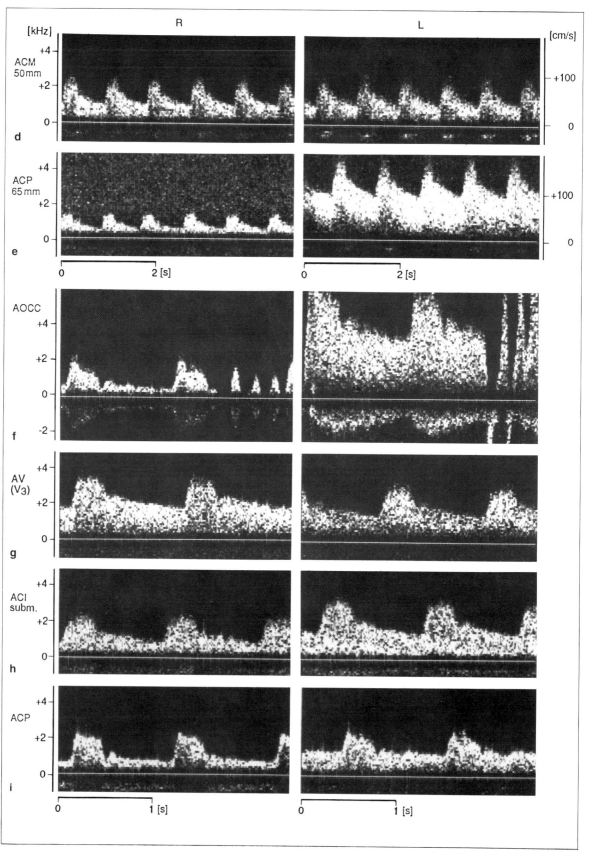

Abb. 14.**6d–i**

Abb. 14.**6j–m** ▶

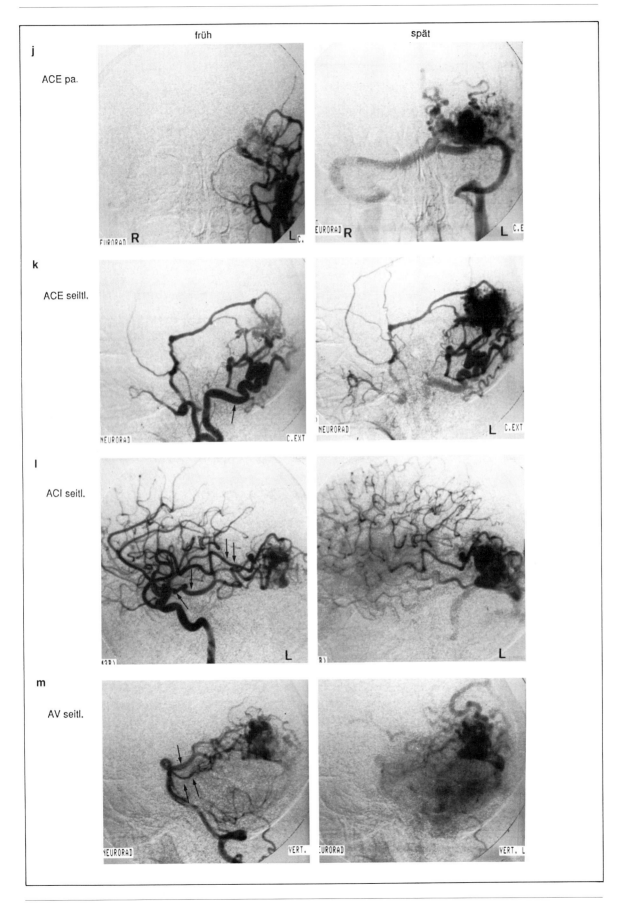

früh   spät

j ACE pa.

k ACE seitl.

l ACI seitl.

m AV seitl.

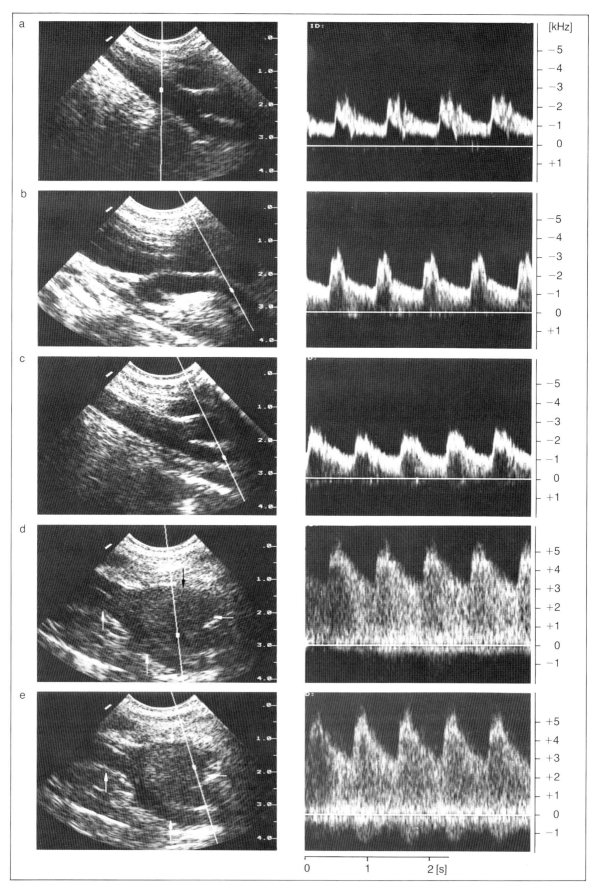

Abb. 14.**8 Traumatische Karotis-Sinus-cavernosus-Fistel rechts.** Karotisangiogramm im seitlichen Strahlengang (**a**) (Neuroradiologie Freiburg) und Dopplerbefunde (**b**). Retrograde Durchströmung der pathologisch erweiterten Orbitavenen (↓↓) mit Drainage über die V. facialis (⇉). Abnorm erhöhte diastolische Strömungsgeschwindigkeit in der rechten A. carotis interna und communis. Bei Beschallung des medialen Augenwinkels abnorme venöse Strömung in Richtung auf die Schallsonde zu (Ausschlag nach unten). Strömungssignale der A.supratrochlearis im medialen Augenwinkel von der venösen Strömung überlagert, orthograde Strömung der A. supraorbitalis beiderseits.

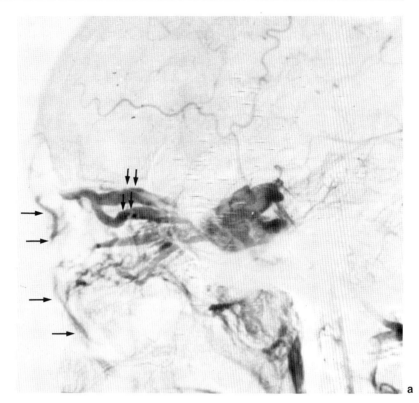

a

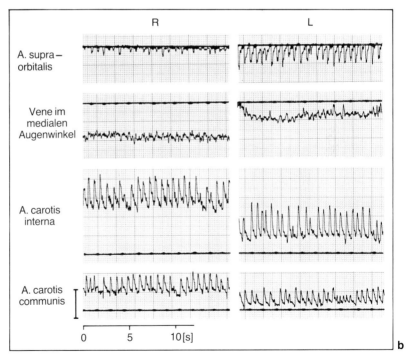

b

Abb. 14.**7 Duplexsonographie bei Glomustumor.**
a A. carotis communis mit auffällig hohem diastolischem Strömungsanteil.
b Normalbefund bei Untersuchung der A. carotis interna.
c Pathologisch geringe Pulsatilität der Spektren am Abgang der tumorversorgenden A. carotis externa, da verminderter peripherer Strömungswiderstand.

d, e Angrenzend an den weiteren Verlauf der A. carotis interna (↑) fand sich ein größeres Areal von verminderter Echogenität (↓, ←), in dem ubiquitär hochfrequente Dopplersignale verschiedener Strömungsrichtung abzuleiten waren.

**14.5. Bedeutung dopplersono-
graphischer Untersuchungen
bei arteriovenösen Mißbildungen
und Fisteln**

Mit der extrakraniellen Dopplersonographie allein
kann nur bei ausgeprägtem arteriovenösem Shunt
eine entsprechende Verdachtsdiagnose gestellt werden; die Diagnostik wird durch die zusätzliche intrakranielle Dopplersonographie wesentlich treffsi-
cherer (575). Peripher gelegene angiomatöse Veränderungen mit geringem Shuntvolumen können
dem dopplersonographischen Nachweis auch bei
Anwendung der intrakraniellen Dopplersonographie entgehen. Artdiagnose und Bestimmung der
Lage und Ausdehnung sowie die Therapieplanung
erfordern also immer eine Angiographie. Als Suchmethode ist bei begründetem Verdacht die Computertomographie mit Kontrastmittel oder die Kern-

spintomographie angezeigt. Der Wert dopplersonographischer Untersuchungen liegt vor allem in der
Verlaufsbeobachtung und Therapiekontrolle (575,
606, 624). Bei externaversorgten Fisteln des Sinus
cavernosus und des Sinus transversus konnten wir
schon spontane Verschlüsse der arteriovenösen
Shunts beobachten. Unmittelbar nach Embolisation einer arteriovenösen Mißbildung kann angiographisch oft ein weitgehender oder totaler Verschluß der arteriovenösen Shunts festgestellt werden, die dopplersonographische Kontrolluntersuchung Stunden oder Tage danach aber erneut Fistel-
fluß nachweisen. Auch die Verlaufsbeobachtung
mittels CO_2-Reaktivität ist geeignet, den Effekt partieller oder totaler Angiomausschaltungen zu beurteilen. Weitere Hinweise auf kurz- und langfristige
Überwachungsuntersuchungen finden sich im folgenden Kapitel.

15. Verlaufs- und Überwachungsuntersuchungen

Neben der Diagnostik von extra- und intrakraniellen Verschlußprozessen und Gefäßmißbildungen werden Doppler- und Duplexsonographie auch für Verlaufs- und Überwachungsuntersuchungen eingesetzt.

Durch *Verlaufsuntersuchungen* können kurz-, länger- und langfristige Veränderungen der Strömung beurteilt werden, wie nach akutem Gefäßverschluß (78, 584), Schlaganfall (563) oder Herzstillstand (243), Subarachnoidalblutung mit Spasmus (513, 515, 516, 556, 566, 567, 568, 569, 571, 576, 601, 650, 651, 652), bei intrakranieller Drucksteigerung und zerebralem Kreislaufstillstand (146, 156, 167, 208, 209, 562, 578, 579, 592, 612, 613, 624a, 626, 636, 652a). Länger- und langfristige Untersuchungen betreffen die Progredienz und Regredienz von Stenosen und Verschlüssen der extrakraniellen Hirnarterien (219, 425, 461, 474, 483, 681, 691, 713) und die Verlaufbeurteilung nach Karotis- und extra-intrakranieller Bypass-Operation (131, 174, 185, 221, 462, 465, 499, 500, 570, 591).

Überwachungsuntersuchungen werden zur Erkennung von Luftbläschen oder Partikeln im Kreislauf (548, 645, 659, 663) in der Diagnostik arterieller Mikroemboli (623, 644, 656, 657, 660) eingesetzt, zudem im Rahmen diagnostischer und therapeutischer Eingriffe, so bei zerebraler Angiographie (266, 617, 629, 666), Fibrinolyse (252, 585), Embolisierung, perkutaner Angioplastie (253, 664), Herz- und Gefäßoperationen (151, 200, 467, 539, 540, 544, 551, 554, 564, 565, 567, 583, 602, 621, 623, 625, 632, 634, 636, 640, 665, 668), im Rahmen neurochirurgischer Eingriffe (166, 199, 554, 555, 608, 615, 616) und bei Atemstörungen (549, 653). Die wesentlichen Vorteile dopplersonographischer Untersuchungen liegen darin, daß sie beliebig wiederholbar und auch im Operationssaal oder auf der Intensivstation durchführbar sind.

Allerdings ist noch nicht definitiv geklärt, inwieweit länger- und langdauernde oder wiederholte Ultraschalluntersuchungen schädliche Auswirkungen auf das beschallte Gewebe haben können (Abschn. 1.6).

15.1. Verlaufsuntersuchungen

15.1.1. Akuter Arterienverschluß

Abb. 15.1 zeigt die Dopplerbefunde der A. carotis interna und communis bei einem 64jährigen Patienten, registriert wenige Minuten nach akut aufgetretener Halbseitenlähmung rechts und Aphasie. Bei

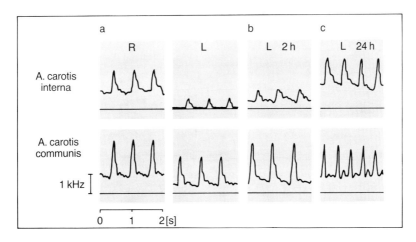

Abb. 15.**1 Spontane Lyse eines Verschlusses des Endabschnitts der A. carotis interna links.** Obere Reihe = A. carotis interna; untere Reihe = A. carotis communis. Die Erstuntersuchung (**a**) erfolgte kurz nach akut aufgetretener Halbseitenlähmung rechts. Hochgradige Strömungsverlangsamung in der Interna. Zwei Stunden später (**b**) beginnende Rekanalisation der linken A. carotis interna, die wieder diastolische Strömung zeigte. 24 Stunden später (**c**) weitere Zunahme der Strömungsgeschwindigkeit in der linken Interna, die jetzt höher ist als auf der Gegenseite. Die zu **b** und **c** gehörigen rechtsseitigen Ableitungen zeigten keine Veränderung im Vergleich zu **a** (aus von Reutern, G.-M.: Intensivmed. Prax. 24 [1987] 2).

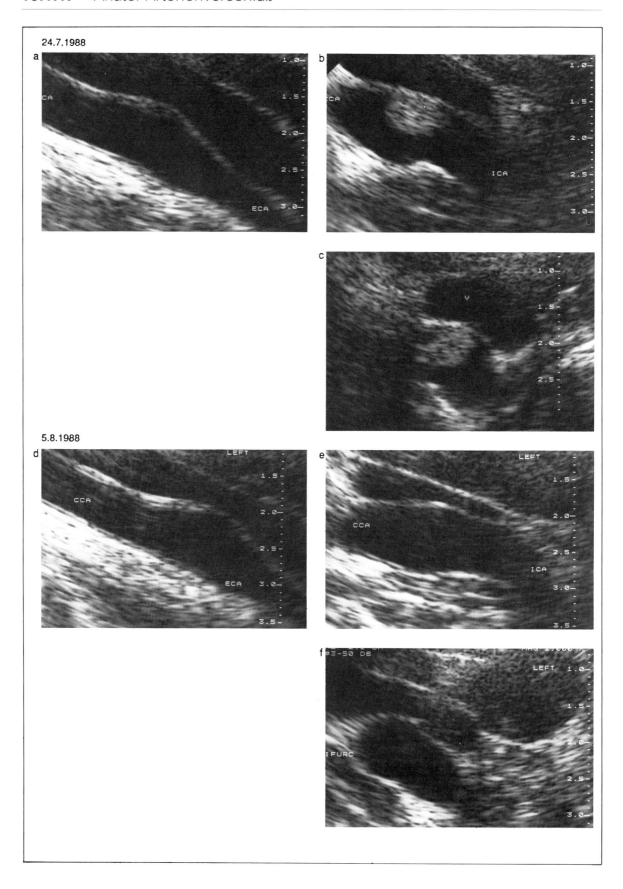

24.7.1988

5.8.1988

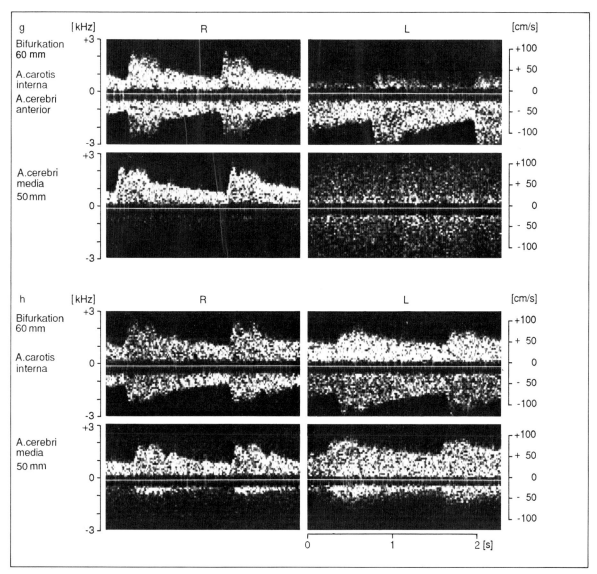

Abb. 15.**2** **Verlauf bei embolischem Verschluß der A. cerebri media links, ausgehend von einem Thrombus der extrakraniellen Karotisbifurkation.**

a–c Duplexuntersuchung der linken Karotisbifurkation einer 44jährigen Patientin zwei Tage nach einem Infarkt der A. cerebri media links. Der Längsschnitt von der A. carotis communis (CCA) zur A. carotis externa (ECA) in **a** zeigt den Thrombus nicht, der erst bei Darstellung des Übergangs von der A. carotis communis zur A. carotis interna (ICA) (**b**) und im Querschnitt (**c**) als wandständige kugelige Formation zu sehen ist. Dopplersonographisch war keine wesentliche Strömungsbeschleunigung nachzuweisen. V = V. jugularis.

d–f Etwa gleiche Schnittführungen wie in **a–c** 13 Tage später. Der Thrombus ist vollständig verschwunden. Kein Hinweis auf Wandveränderungen.

g Intrakranielle Untersuchung zur gleichen Zeit wie in **a–c**. Die A. cerebri media links stellt sich nicht, die A. carotis interna mit sehr niedrigen Frequenzen, die A. cerebri anterior links dagegen mit relativ hohen Frequenzen dar ($f_0 = 2\,MHz$).

h Gleiche Untersuchung wie in **g** 13 Tage später. Jetzt ist an der typischen Ableitestelle für die A. cerebri media ein kräftiges Signal nachzuweisen und passend dazu auch ein Signal der A. carotis interna, allerdings mit auffällig geringer Pulsatilität. Computertomographisch fand sich ein Stammganglieninfarkt, passend zu einem (passageren) Mediahauptstammverschluß.

der Erstuntersuchung (**a**) zeigte die linke A. carotis interna reduzierte Strömungsgeschwindigkeit und erhöhte Pulsatilität als indirekte Hinweise für eine intrakranielle Strömungsbehinderung in ihrem Versorgungsbereich. Bereits zwei Stunden später war, wie die Kontrolluntersuchung zeigte (**b**), eine partielle Rekanalisierung anzunehmen, da wieder eine enddiastolische Strömung und insgesamt höhere Strömungsgeschwindigkeit nachweisbar waren. 24 Stunden später (**c**) war infolge spontaner Lyse die Strömung in der linken A. carotis interna eher gesteigert; die Bewußtseinslage des Patienten hatte sich allerdings verschlechtert. Das CT zeigte einen ausgedehnten Mediainfarkt links. Dieses Beispiel soll darauf hinweisen, daß die Pathogenese eines Schlaganfalls gelegentlich nur durch sofortige und wiederholte Untersuchungen geklärt werden kann.

Abb. 15.**2** zeigt die Befunde bei einer Patientin mit embolischem Verschluß des Hauptstamms der linken A. cerebri media bei einem Thrombus an der extrakraniellen Karotisbifurkation. Die Untersuchungen wurden zwar erst zwei Tage nach dem akuten Schlaganfall durchgeführt, dürften aber bei entsprechendem Pathomechanismus auch für die Akutsituation typisch sein.

Zanette u. Mitarb. (677) berichteten erstmals über angiographisch kontrollierte dopplersonographi-sche Untersuchungen innerhalb der ersten Stunden nach einem Schlaganfall. In 29% wurde kein Signal der A. cerebri media gefunden und in 30% eine erhebliche Seitendifferenz der Strömungsgeschwindigkeit. Bei den übrigen Patienten lag keine Seitendifferenz vor.

Die akute dopplersonographische Untersuchung intrakranieller Arterien könnte für die zur Zeit in Prüfung befindliche Lysebehandlung von Mediathrombosen besondere Bedeutung bekommen. Dies gilt auch für die Verlaufsuntersuchungen bei Stenosen und Verschlüssen der Vertebralarterien in ihrem intrakraniellen Abschnitt und bei Basilaristhrombosen.

15.1.2. Herzstillstand

Eine Verlaufsuntersuchung an den extrakraniellen Hirnarterien nach Herzstillstand gibt Abb. 15.**3** wieder. Entsprechende Befunde sind auch intrakraniell zu erheben, wie in Abb. 15.**4** dargestellt. Hier fand sich anfänglich in der A. cerebri media eine erhöhte Pulsatilität der Strömungspulskurve und in der frühen Diastole eine kurzdauernde Rückstromphase, wie sie sonst als „oszillierende Strömung" nur unmittelbar nach einer Subarachnoidalblutung (562) oder bei zerebralem Kreislaufstillstand (Abschn. 15.1.4.1) gefunden wird. Pathophysiologisch ist eine Erhöhung des intrakraniellen Strö-

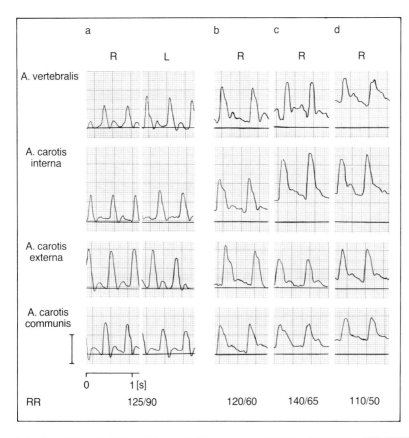

Abb. 15.**3 Reperfusionsstörung nach Herzstillstand.** 60jährige Patientin, die eine Stunde (**a**), 4$^1/_2$ Stunden (**b**), 8$^1/_2$ Stunden (**c**) und 31 Stunden (**d**) nach Herzstillstand mit Reanimation untersucht wurde. Während der ganzen Verlaufsuntersuchung war die Patientin bewußtlos und assistiert beatmet. Die erste Untersuchung (**a**) ergab eine ausgeprägte Erniedrigung der diastolischen Strömungsgeschwindigkeit in allen hirnversorgenden Arterien. Kontinuierliche Abnahme der Pulsatilität und Zunahme der Strömungsgeschwindigkeiten bei den weiteren Untersuchungen bis 1$^1/_2$ Tage nach dem Ereignis. Weitere Erklärung s. Text.

mungswiderstands durch Reperfusionsstörungen anzunehmen. Diese treten nur bei schweren hypoxisch-ischämischen Schädigungen des Gehirns bzw. des Endothels der Hirnarterien auf. Systematische Untersuchungen zu diesem Thema liegen noch nicht vor.

15.1.3. Subarachnoidalblutung und Spasmus

Eine Reihe von Mitteilungen (s. Einleitung zu diesem Kapitel) beschäftigt sich mit der Beurteilung der Dopplerfrequenzverschiebung bzw. Strömungsgeschwindigkeit in basalen Hirnarterien nach Subarachnoidalblutung, um das Ausmaß und den Zeitverlauf von Spasmen erfassen zu können (Abb. 15.**5**).

Exemplarisch sollen die Ergebnisse von Seiler u. Aaslid (650) und Harders u. Gilsbach (564, 571) wiedergegeben werden. Erstere vergleichen die Strömungsgeschwindigkeit in den extra- und intrakraniellen Hirnarterien bei Patienten mit schwerem Spasmus (zeitgemittelte Werte der Strömungsgeschwindigkeit in der A. cerebri media über 200 cm/s) und Patienten mit nur geringem oder keinem Spasmus (Abb. 15.**6a**). Wie zu erwarten, ist in der ersten Gruppe die Strömungsgeschwindigkeit in der extrakraniellen A. carotis interna während der spasmusbedingten Erhöhung des peripheren Strömungswiderstands reduziert.

Die Untersuchungen von Harders u. Gilsbach (Abb. 15.**6b**) zeigen, wie auch die von Seiler u. Aaslid, daß in den ersten drei Tagen nach der Subarachnoidalblutung keine Dopplerfrequenz- bzw. Strömungsgeschwindigkeitserhöhung zu finden ist, danach eine ansteigende Phase vom 4. bis zum 10. Tage, ein Maximum zwischen dem 11. und etwa dem 18. Tag und danach Normalisierung innerhalb von 4–6 Wochen. Zwischen der Höhe der Strömungsgeschwindigkeit und dem Auftreten von neurologischen Ausfällen bestand eine enge Beziehung. Die Behandlung mit Nimodipin konnte den Spasmus reduzieren und zum Teil das Auftreten neurologischer Ausfälle verhindern. Entscheidend ist die tägliche Untersuchung vom 4. bis ca. 8. Tag nach der Blutung. Je rascher progredient die Spasmusentwicklung (Zunahme der gemessenen Dopplerfrequenz) ist, um so eher ist mit dem Auftreten von spasmusbedingten Ischämien zu rechnen. Sie kommen aber auch bei weniger deutlich gesteigerter oder sogar normaler Strömungsgeschwindigkeit in der A. cerebri media vor, wenn die Durchblutung z. B. durch peripheren Spasmus deutlich gemindert ist. Dann sind die extrakraniellen Befunde besonders zu beachten.

Hassler u. Chioffi (576) untersuchten die CO_2-Reaktivität basaler Hirnarterien bei zerebralem Vasospasmus nach Subarachnoidalblutung und Aneurysmafrühoperation. Sie fanden bei ausgeprägtem Vasospasmus eine maximale Dilatation des peripheren Stromgebiets mit nur sehr schwacher Reaktion auf Hyperkapnie. Dagegen reagierte das periphere Stromgebiet bei Hypokapnie normal, d. h. mit Konstriktion, und dies in allen vasospastischen Situationen. Somit erscheint die periphere vasodilatatorische Kapazität erschöpft und eine Hyperventilationstherapie kontraindiziert, da hierdurch eine weitere Minderung der Durchblutung induziert wird.

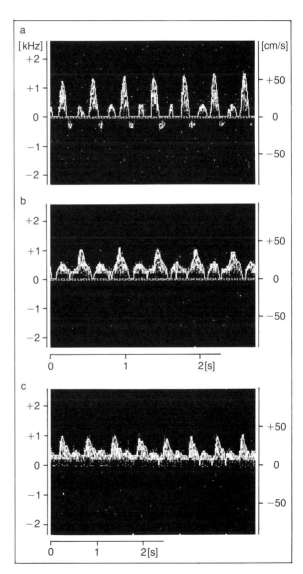

Abb. 15.**4 Intrakranielle Befunde nach Herzstillstand.** Transtemporale Untersuchung der A. cerebri media in 50 mm Tiefe, 30 Min. (**a**), 5 Stunden (**b**) und 20 Stunden (**c**) nach Kammerflimmern. Dopplersonographisch ähnlicher Verlauf wie in Abb. 15.**3**. Initial war in der A. cerebri media sogar eine kurze Rückstromphase festzustellen, die auf eine ausgeprägte Widerstandserhöhung schließen ließ.

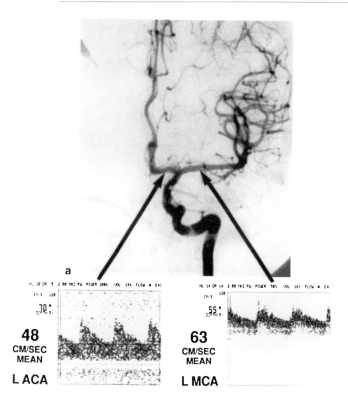

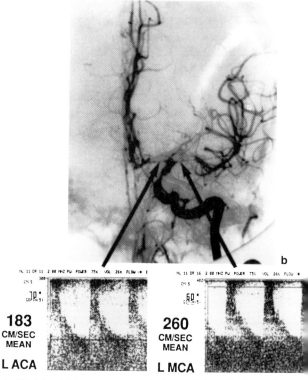

Abb. 15.**5** **Angio- und dopplersonographische Befunde nach Frühoperation bei einem Patienten mit rupturiertem Aneurysma der A. communicans posterior.**
a Angiogramm und typische Befunde bei transtemporaler Beschallung.

b Gleiche Untersuchungen beim gleichen Patient, der des weiteren Spasmen und eine dadurch bedingte Ischämie erlitten hatte (ACAL = linke A. cerebri anterior; ACML = linke A. cerebri media) (aus Seiler, R. W., D. W. Newell: Subarachnoid hemorrhage and vasospasm. In Newell, D. W., R. Aaslid: Transcranial Doppler. Raven, New York 1992).

15.1.4. Intrakranielle Druckerhöhung und zerebraler Kreislaufstillstand

Die Steigerung des intrakraniellen Drucks bedingt eine Verringerung des Perfusionsdrucks und damit eine Verminderung der Hirndurchblutung. Erhöhung des Hirndrucks führt aber zur kompensatorischen Steigerung des Systemblutdrucks, weswegen mäßige intrakranielle Druckerhöhungen mit der Dopplersonographie nicht sicher erfaßt werden. Übersteigt aber der intrakranielle Druck den diastolischen Blutdruck, kommt es zu eindeutigen Veränderungen der Strompulskurven der extra- und intrakraniellen Hirnarterien.

Verlaufsuntersuchungen bei abrupter Hirndrucksteigerung während einer Subarachnoidalblutung wurden von Grote u. Hassler (562) und bei intermittierender oder progredienter Hirndrucksteigerung nach Schädel-Hirn-Traumen von Hassler u. Mitarb. (578) für die A. cerebri media mitgeteilt. Die bei sehr hohem intrakraniellem Druck (Abb. 15.**7**) auftretende Veränderung der Strompulskurve der A. cerebri media im Sinne einer oszillierenden Strömung (Elastizitätsfluß, Abb. 3.**6**) entspricht der,

wie sie in den extrakraniellen Aa. carotis interna und vertebralis bei zerebralem Kreislaufstillstand gefunden wird (144, 146, 151, 156, 285).

15.1.4.1. Befunde an den extrakraniellen Hirnarterien bei zerebralem Kreislaufstillstand

Die Diagnose des zerebralen Kreislaufstillstands mit Hirntod wird klinisch gestellt. Die zweifellos sicherste Hilfsmethode zum Nachweis einer fehlenden Hirndurchblutung ist die zerebrale Angiographie. Sie ist aber in dieser Situation keine geeignete Untersuchungsmethode, da sie möglicherweise schädlich wirkt. Die dopplersonographischen Befunde an den extra- und intrakraniellen Hirnarterien sind so typisch, daß sie zerebralen Kreislaufstillstand beweisen können (579).

Nicht ausreichend sind alleinige Untersuchungen an der *A. supratrochlearis* (146). Sie sind völlig uneinheitlich und nicht selten seitendifferent. Am häufigsten fand sich beiderseits retrograde Durchströmung oder nicht nachweisbare Strömung. Bei retrograder Strömung war der Pulskurvenausschlag

Abb. 15.**6 Strömungsgeschwindigkeiten der A. cerebri media im Verlauf nach Subarachnoidalblutung.**
a Vergleich der intrakraniellen Strömungsgeschwindigkeiten der A. cerebri media und der extrakraniell gemessenen Strömungsgeschwindigkeiten (Sendefrequenz jeweils 2 MHz) der A. carotis interna bei Patienten mit ausgeprägtem Spasmus (Punkte) und solchen mit geringem oder keinem Spasmus (ausgefüllte Quadrate). Es handelt sich jeweils um zeitgemittelte Maximalfrequenzen (aus Seiler, R., R. Aaslid: Transcranial Doppler for evaluation of cerebral vasospasm. In Aaslid, R.: Transcranial Doppler Sonography. Springer, Wien 1986).
b Messung der Dopplerfrequenzen der A. cerebri media, gleiche Technik wie in **a**. Vergleich der Ergebnisse bei Patienten mit der Entwicklung eines ischämischen neurologischen Defizits infolge der Spasmen (durchgezogene Linie) und Patienten ohne Entwicklung neurologischer Ausfälle (gestrichelte Linie). Der Zeitpunkt des Auftretens der neurologischen Symptome ist jeweils durch einen Punkt markiert. Hinweis auf ein mögliches Risiko ist die Anstiegsgeschwindigkeit der Strömungsgeschwindigkeiten in den ersten Tagen. Es wird zwischen kritischem (zeitgemittelte Maximalfrequenzen über 3 kHz) und subkritischem Spasmus (zwischen 2 und 3 kHz) unterschieden (aus Harders, A., J. Gilsbach: Klinische Relevanz der transkraniellen Doppler-Sonographie bei der aneurysmatisch bedingten Subarachnoidalblutung. In Widder, B.: Transkranielle Doppler-Sonographie bei zerebrovaskulären Erkrankungen. Springer, Berlin 1987).

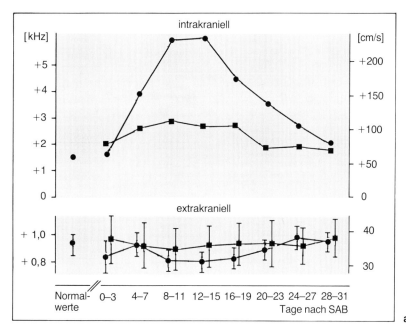

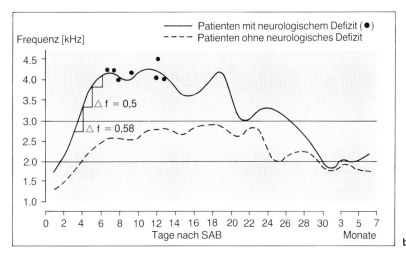

meist klein, und im Gegensatz zu den Befunden bei proximalem Verschluß der A. carotis interna fand sich eine nur geringe enddiastolische Strömungsgeschwindigkeit.

Weitaus aussagekräftiger sind die Befunde an den *Karotiden* und *Vertebralarterien.* Abb. 15.**8** zeigt die Pulskurven der Karotiden bei zerebralem Kreislaufstillstand, gegenübergestellt denen im Normalfall. In Abb. 15.**9** wird ein Überblick über eine komplette extrakranielle Doppleruntersuchung bei zerebralem Kreislaufstillstand gegeben. Charakteristisch ist eine oszillierende Strömung mit frühdiastolischer Rückflußphase in der A. carotis interna und vertebralis. Diese Strömungsform kann auch im Stumpf der A. carotis interna bei Verschluß we-

nige Zentimeter distal der extrakraniellen Karotisbifurkation gefunden werden (Abb. 9.**61**). Auch die Pulskurve der A. carotis communis weist in den meisten Fällen eine diastolische Rückflußphase auf. Die systolische Strömungsgeschwindigkeit ist aber wegen der unbehinderten Strömung im Versorgungsbereich der A. carotis externa meist nicht reduziert.

Daß diese oszillierende Strömung in der A. carotis interna ein annähernd konstanter Befund bei zerebralem Kreislaufstillstand ist, zeigt Abb. 15.**10a.** In nur 3% (**b**) fand sich in der Interna eine ausschließlich hirnwärts gerichtete Strömung, allerdings ohne enddiastolisch hirnwärts gerichteten Flußanteil, der nur selten in der A. carotis communis, häu-

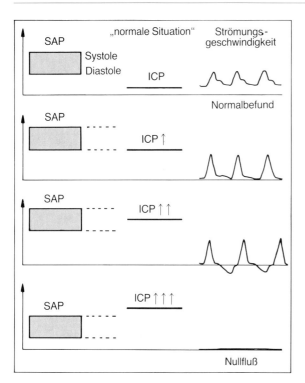

Abb. 15.7 Zusammenhang zwischen systemischem arteriellem Blutdruck (SAP), intrakraniellem Druck (ICP) und Strömungsgeschwindigkeit in der A. cerebri media. Die diastolische Strömungskomponente verschwindet, wenn der intrakranielle Druck den diastolischen Blutdruck übersteigt. Übersteigt er den systolischen Blutdruck, kann keine Strömung mehr registriert werden (aus Hassler, W., H. Steinmetz, J. Gawlowski: J. Neurosurg. 68 [1988] 745).

fig in der A. carotis externa (**c**) zu finden ist. Niemals war in den hirnversorgenden Karotiden oder Vertebralarterien der im Normalfall deutliche hirnwärts gerichtete enddiastolische Fluß nachweisbar.

Die Befunde an der A. supratrochlearis sind, wie die an der A. carotis communis, unzuverlässig. Die in fast dreiviertel der Fälle mit zerebralem Kreislaufstillstand nachweisbare frühdiastolische Rückstromphase in der A. carotis communis konnte auch bei Patienten mit Hirndrucksteigerung anderer Ursache gefunden werden.

Unter Berücksichtigung der Befunde nach Herzstillstand (Abb. 15.**3**, 15.**4**) ergibt sich als Konsequenz, daß eine einmalige kurze Untersuchung der extrakraniellen Hirnarterien ohne Berücksichtigung der klinischen Kriterien des Hirntods keinesfalls ausreicht, einen zerebralen Kreislaufstillstand anzunehmen.

15.1.4.2. Befunde an den intrakraniellen Hirnarterien bei zerebralem Kreislaufstillstand

Als Ergänzung zu den extrakraniellen Befunden kann die A. cerebri media transtemporal untersucht werden, und es finden sich, wenn keine Durchschallungsprobleme bestehen, dieselben Strömungsformen wie in der extrakraniellen A. carotis interna (578, 579, 612, 624a, 626, 652a). Dies zeigt Abb. 15.**11** für einen Patienten mit schwerem Schädel-Hirn-Trauma, bei dem nach klinischen Kriterien und nach dem EEG ein zerebraler Kreislaufstillstand bestand.

Wird die Strömungsgeschwindigkeit in der A. cerebri media mit dem systemischen arteriellen Blutdruck und dem intrakraniellen Druck (epidural gemessen) in Beziehung gesetzt (Abb. 15.**7**), ergibt sich ein Einblick in die Dynamik der Veränderungen der Dopplerströmungspulskurven bei zunehmendem intrakraniellem Druck bzw. zunehmender Erhöhung des intrakraniellen Strömungswiderstands. Von Hassler u. Mitarb. (579) wurden Verlaufsuntersuchungen mitgeteilt, welche die typischen Veränderungen der Strömungspulskurven der A. cerebri media bei schwerem Hirndruck und den Verlauf bis zum zerebralen Kreislaufstillstand zeigen (Abb. 15.**12**). Lundar u. Mitarb. (603) führten bei neurochirurgischen Intensivpatienten gleichzeitige Messungen des Hirndrucks, des arteriellen Blutdrucks und der Strömungsgeschwindigkeit in der A. cerebri media durch und zeigten die gleichen Beziehungen zwischen diesen Parametern.

Wegen nicht ausreichender allgemeiner Erfahrung war die Dopplersonographie 1986 in Deutschland noch nicht als eine Methode empfohlen worden, welche geeignet wäre, bei den klinischen Zeichen der Hirnstammareflexie die zur Hirntodfeststellung gebotene Wartezeit abzukürzen (737). In der Neufassung der Empfehlungen von 1991 wurde diese Auffassung revidiert (630, 738). Speziell die neueren Erfahrungen mit der intrakraniellen Diagnostik führten dazu, daß die Dopplersonographie als eine beweisende Methode anerkannt wurde. Neben den klinischen wurden folgende untersuchungstechnischen Voraussetzungen genannt:

„Der zerebrale Zirkulationsstillstand kann mit der Dopplersonographie durch transkranielle Beschallung der Hirnbasisarterien und Untersuchung der extrakraniellen hirnversorgenden Arterien von einem in dieser Methode speziell erfahrenen Untersucher bewiesen werden, wenn bei mindestens zweimaliger Untersuchung im Abstand von wenigstens 30 Min. einer der folgenden Befunde beidseitig dokumentiert wird:

Abb. 15.**8 Gegenüberstellung der Pulskurven im Normalfall und bei zerebralem Kreislaufstillstand** zusammen mit dem EKG (aus Büdingen, H. J., G.-M. von Reutern: Dtsch. med. Wschr. 104 [1979] 1347.

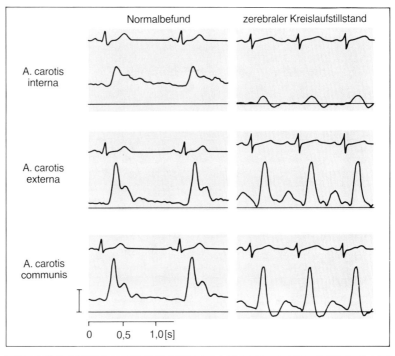

Abb. 15.**9 Übersicht über die extrakraniellen Befunde bei zerebralem Kreislaufstillstand** (links), welche einem Normalbefund (anderer Patient) gegenübergestellt sind. Weitere Erklärung s. Text.

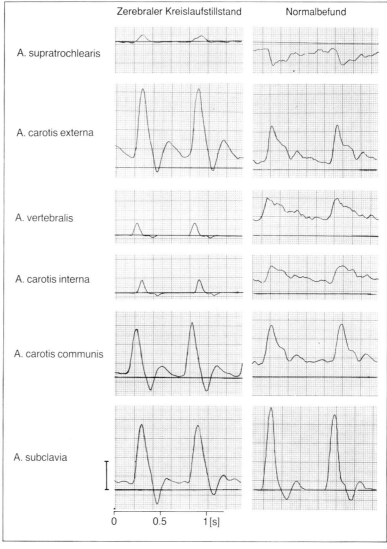

1. Biphasische Strömung (oszillierende Strömung) mit gleich ausgeprägter antero- und retrograder Komponente oder kleine frühsystolische Spitzen, die kleiner als 50 cm/s sind, und sonst fehlende systolische und diastolische Strömung in den Aa. cerebri mediae und Aa. carotides internae intrakraniell sowie in den übrigen beschallbaren intrakraniellen Arterien und in den extrakraniellen Aa. carotides internae und Aa. vertebrales.

2. Ein Fehlen der Strömungssignale bei transkranieller Beschallung der Hirnbasisarterien kann nur dann als sicheres Zeichen eines zerebralen Kreislaufstillstandes gewertet werden, wenn derselbe Untersucher einen Signalverlust bei zuvor eindeutig ableitbaren intrakraniellen Strömungssignalen dokumentiert hat und an den extrakraniellen hirnversorgenden Arterien ebenfalls ein zerebraler Kreislaufstillstand nachweisbar ist.

Bei Säuglingen bis zum vollendeten sechsten Lebensmonat ist die Dopplersonographie für die Feststellung des Hirntodes nicht anwendbar."

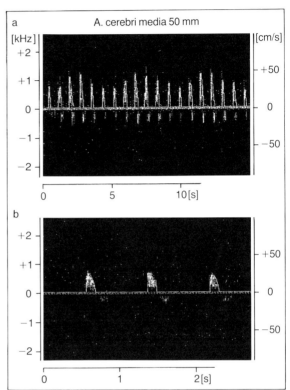

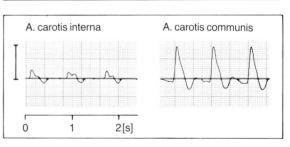

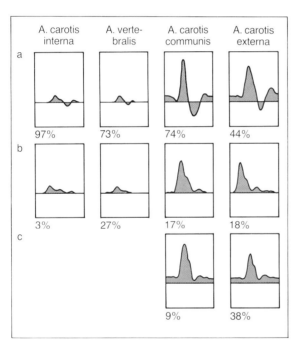

Abb. 15.**10 Häufigkeit der verschiedenen dopplersonographischen Befunde bei angiographisch nachgewiesenem zerebralem Kreislaufstillstand bei 53 Patienten.**
a Frühdiastolisch herzwärts gerichtete Strömung in der A. carotis interna und vertebralis.
b Kranialwärts gerichtete Strömung ohne diastolische Restströmung.
c Diastolisch kranialwärts gerichtete Strömung in der A. carotis communis und externa. Ein zerebraler Kreislaufstillstand kann nur bei typischen Befunden an der A. carotis interna diagnostiziert werden (aus Büdingen, H. J., G.-M. von Reutern: Dtsch. med. Wschr. 104 [1979] 1347).

Abb. 15.**11 Untersuchung der A. cerebri media bei zerebralem Kreislaufstillstand.** Gegenüberstellung des intrakraniellen Befunds an der A. cerebri media (**a, b**), an der extrakraniellen A. carotis interna und der A. carotis communis (**c**). Gepulste Schallemission, $f_0 = 2\,MHz$ (**a, b**) und CW, $f_0 = 4\,MHz$ (**c**).

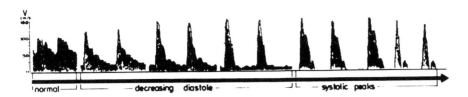

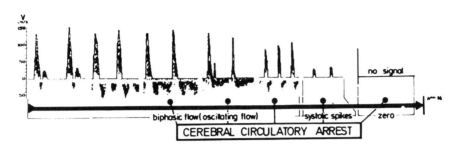

Abb. 15.12 Transtemporale Ableitungen der A. cerebri media, welche den typischen Verlauf der Strömungsspektren (V) bei schwerem intrakraniellem Hypertonus mit Entwicklung eines zerebralen Kreislaufstillstands zeigen. In der unteren Reihe entsprechen drei Muster dem zerebralen Kreislaufstillstand: oszillierende Strömung, systolische Spitzen und Nullfluß (aus Hassler, W., H. Steinmetz, J. Pirschel: J. Neurosurg. 71 [1989] 195).

15.1.5. Progredienz und Regredienz arterieller Stenosen und Verschlüsse

Das Ergebnis von Ultraschalluntersuchungen wurde bei Patienten mit extrakraniellem Verschlußprozeß zur Aufnahme in prospektive Untersuchungen verwendet. Eine Progredienz wurde dopplersonographisch erfaßt und mit dem klinischen Verlauf korreliert (219, 425, 681, 684, 691, 713, 722). Diesen Untersuchungen ist die Kenntnis der relativ günstigen Prognose bei primär asymptomatischen Patienten zu verdanken. Über den ultraschalldiagnostischen Nachweis einer Plaqueregredienz berichteten erstmals Trockel u. Hennerici (483).

Die Dopplersonographie mit Nulldurchgangszähler und Analogpulskurvenschreibung kann nur sehr grobe Änderungen des Stenosegrads, wie z. B. gering/hochgradig, sicher trennen. Progredienz über alle Stenosegrade wird am einfachsten mit der Spektrumanalyse, speziell den systolischen Maximalfrequenzen, erfaßt. Die dopplersonographischen Kriterien sind bei Stenosen > 50% wesentlich reproduzierbarer und zuverlässiger anzuwenden als B-Bild-Kriterien, bei denen Bildartefakte und unregelmäßige Oberfläche eine genaue Ausmessung erschweren. Die B-Bild-Diagnostik ist dagegen allein geeignet, Progredienz gering stenosierender Plaques nachzuweisen. Dies erfordert allerdings eine genaue Festlegung der Schnittebenen mit Dokumentation. Die Karotisbifurkation mit dem Flußteiler kann als Orientierungsmarke dienen. Von dort aus sind Querschnitte in definierten Schritten nach kaudal oder kranial zu legen. Bei den Längsschnitten ist ebenfalls die genaue Richtung des Schallstrahls und eine Schnittebenenführung durch die Gefäßmitte von Bedeutung (Abb. 6.10–6.12).

Eindrucksvolle Beispiele von Regredienz sind bei Dissektionen oder stenosierenden Thromben der Karotis (685) zu beobachten. Abb. 15.2 zeigt den Verlauf bei einer 44jährigen Patientin mit einem Thrombus in der linken Karotisbifurkation und gleichzeitigem Mediahauptstammverschluß. Der Thrombus entwickelte sich im Verlauf vollständig zurück; ebenso kam es zu einer Rekanalisierung der A. cerebri media. Buchan u. Mitarb. (685) berichteten, daß bei einigen Patienten ihres Kollektivs mit intraluminalen Thromben, die verzögert operiert wurden, kein Thrombus mehr nachweisbar war. Eine Ultraschallverlaufsuntersuchung kann in solchen Fällen eine unnötige Operation verhindern.

15.2. Überwachungsuntersuchungen

15.2.1. Erkennung arterieller Mikroemboli

Dopplersonographische Untersuchungen zur Entdeckung intravasaler Mikroembolien wurden 1968 erstmals von Spencer u. Mitarb. (657, 659) mitgeteilt, und ihre Analyse wurde später mit Hilfe der Fourier-Transformation (FFT) verbessert. Nach Einführung der transkraniellen Dopplersonographie (514) wurde die Erkennung von Mikroemboli auch in intrakraniellen Hirnarterien möglich. Sie wurden zunächst bei dopplersonographischen Untersuchungen während Karotisoperationen (539, 621, 660) und kardiopulmonalen Bypass-Operationen (623, 627, 632) gefunden.

Mit Hilfe moderner Spektrumanalysatoren gelang es, die akustischen Eigenschaften der Emboli und deren Natur näher zu beschreiben (644, 645, 656, 663). Die Signale von Emboli sind kurze Ereignisse (weniger als 100 ms) mit Amplituden von 3–60 dB über dem Dopplerfrequenzspektrum des strömenden Bluts (Abb. 15.**13**). Akustisch imponieren sie als helle Klicks und treten während des Herzzyklus zufällig auf. Sie sind unidirektional, und ihre Dauer im Spektrum ist umgekehrt proportional ihrer Geschwindigkeit (656). Kriterien zur Unterscheidung von mechanischen und elektrischen Artefakten im Dopplerfrequenzspektrum wurden ebenfalls beschrieben (656).

Experimentelle Untersuchungen von Russell u. Mitarb. (644, 645) ergaben, daß die Dopplersonographie eine hochsensitive Methode zur Erkennung arterieller Emboli darstellt und neben Luftoder Gasbläschen auch Partikel mit einem Durchmesser von 0,3–0,5 mm erfaßt. Die klinische Bedeutung wird vor allem in der Überwachung während Operationen am offenen Herzen oder Karotisoperationen gesehen, auch in der besseren pathogenetischen Einordnung von transienten ischämischen Attacken (hämodynamisch oder thromboembolisch?).

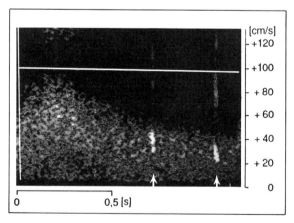

Abb. 15.**13** **Darstellung der Signale von zwei Partikelembolien** (↑↑), welche sich dem Dopplerspektrum der A. cerebri media überlagern. Der Patient hatte einen Verschluß der A. carotis interna. Die Endarteriektomie der gleichseitigen A. carotis externa, welche erheblich stenosiert war, ergab Ulzerationen sowohl in der A. carotis communis als auch in der Externastenose. Embolussignale erreichten die A. cerebri media über die Kollateralwege. Die Signale zeigen sich in einem engen Frequenzbereich (nach Spencer).

Von Staudacher u. Mitarb. (663) konnte gezeigt werden, daß hochamplitudige Dopplersignale bei Untersuchung der A. cerebri media während der Injektion von Röntgenkontrastmittel bei der Angiographie auftreten, bedingt durch kleine Luftbläschen oder Grenzflächen zwischen Kontrastmittel und Blut. Sie folgern hieraus, daß intraarteriell injiziertes Röntgenkontrastmittel auch ein Ultraschallkontrastmittel darstellt.

15.2.2. Gefäßchirurgische Eingriffe

Die intra- und postoperative Überwachung und Verlaufskontrolle gefäßchirurgischer Eingriffe an den hirnversorgenden Arterien wird durch die Anwendung der Dopplersonographie wesentlich erleichtert. Postoperative Komplikationen lassen sich bei engmaschigen Kontrollen frühzeitig erkennen, und bei günstigem Verlauf kann in vielen Fällen auf angiographische Nachuntersuchungen verzichtet werden.

15.2.2.1. Desobliteration der A. carotis interna

In Abb. 15.**14** ist das operativen Prozedere wiedergegeben. Mit dopplersonographischen Überwachungsuntersuchungen sollen postoperative Stenosen und Verschlüsse in der Frühphase und im Langzeitverlauf erfaßt werden. Erstere entstehen z. B. durch Ablösung einer nicht vollständig fixierten distalen Intimastufe, letztere durch myointimale Gefäßwandhyperplasie.

Abb. 15.**15** zeigt die prä- und postoperativen Befunde einer hochgradigen Internastenose. Durch den Einsatz eines Flickens (Patch-Erweiterungsplastik mittels Dacron oder Vene) wird das Lumen im Bereich der Desobliteration so erweitert, daß dopplersonographisch eine Strömungsverlangsamung in diesem Bereich resultiert. Daneben ist postoperativ eine Normalisierung der Strömung in der A. carotis communis und supratrochlearis zu erkennen.

Postoperativ aufgetretene Stenosierungen fanden sich in der Frühphase überwiegend am distalen Ende der Arteriotomie, wie in Abb. 15.**16** wiedergegeben. Gelegentlich zeigte sich nach Desobliteration einer Internaabgangsstenose eine Stenose des Externaabgangs, wenn sich hier die Intima nicht leicht absetzen ließ. Diese klinisch weniger relevante Komplikation muß dopplersonographisch allerdings von einer Restenosierung der A. carotis interna abgegrenzt werden.

Intrakranielle Befunde: In einer Reihe von Untersuchungen (539, 540, 544, 551, 564, 565, 625, 640, 665) wurde die dopplersonographische Überwachung der Strömung in der A. cerebri media bei Karotisoperationen mitgeteilt, zum Teil mit gleichzei-

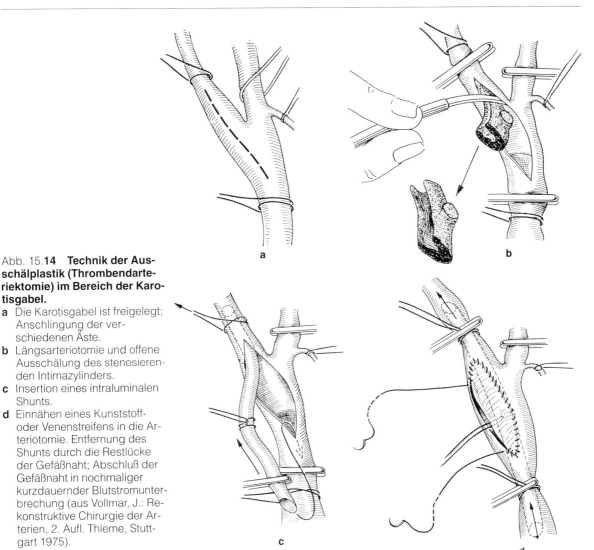

**Abb. 15.14 Technik der Aus-
schälplastik (Thrombendarte-
riektomie) im Bereich der Karotisgabel.**

a Die Karotisgabel ist freigelegt;
Anschlingung der ver-
schiedenen Äste.

b Längsarteriotomie und offene
Ausschälung des stenosierenden Intimazylinders.

c Insertion eines intraluminalen
Shunts.

d Einnähen eines Kunststoff-
oder Venenstreifens in die Arteriotomie. Entfernung des
Shunts durch die Restlücke
der Gefäßnaht; Abschluß der
Gefäßnaht in nochmaliger
kurzdauernder Blutstromunter-
brechung (aus Vollmar, J.: Rekonstruktive Chirurgie der Arterien, 2. Aufl. Thieme, Stuttgart 1975).

tiger Messung des EEG und des Stumpfdrucks
(625), der regionalen Hirndurchblutung (564) oder
der somatosensorisch evozierten Potentiale (668).

Abb. 15.**17** zeigt transtemporale Dopplerregistrie-
rungen von der A. cerebri media links während und
nach der Operation einer hochgradigen Abgangsstenose der linken A. carotis interna. In **a** ist der Effekt des Abklemmens der extrakraniellen Karotiden auf die Strömungsgeschwindigkeit wiedergegeben, in **b** die Strömungsgeschwindigkeit 2 Min.
nach Abklemmen (keine „Erholung") und in **c** die
Strömungsgeschwindigkeit nach Einlegen eines intraluminalen Shunts. Nach dessen Explantation unter Interna- und Kommunisklemme (**d**) führt die
„Entlüftung" der A. carotis interna zur Vermeidung
einer Luftembolie zu einer retrograden Strömung
mit geringerer Geschwindigkeit in der A. cerebri
media, und in **e** ist die unmittelbar postoperative
Strömungsgeschwindigkeit mit ausgeprägten spontanen Schwankungen wiedergegeben.

Büdingen u. Mitarb. (540) verwendeten immer
dann einen intraluminalen Shunt, wenn die systolische Maximalgeschwindigkeit in der A. cerebri media durch das Abklemmen der extrakraniellen Karotiden auf weniger als die Hälfte des Ausgangswerts
absank. Dies war in 40% der Karotisoperationen
der Fall. Die Strömungsgeschwindigkeit nach
Shuntimplantation erreichte in den meisten Fällen
den Ausgangswert. Bei etwa 20% der Operationen
„erholte" sich die Strömungsgeschwindigkeit kontinuierlich auf einen Wert, der als nicht shuntbedürf-
tig angesehen wurde.

Bei kontinuierlichen Messungen während des Abklemmens und Wiederöffnens, während der Shunt-
einlage und -entfernung sowie nach Wiederöffnen
der Karotisstrombahn konnten häufig hochamplitudige Dopplersignale durch Luft- oder Partikelem-
boli beobachtet werden (539, 540, 621, 660)
(Abschn. 15.2.1). Abb. 15.**18** zeigt in **a** das Auftreten derartiger Signale bei Implantation eines intra-

15.2.2.1. Desobliteration der A. carotis interna

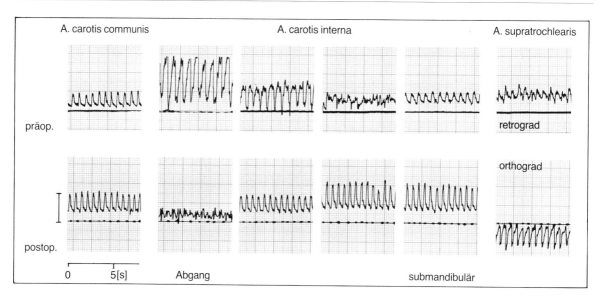

Abb. 15.15 Prä- und postoperative Untersuchung bei hochgradiger Internastenose. Präoperative Untersuchung am 22.2.1977 und postoperative Untersuchung am 25.3.1977, 14 Tage nach Desobliteration. Die Verlaufsuntersuchung ergab eine Zunahme der Strömungsgeschwindigkeit in der A. carotis communis und eine Normalisierung der Strömungsrichtung in der A. supratrochlearis. Untersuchung der A. carotis interna direkt am Abgang (Maximum des Stenosesignals) und in drei weiteren, aufeinanderfolgenden Abschnitten. Postoperativ deutliche Verlangsamung der Strömung im Bereich der Arteriotomie mit Erweiterung durch aufgenähte Streifen. Zunahme der Strömungsgeschwindigkeit in der distalen A. carotis interna.

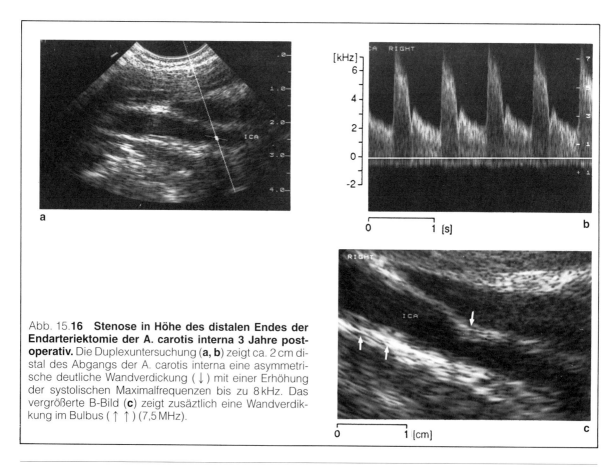

Abb. 15.16 Stenose in Höhe des distalen Endes der Endarteriektomie der A. carotis interna 3 Jahre postoperativ. Die Duplexuntersuchung (**a, b**) zeigt ca. 2 cm distal des Abgangs der A. carotis interna eine asymmetrische deutliche Wandverdickung (↓) mit einer Erhöhung der systolischen Maximalfrequenzen bis zu 8 kHz. Das vergrößerte B-Bild (**c**) zeigt zusätzlich eine Wandverdickung im Bulbus (↑ ↑) (7,5 MHz).

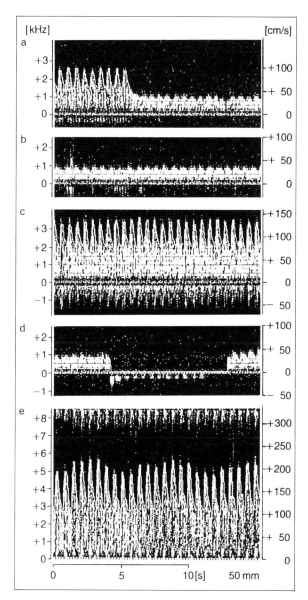

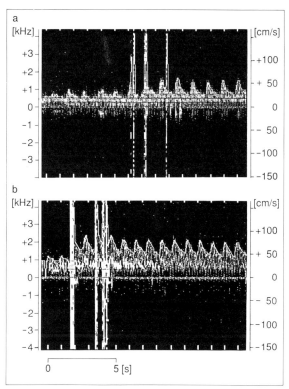

Abb. 15.**18 Monitoring bei Karotisoperation.** Hochamplitudige Dopplersignale im Spektrum der A. cerebri media bei Implantation eines Shunts (**a**) in die A. carotis interna und Entklemmen der A. carotis communis (**b**).

Abb. 15.**17 Transtemporale Registrierungen der A. cerebri media während und nach Operation einer hochgradigen Abgangsstenose der A. carotis interna.**
a Effekt beim Abklemmen der extrakraniellen Karotiden.
b Befund zwei Min. nach Abklemmen.
c Befund nach Einlegen eines intraluminalen Shunts.
d Verminderung der Strömung nach Entfernen des Shunts und Umkehr der Strömungsrichtung bei Ausspülen der A. carotis interna durch Öffnen der Gefäßklemme.
e Unmittelbar postoperative Registrierung. Deutliche Zunahme der Strömungsgeschwindigkeit und spontane Schwankungen.

luminalen Shunts in die A. carotis interna und in **b** bei Wiedereröffnen der Strombahn durch Entklemmen der A. carotis communis nach abgeschlossener Desobliteration. Letztere fanden sich bei 63 (60%) von 106 Karotisoperationen (540).

Halsey u. Mitarb. (565) konnten durch Messung der regionalen Hirndurchblutung (RCBF) und der zeitgemittelten Strömungsgeschwindigkeit in der A. cerebri media zeigen, daß eine Suppression des EEG mit einer RCBF-Schwelle von 9 ml/ 100 g/min und einer Strömungsgeschwindigkeitsschwelle von 15 cm/s korreliert war. Eine höhere Spezifität ist allerdings für die regionale Hirndurchblutung anzunehmen. Bei Abklemmen der Karotiden ist die Abnahme der regionalen Hirndurchblutung geringer ausgeprägt als die der Strömungsgeschwindigkeit, weshalb die „Sicherheitsgrenze" bei einer Abnahme der mittleren Strömungsgeschwindigkeit in der A. cerebri media mit 30–40% des Ausgangswerts angenommen wird (665).

15.2.2.2. Subklavia-Revaskularisation

Operative Eingriffe bei proximaler Obstruktion der A. subclavia oder des Truncus brachiocephalicus werden dann durchgeführt, wenn die Kollateralversorgung nicht zur Kompensation der Mangeldurchblutung des betroffenen Arms ausreicht oder rezidivierend Symptome von seiten des Hirnstamms auftreten, die auf einen Subclavian-steal-Effekt zurückgeführt werden müssen.

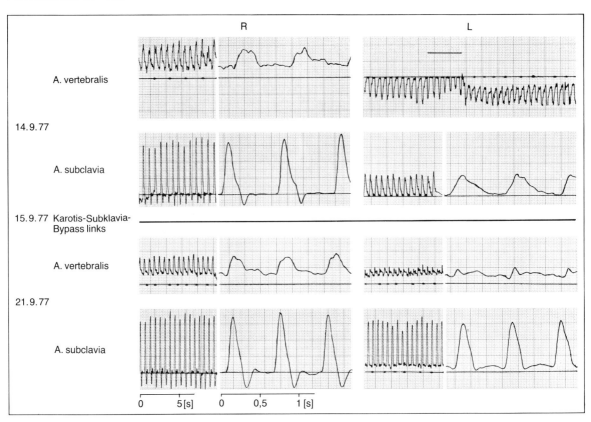

Abb. 15.19 Verlaufsuntersuchung bei Karotis-Subklavia-Bypass-Operation links. Dopplersonographische Befunde vor Operation (14.9.77) und postoperativ (21.9.77). Subtotale Stenose der linken A. subclavia am Abgang mit Subclavian-steal-Effekt (retrograde Durchströmung der linken A. vertebralis, Balken über der Pulskurve = Oberarmkompression und Faustschluß links). Postoperativ wurde keine vollständige Normalisierung der Pulskurvenform der A. vertebralis erreicht. Der Befund entspricht einer systolischen Entschleunigung (Abschn. 10.3.1.1).

Die prä- und postoperativen Befunde an der A. vertebralis und subclavia bei einem Patienten mit hochgradiger Abgangsstenose der linken A. subclavia und retrograd durchströmter linker A. vertebralis sind in Abb. 15.19 wiedergegeben. Es war ein Bypass zwischen A. carotis communis und A. subclavia angelegt worden. Postoperativ fand sich orthograde Durchströmung der linken A. vertebralis, allerdings mit einer systolischen Entschleunigung (Abschn. 10.3.1.1) als Hinweis auf eine hämodynamisch nicht optimal gelungene Revaskularisation. Dies ist ein nicht selten nach Karotis-Subklavia-Bypass anzutreffender Befund. Er erklärt sich möglicherweise durch Strömungsstörungen im Bereich der Anastomosen, an denen der Fluß jeweils eine spitzwinklige Richtungsänderung erfährt. Das Segment der A. subclavia zwischen Anastomose und Vertebralisabgang ist retrograd durchströmt. Die Dopplersonographie ist besonders geeignet, den Effekt verschiedener Arten der Revaskularisation im Subklavia-Vertebralis-Bereich zu beurteilen, so daß zum Teil auf angiographische Kontrollen verzichtet werden kann.

Ringelstein u. Zeumer (253) untersuchten dopplersonographisch mit dem Nulldurchgangzähler die Strömungsgeschwindigkeit in der Atlasschlinge der A. vertebralis bei perkutaner transluminaler Angioplastie (PTA) der A. subclavia. Sie fanden trotz ausreichender Rekanalisation eine verzögerte (20 Sekunden bis mehrere Minuten) Umkehr der Strömungsrichtung in der A. vertebralis von retrograd nach orthograd und interpretieren dies als protektiven Mechanismus gegen zerebrale Embolisierung während und kurz nach der PTA. Diese Befunde konnten nicht bestätigt werden (664). Auch die Strömung in der A. vertebralis reagiert bei Veränderung des Druckgefälles an ihren beiden Enden ebenso unmittelbar wie die in allen anderen Kollateralen (Abschn. 3.7).

Abb. 15.20 gibt die Dopplerbefunde an der Atlasschlinge der A. vertebralis vor, während und nach einer PTA der ipsilateralen A. subclavia wieder. Als Ausgangssituation (**a**) bestand eine hochgradige Stenose der A. subclavia links mit retrograder Durchströmung der linken A. vertebralis (komplet-

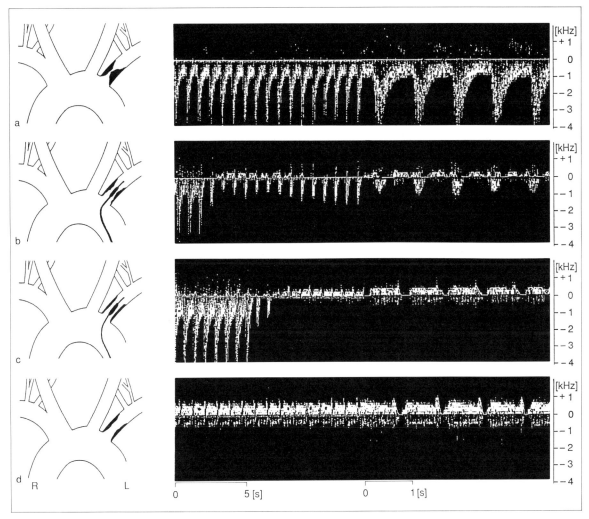

Abb. 15.20 Perkutane transluminale Angioplastie der A. subclavia. Strömungsrichtung und -geschwindigkeit in der ipsilateralen A. vertebralis (Atlasschlinge) vor (**a**), während (**b, c**) und nach (**d**) der Angioplastie. Gepulste Dopplersonographie ($f_0 = 4$ MHz). Weitere Erklärung s. Text.

ter Steal-Effekt). Nach der ersten intraluminalen Erweiterung durch den Ballonkatheter zeigte sich eine Pendelströmung in der A. vertebralis (**b**), nach der zweiten Erweiterung (**c**) eine orthograde Strömung mit geringer Strömungsgeschwindigkeit und systolischer Entschleunigung. Nach Zurückziehen des Ballonkatheters (**d**) war eine orthograde Durchströmung mit systolischer Entschleunigung in der A. vertebralis nachweisbar. Danach war anzunehmen, daß die Reststenose weiterhin einen postobstruktiven Druckabfall bedingte.

15.2.3. Überwachungsuntersuchungen bei sonstigen therapeutischen Eingriffen

Vielfältige Anwendungsmöglichkeiten sind im Rahmen therapeutischer Eingriffe denkbar; wenige wurden bisher systematisch genutzt.

Wegen der in Abb. 15.7 dargestellten Zusammenhänge zwischen Hirndruck und Pulskurvenform können zumindest bedrohliche Verschlechterungen im Rahmen einer *Therapie des erhöhten Hirndrucks* durch häufige oder fortlaufende Registrierung des Strömungssignals der A. carotis interna oder A. cerebri media erkannt werden (243, 578, 603). Bei „normal pressure hydrocephalus" soll bei Senkung des Liquordrucks durch Lumbalpunktion eine Zunahme der Strömungsgeschwindigkeit in den hirnversorgenden Arterien festzustellen sein (258). Ebenso wie der Nachweis einer spontanen Rekanalisation (Abb. 15.**1**) kann der Erfolg einer *therapeutisch induzierten Thrombolyse,* wie sie bisher vorwiegend für die A. basilaris durchgeführt wurde, überprüft werden (Abb. 15.**21**). Der besondere Vorteil der dopplersonographischen Überwachung liegt in der Möglichkeit, bei lokaler Lyse den Verlauf über die Zeit des Katheterverbleibs in

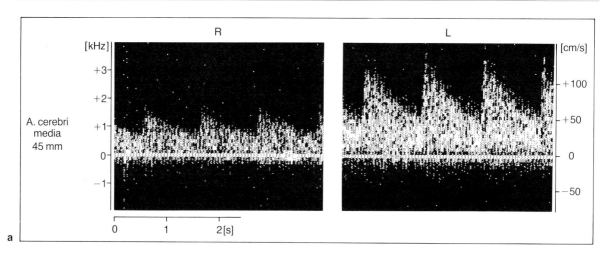

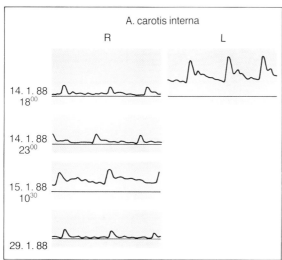

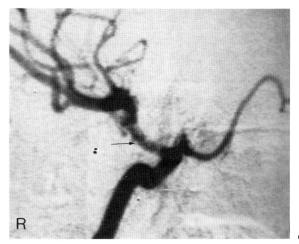

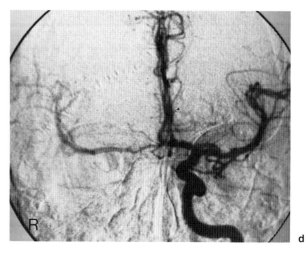

Abb. 15.21 Lysebehandlung eines Verschlusses im Endabschnitt der A. carotis interna rechts. 23jähriger Patient, bei dem ca. 5 Stunden nach Auftreten einer Halbseitensymptomatik links dopplersonographisch ein intrakranieller Verschluß der A. carotis interna festgestellt wurde. Die transtemporale Beschallung der A. cerebri media (**a**) ließ vermuten, daß kein Mediahauptstammverschluß bestand. Die extrakranielle Untersuchung (**b**) zeigte den typischen Befund einer hochgradigen Strömungsverminderung in der A. carotis interna (Abb. 15.**1**). Daraufhin wurde eine Lysebehandlung mit Gewebsplasminogenaktivator versucht. Die Kontrolle 5 Stunden später ergab noch keine wesentliche Besserung. Erst am folgenden Tag war eine deutliche Zunahme der Strömungsgeschwindigkeit festzustellen. Die jetzt durchgeführte Angiographie (Neuroradiologie Freiburg) zeigte eine hochgradige Unregelmäßigkeit des Internaendabschnitts (→ in **c**), was zu einer teilkanalisierten Thrombose passen konnte. Der Befund war nach wie vor hämodynamisch relevant, was durch Cross-flow von links nach rechts (**d**) belegt wurde. Die dopplersonographische Kontrolle 14 Tage später ergab eine Verschlechterung des Befunds, ohne daß sich eine erneute Verschlechterung des klinischen Befunds eingestellt hätte. Insgesamt war im Laufe der Behandlung eine Besserung eingetreten; es war jedoch eine deutliche Beinparese links verblieben.

der Arterie hinaus zu verfolgen und bei systemischer Lyse den geeigneten Zeitpunkt für eine angiographische Kontrolle zu bestimmen.

Geringer ist der Wert dopplersonographischer Überwachungsuntersuchungen bei Ballonokklusionen und Embolisationen von Fisteln und Angio-

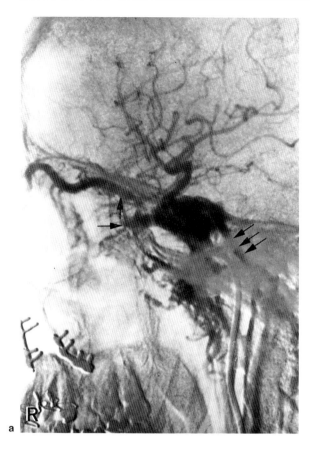

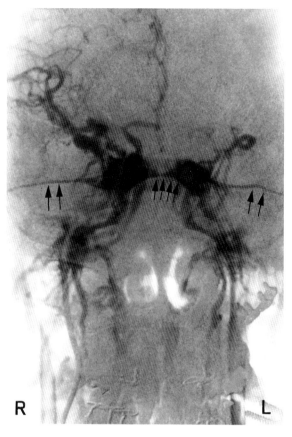

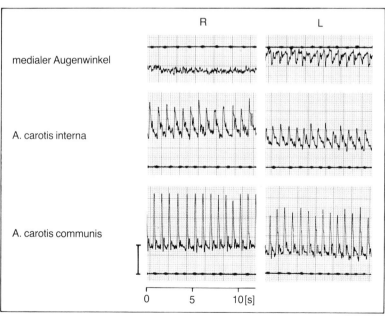

Abb. 15.22 Traumatische Karotis-Sinus-cavernosus-Fistel rechts.
Angiogramme seitlich (**a**) und a.-p.
(**b**) und Dopplerbefunde (**c**). Füllung
der Fistel über die rechte A. carotis
interna mit Abfluß über die V. ophthalmica (↑), den Sinus petrosus superior (→/↑↑), den Plexus basilaris
(⇄) und den Sinus intercavernosus
(↑↑↑↑) zur Gegenseite. Als Folge
des arteriovenösen Kurzschlusses
erhöhte Strömungsgeschwindigkeit
in den Karotiden rechts. Pathologische venöse Strömung im Bereich
des medialen Augenwinkels mit Strömung gegen die Schallsonde (Ausschlag nach unten).

men oder gefäßreichen Tumoren. Bei Verschluß einer Sinus-cavernosus-Fistel kann der Effekt am Sistieren der pathologischen venösen periorbitalen
Strömung beurteilt werden, was die Ballonpositio-
nierung erleichtert (150) (Abb. 15.**22**). Bei den distal des Circulus arteriosus cerebri gelegenen arteriovenösen Kurzschlüssen beschränkt sich die Untersuchung auf die zuführenden Arterien. Eine deutliche Reduktion des Shuntvolumens ist dann auch
an der verminderten Strömung zu erkennen. Große
hemisphärische Angiome führen zu einem Überlauf von der Gegenseite über die A. communicans
anterior, d. h., die ipsilaterale A. cerebri anterior ist
retrograd durchströmt. Eine therapiebedingte Ver-

367

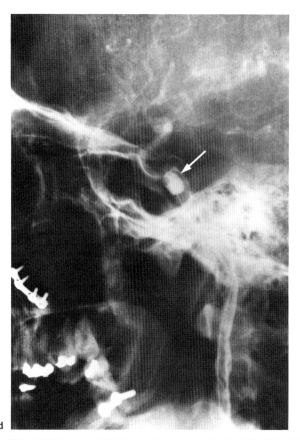

d Karotisangiogramm rechts während der Plazierung des Ballonkatheters zur Behandlung der Fistel. Der Ballonkatheter (←) ist mit Kontrastmittel gefüllt und führt unter subtotaler Stenosierung des Karotissiphons zum Verschluß der Fistel.

e Beschallung des medialen Augenwinkels rechts während der Plazierung des Ballons. Zu den Zeitpunkten 2 und 4 kommt der Ballon jeweils vor die Fistelöffnung zu liegen.

f Links: Die Befunde bei liegendem, die rechte A. carotis interna hochgradig einengenden Ballon zeigen eine deutliche Verlangsamung der Strömung in der A. carotis interna und communis. Retrograde Durchströmung der Ophthalmika als Zeichen der Strömungsbehinderung vor dem Abgang dieser Arterie.

Rechts: Nach Entfernen des Ballons konnte ein anhaltender Fistelverschluß und eine Normalisierung der Strömungsverhältnisse in den Karotiden festgestellt werden (aus Büdingen, H. J., J. Gilsbach, G.-M. von Reutern: Arch. Psychiat. Nervenkr. 226 [1978] 19).

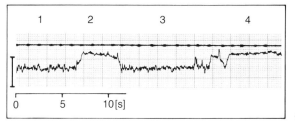

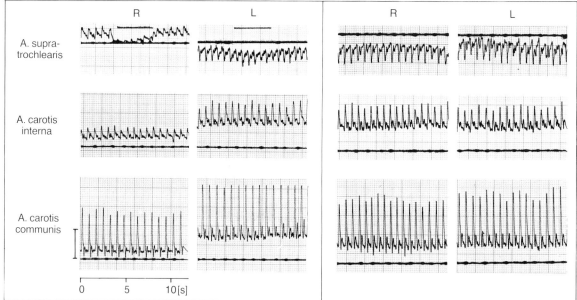

besserung der Hämodynamik kann an der Normalisierung der Strömungsrichtung in der A. cerebri anterior erkannt werden. Dopplersonographische extra- und intrakranielle Untersuchungen werden aber das weitere Prozedere bei der modernen Fistel- und Angiomtherapie wesentlich weniger beeinflussen als bei der arteriosklerotischen Erkrankung, da speziell bei den Angiomen der Möglichkeit der intrakraniellen Gefäßidentifizierung Grenzen gesetzt sind.

Beispiele für Befundblätter

Dem anfordernden Arzt genügt meist die abschließende Beurteilung. Eine ausführliche schriftliche Dokumentation der Ergebnisse ist trotzdem notwendig, weil

1. eine Bild- oder Kurven-(Spektrum-)Dokumentation aller Untersuchungspositionen sehr aufwendig ist, besonders wenn Spektrumanalyse, extra- und intrakranielle Dopplersonographie sowie Duplexsonographie angewandt werden;
2. zur raschen Orientierung bei Wiederholungsuntersuchungen eine komprimierte Darstellung vorliegen sollte.

Wir zeigen hier die von uns verwendeten Dokumentationsblätter, was die Erarbeitung eigener Dokumentationsformen erleichtern soll. *Befundblatt extrakranielle Dopplersonographie* (S. 370): Dieses Blatt dient als *Anforderungsformular*. Im Feld rechts oben werden die Patientendaten maschinell oder handschriftlich eingetragen. Links kann angekreuzt werden, welche weiteren Laboruntersuchungen zu durchlaufen sind. Symptome, die zur Untersuchung Anlaß gaben, sind zu beschreiben und Risikofaktoren anzukreuzen. Im mittleren Feld werden die Ergebnisse der dopplersonographischen Messungen eingetragen. Die Sendefrequenz beträgt in der Regel 4 MHz; wenn 8 MHz im Orbitabereich verwendet wurden, kann dies angekreuzt werden. Für die ebenfalls durchgeführte Untersuchung der schädelbasisnahen A. carotis interna mit 2 MHz gepulster Dopplersonographie ist ein spezielles Feld reserviert. Die vorgegebenen Zahlen beziehen sich hier auf die Tiefeneinstellung (Meßvolumen), sonst auf die geschätzte Entfernung vom Abgang in Zentimetern. Bei der A. vertebralis bezeichnet V_0 bis V_3 die untersuchten Gefäßabschnitte (S. 46 ff.). + = Strömung auf die Sonde zu, – = Strömung von der Sonde weg. Bei Beschallung der A. carotis communis entspricht + einer Sondenausrichtung nach kaudal, – einer solchen nach kranial, bei der A. subclavia + einer Ausrichtung nach mediokaudal, – einer nach laterokaudal. Die A. carotis interna wird in der Regel nur mit Strömung von der Sonde weg untersucht. Unter *Gesamtbeurteilung* wird der abschließende Befund, ggf. unter Einschluß der ergänzend durchgeführten Duplexsonographie und intrakraniellen Untersuchung, festgehalten. Die beiden zusätzlichen Blätter werden diesem Deckblatt dann angeheftet.

Befundblatt Duplexsonographie (S. 371): Die Dopplerfrequenzen werden mit geschätztem oder gemessenem Beschallungswinkel im jeweiligen Gefäßabschnitt eingetragen. Eine Symbollegende findet sich am unteren Bildrand. In den seitlichen Halbkreisen wird im pathologischen Fall die Sondenposition bzw. Schnittebene eingetragen, und zwar bezogen auf den im Gefäßschema gezeichneten Befund.

Befundblatt intrakranielle Dopplersonographie (S. 372): Die Anordnung der Felder lehnt sich an die anatomische Gefäßanordnung an. In den Kästen mit durchgezogener Umrandung werden die Ruhewerte eingetragen, in die gestrichelt gezeichneten die Ergebnisse unter Kompression. Im Normalfall werden im Feld für die Karotisäste transtemporal bei passender Tiefe die Werte für die A. cerebri anterior unter – eingetragen, die für die A. cerebri media und die A. carotis interna unter + (Fluß von der Sonde weg bzw. auf die Sonde zu). Im Posteriorgebiet betrifft das mit + bezeichnete Feld den P_1-Abschnitt und den Anfang von P_2, das mit – bezeichnete den P_2-Abschnitt nach dem Verlauf um den Hirnschenkel. Für die rechte und linke Aa. vertebrales sind jeweils ein Feld reserviert, für den Fall, daß beide Seiten unterschieden werden können (z. B. Steal-Effekt, Kompressionstest).

Befundblätter mit Eintragungen (S. 373–375): Es können, wie in diesen Beispielen, die *systolischen und enddiastolischen Maximalfrequenzen* in kHz, aber auch zeitgemittelte Werte eingetragen werden. Bei der Duplexsonographie kann die Schallstrahlrichtung bzw. der Beschallungswinkel annäherungsweise gezeichnet werden, was auch dann sinnvoll ist, wenn die Meßwerte in cm/s umgerechnet werden, da bei großen Winkeln mit relativ großen Meßfehlern zu rechnen ist.

Neurologische Universitätsklinik Freiburg
Neurovaskuläres Labor

	eP	Datum:
	EEG	
	EMG	Nummer:
	ENG	
	Rö	Vorbef. Nr.:

Symptome, neurologischer Befund:

Arzt: Station:

	Nikotin		Hypertonie		Diabetes		Hyperlipidämie
	Claudicatio int.		Angina pect.		Herzinfarkt		Gefäß-OP

RR-re   RR-li

Extrakranielle Dopplersonographie

	rechts		links	
A. supratroch. A. supraorb.	MHz: 4 | 8			
A. c. interna				
	submand. 2 MHz			
A. c. externa		A. occ.		A. occ.
A. c. comm.	+	−	+	−
A. vertebralis				
A. subclavia	+	−	+	−

Gesamtbeurteilung: mit: Duplex-S. ☐   intrakranieller DS. ☐

Neurologische Universitätsklinik Freiburg
Neurovaskuläres Labor

Duplex-Sonographie

Nr.:

Name: geb. am: Datum:

R   L

vent.   vent.
lat.   lat.
dors.   dors.

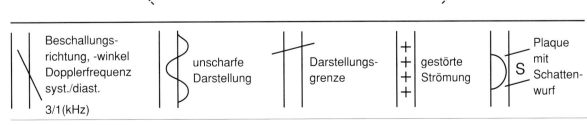

| | Beschallungs-richtung, -winkel Dopplerfrequenz syst./diast. 3/1 (kHz) | | unscharfe Darstellung | | Darstellungs-grenze | + + + + | gestörte Strömung | S | Plaque mit Schatten-wurf |

Neurologische Universitätsklinik Freiburg
Neurovaskuläres Labor

Intrakranielle Dopplersonographie

Name: geb. am: Nr.:
Datum:

Karotissystem

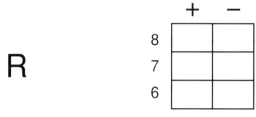

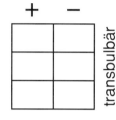

R L

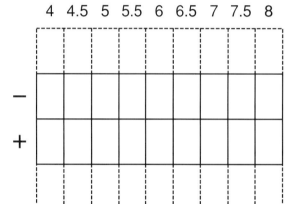

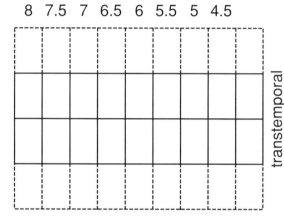

Vertebrobasiläres System

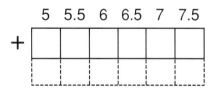

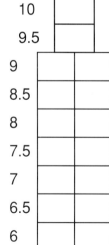

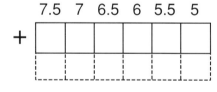

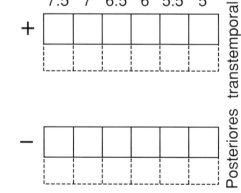

Kompression der
H = homolateralen ACC
K = kontralateralen ACC
V = Vertebrales

transnuchal

Neurologische Universitätsklinik Freiburg
Neurovaskuläres Labor

eP	Datum: *1.9.1989*
EEG	
EMG	Nummer: *2780*
ENG	
Rö	Vorbef. Nr.: *'/.*

Symptome, neurologischer Befund:

TIA rechte Hemisphäre
am 27.8., jetzt keine
neurolog. Ausfälle

Kettenraucher, Otto
geb. 1.4.1930

Arzt: *UR*   Station: *Berger*

	Nikotin (X)	Hypertonie	Diabetes	Hyperlipidämie
	Claudicatio int.	Angina pect.	Herzinfarkt	Gefäß-OP

RR-re *170/90*   RR-li *170/90*

Extrakranielle Dopplersonographie

	rechts	links
A. supratroch. A. supraorb.	MHz: 4 ☒ +3,5 / 1,0	+3,0 / 0,8

A. c. interna	rechts	links
	1,3/0,3 5,0/1,6 2,2/1,0	1,4/0,4 1,8/0,8 2,3/1,0
	0 1 2 3 4 5 cm	0 1 2 3 4 5 cm
	submand. 2 MHz 1,1/0,5	1,1/0,5

	rechts		links	
A. c. externa	4,0/0,5	A. occ.	3,5/0,5	A. occ.
A. c. comm.	+2,2/0,3	−2,5/0,4	+2,2/0,3	−2,3/0,4

A. vertebralis	2,2/1,0 V0	2/0,8 V1	3,2/1,3 V3+	1,8/0,7 V3−	2,0/0,9 V0	2,0/0,9 V1	3,0/1,2 V3+	1,6/0,5 V3−
A. subclavia	+ 4,5		− 3,8		+ 4,0		− 4,0	

Gesamtbeurteilung: mit: Duplex-S. ☒   intrakranieller DS. ☒

Neurologische Universitätsklinik Freiburg
Neurovaskuläres Labor

Duplex-Sonographie

Name: *Kettenraucher, Otto*   geb. am: *1.4.1930*   Nr.: *2780*   Datum: *1.9.1989*

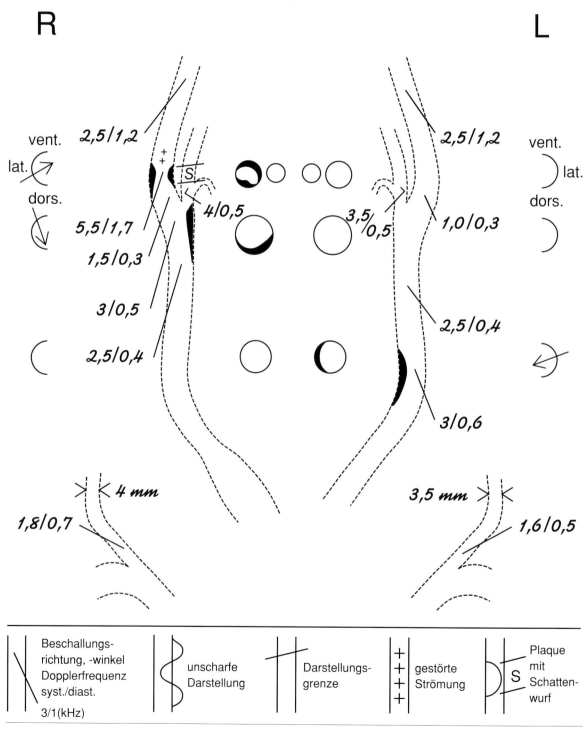

R   L

vent.   2,5/1,2   2,5/1,2   vent.

lat.   lat.

dors.   dors.

5,5/1,7   1,0/0,3

4/0,5

1,5/0,3   3,5/0,5

3/0,5

2,5/0,4   2,5/0,4

3/0,6

4 mm   3,5 mm

1,8/0,7   1,6/0,5

| | Beschallungs-richtung, -winkel Dopplerfrequenz syst./diast. 3/1 (kHz) | | unscharfe Darstellung | | Darstellungs-grenze | +++++ | gestörte Strömung | S | Plaque mit Schatten-wurf |

Neurologische Universitätsklinik Freiburg
Neurovaskuläres Labor

Intrakranielle Dopplersonographie

Nr.: *2780*

Name: *Kettenraucher, Otto* geb. am: *1.4.1930* Datum: *1.9.1989*

Karotissystem

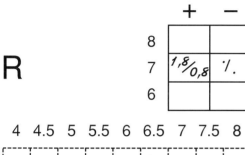

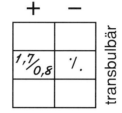

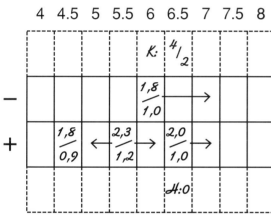

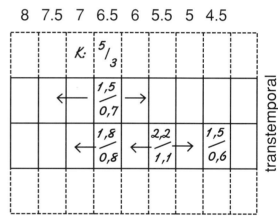

Vertebrobasiläres System

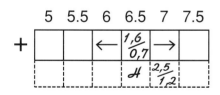

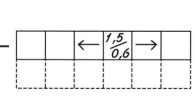

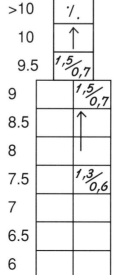

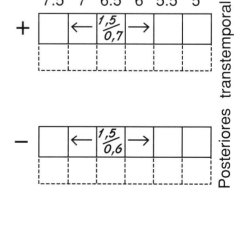

Kompression der
H = homolateralen ACC
K = kontralateralen ACC
V = Vertebrales

Literatur

Grundlagen aus Physik, Technik, Statistik, Kreislaufphysiologie; Modellversuche

1 Aaslid, R., K. F. Lindegaard, W. Sorteberg, H. Nornes: Cerebral autoregulation dynamics in humans. Stroke 20 (1989) 45–52

2 AIUM Standards Committee: Recommended Nomenclature, Physics and Engineering. American Institute of Ultrasound in Medicine, Oklahoma 1980

3 American Institute of Ultrasound in Medicine (AIUM). Bioeffects Committee: Bioeffects considerations for the safety of diagnostic ultrasound. J. Ultrasound Med. 7 (1988) S1–S38

4 Arnolds, B. J.: Normale und pathologische Ultraschallspektren der extrakraniellen Karotiden mit einem frequenzanalytischen Verfahren. Ein Beitrag zur Quantifizierung der Dopplersonographie. Thesis, Freiburg 1985

5 Arnolds, B. J., H. Kapp, G.-M. von Reutern: Simulation arterieller Pulskurven in elastischen Schläuchen und in einem Karotispräparat. Ultraschall 5 (1984) 231–236

6 Arnolds, B. J., D. Kunz, G.-M. von Reutern: Evaluation of the sample volume of the transcranial Doppler system in vitro. In Aaslid, R., A. Eden, C. Fiesci, E. Zanette: Advances in Transcranial Doppler Sonography (im Druck)

7 Arnolds, B. J., D. Kunz, G.-M. von Reutern: Spatial resolution of pulsed Doppler technique. In vitro evaluation of the sensitivity distribution of the sample volume. Ultrasound Med. Biol. 15 (1989) 7

8 Atkinson, P., J. P. Woodcock: Doppler Ultrasound and Its Use in Clinical Measurement. Academic Press, London 1982

9 Baier, W.: Elektronik Lexikon. Franckh, Stuttgart 1974

10 Baker, D. W.: Pulsed ultrasonic Doppler blood flow sensing. IEEE Trans. Son. Ultrason. SU 17 (1970) 170–185

11 Barber, F. E., D. W. Baker, A. W. C. Nation, D. E. Strandness jr., R. M. Reid: Ultrasonic duplex echo Doppler scanner. IEEE Trans. biomed. Engng 21 (1974) 109–113

12 Berguer, R., N. H. Hwang: Critical arterial stenosis: a theoretical and experimental solution. Ann. Surg. 180 (1974) 39–50

13 Bharadvaj, B. K., R. F. Mabon, D. P. Giddens: Steady flow in a model of the human carotid bifurcation. Part I. Flow visualization. J. Biomech. 15 (1982) 349–362

14 Bharadvaj, B. K., R. F. Mabon, D. P. Giddens: Steady flow in a model of the human carotid bifurcation. Part II. Laser-Doppler anemometer measurements. J. Biomech. 15 (1982) 363–378

15 Bly, S. H. P., F. S. Foster, M. S. Patterson, D. R. Forster, J. W. Hunt: Artifactual echoes in B-mode images due to multiple scattering. Ultrasound Med. Biol. 11 (1985) 99–111

16 Bonnefous, O., P. Pesqué: Time domain formulation of pulse-Doppler ultrasound and blood velocity estimation by cross correlation. Ultrasonic Imag. 8 (1986) 73–85

17 Brassel, F., Ph. Hendrickx, U. Roth, H. Fröhlich, H. H. Wagner: Ein realitätsnahes Kreislaufmodell zur Beurteilung der klinischen Anwendbarkeit von Duplex und Farbdopplergeräten. Ultraschall 11 (1990) 290–294

18 Brendel, K., S. Filipczynski, R. Gerstner, C. R. Hill, G. Kossoff, G. Quentin, J. M. Reid, J. Saneyoshi, J. C. Somer, A. A. Tschevnenko, P. N. T. Wells: Methods of measuring performance of ultrasonic pulse–echo diagnostic equipment. Ultrasound Med. Biol. 2 (1976) 343–350

19 Brice, J. G., D. J. Dowsett, R. D. Lowe: Haemodynamic effects of carotid artery stenosis. Brit. med. J. 1964/II, 1363–1366

20 Brown, P. M., K. W. Johnston: The difficulty of quantifying the severity of carotid stenosis. Surgery 92 (1982) 468–473

21 Busse, R.: Kreislaufphysiologie. Thieme, Stuttgart 1982

22 Busse, R., E. Wetterer, R. D. Bauer, Th. Pasch, Y. Summa: The genesis of the pulse contours of the distal leg arteries in man. Pflügers Arch. 360 (1975) 63–79

23 Carstensen, E. L.: Acoustic cavitation and the safety of diagnostic ultrasound. Ultrasound Med. Biol. 13 (1987) 597–606

24 Cathignol, D., J. Y. Chapelon, J. L. Mestas: Description et application d'un vélocimètre ultrasonore Doppler pour les petits vaisseaux. Med. biol. Engng Comput. 21 (1983) 358–364

25 Collocoff, T. C., A. B. Dobson: Dictionary of Science and Technology. Chambers, Edinburgh 1983

26 Delouche, A., P. Peronneau: In vitro study modifications of blood flow patterns induced by a bifurcation. Biorheology 22 (1985) 55–71

27 Documenta Geigy: Wissenschaftliche Tafeln, 7. Aufl. Thieme, Stuttgart 1975

28 Doppler, Ch.: Über das farbige Licht der Doppelsterne und einiger anderer Gestirne des Himmels. Versuch einer das Bradley'sche Aberrations-Theorem als integrierenden Theil in sich schließenden allgemeinen Theorie. Abh. kgl. böhm. Ges. Wiss. Prag 1842, 465–482

29 Dudwiesus, H., M. J. Teague: Methoden der Richtungstrennung bei Dauerschall-Dopplergeräten. Ultraschall 3 (1982) 69–73

30 European Federation of Societies for Ultrasound in Medicine and Biology: Ultrasound radiation safety tutorial. What happens when you alter the settings on your diagnostic ultrasound machine? – Safety Considerations. Newsletter 4 (1990) 9–10

31 Evans, D. H., W. N. McDicken, R. Skidmore, J. P. Woodcock: Doppler Ultrasound, Physics Instrumentation and Clinical Applications. Wiley, Chichester 1989

32 Eyer, M. K., M. Brandestini, D. J. Phillips, D. W. Baker: Color digital echo/Doppler image presentation. Ultrasound Med. Biol. 7 (1981) 21–31

33 Fish, P. J.: Doppler methods. In Hill, C. R.: Physical Principles of Medical Ultrasonics. Horwood, Chichester 1986

34 Flanigan, P. D., J. P. Tullis, V. L. Streeter, W. M. Whitehouse, W. J. Frey, J. C. Stanley: Multiple subcritical arterial stenoses: effect on poststenotic pressure and flow. Ann. Surg. 186 (1977) 663–668

35 Furuhata, H.: A non-invasive and quantitative method of measuring the cerebral arteriosclerosis by simulation technique. Jikeikai med. J. 29 (1982) 209–224

36 Furuhata, H., R. Kanno, K. Kodaira, T. Aoyagi, K. Fujishiro, J. Hayashi, H. Matsumoto, S. Yoshimura: An ultrasonic blood flow measuring system to detect the absolute volume flow (in Japanisch). Jap. J. med. Electron. 16 (Suppl.) (1978) 334

37 Furuhata, H., N. Suzuki, S. Yoshimura, K. Kodaira, T. Aoyagi, K. Obara, K. Fujishiro, H. Shimizu, H. Mikawa: Non-invasive and quantitative measurement of volume flowrate at internal and external carotid and vertebral arteries. In Lerski, R. A., P. Morley: Ultrasound 81. Pergamon. Oxford 1983

38 Giddens, D. P., R. F. Mabon, R. A. Cassanova: Measurement of disordered flow distal to subtotal vascular stenoses in the thoracic aortas of dogs. Circulat. Res. 39 (1976) 112–119

39 Gill, R. W.: Measurement of blood flow by ultrasound: accuracy and sources of error. Ultrasound Med. Biol. 11 (1985) 625–641

40 Guyton, A. C.: Textbook of Medical Physiology. Saunders, Philadelphia 1986

41 Harper, A. M., H. I. Glass: Effect of alterations in arterial carbon dioxide tension on the blood flow through the cerebral cortex at normal and low arterial blood pressures. J. Neurol. Neurosurg. Psychiat. 28 (1965) 449–452

42 Hartley, C. J., D. E. Strandness jr., J. M. Reid, W. E. Rogers: The effect of atherosclerosis on the transmission of ultrasound. J. surg. Res. 9 (1969) 575–582

43 Hauge, A., G. Nicolaysen, M. Thoresen: Acute effects of acetazolamide on cerebral blood flow in man. Acta physiol. scand. 117 (1983) 233–239

44 Heiss, H. W., H. Rasch, Ch. Kloos, H. Just: Strömungsmodell für Doppler-sonographische Flußmessungen. Cor et Vasa 3 (1990) 127–135

45 Heistad, D. D., H. A. Kontos: Cerebral circulation. In Shepherd, J. T., F. M. Abboud, S. R. Geiger: Handbook of Physiology, Section 2: The Cardiovascular System, Vol. III. Peripheral Circulation and Organ Blood Flow, Part 1. American Physiological Society, Bethesda Md. 1983 (S. 137–182)

46 Herrmann, F., D. Neuerburg-Heusler, P. Nissen: Statistische Grundbegriffe für die Validierung diagnostischer Verfahren. Ein Beitrag zur Qualitätssicherung am Beispiel der Doppler-Sonographie. Ultraschall 7 (1986) 59–69

47 Hill, C. R.: Physical Principles of Medical Ultrasonics. Horwood, Chichester 1986

48 Hoeks, A. P. G.: On the development of a multi-gate pulsed Doppler system with serial data-processing. Thesis, Maastricht 1982

49 Hoeks, A. P. G., R. S. Reneman, P. A. Peronneau: A multigate pulsed Doppler system with serial processing. IEEE Trans. Son. Ultrason. SU 28 (1981) 242–247

50 Hoeks, A. P. G., C. J. Ruissen, P. Hick, R. S. Reneman: Methods to evaluate the sample volume of pulsed Doppler ultrasound. Ultrasound Med. Biol. 10 (1984) 427–434

51 Hoeks, A. P. G., P. J. Brands, F. A. M. Smeets, A. Reneman: Assessment of the distensibility of superficial arteries. Ultrasound Med. Biol. 16 (1990) 121–128

52 Horstmann, G. A., K. P. Happ: Nichtinvasive Flußmessung am Kinderherzen mittels rechnergestützter Dopplersonographie: ein Beitrag zur Quantifizierung der Dopplersonographie. Cor et Vasa 1 (1987) 245–253

53 Jonkman, E. J., P. C. M. Mosmans: Basic anatomy, physiology and pathology of human cerebral circulation. In Reneman, R. S., A. P. G. Hoeks: Doppler Ultrasound in the Diagnosis of Cerebrovascular Disease. Wiley, Chichester 1982 (S. 1–28)

54 Kasai, C., K. Namekawa, A. Koyano, R. Omoto: Real-time two dimensional blood flow imaging using a autocorrelation technique. IEEE Trans. Son. Ultrason. SU 32 (1985) 460–463

55 Klews, P. M.: Color velocity imaging – ein Vergleich der Verfahren zur farbcodierten Sonographie. Röntgenstrahlen 65 (1991) 1–8

56 Klünemann, H. H.: Untersuchungen der Winkelabhängigkeit der Doppler-Frequenzverschiebung mittels Leistungs-Spektren. Diss., Freiburg 1992

57 Kontos, H. A.: Validity of cerebral arterial blood flow calculations from velocity measurements. Stroke 20 (1989) 1–3

58 Kremkau, F. W.: Diagnostic Ultrasound. Principles, Instrumentation, and Exercises. Saunders, Philadelphia 1989

59 Ku, D. N., D. P. Giddens: Pulsatile flow in a model carotid bifurcation. Arteriosclerosis 3 (1983) 31–39

60 Liepsch, D., St. Moravec: Pulsatile flow of non-newtonian fluid in distensible models of human arteries. Biorheology 21 (1984) 571–586

61 Lübbers, D. W.: Physiologie der Gehirndurchblutung. In Gänshirt, H.: Der Hirnkreislauf. Physiologie, Pathologie, Klinik. Thieme, Stuttgart 1972 (S. 214–260)

62 McLeod, F. D.: A directional Doppler flowmeter. Digest of the Seventh International Conference on Medical and Biological Engineering, Stockholm 1967 (p. 213)

63 McLeod, F. D., A. Anliker: A multiple gate pulsed Doppler flowmeter. IEEE Ultrasonics Symposium, Miami Beach, Florida 1971

64 McNeil, B. J., E. Keeler, S. J. Adelstein: Primer on certain elements of medical decision making. New Engl. J. Med. 293 (1975) 211–215

65 May, A. G., L. van de Berg, J. A. de Weese, C. G. Rob: Critical arterial stenosis. Surgery 54 (1963) 250–258

66 Millner, R.: Ultraschalltechnik. Grundlagen und Anwendungen. VEB Fachbuchverlag, Leipzig 1987; Physik-Verlag, Weinheim 1987

67 Motomiya, M., T. Karino: Flow patterns in the human carotid artery bifurcation. Stroke 15 (1984) 50–56

68 Namekawa, K., C. Kasai, M. Tsukamoto, A. Koyano: Real-time blood flow imaging system utilizing auto-correlation techniques. In Lerski, R. A., P. Morley: Ultrasound 82. Pergamon, Oxford 1982 (S. 203)

69 Neufang, O.: Lexikon der Elektronik. Vieweg, Braunschweig 1983

70 Newhouse, V. L., E. S. Furgason, G. F. Johnson, D. A. Wolf: The dependence of Ultrasound Doppler bandwidth on beam geometry. IEEE Trans. Son. Ultrason. SU 27 (1980) 50–59

71 Olesen, J.: Contralateral focal increase of cerebral blood flow in man during arm work. Brain 94 (1971) 635–646

72 Olsen, T. S., B. Larsen, M. Herning, E. Bech Skriver, N. A. Lassen: Blood flow and vascular reactivity in collaterally perfused brain tissue. Evidence of an ischemic penumbra in patients with acute stroke. Stroke 14 (1983) 332–341

73 Orgogozzo, J. M., B. Larsen: Activation of supplementary motor area during voluntary movement in man suggests it works as a supramotor area. Science 206 (1979) 847–850

74 Peronneau, P. A., F. Leger: Doppler ultrasonic pulsed blood flowmeter. Proceedings of the 8th International Conference on Medical and Biological Engineering, and the 22nd Annual Conference on Engineering in Medicine and Biology, Chicago 1969

75 Peronneau, P., A. Delouche, Bui-Mong-Hung, J. Hinglais: Débitmétrie ultrasonore – développements et applications expérimentales. Europ. surg. Res. 1 (1969) 147–156

76 Peronneau, P. A., J.-P. Bournat, A. Bugnon, A. Barbet, M. Xhaard: Theoretical and practical aspects of pulsed Doppler flowmetry: real-time application to the measure of instantaneous velocity profiles in vitro and in vivo. In Reneman, R. S.: Cardiovascular Applications of Ultrasound. Elsevier–North Holland–Excerpta Medica, Amsterdam 1974 (S. 66–68)

77 Peronneau, P. A., J. R. Hinglais, M. Xhaard, P. Delouche, J. Philippo: The effect of curvature and stenosis on pulsatile flow in vivo and in vitro. In Reneman, R. S.: Cardiovascular Applications of Ultrasound. Elsevier–North Holland–Excerpta Medica, Amsterdam 1974 (S. 203–215)

78 Phillips, D. J., K. W. Beach, J. Primozich, D. E. Strandness jr.: Should results of ultrasound Doppler studies be reported in units of frequency or velocity? Ultrasound Med. Biol. 15 (1989) 205–212

79 Phillips, D. J., J. Hossack, K. W. Beach, D. E. Strandness jr.: Testing ultrasound pulsed Doppler instruments with a physiologic string phantom. J. Ultrasound Med. 9 (1990) 429–436

80 Pourcelot, L.: Nouveau débitmètre sanguin à effet Doppler. In Böck, J., K. Ossoinig: Ultrasonographia Medica. Proceedings of the 1st World Congress on Ultrasonic Diagnostics in Medicine and SIDUO III, Vienna 1969. Wiener Medizinische Akademie, Wien 1971 (S. 125–130)

81 Reneman, R. S., T. van Merode, P. Hick, A. M. M. Muytjens, A. P. G. Hoeks: Age-related changes in carotid artery wall properties in man. Ultrasound Med. Biol. 12 (1986) 465–471

82 Rijsterborgh, H., J. Roeland: Doppler assessment of aortic stenosis: Bernoulli revisited. Ultrasound Med. Biol. 13 (1987) 241–248

Literatur

83 Sandmann, W., P. Peronneau, K. H. Gisbertz, B. Ulrich, J. P. Bournat, M. Xhaard: Arteriosklerose durch Strömung? Vasa 6 (1977) 321–327

84 Satomura, S.: Study of the flow patterns in peripheral arteries by ultrasonics. J. acoust. Soc. Jap. 15 (1959) 151–158

85 Schreiber, M. A., H. Kremer, W. Dobrinski: Über die Unsicherheit mit der „Treffsicherheit". Zur Aussagefähigkeit eines unterschiedlich verwendeten Begriffes. Ultraschall 6 (1985) 144–146

86 Siesjö, B.: Cerebral circulation and metabolism. J. Neurosurg. 60 (1984) 883–908

87 Soetanto, K., J. M. Reid: Regions in the B-mode image of a cylinder where the location of a point reflector is changed by sound speed variation. Ultrasound Med. Biol. 17 (1991) 355–366

88 Spencer, M. P.: Normal blood flow in the arteries. In Spencer, M. P.: Ultrasonic Diagnosis of Cerebrovascular Disease. Nijhoff, Dordrecht 1987 (S. 57–73)

89 Spencer, M. P.: Hemodynamics of arterial stenosis. In Spencer, M. P.: Ultrasonic Diagnosis of Cerebrovascular Disease. Nijhoff, Dordrecht 1987 (S. 117–146)

90 Spencer, M. P., Th. Arts: Hemodynamic principles for cardiac Doppler diagnosis. In Spencer, M. P.: Cardiac Doppler Diagnosis, vol. I. Nijhoff, Dordrecht 1984 (S. 131–141)

91 Strandgaard, S., O. B. Paulson: Cerebral autoregulation. Progress Review. Stroke 15 (1984) 413–416

92 Strik, F.: Criteria for the evaluation of non-invasive testing for carotid artery stenosis. Neuro-Ophthalmology 2 (1981) 17–22

93 Tamura, T., R. S. Cobbold, K. W. Johnston: Quantitative study of steady flow using color Doppler ultrasound. Ultrasound Med. Biol. 17 (1991) 595–605

94 Uematsu, S.: Determination of volume of arterial blood flow by an ultrasonic device. J. clin. Ultrasound 9 (1981) 209–216

95 Walter, E.: Biomathematik für Mediziner. Teubner, Stuttgart 1975

96 Wells, P. N. T.: Physical Principles of Ultrasonic Diagnosis. Academic Press, New York 1969

97 Wells, P. N. T.: Doppler ultrasound in medical diagnosis. Review article. Brit. J. Radiol. 62 (1989) 399–420

98 Wetterer, E., Th. Kenner: Grundlagen der Dynamik des Arterienpulses. Springer, Berlin 1968

99 Willemetz, J.-Cl., J.-J. Meister, F. De Palma: Instantaneous Doppler Frequency Measurement and Implementation in a Multigate Flowmeter. Proceedings Euroson, Helsinki 1987

100 Yoshimura, S., K. Kodaira, K. Fujishiro, H. Furuhata: A newly developed non-invasive technique for quantitative measurement of blood flow – with special reference to the measurement of carotid arterial blood flow. Jikeikai med. J. 28 (1981) 241–256

101 Yoshimura, S., H. Furuhata, N. Suzuki, K. Kodaira, H. Hirota: A method for the quantitative and noninvasive measurement of blood flow volume in internal and external carotid arteries and vertebral artery. Jikeikai med. J. 29 (1982) 197–208

102 Young, D. F., N. R. Cholvin, R. L. Kirkeeide, A. C. Roth: Hemodynamics of arterial stenoses at elevated flow rates. Circulat. Res. 41 (1977) 99–107

Normale und pathologische Anatomie

103 Ammar, A. D., R. L. Wilson, H. Travers, J. J. Lin, S. J. Farha, F. C. Chang: Intraplaque hemorrhage: its significance in cerebrovascular disease. Amer. J. Surg. 148 (1984) 840–843

104 Bartynski, W. S., P. Darbouze, P. Nemir jr.: Significance of ulcerated plaque in transient cerebral ischemia. Amer. J. Surg. 141 (1981) 353–357

105 Bornstein, N. M., A. Krajewski, A. J. Lewis, J. W. Norris: Clinical significance of carotid plaque hemorrhage. Arch. Neurol. 47 (1990) 958–959

106 Dresser, L. P., W. M. McKinney: Anatomic and pathophysiologic studies of the human internal jugular valve. Amer. J. Surg. 154 (1987) 220–224

107 Edwards, J. H., I. I. Kircheff, T. Riles, A. Imparato: Angiographically undetected ulceration of the carotid bifurcation as a cause of embolic stroke. Radiology 132 (1979) 369–373

108 Faller, A.: Zur Kenntnis der Gefäßverhältnisse an der Carotisteilungsstelle. Schweiz. med. Wschr. 76 (1946) 1156–1158

109 Hayreh, S. S.: The ophthalmic artery. III. Branches. Brit. J. Ophthalmol. 46 (1962) 212–247

110 Hayreh, S. S., R. Dass: The ophthalmic artery. I. Origin and intra-cranial and intra-canalicular course. Brit. J. Ophthalmol. 46 (1962) 65–98

111 Hieronymi, G.: Über den altersbedingten Formwandel elastischer und muskulöser Arterien. S.-B. Heidelb. Akad. Wiss. math.-naturw. Kl. 3 (1956) 4–51

112 Huber, P. (Hrsg.), H. Krayenbühl, M. G. Yasargil: Zerebrale Angiographie für Klinik und Praxis. Thieme, Stuttgart 1979

113 Huebner, H. J.: Zum Verlauf der A. carotis interna im Bereich des Halses. Anat. Anz. 121 (1967) 489–496

114 Imparato, A. M., T. S. Riles, F. Gorstein: The carotid bifurcation plaque: pathologic findings associated with cerebral ischemia. Stroke 10 (1979) 238–245

115 Imparato, A. M., T. S. Riles, R. Mintzer, F. G. Baumann: The importance of hemorrhage in the relationship between gross morphologic characteristics and cerebral symptoms in 376 carotid artery plaques. Ann. Surg. 197 (1983) 195–203

116 Javid, H.: Development of carotid plaque. Amer. J. Surg. 138 (1979) 224–227

117 Lang, J., K.-A. Bushe, W. Buschmann, D. Linnert: Kopf, Teil B. Gehirn- und Augenschädel. In von Lanz, T., W. Wachsmuth: Praktische Anatomie. Ein Lehr- und Hilfsbuch der anatomischen Grundlagen ärztlichen Handelns. Springer, Berlin 1979

118 von Lanz, T., W. Wachsmuth: Praktische Anatomie. Ein Lehr- und Hilfsbuch der anatomischen Grundlagen ärztlichen Handelns, vol. I/2. Hals. Springer, Berlin 1955

119 Lennihan, L., W. J. Kupsky, J. P. Mohr, J. W. Correll, F. T. Nichols, D. O. Quest, T. K. Tatemichi: Role of carotid intraplaque hematoma in TIA and acute stroke. Stroke 16 (1985) 14

120 Lennihan, L., W. J. Kupsky, J. P. Mohr, W. A. Hauser, J. W. Correll, D. O. Quest: Lack of association between carotid plaque hematoma and ischemic cerebral symptoms. Stroke 18 (1987) 879–881

121 Lusby, R. J., L. D. Ferrell, W. K. Ehrenfeld, R. J. Stoney, E. J. Wylie: Carotid plaque hemorrhage. Its role in production of cerebral ischemia. Arch. Surg. 117 (1982) 1479–1488

122 Moore, W. S., A. D. Hall: Ulcerated atheroma of the carotid artery, a cause of transient cerebral ischemia. Amer. J. Surg. 116 (1968) 237–242

123 Persson, A. V., W. T. Robichaux, M. Silvermann: The natural history of carotid plaque development. Arch. Surg. 118 (1983) 1048–1052

124 Ringelstein, E. B., H. Zeumer, D. Angelou: The pathogenesis of strokes from internal carotid artery occlusion. Diagnostic and therapeutical implications. Stroke 14 (1983) 867–875

125 Vogelsang, H.: Über eine angiographisch selten nachzuweisende Anastomose zwischen dem A.-carotis-interna-und dem A.-carotis-externa-Kreislauf. Variante des Blutzuflusses zur A. meningea media über Anastomosen von der A. ophthalmica. Nervenarzt 32 (1962) 518–520

126 Wiedner, F., H. Schreyer: Seltene Anomalien zerebraler Gefäße (einseitige Aplasie der A. carotis interna, Persistenz der A. hypoglossia). Fortschr. Röntgenstr. 124 (1976) 245–249

127 Zülch, K. J.: Allgemeine Prinzipien bei der Entstehung der Kollateralkreisläufe der Hirnarterien. Radiologe 9 (1969) 369–406

Angewandte Dopplersonographie der extrakraniellen Arterien und andere Ultraschallmethoden

128 Ackroyd, N., R. Lane, L. Dart, M. Appleberg: Color-coded carotid Doppler imaging: an angiographic comparison of 324 bifurcations. Aust. N. Z. J. Surg. 54 (1984) 509–517

129 Baker, D. W., R. E. Daigle: Noninvasive Ultrasonic Flowmetry. Proceedings of the NATO-ASI Cardiovascular Flow Dynamics Conference, Houston, Texas 1975

130 Barnes, R. W., G. E. Bone, J. Reinerston, E. E. Slaymaker, D. E. Hokanson, D. E. Strandness jr.: Noninvasive ultrasonic carotid angiography: prospective validation by contrast arteriography. Surgery 80 (1976) 328–335

131 Barnes, R. W., M. L. Nix, J. P. Wingo, B. T. Nichols: Recurrent versus residual carotid stenosis. Incidence detected by Doppler ultrasound. Ann. Surg. 203 (1986) 652–660

132 Bentos, A., A. Simon, J. Levenson, P. Lagneau, J. Bouthier, M. Safar: Pulsed Doppler: an evaluation of diameter, blood velocity and blood flow of the common carotid artery in patients with isolated unilateral stenosis of the internal carotid artery. Stroke 16 (1985) 969–972

133 Biedert, St., H. Betz, R. Reuther: Die Doppler-sonographische Diagnose von Basilarisstenosen und -obliterationen. Europ. Arch. Psychiat. neurol. Sci. 235 (1986) 221–230

134 Biedert, St., H. Betz, R. Reuther: Directional c-w Doppler sonography in the diagnosis of basilar artery disease. Stroke 18 (1987) 101–107

135 Bloch, S., H. A. Baltaxe, R. D. Shoumaker: Reliability of Doppler scanning of the carotid bifurcation: angiographic correlation. Radiology 132 (1979) 687–691

136 Bone, G. E., R. W. Barnes: Clinical implications of the Doppler cerebrovascular examination: a correlation with angiography. Stroke 7 (1976) 271–274

137 de Bray, J.-M., M. Dauzat, F. Teisseire-Girod, M. Davinroy, J. Emile: L'effet Doppler appliqué a l'étude des artères vertébrales. Résultats et corrélations artériographiques dans 25 cas. Nouv. Presse méd. 7 (1978) 39 –42

138 Brisman, R., B. L. Großmann, J. W. Corell: Accuracy of transcutaneous Doppler ultrasonics in evaluating extracranial vascular disease. J. Neurosurg. 32 (1970) 529–533

139 Brockenbrough, E. C.: Screening for the prevention of stroke: use of a Doppler flowmeter. Information and Education Resource Support Unit, Washington, Alaska. Regional Medical Program 1969

140 Brockenbrough, E. C.: Periorbital Doppler velocity evaluation of carotid obstruction. In Bernstein, E. F.: Noninvasive Diagnostic Techniques in Vascular Disease. Mosby, Saint Louis 1978 (S. 212–220)

141 Brown, M. M., J. P. H. Wade, J. Marshall: Fundamental importance of arterial oxygen content in the regulation of cerebral blood flow in man. Brain 108 (1985) 81–93

142 Brunhölzl, Ch., H. R. Müller: Dopplersonographische Befunde an der Arteriitis temporalis. Ultraschall 9 (1988) 232–236

143 Brunhölzl, Ch., G.-M. von Reutern: Hemodynamic effect of innominate artery occlusive disease. Evaluation by Doppler ultrasound. Ultrasound Med. Biol. 15 (1989) 201–204

144 Büdingen, H. J.: Untersuchungsverfahren bei Bewußtlosen: Neurophysiologische Untersuchungen. In Ahnefeld, F. W., H. Bergmann, C. Burri, W. Dick, M. Halmagyi, G. Hossli, E. Rügheimer: Der bewußtlose Patient. Springer, Berlin 1979

145 Büdingen, H. J., G.-M. von Reutern: Diagnose von Stenosen und Verschlüssen der A. subclavia und des Subclavian-Steal-Syndroms mit der Ultraschall-Doppler-Sonographie. In Kriessmann, A., A. Bollinger: Ultraschall-Doppler-Diagnostik in der Angiologie. Thieme, Stuttgart 1978 (S. 114–120)

146 Büdingen, H. J., G.-M. von Reutern: Atraumatische Vorfelddiagnostik des Hirntodes mit der Doppler-Sonographie. Dtsch. med. Wschr. 104 (1979) 1347–1351

147 Büdingen, H. J., M. Hennerici, K. Voigt, K. Kendel, H.-J. Freund: Die Diagnostik von Stenosen oder Verschlüssen der A. carotis interna mit der direktionellen Ultraschall-Doppler-Sonographie der A. supratrochlearis. Dtsch. med. Wschr. 101 (1976) 269–275

148 Büdingen, H. J., G.-M. von Reutern, H.-J. Freund: Die Differenzierung der Halsgefäße mit der direktionellen Doppler-Sonographie. Arch. Psychiat. Nervenkr. 222 (1976) 177–190

149 Büdingen, H. J., G.-M. von Reutern, H.-J. Freund: Diagnosis of cerebro-vascular lesions by ultrasonic methods. Int. J. Neurol. 11 (1977) 206–218

150 Büdingen, H. J., J. Gilsbach, G.-M. von Reutern: Dopplersonographische Therapie- und Verlaufskontrolle einer Katheter-occludierten Cavernosus-Fistel. Arch. Psychiat. Nervenkr. 226 (1978) 19–27

151 Büdingen, H. J., G.-M. von Reutern, H.-J. Freund: Doppler-Sonographie der extrakraniellen Hirnarterien. Grundlagen, Methodik, Fehlermöglichkeiten, Ergebnisse. Thieme, Stuttgart 1982

152 Cathignol, D., J. Y. Chapelon, C. Fourcade: Vélocimètre Doppler à l'usage des petits vaisseaux le Microflow. International Conference on Signals and Images in Medicine and Biologie. Biosigma, Paris 1978 (S. 426–429)

153 Colon, E. J., J. P. C. de Weerd, S. L. H. Notermans, H. M. Vingerhoets: Reliability of Doppler sonography in extracranial cerebro-vascular stenosis. Clin. Neurol. Neurosurg. 81 (1979) 108–113

154 Curry, G. R., D. N. White: Color coded ultrasonic differential velocity arterial scanner (echo flow). Ultrasound Med. Biol. 4 (1978) 27–35

155 Dauzat, M., J. M. de Bray, J. M. Bourgeois, P. Bouvet, B. Cadou, A. Bechetoille: L'étude par effet Doppler de la velocité sanguine dans l'artère ophtalmique et ses branches. Ultrasons 1 (1980) 167–190

156 Despland, P. A., G. de Crousaz: L'apport de l'ultrasonographie Doppler au diagnostic de la mort cérébrale. Schweiz. med. Wschr. 104 (1974) 1454–1459

157 Diener, H. C., J. Dichgans, K. Voigt: Functional anatomy of extracranial arteries in occlusive vascular disease by direct continuous wave Doppler sonography. Cardiovasc. intervent. Radiol. 4 (1981) 193–201

158 Fish, P. J.: Multichannel, direction-resolving Doppler arteriography. In Kazner, E., M. de Vlieger, H. R. Müller: Ultrasonics in Medicine. Excerpta Medica, Amsterdam 1975 (pp. 153–159)

159 Fish, P. J.: A method for transcutaneous blood flow measurement – accuracy considerations. In Kurjak, A., A. Kratochwil: Recent Advances in Ultrasound Diagnosis. Excerpta med. int. Congr. Ser. 553 (1981) 110–115

160 Franceschi, C.: L'investigation vasculaire par ultrasonographie Doppler. Collection de medicine ultrasonore. Masson, Paris 1977

161 Franceschi, C., M. Jardin-Fauconnet: Doppler continu des troncs supraaortiques. Acutalités d'Angéiol. 3 (1978) 23–28

162 Franklin, D. L., W. Schlegel, R. F. Rushmer: Blood flow measured by Doppler frequency shift of back-scattered ultrasound. Science 134 (1961) 564–565

163 Freund, H.-J.: Ultraschallpulskurvenschreibung an Karotiden und Vertebralarterien. In Gänshirt, H.: Der Hirnkreislauf und seine Störungen. Thieme, Stuttgart 1972 (S. 392–401)

164 Freund, H.-J., H. Kapp: Eine Methode zur Registrierung arterieller Pulsationen mittels Ultraschall. Pflügers Arch. ges. Physiol. 291 (1966) 268–276

165 Freund, H.-J., J. C. Somer, K. H. Kendel, K. Voigt: Electronic sector scanning in the diagnosis of cerebrovascular disease and space-occupying processes. Neurology 23 (1973) 1147–1159

166 Friedrich, H., G. Hänsel-Friedrich, W. Seeger: Intraoperative Doppler-Sonographie an Hirngefäßen. Neurochirurgia 23 (1980) 89–98

167 Haferkamp, G.: Doppler-Sonographie in den periorbitalen Ableitungen beim dissoziierten Hirntod. In Kendel, K.: Ultraschall-Doppler-Sonographie. Zusammenfassender Bericht über die 1. Arbeitstagung in der Universitätsklinik Mainz, März 1976. Atomica, Neuesting 1977

Literatur

168 Hennerici, M.: Neue Aspekte zur Diagnose und Pathogenese cerebraler Durchblutungsstörungen bei Anwendung der CW-Ultraschall-Doppler-Sonographie. Habil.-Schrift, Düsseldorf 1980

169 Hennerici, M., A. Aulich, W. Sandmann: Der Wert der Dopplersonographie für Prognose und Therapie schlaganfallgefährdeter Patienten. Angio 3 (1980) 151–160

170 Hinglais, J.: Applications experimentales des mesures de profil de vélocité. INSERM 34 (1974) 241–254

171 Hobson, R. W., S. M. Berry, A. S. Katocs, J. A. O'Donnell, Z. Jamil, J. P. Savitsky: Comparison of pulsed Doppler and real-time B-mode echo arteriography for noninvasive imaging of the extracranial carotid arteries. Surgery 87 (1980) 286–293

172 Hokanson, D. E., D. J. Mozersky, D. S. Sumner, D. E. Strandness: Ultrasonic arteriography: a new approach to arterial visualization. Bio-med. Engng 6 (1971) 420

173 Hokanson, D. E., B. S. David, J. Mozersky, D. S. Sumner, F. D. McLeod, D. E. Strandness jr.: Ultrasonic arteriography. A noninvasive method of arterial visualization. Radiology 102 (1972) 435–436

174 Hopmann, H., O. Gratzl, P. Schmiedek, H. Schneider: Dopplersonographie bei mikrovaskulärem Bypass. Neurochirurgia 19 (1976) 190–196

175 Humphrey, P. R. D., P. G. Bradbury: Continuous wave Doppler ultrasonography in the detection of carotid stenosis and occlusion. J. Neurol. Neurosurg. Psychiat. 47 (1984) 1128–1130

176 Joyner jr., C. R., F. S. Harrison jr., J. W. Gruber: Diagnosis of hypertrophic subaortic stenosis with a Doppler velocity flow detector. Ann. intern. Med. 74 (1971) 692–696

177 Kadota, E., H. Kaneda, G. Makinaga, M. Taneda, T. Irino: Pattern difference of reversed ophthalmic blood flow between occlusion and stenosis of the internal carotid artery. An ultrasonic Doppler study. Stroke 13 (1982) 381–385

178 Kaneda, H., T. Irino, T. Minami, M. Taneda: Diagnostic reliability of the percutaneous ultrasonic Doppler technique for vertebral arterial occlusive disease. Stroke 8 (1977) 571–579

179 Kaneda, H., T. Irino, M. Watanabe, E. Kadota, M. Taneda: Semiquantitative evaluation of ophthalmic collateral flow in carotid artery occlusion: ultrasonic Doppler study. J. Neurol. Neurosurg. Psychiat. 42 (1979) 1133–1140

180 Kaneko, Z.: First steps in the development of the Doppler flowmeter. Ultrasound Med. Biol. 12 (1986) 187–195

181 Kaneko, Z., J. Shiraishi: Ultrasonic Doppler Flowmeter, Development and Measurement of Cerebral Circulation. Nakayama-Shoten, Osaka 1987

182 Katzner, E., St. Kubicki, St. Kunze, W. Schiefer, S. Wende: Zusatzuntersuchungen für die Differentialdiagnose zerebraler Massenblutungen – Hirninfarkt. Fortschr. Neurol. Psychiat. 37 (1969) 225–250

183 Keller, H.: Doppler-Sonographie der hirnversorgenden Arterien. In Kriessmann, A., A. Bollinger, H. Keller: Praxis der Doppler-Sonographie. Periphere Arterien und Venen, hirnversorgende Arterien, 2nd ed. Thieme, Stuttgart 1990

184 Keller, H., G. Baumgartner: Doppler-Ultraschall-Sonographie: eine nicht belastende Untersuchungsmethode zur Diagnostik und Therapiekontrolle von Karotisstenosen. Schweiz. med. Wschr. 104 (1974) 1281–1291

185 Keller, H., W. E. Meier: Dopplersonographie: Verlaufskontrolle nach Endarteriektomie an der A. carotis zur Früherfassung von Rethrombosierungen. Thoraxchirurgie 22 (1974) 525–541

186 Keller, H., G. Baumgartner, F. Regli: Carotisstenosen und -okklusionen. Diagnose durch perkutane Ultraschall-Doppler-Sonographie an der A. supraorbitalis oder A. supratrochlearis. Dtsch. med. Wschr. 37 (1973) 1691–1698

187 Keller, H., A. Bollinger, G. Baumgartner: Doppler-Ultraschalldiagnostik bei obliterierenden Prozessen der Aa. carotides: doppelseitige Stenosen mit paradoxer oder fehlender neurologischer Symptomatik. J. Neurol. 207 (1974) 211–226

188 Keller, H. M., W. E. Meier, M. Anliker, D. A. Kumpe: Noninvasive measurement of velocity profiles and blood flow in the common carotid artery by pulsed Doppler ultrasound. Stroke 7 (1976) 370–377

189 Keller, H. M., W. E. Meier, D. A. Kumpe: Noninvasive angiography for the diagnosis of vertebral artery disease using Doppler-ultrasound (vertebral artery Doppler). Stroke 7 (1976) 364–369

190 Keller, H., W. Meier, Y. Yonekawa, D. Kumpe: Noninvasive angiography for the diagnosis of carotid artery disease using Doppler ultrasound (carotid artery Doppler). Stroke 7 (1976) 354–363

191 Keller, H. M., O. Schubiger, C. Krayenbühl, B. Zumstein: Cerebrovascular Doppler examination and cerebral angiography – alternative or complementary? Neuroradiology 16 (1978) 140–144

192 LoGerfo, F. W., G. R. Mason: Directional Doppler studies of supraorbital artery flow in internal carotid stenosis and occlusion. Surgery 76 (1974) 723

193 Marcade´, J.-P.: L'examen direct transcutané de la fourche carotidienne par effet Doppler. Possibilités et limites. Actualités d'Angéiol. 2 (1977) 21–24

194 Marcadé, J.-P.: Techniques d'enregistrement de la velocité vertébrale par effet Doppler. Actualités d'Angéiol. 3 (1978) 5–11

195 Maroon, J. C., D. W. Pieroni, R. L. Campbell: Ophthalmosonometry: an ultrasonic method for assessing carotid blood flow. J. Neurosurg. 30 (1969) 238–246

196 Maroon, J. C., R. L. Campbell, M. L. Dyken: Internal carotid artery occlusion diagnosed by Doppler ultrasound. Stroke 1 (1970) 122–127

197 Marquis, C., J. J. Meister, V. Mirkovitch, C. Depeursinge, E. Mooser, R. Mosimann: Femoral blood flow determination with a multichannel digital pulsed Doppler: an experimental study on anesthetized dogs. Vasc. Surg. 17 (1983) 95–103

198 Marquis, C., J. J. Meister, R. Meul, E. Mooser, R. Mosimann: Quantitative Messung der Blutströmung mit einem 128kanaligen Doppler-Gerät. Derzeitiger Forschungsstand und Zukunftsaussichten. Ultraschall 6 (1985) 83–89

199 Matjasko, M. J., J. P. Williams, M. Fontanilla: Intraoperative use of Doppler to detect successful obliteration of carotid-cavernous fistulas. J. Neurosurg. 43 (1975) 634–636

200 Meier, W. E., H. Keller: Der Wert intraoperativer Carotis-Doppler-Sonographie im Hinblick auf Prognose bzw. postoperativen Verlauf. Helv. chir. Acta 43 (1976) 107

201 Melis-Kisman, E., J. M. F. Mol: L'application de l'effet Doppler à l'exploration cérébro-vasculaire (rapport préliminaire). Rev. neurol. 122 (1970) 470–472

202 Mercier, L. A., J. F. Greenleaf, T. C. Evans jr., B. A. Sandok, R. R. Hattery: High-resolution ultrasound arteriography: a comparison with carotid angiography. In Bernstein, E.: Non-invasive Diagnostic Techniques in Vascular Disease. Mosby, St. Louis 1978 (S. 231–244)

203 van Merode, T.: The use of a multi-gate pulsed Doppler system in the evaluation of the carotid artery circulation. Thesis, Maastricht 1986

204 Mol, J. M. F., L. Frederix, W. J. Rijcken: Doppler-Haematotachografisch Onderzoek bij Cerebrale Circulatiestoornissen. Pecasse-Eurozet, Maastricht 1973

205 Mozersky, D. J., D. E. Hokanson, D. W. Baker, D. S. Sumner, D. E. Strandness jr.: Ultrasonic arteriography. Arch. Surg. 103 (1971) 663–667

206 Mozersky, D. J., D. E. Hokanson, D. S. Sumner, D. E. Strandness, jr.: Ultrasonic visualization of the arterial lumen. Surgery 72 (1972) 253–259

207 Mozersky, D. J., R. W. Barnes, D. S. Sumner, D. E. Strandness: Hemodynamics of innominate artery occlusion. Arch. Surg. 178 (1973) 123–127

208 Müller, H. R.: Direktionelle Dopplersonographie der A. frontalis medialis. EEG EMG 2 (1971) 24–32

209 Müller, H. R.: The diagnosis of internal carotid artery occlusion by directional Doppler sonography of the ophthalmic artery. Neurology (Minneap.) 22 (1972) 816–823

210 Müller, H. R.: Ultraschalldiagnostik und Hirntodsyndrom. In Krösel, W., E. Scherzer: Die Bestimmung des Todeszeitpunktes. Maudrich, Wien 1973 (S. 171–176)

211 Müller, H. R.: Dopplersonographie der Karotis-Strombahn. Internist 17 (1976) 570–579

212 Müller, H. R., O. Gratzl: Ultrasonic monitoring of superficial temporal artery blood flow in EC/IC bypass operations. In Meyer, J. S., H. Lechner, R. Reivich: Cerebral Vascular Disease, vol. II. Elsevier–North Holland–Excerpta Medica. Amsterdam 1979

213 Müller, H. R., E. W. Radue, A. Saia, C. Pallotti: Doppler ultrasound measurement of carotid flow. Letter to the editor. Ultrasound Med. Biol. 9 (1983) L91–L95

214 Müller, H. R., E. W. Radue, A. Saia, C. Pallotti, M. Buser: Carotid blood flow measurement by means of ultrasonic techniques: limitations and clinical use. In Hartmann, A., S. Hoyer: Cerebral Blood Flow and Metabolism Measurement. Springer, Berlin 1985 (S. 571–592)

215 Müller, H. R., E. W. Radue, M. Buser: Cranial blood flow measurement by means of Doppler ultrasound. In Spencer, M. P.: Ultrasonic Diagnosis of Cerebrovascular Disease. Nijhoff, Dordrecht 1987 (S. 87–102)

216 Müller, H. R., M. Casty, M. Buser, M. Haefele: Ultrasonic jugular venous flow measurement. J. cardiovasc. Ultrason. 7 (1988) 25–29

217 Neuerburg-Heusler, D.: Dopplersonographische Diagnostik der extrakraniellen Verschlußkrankheit. Validität indirekter, direkter und kombinierter Verfahren. Vasa, Suppl. 12 (1984) 59–70

218 Neuerburg-Heusler, D., G.-M. von Reutern: Qualitätssicherung dopplersonographischer Verfahren. Ultraschall 6 (1985) 270–278

219 Norris, J. W., N. M. Bornstein: Progression and regression of carotid stenosis. Stroke 17 (1986) 755–757

220 Norrving, B., S. Cronqvist: Doppler examination of the carotid arteries. A comparative study with angiography. Acta neurol. scand. 64 (1981) 241–252

221 Norrving, B., B. Nilsson, J.-E. Olsson: Progression of carotid disease after endarterectomy: a Doppler ultrasound study. Ann. Neurol. 12 (1982) 548–552

222 O'Leary, D. H., M. E. Clouse, A. V. Persson, S. A. Edwards: Noninvasive testing for carotid artery stenosis. II. Clinical application of accuracy assessments. Amer. J. Neuroradiol. 2 (1981) 565–570

223 Orgogozo, J. M., O. Enjalbert, T. Beloussoff, P. Loiseau: L'examen Doppler en pathologie carotidienne. Séméiologie, résultats et revue de la littérature. Rev. Méd. (Paris) 19 (1978) 1021–1034

224 Padayachee, T. S., R. R. Lewis, R. G. Gosling: Detection of carotid bifurcation disease: comparison of ultrasound tests with angiography. Brit. J. Surg. 69 (1982) 218–222

225 Peronneau, P. A.: Analyse de l'écoulement sanguin dans les gros vaisseaux par méthode ultrasonore. Thèse, Orsay 1977

226 Planiol, Th., L. Pourcelot, J. M. Pottier, E. Degiovanni: Étude de la circulation carotidienne par les méthodes ultrasoniques et la thermographie. Rev. neurol. 126 (1972) 127–141

227 Planiol, Th., L. Pourcelot, R. Itti: La circulation carotidienne et cérébrale. Progrès réalisé dans l'étude par des méthodes physiques externes. Principes, enregistrements normaux, paramètres adoptés. Nouv. Presse méd. 37 (1973) 2451–2456

228 Platz, M.: Zur Diagnostik eines atypischen Subclavian-steal-Syndromes. Nervenarzt 50 (1979) 317–319

229 Pourcelot, L.: Applications cliniques de l'examen Doppler transcutané. Les colloques de l'Institut national de la Santé et de la Recherche médicale. INSERM 34 (1974) 213–240

230 Pourcelot, L.: Indications de l'ultrasonographie Doppler dans l'étude des vaisseaux périphériques. Ann. Prat. 25 (1975) 4671–4680

231 Pourcelot, L.: Diagnostic ultrasound for cerebral vascular diseases. In Donald, J., S. Levi: Present and Future of Diagnostic Ultrasound. Kooyker, Rotterdam 1976

232 Pourcelot, L.: Echo-Doppler systems. Applications for the detection of cardiovascular disorders. In Bom, N.: Echocardiology. Nijhoff, The Hague 1977 (S. 245–256)

233 Pourcelot, L.: Application de l'examen Doppler a l'étude de la circulation périphérique. ACD Productions, Paris 1980

234 Pourcelot, L.: Continuous wave Doppler techniques in cerebral vascular disturbances. In Reneman, R. S., A. P. G. Hoeks: Doppler Ultrasound in the Diagnosis of Cerebrovascular Disease. Wiley, Chichester 1982 (S. 103–128)

235 Pourcelot, L., J. L. Ribadeau-Dumas, D. Fagret, Th. Planiol: Rapport de l'examen Doppler dans le diagnostic du vol sous-clavier. Rev. neurol. 133 (1977) 309–323

236 Rautenberg, W., M. Hennerici: Pulsed Doppler assessment of innominate artery obstructive diseases. Stroke 19 (1988) 1514–1520

237 Reid, J. M., M. P. Spencer: Ultrasonic Doppler technique for imaging blood vessels. Science 176 (1972) 1235–1236

238 Reimer, F., D. Wernheimer, J. Lange, B. Friedrich, P. C. Maurer, H. M. Becker: Die Ultraschall-Doppler-(USD)-Sonographie der A. carotis. Ein klinischer Erfahrungsbericht. Verh. dtsch. Ges. inn. Med. 86 (1980) 1035–1038

239 von Reutern, G.-M.: Pathologische Strompulsformen hirnversorgender Arterien. Ihre Bedeutung für die dopplersonographische Diagnostik zerebrovaskulärer Erkrankungen. Habil.-Schrift, Freiburg i. Br. 1977

240 von Reutern, G.-M.: Doppler-Sonographie der hirnversorgenden Arterien mit besonderer Berücksichtigung der direkten Kriterien. In Kriessmann, A., A. Bollinger, H. Keller: Praxis der Doppler-Sonographie, 2. Aufl., Thieme, Stuttgart 1982 (S. 183–211)

241 von Reutern, G.-M.: Gedanken zur Ausbildung in der Ultraschalldiagnostik an hirnversorgenden Arterien. Ultraschall 3 (1982) 58–61

242 von Reutern, G.-M.: Freehand Doppler techniques for examination of the extracranial arteries with continuous wave Doppler. In Spencer, M. P.: Ultrasonic Diagnosis of Cerebrovascular Disease. Nijhoff, Dordrecht 1987 (S. 157–177)

243 von Reutern, G.-M.: Einsatzmöglichkeiten der Ultraschall-Dopplersonographie hirnversorgender Arterien im Rahmen internistischer Intensivmedizin. Intensivmed. Prax. 24 (1987) 2–7

244 von Reutern, G.-M., P. Clarenbach: Valeur de l'exploration Doppler des collatérales cervicales et de l'ostium vertébral dans le diagnostic des sténoses et occlusions de l'artère vertébrale. Ultrasons 1 (1980) 153–162

245 von Reutern, G.-M., L. Pourcelot: Cardiac cycle-dependent alternating flow in vertebral arteries with subclavian artery stenosis. Stroke 9 (1978) 229–236

246 von Reutern, G.-M., A. Thron: L'examen Doppler des artères carotides. Résultats et causes d'erreur. Actualités d'Angéiol. 5 (1980) 9–15

247 von Reutern, G.-M., H. J. Büdingen, H.-J. Freund: Dopplersonographische Diagnostik von Stenosen und Verschlüssen der Vertebralarterien und des Subclavian-Steal-syndroms. Arch. Psychiat. Nervenkr. 222 (1976) 209–222

248 von Reutern, G.-M., H. J. Büdingen, M. Hennerici, H.-J. Freund: Diagnose und Differenzierung von Stenosen und Verschlüssen der Arteria carotis mit der Doppler-Sonographie. Arch. Psychiat. Nervenkr. 222 (1976) 191–207

249 von Reutern, G.-M., K. Voigt, E. Ortega-Suhrkamp, H. J. Büdingen: Dopplersonographische Befunde bei intrakraniellen vaskulären Störungen. Differentialdiagnose zu Obliterationen der extrakraniellen Hirnarterien. Arch. Psychiat. Nervenkr. 223 (1977) 181–196

250 von Reutern, G.-M., E. Ortega-Suhrkamp, G. Spillner: Is the non-invasive Doppler sonography alone sufficient to indicate carotid surgery? In Meyer, J. S., H. Lechner, R. Reivich: Cerebral Vascular Disease, vol. II. Elsevier–North Holland–Excerpta Medica, Amsterdam 1979 (S. 46–49)

251 Ringelstein, E. B.: Continuous-wave Doppler sonography of the extracranial brain supplying arteries. In Weinberger, J.: Noninvasive Imaging of Cerebrovascular Disease. Frontiers of Clinical Euroscience, vol. V. Liss, New York 1989 (S. 27–48)

252 Ringelstein, E. B., H. Zeumer: The role of continuous-wave Doppler sonography in the diagnosis and management of basilar and vertebral artery occlusion, with special reference to its application during local fibrinolysis. J. Neurol. 228 (1982) 161–170

253 Ringelstein, E. B., H. Zeumer: Delayed reversal of verte-bral artery blood flow following percutaneous transluminal angioplasty for subclavian steal syndrome. Neuroradiol-ogy 26 (1984) 189–198

254 Ringelstein, E. B., H.-L. Kolmann, L. Kruse: Doppler-So-nographie der extrakraniellen Hirnarterien: in erster Linie ein didaktisches Problem. Ultraschall 4 (1983) 182–187

255 Ringelstein, E. B., H. Zeumer, R. Hündgen, U. Meya: An-giologische und prognostische Beurteilung von Hirn-stamminsulten. Klinische, dopplersonographische und neu-roradiologische Befunde. Dtsch. med. Wschr. 108 (1983) 1625–1631

256 Ringelstein, E. B., H. Zeumer, K. Poeck: Non-invasive di-agnosis of intracranial lesions in the vertebrobasilar sys-tem. A comparison of Doppler sonographic and angiogra-phic findings. Stroke 16 (1985) 848–854

257 Safar, M. E., P. A. Peronneau, J. A. Levenson, J. A. Toto-Moukouo, A. Ch. Simon: Pulsed Doppler: diameter, blood flow velocity and volumic flow of the brachial artery in sustained essential hypertension. Circulation 63 (1981) 393–400

258 Schoonderwaldt, H. C., E. Colon, O. R. Hommes, W. A. C. Schijns: Changes in carotid flow velocity induced by lower-ing cerebrospinal fluid pressure in normal pressure hydro-cephalus. J. Neurol. 218 (1978) 17–22

259 Schweiger, H., D. Raithel: Kann die Doppler-Sonographie die Angiographie in der Carotischirurgie ersetzen? Vortrag auf der Jahrestagung der Deutschen Gesellschaft für Angio-logie, Ulm 1982

260 Shoumaker, R. D., S. Bloch: Cerebrovascular evaluation: assessment of Doppler scanning of carotid arteries, ophthal-mic Doppler flow and cervical bruits. Stroke 9 (1978) 563–566

261 Spencer, M. P.: Ultrasonic Diagnosis of Cerebrovascular Disease. Nijhoff, Dordrecht 1987

262 Spencer, M. P.: Doppler imaging. In Spencer, M. P.: Ultra-sonic Diagnosis of Cerebrovascular Disease. Nijhoff, Dord-recht 1987 (S. 211–217)

263 Spencer, M. P., J. M. Reid: Quantification of carotid steno-sis with continuous-wave Doppler ultrasound. Stroke 10 (1979) 326–330

264 Spencer, M. P., J. M. Reid, D. L. Davis, P. S. Paulson: Cer-vical carotid imaging with a continuous-wave Doppler flowmeter. Stroke 5 (1974) 145–154

265 Staudacher, T., H. J. Büdingen: Problems and pitfalls of common carotid and vertebral artery compression. Tutorial of transcranial Doppler diagnosis. 4th International Sympo-sium on Intercranial Hemodynamics. Institute of Applied Physiology and Medicine, Seattle 1990

266 Stoeter, P., N. Prey, C. Hoffmann, H. J. Büdingen, R. Bergleiter: Doppler-sonographic examination of the arteri-al flow in the carotid and supratrochlear arteries during ca-rotid angiography. Neuroradiology 26 (1984) 199–207

267 Strandness, D. E., J. W. Kennedy, T. P. Judge, F. D. Mc-Leod: Transcutaneous directional flow detection: a prelimi-nary report. Amer. Heart J. 78 (1969) 65

268 Strandness, D. E., K. J. Ward, D. J. Phillips, J. D. Harley: Recent aspects of ultrasonic techniques in clinical angiol-ogy. In Kriessmann, A., A. Bollinger: Ultraschall-Doppler-Diagnostik in der Angiologie, Thieme, Stuttgart 1979

269 Strauss, A. L., H. Rieger, F. J. Roth, W. Schoop: Doppler ophthalmic blood pressure measurement in the hemody-namic evaluation of occlusive carotid artery disease. Stroke 20 (1989) 1012–1015

270 Strik, F.: Non-invasive diagnosis of carotid stenoses: re-sults of some methods of investigation. Clin. Neurol. Neu-rosurg. 85 (1983) 255–266

271 Strik, F.: Reversed ophthalmic Doppler signal: a study of its significance. Clin. Neurol. Neurosurg. 86 (1984) 13–16

272 Tada, K., T. Nukada, S. Yoneda, Y. Kuriyama, H. Abe: As-sessment of the capacity of cerebral collateral circulation using ultrasonic Doppler technique. J. Neurol. Neurosurg. Psychiat. 38 (1975) 1068–1075

273 Trockel, U., M. Hennerici, A. Aulich, W. Sandmann: The superiority of combined continuous wave Doppler exami-nation over periorbital Doppler for the detection of extracra-nial carotid disease. J. Neurol. Neurosurg. Psychiat. 47 (1984) 43–50

274 Uematsu, S., A. Yang, T. J. Preziosi, R. Kouba, T. J. K. Toung: Measurement of carotid blood flow in man and its clinical application. Stroke 14 (1983) 256–266

275 Wada, T.: Comparative studies on the degree of carotid and cerebral atherosclerosis by ultrasound blood flowmeter and autopsy. Jikeikai med. J. 32 (1985) 357–374

276 Warlo, C.: Dopplersonographische Untersuchungen der A. carotis und A. frontalis medialis beim Menschen. Diss., Freiburg 1975

277 Weaver, R. G., G. Howard, W. S. McKinney, M. R. Ball, A. M. Jones, J. F. Toole: Comparison of Doppler ultraso-nography with arteriography of the carotid artery bifurca-tion. Stroke 11 (1980) 402–404

278 White, D. N., G. R. Curry: A comparison of 424 carotid bi-furcations examined by angiography and the Doppler echoflow. In White, D. N., E. A. Lyons: Ultrasound in Me-dicine, vol. IV. Plenum, New York 1978 (S. 363–376)

279 White, D. N., G. R. Curry, R. J. Stevenson: Recording verte-bral artery blood flow. In White, D. N., E. A. Lyons: Ultra-sound in Medicine, vol. IV. Plenum, New York 1978

280 Widder, B.: Ein vereinfachtes Doppler-Angiographie-Ge-rät zur unblutigen Vorsorgeuntersuchung auf operable Ka-rotis-Stenosen. In Kriessmann, A., A. Bollinger: Ultra-schall-Doppler-Diagnostik in der Angiologie, Thieme, Stuttgart 1979 (S. 136–140)

281 Widder, B., B. Arnolds, S. Drews, M. Fischer, W. Heiß, M. Marshall, D. Neuerburg-Heusler, P. Nissen, F. Reimer, G.-M. von Reutern, H. Straub, R. Winter: Terminologie der Ul-traschall-Gefäßdiagnostik. Ultraschall in Med. 11 (1990) 214–218

282 Winter, R.: Die klinische Bedeutung der Dopplersonogra-phie der hirnversorgenden extrakraniellen Arterien. Rönt-genpraxis 34 (1981) 343–349

283 Winter, R., S. Biedert, Th. Staudacher, H. Betz, R. Reu-ther: Vertebral artery Doppler sonography. Europ. Arch. Psychiat. neurol. Sci. 237 (1987) 21–28

284 Wood, C. P. L., H. B. Meire: A technique for imaging the vertebral artery using pulsed Doppler ultrasound. Ultra-sound Med. Biol. 6 (1979) 329–339

285 Yoneda, S., A. Nishimoto, T. Nukada, Y. Kuriyama, K. Katsurada, H. Abe: To-and-fro movement and external es-cape of carotid arterial blood in brain death cases. A Dopp-ler ultrasonic study. Stroke 5 (1974) 707–713

286 Yoneda, S., T. Nukada, K. Tada, H. Jmaizumi, T. Takano, H. Abe: Subclavian steal in Takayasu's arteritis. A hemody-namic study by means of ultrasonic Doppler flowmetry. Stroke 8 (1977) 264–268

287 Yoshimura, S., K. Kodaira, K. Fujishiro, H. Furuhata: Non-invasive and quantitative measurement of common carotid blood flow volume and estimation of cerebral arterioscle-rosis using ultrasonic quantitative flow measurement system (QFM). Angéiologie 36 (1984) 53–66

Spektrumanalyse der Dopplersignale

288 Arbeille, Ph., Cl. Pejot, M. Berson, G. Fleury, D. Besse, F. Patat, L. Pourcelot: Intérêt de l'association échotomogra-phie – analyse spectrale du signal Doppler dans l'explora-tion du système carotidien. RBM 4 (1982) 473–478

289 Arbeille, Ph., F. Lapierre, L. Pourcelot: Évaluation des sté-noses carotidiennes par les ultrasons. Encyclop. méd.-chir., Radiodiagnostic III 32210A–09 (1985) 1–8

290 Arbeille, Ph., B. Bonnin, M. C. Bonithon, F. Salez, L. Pour-celot: Techniques nouvelles d'investigation et de traite-ment en pathologie vasculaire. Traitement automatisé du spectre Doppler pour l'évaluation du degré des sténoses ca-rotidiennes. Artères et Veines 7 (1988) 17–21

291 Arbeitskreis Gefäßdiagnostik der DEGUM: Spektrumana-lyse von Dopplersignalen hirnversorgender Arterien. Ultra-schall 8 (1987) 112–113

292 Bandyk, D. F., A. W. Levine, L. Pohl, J. B. Towne: Classification of carotid bifurcation disease using quantitative Doppler spectrum analysis. Arch. Surg. 120 (1985) 306–314

293 Barnes, R. W., S. E. Rittgers, W. W. Putney: Real-time Doppler spectrum analysis. Arch. Surg. 117 (1982) 52–57

294 Beach, K. W., R. Lawrence, D. J. Phillips, J. Primozich, D. E. Strandness jr.: The systolic velocity criterion for diagnosing significant internal carotid artery stenoses. J. vasc. Technol. 8 (1989) 65–68

295 Beasley, M. G., J. N. Blau, R. G. Gosling: Changes in internal carotid artery flow velocities with cerebral vasodilation and constriction. Stroke 10 (1979) 331–335

296 Blackshear jr., W. M., D. J. Phillips, P. M. Chikos, J. D. Harley, B. L. Thiele, D. E. Strandness jr.: Carotid artery velocity patterns in normal and stenotic vessels. Stroke 11 (1980) 67–71

297 Bodily, K. C., R. E. Zierler, M. R. Marinelli, B. L. Thiele, F. M. Greene jr., D. E. Strandness jr.: Flow disturbances following carotid endarterectomy. Surg. Gynecol. Obstet. 151 (1980) 77–80

298 Breslau, P. J., G. Fell, D. J. Phillips, B. L. Thiele, D. E. Strandness jr.: Evaluation of carotid bifurcation disease. Arch. Surg. 117 (1982) 58–60

299 Brown, P. M., K. W. Johnston, M. Kassam, R. S. C. Cobbold: A critical study of ultrasound Doppler spectral analysis for detecting carotid disease. Ultrasound Med. Biol. 8 (1982) 515–523

300 Cisneros, J. A., V. L. Newhouse, B. Goldberg: Doppler spectral characterization of flow disturbances in the carotid with the Doppler probe at right angles to the vessel axis. Ultrasound Med. Biol. 11 (1985) 319–328

301 Coghlan, B. A., M. G. Taylor: Improved real-time spectrum analyser for Doppler-shift blood-velocity waveforms. Med. biol. Engng Comput. 17 (1979) 316–322

302 Coghlan, B. A., M. G. Taylor, D. H. King: On-line display of Doppler-shift spectra by a new time compression analyser. In Reneman, R. S.: Cardiovascular Applications of Ultrasound. Elsevier–North Holland Excerpta Medica, Amsterdam 1974 (S. 55–65)

303 Coghlan, B. A., M. G. Taylor, R. G. Gosling: High-speed time-domain spectrum analyser. Med. biol. Engng Comput. 19 (1981) 247–249

304 Cross, G., L. H. Light: Non-invasive intra-thoracic blood velocity measurement in the assessment of cardiovascular function. Bio-med. Engng (1974) 464–471, 476

305 Daffertshofer, M., M. Hennerici: Spektrumanalyse von Dopplersignalen. Ultraschall in Med. 11 (1990) 219–226

306 D'Luna, L. J., V. L. Newhouse, D. P. Giddens: In vivo Doppler detection of axisymmetric stenoses from transverse velocity measurements. J. Biomech. 15 (1982) 647–660

307 Douville, Y., K. W. Johnston, M. Kassam, P. Zuech, R. S. C. Cobbold, A. Jares: An in vitro model and its application for the study of carotid Doppler spectral broadening. Ultrasound Med. Biol. 9 (1983) 347–356

308 Douville, Y., K. W. Johnston, M. Kassan: Determination of the hemodynamic factors which influence the Doppler spectral broadening. Ultrasound Med. Biol. 11 (1985) 417–423

309 Evans, D. H.: Some aspects of the relationship between instantaneous volumetric blood flow and continuous wave Doppler ultrasound recordings. Part I. The effect of ultrasonic beam width on the output of maximum, mean and RMS frequency processors. Ultrasound Med. Biol. 8 (1982) 605–609

310 Evans, D. H.: Some aspects of the relationship between instantaneous volumetric blood flow and continuous wave Doppler ultrasound recordings. Part II. A comparison between mean and maximum velocity waveforms in a canine model. Ultrasound Med. Biol. 8 (1982) 611–615

311 Evans, D. H.: Some aspects of the relationship between instantaneous volumetric blood flow and continuous wave Doppler ultrasound recordings. Part III. The calculation of Doppler power spectra from mean velocity waveforms, and the results of processing these spectra with maximum,

mean, and RMS frequency processors. Ultrasound Med. Biol. 8 (1982) 617–623

312 Felix jr., W. R., B. Sigel, R. J. Gibson, J. Williams, G. L. Popky, A. L. Edelstein, J. R. Justin: Pulsed Doppler ultrasound detection of flow disturbances in arteriosclerosis. J. clin. Ultrasound 4 (1976) 275–282

313 Fischer, M.: Doppler-Frequenz-Spektrum-Analyse der extrakraniellen Arteria carotis. Angio 6 (1984) 133–137

314 Fischer, M., K. Alexander: Influence of contralateral obstructions on Doppler-frequency spectral analysis of ipsilateral stenoses of the carotid arteries. Stroke 16 (1985) 846–848

315 Fischer, M., K. Alexander: Die Doppler-Sonographie der extrakraniellen Arteria carotis mit und ohne Doppler-Frequenz-Spektrum-Analyse. Akt. Neurol. 12 (1985) 90–93

316 Fischer, M., K. Alexander: Reproducibility of carotid artery Doppler frequency measurements. Stroke 16 (1985) 973–976

317 Fischer, M., K. Alexander, H. Vogelsang: Doppler-Frequenzspektrum-Analyse extrakranieller Carotis-Läsionen. Dtsch. med. Wschr. 109 (1984) 947–950

318 Fischer, M., Th. Stegmann, H. Becker, G. Luska, J. Sturm, K. Alexander: Doppler frequency spectrum analysis and digital subtractions angiography in carotid artery disease. Thorac. cardiovasc. Surgn 33 (1985) 304–307

319 Gosling, R. G.: Extraction of physiological information from spectrum-analysed Doppler-shifted continuous-wave ultrasound signals obtained non-invasively from the arterial system. IEE Med. Electron. Monogr. 21 (1976) 73–125

320 Gosling, R. G.: Doppler ultrasound assessment of occlusive arterial disease. Practitioner 220 (1978) 599–609

321 Hassler, D.: Beitrag zur Systemtheorie der Ultraschall-Puls-Doppler-Technik zur Blutströmungsmessung. III. Teil Ultraschall 8 (1987) 192–196

322 Hennerici, M., M. Daffertshofer, G. Esser, A. Aulich: Nicht-invasive Diagnostik nicht-stenosierender extrakranieller Karotisläsionen mit der Ultraschall-Dopplersonographie. In Gänshirt, H., P. Berlit, G. Hack: Kardiovaskuläre Erkrankungen und Nervensystem, Neurotoxikologie, Probleme des Hirntodes. Springer, Berlin 1985 (S. 54–59)

323 Hennerici, M., M. Daffertshofer, G. Esser, A. Aulich: Spektralanalyse kontinuierlicher Dopplersignale der extrakraniellen Karotis. Vasa 14 (1985) 131–138

324 Hirschl, M., M. Francesconi: Real-time Doppler-Frequenzanalyse kontinuierlich emittierter Doppler-Ultraschall-Signale der extracraniellen Carotisstrombahn: Normalwerte. Reproduzierbarkeit systolischer und diastolischer Frequenzparameter. Angio 7 (1985) 191–196

325 Hirschl, M., H. Partsch, M. Francesconi, M. Urbanek, H. Ferraz: Doppler-Ultraschall-Frequenzanalyse der Carotis-Strombahn: Normalwerte, Reproduzierbarkeit der Meßergebnisse, Messungen bei Patienten mit Stenosen und Verschlüssen der extrakraniellen A. carotis interna. In Häring, R.: Deutsche Gesellschaft für Angiologie. Demeter, Gräfelfing 1985 (S. 62–65)

326 Holen, J., R. C. Waag, R. Gramiak: Representations of rapidly oscillating structures on the Doppler display. Ultrasound Med. Biol. 11 (1985) 267–272

327 Johnston, K. W., B. C. Maruzzo, R. S. C. Cobbold: Doppler methods for quantitative measurement and localization of peripheral arterial occlusive disease by analysis of the blood flow velocity waveform. Ultrasound Med. Biol. 4 (1978) 209–223

328 Johnston, K. W., D. de Morais, M. Kassam, P. M. Brown: Cerebrovascular assessment using a Doppler carotid scanner and real-time frequency analysis. J. clin. Ultrasound 9 (1981) 443–449

329 Johnston, K. W., P. M. Brown, M. Kassam: Problems of carotid Doppler scanning which can be overcome by using frequency analysis. Stroke 13 (1982) 660–666

330 Johnston, K. W., W. H. Baker, S. J. Burnham, A. C. Hayes, C. A. Kupper, M. A. Poole: Quantitative analysis of continuous wave Doppler spectral broadening for the diagnosis of carotid disease: results of a multicenter study. J. vasc. Surg. 4 (1986) 493–504

331 Jungquist, G., M. Arborelius, S.-E. Lindell: Features of carotid artery flow velocity in healthy subjects and consequences for evaluating stenosis in the internal carotid artery. Ultrasound Med. Biol. 15 (1989) 305–310

332 von Kalckreuth, W., B. Arnolds, H. Kapp, G.-M. von Reutern: Spectrum analysis in low-grade internal carotid artery stenosis. In Abstracts: International Symposium on New Ultrasonic Methods in Cerebrovascular Disease, Freiburg 1982

333 Kaneko, Z.: Diagnosis of cerebral vascular disturbances by ultrasonic flowmeter. Clin. Neurol. Neurosurg. 74 (1974) 215–225

334 Kaneko, Z., H. Kotani, K. Komuta, S. Satomura: Studies on peripheral circulation by „ultrasonic blood rheograph". Jap. Circulat. J. 25 (1961) 203–213

335 Kaneko, Z., J. Shiraishi, H. Omizo, K. Kato, M. Motomiya, T. Izumi, T. Okumura: An analyzing method of ultrasonic blood-rheograph with sonograph. In Digest of the 6th International Conference on Medical Electronics and Biological Engineering, Tokyo 1965 (S. 286–287)

336 Kaneko, J., J. Shiraishi, H. Omizo, H. Inaoka, T. Ueshima: Analysis of ultrasonic blood rheogram by the sound spectograph. Jap. Circulat. J. 34 (1970) 1035–1045

337 Kassam, M. S., R. S. C. Cobbold, K. W. Johnston, C. M. Graham: Method for estimating the Doppler mean velocity waveform. Ultrasound Med. Biol. 8 (1982) 537–544

338 Kassam, M., K. W. Johnston, R. S. C. Cobbold: Quantitative estimation of spectral broadening for the diagnosis of carotid arterial disease: method and in vitro results. Ultrasound Med. Biol. 11 (1985) 425–433

339 Keagy, B. A., W. F. Pharr, D. Thomas, D. E. Bowes: Objective criteria for the interpretation of carotid artery spectral analysis patterns. Angiology 33 (1982) 213–220

340 Keagy, B. A., W. F. Pharr, D. Thomas, D. E. Bowles: Evaluation of the peak frequency ratio (PFR) measurement in the detection of internal carotid artery stenosis. J. clin. Ultrasound 10 (1982) 109–112

341 Knox, R. A., F. M. Greene, K. Beach, D. J. Phillips, P. M. Chikos, D. E. Strandness jr.: Computer-based classification of carotid arterial disease: a prospective assessment. Stroke 13 (1982) 589–594

342 Knox, R. A., D. J. Phillips, P. J. Breslau, R. Lawrence, J. Pimozich, D. E. Strandness jr.: Empirical findings relating sample volume size to diagnostic accuracy in pulsed Doppler cerebrovascular studies. J. clin. Ultrasound 10 (1982) 227–232

343 Krause, H., M. Segard, P. Carey, E. F. Bernstein, A. Fronek: Doppler power frequency spectrum analysis in the diagnosis of carotid artery disease. Stroke 15 (1984) 351–358

344 Ku, D. N., D. P. Giddens, D. J. Phillips, D. E. Strandness jr.: Hemodynamics of the normal human carotid bifurcation: in vitro and in vivo studies. Ultrasound Med. Biol. 11 (1985) 13–26

345 Ku, D. N., D. P. Giddens, C. K. Zarins, S. Glagov: Pulsatile flow and atherosclerosis in the human carotid bifurcation. Positive correlation between plaque location and flow and oscillating shear stress. Arteriosclerosis 5 (1985) 293–302

346 Lakeman, M. J., S. B. Sherriff, T. R. P. Martin: A prospective study of the accuracy of Doppler ultrasound in detecting carotid artery disease. J. Neurol. Neurosurg. Psychiat. 44 (1981) 657–660

347 Lally, M., K. W. Johnston, R. S. C. Cobbold: Limitations in the accuracy of peak frequency measurements in the diagnosis of carotid disease. J. clin. Ultrasound 12 (1984) 403–409

348 Langlois, Y., G. O. Roederer, A. Chan, D. J. Phillips, K. W. Beach, D. Martin, P. M. Chikos, D. E. Strandness jr.: Evaluating carotid artery disease. Ultrasound Med. Biol. 9 (1983) 51–63

349 Lewis, R. R., M. G. Beasley, D. E. Hyams, R. G. Gosling: Imaging the carotid bifurcation using continuous-wave Doppler-shift ultrasound and spectral analysis. Stroke 9 (1978) 465–471

350 Light, H.: Transcutaneous aortovelography. A new window on the circulation? Brit. Heart J. 38 (1976) 433–442

351 Light, L. H.: A recording spectograph for analysing Doppler blood velocity signals (particularly from aortic flow) in real-time. J. Physiol. (Lond.) 207 (1970) 42P–45P

352 Lindegaard, K.-F., S. J. Bakke, A. Grip, H. Nornes: Pulsed Doppler techniques for measuring instantaneous maximum and mean flow velocities in carotid arteries. Ultrasound Med. Biol. 10 (1988) 419–426

353 van Merode, T., P. J. J. Hick, A. P. G. Hoeks, S. Reneman: The diagnosis of minor to moderate atherosclerotic lesions in the carotid artery bifurcation by means of spectral broadening combined with the direct detection of flow disturbances using a multi-gate pulsed Doppler system. Ultrasound Med. Biol. 14 (1988) 459–464

354 van Merode, T., J. Lodder, F. A. M. Smeets, A. P. G. Hoeks, R. S. Reneman: Accurate noninvasive method to diagnose minor atherosclerotic lesions in carotid artery bulb. Stroke 20 (1989) 1336–1340

355 Meyer, A.: Bestimmung des Grades von Karotisstenosen anhand der Maximalfrequenz des Dopplerspektrums. Diss., Freiburg 1989

356 Morin, J. F., K. W. Johnston, Y. F. Law: Factors affecting the continuous wave Doppler spectrum for the diagnosis of carotid arterial disease. Ultrasound Med. Biol. 14 (1988) 175–189

357 Moutet, J.-P., A. Herment, J.-P. Guglielmi, M. Piechocki, P. Peronneau: Estimation of blood-flow quality by statistical analysis or an ultrasonic Doppler signal: application to the study of perturbations caused by a vascular stenosis. Cardiovasc. Res. 17 (1983) 678–690

358 Neuerburg-Heusler, D., M. Todt, F. J. Roth: Quantitative computergestützte Frequenzanalyse bei Karotisstenosen. Angio Arch. 7 (1985) 238–241

359 Nicholls, St. C., D. J. Phillips, J. F. Primozich, R. L. Lawrence, T. R. Kohler, T. G. Rudd, D. E. Strandness jr.: Diagnostic significance of flow separation in the carotid bulb. Stroke 20 (1989) 175–182

360 Nimura, Y., H. Matsuo, T. Hayashi, A. Kitabatake, S. Mochizuki, H. Sakakibara, K. Kato, H. Abe: Studies on arterial flow patterns – instantaneous velocity spectrum and their phasic changes with directional ultrasonic Doppler technique. Brit. Heart J. 36 (1974) 899–907

361 Nissen, P., E. Schaefer: CW-Dopplersonographie extracranieller Carotisläsionen mit der Frequenzspektrumanalyse. Angio 8 (1986) 147–154

362 Nissen, P., E. Schaefer, R. Mittelstädt: Real-Time Dopplersonographie mittels Frequenzspektrumanalyse bei Carotisstenosen. In Deutsche Gesellschaft für Angiologie: Referate des 3. Deutsch-Japanischen Kongresses für Angiologie, Heidelberg. Demeter, Gräfelfing 1984 (pp. 234–237)

363 Nissen, P., R. Mittelstädt, E. Schaefer, K. Draese: Interpretative, deskriptive Kriterien der real-time Frequenzspektrumanalyse mittels cw-Dopplersonographie bei extracraniellen Carotisläsionen. In Häring, R.: Deutsche Gesellschaft für Angiologie. Referate der 5. gemeinsamen Jahrestagung der Angiologischen Gesellschaften der Bundesrepublik Deutschland, Österreichs und der Schweiz, Berlin 1985. Demeter, Gräfelfing 1985 (S. 76–78)

364 Peronneau, P., A. Herment, M. Vaysse, J. P. Moutet: Ultrasonic Doppler velocimetry and blood flow stability approach. INSERM 78 (1978) 95–110

365 Peronneau, P., A. Herment, J.-P. Moutet, M. Xhaard, M. Piechoski, J.-P. Guglielmi: Analyse du signal Doppler. INSERM 111 (1982) 81–114

366 Phillips, D. J., F. M. Greene jr., Y. Langlois, G. O. Roederer, D. E. Strandness jr.: Flow velocity patterns in the carotid bifurcations of young, presumed normal subjects. Ultrasound Med. Biol. 9 (1983) 39–49

367 Poots, J. K., K. W. Johnston, R. S. C. Cobbold, M. Kassam: Comparison of CW Doppler ultrasound spectra with the spectra derived from a flow visualization model. Ultrasound Med. Biol. 12 (1986) 125–133

368 Reneman, R. S.: Local Doppler audio spectra in normal and stenosed carotid arteries in man. Ultrasound Med. Biol. 5 (1979) 1–11

369 Reneman, R. S., T. van Merode, P. Hick, A. P. G. Hoeks: Flow velocity patterns in and distensibility of the carotid ar-

tery bulb in subjects of various ages. Circulation 71 (1985) 500–509

370 Rittgers, S. E., B. M. Thornhill, R. W. Barnes: Quantitative analysis of carotid artery Doppler spectral waveforms: diagnostic value of parameters. Ultrasound Med. Biol. 9 (1983) 255–264

371 Russel, D., K.-F. Lindegaard, P. Nakstad, R. Nyberg-Hansen, K. G. Oygarden: Detection of carotid occlusive disease by pulsed Doppler spectral analysis. J. Neurol. Neurosurg. Psychiat. 47 (1984) 1307–1313

372 Sandmann, W., P. Peronneau, B. Ulrich, C. P. Bournat, M. Xhaard, K. H. Gisbertz: Die Messung von Turbulenz mit Ultraschall-Doppler-Verfahren am Strömungsmodell, am Hund und am Menschen. In Zeitler, E.: Hypertonie – Risikofaktor in der Angiologie. Witzstrock, Baden-Baden 1975

373 Sandmann, W., P. Peronneau, G. Schweins, J. Bournat, J. Hinglais: Turbulenzmessung mit dem Doppler-Ultraschallverfahren: eine neue Methode der Qualitätskontrolle in der Arterienchirurgie. In Kriessmann, A., A. Bollinger: Ultraschall-Doppler-Diagnostik in der Angiologie, Thieme, Stuttgart 1979 (S. 77–81)

374 Sandmann, W., E. D. Wildt, G. Schweins, P. Peronneau, M. Xhaard: Mesure des turbulences et valeur fonctionelle des anastomoses artérielles en chirurgie vasculaire. INSERM 78 (1978) 183–194

375 Spencer, M. P., J. M. Reid: Quantitation of carotid stenosis with continuous-wave (C-W) Doppler ultrasound. Stroke 10 (1979) 326–330

376 Widder, B., G.-M. von Reutern, D. Neuerburg-Heusler: Morphologische und dopplersonographische Kriterien zur Bestimmung von Stenosierungsgraden an der A. carotis interna. Ultraschall 7 (1986) 70–75

377 Zuech, P. E., R. S. C. Cobbold, K. W. Johnston, M. Kassan: Spectral analysis of Doppler flow velocity signals: assessment of objectives, methods, and interpretation. Ann. biomed. Engng 12 (1984) 103–116

378 Zwiebel, W. J., J. A. Zagzebski, A. B. Crummy, M. Hirscher: Correlation of peak Doppler frequency with lumen narrowing in carotid stenosis. Stroke 13 (1982) 386–391

Schnittbilduntersuchungen (B-Mode) und Duplex-Sonographie

379 Ackermann, R. H., L. A. Vigneault, D. S. Pryor, J. M. Taveras: Real-time ultrasound scanning of the carotid artery as part of a battery of tests for non-invasive diagnosis of carotid disease. Acta neurol. scand. 60, Suppl. 72 (1979) 464–465

380 Ackerstaff, R. G. A.: Ultrasonic duplex scanning in atherosclerotic disease of the vertebrobasilar system. Thesis, Maastricht 1985

381 Ackerstaff, R. G. A., H. Hoeneveld, J. M. Slowikowski, F. L. Moll, B. C. Eikelboom, J. W. Ludwig: Ultrasonic duplex scanning in atherosclerotic disease of the innominate, subclavian and vertebral arteries. A comparative study with angiography. Ultrasound Med. Biol. 10 (1984) 409–418

382 Ackerstaff, R. G. A., W. J. H. M. Grosveld, B. C. Eikelboom, J. W. Ludwig: Ultrasonic duplex scanning of the prevertebral segment of the vertebral artery in patients with cerebral atherosclerosis. Europ. J. vasc. Surg. 2 (1988) 387–393

383 Anderson, R. D., D. F. Powell, J. J. Vitek: B-mode sonography as a screening procedure for asymptomatic carotid bruits. Amer. J. Roentgenol. 124 (1975) 292–296

384 Anderson, D. C., R. Loewenson, D. Yock, R. Farber, D. Larson, M. Bromer: B-mode, real-time carotid ultrasonic imaging. Correlation with angiography. Arch. Neurol. 40 (1983) 484–488

385 Arbeille, Ph., F. Lapierre, A.-C. Benhamou, F. Salez, M. Lagueyrie, L. Pourcelot: L'échotomographie et l'analyse spectrale du signal Doppler dans le bilan des lésions carotidiennes. J. Malad. vasc. 9 (1984) 171–178

386 Arning, C., H. D. Herrmann: Floating thrombus in the internal carotid artery disclosed by B-mode ultrasonography. J. Neurol. 235 (1988) 425–427

387 Barber, F. E., D. W. Baker, D. E. Strandness jr., J. M. Ofstad, G. D. Mahler: Duplex scanner. II. For simultaneous imaging of artery tissues and flow. Ultrasonics Symposium Proceedings IEEE, 1974, CHO 896–ISU

388 Bartels, E.: Duplexsonographie der Vertebralarterien. 1. Praktische Durchführung, Möglichkeiten und Grenzen der Methode. Ultraschall in Med. 12 (1991) 54–62

389 Bartels, E.: Duplexsonographie der Vertebralarterien. 2. Klinische Anwendungen. Ultraschall in Med. 12 (1991) 63–69

390 Benhamou, A. C., J. L. Dutreix, O. Genre, P. Arbeille, C. Marchal, L. Pourcelot, F. Lapierre, C. Dusorbier: Validation des donneés quantitatives et qualitatives de l'échotomographie carotidienne (en temps réel) par confrontation avec celles de l'examen Doppler standard, de l'artériographie et de l'anatomopathologie sur 59 endartériectomies carotidiennes. J. Malad. vasc. 9 (1984) 185–194

391 Blackshear jr., W. M., D. J. Phillips, K. C. Bodily, D. E. Strandness jr.: Ultrasonic demonstration of external and internal carotid patency with common carotid occlusion: a preliminary report. Stroke 11 (1980) 249–252

392 Blackshear jr., W. M., D. J. Phillips, P. M. Chikos, J. D. Harley, B. L. Thiele, D. E. Strandness jr.: Carotid artery velocity patterns in normal and stenotic vessels. Stroke 11 (1980) 67–71

393 Blue, S. K., W. M. McKinney, R. Barnes, J. F. Toole: Ultrasonic B-mode scanning for study of extracranial vascular disease. Neurology 22 (1972) 1079–1085

394 Bluth, E. I., Ch. R. B. Merritt, M. A. Sullivan, S. Bernhardt, B. Darnell: Usefulness of duplex ultrasound in evaluating vertebral arteries. J. Ultrasound Med. 8 (1989) 229–235

395 Bönhof, J. A.: Richtig benennen – besser erkennen. Ein Beitrag zur Terminologie der Sonogrammbeschreibung. Ultraschall Klin. Prax. 2 (1987) 178–184

396 de Bray, J.-M., D. Maugin, H. Jeanvoine, M. Dauzat, P. Lhoste: Étude prospective sur la valeur clinique de l'exploration échotomographique des artères vertébrales. J. E. M. U. 7 (1986) 80–85

397 de Bray, J. M., H. Jeanvoine, P. A. Joseph, D. Maugin, M. Dauzat, J. M. Chevalier: Contribution diagnostique de l'échographie couplée au Doppler pulsé, en association au Doppler continu, pour l'exploration des artères vertébrales de sujets athéroscléreux. Rapport préliminaire. J. Malad. vasc. 12 (1987) 195–201

398 Breslau, P. J.: Ultrasonic duplex scanning in the evaluation of carotid artery disease. Thesis, Maastricht 1982

399 Brunhölzl, Ch., H. R. Müller: Die Auswirkung von Kopf- und Körperlage auf den Jugularvenenfluß. Vasa 18 (1989) 205–208

400 Cape, C. A., R. L. DeSaussure, J. Nixon: Carotid ultrasonography in carotid artery disease. Sth. med. J. 77 (1984) 183–186

401 Comerota, A. J., J. J. Cranley, S. E. Cook: Real-time B-mode carotid imaging in diagnosis of cerebrovascular disease. Surgery 89 (1981) 718–729

402 Comerota, A. J., J. J. Cranley, M. L. Katz, S. E. Cook, P. J. Sippel, W. G. Hayden, T. J. Fogarty, R. R. Tyson: Real-time B-mode carotid imaging. J. vasc. Surg. 1 (1984) 84–95

403 Comerota, J., M. L. Katz, J. V. White: Real-time B-mode imaging of the carotid bifurcation. In Spencer, M. P.: Ultrasonic Diagnostics of Cerebrovascular Disease. Nijhoff, Dordrecht 1987 (pp. 241–255)

404 Crouse, J. R., G. H. Harpold, F. R. Kahl, J. F. Toole, W. M. McKinney: Evaluation of a scoring system for extracranial carotid atherosclerosis extent with B-mode ultrasound. Stroke 17 (1986) 270–275

405 Daiss, W., H. C. Diener, A. Thron, M. Rosenberg: Diagnostik extrakranieller Stenosen und Verschlüsse. Dtsch. med. Wschr. 109 (1984) 1595–1599

406 Dauzat, M., J.-M. de Bray, C. Vonsgouthi, A. Domergue, D. Maugin, J. M. Bourgeois: Le Doppler cervico-céphalique: comment et pourquoi? C. M. 103 (1981) 883–896

407 Dauzat, M., J.-P. Laroche, J.-M. de Bray, P. Juhel, F. Becker, J.-B. Cesari, L. Jonnart, A. Domergue, G. Carette, R. Duvauferrier, D. Heyden, D. Maugin, S. Vonsgouthi, M. Davinroy: Pratique de l'ultrasonographie vasculaire (Doppler-Echotomographie). Vigot, Paris 1986

408 Diener, H. C.: Continuous wave (CW) Doppler sonography and duplex scan: two complementary atraumatic procedures in the diagnosis of extracranial stenoses and occlusions. Electromedica 51 (1983) 6–13

409 Eik-Nes, S. H., A. O. Brubakk, M. K. Ulstein: Measurement of human fetal blood flow. Brit. med. J. 280 (1980) 283–284

410 Eljamel, M. S. M., P. R. D. Humphrey, M. D. M. Shaw: Dissection of the cervical internal carotid artery. The role of Doppler/duplex studies and conservative management. J. Neurol. Neurosurg. Psychiat. 53 (1990) 379–383

411 Erickson, S. J., M. W. Mewissen, W. D. Foley, T. L. Lawson, W. D. Middletown, F. A. Quiroz, St. J. Macrander, E. O. Lipchik: Stenosis of the internal carotid artery: assessment using color Doppler imaging compared with angiography. Amer. J. Roentgenol. 152 (1989) 1299–1305

412 Felber, St., F. Aichner, H. Homma: Wertigkeit der von technischen Assistenten ausgeführten Doppler- und duplexsonographischen Untersuchungen des extrakraniellen Karotissystems. Ultraschall 6 (1985) 282–285

413 Fell, G., D. J. Phillips, P. M. Chikos, J. D. Harley, B. L. Thiele, D. E. Strandness jr.: Ultrasonic duplex scanning for disease of the carotid artery. Circulation 64 (1981) 1191–1195

414 Fischer, G. G., D. C. Anderson, R. Farber, S. Lebow: Prodiction of carotid disease by ultrasound and digital subtraction angiography. Arch. Neurol. 42 (1985) 224–227

415 Gardner, D. J., B. B. Gosink, C. E. Kallman: Internal carotid artery dissections: duplex ultrasound imaging. J. Ultrasound Med. 10 (1991) 607–614

416 Green, P. S.: Real-time, high-resolution ultrasonic carotid arteriography system. In Bernstein, E. F.: Noninvasive Diagnostic Techniques in Vascular Disease. Mosby, St. Louis 1978 (pp. 29–39)

417 Green, P. S., J. C. Taenzer, S. D. Ramsey jr., J. F. Holzemer, J. R. Suarez, K. W. Marich: A real-time ultrasonic imaging system for carotid arteriography. Ultrasound Med. Biol. 3 (1977) 129–142

418 Hallam, M. J., J. M. Reid, P. L. Cooperberg: Color-flow Doppler and conventional scanning of the carotid bifurcation: prospective, double blind, correlative study. Amer. J. Roentgenol. 152 (1989) 1101–1105

419 Hames, T. K., K. N. Humphries, D. A. Ratliff, S. J. Birch, V. M. Gazzard, A. D. B. Chant: The validation of duplex scanning and continuous wave Doppler imaging: a comparison with conventional angiography. Ultrasound Med. Biol. 11 (1985) 827–834

420 Hames, T. K., D. A. Ratliff, K. N. Humphries, V. M. Gazzard, S. J. Birch, A. D. B. Chant: The accuracy of duplex scanning in the evaluation of early carotid disease. Ultrasound Med. Biol. 11 (1985) 819–825

421 Hennerici, M.: Nicht-invasive Diagnostik des Frühstadiums arteriosklerotischer Karotis-Prozesse mit dem Duplex-System. Vasa 12 (1983) 228–232

422 Hennerici, M.: Clinical applications of high resolution B-scan imaging with pulsed Doppler profiles (10 MHz). In Spencer, M. P.: Ultrasonic Diagnosis of Cerebrovascular Disease. Nijhoff, Dordrecht 1987 (S. 257–268)

423 Hennerici, M., H.-J. Freund: Efficacy of CW-Doppler and duplex system examinations for the evaluation of extracranial carotid disease. J. clin. Ultrasound 12 (1984) 155–161

424 Hennerici, M., G. Reifschneider, U. Trockel, A. Aulich: Detection of early atherosclerotic lesions by duplex scanning of the carotid artery. J. clin. Ultrasound 12 (1984) 455–464

425 Hennerici, M., W. Rautenberg, U. Trockel, R. G. Kladetzky: Spontaneous progression and regression of small carotid atheroma. Lancet 1985, 1415–1419

426 Hennerici, M., W. Steinke: Abbildende Ultraschallverfahren (B-Scan) im Duplex-System. In Bertelsmannstiftung: Durchblutungsstörungen des Gehirns – neue diagnostische Möglichkeiten. Bertelsmannstiftung, Gütersloh 1987

427 Jack, J. G., H. Hoeneveld, J. M. van der Windt, J. J. van Doorn, R. G. A. Ackerstaff: A six year evaluation of duplex scanning of the vertebral artery. A non-invasive technique compared with contrast angiography. J. vasc. Technol. 8 (1989) 26–30

428 Jacobs, N. M., E. G. Grant, D. Schellinger, M. C. Byrd, J. R. Richardson, St. L. Cohan: Duplex carotid sonography: criteria for stenosis, accuracy and pitfalls. Radiology 154 (1985) 385–391

429 Jäger, K., A. Bollinger, W. Siegenthaler: Duplex-Sonographie in der Gefäßdiagnostik. Dtsch. med. Wschr. 111 (1986) 1608–1613

430 James, E. M., F. Earnest, G. S. Forbes, D. F. Reese, O. W. Houser, W. N. Folger: High-resolution dynamic ultrasound imaging of the carotid bifurcation: a prospective evaluation. Radiology 144 (1982) 853–858

431 Johnson, J. M.: Angiography and ultrasound in diagnosis of carotid artery disease: a comparison. Contemp. Surg. 20 (1982) 79–93

432 Johnson, J. M., A. L. Ansel, S. Morgan, D. DeCesare: Ultrasonographic screening for evaluation and follow-up of carotid artery ulceration. A new basis for assessing risk. Amer. J. Surg. 144 (1982) 614–618

433 Jones, A. M., J. Biller, A. R. Cowley, G. Howard, W. M. McKinney, J. F. Toole: Extracranial carotid artery arteriosclerosis. Diagnosis with continuous-wave Doppler and real-time ultrasound studies. Arch. Neurol. 39 (1982) 393–394

434 Kallio, T., A. Alanen, M. Kormano: The in vitro echogenicity of flowing blood in patients with vascular disease and the effect of naftidrofuryl. Ultrasound Med. Biol. 15 (1989) 555–559

435 Kessler, C., C. von Maravic, M. von Maravic, D. Kömpf: Colour Doppler flow imaging of the carotid arteries. Neuroradiologie 33 (1991) 114–117

436 Kohler, T., Y. Langlois, G. O. Roederer, D. J. Phillips, K. W. Beach, J. Primozich, R. Lawrence, S. C. Nicholls, D. E. Strandness jr.: Sources of variability in carotid duplex examination: a prospective study. Ultrasound Med. Biol. 11 (1985) 571–576

437 Kuhn, F.-P., G. Krämer, R. Günther, M. Thelen: B-Scan-Sonographie der Arteria carotis. Fortschr. Röntgenstr. 135 (1981) 407–411

438 Lusby, R. J., J. P. Woodcock, H. I. Machleder, L. D. Ferell, W. D. Jeans, R. Skidmore, E. J. Sheddon, R. N. Baird: Transient ischaemic attacks: the static and dynamic morphology of the carotid artery bifurcation. Brit. J. Surg. 69 (Suppl.) (1982) 41–44

439 Lusby, R. J., J. P. Woodcock, R. Skidmore, R. N. Baird: Ultrasonic imaging of the carotid artery: the application of pulsed Doppler and duplex real time B-mode systems. In Taylor, D. E. M., A. L. Stevens: Blood Flow, Theory and Practice. Academic Press, London 1983 (S. 191–205)

440 McKinney, W. M.: Real-time ultrasound (B-mode) evaluation of the extracranial vascular system. In Toole J. F.: Handbook of Clinical Neurology, revised series, vol. 10 (54): Vascular Diseases, II. Elsevier, Amsterdam 1989 (S. 19–34)

441 McKinney, W. M., G. J. Harpold: B-mode ultrasound interrogation of arteries. In Bond, M. G., W. Insull jr., S. Glagov, A. B. Chandler, F. Cornhill: Clinical Diagnosis of Atherosclerosis. Quantitative Methods of Evaluation. Springer, Berlin 1983 (S. 173–188)

442 Marosi, L., H. Ehringer: Die extrakranielle Arteria carotis im hochauflösenden Ultraschallechtzeit-Darstellungssystem: morphologische Befunde bei gesunden jungen Erwachsenen. Ultraschall 5 (1984) 174–181

443 Marosi, L., H. Ehringer, F. Piza, O. Wagner: Die frühpostoperative Morphologie der Arteria carotis nach Endarteriektomie: systematische prospektive Untersuchungen mit einem hochauflösenden Ultraschall-Duplex-Echtzeit-Darstellungssystem. Ultraschall 5 (1984) 202–214

444 Marosi, L., H. Ehringer, H. Holzner, E. Minar, R. A. Ahmadi, R. Schöfl, R. Horvat, P. Samec: Carotisdiagnostik mittels hochauflösendem Ultraschall-Echtzeit-Duplex-Scan (HUEDS): Vergleich mit Angiographie, makroskopischen

und mikroskopischen Befunden. In Häring, R.: Deutsche Gesellschaft für Angiologie. Referate der 5. gemeinsamen Jahrestagung der Angiologischen Gesellschaften der Bundesrepublik Deutschland, Österreichs und der Schweiz, Berlin 1985, Demeter, Gräfelfing 1985 (S. 83–89)

445 Mercier, L. A., J. F. Greenleaf, T. C. Evans jr., B. A. Sandok, R. R. Hattery: High-resolution ultrasound arteriography: a comparison with carotid angiography. In Bernstein, E. F.: Noninvasive Diagnostic Techniques in Vascular Disease. Mosby, St. Louis 1978

446 Müller, H. R., G. Hinn, M. W. Buser: Internal jugular venous flow measurement by means of a duplex scanner. J. Ultrasound Med. 9 (1990) 261–265

447 O'Donnell jr., T. F., L. Erdoes, W. C. Mackey, J. McCullough, A. Shepard, P. Heggerick, J. Isner, A. D. Callow: Correlation of B-mode ultrasound imaging and arteriography with pathologic findings at carotid endarterectomy. Arch. Surg. 120 (1985) 443–449

448 O'Leary, D. H., F. A. Bryan, M. W. Goddison et al.: Measurement variability of carotid atherosclerosis: real-time (B-mode) ultrasonography and angiography. Stroke 18 (1987) 1011–1017

449 Olinger, C. P.: Ultrasonic carotid echoarteriography. Amer. J. Roentgenol. 106 (1969) 282–295

450 Omoto, R., Y. Yokote, S. Takamoto, F. Tamura, H. Asano, K. Namekawa, C. Kasai, M. Tsukamoto, A. Koyano: Clinical significance of newly developed real-time intracardiac two-dimensional blood flow imaging system (2-D Doppler). Jap. Circulat. J. 47 (1984) 974

451 Ortega-Suhrkamp, E., H. Kapp, G.-M. von Reutern: Erste Erfahrungen bei der Untersuchung der Karotiden mit dem Duplex-Scanner. In Hinselmann, M., M. Anlicker, R. Meudt: Ultraschalldiagnostik in der Medizin. Drei-Länder-Treffen, Davos 1979. Thieme, Stuttgart 1980 (S. 298–299)

452 Päivänsalo, M.: Ultrasound terminology. Europ. Med. Ultrason. 6 (1984) 3–4

453 Phillips, D. J., J. E. Powers, M. K. Eyer, W. M. Blackshear jr., K. C. Bodily, D. E. Strandness jr., D. W. Baker: Detection of peripheral vascular disease using the duplex scanner. III. Ultrasound Med. Biol. 6 (1980) 205–218

454 Pignoli, P., E. Tremoli, A. Poli, P. Oreste, P. Paoletti: Intimal plus medial thickness of arterial wall: a direct measurement with ultrasound imaging. Circulation 74 (1986) 1399–1406

455 Prendes, J. L., W. M. McKinney, F. S. Buonanno, A. M. Jones: Anatomic variations of the carotid bifurcation affecting Doppler scan interpretation. J. clin. Ultrasound 8 (1980) 147–150

456 Ratliff, D. A., P. J. Gallagher, T. K. Hames, K. N. Humphries, J. H. H. Webster, A. D. B. Chant: Characterization of carotid artery disease: comparison of duplex scanning with histology. Ultrasound Med. Biol. 11 (1985) 835–840

457 Reading, C. C., J. W. Charboneau, J. W. Allison, P. L. Coperberg: Color and spectral Doppler mirror-image artifact of the subclavian artery. Radiology 174 (1990) 41–42

458 Reilly, L. M., R. J. Lusby, L. Hughes, L. D. Ferrell, R. J. Stoney, W. K. Ehrenfeld: Carotid plaque histology using real-time ultrasonography. Clinical and therapeutic implications. Amer. J. Surg. 146 (1983) 188–193

459 von Reutern, G.-M.: Functional and morphological evaluation of the cerebral circulation by ultrasound. In Poeck, K., H.-J. Freund, H. Gänshirt: Neurology. Springer, Berlin 1986 (S. 441–452)

460 Ringelstein, E. B., H.-L. Kolmann, H. Zeumer: Carotis-B-Scan: Konkurrenz oder Ergänzung der Ultraschall-Dopplersonographie? Dtsch. med. Wschr. 107 (1982) 928–933

461 Roederer, G. O., Y. E. Langlois, K. A. Jager, J. F. Primozich, K. W. Beach, D. J. Phillips, D. E. Strandness jr.: The natural history of carotid arterial disease in asymptomatic patients with cervical bruits. Stroke 15 (1984) 605–613

462 Rohr-Le Floch, J., E. Frey, C. Hillion, G. Gauthier: Endartérectomie carotidienne: évaluation ultrasonique à long terme. Rev. neurol. 144 (1988) 332–337

463 Rush, M., M. Thomas, J. Zyroff, D. McNally, M. Rossman, S. Duren, S. Otis: Duplex scanning with continuous wave Doppler for carotid disease. J. clin. Ultrasound 13 (1985) 325–328

464 Salonen, R., A. Haapanen, J. T. Salonen: Measurement of intima-media thickness of common carotid arteries with high-resolution B-mode ultrasonography: inter- and intraobserver variability. Ultrasound Med. Biol. 17 (1991) 225–230

465 Sanders, E. A. C. M., H. Hoeneveld, B. C. Eikelboom, J. W. Ludwig, F. E. E. Vermeulen, R. G. A. Ackerstaff: Residual lesions and early recurrent stenosis after carotid endarterectomy. J. vasc. Surg. 5 (1987) 731–737

466 Sekhar, L. N., J. F. Wasserman, J. van der Bel-Kahn, C. P. Olinger: Ultrasonic B-scan echoarteriographic imaging of experimentally induced thrombi in dogs. Neurosurgery 4 (1979) 301–307

467 Siegel, B., J. C. U. Coelho, D. Preston Flanigan, J. J. Schuler, J. Machi, J. C. Beitler: Detection of vascular defects during operation by imaging ultrasound. Ann. Surg. 196 (1982) 473–480

468 Sigel, B., J. Machi, J. C. Beitler, J. R. Justin: Red cell aggregation as a cause of blood-flow echogenicity. Radiology 148 (1983) 799–802

469 Steinke, W., M. Hennerici: Duplexsonographie der Vena jugularis interna. Ultraschall 10 (1989) 72–76

470 Steinke, W., Ch. Kloetzsch, M. Hennerici: Carotid artery disease assessed by color Doppler flow imaging: correlation with standard Doppler sonography and angiography. Amer. J. Neuroradiology 11 (1990) 259–266

471 Steinke, W., A. Schwartz, M. Hennerici: Doppler color flow imaging of common carotid artery dissection. Neuroradiology 32 (1990) 502–505

472 Sturzenegger, M.: Ultrasound findings in spontaneous carotid artery dissection. The value of duplex sonography. Arch. Neurol. 48 (1991) 1057–1063

473 Takamoto, S., R. Omoto: Clinical application of real-time Doppler color flow mapping of the carotid artery. In Spencer, M. P.: Ultrasonic Diagnosis of Cerebrovascular Disease. Nijhoff, Dordrecht 1987 (S. 219–226)

474 Tell, G. S., G. Howard, W. M. McKinney, J. F. Toole: Cigarette smoking cessation and extracranial carotid atherosclerosis. J. Amer. med. Ass. 261 (1989) 1178–1180

475 Terwey, B.: Die hochauflösende B-Bild-Sonographie der extrakraniellen A. carotis. Thesis submitted for the certificate of habilitation, Heidelberg 1983

476 Terwey, B.: Die Untersuchung der extrakraniellen A. carotis mit der hochauflösenden B-Bild-Sonographie. In Frommhold, W., P. Gerhardt: Klinisch-radiologisches Seminar, W., P. Gerhardt: Klinisch-radiologisches Seminar, Thieme, Stuttgart 1984 (S. 76–87)

477 Terwey, B., H. Gahbauer: Die Untersuchung der extrakraniellen Arteria carotis mit einem hochauflösenden B-Bildverfahren. Fortschr. Röntgenstr. 135 (1981) 524–532

478 Terwey, B., R. Winter: Characterization of vascular lesions by ultrasound. In Heuck: Radiology Today, 4. Springer, Heidelberg 1987 (S. 17–34)

479 Terwey, B., J. Allenberg, W. Heger: Die B-Bild-Sonographie nach rekonstruktiven Carotisoperationen. In Lutz, H., L. Reichel: Ultraschalldiagnostik, 83. Thieme, Stuttgart 1984 (pp. 404–406)

480 Terwey, B., H. Gahbauer, M. Montemayor, A. Proussalis, G. Zöllner: Die B-Bild-Sonographie der Karotisbifurkation. Ultraschall 5 (1984) 190–201

481 Touboul, P.-J.: Accidents ischémiques vertébro-basilaires. L'exploration ultrasonore du systeme artérielle vertébrobasilaire. Actualités d'Angéiol. 10 (1985) 3–10

482 Touboul, P. J., M.-G. Bousser, D. LaPlane, P. Castaigne: Duplex-scanning of normal vertebral arteries. Stroke 17 (1986) 921–923

483 Trockel, U., M. Hennerici: Spontanverlauf arteriosklerotischer Plaques der A. carotis: Progredienz und Regredienz. In Gänshirt, H., P. Berlit, G. Haack: Kardiovaskuläre Erkrankungen und Nervensystem. Neurotoxikologie. Probleme des Hirntodes. Springer, Berlin 1985 (S. 79–82)

484 Weinberger, J., A. Robbins: Neurologic symptoms associated with nonobstructive plaque at carotid bifurcation. Analysis by real-time B-mode ultrasonography. Arch. Neurol. 40 (1983) 489–492

485 Weinberger, J., S. J. Marks, J. J. Gaul, B. Goldman, H. Schanzer, J. Jacobson, S. Dikman: Atherosclerotic plaque at the carotid artery bifurcation. J. Ultrasound Med. 6 (1987) 363–366

486 Wetzner, S. M., L. C. Kiser, J. S. Bezreh: Duplex ultrasound imaging: vascular applications. Radiology 150 (1984) 507–514

487 Widder, B.: Einfache Erweiterung eines Ultraschall-B-Bild-Gerätes zum cw-Duplex-Scanner für Karotisuntersuchungen. Ultraschall 6 (1985) 286–290

488 Widder, B., H. Hamann: Sonographische Beurteilbarkeit ulzerierender Wandveränderungen der A. carotis. Angio 6 (1984) 157–163

489 Widder, B., H. H. Kornhuber: Möglichkeiten und Grenzen der B-Bild-Sonographie an der A. carotis. Fortschr. Röntgenstr. 141 (1984) 683–689

490 Widder, B., K.-J. Christ, H. H. Kornhuber: Verbesserter Nachweis extrakranieller Stenosen und Plaques der A. carotis durch Kombination von B-Bild-Echo-Arteriographie und Doppler-Sonographie. Arch. Psychiat. Nervenkr. 231 (1982) 391–407

491 Widder, B., J. M. Friedrich, K. Paulat, H. Hamann, S. Hutschenreiter, C. Kreutzer, F. Ott, I. P. Arlart: Bestimmung des Stenosierungsgrades bei Karotisstenosen: Ultraschall und i. v. DSA im Vergleich zum Operationsbefund. Ultraschall 8 (1987) 82–86

492 Widder, B., G. Berger, J. Hackspacher, R. Horz, A. Nippe, K. Paulat, H. Schäfer, C. Weiller, J. Willeit: Reproduzierbarkeit sonographischer Kriterien zur Charakterisierung von Karotisstenosen. Ultraschall in Med. 11 (1990) 56–61

493 Widder, B., K. Paulat, J. Hackspacher, H. Hamann, S. Hutschenreiter, C. Kreuzer, F. Ott, J. Vollmar: Morphological characterization of carotid artery stenoses by ultrasound duplex scanning. Ultrasound Med. Biol. 16 (1990) 349–354

494 Wolverson, M. K., H. M. Bashiti, G. J. Peterson: Ultrasonic tissue characterization of atheromatous plaques using a high resolution real time scanner. Ultrasound Med. Biol. 9 (1983) 599–609

495 Wolverson, M. K., E. Heiberg, M. Sundaram, S. Tantanasiriongse, J. B. Shields: Carotid atherosclerosis: high-resolution real-time sonography correlated with angiography. Amer. J. Roentgenol. 140 (1983) 355–361

496 Zbornikova, V., C. Lassvik: Duplex scanning in presumably normal persons of different ages. Ultrasound Med. Biol. 12 (1986) 371–378

497 Zbornikova, V., C. Lassvik, I. Johansson: Prospective evaluation of the accuracy of duplex scanning with spectral analysis in carotid artery disease. Clin. Physiol. 5 (1985) 257–269

498 Zbornikova, V., C. Lassvik, I. Johansson: Duplex scanning and periorbital pulsed Doppler in the diagnosis of external carotid artery disease: analysis of causes of error. Clin. Physiol. 5 (1985) 271–279

499 Zbornikova, V., J. Elfstrom, C. Lassvik, J. Johansson, J. E. Olsson, U. Bjornlert: Restenosis and occlusion after carotid surgery assessed by duplex scanning and digital subtraction angiography. Stroke 17 (1986) 1137–1141

500 Zierler, R. E., D. F. Brandyk, B. L. Thiele, D. E. Strandness jr.: Carotid artery stenosis following endarterectomy. Arch. Surg. 117 (1982) 1408–1415

501 Zierler, R. E., D. J. Phillips, K. W. Beach, J. F. Primozich, D. E. Strandness jr.: Noninvasive assessment of normal carotid bifurcation hemodynamics with color-flow ultrasound imaging. Ultrasound Med. Biol. 13 (1987) 471–476

502 Zwiebel, W. J., C. W. Austin, J. F. Sackett, C. M. Strother: Correlation of high-resolution, B-mode and continuous-wave Doppler sonography with arteriography in the diagnosis of carotid stenosis. Radiology 149 (1983) 523–532

503 Zwiebel, W. J., C. M. Strother, C. W. Austin, J. F. Sakkett: Comparison of ultrasound and iv-DSA for carotid evaluation. Stroke 16 (1985) 633–643

Intrakranielle Dopplersonographie

504 Aaslid, R.: Transcranial Doppler Sonography. Springer, Vienna 1986

505 Aaslid, R.: The Doppler principle applied to measurement of blood flow velocity in cerebral arteries. In Aaslid, R.: Transcranial Doppler Sonography. Springer, Vienna 1986 (S. 22–38)

506 Aaslid, R.: Transcranial Doppler examination techniques. In Aaslid, R.: Transcranial Doppler Sonography. Springer, Vienna 1986 (S. 39–59)

507 Aaslid, R.: Zukünftige Möglichkeiten in der transkraniellen Doppler-Sonographie. In Widder, B.: Transkranielle Dopplersonographie bei zerebrovaskulären Erkrankungen. Springer, Berlin 1987 (S. 25–29)

508 Aaslid, R.: Visually evoked dynamic blood flow response of the human cerebral circulation. Stroke 18 (1987) 771–775

509 Aaslid, R.: Transcranial Doppler diagnosis. In Spencer, M. P.: Ultrasonic Diagnosis of Cerebrovascular Disease. Nijhoff, Dordrecht 1987 (S. 227–240)

510 Aaslid, R.: Developments and principles of transcranial Doppler. In Newell, D. W., R. Aaslid: Transcranial Doppler. Raven, New York 1992 (S. 1–8)

511 Aaslid, R.: Cerebral hemodynamics. In Newell, D. W., R. Aaslid: Transcranial Doppler. Raven, New York 1992 (S. 49–55)

512 Aaslid, R., K.-F. Lindegaard: Cerebral hemodynamics. In Aaslid, R.: Transcranial Doppler Sonography. Springer, Vienna 1986 (S. 60–85)

513 Aaslid, R., H. Nornes: Musical murmurs in human cerebral arteries after subarachnoid hemorrhage. J. Neurosurg. 60 (1984) 32–36

514 Aaslid, R., T.-M. Markwalder, H. Nornes: Noninvasive transcranial Doppler ultrasound recording of flow velocity in basal cerebral arteries. J. Neurosurg. 57 (1982) 769–774

515 Aaslid, R., P. Huber, H. Nornes: Evaluation of cerebrovascular spasm with transcranial Doppler ultrasound. J. Neurosurg. 60 (1984) 37–41

516 Aaslid, R., P. Huber, H. Nornes: A transcranial Doppler method in the evaluation of cerebrovascular spasm. Neuroradiology 28 (1986) 11–16

517 Aaslid, R., D. W. Newell, R. Stooss, W. Sorteberg, K. F. Lindegaard: Assessment of cerebral autoregulation dynamics from simultaneous arterial and venous transcranial Doppler recordings in humans. Stroke 22 (1991) 1148–1154

518 Adams, R. J., F. T. Nichols, D. C. Hess: Normal values and physiological variables. In Newell, D. W., R. Aaslid: Transcranial Doppler. Raven, New York 1992 (S. 41–48)

519 Arnolds, B. J., G.-M. von Reutern: Transcranial Doppler sonography. Examination technique and normal reference values. Ultrasound Med. Biol. 12 (1986) 115–123

520 Arnolds, B. J., G.-M. von Reutern: Transkranielle Dopplersonographie. Untersuchungstechnik und Normalwerte. In Widder, B.: Transkranielle Dopplersonographie bei zerebrovaskulären Erkrankungen. Springer, Berlin 1987 (S. 8–19)

521 Arnolds, B. J., A. Oehme, M. Schumacher, G.-M. von Reutern: Detection of intracranial stenosis and occlusion with transcranial Doppler sonography. Paper presented at the Symposium on Diagnostic Ultrasound in Neurology, Neuropediatrics, Neurosurgery, and Vascular Surgery, Tampa, Febr. 1987. Abstract in: J. cardiovasc. Ultrason. 5 (1986) 4

522 Bass, A., W. C. Krupski, R. B. Dilley, E. F. Bornstein, S. M. Otis: Comparison of transcranial and cervical continuous-wave Doppler in the evaluation of intracranial collateral circulation. Stroke 21 (1990) 1584–1588

523 Becker, G. M., J. Winkler, E. Hoffmann, U. Bogdahn: Imaging of cerebral arterio-venous malformations by transcranial colour-coded real time sonography. Neuroradiology 32 (1990) 280–288

524 Bishop, C. C. R., S. Powell, M. Insall, D. Rutt, N. L. Browse: Effect of internal carotid artery occlusion on middle cerebral artery blood flow at rest and in response to hypercapnia. Lancet 29 (1986) 710–712

525 Bishop, C. C. R., S. Powell, D. Rutt, N. L. Browse: Transcranial Doppler measurements of middle cerebral artery blood flow velocity: a validation study. Stroke 17 (1986) 913–915

526 Bornstein, N. M., J. W. Norris: Subclavian steal: a harmless haemodynamic phenomenon? Lancet 1986, 303 –305

527 Bornstein, N. M., J. W. Norris: Benign outcome of carotid occlusion. Neurology 39 (1989) 6–8

528 Bornstein, M., A. Krajweski, J. W. Norris: Basilar artery blood flow in subclavian steal. Canad. J. neurol. Sci. 15 (1988) 417–419

529 Brass, L. M., S. G. Pavlakis, D. DeVivo, S. Piomelli, J. P. Mohr: Transcranial Doppler measurements of the middle cerebral artery. Effect of hematocrit. Stroke 19 (1988) 1466–1469

530 Brautaset, N. J.: Provokable bilateral vertebral artery compression diagnosed with transcranial Doppler. Stroke 23 (1992) 288–291

531 de Bray, J., P. A., H. Jeanvoine, D. Maugin, F. Plassard: Doppler pulse transcrânien et sténose de l'artère cérébrale moyenne. J. E. M. U. 9 (1988) 52–56

532 de Bray, J. M., P. A. Joseph, D. Maugin, H. Jeanvoine, J. Emile: Étude à long terme de 20 sténoses proximales de l'artère cérébrale moyenne, rôle du Doppler transcrânien. Rev. neurol. 145 (1989) 117–126

533 Briebach, T., J. Laubenberger, P. A. Fischer: Transcranial Doppler sonographic studies of cerebral autoreguraltion in Shy–Drager syndrome. J. Neurol. 236 (1989) 349–350

534 Brouwers, P. J., E. M. Vriens, M. Musbach, G. H. Wienekke, A. C. van Huffelen: Transcranial pulsed Doppler measurements of blood flow in the middle cerebral artery: reference values at rest and during hyperventilation in healthy children and adolescents in relation to age and sex. Ultrasound Med. Biol. 16 (1990) 1–8

535 Brunhölzl, Ch., H. R. Müller: Transkranielle Doppler-Sonographie in Orthostase. Ultraschall 7 (1986) 248–252

536 Büdingen, H. J., Th. Staudacher: Die Identifizierung der Arteria basilaris mit der transkraniellen Doppler-Sonographie. Ultraschall 8 (1987) 95–101

537 von Büdingen, H. J., T. Staudacher: Evaluation of vertebrobasilar disease. In Newell, D. W., R. Aaslid: Transcranial Doppler. Raven, New York 1992 (pp. 167–195)

538 Büdingen, H. J., A. Zeides: Diskussionsbeitrag. In Widder, B.: Transkranielle Doppler-Sonographie bei zerebrovaskulären Erkrankungen. Springer, Berlin 1987 (S. 30–31)

539 Büdingen, H. J., C. Hoffmann, J. Knippschild, T. Staudacher, A. Zeides, F. M. Grögler: Transcranial Doppler flow monitoring in the middle cerebral artery during carotid operations. In Maurer, P. C., H. M. Becker, H. Heidrich, C. Hoffmann, A. Kriessmann, H. Müller-Wiefel, C. Prätorius: What ist New in Angiology? Trends and Controversies. Zuckschwerdt, München 1986 (S. 290)

540 Büdingen, H. J., C. Hoffmann, J. Knippschild, T. Staudacher, A. Zeides, F. M. Grögler: Transkranielle Doppler-Sonographie bei Karotisoperationen. In Widder, B.: Transkranielle Dopplersonographie bei zerebrovaskulären Erkrankungen. Springer, Berlin 1987 (S. 86–91)

541 Büdingen, H. J., Th. Staudacher, P. Stoeter: Subclavian Steal: transkranielle Doppler-Sonographie der Arteria basilaris. Ultraschall 8 (1987) 218–225

542 Büdingen, H. J., Th. Staudacher, H. Assfalg: Evaluation of extra- and intracranial collateral blood flow by Doppler ultrasonography. Validation of compression tests in three normal subjects (nicht veröffentlicht)

543 Büdingen, H. J., Th. Staudacher, P. Stoeter: Doppler wave form analysis of the basilar artery in patients with subclavian steal. Ultrasound Med. Biol. (nicht veröffentlicht)

544 Burmeister, W., J. Dörrler, P. C. Maurer: Transkranielles Doppler-Monitoring in der Karotischirurgie – Was bringt der intraluminale Shunt? In Widder, B.: Transkranielle Doppler-Sonographie bei zerebrovaskulären Erkrankungen. Springer, Berlin 1987 (S. 82–85)

545 Caplan, L. R., L. M. Brass, L. D. DeWitt, R. J. Adams, C. Gomez, S. Otis, L. R. Wechsler, G.-M. von Reutern: Transcranial Doppler ultrasound. Present status. Neurology 40 (1990) 696–700

546 Conrad, B., J. Klingelhöfer: Dynamics of regional cerebral blood flow for various visual stimuli. Exp. Brain Res. 77 (1989) 437–441

547 Dauzat, M.: Le Doppler transcrânien en pathologie vasculaire cérébrale. Prat. Ultrason. vasc. 9 (1986) 269–270

548 DeWitt, L. D., L. R. Wechsler: Transcranial Doppler. Stroke 19 (1988) 915–921

549 Dieterle, L., T. Staudacher, H. J. von Büdingen: Undines Fluch mit konvulsiver Synkope. Klinische und dopplersonographische Beobachtungen. Nervenarzt 62 (1991) 754–759

550 Droste, D. W., A. G. Harders, E. Ragoste: A transcranial Doppler study of blood flow velocity in the middle cerebral arteries performed at rest and during mental activities. Stroke 20 (1989) 1005–1011

551 Edelmann, M., E. B. Ringelstein: Intraoperatives Monitoring der Flußgeschwindigkeit der Arteria cerebri media (ACM) während Carotis-Desobliteration mittels der transcraniellen Doppler-Sonographie (TCD). Angio 7 (1985) 298 –317

552 Evans, D. H., F. S. Schlindwein, M. I. Levene: The relationship between time averaged intensity weighted mean velocity, and time averaged maximum velocity in neonatal cerebral arteries. Ultrasound Med. Biol. 15 (1989) 429–435

553 Fujioka, K. A., C. M. Douville: Anatomy and freehand examination techniques. In Newell, D. W., R. Aaslid: Transcranial Doppler. Raven, New York 1992 (S. 9–31)

554 Gilsbach, J. M.: Intraoperative Doppler Sonography in Neurosurgery. Springer, Vienna 1983

555 Gilsbach, J. M.: Comparison of intraoperative and transcranial Doppler. In Aaslid, R.: Transcranial Doppler Sonography. Springer, Vienna 1986 (S. 106–117)

556 Gilsbach, J. M., A. Harders: Early aneurysm operation and vasospasm: intracranial Doppler findings. Neurochirurgia 28, Suppl. 1 (1985) 100–102

557 Grolimund, P.: Transmission of ultrasound through the temporal bone. In Aaslid, R.: Transcranial Doppler Sonography. Springer, Vienna 1986 (pp. 10–21)

558 Grolimund, P., R. W. Seiler: Age dependence of the flow velocity in the basal cerebral arteries – a transcranial Doppler ultrasound study. Ultrasound Med. Biol. 14 (1988) 191–198

559 Grolimund, P., R. W. Seiler, R. Aaslid, P. Huber, H. Zurbruegg: Evaluation of cerebrovascular disease by combined extracranial and transcranial Doppler sonography, experience in 1039 patients. Stroke 18 (1987) 1018–1024

560 Grolimund, P., R. W. Seiler, H. Mattle: Möglichkeiten und Grenzen der transkraniellen Doppler-Sonographie. Ultraschall 8 (1987) 87–95

561 Grosse, W., E. B. Ringelstein: CO_2 Reaktivität bei Verschlußprozessen der A. carotis interna. In Widder, B.: Transkranielle Dopplersonographie bei zerebrovaskulären Erkrankungen. Springer, Berlin 1987 (S. 128 –132)

562 Grote, E., W. Hassler: The critical first minutes after subarachnoid hemorrhage. Neurosurgery 22 (1988) 654

563 Halsey, J. H., M.-T. Tan: Evaluation of acute stroke. In Newell, D. W., R. Aaslid: Transcranial Doppler. Raven, New York 1992 (S. 145–151)

564 Halsey, J. H., H. A. McDowell, S. Gelman: Transcranial Doppler and rCBF compared in carotid endarterectomy. Stroke 17 (1986) 1206–1208

565 Halsey, J. H., H. A. McDowell, S. Gelmon, R. B. Morawetz: Blood velocity in the middle cerebral artery and regional blood flow during carotid endarterectomy. Stroke 20 (1989) 53–58

566 Harders, A.: Monitoring hemodynamic changes related to vasospasm in the circle of Willis after aneurysm surgery. In Aaslid, R.: Transcranial Doppler Sonography. Springer, Wien 1986 (S. 132–146)

567 Harders, A.: Neurosurgical Applications of Transcranial Doppler Sonography. Springer, Wien 1986

568 Harders, A., J. M. Gilsbach: Transkranielle Doppler-Sonographie in der Neurochirurgie. Ultraschall 5 (1984) 237–245

569 Harders, A., J. M. Gilsbach: Angiospasm after aneurysm surgery in the acute stage. Transcranial Doppler ultrasound findings. In Voth, D., P. Glees: Cerebral Vascular Spasm. De Gruyter, Berlin 1985 (S. 299–302)

570 Harders, A., J. Gilsbach: Transcranial Doppler sonography and its application in extra-intracranial bypass surgery. Neurol. Res. 7 (1985) 129–144

571 Harders, A., J. Gilsbach: Klinische Relevanz der transkraniellen Doppler-Sonographie bei der aneurysmatisch bedingten Subarachnoidalblutung. In Widder, B.: Transkranielle Doppler-Sonographie bei zerebrovaskulären Erkrankungen. Springer, Berlin 1987 (pp. 72–78)

572 Harders, A. G., G. Laborde, D. W. Droste, E. Rastogi: Brain activity and blood flow velocity changes: a transcranial Doppler study. Int. J. Neurosci. 47 (1989) 91–102

573 Harer, C., R. von Kummer: Cerebrovascular CO_2 reactivity in migraine: assessment by transcranial Doppler ultrasound. J. Neurol. 238 (1991) 23–26

574 Hassler, W.: Hemodynamic aspects of cerebral angiomas. Acta neurochir. 1986, Suppl. 37

575 Hassler, W., R. Burger: Arteriovenous malformations. In Newell, D. W., R. Aaslid: Transcranial Doppler. Raven, New York 1992 (S. 123–135)

576 Hassler, W., F. Chioffi: CO_2 reactivity of cerebral vasospasm after aneurysmal subarachnoidal haemorrage. Acta neurochir. 98 (1989) 167–175

577 Hassler, W., H. Steinmetz: Normwerte der CO_2-Reaktivität in verschiedenen Altersgruppen. In Widder, B.: Transkranielle Dopplersonographie bei zerebrovaskulären Erkrankungen. Springer, Berlin 1987 (S. 123–127)

578 Hassler, W., H. Steinmetz, J. Gawlowski: Transcranial Doppler sonography in raised intracranial pressure and intracranial circulatory arrest. J. Neurosurg. 68 (1988) 745–751

579 Hassler, W., H. Steinmetz, J. Pirschel: Transcranial Doppler study of intracranial circulatory arrest. J. Neurosurg. 71 (1989) 195–201

580 Hennerici, M., W. Rautenberg, A. Schwartz: Transcranial Doppler ultrasound for the assessment of intracranial arterial flow velocity. Part II. Evaluation of intracranial arterial disease. Surg. Neurol. 27 (1987) 523–532

581 Hennerici, M., W. Rautenberg, G. Sitzer, A. Schwartz: Transcranial Doppler ultrasound for the assessment of intracranial arterial flow velocity. Part I. Examination technique and normal values. Surg. Neurol. 27 (1987) 439–448

582 Kaps, M., K. U. Oehler: Diagnostische Möglichkeiten der transkraniellen Doppler-Sonographie bei intrakraniellen atheromatösen Pseudookklusionen. In Widder, B.: Transkranielle Dopplersonographie bei zerebrovaskulären Erkrankungen. Springer, Berlin 1987 (S. 41–45)

583 Kaps, M., A. Haase, W. A. Stertmann, J. Mulch, D. Kling: Transkranielles Doppler-Monitoring während kardiopulmonalem Bypass. Ein Vergleich pulsatiler und nichtpulsatiler Perfusionsverfahren. In Widder, B.: Transkranielle Dopplersonographie bei zerebrovaskulären Erkrankungen. Springer, Berlin 1987 (S. 104–108)

584 Kaps, M., M. S. Damian, V. Teschendorf, W. Dorndorf: Transcranial Doppler ultrasound findings in middle cerebral artery occlusion. Stroke 21 (1990) 532–537

585 Karnik, R., P. Stelzer, J. Slany: Transcranial Doppler sonography monitoring of local intra-arterial thrombolysis in acute occlusion of the middle cerebral artery. Stroke 23 (1992) 284–287

586 Katz, M. L., G. D. Whisler: Examination using transcranial Doppler mapping. In Newell, D. W., R. Aaslid: Transcranial Doppler. Raven, New York 1992 (S. 33–39)

587 Kelley, R. E., R. A. Namon, S.-H. Juang, S.-Ch. Lee, J. Y. Chang: Transcranial Doppler ultrasonography of the middle cerebral artery in the hemodynamic assessment of internal carotid artery stenosis. Arch. Neurol. 47 (1990) 960–964

588 Keunen, R. W. M., R. G. A. Ackerstaff, D. F. Stegeman, B. P. M. Schulte: The impact of internal carotid artery occlusion and the integrity of the circle of Willis. In Meyer, J. S.: Cerebral Vascular Disease, vol. VII. Elsevier – North Holland – Excerpta Medica, Amsterdam 1989

589 Kirkham, F. J., T. S. Padayachee, S. Parsons, L. S. Seargeant, F. R. House, R. G. Gosling: Transcranial measurement of blood velocities in the basal cerebral arteries using pulsed Doppler ultrasound: velocity as an index of flow. Ultrasound Med. Biol. 12 (1986) 15–21

590 Kleiser, B., B. Widder: Course of carotid artery occlusions with impaired cerebrovascular reactivity. Stroke 23 (1992) 171–174

590a Kleiser, B., B. Widder: The Doppler CO_2 test in ICA occlusions: pro- and retrospective results. In Schmiedek, P., K. M. Einhäupl, H. Kirsch: Stimulated Cerebral Blood Flow. Springer, Berlin 1992

591 Klingelhöfer, C., B. Conrad, R. Benecke, J. Jansen, B. Voges: Transkranielle dopplersonographische Untersuchungen zur Hämodynamik im Hauptstamm der A. cerebri media bei EC-IC-Bypass. In Widder, B.: Transkranielle Dopplersonographie bei zerebrovaskulären Erkrankungen. Springer, Berlin 1987 (S. 116–122)

592 Klingelhöfer, J., B. Conrad, R. Benecke, D. Sander, E. Markakis: Evaluation of intracranial pressure from transcranial Doppler studies in cerebral disease. J. Neurosurg. 235 (1988) 159–162

593 Ley-Pozo, J., E. B. Ringelstein: Noninvasive detection of occlusive disease of the carotid siphon and middle cerebral artery. Ann. Neurol. 28 (1990) 758–765

594 Ley-Pozo, J., K. Willems, E. B. Ringelstein: Relationship between pulsatility indices of Doppler flow signals and CO_2-reactivity within the middle cerebral artery in extracranial occlusive disease. Ultrasound Med. Biol. 16, 1990

595 Lindegaard, K.-F.: Indices of pulsatility. In Newell, D. W., R. Aaslid: Transcranial Doppler. Raven, New York 1992 (S. 67–82)

596 Lindegaard, K.-F.: Intracranial artery stenosis: In Newell, D. W., R. Aaslid: Transcranial Doppler. Raven, New York 1992 (S. 161–166)

597 Lindegaard, K.-F., S. J. Bakke, P. Grolimund, R. Aaslid, P. Huber, H. Nornes: Assessment of intracranial hemodynamics in carotid artery disease by transcranial Doppler ultrasound. J. Neurosurg. 63 (1985) 890–898

598 Lindegaard, K.-F., S. J. Bakke, R. Aaslid, H. Nornes: Doppler diagnosis of intracranial artery occlusive disorders. J. Neurol. Neurosurg. Psychiat. 49 (1986) 510–518

599 Lindegaard, K.-F., P. Grolimund, R. Aaslid, H. Nornes: Evaluation of cerebral AVM's using transcranial Doppler ultrasound. J. Neurosurg. 65 (1986) 335–344

600 Lindegaard, K.-F., T. Lundar, J. Wiberg, D. Sjoberg, R. Aaslid, H. Nornes: Variations of middle cerebral artery blood flow investigated with noninvasive transcranial blood velocity measurements. Stroke 18 (1987) 1025–1030

601 Lindegaard, K.-F., H. Nornes, S. J. Bakke, W. Sorteberg, P. Nakstad: Cerebral vasospasm diagnosis by means of angiography and blood velocity measurements. Acta neurochir. 100 (1989) 12–24

602 Lundar, T., K.-F. Lindegaard, T. Froysaker, R. Aaslid, J. Windberg, H. Nornes: Cerebral perfusion during nonpulsatile cardiopulmonary bypass. Ann. thorac. Surg. 40 (1985) 144–150

603 Lundar, T., K.-F. Lindegaard, H. Nornes: Continuous recording of middle cerebral artery blood velocity in clinical neurosurgery. Acta neurochir. 102 (1990) 85–90

604 Markwalder, T.-M., P. Grolimund, R. W. Seiler, F. Roth, R. Aaslid: Dependency of blood flow velocity in the middle cerebral artery on end-tidal carbon dioxide partial pressure – a transcranial ultrasound Doppler study. J. cerebr. Blood Flow Metab. 4 (1984) 368–372

605 Mattle, H., P. Grolimund, P. Huber, M. Sturzenegger, H. R. Zurbrügg: Transcranial Doppler sonographic findings in middle cerebral artery disease. Arch. Neurol. 45 (1988) 289–295

606 Mehdorn, H. M., W. Grote: Non-invasive follow-up of patients with intracranial arterio-venous malformations after proton-beam radiation therapy. Acta neurochir., Suppl. 42 (1988) 98–102

607 Mohr, J. P., M. Hoffmann: Evaluation of stroke patients. In Newell, D. W., R. Aaslid: Transcranial Doppler. Raven, New York 1992 (S. 137–143)

608 Müller, H. R., M. Casty: CO_2 reactivity of middle cerebral artery truncal caliber. J. Ultrasound Med. 10 (1991) 47

609 Müller, H. R., C. Brunhölzl, E. W. Radü, M. Buser: Sex and side differences of cerebral arterial caliber. Neuroradiology 33 (1991) 212–216

610 Müller, H. R., M. Casty, R. Moll, R. Zehnder: Response of middle cerebral artery volume flow to orthostasis. In Bogusslavsky, J., M. G. Hennerici: Cerebrovascular Diseases. Karger, Basel 1991 (S. 82–89)

611 Müller, H. R., Y. Lampl, M. Haefele: Ein TCD-Steh-Test zur klinischen Prüfung der zerebralen Autoregulation. Ultraschall in Med. 12 (1991) 218–221

612 Newell, D. W., M. S. Grady, P. Sirotta, H. R. Winn: Evaluation of brain death using transcranial Doppler. Neurosurgery 24 (1989) 509–513

613 Newell, D. W., R. W. Seiler, R. Aaslid: Head injury and cerebral circulatory arrest. In Newell, D. W., R. Aaslid: Transcranial Doppler. Raven, New York 1992 (S. 109–121)

614 Niederkorn, K., L. G. Myers, C. L. Nunn, M. R. Ball, W. M. McKinney: Three-dimensional transcranial Doppler flow mapping in patients with cerebrovascular disorders. Stroke 19 (1988) 1335–1344

615 Nornes, H., A. Grip, P. Wikeby: Intraoperative evaluation of cerebral hemodynamics using directional Doppler technique. Part I. Arteriovenous malformations. J. Neurosurg. 50 (1979) 145–151

616 Nornes, H., A. Grip, P. Wickeby: Intraoperative evaluation of cerebral hemodynamics using directional Doppler technique. Part II. Saccular aneurysms. J. Neurosurg. 50 (1979) 570–577

617 Nornes, H., W. Sorteberg, P. Nakstad, S. J. Bakke, R. Aaslid, K.-F. Lindegaard: Haemodynamic aspects of clinical cerebral angiography. Concurrent two vessel monitoring using transcranial Doppler ultrasound. Acta neurochir. 105 (1990) 89–97

618 Norris, J. W.: Does transcranial Doppler have any clinical value? Neurology 40 (1990) 329–331

619 Norris, J. W., A. Krajewski, N. M. Bornstein: The clinical role of the cerebral collateral circulation in carotid occlusion. J. vasc. Surg. 12 (1990) 113–118

620 Otis, S. M., E. B. Ringelstein: Findings associated with extracranial occlusive disease. In Newell, D. W., R. Aaslid: Transcranial Doppler. Raven, New York 1992 (S. 153–160)

621 Padayachee, T. S., R. G. Gosling, C. C. Bishop, K. Burnand, N. L. Browse: Monitoring MCA blood velocity during carotid endarterectomy. Brit. J. Surg. 73 (1986) 98–100

622 Padayachee, T. S., F. J. Kirkham, R. R. Lewis, J. Gillard, M. C. E. Hutchinson, R. G. Gosling: Transcranial measurements of blood velocities in the basal cerebral arteries using pulsed Doppler ultrasound: a method of assessing the circle of Willis. Ultrasound Med. Biol. 12 (1986) 5–14

623 Padayachee, T. S., F. Parsons, R. Theobald, J. Linley, R. G. Gosling, P. B. Deverall: The detection of microemboli in the middle cerebral artery during cardiopulmonary bypass: a transcranial Doppler ultrasound investigation using membrane and bubble oxygenators. Ann. thorac. Surg. 44 (1987) 298–302

624 Petty, G. W., A. R. Massaro, T. K. Katemichi, J. P. Mohr, S. K. Hilal, B. M. Stein, R. A. Solomon, D. I. Duterle, R. L. Sacco: Transcranial Doppler ultrasonic changes after treatment for arteriovenous malformations. Stroke 21 (1990) 260–266

624a Petty, G. W., J. P. Mohr, T. A. Pedley, T. K. Tatemichi, L. Lennihan, D. I. Duterte, R. L. Sacco: The role of transcranial Doppler in confirming brain death: sensitivity, specifity, and suggestions for performance and interpretation. Neurology 40 (1990) 300–303

625 Pfadenhauer, K., H. Weber, H. Loeprecht: Transkranielles Doppler-Monitoring in der Karotischirurgie – eine vergleichende Untersuchung unter Berücksichtigung der Ergebnisse des EEG-Trend-Analysers und der Stumpfdruckmessung. In Widder, B.: Transkranielle Doppler-Sonographie bei zerebrovaskulären Erkrankungen. Springer, Berlin 1987 (S. 92–95)

626 Powers, A. D., M. C. Graeber, R. R. Smith: Transcranial Doppler ultrasonography in the determination of brain death. Neurosurgery 24 (1989) 884–889

627 Pugsley, W.: The use of Doppler ultrasound in the assessment of microemboli during cardiac surgery. Perfusion 4 (1986) 115–122

628 Rautenberg, W., M. Hennerici: Nichtinvasive Diagnostik der zerebrovaskulären Erkrankungen. 2. Extrakranielle Dopplersonographie. Inform. Arzt 2 (1986) 21–26

629 Rautenberg, W., A. Schwartz, M. Hennerici: Transkranielle Doppler-Sonographie während der zerebralen Angiographie. In Widder, B.: Transkranielle Doppler-Sonographie bei zerebrovaskulären Erkrankungen. Springer, Berlin 1987 (S. 144–148)

630 von Reutern, G.-M.: Zerebraler Zirkulationsstillstand. Diagnostik mit der Dopplersonographie. Dtsch. Ärztebl. 49 (1991) A 379–4385

631 von Reutern, G.-M., B. J. Arnolds: Transcranial Doppler sonography in cerebrovascular disease. Stroke 16 (1985) A16

632 von Reutern, G.-M., A. Hetzel, D. Birnbaum, V. Schlosser: Transcranial Doppler ultrasonography during cardiopulmonary bypass in patients with severe carotid stenosis or occlusion. Stroke 19 (1988) 674–680

633 Ries, F.: Transkranielle Dopplersonographie. In Hartmann, A., H. Wassmann: Hirninfarkt, Ätiologie, Diagnose, Prophylaxe und Therapie. Urban & Schwarzenberg, Munich 1987 (S. 213–225)

634 Ries, F., H. Murday, A. Hartmann, P. Clarenbach, F. Mohr, P. G. Kirchhoff: Intraoperative transkranielle Dopplersonographie bei kardiochirurgischen Eingriffen mit der Herz-Lungen-Maschine. Vergleich mit prae- und postoperativen Befunden. In Otto, R., P. Schnaars: Ultraschalldiagnostik 85, Drei-Länder-Treffen Zürich. Thieme, Stuttgart 1986 (S. 720–722)

635 Ringelstein, E. B.: Ultraschalldiagnostik am vertebrobasilären Kreislauf. II. Transnuchale Diagnose intrakranieller vertebrobasilärer Stenosen mit Hilfe eines neuartigen Impulsschall-Doppler-Systems. Ultraschall 6 (1985) 60–67

636 Ringelstein, E. B.: Transcranial Doppler Monitoring. In Aaslid, R.: Transcranial Doppler Sonography. Springer, Vienna 1986 (S. 147–163)

637 Ringelstein, E. B.: A practical guide to transcranial Doppler sonography. In Weinberger, J.: Noninvasive Imaging of Cerebrovascular Disease. Liss, New York 1989 (S. 75–121)

638 Ringelstein, E. B., S. M. Otis: Physiological testing of vasomotor reserve. In Newell, D. W., R. Aaslid: Transcranial Doppler. Raven, New York 1992 (S. 83–99)

639 Ringelstein, R., F. Wulfinghoff: Diagnostische Möglichkeiten der transkraniellen Dopplersonographie in der Neurologie. Angio 7 (1985) 167–182

640 Ringelstein, E. B., F. Richert, S. Bardos, C. Minale, M. Alsukun, H. Zeplin, F. Schöndube, H. Zeumer, B. Messmer: Transkraniell-sonographisches Monitoring des Blutflusses der A. cerebri media während rekanalisierender Operationen an der extrakraniellen A. carotis interna. Nervenarzt 56 (1985) 423–430

641 Ringelstein, E. B., H. Zeumer, G. Korbmacher, F. Wulfinghoff: Transcranielle Dopplersonographie der hirnversorgenden Arterien: atraumatische Diagnostik von Stenosen und Verschlüssen des Carotissyphons und der A. cerebri media. Nervenarzt 56 (1985) 296–306

642 Ringelstein, E. B., C. Sievers, S. Ecker, P. A. Schneider, S. M. Otis: Noninvasive assessment of CO_2-induced cerebral vasomotor response in normal individuals and patients with internal carotid artery occlusions. Stroke 19 (1988) 963–969

643 Ringelstein, E. B., B. Kahlscheuer, E. Niggemeyer, S. M. Otis: Transcranial Doppler sonography: Anatomical landmarks and normal velocity values. Ultrasound Med. Biol. 16 (1990) 745–762

644 Russel, D.: The detection of cerebral emboli using Doppler ultrasound. Theoretical, experimental and clinical aspects. In Newell, D. W., R. Aaslid: Transcranial Doppler. Raven, New York 1992 (S. 207–213)

645 Russel, D., K. P. Madden, W. M. Clark, P. M. Sandset, J. A. Zivin: Detection of arterial emboli using Doppler ultrasound in rabbits. Stroke 22 (1991) 253–258

646 Saunders, C., S. Salles-Cunha, G. Andros: Transcranial Doppler: reproducibility of velocity measurements in the middle cerebral artery. J. vasc. Technol. 14 (1990) 30–32

647 Schneider, P. A., E. B. Ringelstein, M. E. Rossman, R. B. Dilley, D. F. Sobel, S. M. Otis, E. F. Bornstein: Importance of cerebral collateral pathways during carotid endarterectomy. Stroke 19 (1988) 1328–1334

648 Schneider, P. A., M. E. Rossmann, E. F. Bornstein, S. Torem, B. Ringelstein, S. M. Otis: Effect of internal carotid arthery occlusion on intracranial hemodynamics. Stroke 19 (1988) 589–593

649 Schwartz, A., M. Hennerici: Noninvasive transcranial Doppler ultrasound in intracranial angiomas. Neurology 36 (1986) 626–635

650 Seiler, R., R. Aaslid: Transcranial Doppler for evaluation of cerebral vasospasm. In Aaslid, R.: Transcranial Doppler Sonography. Springer, Vienna 1986 (S. 118–131)

651 Seiler, R. W., D. W. Newell: Subarachnoid hemorrhage and vasospasm. In Newell, D. W., R. Aaslid: Transcranial Doppler. Raven, New York 1992 (S. 101–107)

652 Seiler, R. W., P. Grolimund, R. Aaslid, P. Huber, H. Nornes: Cerebral vasospasm evaluated by transcranial ultrasound correlated with clinical grade and CT-visualized subarachnoid hemorrhage. J. Neurosurg. 64 (1986) 594–600

652a Shiogai, T., E. Sato, M. Tokitsu, M. Hara, K. Takeuchi: Transcranial Doppler monitoring in severe brain damage: relationships between intracranial haemodynamics, brain dysfunction and outcome. Neurol. Res. 12 (1990) 205–213

653 Siebler, M., M. Daffertshofer, M. Hennerici, H.-J. Freund: Cerebral blood flow velocity alterations during obstructive sleep apnea syndrome. Neurology 40 (1990) 1461–1462

654 Sorteberg, W.: Cerebral artery blood velocity and cerebral blood flow. In Newell, D. W., R. Aaslid: Transcranial Doppler. Raven, New York 1992 (S. 57–66)

655 Sorteberg, W., K.-F. Lindegaard, K. Rootwelt, A. Dahl, R. Nyberg-Hansen, H. Nornes: Effect of acetazolamide on cerebral artery blood velocity and regional cerebral blood flow in normal subjects. Acta neurochir. 97 (1989) 139–145

656 Spencer, M. P.: Detection of cerebral arterial emboli. In Newell, D. W., R. Aaslid: Transcranial Doppler. Raven, New York 1992 (pp. 215–230)

657 Spencer, M. P., S. D. Campbell: Bubbles in the blood during hyperbaric decompression. Proc. int. Union physiol. Sci. 7 (1968) 412

658 Spencer, M. P., D. Whisler: Transorbital Doppler diagnosis of intracranial arterial stenosis. Stroke 17 (1986) 916–921

659 Spencer, M. P., S. D. Campbell, J. L. Sealy, F. C. Henry, J. Lindbergh: Experiments on decompression bubbles in the circulation using ultrasonic and electromagnetic flowmeters. J. occup. Med. 11 (1969) 238–244

660 Spencer, M. P., G. I. Thomas, S. C. Nicholls, L. R. Sauvage: Detection of middle cerebral artery emboli during carotid endarterectomy using transcranial Doppler ultrasonography. Stroke 21 (1990) 415–423

661 Staudacher, Th., H. J. Büdingen: Compression tests of common carotid and vertebral arteries. Methods and problems (nicht veröffentlicht)

662 Staudacher, T., H. Assfalg, P. Stoeter, H. J. Büdingen: TCD and collateralization in normals and occlusive disease. J. E. M. U. 10 (1989) 177–182

663 Staudacher, T., N. Prey, W. Sonntag, P. Stoeter: Zur Grundlage der Ultraschallphänomene während der Injektion von Röntgenkontrastmitteln. Radiologe 30 (1990) 124–129

664 Staudacher, T., P. Stoeter, H. J. von Büdingen: Is there a delayed reversal of vertebral blood flow following PTA of the subclavian artery? Proceedings of the 5th International Symposium on Intracranial Hemodynamics. Institute of Applied Physiology and Medicine, Seattle 1991

665 Steiger, H. J.: Monitoring for carotid surgery. In Newell, D. W., R. Aaslid: Transcranial Doppler. Raven, New York 1992 (S. 197–205)

666 Stoeter, P., N. Prey, H. Scholl-Latour, H. Vögele, H. J. Büdingen: Transcranial Doppler monitoring of blood flow in the middle cerebral artery during angiography and drug perfusion. Acta radiol., Suppl. 369 (1986) 103–106

667 Tettenborn, B., C. Estol, D. DeWitt, G. Kraemer, M. Pessin, L. Caplan: Accuracy of transcranial Doppler in the vertebrobasilar circulation. J. Neurol. 237 (1990) 159

668 Thiel, A., W. Russ, D. Zeiler, F. Dapper, G. Hempelmann: Transcranial Doppler sonography and somatosensory evoked potential monitoring in carotid surgery. Europ. J. vasc. Surg. 4 (1990) 597–602

669 Volc, D., G. Possnigg, W. Grisold, A. Neuhold: Transcranial Doppler sonography of the vertebrobasilar system. Acta neurochir. 90 (1988) 136–138

670 Wechsler, L. R., A. H. Ropper, J. P. Kistler: Transcranial Doppler in cerebrovascular disease. Stroke 17 (1986) 905–912

671 Widder, B.: Transkranielle Dopplersonographie bei zerebrovaskulären Erkrankungen. Springer, Berlin 1987

672 Widder, B.: Transkranielle dopplersonographische Befunde bei Verschlußprozessen der extra- und intrakraniellen hirnversorgenden Arterien. In Widder, B.: Transkranielle Dopplersonographie bei zerebrovaskulären Erkrankungen. Springer, Berlin 1987 (S. 34–40)

673 Widder, B.: Doppler- und Duplex-Sonographie der hirnversorgenden Arterien, 2. Aufl. Springer, Berlin 1989

674 Widder, B.: The Doppler CO_2 test to exclude patients not in need of extracranial/intracranial bypass surgery. J. Neurol. Neurosurg. Psychiat. 52 (1989) 38–42

675 Widder, B., K. Paulat, J. Hackspacher, E. Mayr: Transcranial Doppler CO_2-test for the detection of hemodynamically critical carotid artery stenoses and occlusions. Europ. Arch. Psychiat. neurol. Sci. 236 (1986) 162–168

676 Winter, R., F. Hohagen, W. Kaiser, R. Reuther: Reproduzierbarkeit transkranieller dopplersonographischer Messungen. In Widder, B.: Transkranielle Dopplersonographie bei zerebrovaskulären Erkrankungen. Springer, Berlin 1987 (pp. 21–24)

677 Zanette, E. M., C. Fieschi, L. Bozzao, C. Roberti, D. Toni, C. Argentino, G. L. Lenzi: Comparison of cerebral angiography and transcranial Doppler sonography in acute stroke. Stroke 20 (1989) 899–903

Klinik und Neuroradiologie der Hirngefäßerkrankungen

678 Ackermann, H., H. C. Diener, J. Dichgans: Stenosis and occlusion of the subclavian artery: ultrasonographic and clinical findings. J. Neurol. 234 (1987) 396–400

679 Ackerstaff, R. G. A., Keunen, R. W. M., W. van Pelt, A. D. Montanban van Swijndregt, T. Stijnen: Influence of biological factors on changes in mean cerebral flow velocity in normal ageing: a transcranial Doppler study. Neurol. Res. 12 (1990) 187–191

680 Archer, C. R., S. Horenstein: Basilar artery occlusion. Clinical and radiological correlation. Stroke 8 (1977) 383–390

681 Autret, A., L. Pourcelot, D. Saudeau, C. Marchal, Ph. Bertrad, S. de Boisvilliers: Stroke risk in patients with carotid stenosis. Lancet 1987, 888–890

682 Bergstrand, H., H. Olivecrona, W. Tönnis: Gefäßmißbildungen und Gefäßgeschwulste des Gehirns. Thieme, Leipzig 1936

683 Bernsmeier, A., K. Held: The aortic arch syndrome. In Vinken, P. J., G. W. Bruyn: Handbook of Clinical Neurology, vol. XII. Elsevier–North Holland–Excerpta Medica, Amsterdam 1972 (S. 398–421)

684 Bogousslavsky, J., P. A. Despland, F. Regli: Prognosis of high-risk patients with nonoperated symptomatic extracranial carotid tight stenosis. Stroke 19 (1988) 108–111

685 Buchan, A., P. Gates, D. Pelz, H. J. M. Barnett: Intraluminal thrombus in the cerebral circulation. Implications for surgical managements. Stroke 19 (1988) 681–687

686 Bücheler, E., C. Käufer, A. Dux: Cerebrale Angiographie zur Bestimmung des Hirntodes. Fortschr. Röntgenstr. 113 (1970) 278–296

687 Burnbaum, M. D., J. B. Selhorst, J. W. Harbison, J. J. Brush: Amaurosis fugax from disease of the external carotid artery. Arch. Neurol. (Chic.) 34 (1977) 532–535

688 Busse, O., H. Vogelsang: Transfemorale Panarteriographie zur Bestimmung des Hirntodes. Fortschr. Röntgenstr. 121 (1974) 630–634

689 Caplan, L. R.: Vertebrobasilar disease. Time for a new strategy. Stroke 12 (1981) 111–114

690 Caplan, R. L., S. M. Wolpert: Angiography in patients with occlusive cerebro-vascular disease: views of a stroke neurologist and neuroradiologist. Amer. J. Neuroradiol. 12 (1991) 593–601

691 Chambers, B. R., J. W. Norris: Outcome in patients with asymptomatic neck bruit. New Engl. J. Med. 315 (1986) 860–865

692 Contorni, L.: Il circulo collaterale vertebro-vertebrale nella obliterazione dell' arteria subclavia alla sua origine. Minerva chir. 15 (1960) 268–271

693 Deruty, R., J. Lecuire, P. Bret, J. P. Dechaume, C. Lapras: Tentatives de revascularisation cérébrale par anastomose extra-intracrânienne dans certaines ischémies. Neuro-chirurgie 20 (1974) 345–368

694 Dichgans, J., M. Gottschaldt, K. Voigt: Arteriovenöse Dura-Angiome am Sinus transversus. Klinische Symptome, charakteristische arterielle Versorgung und häufige venöse Abflußstörungen. Zbl. Neurochir. 33 (1972) 1–18

695 Dorndorf, W., H. Gänshirt: Die Klinik der arteriellen zerebralen Gefäßverschlüsse. In Gänshirt, H.: Der Hirnkreislauf. Thieme, Stuttgart 1972 (S. 512–650)

696 Edwards, M. S., E. S. Conolly: Cavernous sinus syndrome produced by communication between the external carotid artery and cavernous sinus. J. Neurosurg. 46 (1977) 92–96

697 Eikelboom, B. C., T. R. Riles, R. Mintzer, F. G. Baumann, G. DeFillip, J. Lin, A. M. Imparato: Inaccuracy of angiography in the diagnosis of carotid ulceration. Stroke 14 (1983) 882–885

698 Eisenberg, R. L., W. R. Nemzek, W. S. Moore, R. L. Mani: Relationship of transient ischemic attacks and angiographically demonstrable lesions of carotid artery. Stroke 8 (1977) 483–486

699 Estol, C., D. Claassen, W. Hirsch, L. Wechsler, J. Moossy: Correlative angiographic and pathologic findings in the diagnosis of ulcerated plaques in the carotid artery. Arch. Neurol. 48 (1991) 692–694

700 Faught, E., S. D. Trader, G. R. Hanna: Cerebral complications of angiography for transient ischemic and stroke. Prediction of risk. Neurology (Minneap.) 29 (1979) 4–15

701 Fields, W. S., N. A. Lemak: Joint study of extracranial arterial occlusion. VII. Subclavian steal. A review of 168 cases. J. Amer. med. Ass. 222 (1972) 1139–1143

702 Fisher, C. M., W. E. Karnes, C. S. Kubik: Lateral medullary infarction, the pattern of vascular occlusion. J. Neuropathol. exp. Neurol. 20 (1961) 323–379

703 Fischer, M.: Occlusion of the internal carotid artery. Arch. Neurol. Psychiat. 65 (1951) 346–377

704 Freund, H.-J., W. Schoop: Neurologische Störungen bei angiographisch nachgewiesenem Subclavia-Vertebralis-Anzapfsyndrom (subclavian steal) vor und nach dosierter Armarbeit. Dtsch. Z. Nervenheilk. 189 (1966) 136–152

705 Gänshirt, H.: Akute und chronische zerebrovaskuläre Insuffizienz. Med. Welt 30 (1979) 1293

706 Gottstein, U.: Klinik des Schlaganfalls und seine Differentialdiagnose. Verh. dtsch. Ges. Kreisl.-Forsch. 39, 1973

707 Hafner, C. D.: Subclavian steal syndrome. A 12-year experience. Arch. Surg. 111 (1976) 1074–1080

708 Hamann, H., J. F. Vollmar, J. M. Friedrich: Chirurgie carotidienne dans les insuffisances vertébro-basilaires. Angéiologie 38 (1986) 173–179

709 Hart, R.-G., J. D. Easton: Dissections. Stroke 16 (1985) 925–927

710 Hass, W. K., W. S. Fields, R. R. North, J. J. Kricheff, N. E. Chase, R. B. Bauer: Joint study of extracranial arterial occlusion. II. Arteriography, techniques, sites and complications. J. Amer. med. Ass. 203 (1968) 961–968

711 Held, K., P. Jipp, A. Schreier: Natural history and muscle blood flow of patients with occlusion of the subclavian arteries and aortic arch syndrome. In Meyer, J. S., H. Lechner, M. Reivich: Cerebral Vascular Disease. Thieme, Stuttgart 1973 (S. 184–186)

712 Hennerici, M., A. Aulich, W. Sandmann, H.-J. Freund: The incidence of asymptomatic extracranial arterial disease. Stroke 12 (1981) 750–758

713 Hennerici, M., H.-B. Hülsbömer, H. Hefter, D. Lammerts, W. Rautenberg: Natural history of asymptomatic extracranial arterial disease. Results of a long-term prospective study. Brain 110 (1987) 777–791

714 Henning, H., J. Strauch, H. Krauss: Neuropsychiatrische Syndrome bei Aortenisthmusstenose und ihre Genese. Fortschr. Neurol. Psychiat. 38 (1970) 549–584

715 Hewitt, R. L., A. D. Smith, M. L. Becker, E. S. Lindsey, J. B. Dowling, T. Drapanas: Penetrating vascular injuries of the thoracic outlet. Surgery 76 (1974) 715–722

716 Houser, O. W., B. Mokri, Th. M. Sundt, H. L. Baker jr., D. F. Reese: Spontaneous cervical cephalic arterial dissection and its residuum: angiographic spectrum. Amer. J. Neuroradiol. 5 (1984) 27–34

717 Hutchinson, E. C., P. O. Yates: Carotico-vertebral stenosis. Lancet 1957/I, 2–8

718 Jonas, S., W. K. Hass: An approach to the maximal acceptable stroke complication rate after surgery for transient cerebral ischemia (TIA). Stroke 10 (1979) 104

719 Krayenbühl, H., H. S. R. Richter: Die zerebrale Angiographie. Thieme, Stuttgart 1952

720 Lemak, N. A., W. S. Fields: The reliability of clinical predictors of extracranial artery disease. Stroke 7 (1976) 377

721 Leutner, R.: Todesursachenstatistik 1970. Bundesgesundheitsblatt 15 (1972) 305–313

722 Norris, J. W., C. Z. H. Zhu: Stroke risk and critical carotid stenosis. J. Neurol. Neurosurg. Psychiat. 53 (1990) 235–237

723 Norrving, B., B. Nilsson, J. Risberg: rCBF in patients with carotid occlusion. Stroke 13 (1982) 155–162

724 McNamara, J. O., A. Heymann, D. Silver, M. E. Mandel: The value of carotid endarterectomy in treating transient cerebral ischemia of the posterior circulation. Neurology 27 (1977) 682–684

725 Mehr Sterbefälle an Krankheiten des Kreislaufsystems. Dtsch. med. Wschr. 105 (1980) 239–240

726 Mokri, B., D. G. Piepgras, O. W. Houser: Traumatic dissections of the extracranial internal carotid artery. J. Neurosurg. 68 (1988) 189–197

727 Monitz, E., A. Lima, R. De Lacerda: Hémiplégie par thrombose de la carotide interne. Presse méd. 45 (1937) 977–980

728 Moore, W. S., B. Bean, R. Burton, J. Goldstone: The use of ophthalmosonometry in the diagnosis of carotid artery stenosis. Surgery 82 (1977) 107–115

729 Sindermann, F.: Krankheitsbild und Kollateralkreislauf bei einseitigem und doppelseitigem Carotisverschluß. J. neurol. Sci. 5 (1967) 9–25

730 Sindermann, F., R. Brügel, H. Giedke: Spontaneous recanalization of internal carotid artery occlusion. Neuroradiology 7 (1974) 53–56

731 Stoeter, P., E. Ortega-Suhrkamp, K. Voigt: Entzündliche Hirngefäßerkrankungen. Angiographische Befunde und Verteilungsmuster. Fortschr. Neurol. Psychiat. 43 (1975) 631–647

732 Toole, J. F., R. Janeway, K. Choi, R. Cordell, C. Davis, F. Johnston, H. S. Miller: Transient ischemic attacks due to atherosclerosis: a prospective study of 160 patients. Arch. Neurol. (Chic.) 32 (1975) 5–12

733 Vollmar, J.: Rekonstuktive Chirurgie der Arterien, 2. Aufl. Thieme, Stuttgart 1975

734 Vollmar, J., M. El Bayar, D. Kolmar, Th. Pfleiderer, P. B. Diezel: Zentrale Durchblutungsinsuffizienz bei Verschlußprozessen der Arteria subclavia („subclavian steal effect"). Dtsch. med. Wschr. 90 (1965) 8–14

735 Weibel, J., W. S. Fields: Atlas of Arteriography in Occlusive Cerebrovascular Disease. Thieme, Stuttgart 1969

736 Whisnant, J. P., N. E. F. Cartlidge, L. R. Elveback: Carotid and vertebral-basilar transient ischemic attacks: effect of anticoagulants, hypertension and cardiac disorders on sur-

vival and stroke occurrence – a population study. Ann. Neurol. 3 (1978) 107–115

737 Wissenschaftlicher Beirat der Bundesärztekammer: Kriterien des Hirntodes. Entscheidungsbeihilfen zur Feststellung des Hirntodes. Fortschreibung der Stellungnahme des Wissenschaftlichen Beirates „Kriterien des Hirntodes" vom 9. April 1982. Dtsch. Ärztebl. 83 (1986) 2940–2946

738 Wissenschaftlicher Beirat der Bundesärztekammer: Kriterien des Hirntodes. Entscheidungshilfen zur Feststellung des Hirntodes. Zweite Fortschreibung am 29. Juni 1991. Dtsch. Ärztebl. 49 (1991) A: 4396–4407

Sachverzeichnis

Die halbfetten Seitenzahlen verweisen auf die Hauptstellen bzw. Definitionen.